RECONSTRUCTION OF SEVERE ALVEOLAR BONE DEFECTS—CASE ANALYSIS

牙槽骨重度缺损修复重建案例解析

QUINTESSENCE PUBLISHING

Berlin | Chicago | Tokyo
Barcelona | London | Milan | Mexico City | Moscow | Paris | Prague | Seoul | Warsaw
Beijing | Istanbul | Sao Paulo | Zagreb

RECONSTRUCTION OF SEVERE ALVEOLAR BONE DEFECTS —CASE ANALYSIS

牙槽骨重度缺损修复重建案例解析

邹多宏　主编

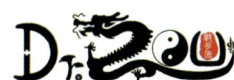

北方联合出版传媒（集团）股份有限公司

辽宁科学技术出版社

沈 阳

图文编辑

杨　帆　刘　娜　张　浩　刘玉卿　肖　艳　刘　菲　康　鹤　王静雅　纪凤薇　杨　洋

图书在版编目（CIP）数据

牙槽骨重度缺损修复重建案例解析 / 邹多宏主编. —沈
阳：辽宁科学技术出版社，2022.8
ISBN 978-7-5591-2475-3

Ⅰ．①牙…　Ⅱ．①邹…　Ⅲ．①牙槽骨—口腔外科手
术　Ⅳ．①R782.13

中国版本图书馆CIP数据核字（2022）第066524号

出版发行：辽宁科学技术出版社
　　　　　（地址：沈阳市和平区十一纬路25号　邮编：110003）
印　刷　者：凸版艺彩（东莞）印刷有限公司
经　销　者：各地新华书店
幅面尺寸：210mm×285mm
印　　张：27.5
插　　页：4
字　　数：550千字
出版时间：2022年8月第1版
印刷时间：2022年8月第1次印刷
策划编辑：陈　刚
责任编辑：殷　欣　苏　阳　金　烁　杨晓宇　张丹婷
封面设计：周　洁
版式设计：周　洁
责任校对：李　霞

书　　号：ISBN 978-7-5591-2475-3
定　　价：499.00元

投稿热线：024-23280336
邮购热线：024-23280336
E-mail:cyclonechen@126.com
http://www.lnkj.com.cn

CHIEF EDITOR

主编简介

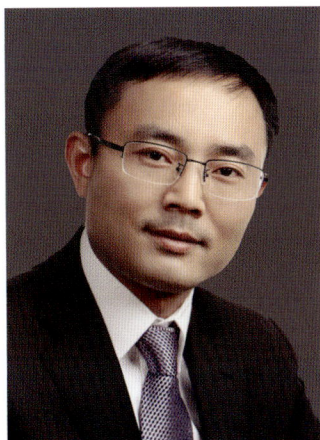

邹多宏，男，1977年12月生于安徽省六安市，寿县人。口腔临床医学博士（口腔种植专业），博士后，教授，研究员，副主任医师，博士生导师，博士后合作导师，美国密歇根大学牙学院高级访问学者。1998年中专毕业于安徽省芜湖卫生学校口腔临床医学专业，2019年获安徽大学英语大专学历，2007年获安徽医科大学口腔临床医学硕士学位，2011年获同济大学口腔临床医学博士学位，并于2013年上海交通大学医学院附属第九人民医院博士后出站。现在上海交通大学医学院附属第九人民医院口腔外科（牙种植专科）工作。获上海交通大学医学院"双百人"人才计划、上海市"医苑新星"杰出青年医学人才培养资助计划、安徽省杰出青年基金人才培养计划及安徽省高校优秀人才支持计划。在4项国家自然科学基金资助下，近5年以独立通讯作者/共同通讯作者分别在*Adv Mater.*、*Nat Biomed Eng.*、*Sci Adv.*、*Cell Death Differ.*、*Matter*、*Adv. Funct. Mater.*、*ACS Nano.*、*Biomaterials*、*Nano Research*、*Acta Biomater.*、*Nanoscale*、*J Dent Res.*、*Stem cells*等期刊发表SCI源刊物20篇。主编专著2部，主译专著1部，参编专著6部。申请专利132项（第一申请人），并获得了系列成果转化，研发了大量口腔种植修复及牙槽外科相关医疗器械产品同时加以临床应用推广，获批医疗注册证20多项，为我国口腔医疗器械国产化进程起到了一定的推动作用。获上海医学科技奖青年奖1项。

参与学术团队和任职情况：中华口腔医学会牙及牙槽外科专业委员会副主任委员，中华口腔医学会口腔种植专业委员会委员，上海市口腔医学会牙及牙槽外科专业委员会主任委员，上海市口腔医学会口腔种植专业委员会常务委员。

主要研究方向：口腔种植学及整合牙槽学研究，具体包括：①复杂牙种植的临床与基础研究；②即刻种植即刻负载的临床与基础研究；③牙槽骨生物力学的研究；④牙槽骨缺损修复和重建的临床与基础研究；⑤口腔干细胞临床转化研究；⑥基于先进生物功能材料的软硬组织再生研究；⑦围绕口腔种植修复及牙槽外科相关医疗器械产品进行研发与临床应用推广。

业务专长：各种复杂牙种植、牙槽骨缺损的软硬组织修复与重建及口腔种植并发症的诊治。

CONTRIBUTORS
编者名单

主　审

杨　驰　上海交通大学医学院附属第九人民医院，上海交通大学口腔医学院

主　编

邹多宏　上海交通大学医学院附属第九人民医院，上海交通大学口腔医学院

副主编

徐光宙　上海交通大学医学院附属第九人民医院，上海交通大学口腔医学院

白　果　上海交通大学医学院附属第九人民医院，上海交通大学口腔医学院

李　岩　上海交通大学医学院附属第九人民医院，上海交通大学口腔医学院

主编助理

陈　钢　深圳友睦齿科

编　者

邹多宏
上海交通大学医学院附属第九人民医院
上海交通大学口腔医学院

徐光宙
上海交通大学医学院附属第九人民医院
上海交通大学口腔医学院

白　果
上海交通大学医学院附属第九人民医院
上海交通大学口腔医学院

李　岩
上海交通大学医学院附属第九人民医院
上海交通大学口腔医学院

钱文涛

上海交通大学医学院附属第九人民医院

上海交通大学口腔医学院

周　琴

上海交通大学医学院附属第九人民医院

上海交通大学口腔医学院

浦益萍

上海交通大学医学院附属第九人民医院

上海交通大学口腔医学院

陈　钢

深圳友睦齿科

王杏松

无锡通善口腔医院

王绍义

上海交通大学医学院附属第九人民医院

上海交通大学口腔医学院

张　杰

上海交通大学医学院附属第九人民医院

上海交通大学口腔医学院

吴　靖

上海交通大学医学院附属第九人民医院

上海交通大学口腔医学院

周　咏

安徽医科大学附属口腔医院

赵正宜

安徽医科大学附属口腔医院

张茂林

上海交通大学医学院附属第九人民医院

上海交通大学口腔医学院

杨广通

上海交通大学医学院附属第九人民医院

上海交通大学口腔医学院

李　扬

上海交通大学医学院附属第九人民医院

上海交通大学口腔医学院

牛姗姗

深圳市龙华区人民医院

夏　亮

上海交通大学医学院附属第九人民医院

上海交通大学口腔医学院

吴丽华

浙江丽水丽华口腔诊所

刘昌奎

西安医学院

FOREWORD

序一

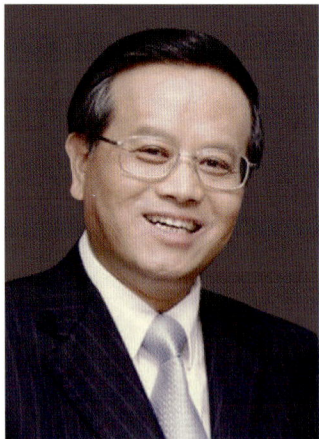

近年来，国家把科技创新提升到国家发展战略位置，已成为创建新治疗技术及医疗新产品研发的驱动力量。而口腔医学是一门操作性很强的专业，围绕口腔临床问题发生、发展与转归中的重大科学问题，需要有针对性地开展高质量的临床医学研究。同时充分发挥"产、学、研"模式，推动临床研究成果的转化应用，着重加强新治疗技术创建及口腔医疗器械产品研发与临床推广应用。上海交通大学医学院附属第九人民医院于2016年入选口腔疾病临床医学研究中心，依托该中心优化整合地区口腔医学临床和研究资源，建立跨地域、多学科交叉的口腔疾病防治转化医学协同研究网络，加速适宜技术和科技成果的推广应用。

牙槽骨作为口腔生态中"大地、母亲"般的存在，承载了牙、黏膜、肌肉、神经、血管等多种组织，是口腔外科、修复、种植、牙周和正畸等学科诊治的根基，其重要性不言而喻。而牙槽骨重度缺损是多学科共同面临的挑战，既需要系统的理论支持、扎实全面的基础研究，又需要精湛的治疗技术，加之器械和耗材的创新，从而共同实现安全、高效、稳定的修复目标。

本书聚焦牙槽骨重度缺损案例的修复重建，通过丰富的案例图谱展示，系统介绍了以"稳定为核心"的牙槽骨修复重建理念；从外科视角出发，翔实地展现了牙槽骨修复技术体系。更难能可贵的是，本书介绍了帐篷钉治疗技术，单纯应用人工骨粉（Bio-Oss）成功进行了重度水平型、垂直型及复合型（水平型+垂直型）骨缺损的修复重建（>5mm），打破了国际常规，更适应国人颌骨解剖特点和缺损类型，并取得了可喜的稳定疗效，这也是临床转化应用研究的一次突破性尝试。

据不完全统计，我国目前已有执业牙医20多万名，其中超过八成均涉足种植业务，已形成庞大的专业群体。但对于牙槽骨重度缺损案例的种植，在基层医院和诊所的普及率还亟待提高。希望通过本书系统全面的介绍，将修复重建理念和技术推广普及，构建简易化、科学化、规范化的治疗模式，从而推动口腔种植学进一步发展，带领口腔医生专业技术共同精进，为人民口腔健康谋福祉，造福民众！

中国工程院院士
中国医学科学院学部委员
国家口腔医学中心主任
国家口腔疾病临床医学研究中心主任
上海交通大学医学院附属第九人民医院口腔学科带头人

FOREWORD

序二

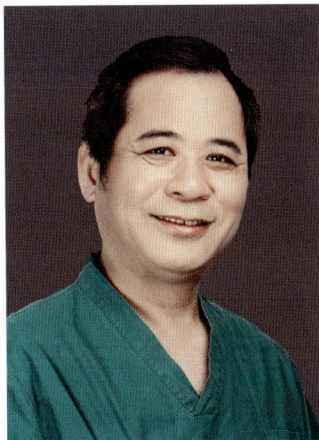

当代口腔种植经过半个多世纪的发展，已经取得了长足的进步。各种材料器械的改进、修复方式的改良、数字化技术的应用，使得现今的种植治疗更加精准、微创。然而，骨的质量仍然是种植修复长期成功的保障，临床各类重度骨缺损依然是种植医生绕不过并要正视的问题。

骨增量技术很多，临床选择因素通常包括医生的经验、骨缺损的类型、局部成骨的潜能、循证医学的证据，以及患者的预期、经济能力及治疗风险的大小等。骨增量技术虽然具有多样性，但大多需要较复杂的外科技巧，同时伴有较高的并发症及术后反应，尤其是对于比较严重的骨缺损患者。临床很多从事种植手术的医生非外科医生出身。因而，从临床医生便利性角度，需要一种可操作性强、可复制、适应证宽的技术；从患者易接受角度，需要选择经济、术后反应小、并发症轻微可控的方法。对于相对严重的骨缺损，本书介绍的帐篷钉技术可能是一种兼顾医患需求可控性较强的方法。书中22例各种不同类型的牙槽骨重度缺损的重建案例，均使用相同的治疗理念、材料及操作步骤，且基本都获得了预期的成骨效果，这是本书最值得借鉴之处。

本书对各类案例均采用了帐篷钉技术这种治疗理念和方法，同时对于骨增量技术面临的共同问题，包括切口的减张、骨增量材料的稳定、软组织的重建，以及合理的修复方案等这些治疗中的细节，通过一个个临床实例，进行了较详细的阐述。治疗后的点评分析更起到了画龙点睛的作用，通过一个个临床实例传达骨增量手术应掌握的各个细节。本书既有成功经验的总结，也有不足之处的分析，力求通过帐篷钉技术，阐述各种骨增量技术应遵循的共同原则。

认识邹多宏教授多年，可以看到他这么多年成长奋斗的轨迹，能获得今天的成就和他的做事方式有很大关系。除了持之以恒的坚持以外，任何一种治疗理念都需要有充分的理论基础和循证医学依据，任何一种治疗理念都需要有成体系的治疗流程，任何一种治疗理念都需要有配套的器械和工具，遵循这样的方式亲身实践及完善，再把成功的经验传递给大家，才是治学和教学应有的态度。本书既是这种方式和理念的一个成果，同时也是这种理念的体现，推荐大家阅读，相信每个读者都会从中获益。

北京瑞城口腔医院首席专家
中国医学科学院北京协和医院教授
北京口腔种植培训中心（BITC）首席教官
中华口腔医学会口腔种植专业委员会主任委员

PREFACE

前言

近年来，随着口腔种植技术的发展以及人民生活水平的提高，口腔种植修复已成为牙缺失患者首选的修复方式。然而，由于牙槽骨创伤、炎症、肿瘤、先天性畸形及失用性萎缩等原因，种植区往往缺乏足够的牙槽骨支撑种植修复；因此在种植手术之前往往需要进行牙槽骨骨增量以实现良好的种植体骨支持以及远期修复效果。目前自体骨移植术（autogenous graft）、引导骨再生术（guided bone regeneration，GBR）、牙槽嵴劈开术（alveolar ridge split，ARST）、牙槽骨牵张成骨术（alveolar distraction osteogenesis，ADO）及上颌窦底提升术（sinus floor elevation）等是最常使用的骨增量手段。

自体骨移植术目前仍是牙槽骨骨增量的金标准，是唯一一种兼具骨传导性、骨诱导性和成骨性的骨移植材料。此外，自体骨块可以刺激早期血管形成，已有大量文献证明，相较于其他骨移植材料，自体骨块可以快速刺激新骨形成。然而，自体骨块存在获取来源有限、须开辟第二术区、增加手术创伤以及增加患者疼痛等局限性。另外，自体骨移植术后常存在不同程度的吸收，吸收程度与骨组织来源和患者年龄、性别及生活习惯等密切相关，骨增量可预测性不确定。

GBR是目前临床使用最广泛的骨增量技术之一，通过利用屏障膜将骨缺损区与周围组织隔离，阻止非成骨性细胞竞争性增殖占据骨缺损区，从而为骨祖细胞提供相对稳定的成骨环境，促进新骨形成。GBR的优势在于其侵入性小，患者术后反应较轻；适用范围广，可用于多种类型的骨缺损修复；可塑性强，可通过改变膜性质（可吸收/不可吸收），配合多种植入物（帐篷钉、钛网以及组织工程支架等）以及添加生长因子（PRP、PRF及CGF等）可广泛适用于各类骨缺损修复并取得良好的骨增量效果。

ARST主要应用于牙槽骨水平向骨量不足的案例，利用专业的牙槽嵴劈开工具将牙槽嵴纵向分为颊舌/腭两部分并在两侧骨板间形成间隙，再以适宜直径的种植体与骨再生材料植入已扩展的骨髓腔内。该技术造成的创伤相对较小、骨增量预测性高、初期稳定性好，但应用范围较为局限，仅用于牙槽嵴宽度≥3mm的水平向骨量不足患者。

ADO是截骨术后利用牵张装置对截开的两骨段之间施加稳定持续的牵张力，刺激新生血管与骨组织形成的一种技术，主要应用于中到重度垂直型骨缺损以及节段性牙槽骨缺损的患者。相较其他骨增量技术，ADO常可获得更多的骨增量，同时软组织也可以伴随骨牵张生长，解决了软组织不足的问题。但其技术敏感性较高，需要严谨的术前设计以及精细的术中操作，否则术后并发症严重。

上颌窦底提升术是目前解决上颌后牙区骨量不足的最为有效而可靠的方法，通过提升上颌窦底黏骨膜植入骨粉，以增加牙槽骨垂直向骨量。上颌窦底提升术骨增量效果可预测性较高，相较于自体骨移植手术创伤较小、手术时间短。但其存在无法重建正常的牙弓间距离，可能导致种植体临床牙冠过长、冠根比大，严重影响种植义齿修复的美学效果与远期效果。

对于牙槽骨重度缺损患者而言，由于植骨区较大、术后软组织张力大、骨增量时间长，常规GBR手术往往难以获得足够的骨量，需要结合钛网、钛膜或聚四氟乙烯膜以维持膜下空间的稳定性。然而，上述植入物的应用可能增加术后软组织开裂的风险，造成早期膜暴露，进而引发感染，最终导致GBR手术的失败。帐篷钉技术是近年来新兴的一种牙槽骨骨增量技术，是GBR技术的发展与改良，其主要原理是通过向缺牙部位植入不同形态的帐篷钉，从而将屏障膜与软组织支撑远离骨缺损区，有效保证膜下空间的稳定性。帐篷钉的使用有以下优势：

（1）帐篷钉技术临床适用范围广，可广泛用于前后牙水平向以及垂直向骨增量。

（2）帐篷钉技术敏感性低，经过规范化培训后可进行临床操作，医生容易掌握操作技巧。

（3）可以支撑软组织与屏障膜，防止其塌陷，维持膜下区域成骨环境的稳定性。

（4）通过与膜钉的结合应用，固定屏障膜，稳定血凝块，进而促进术后创口愈合。

（5）应用帐篷钉技术可以减少GBR手术中对自体骨的依赖。

（6）相较于自体骨移植及ADO等常用于垂直型骨缺损的骨增量方法，帐篷钉技术可以显著减少手术创伤，并获得理想的骨增量效果。

（7）在上颌后牙区的骨增量手术中，相较于上颌窦底内提升与外提升，帐篷钉技术可以恢复理想的牙弓间距离，避免出现种植体临床牙冠过长、冠根比大的情况。

（8）GBR手术同期植入帐篷钉还可以显著对抗水平向的压力，从而减少水平向骨增量的损失，进而增加种植手术后种植体肩部剩余骨量，改善种植体的远期存活率。

（9）帐篷钉技术用于拔牙窝位点保存时，恢复了存在骨吸收的牙槽窝的牙槽骨水平向与垂直向骨量，并将骨吸收量降到最低。

鉴于帐篷钉技术在牙槽骨缺损修复重建中的优势，本书精选了22例牙槽骨缺损利用帐篷钉技术进行骨修复重建的案例。本书共收录1100余张临床图片、120余张示意图片，详细介绍各型骨缺损案例的病史、口腔检查、影像学检查、诊断及治疗过程。本书共分六大部分：第一部分为引导骨再生（GBR）技术发展情况（第1章和第2章）；第二部分为上颌牙槽骨重度缺损的修复重建（第3章～第12章）；第三部分为下颌前牙区牙槽骨重度缺损的修复重建（第13章）；第四部分为后牙区牙槽骨重度缺损的修复重建（第14章～第22章）；第五部分为国产同种异体骨块的临床应用（第23章和第24章）；第六部分为总结与展望（第25章）。为了读者更好地理解案例治疗过程，本书对每个治疗步骤都进行了详细描述，如实再现各个案例的治疗过程和特点，突出帐篷钉技术在牙槽骨缺损修复重建过程中的作用，并通过案例点评加以分析总结。系统验证了单独用小牛异种植骨材料（Bio-Oss，Geistlich）及Bio-Gide可吸收生物膜（Geistlich）进行水平型/垂直型骨缺损修复重建的可行性，也展示了利用异种胶原蛋白基质（Mucograft，Geistlich）或脱细胞异体真皮材料可以有效恢复前庭沟深度及附着龈宽度。通过软硬组织的修复重建，为种植修复奠定了坚实的基础。

在本书策划及编写过程中，得到了我的恩师上海交通大学医学院附属第九人民医院口腔学科带头人、国家口腔疾病临床医学研究中心主任、国家口腔医学中心主任、中国医学科学院学部委员、中国工程院院士张志愿教授的指导和帮助，并为本书作序。同时也得到了国家口腔疾病临床医学研究中心常务副主任、上海交通大学口腔医学院副院长、口腔外科学术带头人杨驰教授的指导和帮助，并亲自担任主审。衷心感谢中华口腔医学会口腔种植专业委员会主任委员、北京口腔种植培训中心（BITC）首席教官宿玉成教授的指导和帮助，并为本书作序。另外感谢深圳友睦齿科种植首席专家陈钢老师在本书编写过程中给予宝贵的修改意见，他放弃春节假期休息，为本书逐句修改润色。在此，我对各位致以最诚挚的敬意和衷心感谢！

每一种牙槽骨骨增量技术都有自己的优点及不足，我们只是给广大同行展示了帐篷钉技术+单纯应用人工骨粉可以有效进行严重骨缺损（>5mm）的修复重建，为牙槽骨修复重建提供一条新思路，在我们面对严重骨缺损进行治疗时候多一条选择。另外，尽管我们在编写过程中尽量做到案例资料整理及书写规范，避免出现错误，但也难免有疏漏之处，敬请广大读者不吝赐教，以备再版补充修订。

2022年6月于上海

INTRODUCTION

引言

本书精选22例严重牙槽骨缺损（水平型、垂直型、复合型）修复重建案例，力求以完整的治疗经过陈述，展示真实的治疗效果。通过详细介绍各案例的病史、口腔检查、影像学检查、诊断及治疗过程，结合1100余张临床图片和120余张示意图片，对治疗步骤进行详细描述，如实再现各个案例的治疗过程和特点，突出帐篷钉技术在牙槽骨缺损修复重建过程中的作用，并通过案例点评加以分析总结。系统验证了单独用小牛异种植骨材料（Bio-Oss）进行水平型/垂直型骨缺损修复重建的可行性，也展示了利用异种胶原蛋白基质（Mucograft）或脱细胞异体真皮材料可以有效恢复前庭沟深度及附着龈宽度。通过软硬组织的修复重建为种植修复奠定了坚实的基础。本书既总结了编者的研究心得和临床经验，又汇集了国内外最新的相关研究进展，希望能够帮助种植医生切实领悟利用帐篷钉技术进行牙槽骨缺损修复重建的治疗要点，以促进牙槽骨修复与再生诊疗技术的快速发展，最终服务于广大患者。

CONTENTS
目录

第一部分 引导骨再生（GBR）技术发展情况 —————— 001

第1章 ————————————————————— 003
引导骨再生技术

第2章 ————————————————————— 009
帐篷钉技术在牙槽骨骨增量术中的应用

第二部分 上颌牙槽骨重度缺损的修复重建 —————— 015

第3章 ————————————————————— 017
上颌前牙区水平型骨缺损的修复重建（单牙位）

第4章 ————————————————————— 031
上颌前牙区水平型骨缺损的修复重建（多牙位）Ⅰ

第5章 ————————————————————— 055
上颌前牙区垂直型骨缺损的修复重建（多牙位）

第6章 ————————————————————— 077
上颌前牙区复合型（水平型+垂直型）骨缺损的修复重建（单牙位）Ⅰ

第7章 ————————————————————— 093
上颌前牙区复合型（水平型+垂直型）骨缺损的修复重建（单牙位）Ⅱ

第8章 —————————————————————— 107
上颌前牙区复合型（水平型+垂直型）骨缺损的修复重建（多牙位）Ⅰ

第9章 —————————————————————— 131
上颌前牙区复合型（水平型+垂直型）骨缺损的修复重建（多牙位）Ⅱ

第10章 ————————————————————— 147
上颌前牙区复合型（水平型+垂直型）骨缺损的修复重建（多牙位）Ⅲ

第11章 ————————————————————— 171
上颌前牙区复合型（水平型+垂直型）骨缺损的修复重建（多牙位）Ⅳ

第12章 ————————————————————— 195
上颌前磨牙区复合型（水平型+垂直型）骨缺损的修复重建（单牙位）

第三部分　下颌前牙区牙槽骨重度缺损的修复重建 ——— 207

第13章 ————————————————————— 209
下颌前牙区水平型骨缺损的修复重建（单牙位）

第四部分　后牙区牙槽骨重度缺损的修复重建 ——————— 221

第14章 ————————————————————— 223
右下颌后牙区水平型骨缺损的修复重建（单牙位）

第15章 ————————————————————— 235
右下颌后牙区垂直型骨缺损的修复重建（单牙位）

第16章 ————————————————————— 249
左下颌后牙区垂直型骨缺损的修复重建（多牙位）

第17章 ———————————————————————————— 263
右下颌后牙区垂直型骨缺损的修复重建（多牙位）Ⅰ

第18章 ———————————————————————————— 283
右下颌后牙区垂直型骨缺损的修复重建（多牙位）Ⅱ

第19章 ———————————————————————————— 297
右下颌后牙区垂直型骨缺损的修复重建（多牙位）Ⅲ

第20章 ———————————————————————————— 317
下颌严重垂直型骨缺损的修复重建（多牙位）

第21章 ———————————————————————————— 347
左下颌后牙区复合型（水平型+垂直型）骨缺损的修复重建（多牙位）

第22章 ———————————————————————————— 367
下颌后牙区复合型（水平型+垂直型）骨缺损的修复重建（多牙位）

第五部分　国产同种异体骨块的临床应用 ———————————— 381

第23章 ———————————————————————————— 383
上颌前牙区复合型（水平型+垂直型）骨缺损的修复重建（多牙位）Ⅴ

第24章 ———————————————————————————— 395
上颌前牙区水平型骨缺损的修复重建（多牙位）Ⅱ

第六部分　总结与展望 ———————————————————— 413

第25章 ———————————————————————————— 415
总结与展望

致谢 ———————————————————————————————— 421

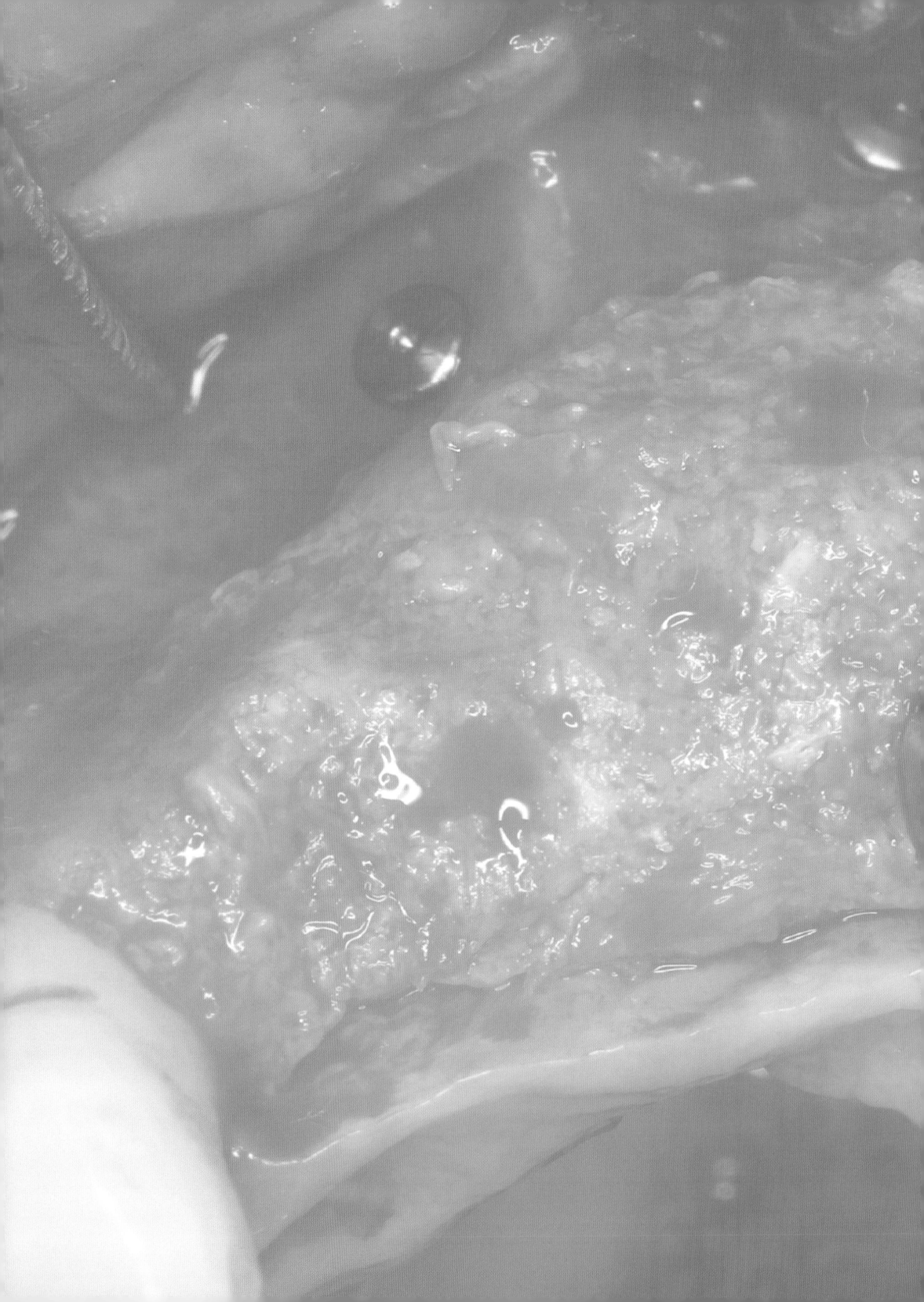

PART 1

DEVELOPMENT OF GUIDED BONE REGENERATION (GBR) TECHNIQUE

第一部分

引导骨再生（GBR）技术发展情况

第 1 章

引导骨再生技术
GUIDED BONE REGENERATION TECHNIQUE

第1节　引导骨再生技术在牙槽骨骨增量中的应用

1976年，Melcher[1]在牙周病病损的手术治疗中提出了引导组织再生（guided tissue regeneration，GTR）技术的设计。1989年，Dahlin等[2]将引导组织再生技术进一步应用于即刻种植。1993年，Buser等[3]提出了引导骨再生（guided bone regeneration，GBR）的概念，其原理是将屏障膜置于软组织和骨缺损之间，建立生物屏障，创造一种相对封闭的组织环境，阻止干扰骨形成的牙龈结缔组织和上皮细胞进入骨缺损区，实现缺损区骨修复与再生。GTR技术早期应用于牙周治疗，特别是创伤导致的牙槽骨吸收和根分叉病变等的治疗。目前，GBR技术已经广泛地应用于口腔种植及牙槽/颌面外科领域。

GBR技术在种植修复中的临床应用主要集中体现在以下几个方面：①增加种植术前种植区的骨量；②修复即刻种植时出现的骨缺损；③拔牙窝的位点保存；④治疗种植体周围炎引起的病理性骨吸收。

增加种植术前种植区的骨量

GBR技术作为骨增量技术的一种，能成功地治疗因牙周炎、牙槽骨局部吸收等因素导致的牙槽骨缺损，有效地增加种植术区的骨量，增加种植手术的成功率。邓旭和田霞[4]对28例重度牙周炎患者的28颗患牙用GBR技术治疗牙槽骨缺损，X线片显示平均骨再生量达到原缺损的62%，效果明显，为后期的种植治疗提供了良好的牙槽骨条件。Jung等[5]对已行种植手术12～14年的患者进行随访，发现无论是利用可吸收膜还是不可吸收膜，应用GBR技术进行骨增量后，同期植入种植体的长期存活率超过90%（91.9%～92.6%）。

修复即刻种植时出现的骨缺损

即刻种植一般都会面临不同程度的骨量不足。这是因为拔牙后拔牙创形成一楔形骨缺损区，种植体植入后并不能完全占据拔牙窝的骨缺损，这样有可能导致软组织长入，从而会影响种植体骨结合，降低即刻种植的成功率[6]。而利用GBR技术把人工材料填充骨缺损间隙，增强唇侧牙槽骨抗吸收能力，从而提高即刻种植的成功率[7]。吴群等[8]探讨了GBR技术在即刻种植中的应用，结果显示，GBR技术能够有效阻止周围软组织长入，促进骨-

种植体结合，有效地提高了即刻种植的成功率。

拔牙窝的位点保存

位点保存是在拔牙窝填塞骨替代材料来防止和减少骨流失的方式。广义的位点保存，包括即刻种植时放置骨粉和可吸收生物膜。而有系统评价表明，位点保存效果最好的是骨移植物和可吸收膜的组合[9]。朱宸佑等[10]比较了位点保存中生物膜的使用，得出了用膨体聚四氟乙烯（expanded polytetrafluoroethylene，ePTFE）膜和胶原膜的双膜法效果最佳，既可缩短手术时间又可促进骨再生效果。

治疗种植体周围炎引起的病理性骨吸收

种植体周围炎是导致种植牙失败的一个重要因素，因此医生对其治疗越来越重视。种植体周围

治疗的最终目标是终止炎症的进展，尽量保持暴露的种植体表面干净卫生。针对部分案例，用GBR技术，能够有效地治疗种植体周围炎引起的种植体周围病理性骨吸收。Sahrmann等[11]通过对399篇文献Meta分析，发现应用GBR技术治疗种植体周围炎的结果仍不可预测。Schwarz等[12]对GBR技术治疗种植体周围炎的患者进行了5年的回顾性研究，结果表明：不同的种植体通常在愈合8个月到6.5年后需要进行额外的治疗，即需要二次手术，通过GBR技术能够有效地促进种植体的骨结合。Froum等[13]将发生种植体周围炎的种植体表面的肉芽组织彻底清洁后行表面消毒处理，然后在骨缺损区植入Bio-Oss骨粉，覆盖Bio-Gide可吸收生物膜，同时注意维持骨粉、骨膜的稳定性，并进行减张缝合，最终获得较好的引导骨再生效果。吴新等[14]也对GBR技术治疗种植体周围炎进行了临床研究，得出了采用GBR技术治疗种植体周围炎具有良好效果的结论。

关于GBR技术在种植体周围炎骨缺损修复治疗中的应用，仍然缺乏大量的案例研究及长期临床观察。

第2节　引导骨再生技术应用的原则及核心要点

引导骨再生（GBR）技术是目前临床应用时间最长、最普遍的一种牙槽骨骨增量技术，其利用屏障膜将骨缺损区与周围组织隔离，阻止竞争性非成骨细胞迁移到该部位，为骨细胞提供相对稳定的环境，允许其募集、增殖以及分化，并最终促进新骨的形成[15]。成功的GBR技术应遵循"PASS"原则[16]，即：①良好的初期软组织闭合（primary closure）；②充分的血供（angiogenesis）；③成骨空间维持（space maintenance）以及④成骨空间稳定性（stability）。

种类有关。不可吸收膜主要是指致密型聚四氟乙烯（dPTFE）膜、钛膜及钛网等，具有良好的生物惰性与空间维持能力，但需要再经过二次手术干预去除，并且在骨愈合过程中极可能出现软组织开裂/开窗的现象，从而影响GBR技术的骨再生效果[19]。可吸收膜可以有效地减少屏障膜暴露的风险，多是由天然胶原蛋白（如Bio-Gide）或聚乳酸（如Guidor）等生物可吸收材料合成，较少发生软组织开裂/开窗的现象，但具有机械强度低、维持空间能力差等缺点[20]。

良好的初期软组织闭合

软组织的初期闭合与维持是GBR技术的前提，屏障膜上应存在完整的软组织屏障，从而减少外界机械因素与微生物对牙槽骨再生过程的干扰[16]。Meta分析显示屏障膜未暴露和暴露情况下的平均骨增量分别为3.01mm和0.56mm，提示屏障膜的暴露会显著影响GBR技术的治疗效果[17]。膜下骨移植材料吸收速率增加以及微生物感染可能是导致GBR技术治疗效果下降的主要原因[18]。屏障膜可分为不可吸收膜与可吸收膜，临床上屏障膜的暴露大多与其

充分的血供

充分的血供是决定GBR技术治疗效果的比较重要的因素[21]，GBR过程中需对皮质骨进行去皮质化或穿孔，从而提供骨缺损间隙与骨髓腔的交通途径。受植区与骨髓腔的交通会增强该区域的血管生成，从而促进骨组织再生；同时骨髓还可以提供大量的间充质干细胞，其分化为成骨细胞，促进骨组织重建；此外皮质骨穿孔还能使受植区骨质与新骨形成机械互锁[22-23]。动物实验研究发现皮质骨穿孔的大小与骨再生的时间长短密切相关[24]，但目前对

皮质骨穿孔是否能显著增加骨量仍存在争议，一般认为皮质骨穿孔对水平向骨增量有作用，而对垂直向骨增量效果不显著。

成骨空间维持与稳定性

成骨空间维持与稳定性是决定GBR技术治疗效果的核心因素。在需要较大骨增量的情况下，必须保证足够的空间提供骨祖细胞增殖分化，同时还要防止来自周围结缔组织中成纤维细胞的迁移，这就要求屏障膜应有一定的空间维持能力[16]。Stentz等[25]研究发现外周方向的骨形成主要取决于膜的空间形成能力。Deeb等[26]也证明了屏障膜的空间保持对GBR技术的重要性。Li等[27]在动物实验中发现，屏障膜空间维持功能不足会导致纤维结缔组织向内生长，从而侵占新骨形成的空间，影响新骨体积。因此在骨增量较大的情况下，可吸收膜由于机械性能较差，无法承受覆盖的软组织压力而发生膜塌陷，需要通过向屏障膜下方置入机械支撑以维持成骨区的空间大小和稳定性。

总之，随着新技术及新材料的快速发展，GBR技术也被赋予了更新的内容，如可降解支架材料的发展、具有一定机械强度的可吸收膜的研发，以及各种新治疗术式等，这样大大拓宽了该技术的应用场景，提高了术后可预期性。目前利用具有一定支撑作用的支架材料上方覆盖可吸收生物膜完成牙槽骨骨增量已经成为趋势。

（吴靖，李岩，邹多宏）

参考文献

[1] Melcher AH. On the repair potential of periodontal tissues[J]. J Periodontol, 1976, 47(5):256-260.

[2] Dahlin C, Sennerby L, Lekholm U, et al. Generation of new bone around titanium implants using a membrane technique: an experimental study in rabbits[J]. Int J Oral Maxillofac Implants, 1989, 4(1):19-25.

[3] Buser D, Dula K, Belser U, et al. Localized ridge augmentation using guided bone regeneration. 1. Surgical procedure in the maxilla[J]. Int J Periodontics Restorative Dent, 1993, 13(1):29-45.

[4] 邓旭, 田霞. 引导骨再生膜技术治疗牙周骨缺损的临床应用研究[J]. 中国医疗前沿月刊, 2010, 5(13):65.

[5] Jung RE, Fenner N, Hmmerle CHF, et al. Long-term outcome of implants placed with guided bone regeneration (GBR) using resorbable and non-resorbable membranes after 12-14 years[J]. Clin Oral Implants Res, 2013, 24(10):1065-1073.

[6] John V, De P R, Blanchard S. Socket preservation as a precursor of future implant placement: review of the literature and case reports[J]. Compend Contin Educ Dent, 2007, 28(12):646-653.

[7] Sheikh Z, Qureshi J, Alshahrani AM, et al. Collagen based barrier membranes for periodontal guided bone regeneration applications[J]. Odontology, 2017, 105(1):1-12.

[8] 吴群, 陈必胜, 姜晓钟, 等. 膜引导组织再生技术应

用于即刻种植的实验研究[J]. 实用口腔医学杂志, 2013, 29(1):28-30.

[9] Parashis AO, Kalaitzakis CJ, Tatakis DN, et al. Alveolar ridge preservation using xenogeneic collagen matrix and bone allograft[J]. Int J Dent, 2014, 2014:172854.

[10] 朱宸佑, 邓佳, 曹钰彬, 等. 生物膜在位点保护中的应用[J]. 国际口腔医学杂志, 2016, 43(2):187-189.

[11] Sahrmann P, Attin T, Schmidlin PR. Regenerative treatment of peri-implantitis using bone substitutes and membrane: a systematic review[J]. Clin Implant Dent Relat Res, 2011, 13(1):46-57.

[12] Schwarz F, John G, Becker J. Reentry after combined surgical resective and regenerative therapy of advanced peri-implantitis: a retrospective analysis of five cases[J]. Int J Periodontics Restorative Dent, 2015, 35(5):647-653.

[13] Froum SJ, Froum SH, Rosen PS. Successful management of periimplantitis with a regenerative approach: a consecutive series of 51 treated implants with 3-to 7.5-year follow-up[J]. Int J Periodontics Restorative Dent, 2012, 32(1):11-20.

[14] 吴新, 夏金星, 薛昌敖, 等. 保留修复体采用GBR技术治疗种植体周围炎的临床研究[J]. 口腔医学, 2014, 34(3):231-232.

[15] Urban IA, Monje A. Guided bone regeneration in alveolar bone reconstruction[J]. Oral Maxillofac Surg Clin N Am, 2019,31(2):331-338.

[16] Wang HL, Boyapati L. "PASS" principles for predictable bone regeneration[J]. Implant Dent, 2006, 15(1):8-17.

[17] Garcia J, Dodge A, Luepke P, et al. Effect of membrane exposure on guided bone regeneration: A systematic review and meta analysis[J]. Clin Oral Implants Res, 2018, 29(3):328-338.

[18] Aprile P, Letourneur D, Simon-Yarza T. Membranes for guided bone regeneration: A road from bench to bedside[J]. Adv Healthc Mater, 2020, 9(19): 2000707.

[19] Sbricoli L, Guazzo R, Annunziata M, et al. Selection of collagen membranes for bone regeneration:A literature review[J]. Materials (Basel), 2020, 13(3):E786.

[20] Liu J, Kernsd G. Mechanisms of guided bone regeneration: A review[J]. Open Dent J, 2014, 8:56-65.

[21] Schmid J, Wallkamm B, Hmmerle CHF, et al. The Significance of angiogenesis in guided bone regeneration. A case report of a rabbit experiment[J]. Clin Oral Implants Res, 1977, 8(3):244-248.

[22] Nishimura I, Shimizu Y, Ooya K. Effects of cortical bone perforation on experimental guided bone regeneration[J]. Clin Oral Implants Res, 2004, 15(3):293-300.

[23] Schwarz F, Rothamel D, Herten M, et al. Immunohistochemical characterization of guided bone regeneration at a dehiscence type defect using different barrier membranes:An experimental study in dogs[J]. Clin Oral Implants Res, 2008, 19(4):402-415.

[24] Oh TJ, Meraw SJ, Lee EJ, et al. Comparative analysis of collagen membranes for the treatment of implant dehiscence defects[J]. Clin Oral Implants Res, 2003, 14(1):80-90.

[25] Stentz WC, Mealey BL, Nummikoski PV, et al. Effects of guided bone regeneration around commercially pure titanium and hydroxyapatite-coated dental implants. I .Radio Graphic analysis[J]. J Periodontol, 1997,68(3):199-208.

[26] Deeb GR, Tran D, Carrico CK, et al. How effective is the tent screw pole technique compared to other forms of horizontal ridge augmentation?[J]. J Oral Maxillofac Surg, 2017, 75(10):2093-2098.

[27] Li XJ, Wang XM, Zhao TF, et al. Guided bone regeneration using chitosan collagen membranes in dog dehiscence type defect model[J]. J Oral Maxillofac Surg, 2014, 72(2):304.

第 2 章

帐篷钉技术在牙槽骨骨增量术中的应用

APPLICATION OF TENT-POLE TECHNIQUE FOR
ALVEOLAR RIDGE AUGMENTATION

第1节　帐篷钉技术的发展简史

牙齿缺失常伴随牙槽骨骨量的丧失，此外萎缩、创伤、畸形及肿瘤等常造成牙槽骨骨量严重不足，使种植体难以植入理想位置[1-2]，这给种植修复带来了巨大挑战。现阶段通过应用骨增量技术可以有效地解决牙槽骨骨量不足的问题，引导骨再生（guided bone regeneration，GBR）技术是比较常用的骨增量技术之一。牙槽骨骨增量技术中最核心的是如何维持成骨空间及移植物稳定性[3]，近年来，帐篷式骨增量技术受到越来越多口腔医生的关注。

帐篷式骨增量技术源自引导骨再生技术，是修复牙槽骨缺损的一种有效方法，包括帐篷钉技术、自体皮质骨帐篷技术及种植体帐篷支撑技术等。帐篷式骨增量技术原理是通过不同的支撑物将骨膜和骨缺损表面支撑起来，并通过骨填充材料的使用，达到增加水平向及垂直向骨量的目的。此方法能对严重萎缩的牙槽骨进行骨重建，操作相对简单，既

能减少自体骨移植的需要，又能获得良好的骨增量效果，并能提高种植体的存活率[4]。21世纪初期，Le等[5]学者将钛钉引入软组织增量与骨增量的技术中。之后，最初的"钛钉"被逐步优化改良成为帐篷形态，被越来越多的种植医生用在骨增量的领域，并且取得了良好的效果。

帐篷钉技术主要用帐篷钉固定屏障膜，同时支撑植骨区的形态，防止植骨区塌陷变形，维持植骨区稳态环境。帐篷钉包括头部、体部和底部。头部为帐篷形状，其上方开有长方体形状的盲孔；体部为光滑柱体，连接在头部下方，连接处为上大小下的倒置圆台形；底部设置于体部下方，为自攻式螺纹结构。其作用是：①牢固地将屏障膜固定在帐篷钉上；②有利于支撑植骨区的形态，防止植骨区塌陷变形，维持植骨区稳态环境，从而有利于新骨形成[6]。

第2节　帐篷钉技术的应用前景

水平向牙槽骨骨增量

研究表明，牙齿缺失后6个月牙槽窝骨宽度下降29%～63%[7]。这可能导致种植时可用骨宽度常常不能满足种植要求。另外，对于牙槽骨严重缺损患者，单纯应用引导骨再生技术，随着引导骨再生量的增加，植骨区压力增大，骨粉吸收速度增加，而新骨形成能力降低。另外，软组织开裂、创口感染等风险也相应增加。此种情况可以采用帐篷钉技术牢固地固定屏障膜与支撑植骨区的形态。

Doan等[8]进行随机前瞻性研究，对牙槽骨水平向宽度不足4mm的患者采用帐篷钉联合异种移植物与不可吸收屏障膜，进行骨增量治疗，最终所有案例均获得较好的骨增量效果。Deeb等[9]在回顾性队列研究中，对牙槽嵴宽度严重不足的患者，采用帐篷钉技术，结合同种异体骨移植物和颗粒状羟基磷灰石以及可吸收的胶原膜，行水平向骨增量，最终获得理想的骨增量效果，为术区种植奠定了基础。Caldwell等[10]进行随机前瞻性研究，对24例水平向牙槽骨严重萎缩患者，采用帐篷钉技术，结合同种异体骨移植物单独或联合自体骨使用，并覆盖胶原膜。最终两组骨增量效果相似，平均水平向牙槽嵴增宽3.33（±0.83）mm。由此可见，使用帐篷钉技术进行水平向牙槽骨骨增量时可以减少自体骨的使用，而获得同样的牙槽骨骨增量效果。

垂直向牙槽骨骨增量

Daga等[11]对2002—2013年利用帐篷钉进行垂直向骨增量的研究进行Meta分析，发现利用帐篷钉技术能够获得稳定的垂直向骨增量的效果。

Le等[5]在回顾性队列研究中，采用帐篷钉技术，对较大（＞7mm）垂直向牙槽骨缺陷的患者采用帐篷钉联合同种异体移植物骨增量技术治疗，最终所有案例均获得较好的骨增量效果与美学效果。Mendoza-Azpur等[12]进行三维有限元分析，通过计算机方法定制化模拟，施加轴向和非轴向力时，帐篷钉和周围骨的应力分布规律。最终结果发现，所有测试的帐篷钉与周围骨组织应力分布均匀，预测其可以在垂直向和斜向力的作用下保持膜的体积，保持空间，这样便最大限度地减少骨移植材料的吸收。

在上颌后牙区种植，若骨高度不足常常使用上颌窦底内提升或外提升技术两种传统的方法纠正上颌窦区域骨量不足情况，但要选择合适的适应证。

帐篷钉技术是一种潜在的替代方法，能为后期种植体的植入提供充足的骨量，减少术后因冠根比例失调引起的并发症。有学者回顾性分析11例上颌后牙区骨高度不足患者的临床资料，根据天然骨高度和冠高比例，将患者分为A、B两组，A组上颌窦底内提升后即刻植入短种植体，B组利用帐篷钉技术，并延期植入种植体。结果显示，两组种植体植入成功率均为100%[13]。运用帐篷钉技术进行上颌后牙区骨增量，既能获得较高的成功率，同时又减少了种植体因临床冠修复过长导致的远期并发症发生率。

29%～63%[14]，这给未来口腔种植增加难度。若在拔除患牙的同时，利用帐篷钉技术进行位点保存，将有助于减少牙槽骨软硬组织的丧失。Reddy等[15]通过一系列临床案例展示了帐篷钉技术促进引导骨再生在萎缩性拔牙窝中的应用。虽然不能完全预防骨丢失，但可以成功应用于各种拔牙窝位点保存并将骨吸收程度降到最低，是骨块移植金标准的替代方法，在治疗萎缩性拔牙窝时可将其作为治疗方案之一。

总之，经过近10年的发展，帐篷钉技术在牙槽骨修复与再生中的应用日益受到关注。由于该治疗方案具有操作简单、技术敏感性低、效果可靠及费用低廉等优势，越来越受到广大医生的青睐。

（吴靖，李岩，邹多宏）

拔牙窝位点保存

前面提到，患牙拔除后牙槽嵴高度和宽度的丧失导致残留牙槽骨的萎缩，牙槽骨将丧失

参考文献

[1] Sakkas A, Wilde F, Heufelder M, et al. Autogenous bone grafts in oral implantology–is it still a "gold standard"? A consecutive review of 279 patients with 456 clinical procedures[J]. Int J Implant Dent, 2017, 3(1):23–39.

[2] Sakkas A, Schramm A, Karsten W, et al. A clinical study of the outcomes and complications associated with zygomatic buttress block bone graft for limited preimplant augmentation procedures[J]. J Craniomaxillofac Surg, 2016, 44(3):249–256.

[3] Gultekin BA, Cansiz E, Borahan MO. Clinical and 3-dimensional radiographic evaluation of autogenous iliac block bone grafting and guided bone regeneration in patients with atrophic maxilla[J]. J Oral Maxillofac Surg, 2017, 75(4):709–722.

[4] Pourdanesh F, Esmaeelinejad M, Aghdashi F. Clinical outcomes of dental implants after use of tenting for bony augmentation: a systematic review[J]. Br J Oral Maxillofac Surg, 2017, 55(10):999–1007.

[5] Le B, Rohrer MD, Prassad HS. Screw "tent-pole" grafting technique for reconstruction of large vertical alveolar ridge defects using human mineralized allograft for implant site preparation[J]. J Oral Maxillofac Surg, 2010, 68(2):428–435.

[6] 邹多宏, 黄伟, 吴轶群, 等. 帐篷钉[P]. 上海: CN107928819A, 2018-04-20.

[7] Tan WL, Wong TL, Wong MC, et al. A systematic review of post-extractional alveolar hard and soft tissue dimensional changes in humans[J]. Clin Oral Implants Res, 2012, 23(Suppl 5):1-21.

[8] Doan TL, Le LD. Efficacy of the tent-pole technique in horizontal ridge augmentation[J]. Pesquisa Brasileira em Odontopediatria e Clínica Integrada, 2020,20: e5643.

[9] Deeb GR, Tran D, Carrico CK, et al. How effective is the tent screw pole technique compared to other forms of horizontal ridge augmentation?[J]. J Oral Maxillofac Surg, 2017, 75(10):2093-2098.

[10] Caldwell GR, Mills MP, Finlayson R, et al. Lateral alveolar ridge augmentation using tenting screws, acellular dermal matrix, and freeze-dried bone allograft alone or with particulate autogenous bone[J]. Int J Periodontics Restorative Dent, 2015, 35(1):75-83.

[11] Daga D, Mehrotra D, Mohammad S, et al. Tentpole technique for bone regeneration in vertically deficient alveolar ridges: A review[J]. J Oral Biol Craniofac Res, 2015, 5(2):92-97.

[12] Mendoza-Azpur G, Jaime FS, Angeles R, et al. Biomechanical effect of masticatory forces in tenting screws used for vertical ridge augmentation[J]. J Oral Implantol, 2019, 45(2):165-170.

[13] Zhang Q, Zhang LL, Yang Y, et al. Improvement of implant placement after bone augmentation of severely resorbed maxillary sinuses with 'tent-pole' grafting technique in combination with rhBMP-2[J]. Chin J Dent Res, 2017, 20(1):9-17.

[14] Sbordone C, Toti P, Martuscelli R, et al. Retrospective volume analysis of bone remodeling after tooth extraction with and without deproteinized bovine bone mineral insertion[J]. Clin Oral Implants Res, 2016, 27(9):1152-1159.

[15] Reddy TS, Shah NR, Roca AL, et al. Space maintenance using tenting screws in atrophic extraction sockets[J]. J Oral Implantol, 2016, 42(4):353-357.

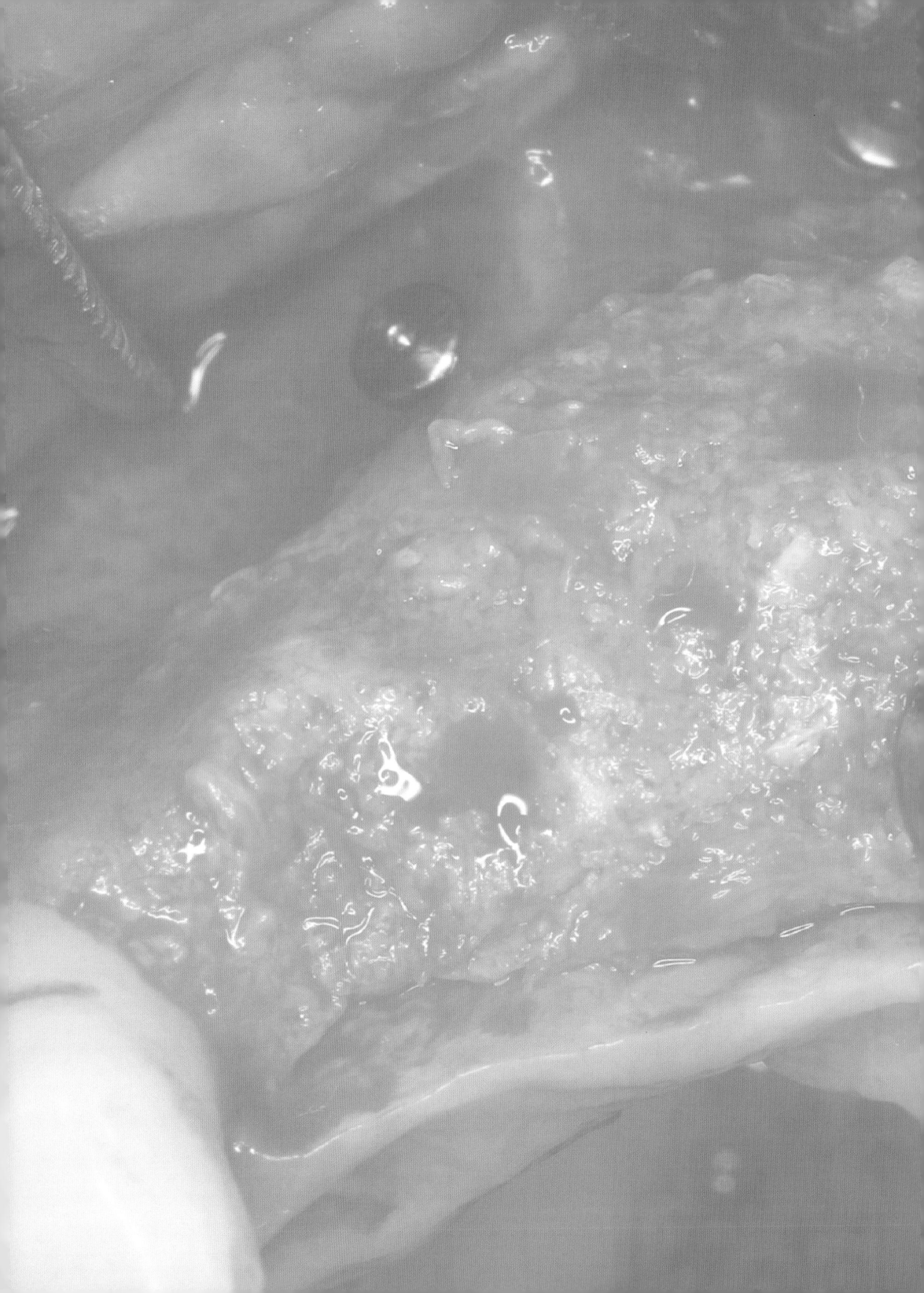

PART 2

RECONSTRUCTION OF SEVERE MAXILLARY ALVEOLAR BONE DEFECT

第二部分

上颌牙槽骨重度缺损的修复重建

第 3 章

上颌前牙区水平型骨缺损的修复重建（单牙位）

RECONSTRUCTION OF HORIZONTAL ALVEOLAR BONE
DEFECT IN THE MAXILLARY ANTERIOR REGION
(SINGLE TOOTH)

案例简介

患者：女，28岁，江苏太仓人。

主诉：左侧门牙区一颗牙齿松动1个月余，要求拔除后种植修复。

现病史：患者自述松动牙齿自幼没有换过，1年前有微动，特别咬食物时动感明显，近1个月松动感显著增加，现要求拔除松动牙齿，然后行种植修复。

既往史：否认全身系统性疾病史，否认药物过敏史，无吸烟史。

口腔检查：左上颌乳侧切牙（62）Ⅲ度松动，松动牙唇侧欠丰满，局部凹陷明显，牙槽嵴高度良好。中切牙之间有1~2mm间隙，唇侧龈缘中点连线正常，牙龈生物型为中厚龈生物型，咬合关系正常，开口度佳。

影像学检查：CBCT示62牙根吸收明显；62位点牙槽骨高度尚可，宽度不足，最窄处牙槽嵴宽度仅约2mm（图3-1）。

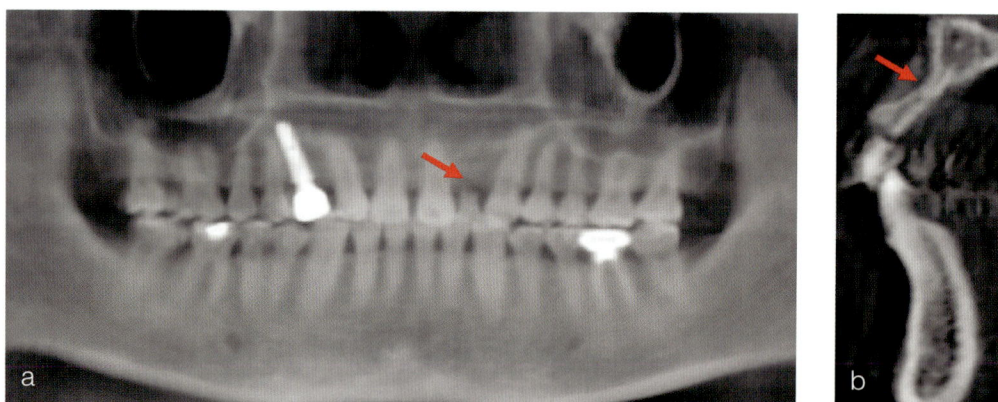

图3-1 CBCT示左上颌侧切牙位点乳牙滞留，牙根几乎已经完全吸收（a，红色箭头所示）；乳牙滞留部位唇侧牙槽骨宽度降低，最窄处仅约2mm（b，红色箭头所示）。

诊断

（1）62乳牙滞留。

（2）上下颌前牙区牙槽骨水平型骨缺损。

治疗方案

本案例属于美学区种植修复，美学风险因素评估见表3-1[1]。

表3-1　美学风险因素评估

美学风险因素	风险水平		
	低	中	高
健康状况	健康，免疫功能正常		免疫功能低下
吸烟习惯	不吸烟	少量吸烟（＜10支/天）	大量吸烟（＞10支/天）
患者美学期望值	低	中	高
笑线	低位	中位	高位
牙龈生物型	低弧线、厚龈生物型	中弧线、中厚龈生物型	高弧线、薄龈生物型
牙冠形态	方圆形	卵圆形	尖圆形
位点感染情况	无	慢性	急性
邻面牙槽嵴高度	到接触点＜5mm	到接触点5.5～6.5mm	到接触点＞7mm
邻牙修复状态	无修复体		有修复体
缺牙间隙宽度	单颗牙（＞7mm）	单颗牙（＜7mm）	2颗牙或2颗牙以上
软组织解剖	软组织完整		软组织缺损
牙槽嵴解剖	无骨缺损	水平向骨缺损	垂直向骨缺损

根据表3-1，本案例属于中风险种植案例。

基于病史及临床资料，制订的治疗方案：①即刻种植+同期GBR骨增量；②拔出乳侧切牙残冠，术后4～6周行牙槽嵴水平向骨增量（GBR）+延期种植体植入。治疗方案①的优点是节省治疗时间，减少手术次数（拔牙+植骨+种植一次完成）；缺点是术后种植体唇侧骨厚度的长期稳定性不确定，存在美学风险。治疗方案②的优点是骨增量效果可预期性高，种植修复后种植体唇侧骨厚度的长期稳定性高，美学风险低；但缺点是手术治疗次数多（拔牙、植骨及种植，分3次治疗），治疗周期较长。经过与患者的充分沟通后，患者选择治疗方案②。

治疗过程

（1）局麻下，拔除滞留的左上颌乳侧切牙，术后4周拟行牙槽骨水平向骨增量手术。

（2）拔牙后4周，局麻下，于22缺牙区牙槽嵴顶做正中切口，向近中延伸沿21做龈沟内切口，向远中做保留龈乳头切口直至24远中，做垂直附加切口，翻黏骨膜瓣，充分暴露下方牙槽骨，22缺牙区唇侧牙槽骨局部凹陷明显（图3-2）。

（3）于预定植骨区行穿皮质孔预备（制备滋养孔）（图3-3）。

（4）水平向植入1枚帐篷钉（图3-4）。

（5）𬌗面观帐篷钉高出缺牙区牙槽骨表面约5mm，略高于邻近牙槽嵴轮廓（图3-5）。

（6）选择大小合适的Bio-Gide可吸收生物膜（Geistlich，25mm×25mm）作为屏障膜，修整后，用膜钉将Bio-Gide可吸收生物膜于唇侧固定在根尖区牙槽骨上，这样可以形成袋状结构（图3-6）。

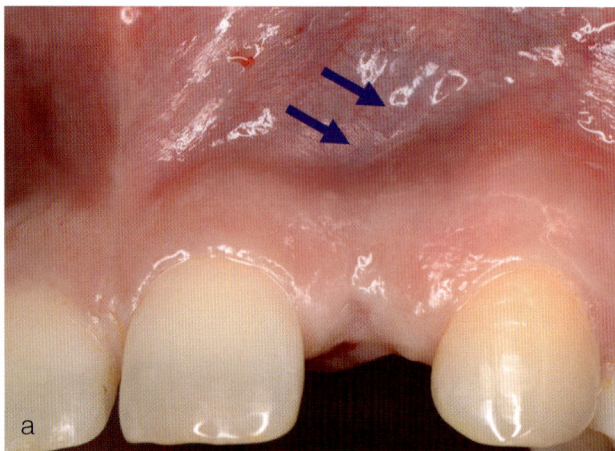

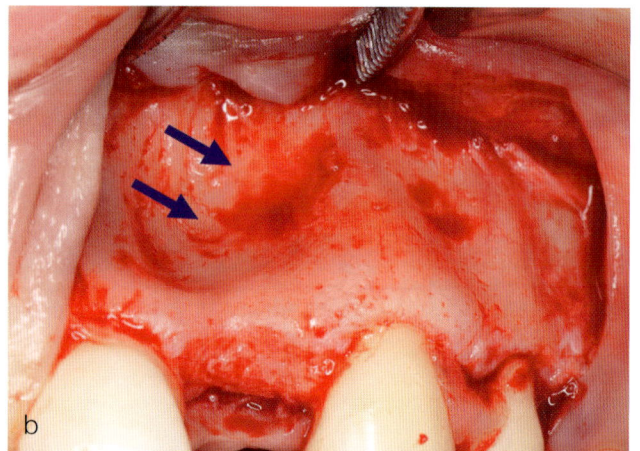

图3-2　滞留乳牙拔除后4周，缺牙区唇侧有明显凹陷（a，蓝色箭头所示）；局麻下，于牙槽嵴顶做正中切口，翻黏骨膜瓣，见唇侧牙槽骨有明显凹陷（b，蓝色箭头所示）。

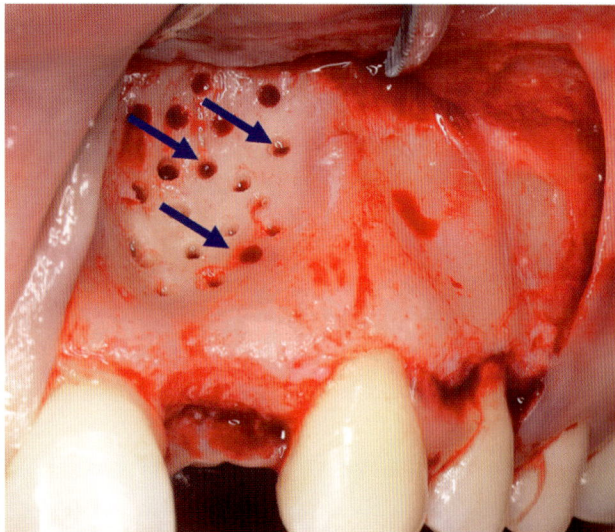

图3-3　在植骨区制备滋养孔（蓝色箭头所示）。

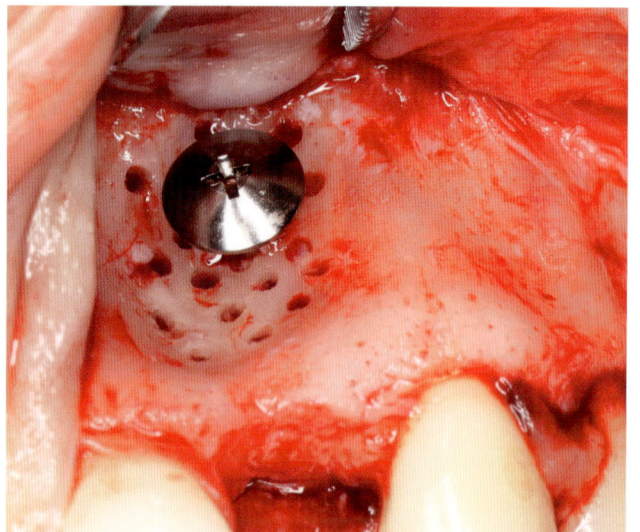

图3-4　在植骨区水平向植入1枚帐篷钉（钉帽φ6mm×10mm）。

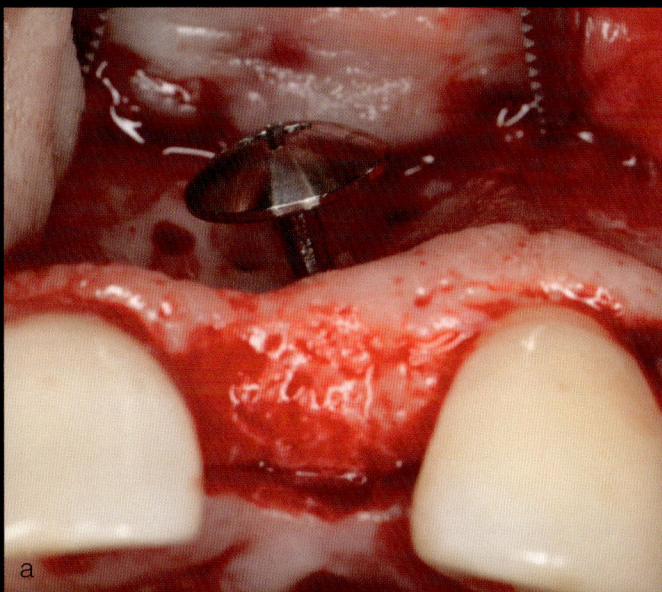

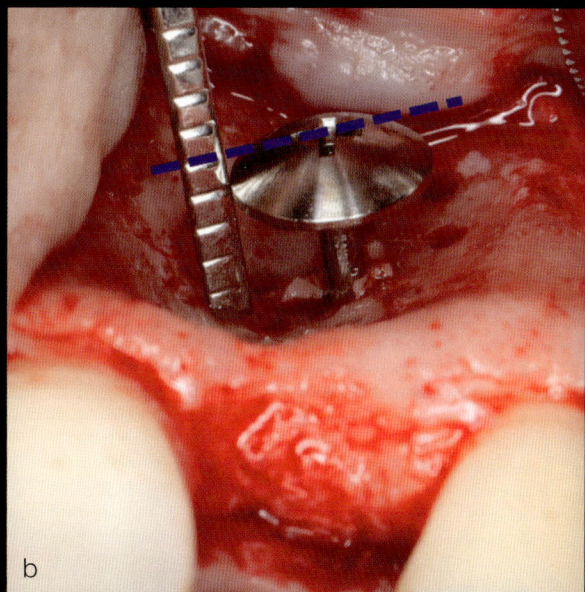

图3-5　殆面观帐篷钉略高于邻近牙槽嵴轮廓（a）；牙周探针示帐篷钉高出缺牙区牙槽骨表面约5mm（b，蓝色虚线所示）。

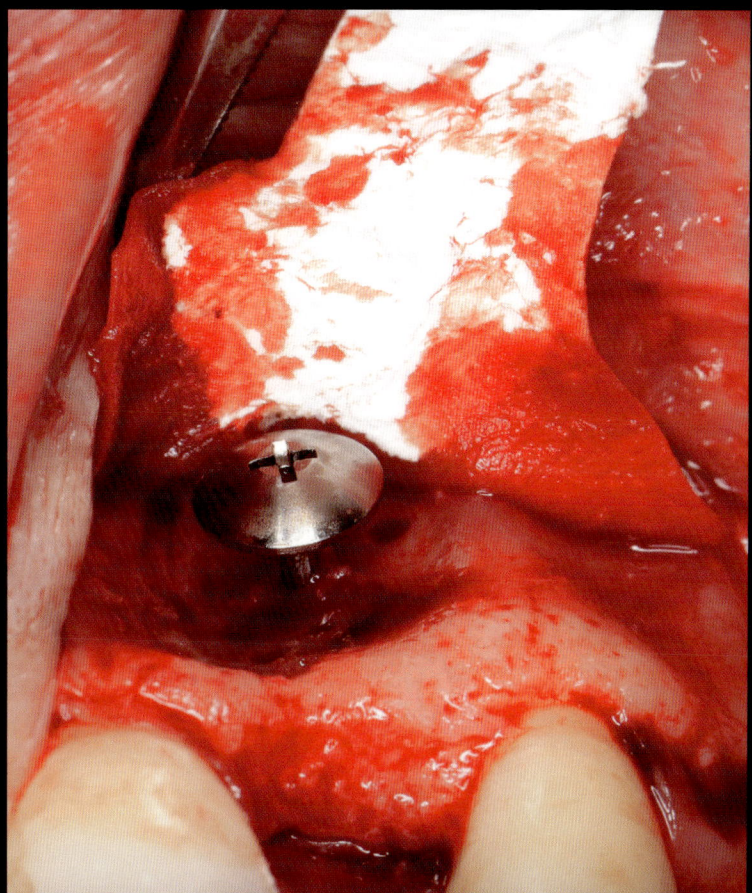

图3-6　用膜钉将Bio-Gide可吸收生物膜（Geistlich，25mm×25mm）一端固定在牙槽骨上。

（7）植入1.0g颗粒状小牛骨粉（Geistlich，Bio-Oss），然后将Bio-Gide可吸收生物膜（Geistlich）完全包裹骨粉，生物膜的另一端塞入腭侧黏骨膜下（图3-7）。

（8）唇侧减张后，无张力下严密缝合创口，2周后拆线（图3-8）。

（9）术后8个月复诊，可见术区软组织愈合良好，牙槽骨轮廓较丰满（图3-9a）。CBCT示缺牙区牙槽骨唇侧见明显类牙槽骨样高密度影，帐篷钉在位，且帐篷钉顶端也有高密度影包绕（图3-9b）。

（10）局麻下，于牙槽嵴顶做正中切口，翻全厚黏骨膜瓣，可见22缺牙区牙槽骨骨增量区新骨组织，表面光滑，局部可见少量颗粒状骨替代材料，轮廓形态与邻近骨组织较一致，帐篷钉未见（图3-10）。

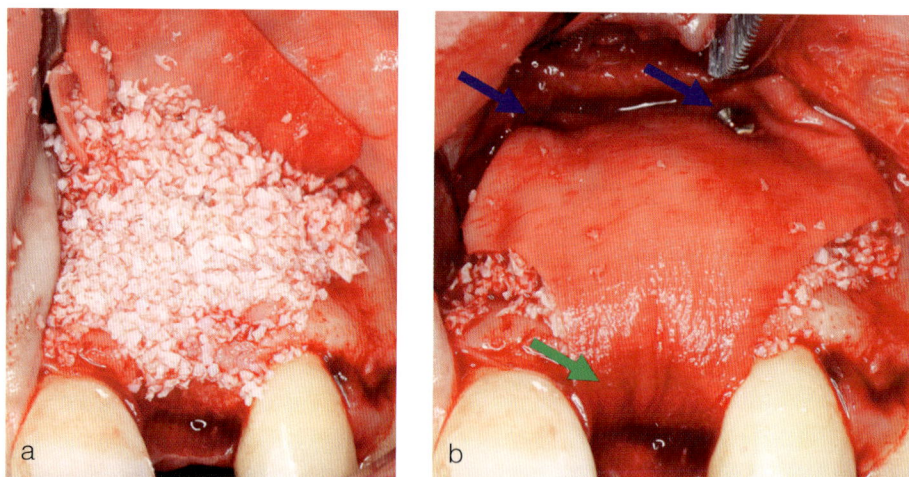

图3-7　植入Bio-Oss骨粉（Geistlich，1.0g）（a），然后将Bio-Gide可吸收生物膜完全包裹骨粉，生物膜的另一端塞入腭侧黏骨膜下（蓝色箭头所示为膜钉，绿色箭头所示为可吸收生物膜的下端被紧密地塞入腭侧黏骨膜下）（b）。

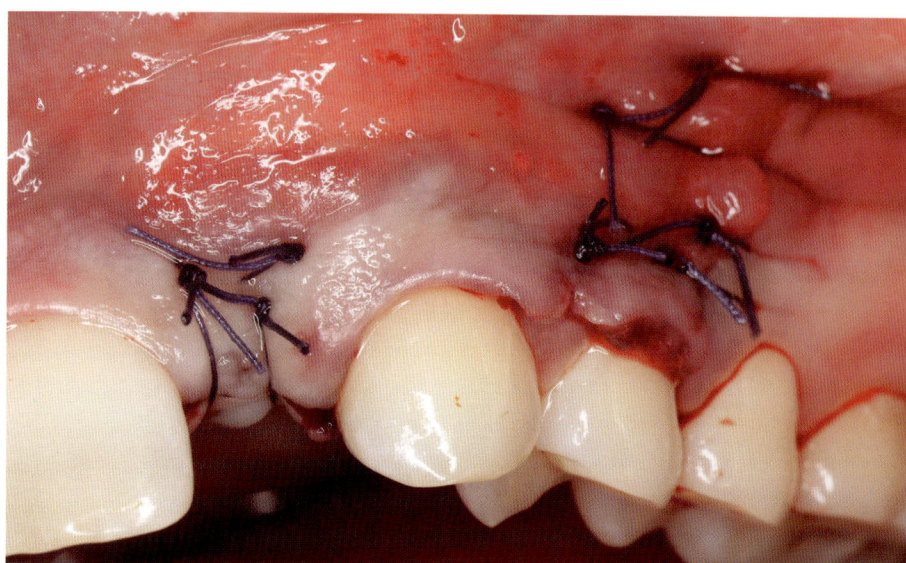

图3-8　用4-0可吸收线无张力下严密缝合创口。

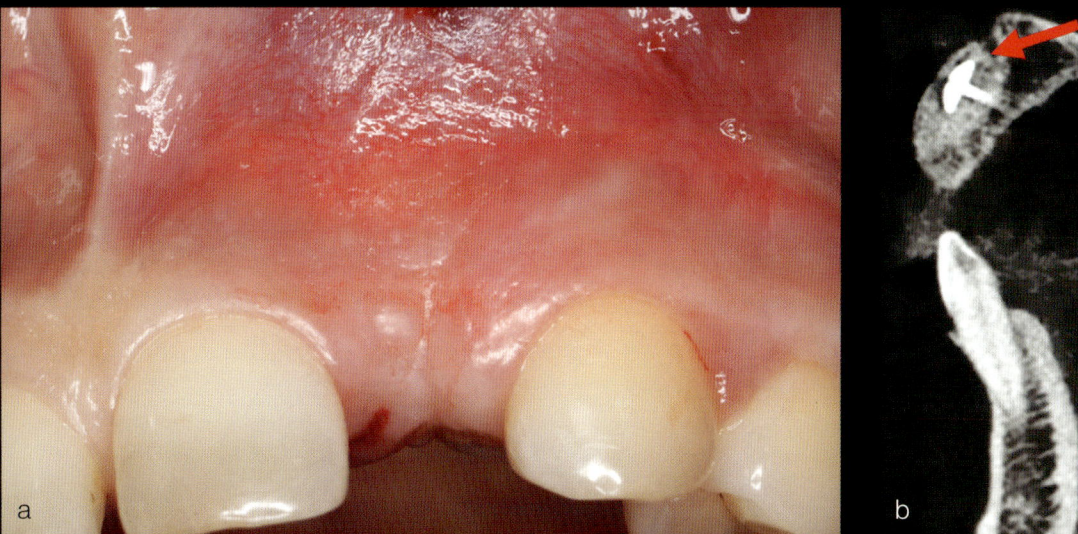

图3-9　术后8个月复诊，缺牙区唇侧组织凹陷消失（a）；CBCT示缺骨区新骨形成良好，帐篷钉顶部上方也被新骨覆盖（b，红色箭头所示）。

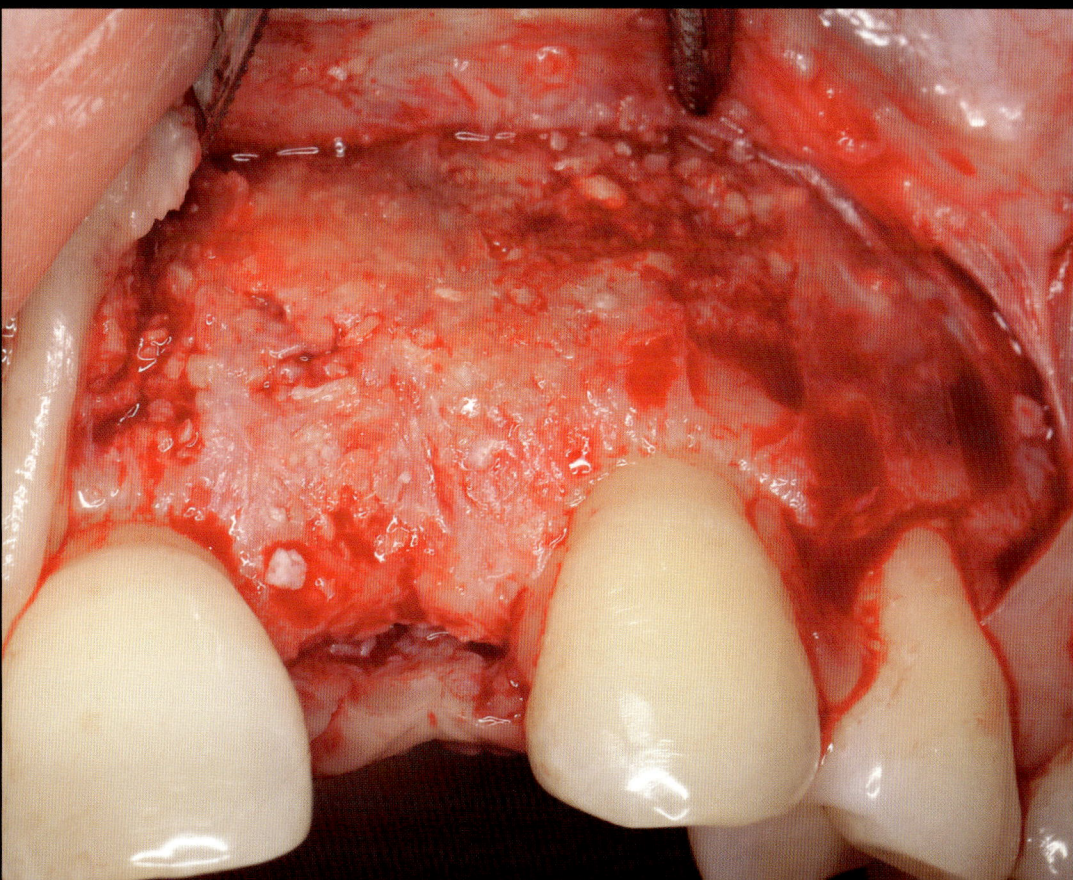

图3-10　局麻下，于牙槽嵴顶做正中切口，翻全厚黏骨膜瓣，可见植骨区新骨组织愈合良好，表面光滑，局部可见少量颗粒状骨替代材料，轮廓形态与邻近骨组织较一致。

（11）去除部分新骨，暴露下方帐篷钉，取出帐篷钉及膜钉，植入1颗Nobel种植体（NobelReplace CC，φ3.5mm×11.3mm），扭矩>35Ncm，然后放置愈合基台（φ5mm×5mm）（图3-11），同期用取骨环钻取骨，制作组织切片，观察新骨形成情况。

（12）在取出帐篷钉及取骨环钻取骨部位再次植入Bio-Oss骨粉（Geistlich，0.5g），覆盖Bio-Gide可吸收生物膜（Geistlich，13mm×25mm）（图3-12）。

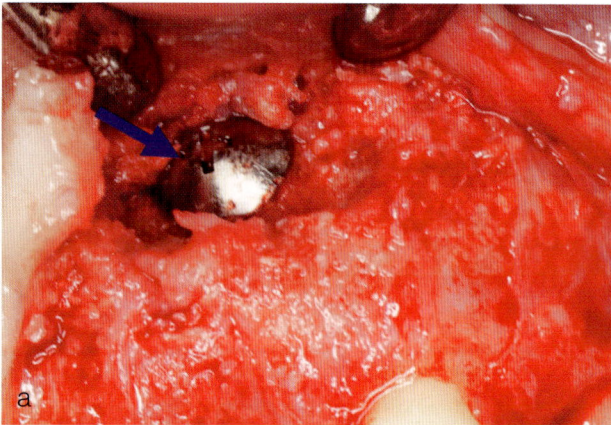

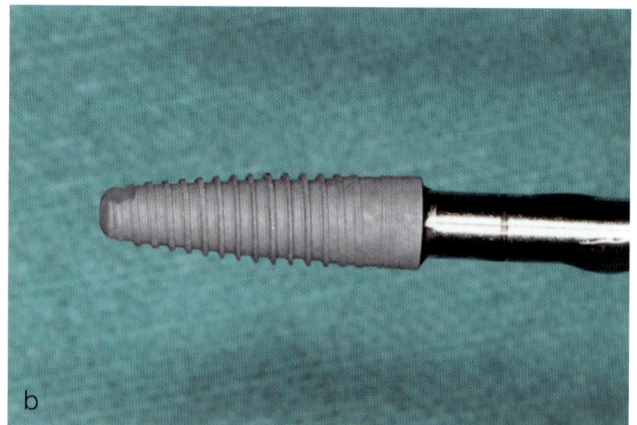

图3-11　去除部分新骨，暴露下方帐篷钉，取出帐篷钉及膜钉（a，蓝色箭头所示）；植入1颗Nobel种植体（NobelReplace CC，φ3.5mm×11.3mm），扭矩>35Ncm（b）。

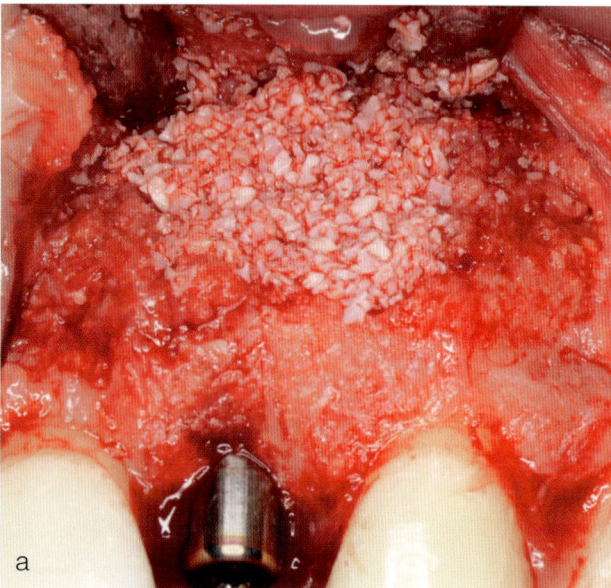

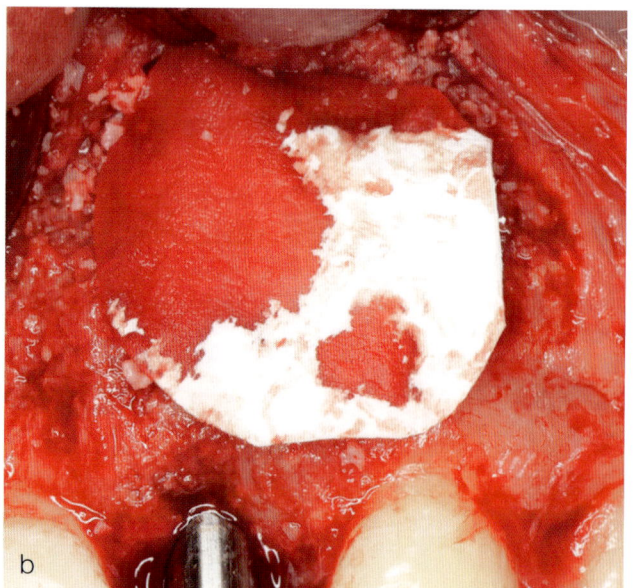

图3-12　在骨缺损区再次植入Bio-Oss骨粉（Geistlich，0.5g）（a），覆盖Bio-Gide可吸收生物膜（Geistlich，13mm×25mm）（b）。

（13）严密缝合创口（图3-13），术后2周拆线。

（14）术后4个月复诊，见术区软组织愈合良好，愈合基台在位，龈乳头在位，无明显退缩（图3-14）。

（15）戴入临时修复体进行牙龈塑形（图3-15）。

（16）患者中切牙之间有缝隙，基于美学要求，通过局部正畸治疗关闭11、21间隙（图3-16）。

（17）戴入临时修复体后6个月，行最终修复，最终戴入螺丝固位全瓷种植修复体（图3-17），修复体唇侧轮廓丰满，与两侧牙槽嵴幅度协调（图3-18）。

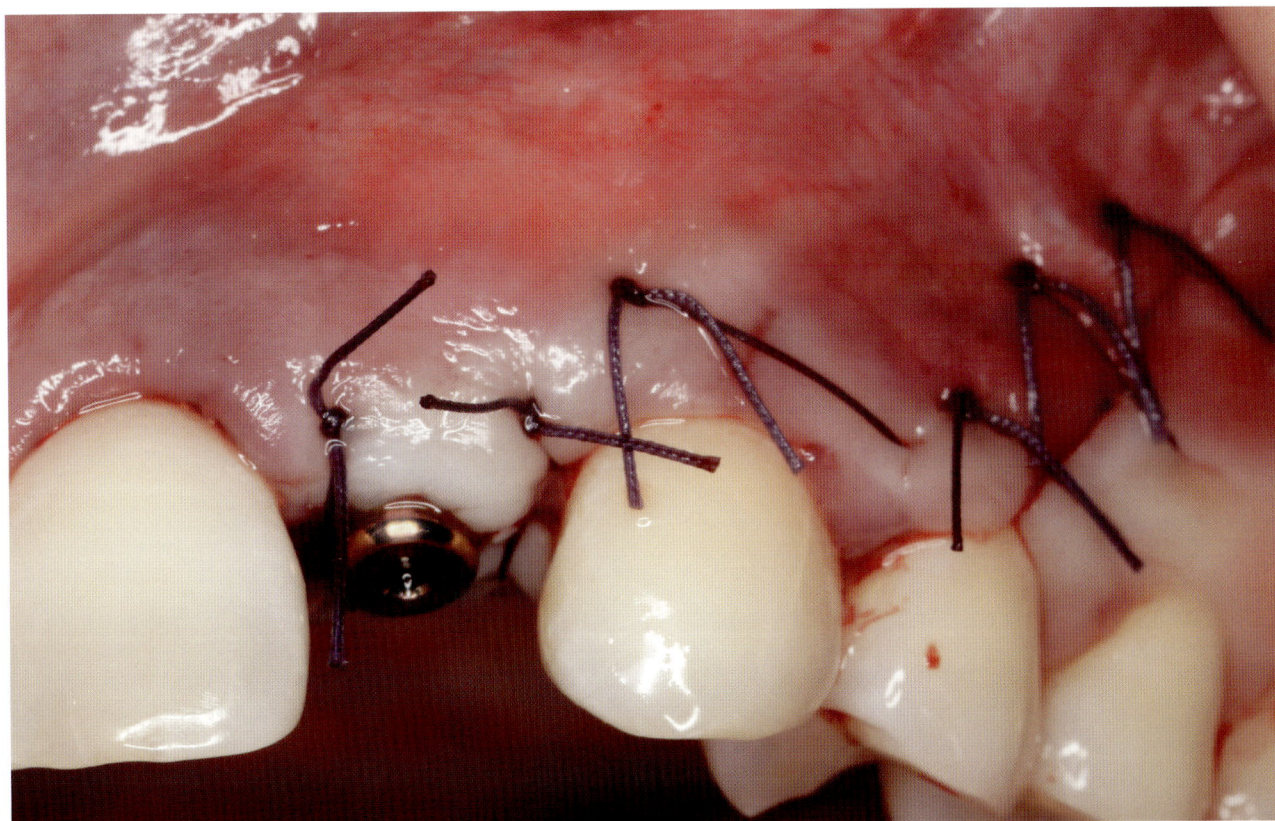

图3-13　用4-0可吸收线再次严密缝合关闭手术创口。

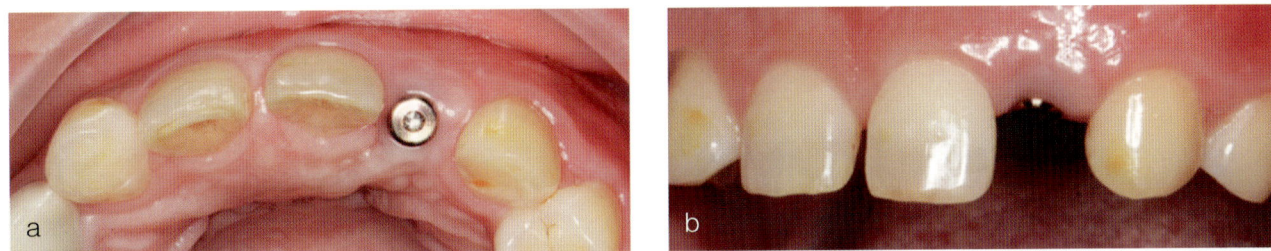

图3-14　种植体植入后4个月复诊，见术区软组织愈合良好，愈合基台在位（a，𬌗面观种植体唇侧组织丰满；b，唇面观龈乳头无明显退缩，但中切牙之间有1~2mm间隙）。

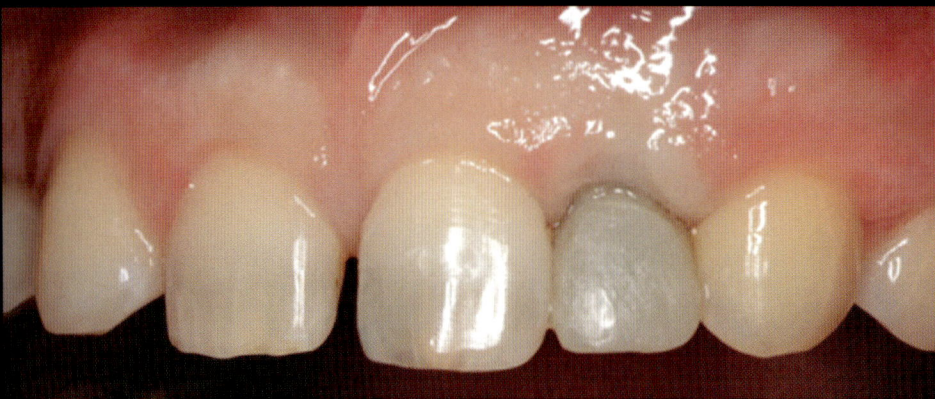

图3-15 制作并戴入螺丝固位的临时树脂修复体。

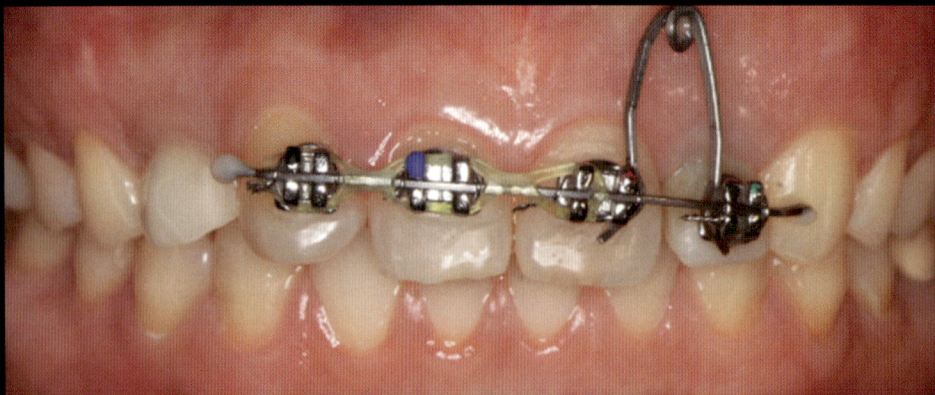

图3-16 利用正畸技术关闭中切牙之间的间隙。

（18）戴入最终修复体后拍摄根尖片确认牙冠已就位（图3-19a），CBCT示种植体唇侧骨厚度>2mm（图3-19b）。

（19）种植修复体戴入后1.5年复诊影像学结果：CBCT示种植体唇侧骨厚度稍有吸收但总体稳定，厚度>2mm（图3-20）。

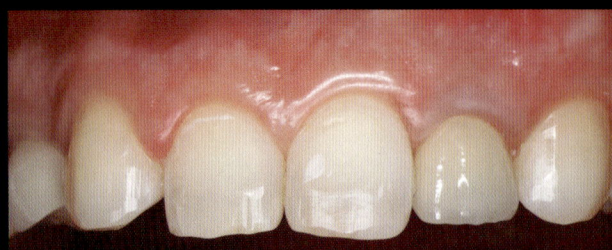

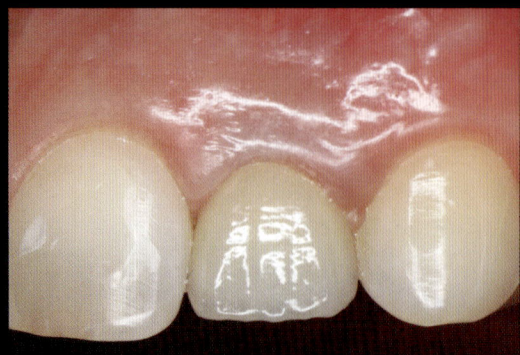

图3-17 正畸结束后，最终戴入螺丝固位全瓷种植修复体。

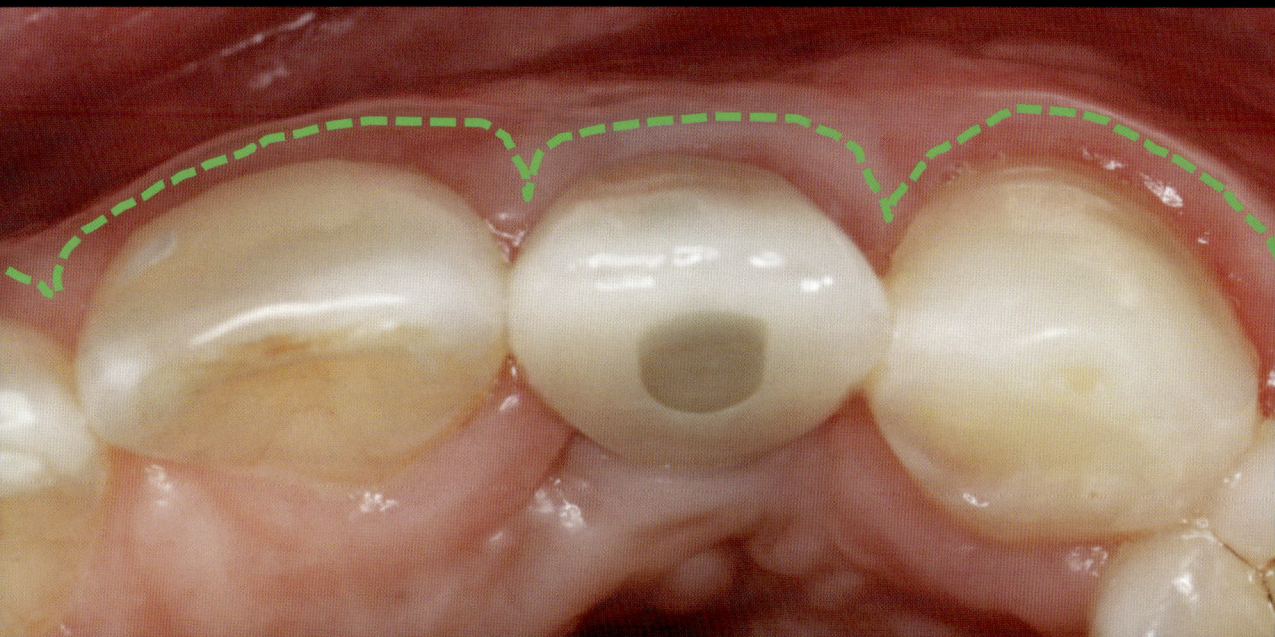

图3-18　殆面观修复体唇侧轮廓丰满，与两侧牙槽嵴幅度协调（绿色虚线所示）。

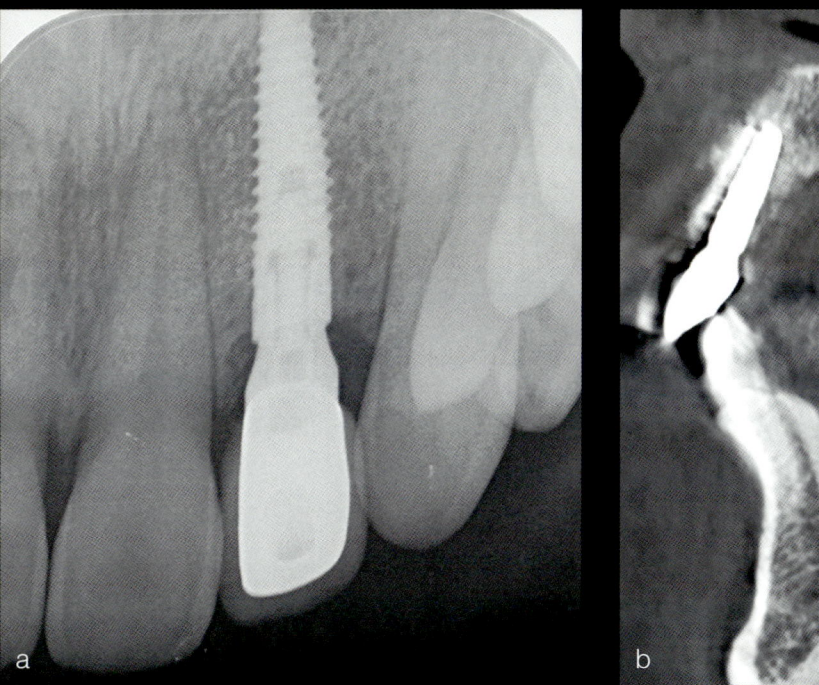

图3-19　戴入最终修复体后拍摄根尖片确认牙冠已就位（a）；CBCT示种植体唇侧骨厚度>2mm（b）。

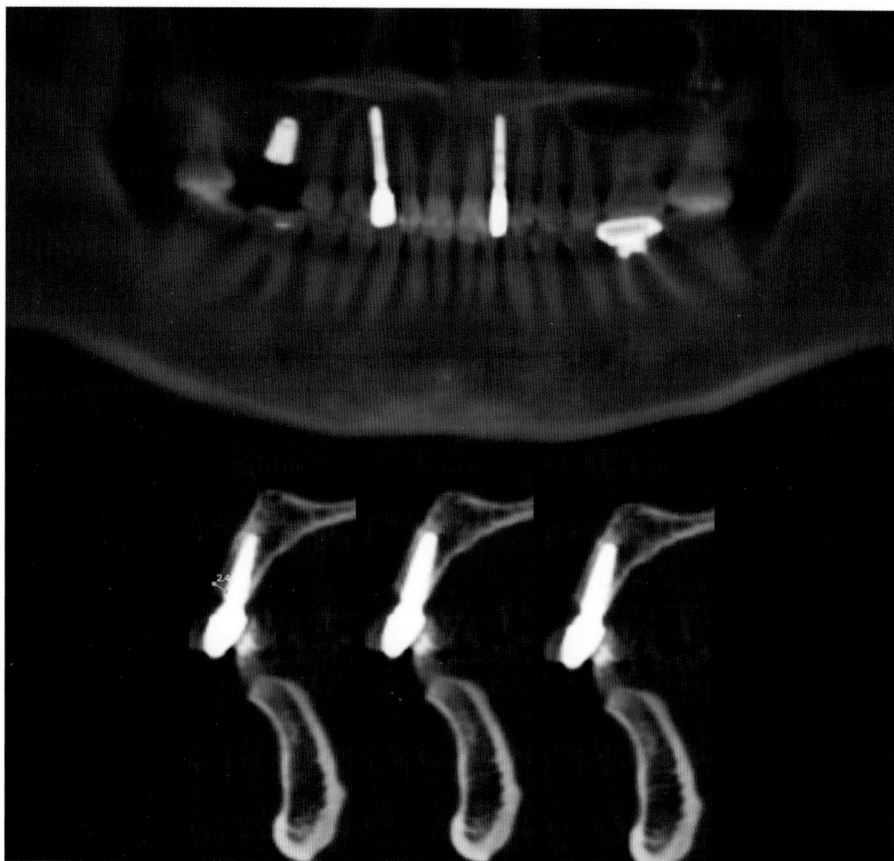

图3-20 种植修复体戴入后1.5年复诊影像学结果：CBCT示种植体唇侧骨厚度稳定，厚度>2mm。

案例点评

本案例治疗过程关键步骤模式图如图3-21所示。

由于炎症、外伤、肿瘤及先天性疾病，会造成牙槽骨宽度不足（水平型骨缺损），这给牙缺失后的种植修复带来挑战。相较于垂直型骨缺损，水平型骨缺损的修复重建具有较高的可预期性。目前可选择的治疗方案包括自体块状骨移植（Onlay植骨）、同种异体骨块移植、GBR骨增量、钛网骨增量及聚四氟乙烯膜骨增量等[2-6]，但利用帐篷钉进行

牙槽骨水平向骨增量的案例不多见。本例患者是先天性左侧切牙部位乳牙滞留，唇侧骨板厚度较薄（≤2mm），中切牙之间有1～2mm间隙。笔者选择了基于帐篷钉技术的GBR骨增量治疗方案，获得了理想的骨增量效果。

相较于其他骨增量方案，本案例选择的治疗方案的优点：

（1）利用帐篷钉及膜钉增强了局部GBR骨增量技术的稳定性，增加了骨增量的可预期性。

（2）单纯生物材料植骨（Bio-Oss骨粉），避免了自体骨移植，减少了二次创伤。

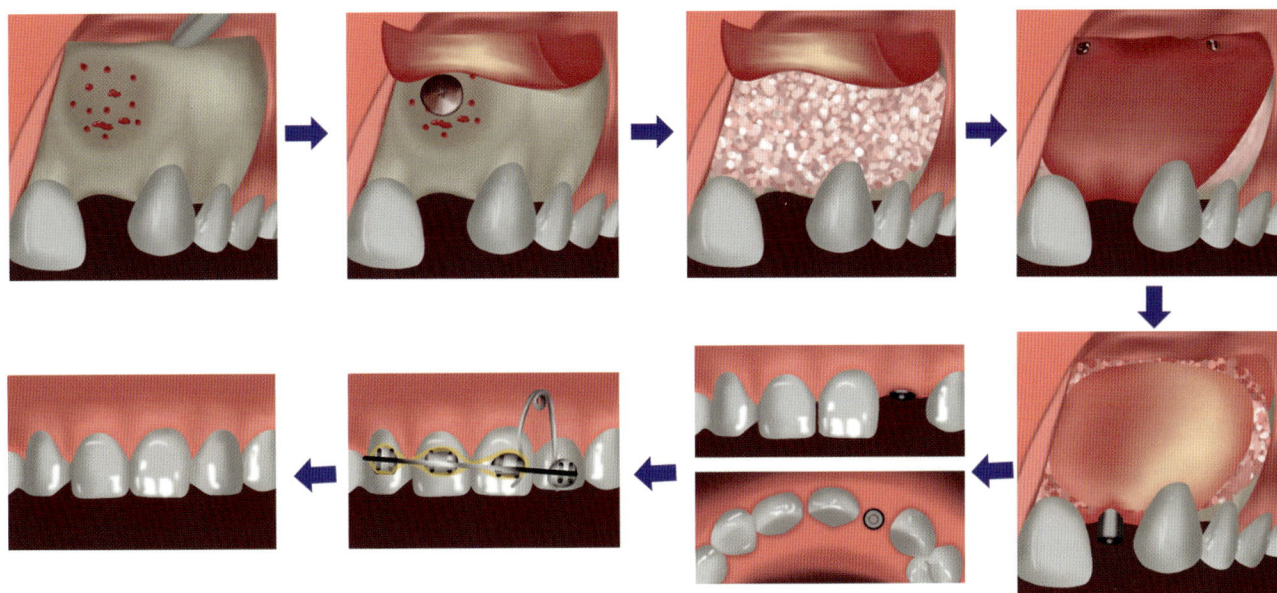

图3-21　本案例治疗过程关键步骤模式图。

（3）用膜钉固位唇侧可吸收生物膜（Bio-Gide），避免了腭侧膜钉固位，减少了临床操作时间，降低了手术敏感性。

（4）最终获得了理想骨修复效果，为前牙美学种植修复提供了坚实基础。

不足之处：

（1）帐篷钉被新骨埋入，为二次取出带来一定困难，同时在取帐篷钉过程中会对新骨有一定破坏作用。

（2）取膜钉也会延长手术时间（膜钉的最终取出非必需）。

患者对美观要求较高，完成种植体植入后的4个月，给患者戴入临时修复体，然后转诊正畸医生，进行中切牙间隙的关闭。待中切牙间隙关闭后，再完成种植修复体的最终修复。整个案例治疗周期19个月，虽然治疗周期较长，但达到了理想的修复效果。患者术后1.5年复诊示种植体颈部附着龈稳固，牙槽嵴种植体周围骨量稳定（唇侧骨面厚度及近远中骨量），特别是唇侧骨板厚度较稳定，这为前牙美学奠定了基础。

（赵正宜，李扬，邹多宏）

参考文献

[1] Dawson A, Chen S. 牙种植学的SAC分类[M]. 宿玉成, 译. 沈阳: 辽宁科学技术出版社, 2019.

[2] Gorgis R, Qazo L, Bruun NH, et al. Lateral alveolar ridge augmentation with an autogenous bone block graft alone with or without barrier membrane coverage: A systematic review and meta-analysis[J]. J Oral Maxillofac Res, 2021, 12(3):e1.

[3] Hashemipoor M, Asghari N, Mohammadi M, et al. Radiological and histological evaluation of horizontal ridge augmentation using corticocancellous freeze-dried bone allograft with and without autogenous bone: A randomized controlled clinical trial[J]. Clin Implant Dent Relat Res, 2020, 22(5):582-592.

[4] Atef M, Tarek A, Shaheen M, et al. Horizontal ridge augmentation using native collagen membrane vs titanium mesh in atrophic maxillary ridges: Randomized clinical trial[J]. Clin Implant Dent Relat Res, 2020, 22(2):156-166.

[5] Gallo P, Díaz-Báez D. Management Of 80 complications in vertical and horizontal ridge augmentation with nonresorbable membrane(d-PTFE): A cross-sectional study[J]. Int J Oral Maxillofac Implants, 2019, 34(4):927-935.

[6] Mordini L, Hur Y, Ogata Y, et al. Volumetric changes following lateral guided bone regeneration[J]. Int J Oral Maxillofac Implants, 2020, 35(5):e77-e85.

第 4 章

上颌前牙区水平型骨缺损
的修复重建（多牙位）Ⅰ

RECONSTRUCTION OF SEVERE HORIZONTAL ALVEOLAR
BONE DEFECT IN THE MAXILLARY ANTERIOR REGION
(MULTIPLE TEETH) Ⅰ

案例简介

患者：女，20岁，浙江杭州人。

主诉：上颌前牙区修复体松动脱落，要求种植修复。

现病史：患者3年前12-23烤瓷冠桥修复，1周前脱落，现要求种植修复。另外，下颌前牙牙齿形态异常，且牙齿间有间隙，要求烤瓷冠修复。

既往史：否认全身系统性疾病史，否认药物过敏史，无吸烟史。

口腔检查：12-23残根，14、15、24、25位点乳牙滞留，14、24位点乳牙Ⅱ度松动，15、25位点乳牙稳定，无松动。33-43牙冠发育畸形，形状不规则，牙间隙明显。34、35、44、45位点乳牙滞留，Ⅱ度松动。上下颌前牙区唇侧前庭沟明显凹陷，牙槽嵴高度良好。牙龈生物型为中厚龈生物型，咬合关系正常，但咬合高度不足，开口度佳（图4-1）。

口外面型：面下1/3高度不足，颏唇沟凹陷，下颌前突明显；鼻基底凹陷，前鼻嵴角度变小，患者显苍老。

影像学检查：螺旋CT示三维重建后，患者前牙区牙根处前庭沟部位骨凹陷明显，骨量不足（图4-2a）。

CBCT示上下颌前牙区牙槽骨宽度严重不足（图4-2b）。

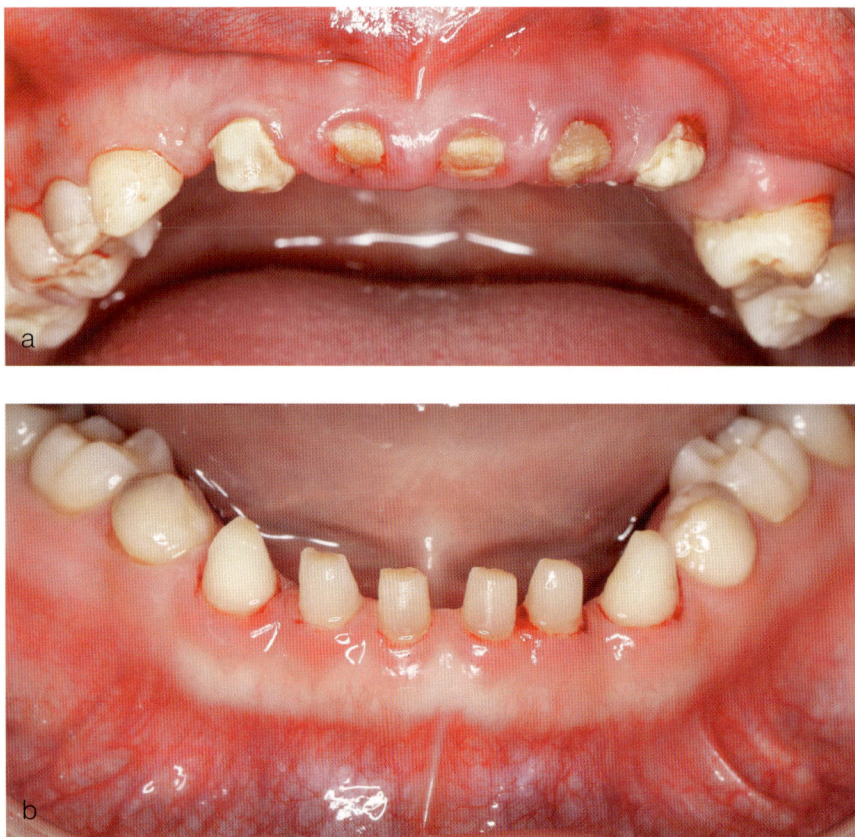

图4-1 口内检查，12-23残根（a），33-43畸形牙（b），13、14、34及44位点乳牙牙冠特征明显。

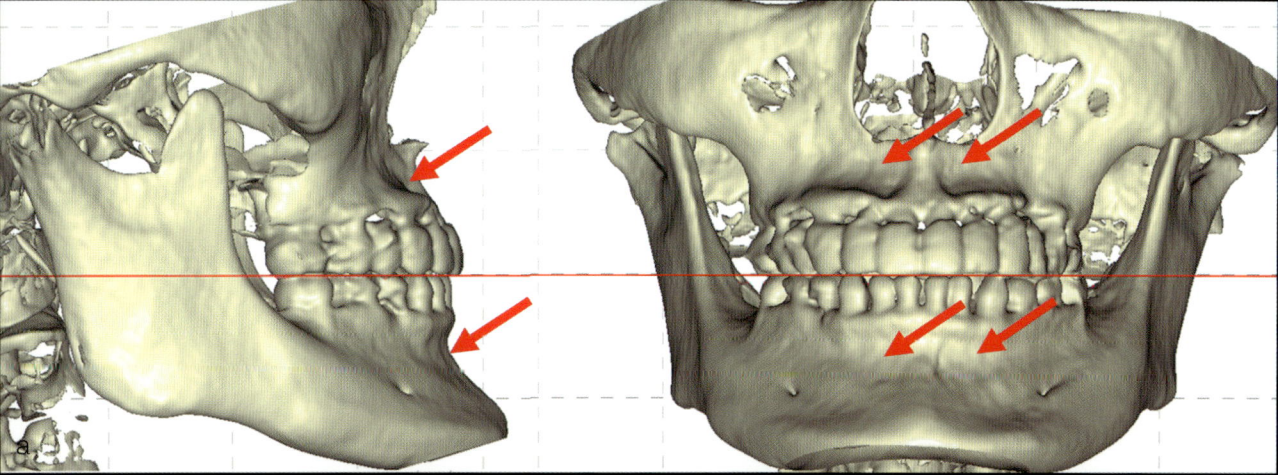

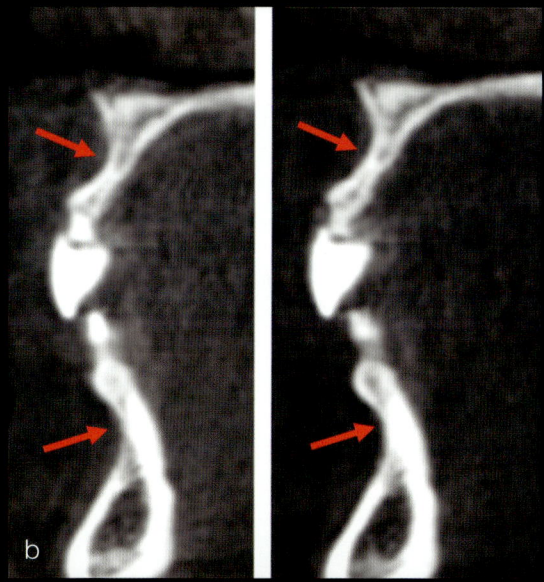

图4-2　术前螺旋CT示鼻基底及颏唇沟处骨凹陷明显（a，红色箭头所示）；CBCT示上颌前牙区牙槽骨水平向骨吸收，局部凹陷明显，矢状面显示为"U"形，最凹处牙槽骨厚度仅为2mm（b，红色箭头所示）。

诊断

（1）12-23残根。

（2）14、15、24、25、34、35、44、45位点乳牙滞留，其中14、24、34、35、44、45位点乳牙Ⅱ度松动。

（3）33-43畸形牙。

（4）前牙区上下颌牙槽骨严重水平型骨缺损（>5mm）。

治疗方案

本案例属于美学区种植修复，美学风险因素评估见表4-1[1]。

根据表4-1，本案例属于中风险种植案例。

基于病史，制订的治疗方案：①咬合重建；②完成33-43全瓷冠修复；③拔除12-23残根及14、24位点Ⅱ度松动的乳牙，然后植骨（基于帐篷钉技术+GBR，块状骨移植，同种异体骨块及钛网/聚四

表4-1 美学风险因素评估

美学风险因素	风险水平		
	低	中	高
健康状况	健康，免疫功能正常		免疫功能低下
吸烟习惯	不吸烟	少量吸烟（<10支/天）	大量吸烟（>10支/天）
患者美学期望值	低	中	高
笑线	低位	中位	高位
牙龈生物型	低弧线、厚龈生物型	中弧线、中厚龈生物型	高弧线、薄龈生物型
牙冠形态	方圆形	卵圆形	尖圆形
位点感染情况	无	慢性	急性
邻面牙槽嵴高度	到接触点<5mm	到接触点5.5~6.5mm	到接触点>7mm
邻牙修复状态	无修复体		有修复体
缺牙间隙宽度	单颗牙（>7mm）	单颗牙（<7mm）	2颗牙或2颗牙以上
软组织解剖	软组织完整		软组织缺损
牙槽嵴解剖	无骨缺损	水平向骨缺损	垂直向骨缺损

氟乙烯膜+GBR等）进行前牙区牙槽骨水平向骨增量，8个月后进行种植体植入，4个月后完成最终修复；④在上颌骨增量手术1个月后，拔除34、35、44、45位点Ⅱ度松动的乳牙，同期完成种植体植入+下颌前牙区颊唇沟骨增量术；术后4个月完成种植修复体的戴入。

患者不愿取自体骨，也对异体骨排斥，最终选择帐篷钉技术+GBR，单纯依靠Bio-Oss骨粉植骨方式。

治疗过程

（1）术前制取诊断蜡型，模拟修复效果，抬高后牙咬合，恢复前牙正常的覆𬌗覆盖（图4-3）。根据诊断蜡型制作树脂义齿（图4-4）。

（2）下颌前牙33-43做全瓷冠修复，然后戴入义齿以抬高咬合，恢复正常的𬌗间距（图4-5）。

（3）局麻下，拔除14-24残根和松动的乳牙（图4-6a），充分暴露骨缺损区（图4-6b）。

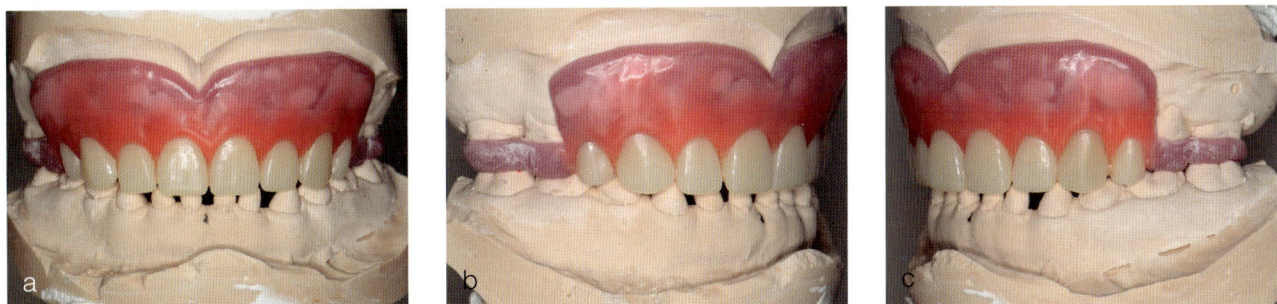

图4-3　常规取模做诊断蜡型（a），拟改善的患者咬合关系，抬高咬合，提高𬌗间距（b、c）。

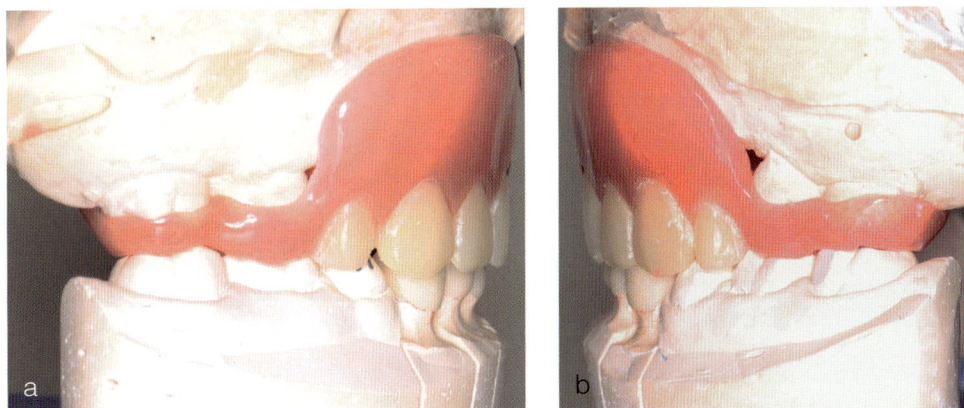

图4-4　根据诊断蜡型制作树脂义齿，抬高咬合（a，右面观；b，左面观）。

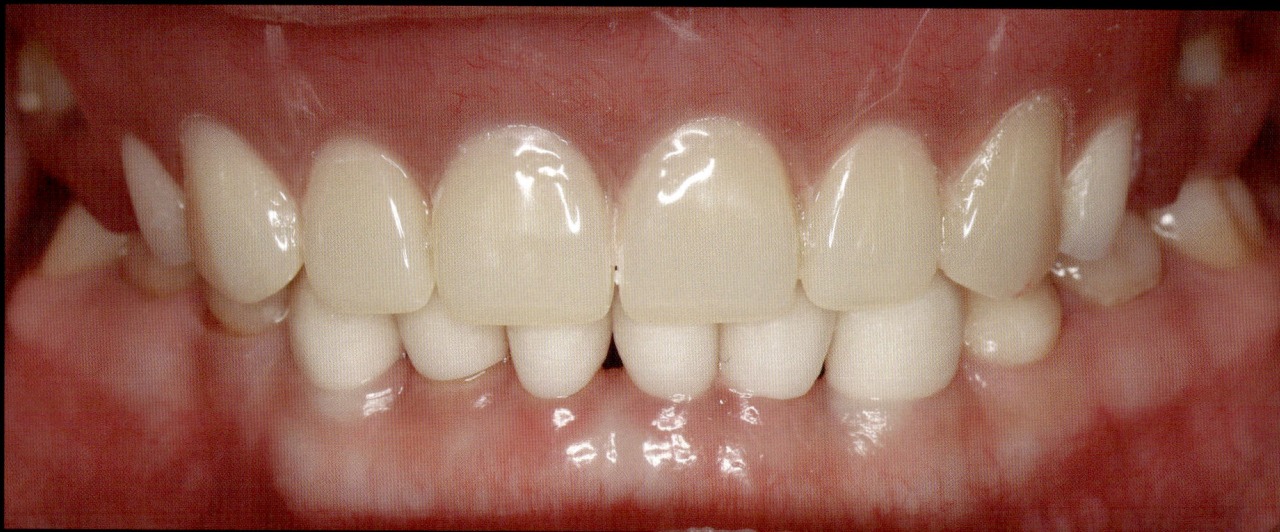

图4-5　戴入义齿，口内见后牙咬合关系抬高，前牙覆𬌗覆盖关系改善。

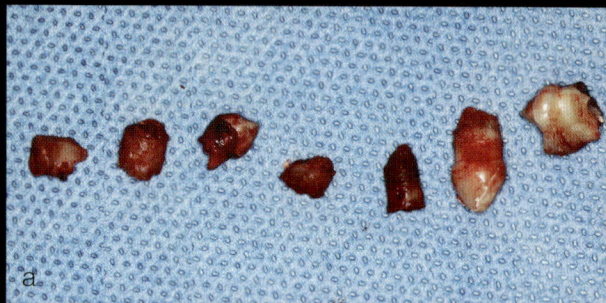

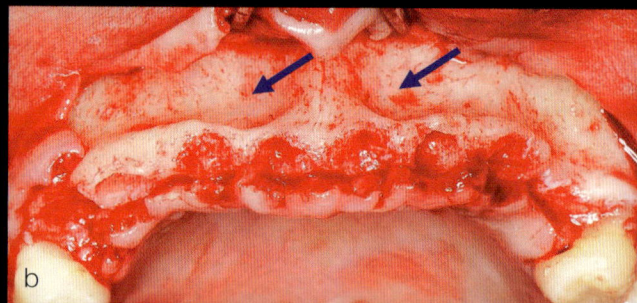

图4-6　局麻下，拔除残根及松动的乳牙（a），于牙槽嵴顶做正中切口，翻瓣，暴露下方牙槽骨，见唇侧凹陷明显（b，蓝色箭头所示）。

（4）选择合适长度的帐篷钉（钉帽φ6mm×10mm）（图4-7a），在骨缺损区水平向植入6枚帐篷钉，帐篷钉钉帽高度略高于周围正常牙槽骨高度（图4-7b）。

（5）抽取患者血液，制备CGF（图4-8a），把CGF与2.0g颗粒状小牛骨粉（Geistlich，Bio-Oss）混合（图4-8b）。

（6）用Bio-Gide可吸收生物膜（Geistlich，30mm×40mm、25mm×25mm）作为屏障膜，修整后，用膜钉将Bio-Gide可吸收生物膜一端固定在牙槽骨上，这样可以形成袋状结构，然后把混合的Bio-Oss颗粒植入骨缺损区，最后将Bio-Gide可吸收生物膜完全包裹骨粉，生物膜的另一端塞入腭侧黏骨膜内（图4-9a）；唇侧充分减张后，用4-0可吸收线严密缝合创口（图4-9b）。

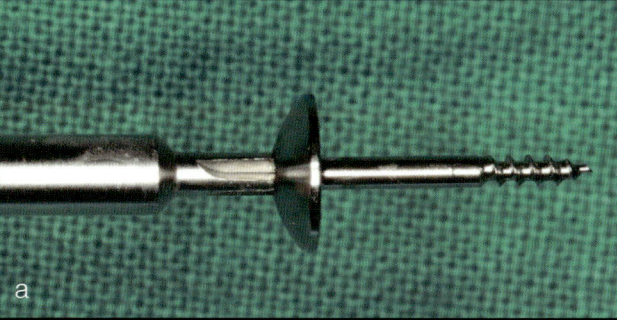

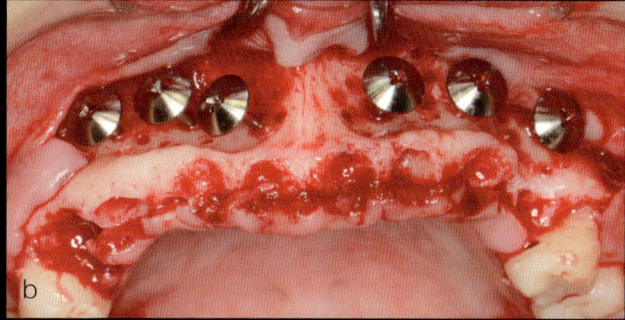

图4-7 选择合适长度的帐篷钉（钉帽φ6mm×10mm）（a）；在骨缺损区最凹处水平向植入6枚帐篷钉（b）。

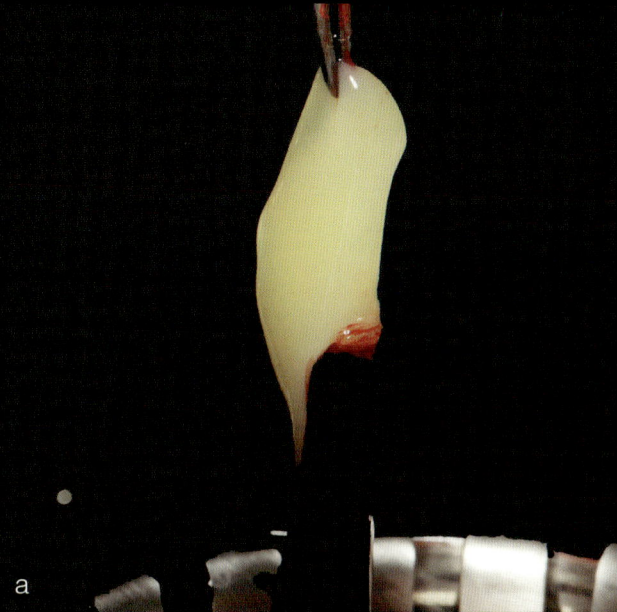

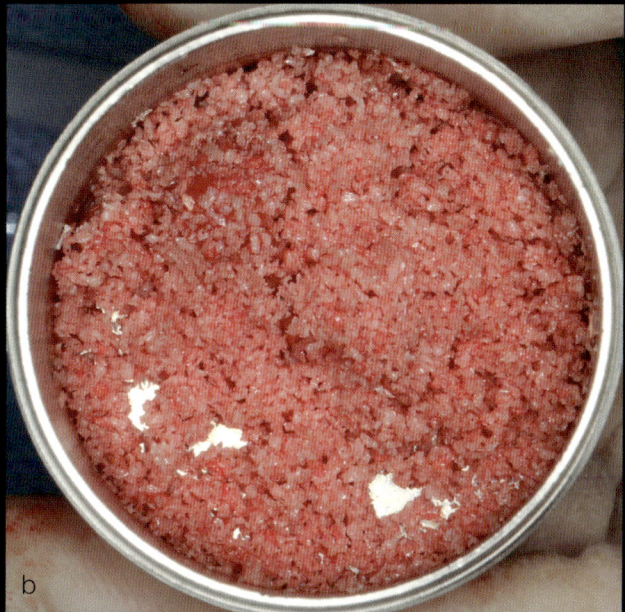

图4-8 抽取患者血液，制备CGF（a），然后与Bio-Oss骨粉混合（Geistlich，2.0g），植入植骨术区，覆盖帐篷钉（b）。

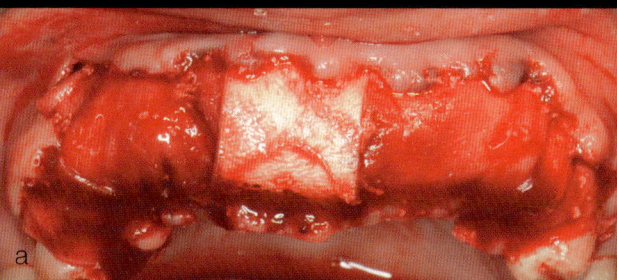

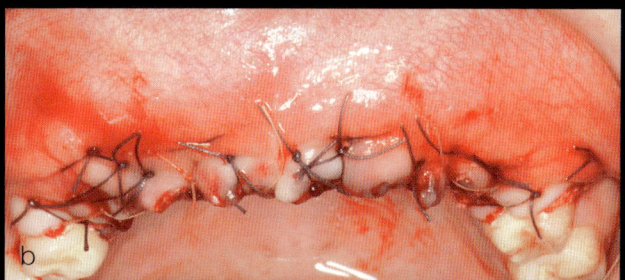

图4-9 用Bio-Gide可吸收生物膜（Geistlich，30mm×40mm、25mm×25mm）作为屏障膜，用膜钉将生物膜一端固定在牙槽骨上，另一端塞入腭侧黏骨膜内（a）；唇侧充分减张后，用4-0可吸收线严密缝合创口（b）。

（7）上颌植骨术后2周复诊，口内见创口愈合良好（图4-10）。拆线后，再次用75%乙醇消毒术区（图4-11）。

（8）上颌植骨术后2周复诊，螺旋CT三维重建示骨粉完全把骨缺损区覆盖，帐篷钉钉帽完全被骨粉包绕，整体呈香肠状（图4-12）。

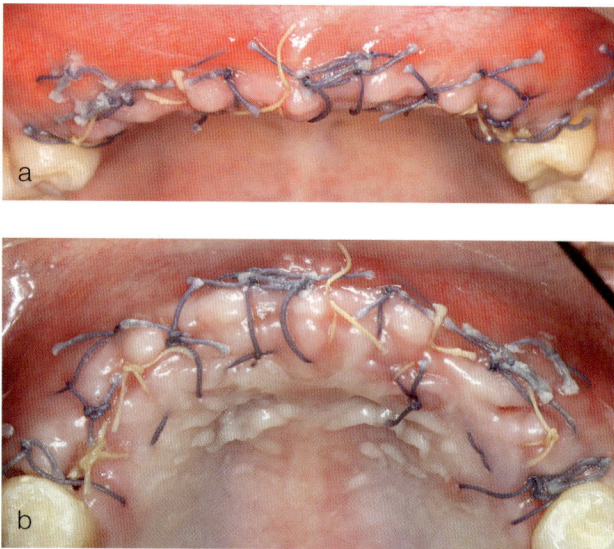

图4-10　上颌植骨术后2周复诊，口内见创口愈合良好（a，唇面观；b，殆面观）。

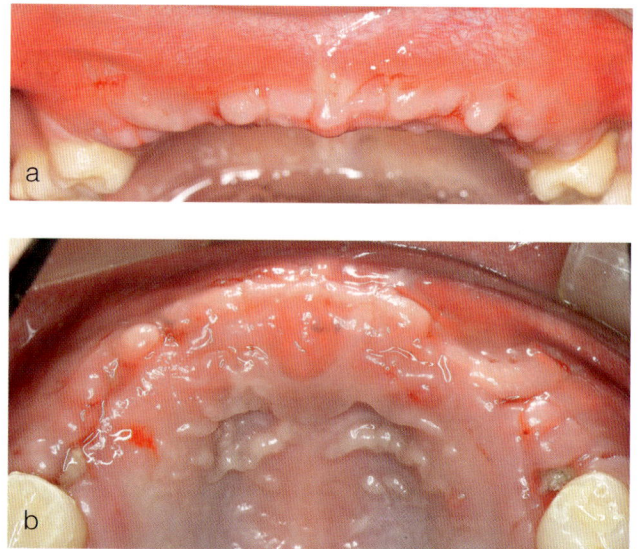

图4-11　拆线后，局部创面消毒（a，唇面观；b，殆面观）。

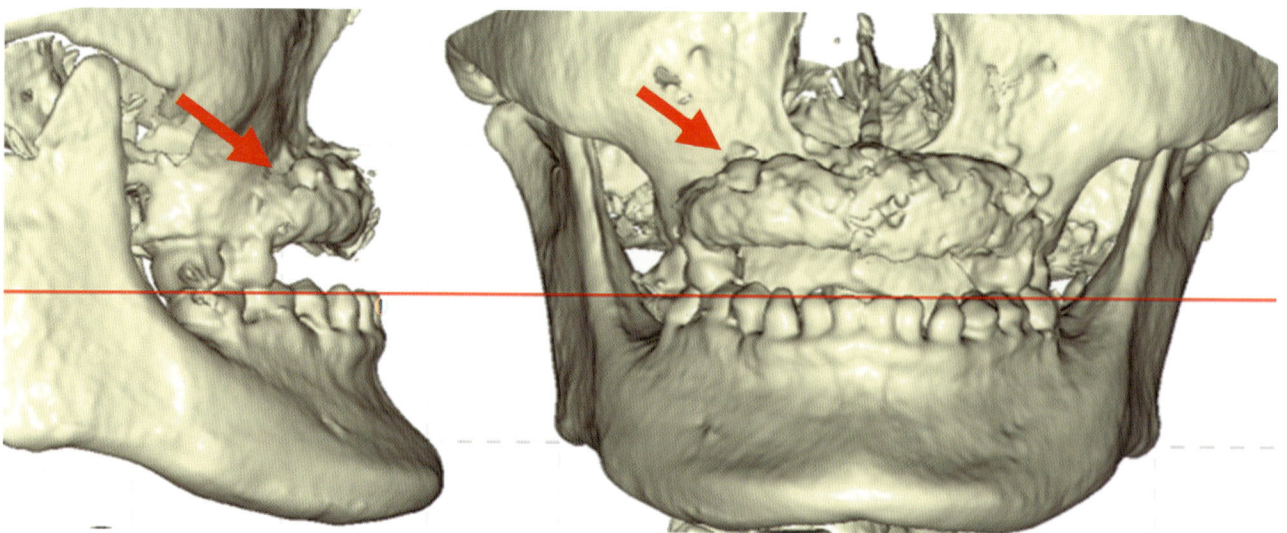

图4-12　上颌植骨术后2周复诊，螺旋CT三维重建示骨缺损区植入骨粉充分（红色箭头所示）。

（9）上颌植骨术后1个月复诊，进行下颌前牙区颏唇沟处骨增量及前磨牙种植术。局麻下，先拔除34、35、44、45位点的乳牙，即刻植入4颗种植体（NobelReplace CC，φ4.3mm×10mm）。严密缝合后，在下颌前牙区膜龈联合下方约5mm处牙槽黏膜做水平切口，翻黏骨膜瓣，暴露下方牙槽骨，见下颌前牙区唇侧骨质明显凹陷（图4-13）。

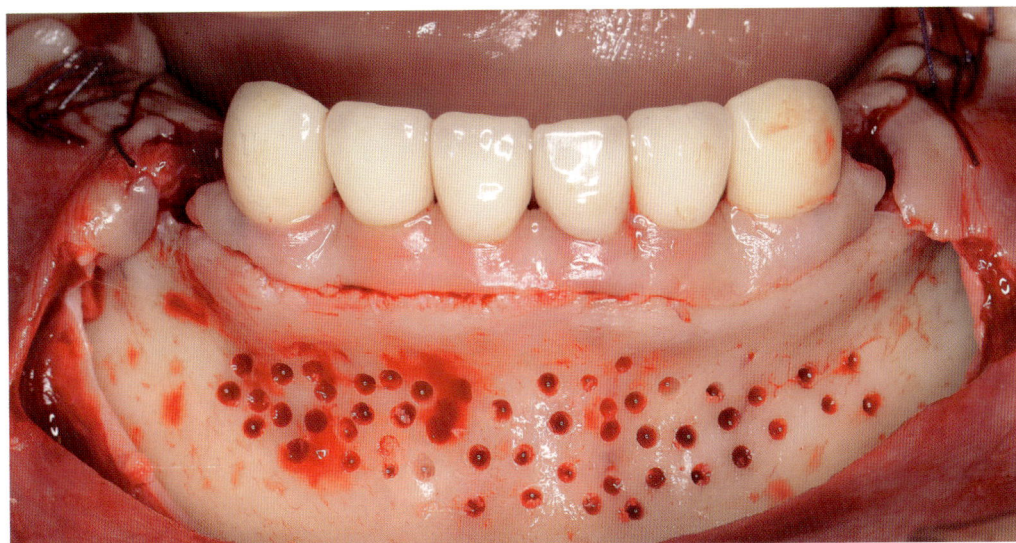

（10）用专用滋养孔钻在需要植骨区制备滋养孔（图4-14），植入Bio-Oss骨粉（Geistlich，2.0g）（图4-15a），选择Bio-Gide可吸收生物膜（Geistlich，25mm×25mm）作为屏障膜，把生物膜的一端缝合到底部的骨膜上，形成袋状，然后将Bio-Gide可吸收生物膜完全包裹骨粉（图4-15b）。

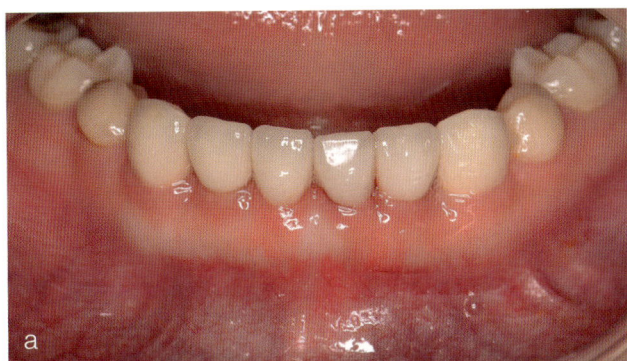

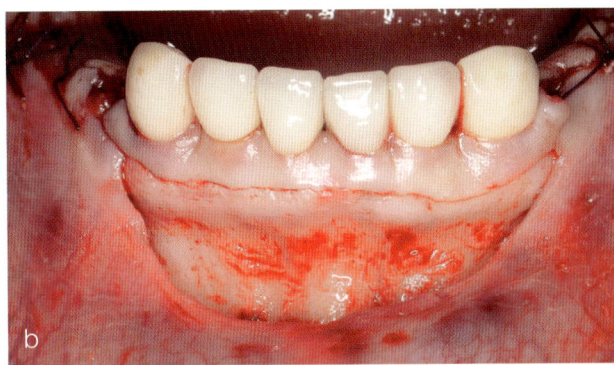

图4-13 上颌植骨术后1个月复诊，进行下颌前牙区颏唇沟处骨增量及前磨牙种植术［a，术区消毒后；b，局麻下，先拔除34、35、44、45位点的乳牙，即刻植入4颗种植体（NobelReplace CC，φ4.3mm×10mm）。严密缝合后，在下颌前牙区膜龈联合下方约5mm处牙槽黏膜做水平切口，翻黏骨膜瓣，见下颌前牙区唇侧骨质明显凹陷］。

图4-14 用专用滋养孔钻制备滋养孔。

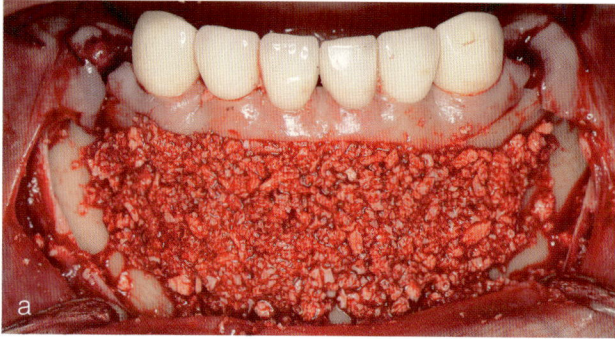

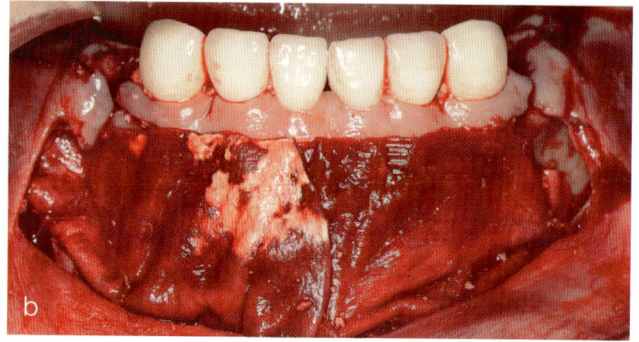

图4-15　植入Bio-Oss骨粉（a），覆盖Bio-Gide可吸收生物膜（b）。

（11）唇侧充分减张后，用4-0可吸收线严密缝合创口（连续缝合方式）（图4-16a）。植骨术后2周复诊，口内见术区缝线均在（图4-16b），创口愈合良好，消毒后拆线（图4-16c），颏唇角角度显著改变，患者面型得到有效改善（图4-16d、e）。

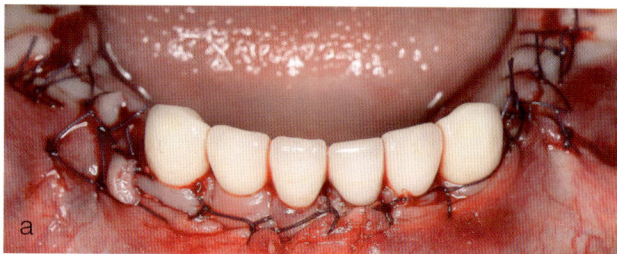

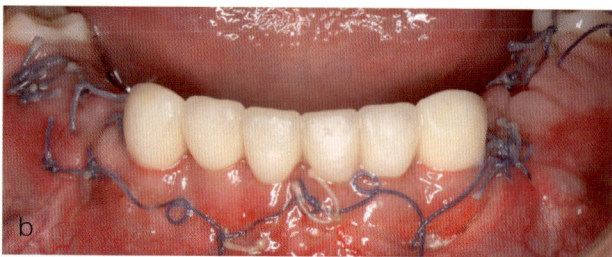

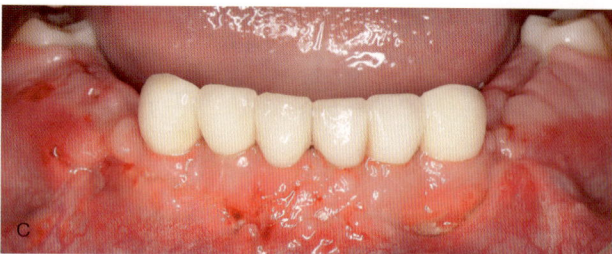

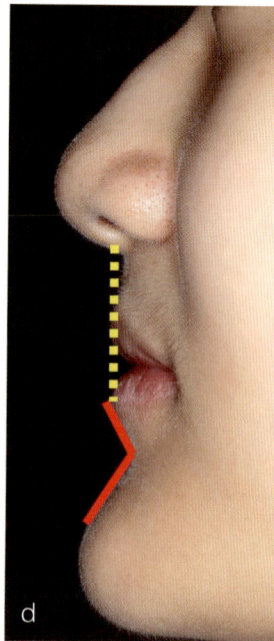

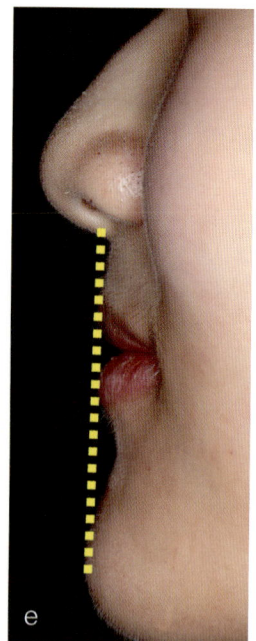

图4-16　用4-0可吸收线严密缝合创口（a）。植骨术后2周复诊，术区缝线均在（b），创口愈合良好，消毒后拆线（c），颏唇沟丰满（d），颏唇角角度显著改变（e）。

（12）上颌植骨术后3个月复诊，CBCT示骨缺损区有大量新骨形成，帐篷钉周围被新骨包绕，新骨影像密度与自体骨接近（图4-17）。

（13）上颌植骨术后8个月复诊，口内见唇侧凹陷明显改善，部分帐篷钉钉帽突起，黏膜变薄，附着龈宽度正常（图4-18）。

（14）上颌植骨术后8个月复诊，曲面断层片示6枚帐篷钉和5枚膜钉位置正常，34、35、44及45种植体已经完成骨结合（图4-19）。

（15）上颌植骨术后8个月复诊，基于CBCT数据和口腔模型，设计、制作种植外科导板（上海慧丰牙科技术有限公司）（图4-20～图4-22）。

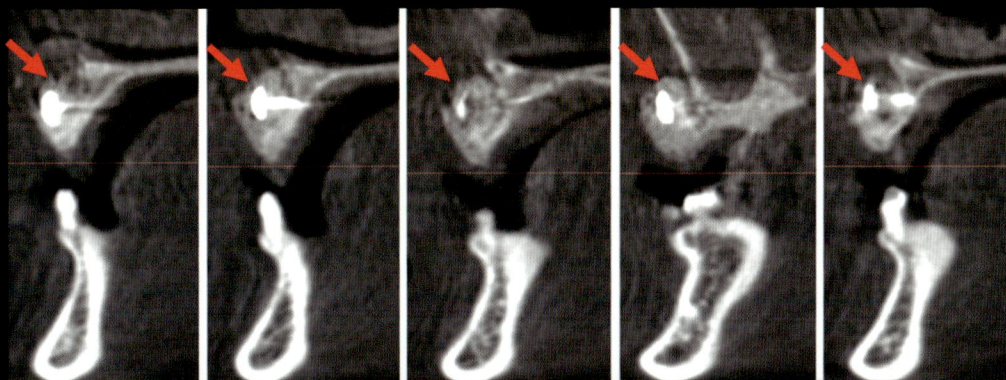

图4-17 上颌植骨术后3个月复诊，CBCT示帐篷钉周围有大量新骨形成，新骨影像密度与自体骨接近（红色箭头所示）。

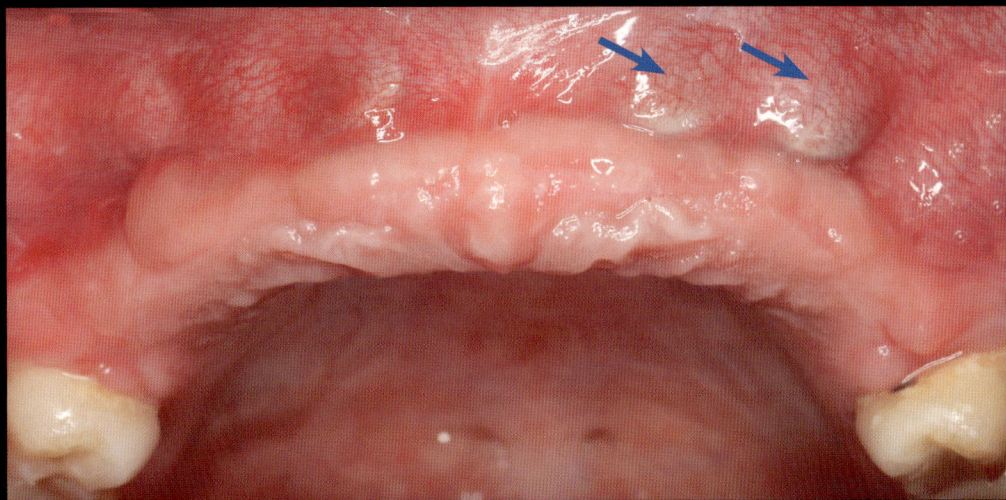

图4-18 上颌植骨术后8个月复诊，口内见植骨区较丰满，附着龈宽度正常，但在22和23位点的帐篷钉钉帽突起，骨粉吸收，黏膜下可见钉帽（蓝色箭头所示）。

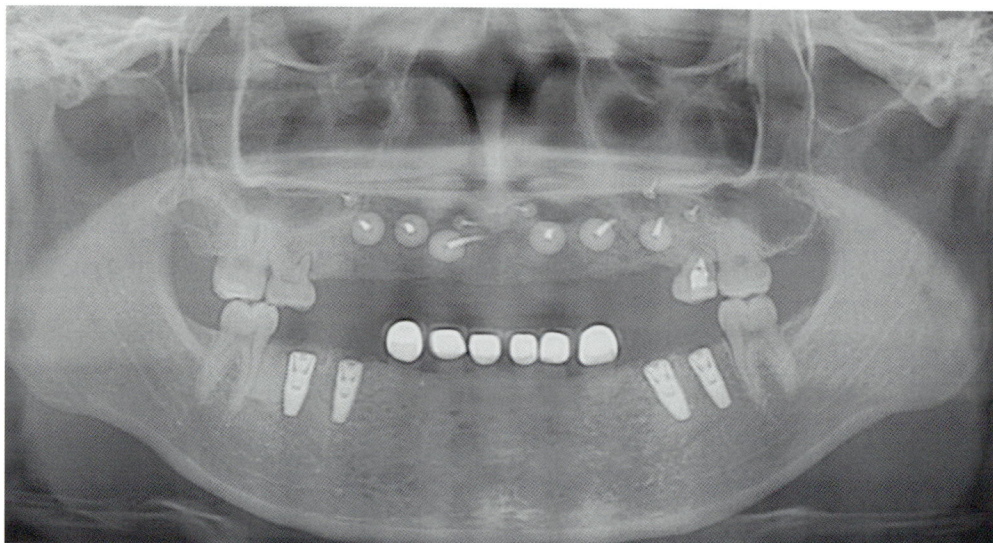

图4-19 上颌植骨术后8个月复诊，曲面断层片示帐篷钉及膜钉在位。下颌前磨牙区植入的种植体位置佳，种植体与牙槽骨紧密结合在一起。

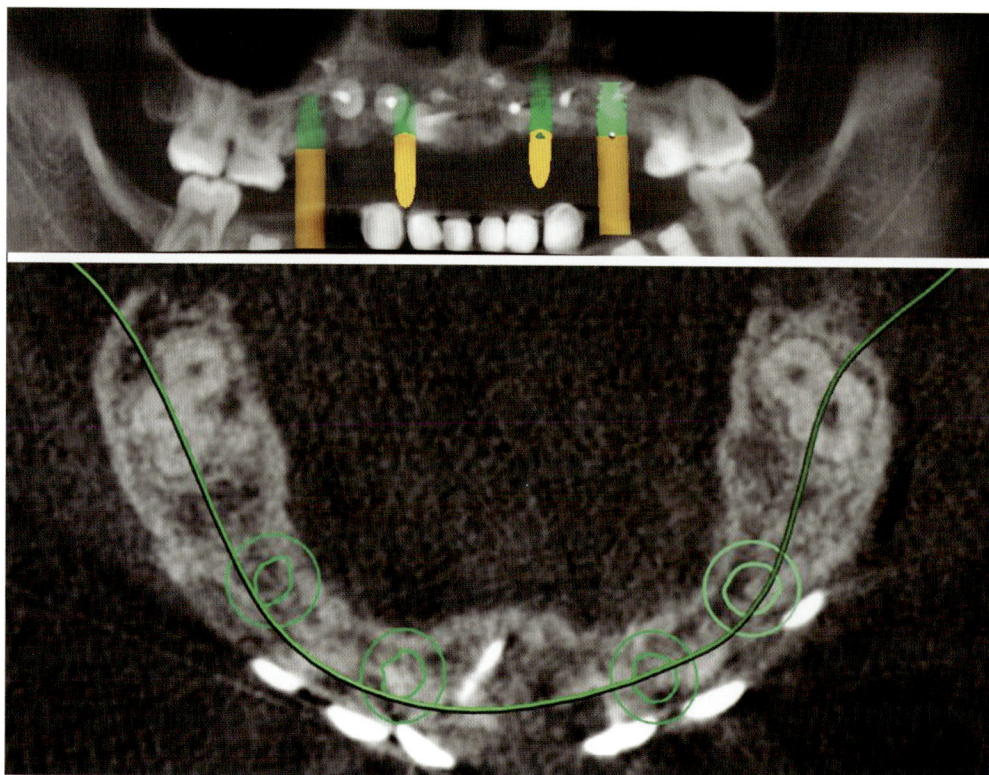

图4-20 上颌植骨术后8个月复诊，基于CBCT数据和口腔模型，设计、制作种植外科导板（上海慧丰牙科技术有限公司），在上颌缺牙区植入4颗种植体。

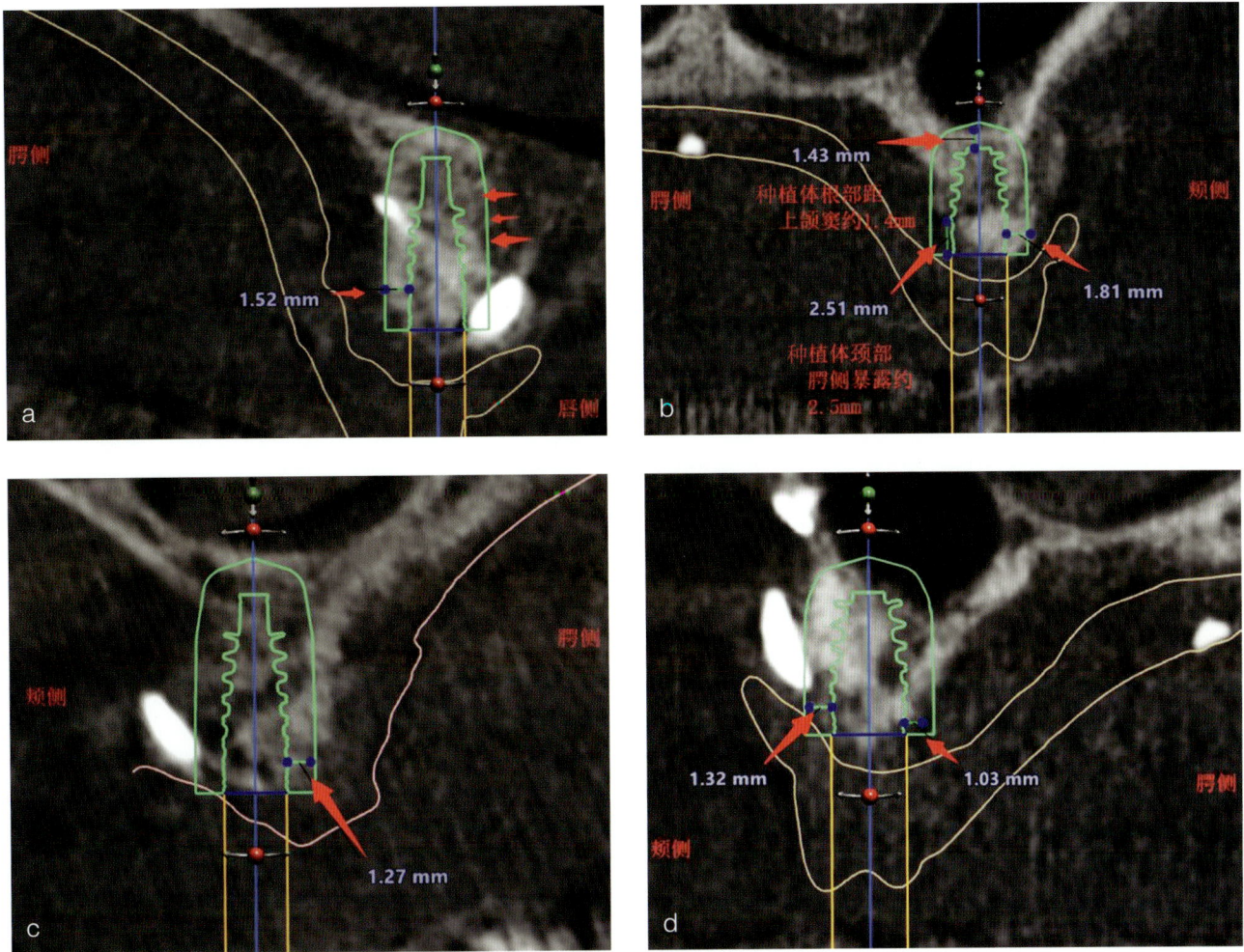

图4-21　唇腭向种植体设计，唇侧骨厚度>2mm：12位点种植体（a）；14位点种植体（b）；22位点种植体（c）；24位点种植体（d）。

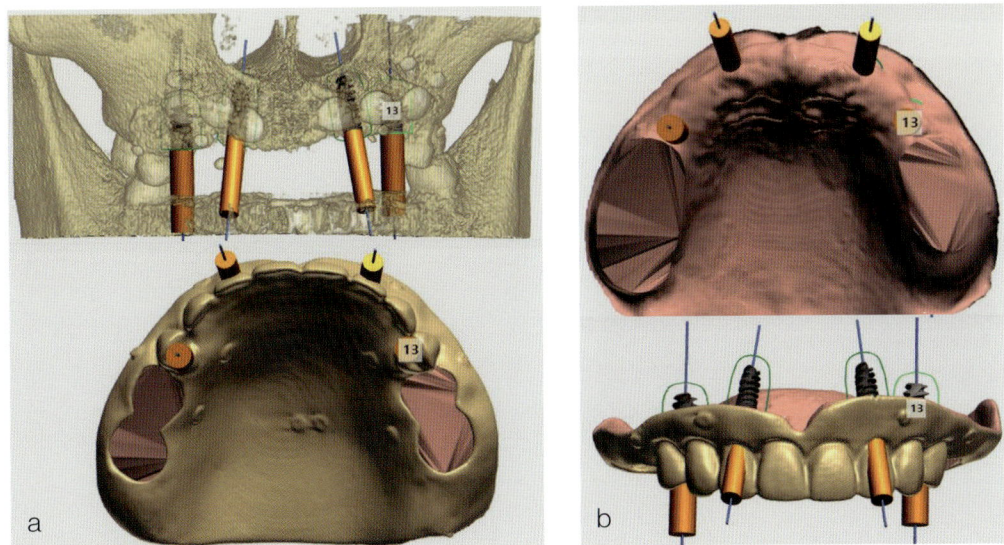

图4-22　模拟排牙后，种植位点穿出的位置（a），牙槽嵴顶种植位点穿出的位置（b）。

（16）局麻下，于上颌前牙区牙槽嵴顶做正中切口，暴露下方植骨区，见6枚帐篷钉钉帽完全暴露，钉帽下方有新骨形成，局部骨修复不足（图4-23a），用专用工具取出帐篷钉及膜钉（图4-23b）。

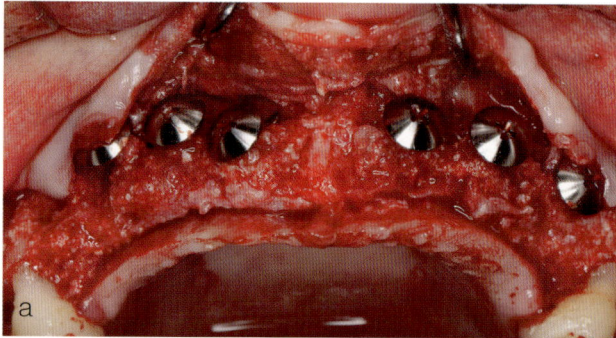

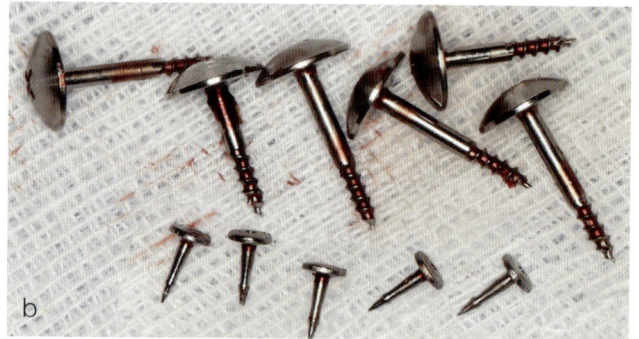

（17）在咬合关系定位模型引导下，放置牙槽骨支持式种植外科导板（上海慧丰牙科技术有限公司）（图4-24a），导板就位后，在导板引导下于14、12、22、24位点备洞（图4-24b）。

图4-23　局麻下，于牙槽嵴顶做正中切口，翻瓣，充分暴露植骨区，见6枚帐篷钉，钉帽下方有新骨形成（a）；用专用工具取出帐篷钉及膜钉（b）。

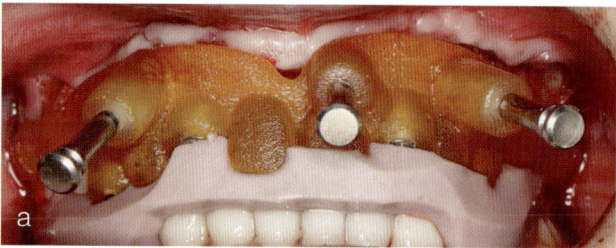

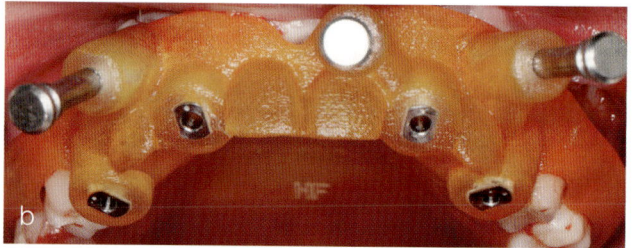

图4-24　利用咬合关系定位模型，引导牙槽骨支持式种植外科导板（上海慧丰牙科技术有限公司）就位，用配钉固位（a）；取出定位模型，准备先锋钻备洞（b）。

（18）植入4颗NobelActive种植体（2颗φ3.5mm×11.5mm；2颗φ4.3mm×11.5mm）（图4-25a），每颗种植体扭矩>35Ncm，然后放置复合基台（12和22放置30°、高度3.5mm的复合基台；14和24放置直基台）（图4-25b）。

（19）再次利用Bio-Oss（Geistlich，0.5g）植骨，覆盖Bio-Gide可吸收生物膜（Geistlich，13mm×25mm、25mm×25mm）（图4-26a），用4-0可吸收线严密缝合创口，制作临时修复体，然后戴入临时修复体（图4-26b）。

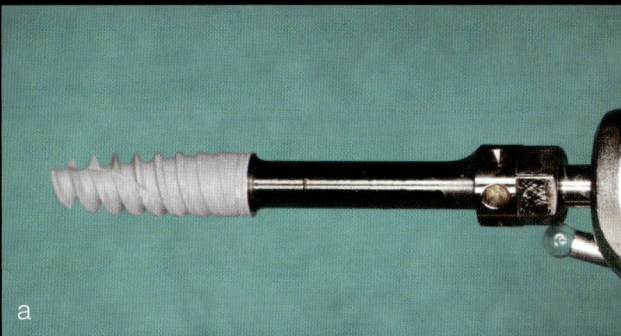

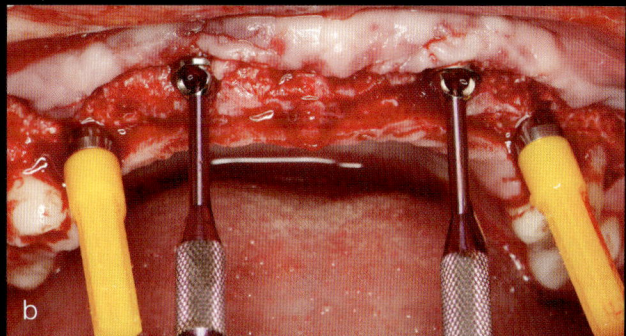

图4-25　植入NobelActive种植体（2颗 φ 3.5mm×11.5mm；2颗 φ 4.3mm×11.5mm）（a）；放置复合基台（12和22放置30°、高度3.5mm的复合基台；14和24放置直基台）（b）。

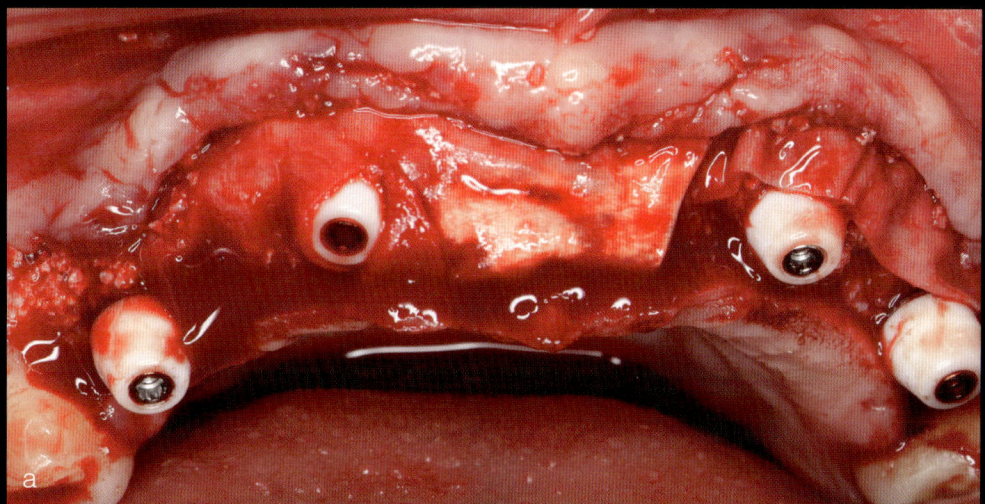

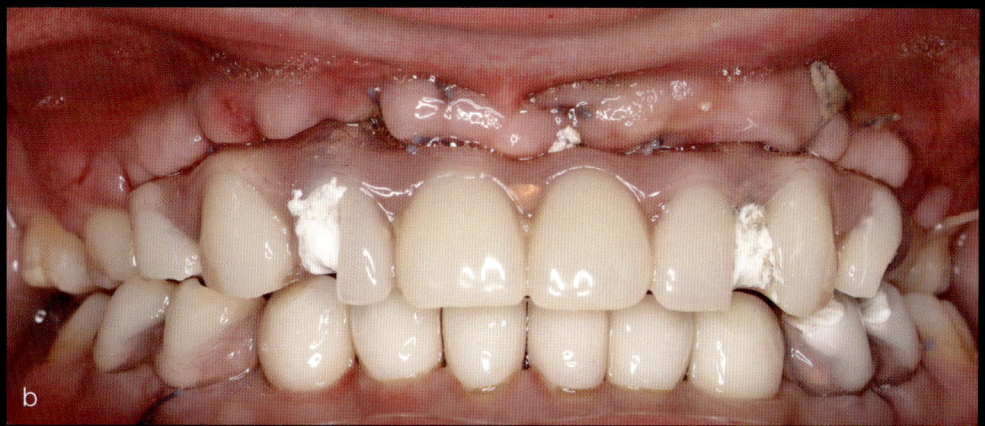

图4-26　复合基台上安装保护帽，再次利用Bio-Oss植骨，覆盖Bio-Gide可吸收生物膜（a）；制作临时修复体，戴入口内，调殆至咬合关系正常（b）。

（20）戴入临时修复体后，曲面断层片示临时修复体的基台已就位，无缝隙（图4-27）。

（21）戴入临时修复体后8个月复诊，临时修复体与牙龈间有明显缝隙，12基台上方的软组织有突起，颜色暗红（图4-28a），取出临时修复体，更换12位点的复合基台（高度4.5mm），突起处软组织用抗生素和生理盐水交替冲洗，最后安放白色螺丝帽（图4-28b）。

（22）取出临时修复体后1个月复诊，口内见12处软组织恢复健康（图4-29）。

（23）常规取模，再次制作临时树脂修复体（图4-30a），戴入临时修复体（图4-30b）。

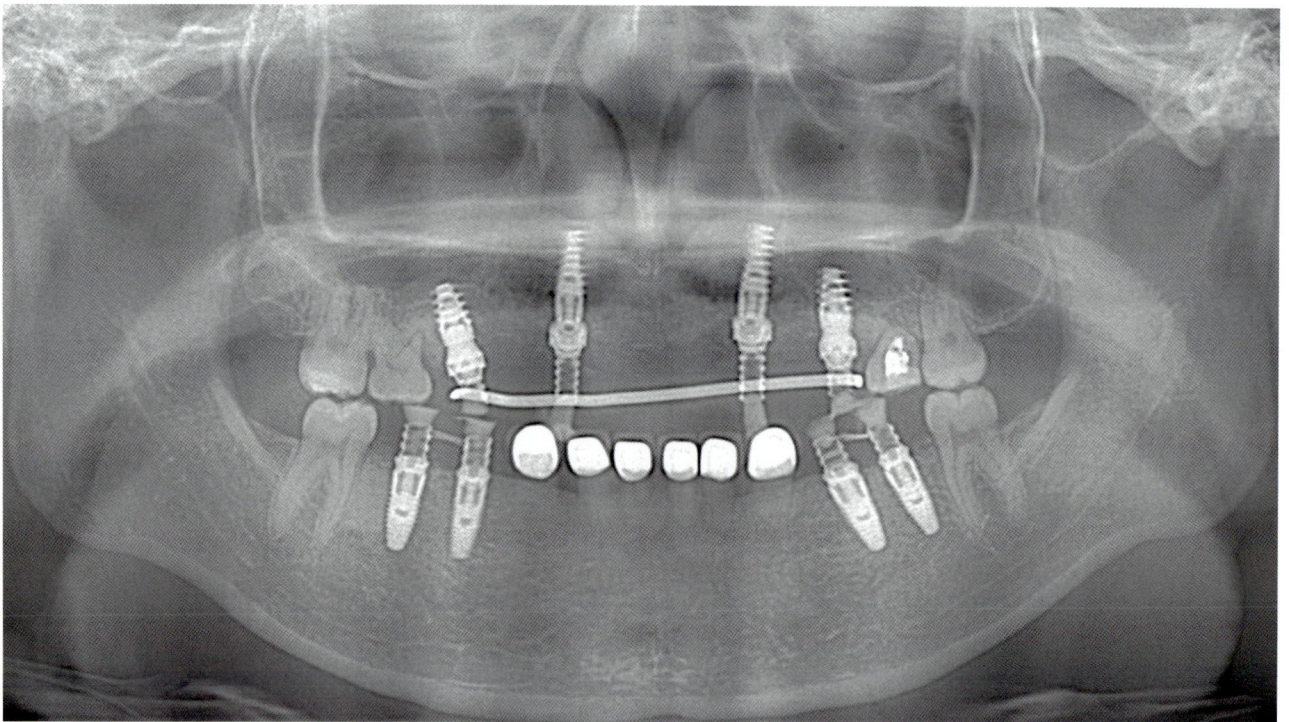

图4-27 术后曲面断层片示临时修复体的基台已就位。

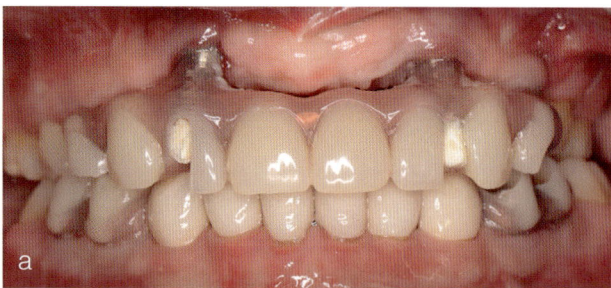

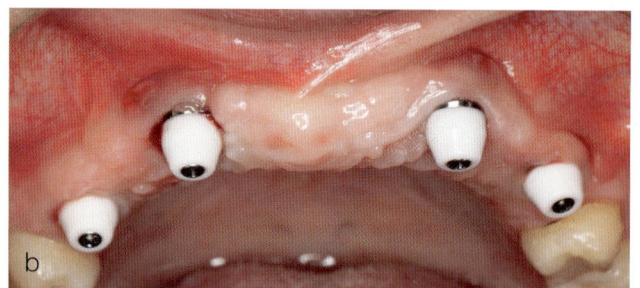

图4-28 戴入临时修复体后8个月复诊，可见口内卫生良好，12位点唇侧黏膜有暗红色突起（a）；取出临时修复体，更换12位点复合基台，黏膜突起处用抗生素和生理盐水交替冲洗（b）。

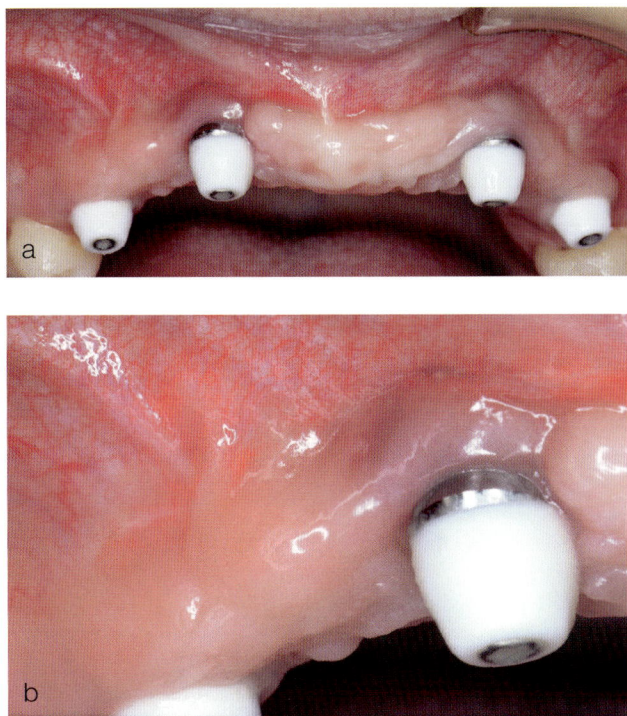

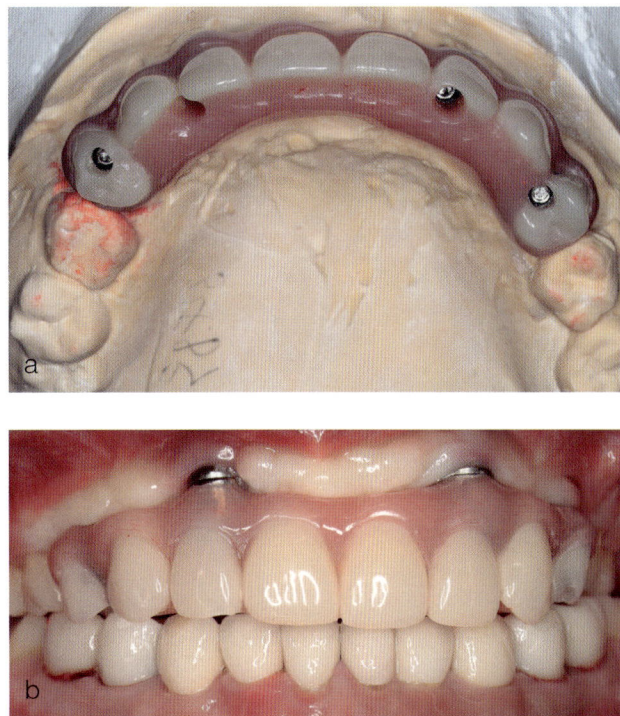

图4-29 取出临时修复体后1个月复诊，12位点唇侧软组织恢复至正常颜色（a、b）。

图4-30 再次制作临时修复体（a）；戴入口内，调𬌗至咬合关系正常（b）。

（24）戴入临时修复体后常规拍摄曲面断层片，确认临时修复体的基台已经完全就位（图4-31a）。侧面观患者面型协调、自然、美观（图4-31b）。

（25）戴入临时修复体后，CBCT示种植体周围完成了骨结合，唇侧骨量充足，厚度>2mm（图4-32）。

（26）第2次戴入临时修复体后1年复诊，制作最终修复体，戴入螺丝固位的全瓷冠桥修复体，12和22位点复合基台部分暴露（图4-33a），侧面观咬合关系正常（图4-33b、c）。

（27）戴入最终修复体后，常规拍摄曲面断层片，确认修复体完全就位（图4-34a）；CBCT示种植体唇侧骨量充足，12位点种植体颈部唇侧骨厚度略有下降，但整体良好（图4-34b）。患者属于低位笑线，微笑时前牙区牙冠1/2暴露（图4-34c），整体美观、自然（图4-34d）。

（28）戴入最终修复体后1.5年复诊，见修复体在位，种植颈部牙龈稳定，修复体边缘有少量软垢附着（图4-35a），咬合关系正常（图4-35b、c）。

（29）𬌗面观腭侧软组织稳定，口腔清洁（图4-36a），螺丝孔内复合树脂稳定，冠外形无损坏（图4-36b、c）。

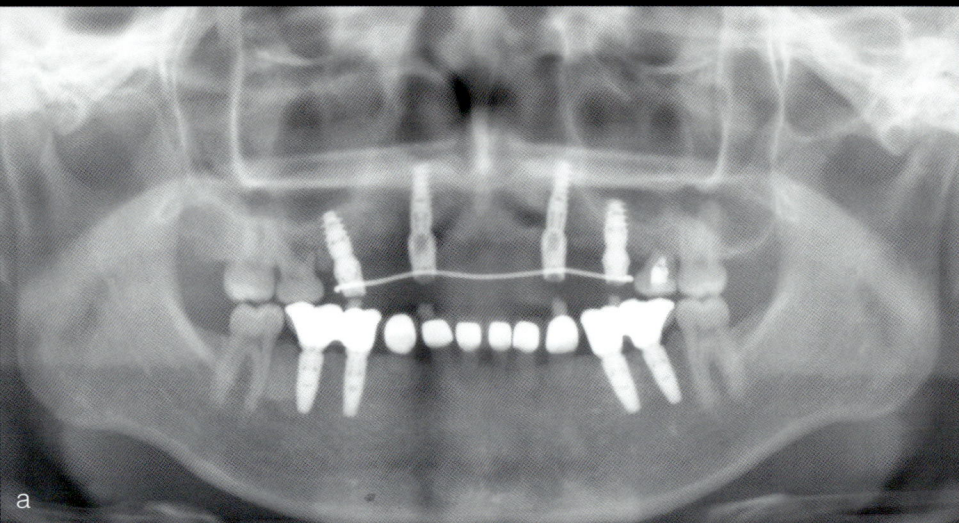

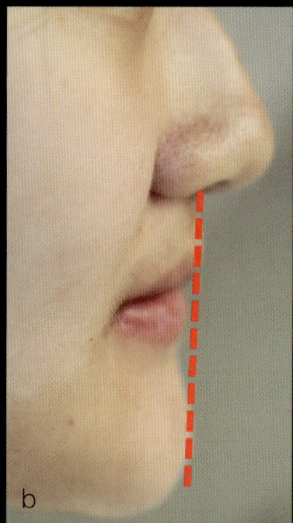

图4-31　戴入临时修复体后，常规拍摄曲面断层片，临时修复体的基台已就位（a）；侧面观患者面貌显著改善（b）。

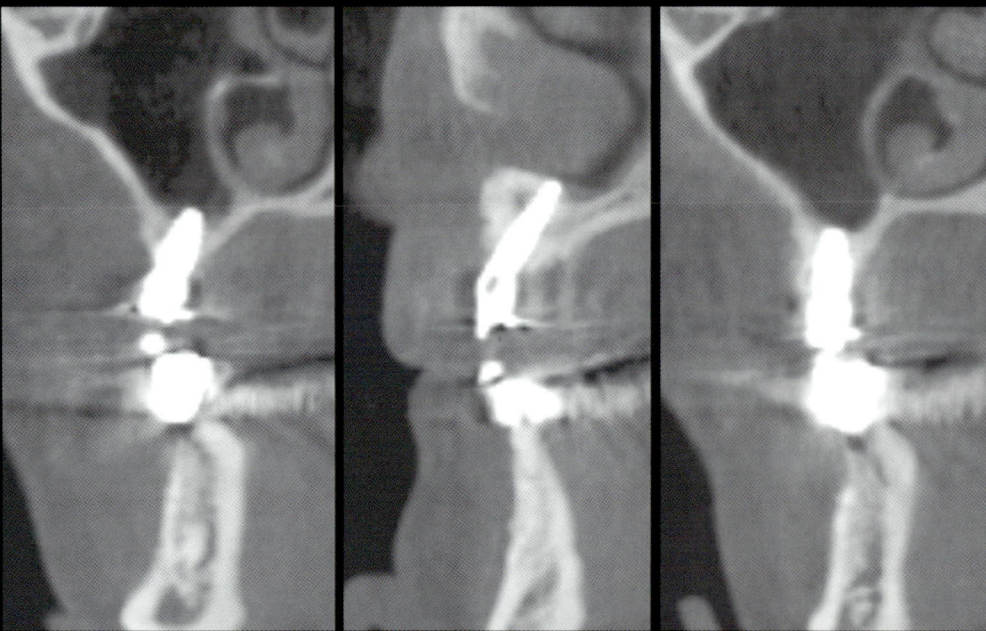

图4-32　CBCT示每颗种植体唇侧骨量充足，骨厚度均>2mm。

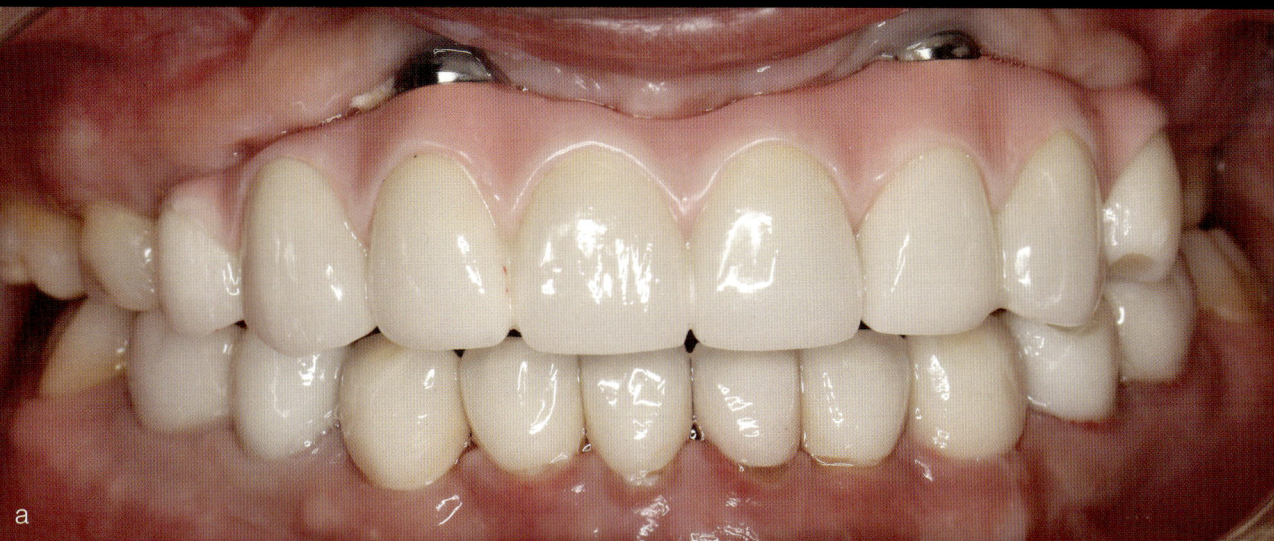

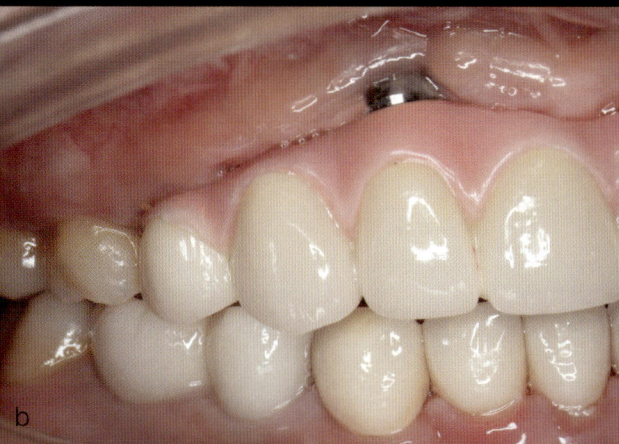

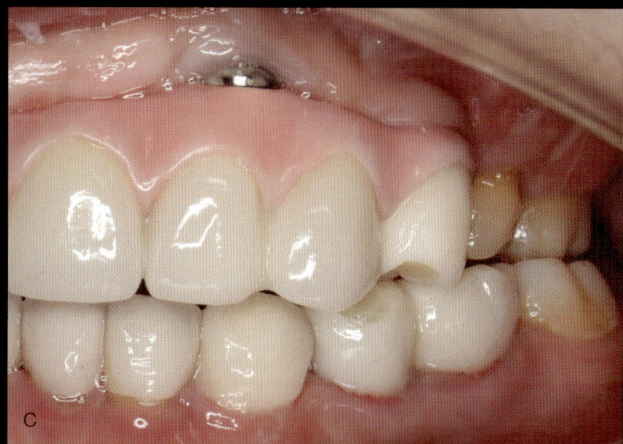

图4-33　第2次戴入临时修复体后1年复诊，常规取模，制作最终修复体，戴入口内调𬌗至咬合关系正常（a，正面观；b，右面观；c，左面观）。

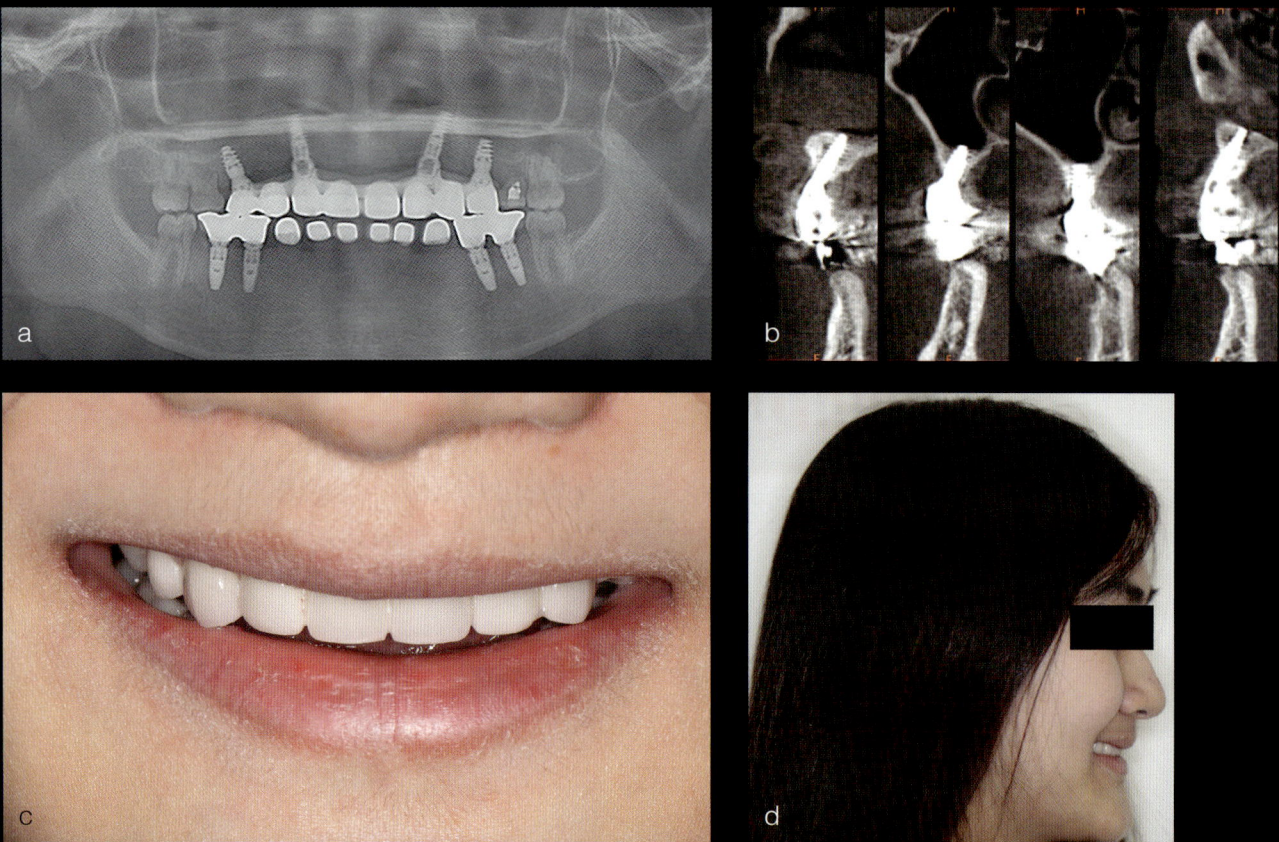

图4-34　戴入最终修复体后，曲面断层片示修复体完全就位（a）；CBCT进一步验证了曲面断层片的结果，种植体唇侧骨厚度>2mm（b）；患者微笑观12-22牙冠1/2暴露（c）；侧面观自然，美观（d）。

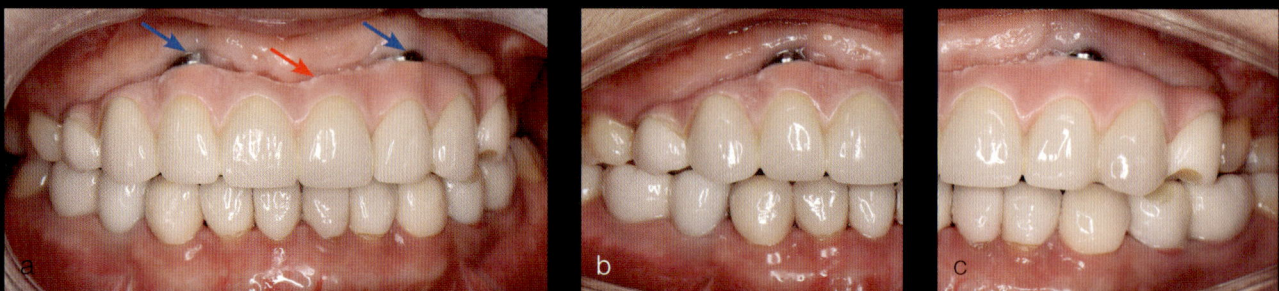

图4-35　戴入最终修复体后1.5年复诊，口内见12、22复合基台金属边缘仍暴露，但周围牙龈无萎缩（蓝色箭头所示），修复体边缘有少量软垢附着（红色箭头所示）（a）；侧面观咬合关系正常（b、c）。

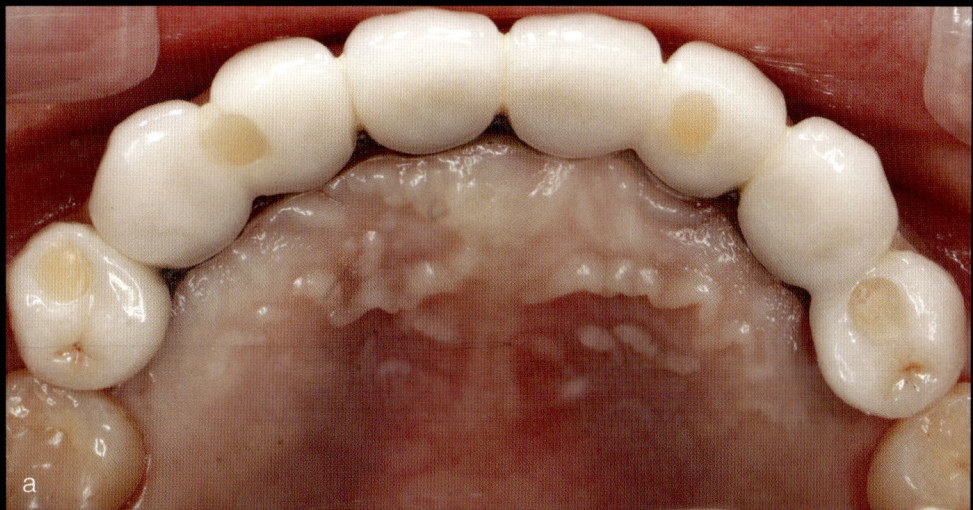

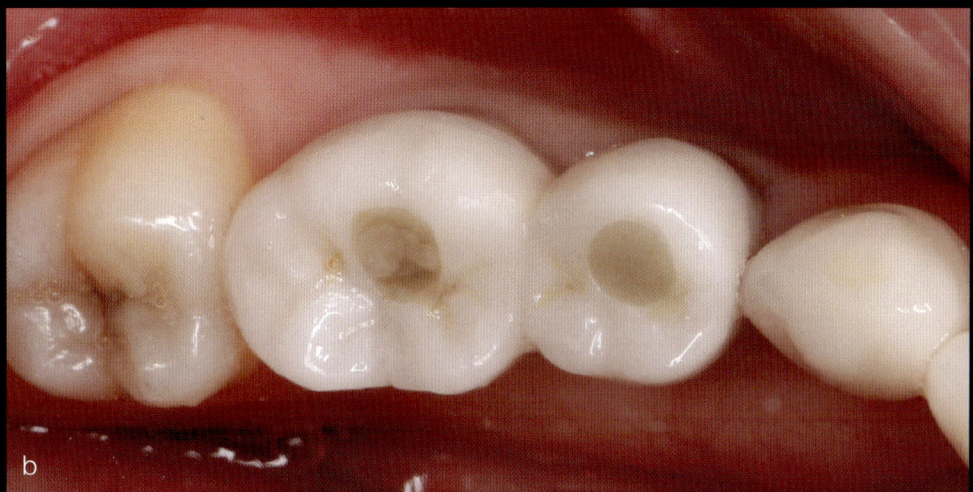

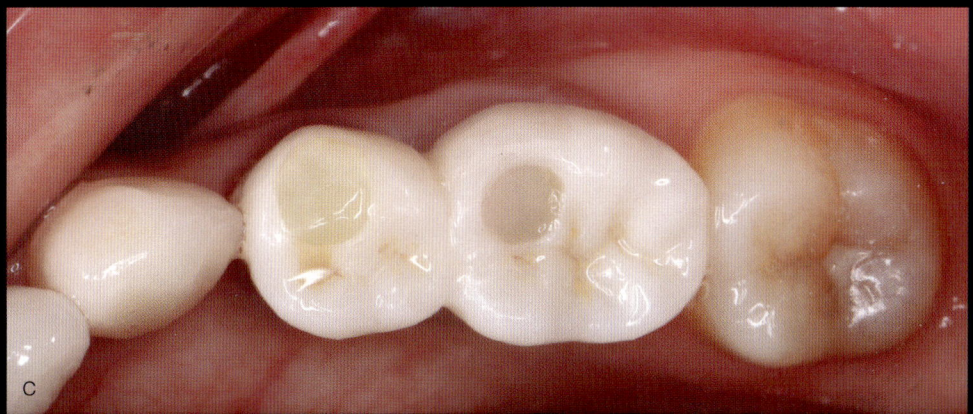

图4-36　拾面观腭侧软组织无退缩，与修复体密合（a），拾面修复体上螺丝孔内的光固化复合树脂完整，无脱落（b、c）。

（30）根尖片示12和22颈部骨略有吸收，但整体稳定，14和24种植体颈部牙槽骨稳定（图4-37）。

（31）CBCT与根尖片结果一致，12和22颈部骨略有吸收，14和24种植体颈部牙槽骨稳定，唇侧骨量充足，厚度>2mm（图4-38）。

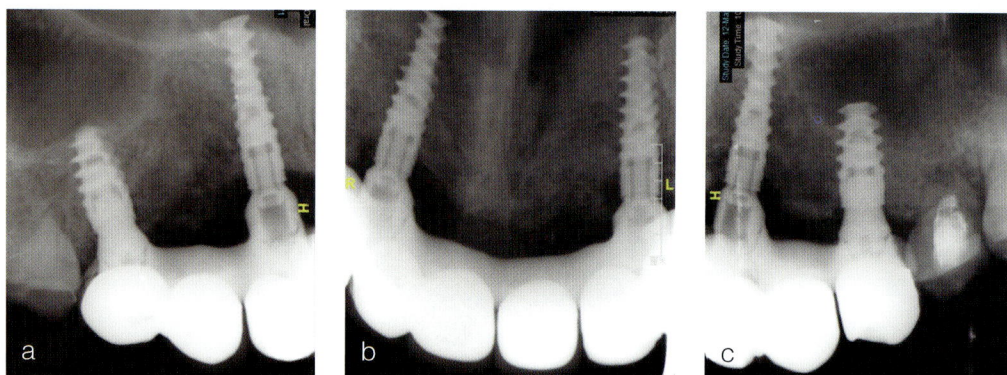

图4-37 根尖片示种植体在位，种植体骨结合良好，基台就位良好，但12和22位点种植体颈部有少量骨吸收（a~c）。

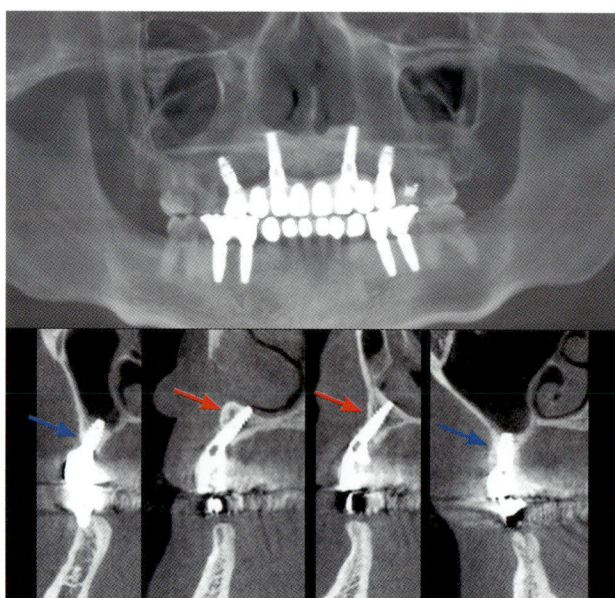

图4-38 CBCT示种植体在位，种植体周围骨组织良好，14和24位点种植体周围骨稳定无吸收（蓝色箭头所示），但12和22位点种植体颈部唇侧有骨吸收（0.5~1mm）（红色箭头所示）。

案例点评

本案例治疗过程关键步骤模式图如图4-39所示。

本案例为先天牙缺失患者。先天性缺牙是牙齿畸形最常见的一种形式。可发生在乳牙牙列或恒牙牙列中。根据缺失牙数目不同，可分为先天性无牙颌（所有牙胚完全缺失）、先天性少牙（缺牙数目≥6颗）以及个别牙先天缺失（缺牙数目<6颗）[2]。研究表明，对于先天性缺牙患者，与不需要骨增量相比，在缺牙位点骨增量后进行种植修复，种植体存留率要更低，骨增量区骨移植物容易发生吸收[3]。这可能与先天缺牙患者原始基骨条件较差有关。由于缺乏正常的牙齿萌出，功能性刺激不足会导致颌骨发育异常、骨质疏松、刀刃状牙槽嵴等，骨增量区新骨形成缺乏足够的血管和营养维持，并且严重的骨缺损也不利于维持稳定的植骨空间[4-5]。

患者的上下颌前牙区存在严重的水平型骨缺

损，同时，因乳牙滞留导致临床牙冠较短，前牙深覆𬌗，后牙𬌗龈距离较短，患者侧貌出现面中1/3凹陷的症状。基于此，我们首先重建患者咬合关系，抬高咬合，恢复面中1/3高度；然后采用帐篷钉技术+GBR技术修复重建上下颌前牙区严重缺损的牙槽骨，改善凹陷的面部形态；在完成骨增量后，进行种植修复缺失的牙齿。最终达到改善患者侧面貌，重建患者咬合关系的目的，进而恢复了患者的面部外形和咀嚼功能。

本案例中上颌前牙区的骨缺损形态呈"U"形，为有利型骨缺损，单纯GBR技术也能获得良好的骨增量效果，但是患者原始基骨太薄，松质骨缺失，对植骨术区空间维持能力的要求更高[6-8]。另外，本案例为先天性缺牙患者，其骨增量可预期性不确定，这也增加了骨增量的难度。块状骨移植需要产生额外的手术区，且过薄的牙槽骨不利于骨块的固位。钛网的使用需要进行预塑形，并且具有较高的暴露率。帐篷钉技术是另外一种骨增量治疗方法，文献报道，其操作较为简便，联合运用颗粒状的骨移植材料可适用于任何类型牙槽骨缺损的修复。相比较其他类型的骨增量方法，帐篷钉技术的并发症发生率相对较低，主要的并发症为帐篷钉暴露，

其发生率约10%，然而，这种暴露并不会影响最终的植骨效果。但是目前关于帐篷钉技术的报道还较少，且多运用于单个牙位的骨增量，多单位缺牙位点使用帐篷钉技术进行牙槽骨骨增量鲜有报道[9-12]。

相较于其他骨增量方案，本案例选择的治疗方案的优点：

（1）帐篷钉技术操作简便，联合运用颗粒状骨粉避免了使用自体骨而造成的二次创伤。

（2）帐篷钉稳定固位后，空间维持能力较强，减轻了愈合期间由于运动对骨修复和骨再生造成不利影响。

（3）通过角度基台，有效完成了种植体植入后即刻负载，利用患者低位笑线特点，最终达到较理想的修复重建。

不足之处：

（1）骨增量效果不充分，导致最终修复体上应用了牙龈瓷。

（2）1.5年后复诊，12和22位点种植体颈部唇侧有0.5～1mm的骨吸收。

（周咏，王杏松，邹多宏）

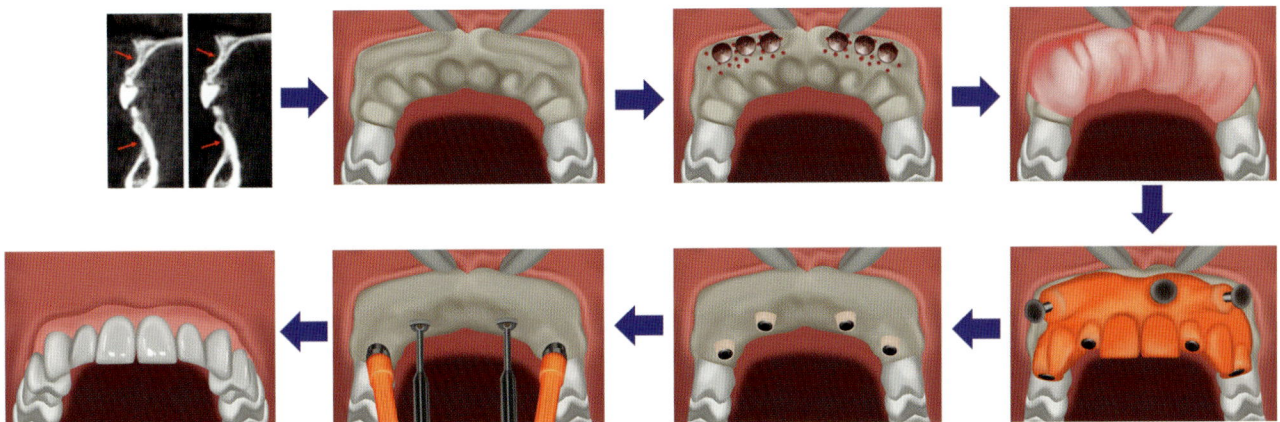

图4-39　本案例治疗过程关键步骤模式图。

参考文献

[1] Dawson A, Chen S. 牙种植学的SAC分类[M]. 宿玉成, 译. 沈阳: 辽宁科学技术出版社, 2019.

[2] Jurek A, Gozdowski D, Czochrowska EM, et al. Effect of tooth agenesis on mandibular morphology and position[J]. Int J Environ Res Public Health, 2021, 18(22):11876.

[3] Filius MAP, Cune MS, Koopmans PC, et al. Dental implants with fixed prosthodontics in oligodontia: A retrospective cohort study with a follow-up of up to 25 years[J]. J Prosthet Dent, 2018, 120(4):506-512.

[4] Wang Y, He J, Decker AM, et al. Clinical outcomes of implant therapy in ectodermal dysplasia patients: A systematic review[J]. Int J Oral Maxillofac Surg, 2016, 45(8):1035-1043.

[5] Wang HL, Boyapati L. "PASS" principles for predictable bone regeneration[J]. Implant Dent, 2006, 15(1):8-17.

[6] de Azambuja Carvalho PH, Dos Santos Trento G, Moura LB, et al. Horizontal ridge augmentation using xenogenous bone graft-systematic review[J]. Oral Maxillofac Surg, 2019, 23(3):271-279.

[7] Thoma DS, Bienz SP, Figuero E, et al. Efficacy of lateral bone augmentation performed simultaneously with dental implant placement: A systematic review and meta-analysis[J]. J Clin Periodontol, 2019, 46(Suppl 21):257-276.

[8] Naenni N, Lim HC, Papageorgiou SN, et al. Efficacy of lateral bone augmentation prior to implant placement: A systematic review and meta-analysis[J]. J Clin Periodontol, 2019 Jun, 46(Suppl 21):287-306.

[9] Deeb GR, Tran D, Carrico CK, et al. How effective is the tent screw pole technique compared to other forms of horizontal ridge augmentation?[J]. J Oral Maxillofac Surg, 2017, 75(10):2093-2098.

[10] Milinkovic I, Cordaro L. Are there specific indications for the different alveolar bone augmentation procedures for implant placement? A systematic review[J]. Int J Oral Maxillofac Surg, 2014, 43:606-625.

[11] Le B, Rohrer MD, Prasad HS. Screw "tent-pole" grafting technique for reconstruction of large vertical alveolar ridge defects using human mineralized allograft for implant site preparation[J]. J Oral Maxillofac Surg, 2010, 68:428-435.

[12] Caldwell GR, Mills MP, Finlayson R, et al. Lateral alveolar ridge augmentation using tenting screws, acellular dermal matrix, and freeze-dried bone allograft alone or with particulate autogenous bone[J]. Int J Periodontics Restorative Dent, 2015, 35(1):75.

第 5 章

上颌前牙区垂直型骨缺损
的修复重建（多牙位）

RECONSTRUCTION OF SEVERE VERTICAL ALVEOLAR BONE
DEFECT IN THE MAXILLARY ANTERIOR REGION
(MULTIPLE TEETH)

案例简介

患者：女，34岁，安徽合肥人。

主诉：1周前右上颌前牙烤瓷牙崩瓷，现求拆除烤瓷牙种植修复。

现病史：患者8年前外伤致21-24缺失，缺牙区牙槽骨严重缺损，11和13冠折，11和13完成根管治疗后，以11-13和25-26做基牙，制作13-26烤瓷联冠进行缺牙区的修复。1周前因咀嚼硬物不慎导致11和12烤瓷牙崩瓷，影响进食及美观，要求种植修复，恢复美观和咬合。

既往史：否认全身系统性疾病史，否认药物过敏史，无吸烟及嗜酒史。

口腔检查：13-26烤瓷联冠，11和12烤瓷冠崩瓷（图5-1）。拆除联冠后见11、12、26残冠，13、25残根，11、12、13、25、26龈缘红肿，缺牙区牙槽嵴高度明显降低，牙槽嵴窄，牙龈无明显红肿，牙龈生物型为中厚龈生物型（图5-2）。余牙咬合关系正常，开口度三横指，开口型正常。

影像学检查：CBCT示21-24缺失，牙槽嵴高度明显降低；11和13根管内见高密度影像，根尖区未见明显低密度影；11和12残冠，13和25残根，上颌前牙区牙槽骨高度严重不足（>5mm）（图5-3）。

诊断

（1）不良修复体（13-26）。

（2）牙列缺损（21-24缺失）。

（3）上颌前牙缺失区牙槽骨严重垂直型骨缺损。

（4）11和12残冠。

（5）13和25残根。

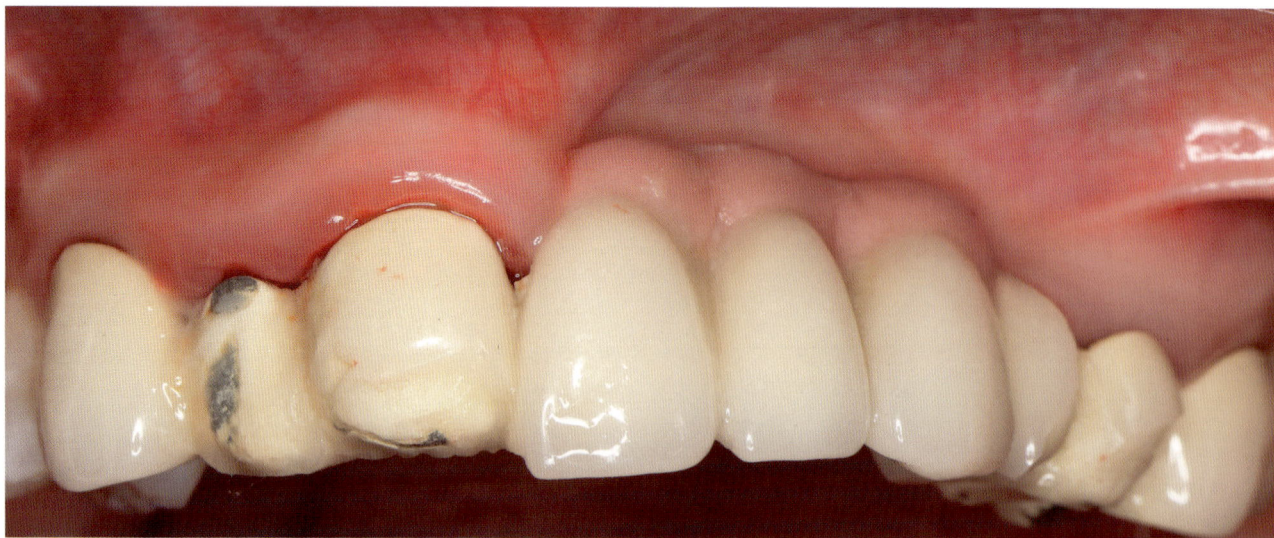

图5-1　口内检查，13-26烤瓷联冠，11和12烤瓷冠崩瓷。

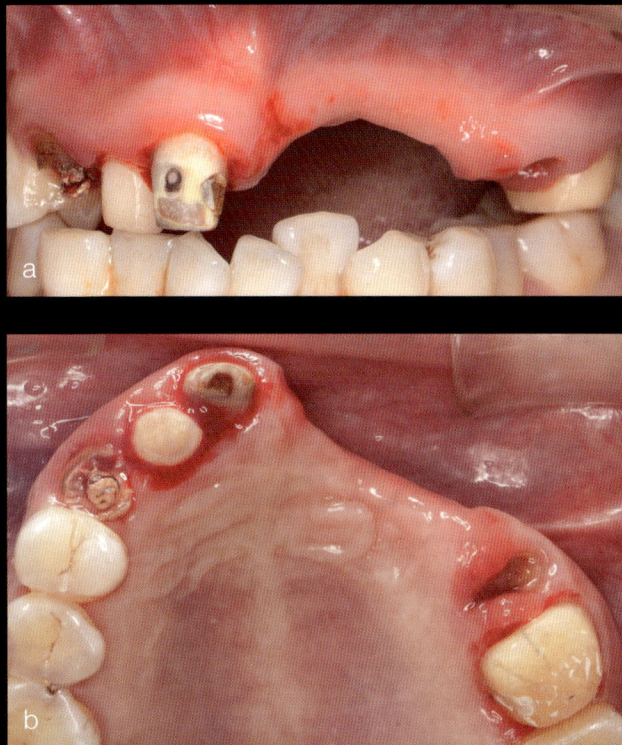

图5-2　取出烤瓷联冠后，口内见21-24缺失，牙槽骨严重缺损（a）；拾面观13和25残根，11和12残冠（b）。

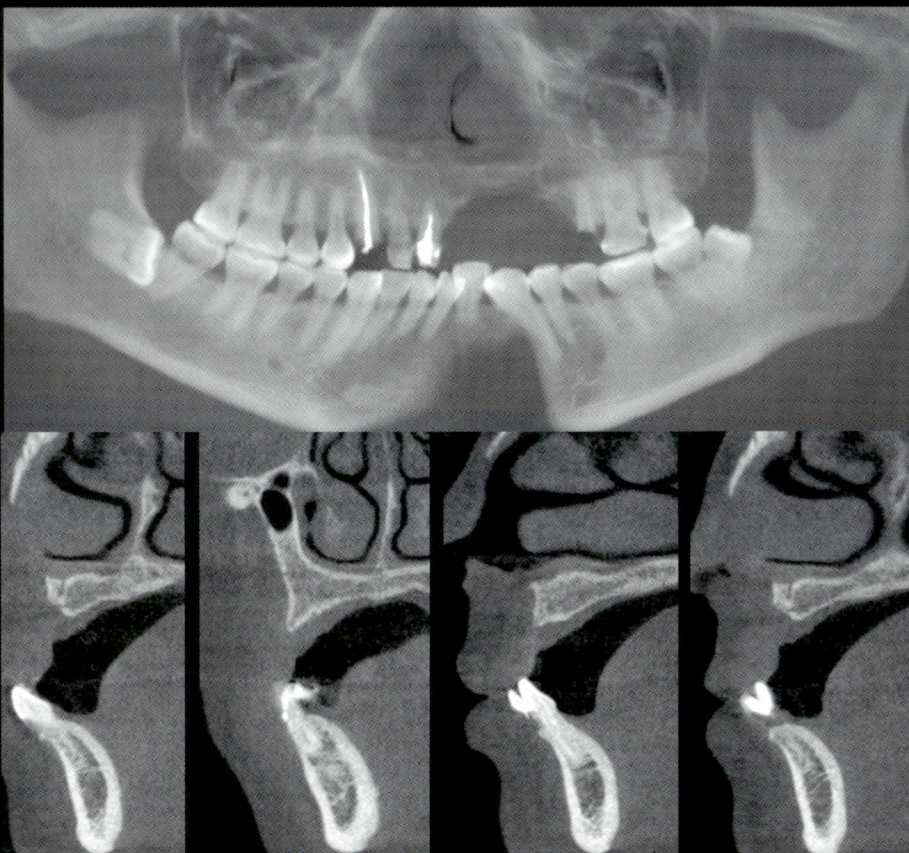

图5-3　CBCT示11和13完成根管治疗，21-24缺牙区牙槽骨高度严重不足。

治疗方案

本案例属于美学区种植修复,美学风险因素评估见表5-1[1]。

根据表5-1,本案例属于高风险种植案例。

基于病史,整体制订的治疗方案:①拆除烤瓷桥;②缺牙区植骨同期拔除25残根;③植骨成功后再进行21-25的种植修复,共植入3颗种植体,最终用种植体支持式全瓷联冠修复;④13植入纤维桩,做烤瓷冠修复,11和12常规全瓷冠修复。缺牙区骨增量方案:①取自体骨进行修复重建(口内颏部或外斜线或口外髂骨等);②用钛网/聚四氟乙烯膜+GBR技术完成骨增量(也需要取部分自体骨);③钛钉/帐篷钉+GBR技术完成骨增量(单纯用人工骨粉)。患者不愿意取自体骨,不接受帐篷钉技术(新技术)骨增量,经过与患者的充分沟通后,最终确定的植骨方案为钛钉+GBR技术。本案例骨增量风险高,可预期性不确定,术前已经告知患者,无论选择何种骨增量治疗方案,均存在较高失败的风险,患者表示理解,并选择上述治疗方案。

表5-1 美学风险因素评估

美学风险因素	风险水平		
	低	中	高
健康状况	健康,免疫功能正常		免疫功能低下
吸烟习惯	不吸烟	少量吸烟(<10支/天)	大量吸烟(>10支/天)
患者美学期望值	低	中	高
笑线	低位	中位	高位
牙龈生物型	低弧线、厚龈生物型	中弧线、中厚龈生物型	高弧线、薄龈生物型
牙冠形态	方圆形	卵圆形	尖圆形
位点感染情况	无	慢性	急性
邻面牙槽嵴高度	到接触点<5mm	到接触点5.5~6.5mm	到接触点>7mm
邻牙修复状态	无修复体		有修复体
缺牙间隙宽度	单颗牙(>7mm)	单颗牙(<7mm)	2颗牙或2颗牙以上
软组织解剖	软组织完整		软组织缺损
牙槽嵴解剖	无骨缺损	水平向骨缺损	垂直向骨缺损

治疗过程

（1）用取冠器取出不良修复体，常规取模制作临时修复体（树脂联冠）。待树脂联冠制作完成后，拔除25残根，戴入临时修复体（图5-4）。

（2）拔牙后4周，全麻下，于牙缺损区牙槽嵴顶做正中切口，分别向11远中和26远中延伸做梯形附加切口，翻全层黏骨膜瓣，充分暴露下方牙槽骨，见骨缺损区被大量纤维组织覆盖（图5-5a）。用软组织去除钻把骨缺损区软组织清除干净（图5-5b）。

（3）牙周探针检测，牙槽骨高度不足，为8~10mm（图5-6）。

（4）垂直向植入3枚钛钉（φ2.0mm×12mm），钛钉钉帽略高处正常牙槽嵴高度1~2mm（图5-7）。

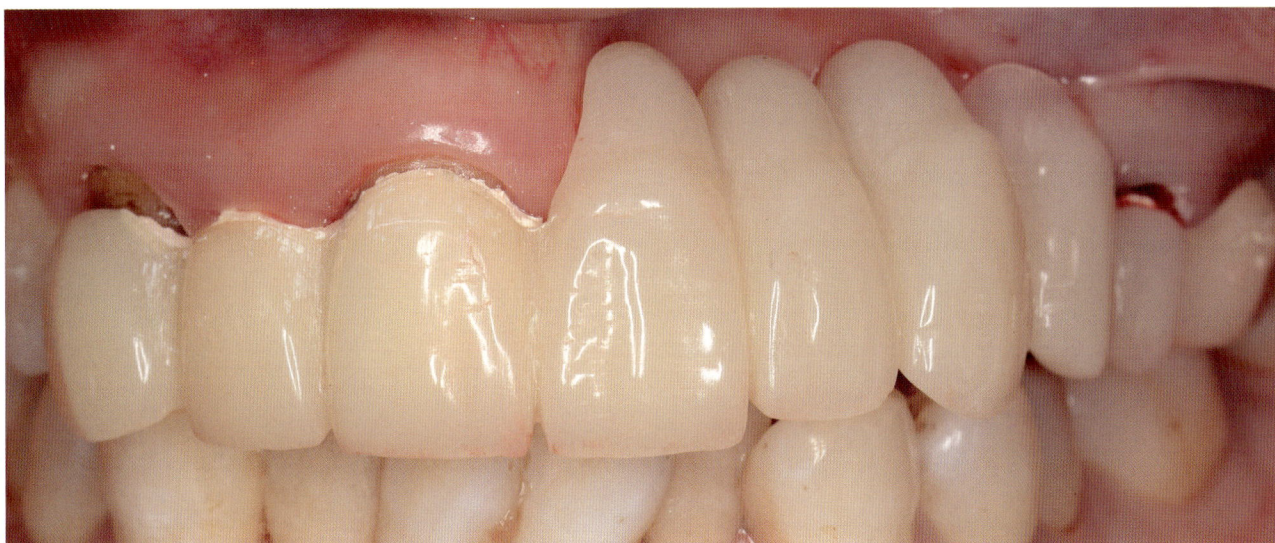

图5-4　制作树脂联冠作为临时修复体，戴入临时修复体。

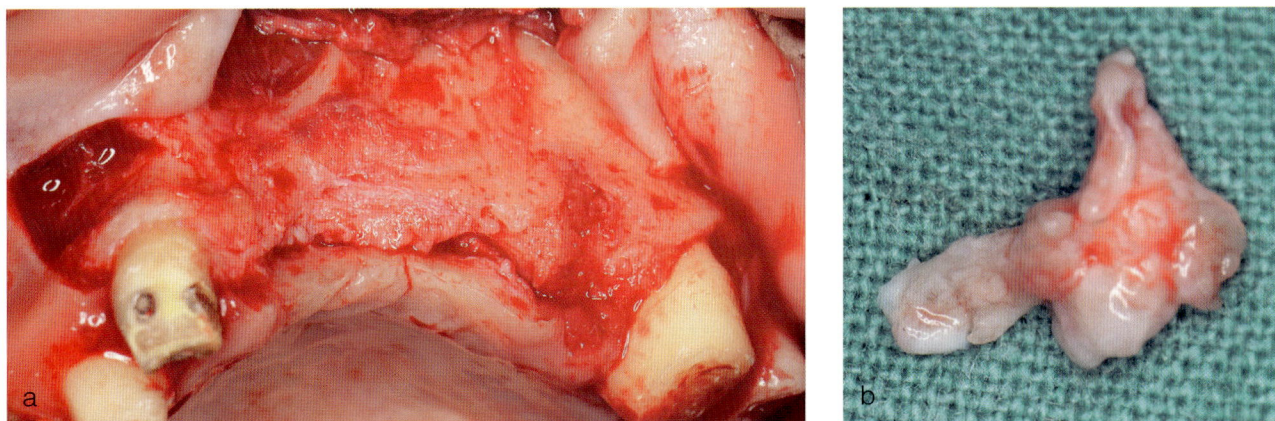

图5-5　全麻下，于牙槽嵴顶做正中切口，翻全层黏骨膜瓣（a）；用软组织去除钻去除纤维肉芽组织（b）。

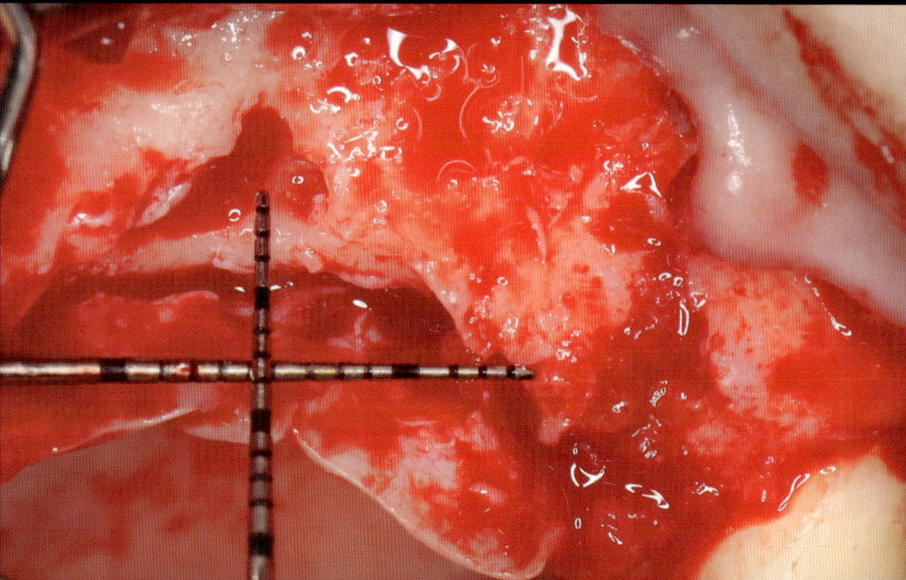

图5-6 牙周探针测量，牙槽骨高度不足，为8~10mm。

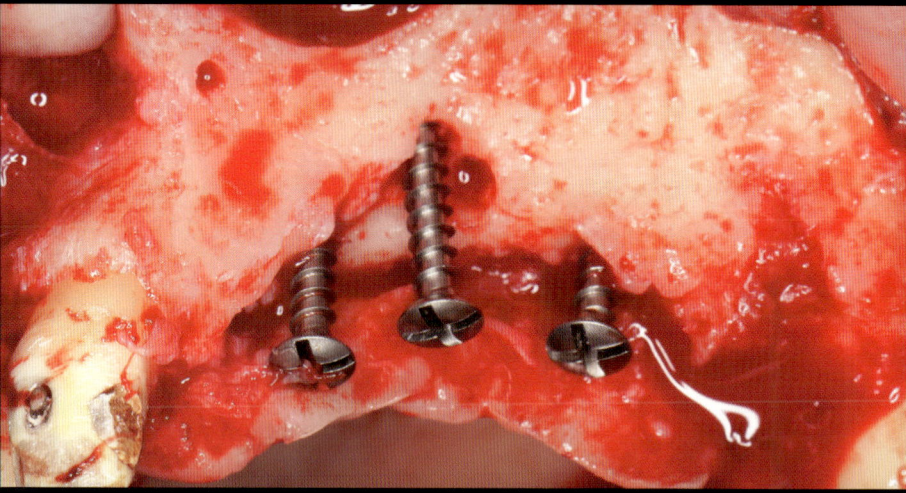

图5-7 在骨缺损区垂直向植入3枚钛钉（φ2.0mm×12mm）。

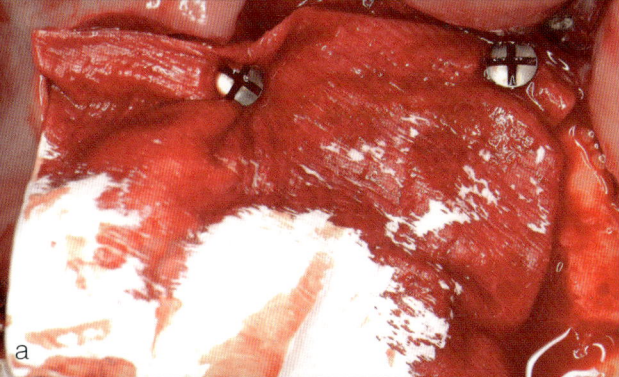

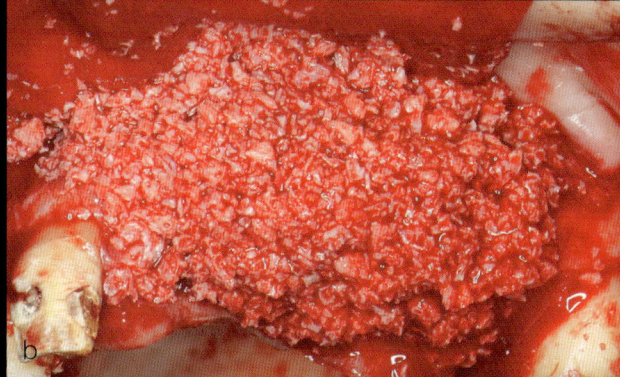

图5-8 选择Bio-Gide可吸收生物膜（Geistlich，30mm×40mm）作为屏障膜，用2枚钛钉（φ2.0mm×5mm）固定生物膜的一端，形成袋状结构（a）；在骨缺损区植入Bio-Oss骨粉（Geistlich，2.0g）（b）。

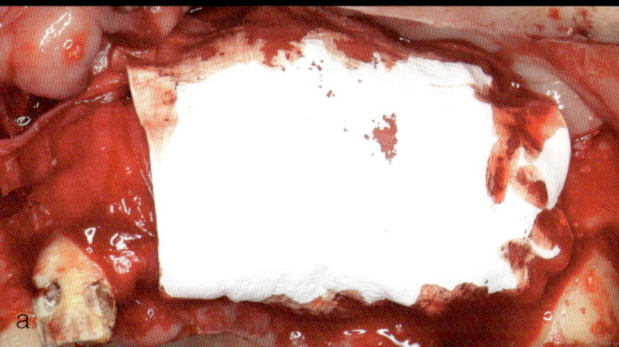

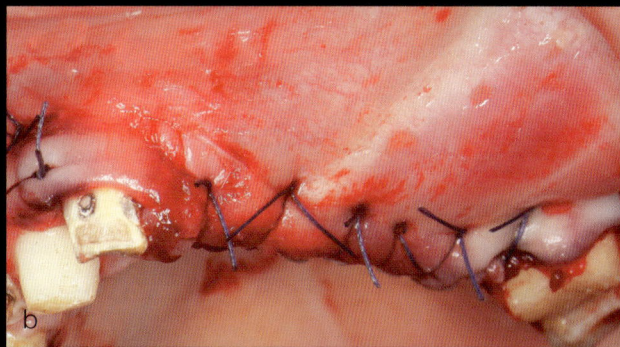

图5-9 生物膜完全包裹骨粉，生物膜的另一端塞入腭侧黏骨膜下（a）；唇侧充分减张后，用4-0可吸收线无张力下严密缝合创口（b）。

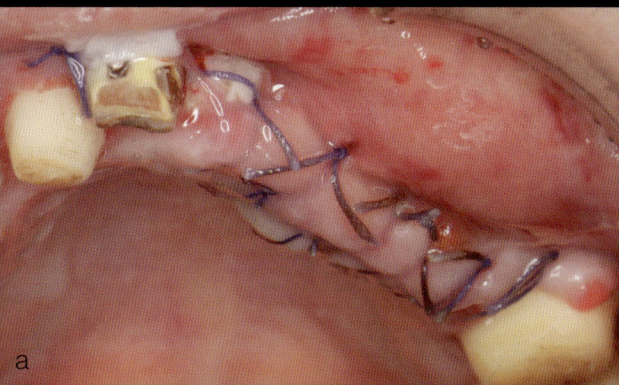

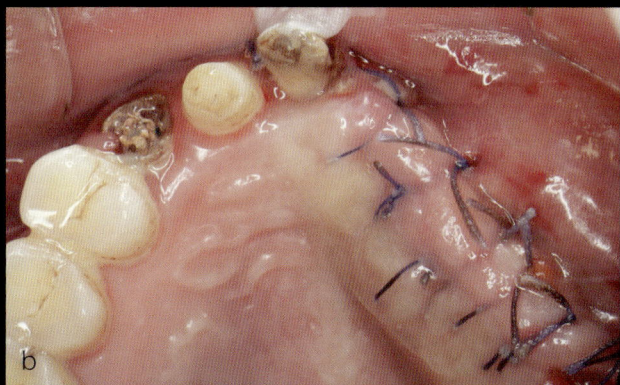

图5-10 术后2周拆线，口内见唇侧缝线位置正常，无脱落（a）；𬌗面观创口愈合良好（b）。

（8）植骨术后8个月复诊，口内见缺牙区软组织健康，形态丰满，但前庭沟变浅（图5-11）。

（9）植骨术后8个月复诊，CBCT示5枚钛钉位置正常，钛钉周围新骨形成良好，骨缺损区完全被新骨充填（图5-12）。

（10）基于CBCT数据及口腔模型制作种植外科导板（上海慧丰牙科技术有限公司），拟植入3颗种植体（NobelActive，ϕ3.5mm×13mm、ϕ4.3mm×13mm及ϕ4.3mm×11.5mm），但根据新骨形成情况，在种植体植入时，更换为ϕ3.5mm×13mm、ϕ3.5mm×13mm及ϕ3.5mm×11.5mm（图5-13）。

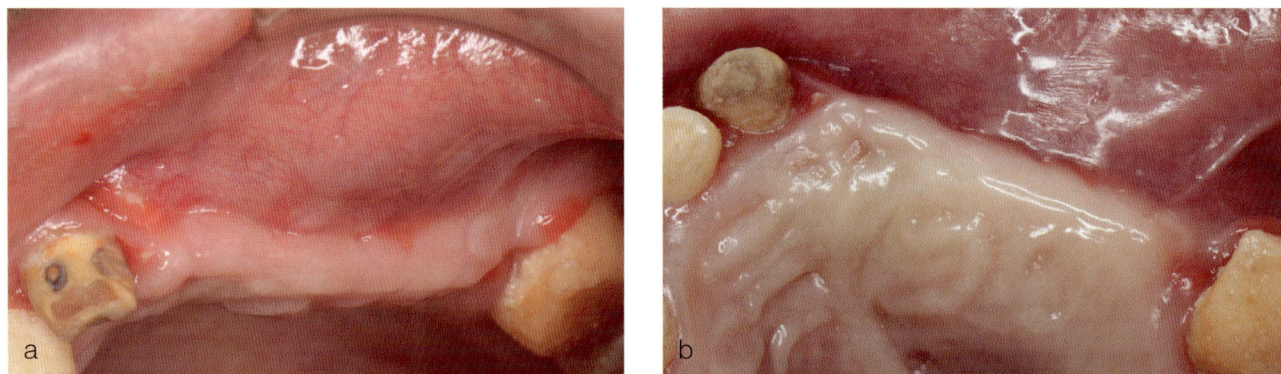

图5-11 植骨术后8个月复诊，口内见唇侧软组织愈合良好，但附着龈宽度不足（a）；𬌗面观前庭沟变浅（b）。

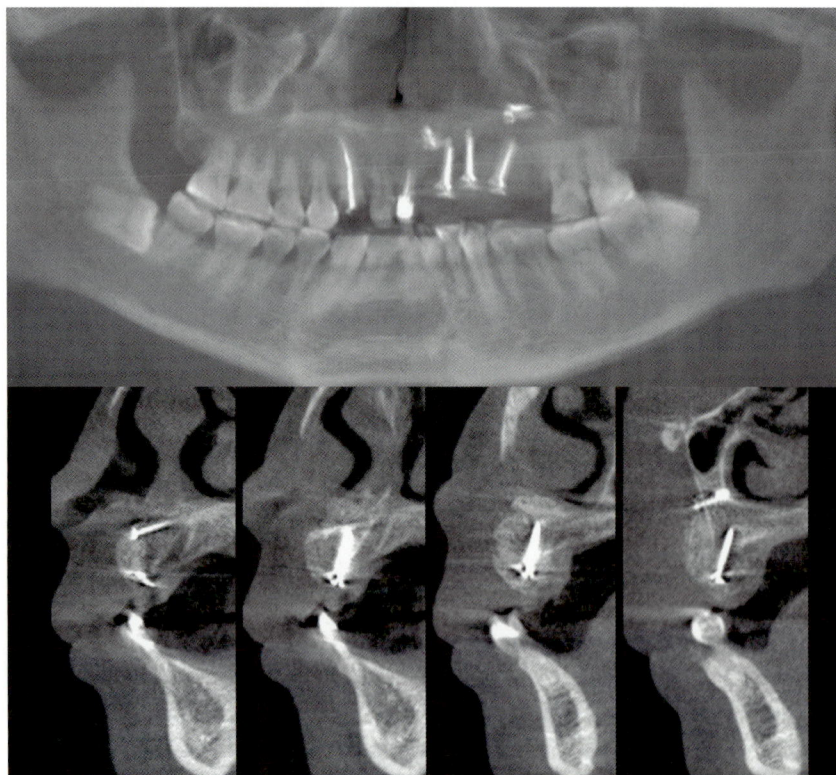

图5-12 植骨术后8个月复诊，CBCT示骨缺损区被新骨充填，钛钉被新骨包绕，新骨密度与周围牙槽骨密度相似。

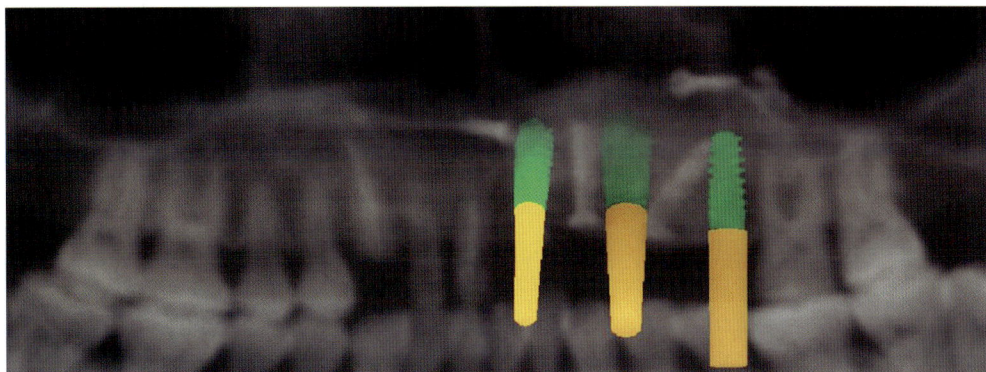

种植系统	种植体尺寸	穿出位点	基台角度	对应钻头	对应压板（内径）	导环高度
NobelActive	直径3.5mm 长度13mm	21	30°	25	2.0mm	11.5mm
NobelActive	直径4.3mm 长度13mm	23	17°	25	2.0mm/2.5mm	11.5mm
NobelActive	直径4.3mm 长度11.5mm	25	0°	21	2.0mm/2.5mm	10mm

图5-13　基于CBCT数据及口腔模型设计种植体植入数量、大小及位置。

（11）设计牙支持式种植外科导板（上海慧丰牙科技术有限公司）（图5-14）。

（12）在导板设计过程中，确保每颗拟植入的种植体唇侧骨厚度>2mm（图5-15）。

（13）局麻下，于牙槽嵴顶做正中切口，翻全层黏骨膜瓣，充分暴露植骨区，新骨充满骨缺损区，可见植入的钛钉被新骨包绕，牙弓形态协调

（图5-16）。

（14）牙周探针测量，新骨形成区高度>10mm（图5-17a、b）、宽度>8mm（图5-17c、d）。

（15）取出植入的5枚钛钉（图5-18a），准备牙支持式种植外科导板（上海慧丰牙科技术有限公司）（图5-18b）。

导板定位效果图　　　　　　　　种植体位置示意图

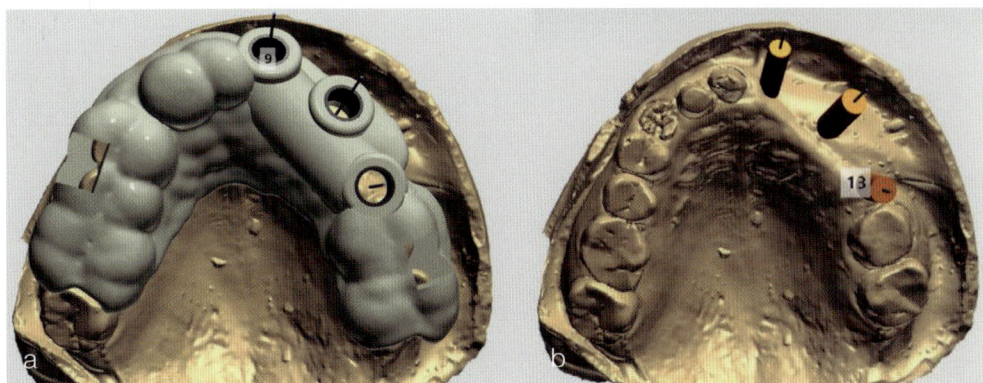

图5-14　设计牙支持式种植外科导板（上海慧丰牙科技术有限公司）（a）；种植体的分布（b）。

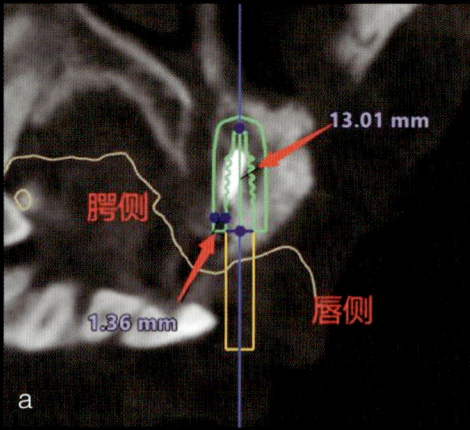

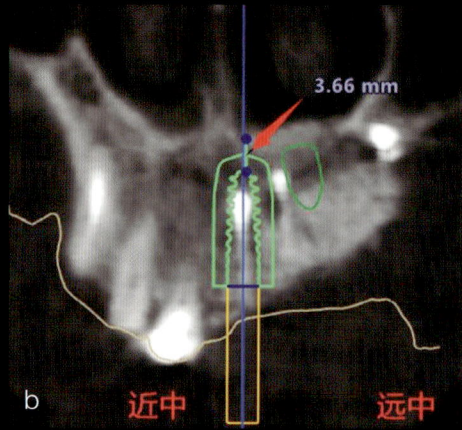

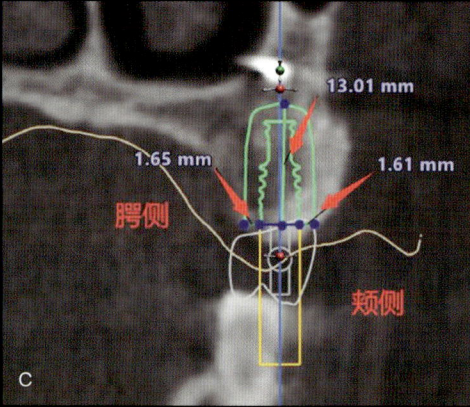

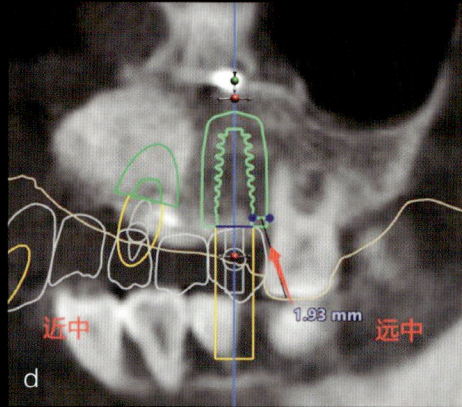

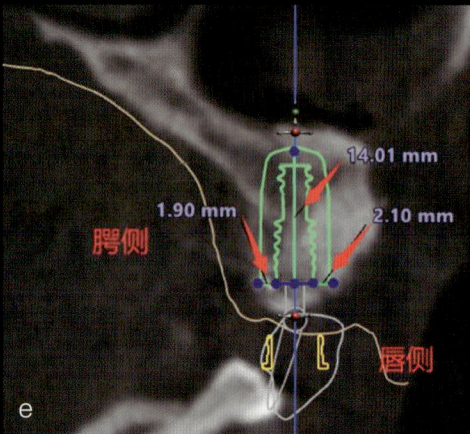

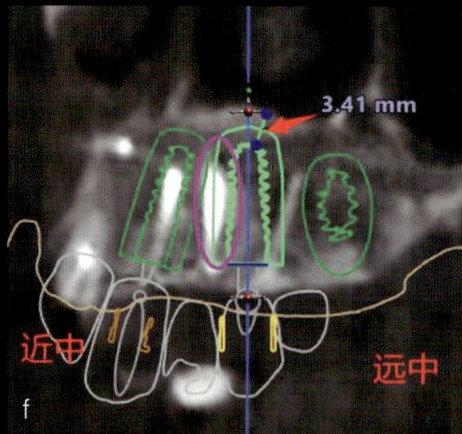

图5-15 设计植入3颗种植体（NobelActive）：21为φ3.5mm×13mm，唇侧骨厚度>2mm，与11牙根间距>3mm（a、b）；23为φ4.3mm×13mm，唇侧骨厚度>2mm，与21和25种植体间距>3mm（c、d）；25为φ4.3mm×11.5mm，唇侧骨厚度>2mm，与26牙根间距>3mm（e、f）。

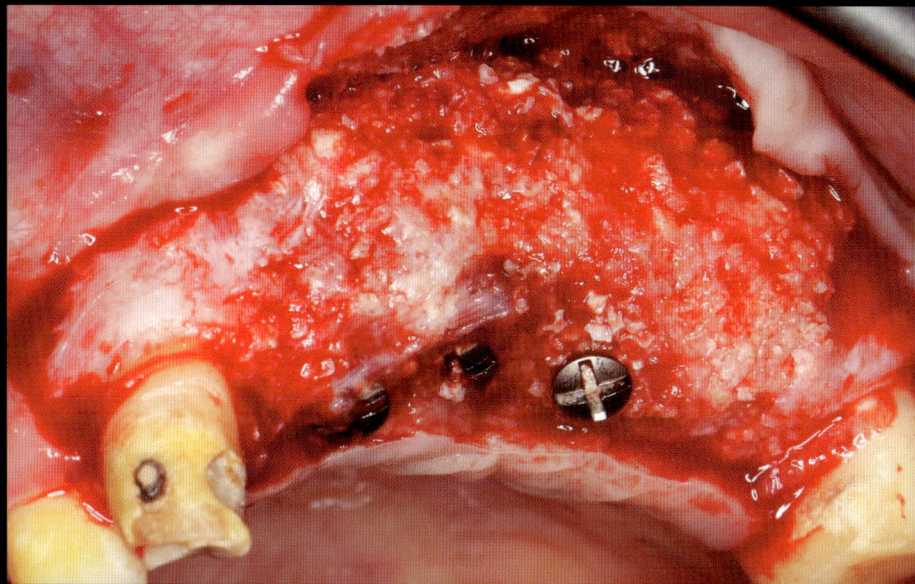

图 5-16　局麻下，于牙槽嵴顶做正中切口，翻全层黏骨膜瓣，充分暴露植骨区，3枚垂直向钛钉被新骨包绕。

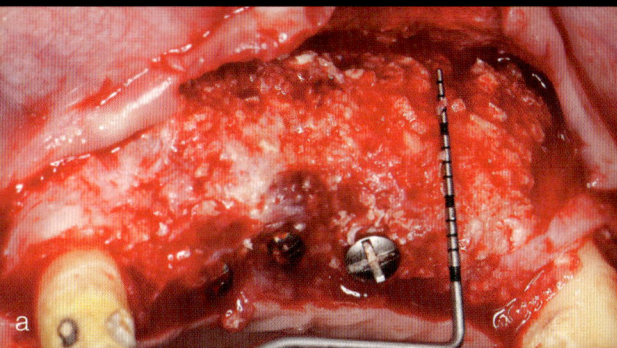

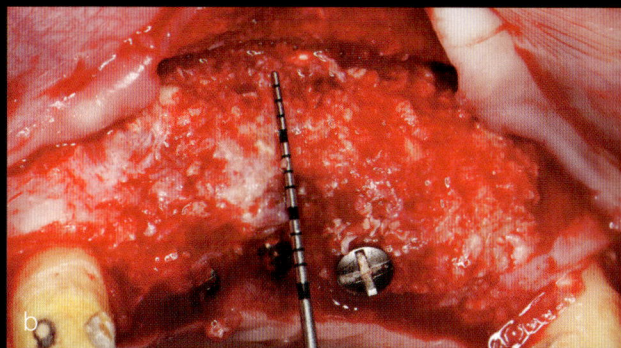

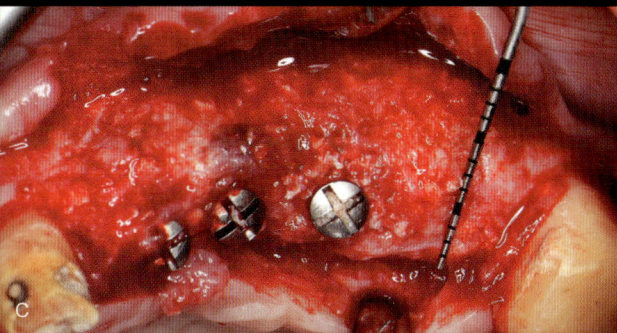

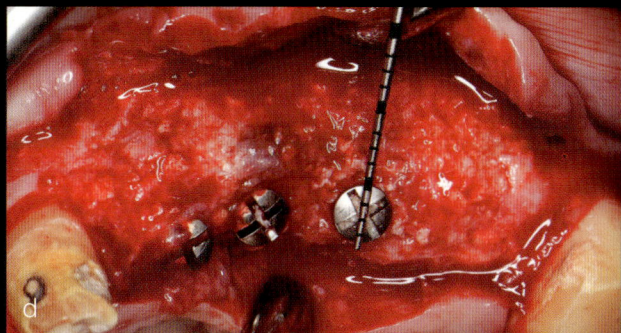

图 5-17　牙周探针测量，新骨形成区高度>10mm（a、b）、宽度>8mm（c、d）。

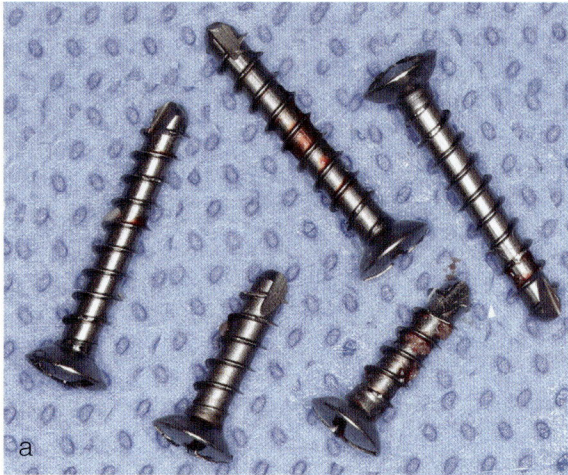

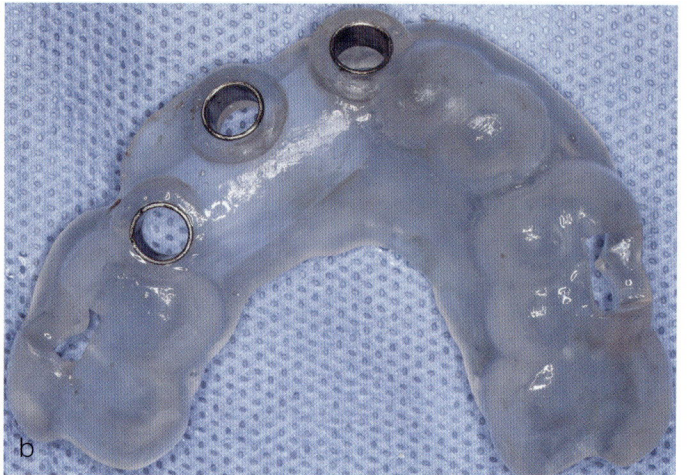

图5-18 取出的钛钉（a）；消毒牙支持式种植外科导板（上海慧丰牙科技术有限公司）（b）。

（16）戴入牙支持式种植外科导板（上海慧丰牙科技术有限公司）（图5-19a），植入3颗NobelActive种植体（图5-19b）。

（17）植入种植体初期稳定性良好，扭力＞35N，直接放置愈合基台（φ3.6mm×3mm）（图5-20）。

（18）用直径5mm取骨环钻在远离种植体区取新骨（图5-21a），新骨柱大小为φ5mm×6mm，

用于骨组织学检测（图5-21b）。

（19）二次植入Bio-Oss骨粉（Geistlich，1.0g）（图5-22a），然后覆盖Bio-Gide可吸收生物膜（Geistlich，30mm×40mm）（图5-22b）。

（20）充分减张后，用4-0可吸收线严密缝合创口（图5-23）。

（21）种植体植入后2周拆线，CBCT示种植体位置佳，唇侧骨厚度＞2mm（图5-24）。

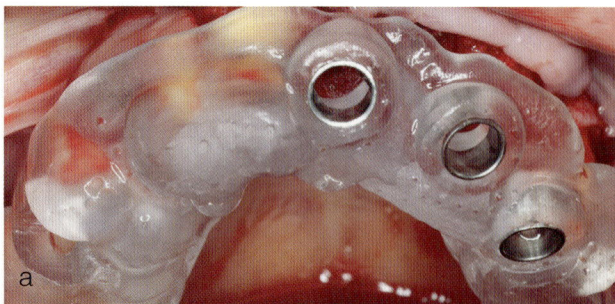

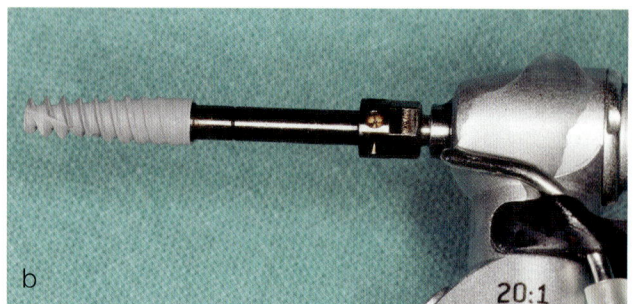

图5-19 把牙支持式种植外科导板（上海慧丰牙科技术有限公司）戴入口内（a）；备洞后植入3颗NobelActive种植体（b）。

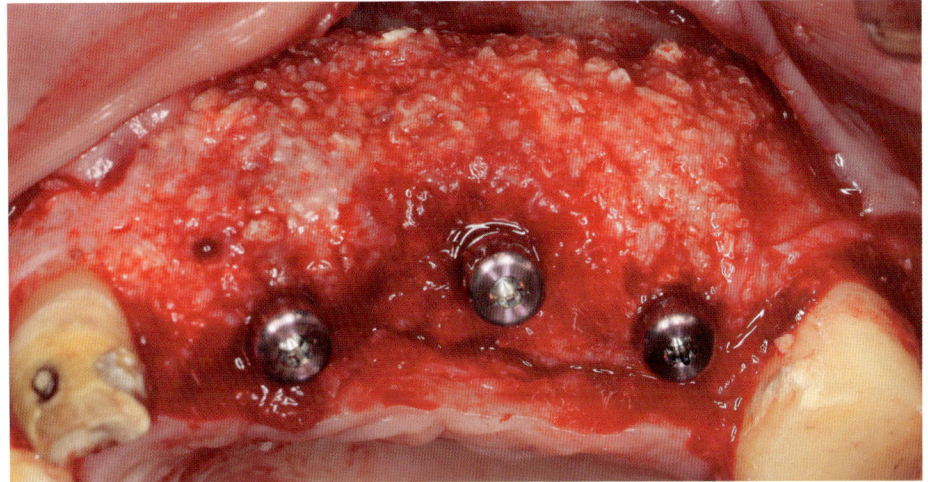

图5-20　放置愈合基台
（φ3.6mm×3mm）。

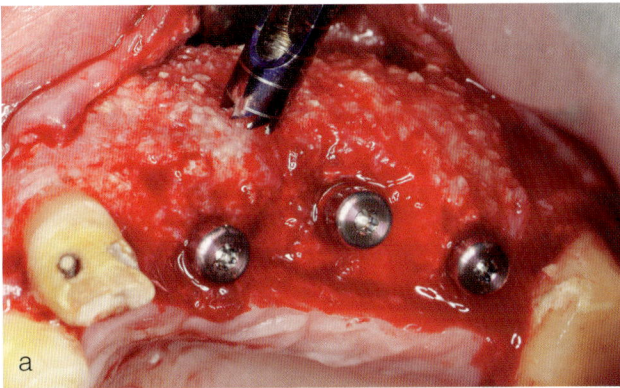

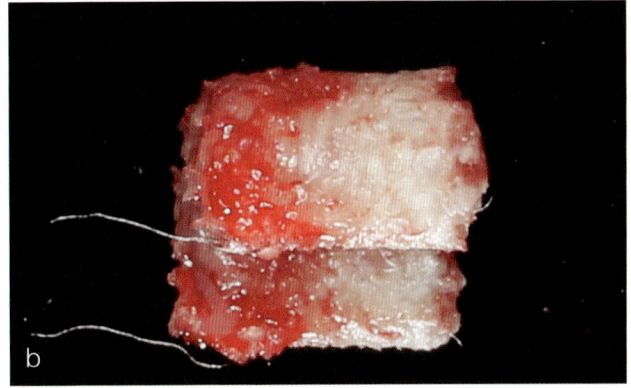

图5-21　用取骨环钻（直径5mm）在安全区内取新骨（a）；取新骨为柱状（φ5mm×6mm）（b）。

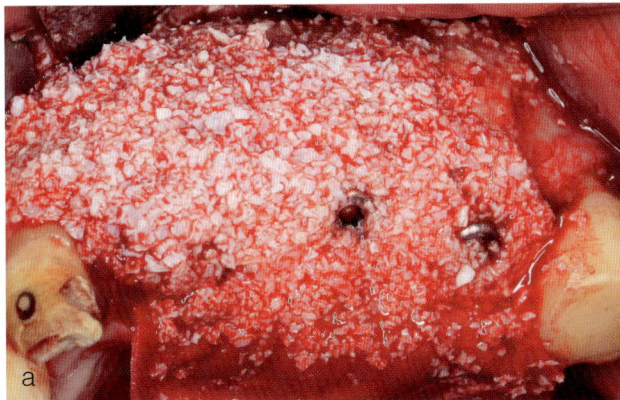

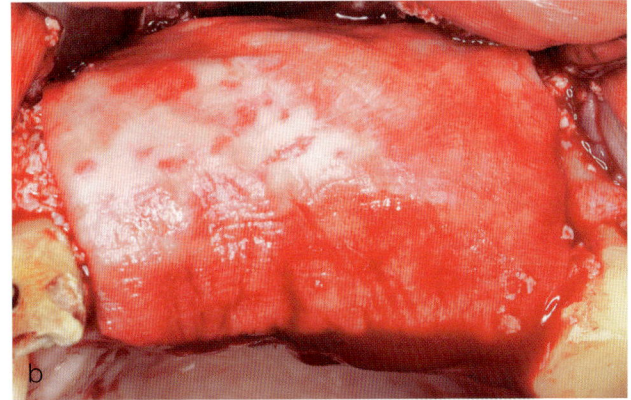

图5-22　二次植入Bio-Oss骨粉（Geistlich，1.0g）（a）；覆盖Bio-Gide可吸收生物膜（Geistlich，30mm×40mm）（b）。

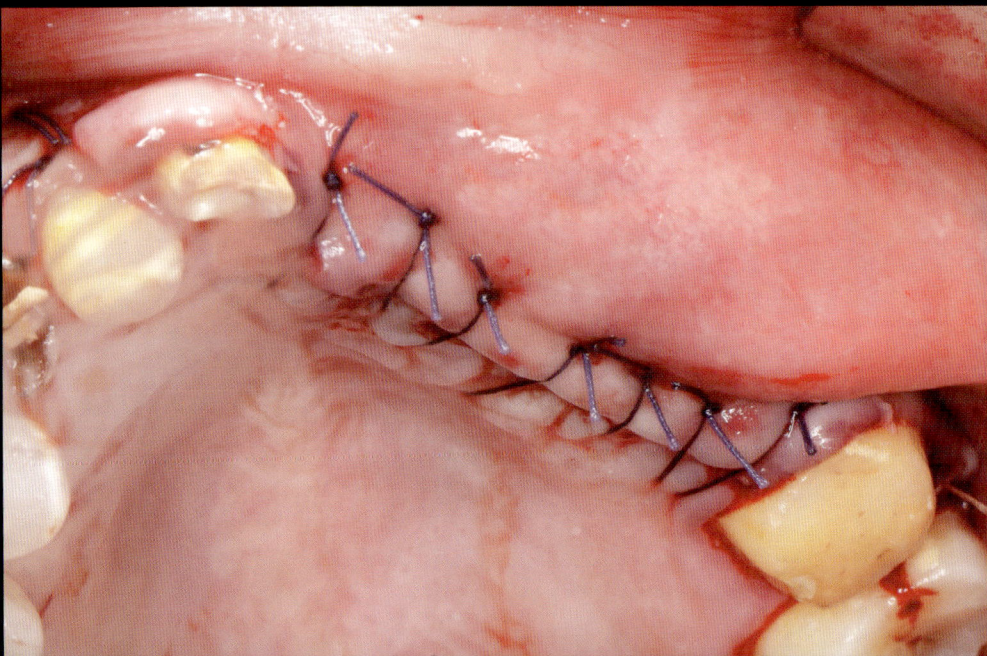

图5-23 充分减张后，用4-0可吸收线严密缝合创口。

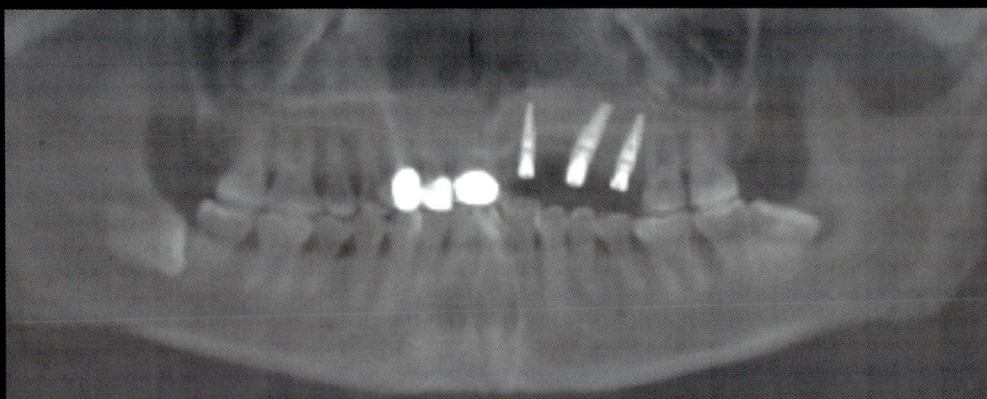

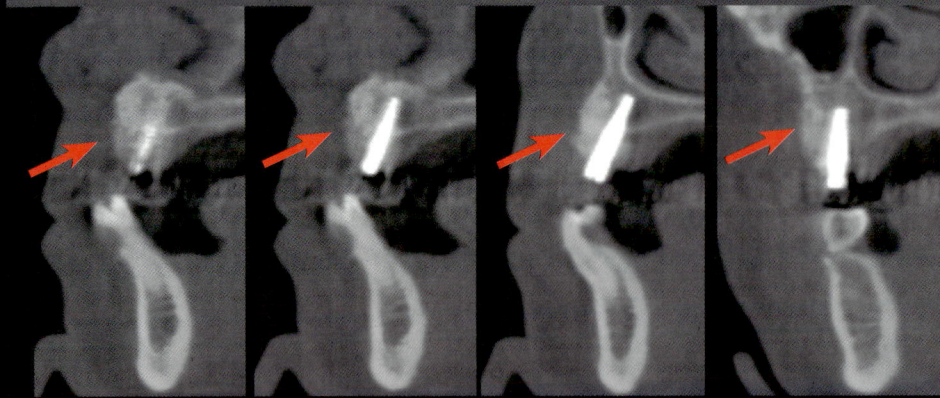

图5-24 种植体植入后2周拆线，CBCT示种植体位置佳，种植体周围骨量充足，唇侧骨厚度>2mm（红色箭头所示）。

（22）种植体植入后4个月复诊，更换更高的愈合基台（φ3.6mm×5mm）（图5-25）。

（23）种植体植入后4个月复诊，CBCT示新骨呈现高密度影，种植体完成骨结合，种植体唇侧骨厚度>2mm（图5-26）。

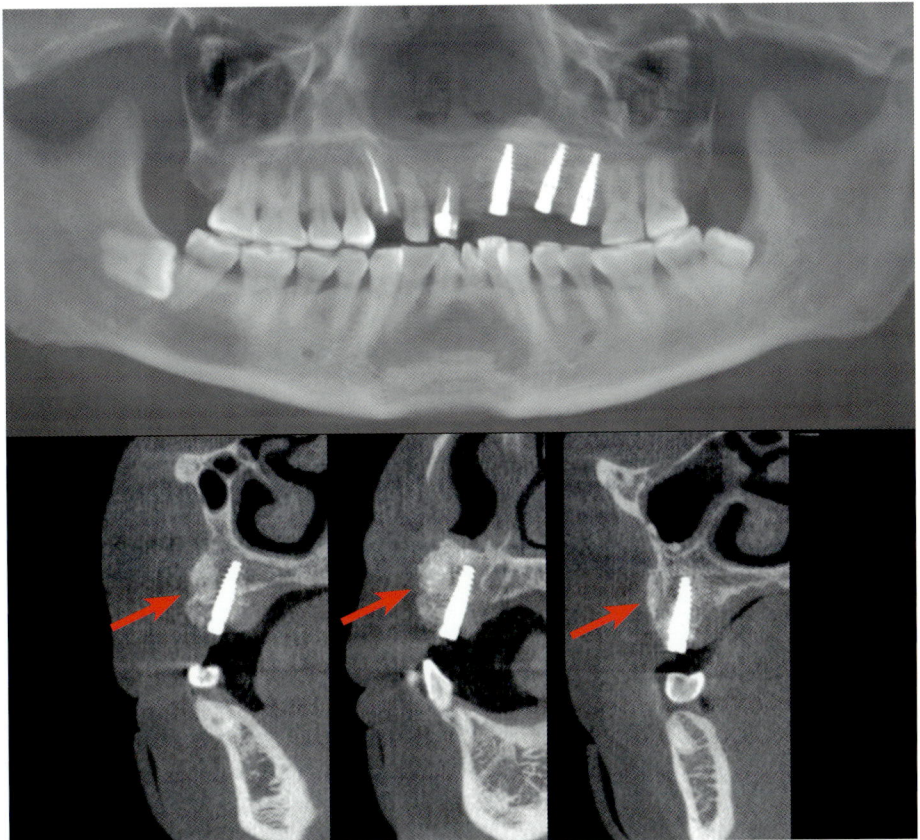

图5-25　种植体植入后4个月复诊，更换更高的愈合基台（φ3.6mm×5mm）。

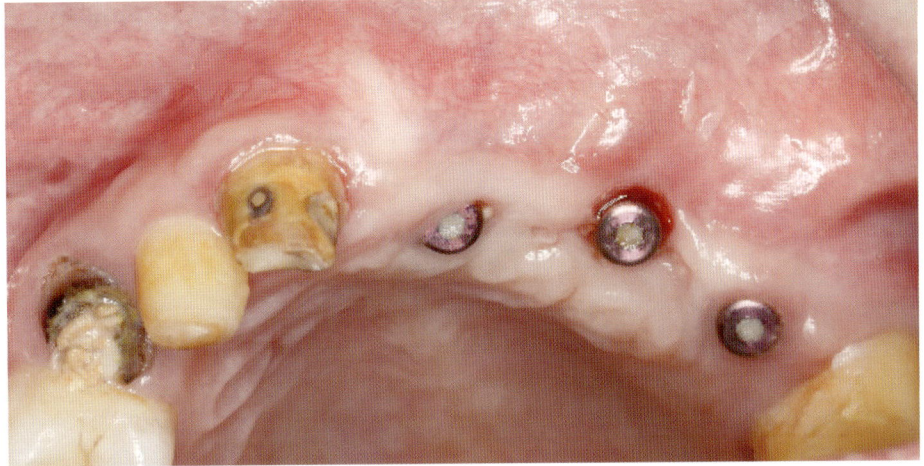

图5-26　种植体植入后4个月复诊，CBCT示种植体周围新骨密度变高，唇侧新骨稳定，厚度>2mm（红色箭头所示）。

（24）局麻下，行前庭沟加深术/附着龈增宽术，用11号尖刀片沿愈合基台唇侧剥离黏膜（保留骨膜），剥离至前庭沟预成深度（图5-27a）；用5-0可吸收线把游离端黏膜缝合固定在前庭沟预成深度（图5-27b）。

（25）选择脱细胞异体真皮（桀亚莱福，1cm×3cm）作为创面的覆盖材料（图5-28）。

（26）把脱细胞异体真皮放置到创面的骨膜上（图5-29a），用5-0可吸收线对脱细胞异体真皮进行固位（图5-29b）。

（27）对预成的前庭沟保持器进行消毒处理（图5-30a）；然后戴入患者口内，调𬌗至咬合关系正常（图5-30b）。

（28）前庭沟加深术后2个月，取出前庭沟保持器，常规取模制作临时修复体（基于临时基台制作的树脂修复体），戴入种植体支持式临时修复体（图5-31a），调𬌗至咬合关系正常（图5-31b）。

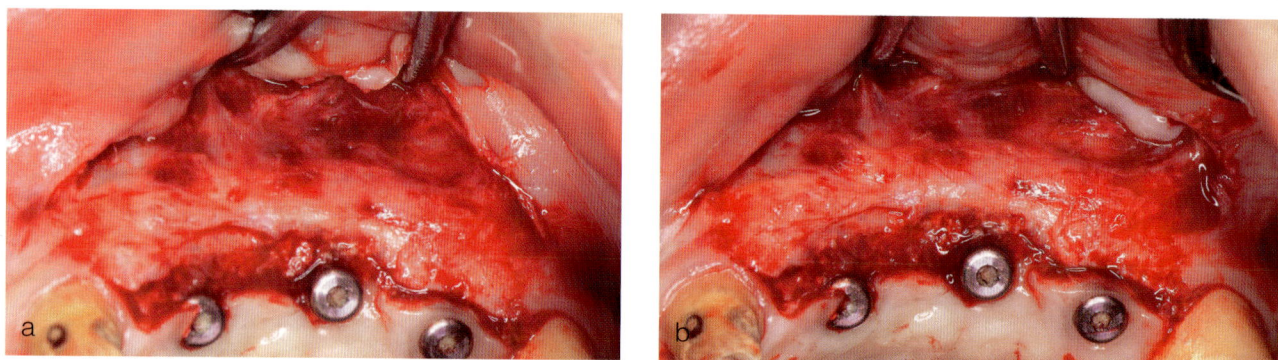

图5-27　局麻下，行前庭沟加深术，用11号尖刀片把黏膜剥离至前庭沟预成深度（a）；然后用5-0可吸收线把游离端黏膜缝合固定在前庭沟预成深度（b）。

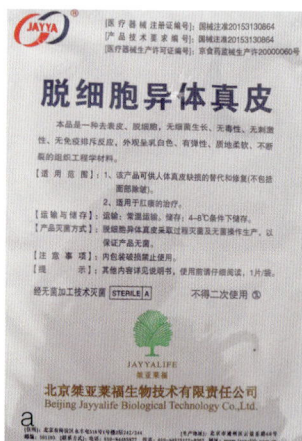

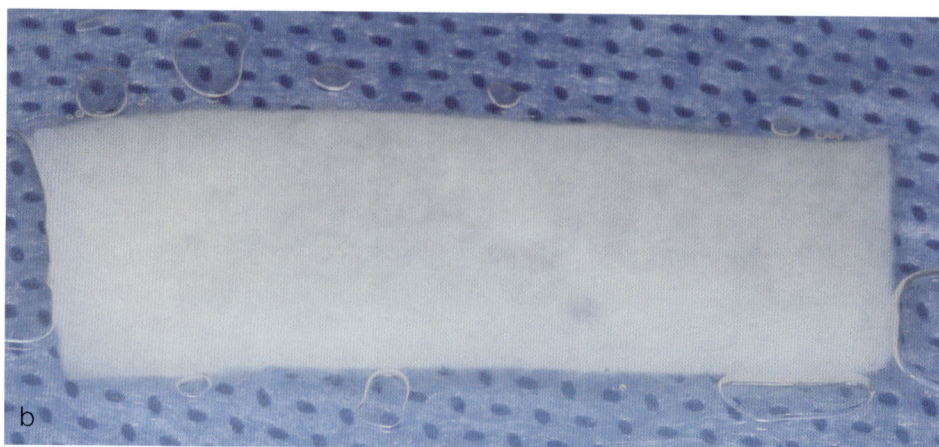

图5-28　选择脱细胞异体真皮作为创面的覆盖材料（a），大小为1cm×3cm（桀亚莱福）（b）。

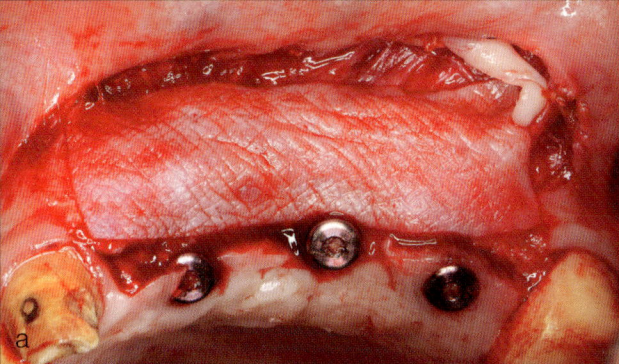

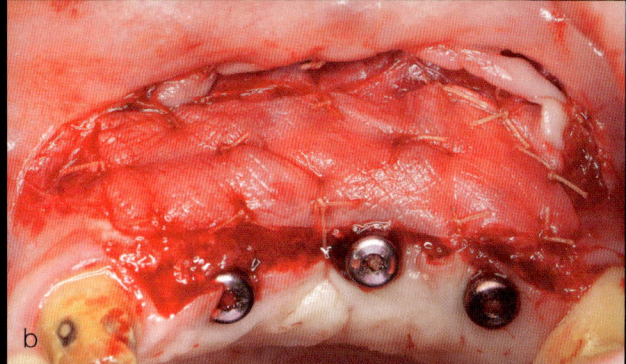

图5-29　把脱细胞异体真皮放置到创面的骨膜上（a）；用5-0可吸收线把脱细胞异体真皮和创面紧密地固定到一起（b）。

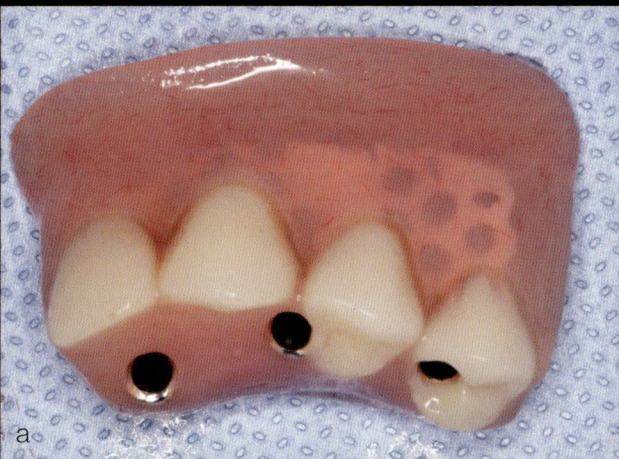

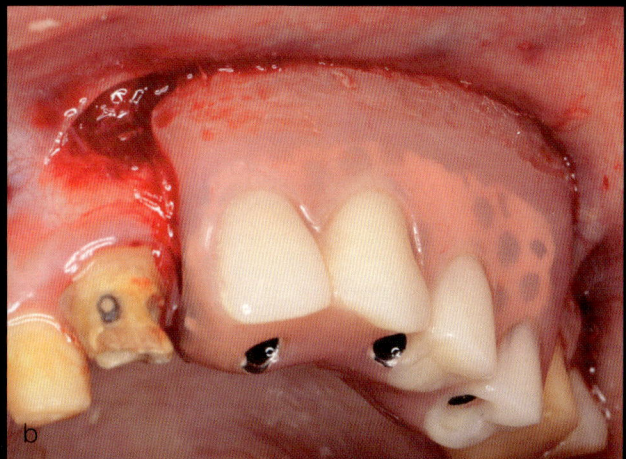

图5-30　制作前庭沟保持器（a）；戴入前庭沟保持器（b）。

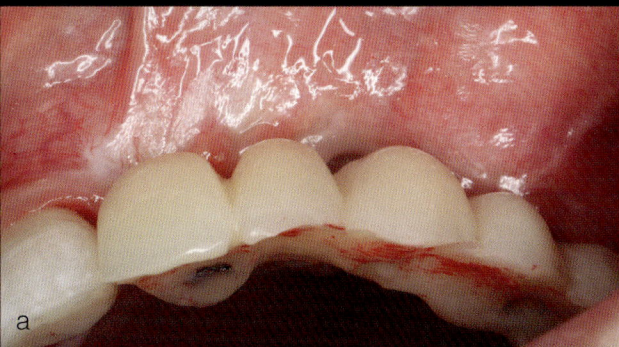

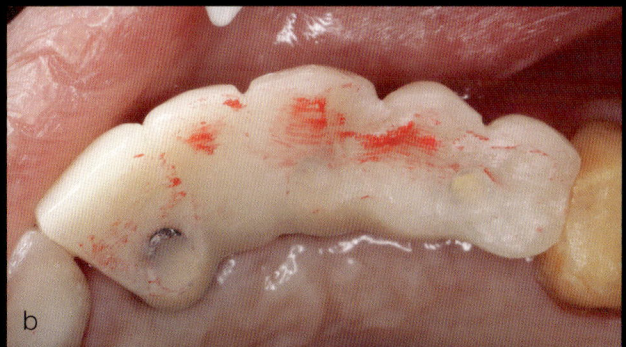

图5-31　制作临时树脂修复体，戴入口内（a）；调𬌗至咬合关系正常（b）。

（29）戴入临时修复体3个月后复诊，口内见临时修复体颈部牙龈部分退缩，有缝隙，但局部清洁，软组织健康（图5-32）。

（30）戴入临时修复体3个月后复诊，CBCT示种植体周围骨稳定，唇侧骨厚度>2mm（图5-33）。

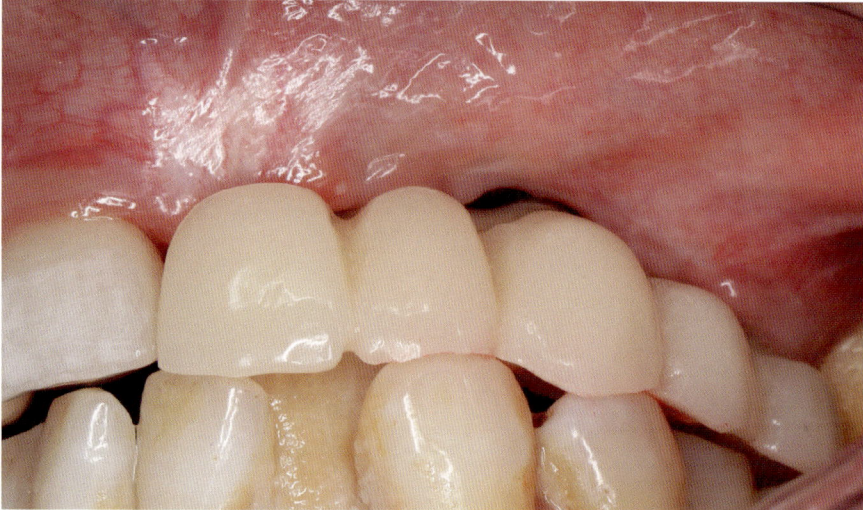

图5-32　戴入临时修复体3个月后复诊，口内见23位点有软组织退缩，但牙龈色泽健康。

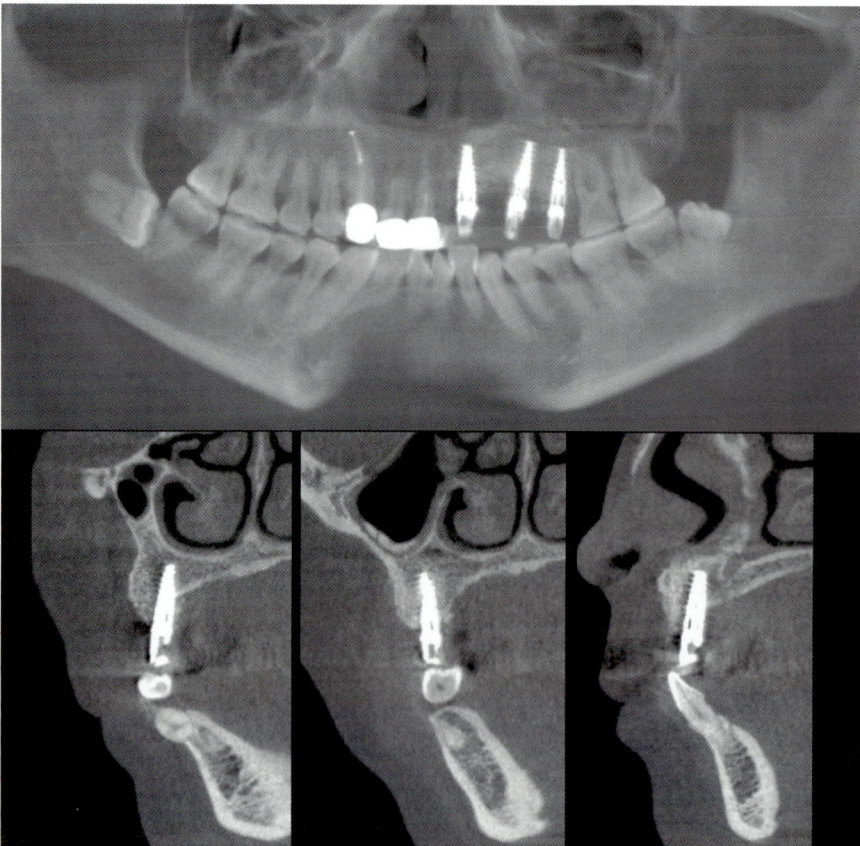

图5-33　戴入临时修复体3个月后复诊，CBCT示种植体周围骨稳定，唇侧骨厚度>2mm。

（31）常规取模，制作螺丝固位的全瓷联冠（图5-34）。

（32）由于患者中位笑线，在软组织缺损处用牙龈瓷修复（图5-35）。

（33）取出临时修复体，口内见种植体周围牙龈红色，但总体健康，唇侧附着龈宽度>2mm，前庭沟深度正常（图5-36）。

（34）戴入最终修复体，牙龈瓷与黏膜色泽接近（图5-37a），加力后，螺丝孔用光固化复合树脂封闭（图5-37b），调𬌗至咬合关系正常（图5-38）。

（35）戴入最终修复体后，微笑侧面观修复体外形自然、美观（图5-39a），根尖片示修复体已就位（图5-39b）。

（36）戴入最终修复体后，CBCT示种植体周围骨稳定，唇侧骨厚度>2mm（图5-40）。

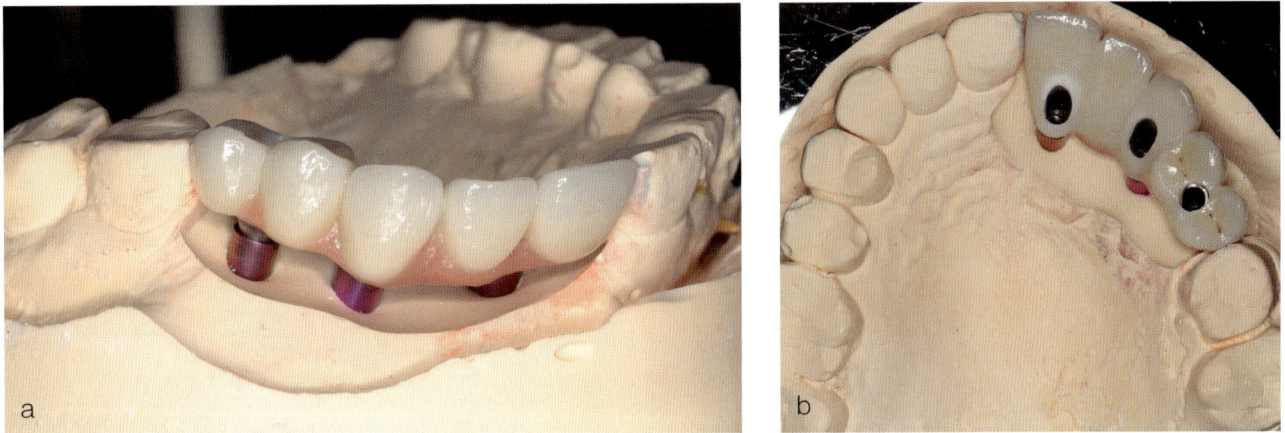

图5-34　常规取模，制作螺丝固位的全瓷联冠（a，唇面观；b，腭面观）。

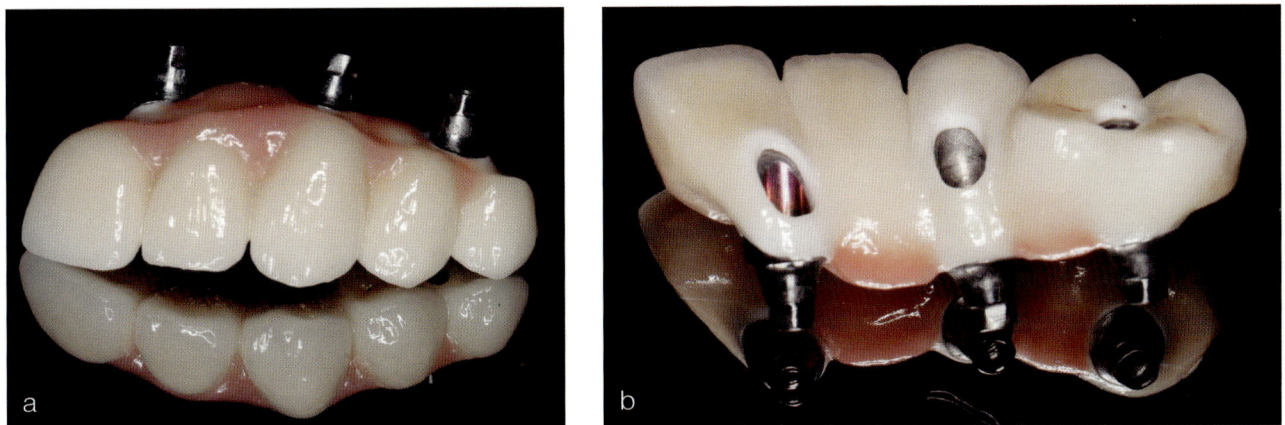

图5-35　软组织缺损处用牙龈瓷修复（a，唇面观；b，腭面观）。

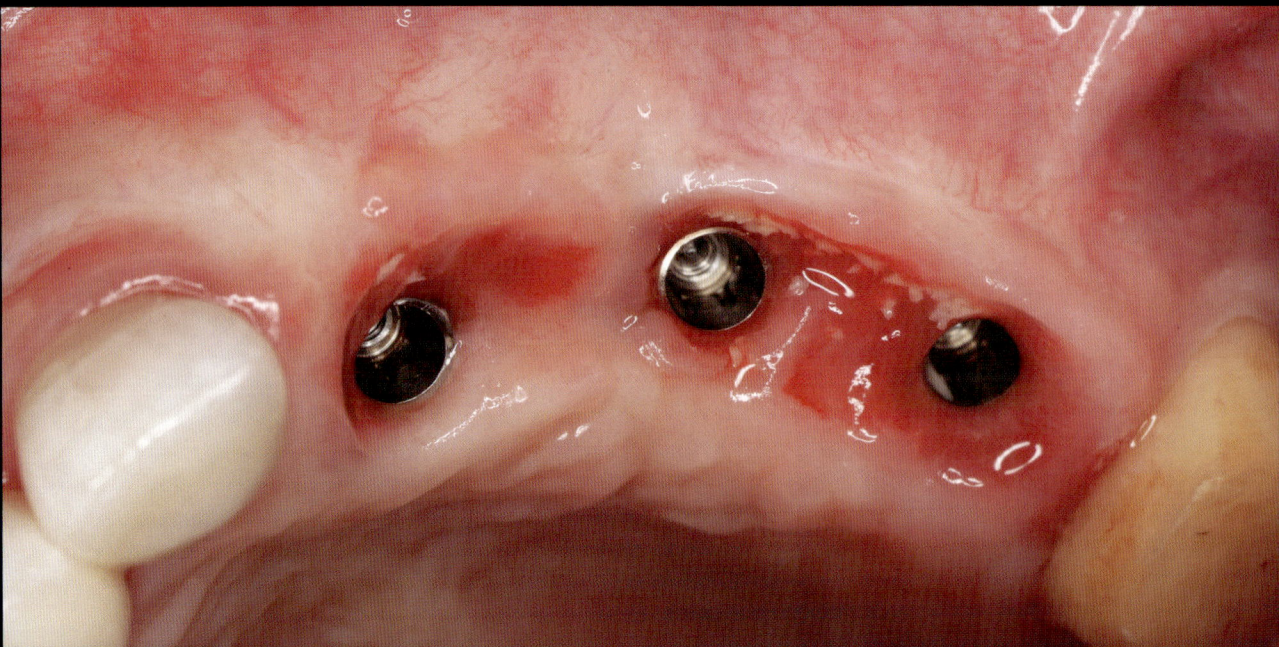

图5-36　取出临时修复体，种植体周围软组织健康，唇侧附着龈宽度>2mm，前庭沟深度正常。

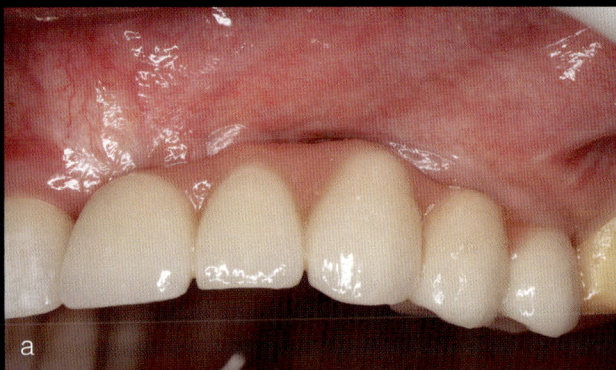

a

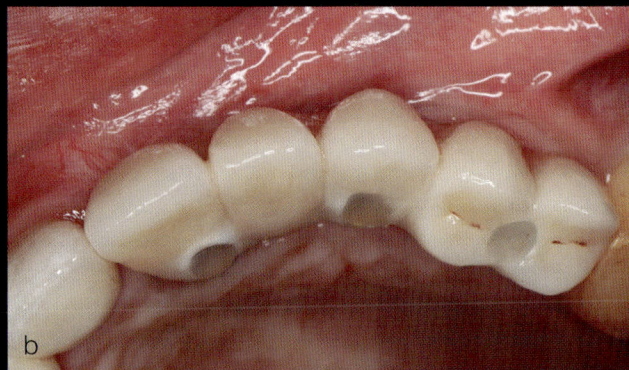

b

图5-37　戴入最终修复体（a）；螺丝孔用光固化复合树脂封闭（b）。

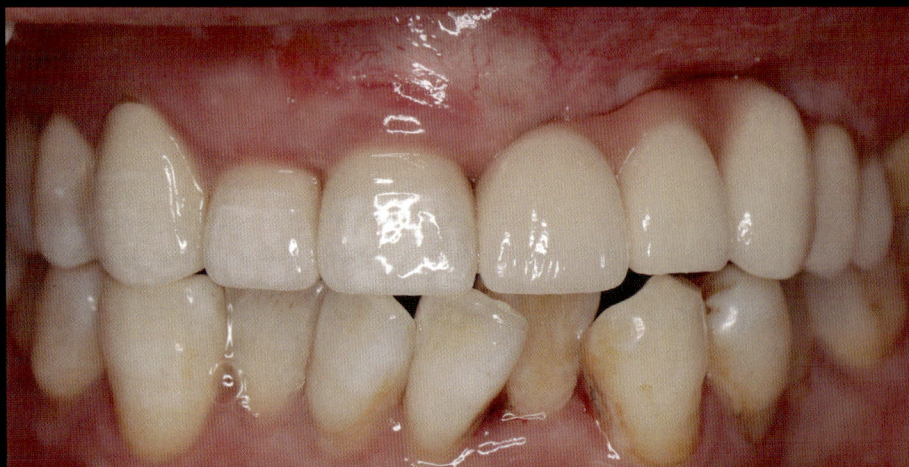

图5-38　调𬌗至咬合关系正常。

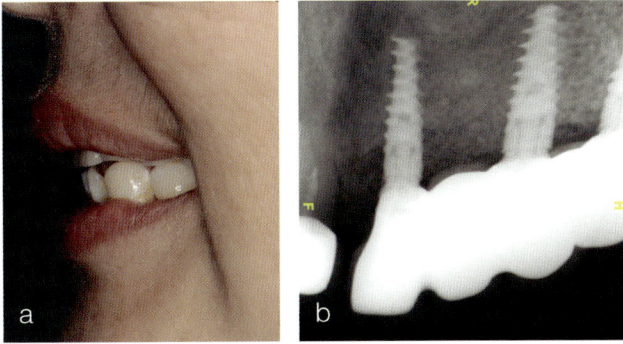

图5-39 戴入最终修复体后，侧面观修复体外形自然、美观（a）；根尖片示修复体已就位（b）。

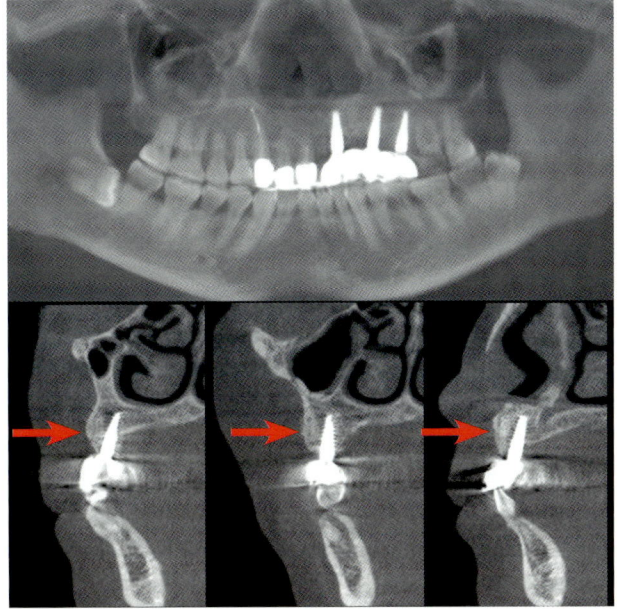

图5-40 戴入最终修复体后，CBCT示种植体周围新骨已经完全与自体牙槽骨融合，骨密度相似，唇侧骨厚度>2mm（红色箭头所示）。

案例点评

由于外伤导致上颌前牙区多颗牙连续缺失，往往伴有唇侧牙槽骨板的水平向及垂直向骨吸收，最终导致缺牙区骨量严重不足，而前牙区对于维持面部美观、发音等功能起重要作用，其美学修复效果成为种植修复成功的重要评价指标之一[2]。本例患者外伤后前牙区多颗恒牙缺失，出现缺牙区骨弓轮廓的塌陷，软硬组织的缺失成为种植修复美学的一个难点[1]。目前对于多颗牙缺牙的患者，可以采用的治疗方案包括Onlay植骨、GBR、钛网植骨及牵张成骨等[3-5]。但是由于本案例骨缺损情况严重，采用Onlay植骨、钛网植骨及牵张成骨等治疗方案的手术敏感性较高，出现失败的风险比较大。GBR技术是目前临床最常见的骨增量技术，该技术损伤小，

单纯应用骨粉，可以避免二次创伤；可以于种植体植入时同期进行GBR技术骨增量，也可以单独或联合其他技术同时应用，易被患者和术者接受[6-8]。同时通过使用钛钉作为支持物来维持植骨空间，间接提升了软组织的支持水平而使外形更加饱满，为理想的美学修复效果提供条件。

相较于其他骨增量方案，本案例选择的治疗方案的优点：

（1）利用钛钉作为支撑物，为GBR技术植骨中稳定的成骨环境创造了条件，也减小了手术难度。

（2）单纯使用生物材料（Bio-Oss骨粉）进行垂直向骨增量，避免了自体骨的采集，减少了二次创伤。

（3）在进行前庭沟加深术/附着龈增宽术时应

用了脱细胞异体真皮，最终获得了较好的效果，避免了自体腭侧软组织的移植。

（4）使用前庭沟保持器，在保护创面的同时，可以防止前庭沟的退缩，同时恢复患者的咬合关系。

不足之处：

（1）钛钉作为支撑物，在种植手术中必须取出，在取出过程中可能会出现新的骨缺损，导致需要再次GBR手术。

（2）在进行前庭沟加深术后，植骨区有显著吸收，这可能与前庭沟保持器对新骨有过大的压力有关，最终导致23位点种植体唇侧新骨吸收。

（3）在最终修复照片上可见11、21由于植骨手术关系，临床牙冠变短，如果能采用DSD美学设计，适当延长11、21临床牙冠，可以减少龈瓷修复范围，能获得更好的美学修复效果。

总之，通过结合软组织手术、垂直向骨增量，重建了前牙区严重骨缺损的上颌骨，并最终完成了在美学、功能和固定支持上均表现良好的修复体。但是，我们也可以看到，如果需要得到这样的手术结果，手术次数和总的治疗时间就要不可避免地增加了[9]。美学区种植修复的可预期性一直是种植医生追求的目标，同时治疗过程的舒适化、简单化和治疗等待过渡期的美观性，也对医生的临床计划与决策提出了更高的要求。

（钱文涛，王绍义，邹多宏）

参考文献

[1] Dawson A, Chen S. 牙种植学的SAC分类[M]. 宿玉成, 译. 沈阳: 辽宁科学技术出版社, 2019.

[2] 宿玉成. 美学区种植修复的评价和临床程序[J]. 口腔医学研究, 2008, 24(8):241-244.

[3] 刘堃, 王舒思, 张磊, 等. 块状自体骨联合脱细胞牛骨基质重建牙槽嵴的影像学观察[J]. 口腔医学, 2021, 41(4):312-317.

[4] 容明灯, 张雪洋, 黄雁红, 等. 改良Onlay植骨术在增量上前牙区水平向严重骨缺损中的临床应用[J]. 广东医学, 2018, 39(10):1466-1470.

[5] 乐柯, 董衡, 陈力, 等. 应用三维预成型钛网在上颌前牙区骨增量疗效的临床研究[J]. 口腔医学研究, 2020, 36(5):481-485.

[6] 沈宁, 唐增斌, 李军, 等. 膜引导再生技术在上前牙美学区牙种植手术中的临床应用研究[J]. 中国美容医学, 2011, 20(9):1433-1435.

[7] 沈琳, 彭国光, 夏炜, 等. 创伤性上前牙缺失伴骨缺损的种植修复探讨[J]. 中国口腔种植学杂志, 2013, 18(1):28-31.

[8] 邓文正, 陆辉, 邱伟芳, 等. 膜引导再生技术在骨量不足牙种植术中的临床应用[J]. 中国美容医学, 2012, 21(11):2029-2031.

[9] Urban IA, Monje A, Wang HL. Vertical ridge augmentation and soft tissue reconstruction of anterior atrophic maxilla: A case series[J]. Int J Periodontics Restorative Dent, 2015, 35:613-623.

第 6 章

上颌前牙区复合型（水平型+垂直型）骨缺损的修复重建（单牙位）I

RECONSTRUCTION OF HORIZONTAL/VERTICAL BONE DEFECT IN THE MAXILLARY ANTERIOR REGION (SINGLE TOOTH) I

案例简介

患者：女，29岁，上海人。

主诉：上颌前牙缺失，要求种植修复。

现病史：患者自述5年前因外伤致12缺失，邻牙倾斜，2年前进行正畸治疗，现已完成矫正，要求种植修复。

既往史：否认全身系统性疾病史，否认药物过敏史，无吸烟史。

口腔检查：12缺失，该区唇侧牙槽嵴顶明显凹陷；牙龈生物型为中厚龈生物型，咬合关系正常，开口度佳（图6-1）。

影像学检查：曲面断层片示12区牙槽骨重度吸收，相邻11远中及13近中牙槽骨均有不同程度的吸收（图6-2）。

CBCT示12位点牙槽骨高度严重不足（>5mm），同时伴宽度严重不足（>5mm）（图6-3）。

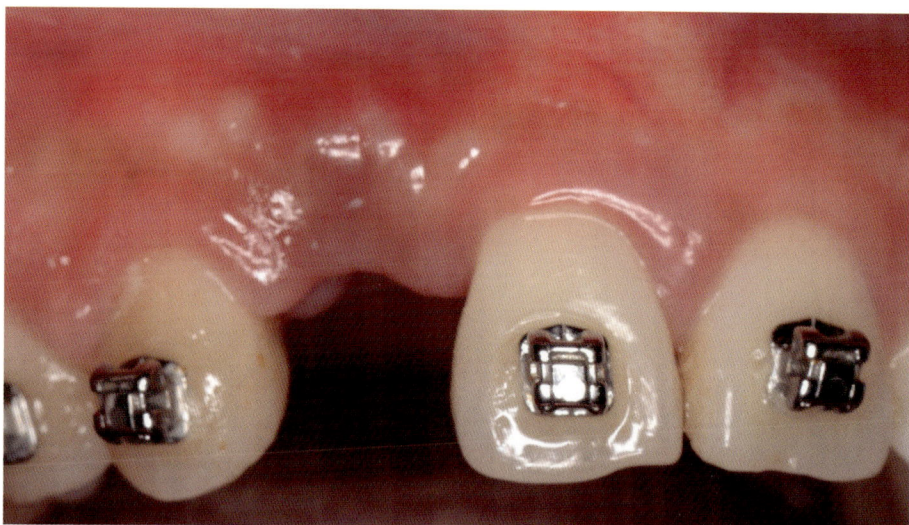

图6-1　口内检查，12缺牙区软组织愈合良好，但有明显凹陷。

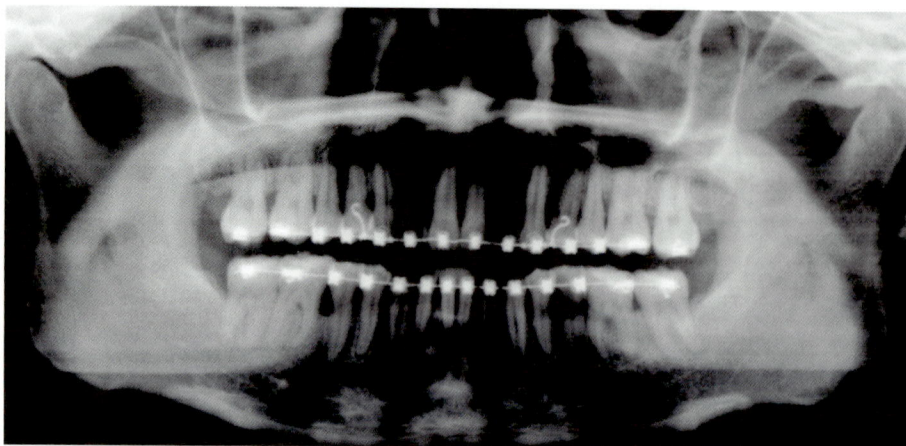

图6-2　曲面断层片示12缺牙区骨量不足；戴有正畸配件；余留牙齿位置正常，无龋坏，没有明显牙槽骨吸收。

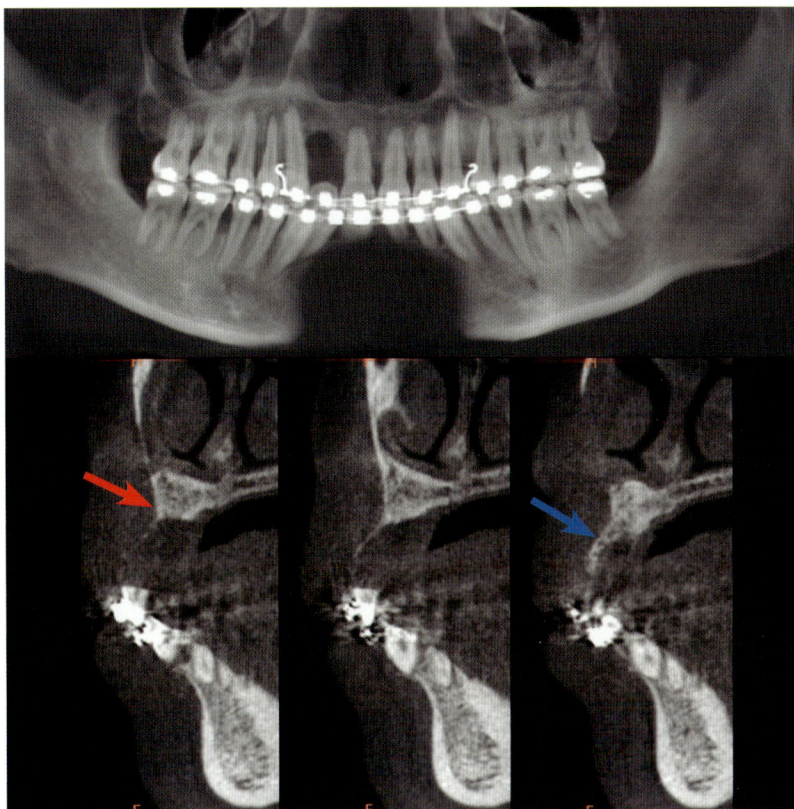

图6-3　CBCT示缺牙区牙槽骨呈现高度严重不足（>5mm）（红色箭头所示），11远中牙槽骨宽度严重不足（蓝色箭头所示）。

诊断

（1）12缺失。

（2）右上颌前牙缺牙区牙槽骨重度水平型+垂直型骨缺损。

治疗方案

本案例属于美学区种植修复，美学风险因素评估见表6-1[1]。

根据表6-1，本案例属于高风险种植案例。

基于病史，制订的治疗方案：①骨环技术（植骨+同期种植）：从颏部或外斜线处用专用取骨环钻（高度≥5mm），移植于12骨缺损区，同期植入种植体，周围间隙内植入人工骨粉+可吸收生物膜覆盖；②自体块状骨移植：口内或口外获取患者自己骨块，修整后用钛钉把骨块固位在骨缺损区，周围间隙内植入人工骨粉+可吸收生物膜覆盖，术后6个月植入种植体；③同种异体骨块移植：利用市场上在售的同种异体骨块完成骨修复，过程同②；④基于钛网/钛膜/聚四氟乙烯膜的GBR骨增量：利用钛网/钛膜/聚四氟乙烯膜支撑稳定的空间，充填人工骨粉+自体骨（一般比例为1∶1），8~9个月后进行种植体植入；⑤BBA骨增量技术：外斜线或其他部位取骨后，制备2片骨片，用钛钉分别把骨片固定在

表6-1 美学风险因素评估

美学风险因素	风险水平		
	低	中	高
健康状况	健康，免疫功能正常		免疫功能低下
吸烟习惯	不吸烟	少量吸烟（＜10支/天）	大量吸烟（＞10支/天）
患者美学期望值	低	中	高
笑线	低位	中位	高位
牙龈生物型	低弧线、厚龈生物型	中弧线、中厚龈生物型	高弧线、薄龈生物型
牙冠形态	方圆形	卵圆形	尖圆形
位点感染情况	无	慢性	急性
邻面牙槽嵴高度	到接触点＜5mm	到接触点5.5～6.5mm	到接触点＞7mm
邻牙修复状态	无修复体		有修复体
缺牙间隙宽度	单颗牙（＞7mm）	单颗牙（＜7mm）	2颗牙或2颗牙以上
软组织解剖	软组织完整		软组织缺损
牙槽嵴解剖	无骨缺损	水平向骨缺损	垂直向骨缺损

唇侧和腭侧，中间填自体骨屑，完全用自体骨完成骨增量，术后4个月进行种植体植入；⑥基于帐篷钉技术的骨增量：利用帐篷钉支撑作用，单纯用Bio-Oss骨粉（Geistlich）充填，膜钉固位Bio-Gide可吸收生物膜后（Geistlich），用生物膜覆盖Bio-Oss骨粉，术后8个月行种植体植入。与患者充分沟通后，患者不愿意取自体骨，也不希望用同种异体骨块，最终选择治疗方案⑥。

治疗过程

（1）局麻下，于12缺牙区牙槽嵴顶偏腭侧做切口，考虑到美学效果，在14远中做梯形附加垂直切口，翻全层黏骨膜瓣，充分暴露下方牙槽骨，12缺牙区牙槽骨局部缺损明显，且13牙根近中牙槽骨高度不足（图6-4）。

（2）牙周探针测量，牙槽骨高度不足，缺损达7mm（图6-5a），唇侧骨板厚度约1mm，腭侧呈现大的凹陷性骨缺损（图6-5b）。

（3）分别植入2枚帐篷钉（图6-6a）：1枚垂直向植入（钉帽 φ6mm×12mm），用于支撑垂直向骨增量（图6-6b）；1枚唇侧水平向植入（钉帽 φ6mm×8mm），用于支撑水平向骨增量（图6-7a）。

（4）𬌗面观帐篷钉高出缺牙区牙槽骨表面约5mm，略高于邻近牙槽嵴轮廓（图6-7b）。

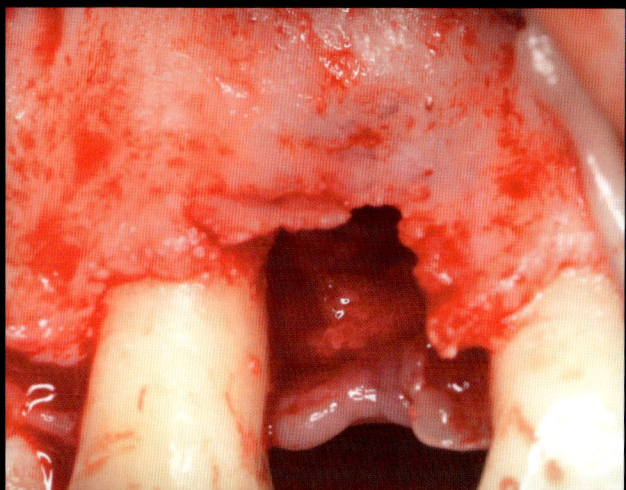

图6-4　切口翻瓣后充分暴露骨缺损区。

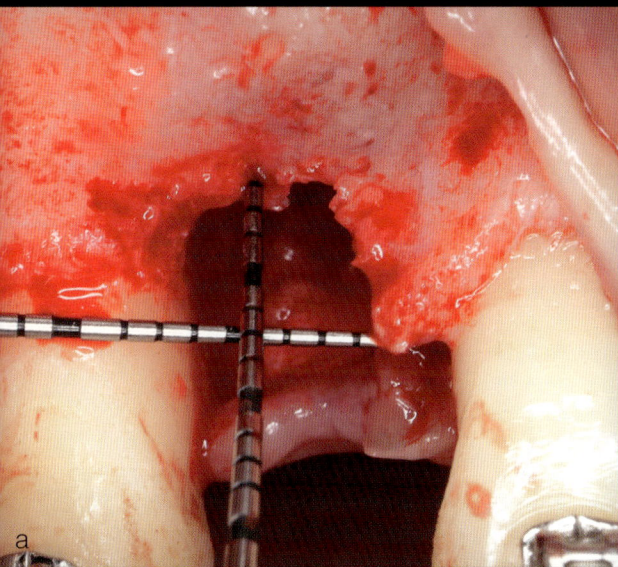

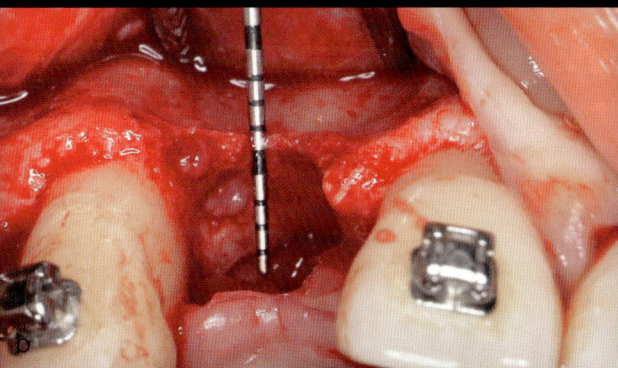

图6-5　牙周探针测量，牙槽骨高度不足，缺损达7mm（a）；唇侧骨板厚度约1mm，腭侧呈现大的凹陷性骨缺损（b）。

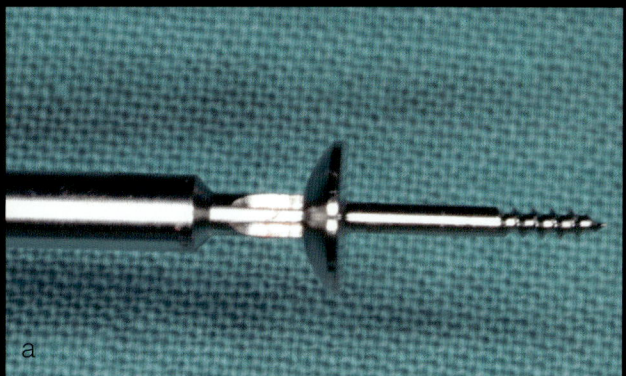

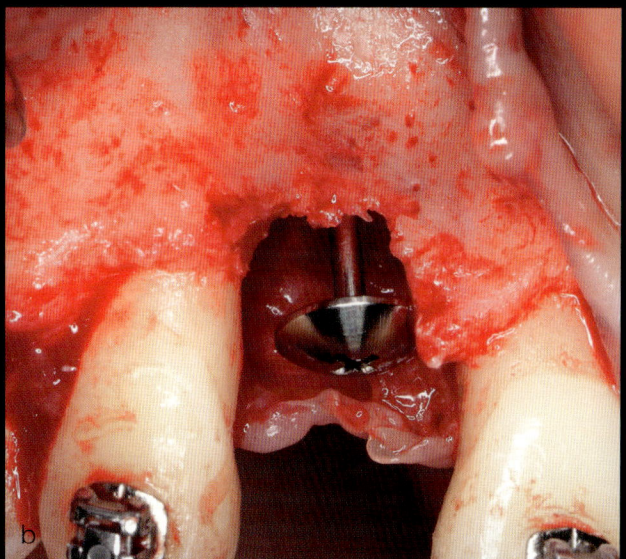

图6-6　在骨缺损区牙槽嵴顶植入帐篷钉（a），垂直向植入1枚帐篷钉（钉帽 φ6mm×12mm）（b）。

（5）选择大的Bio-Gide可吸收生物膜（Geistlich，30mm×40mm）作为屏障膜，修整后，用膜钉将Bio-Gide可吸收生物膜一端固定在牙槽骨上，这样以便形成袋状结构（图6-8a）。

（6）植入Bio-Oss骨粉（Geistlich，1.5g），将骨粉完全覆盖帐篷钉（图6-8b），将Bio-Gide可吸收生物膜完全包裹骨粉，生物膜的另一端塞入腭侧黏骨膜下（图6-9a）。

（7）唇侧充分减张，用4-0可吸收线无张力下严密缝合创口，2周后拆线（图6-9b）。

（8）术后3个月复诊，口内见创口愈合良好，缺牙区软组织丰满，无凹陷（图6-10）。影像学检查结果，帐篷钉及膜钉位置正常，新骨高度及宽度显著增加（图6-11和图6-12）。

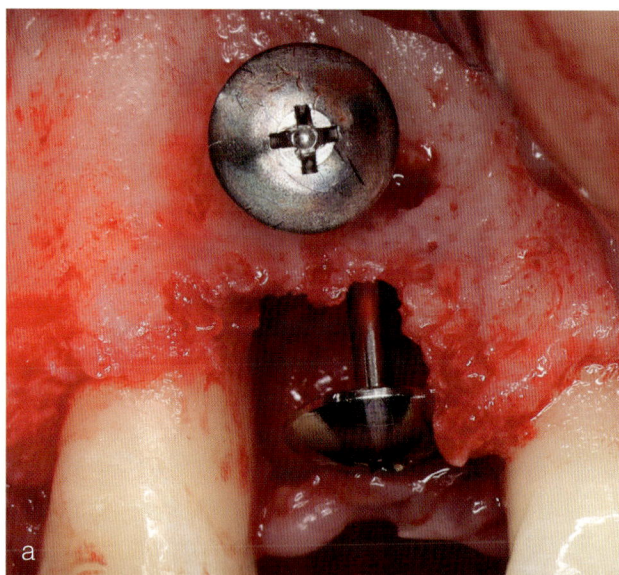

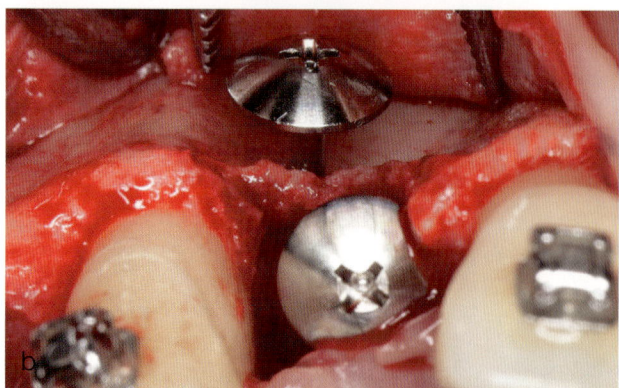

图6-7　在骨缺损区唇侧牙槽骨水平向植入1枚帐篷钉（钉帽φ6mm×8mm）（a）；殆面观帐篷钉略高于邻近牙槽嵴轮廓（b）。

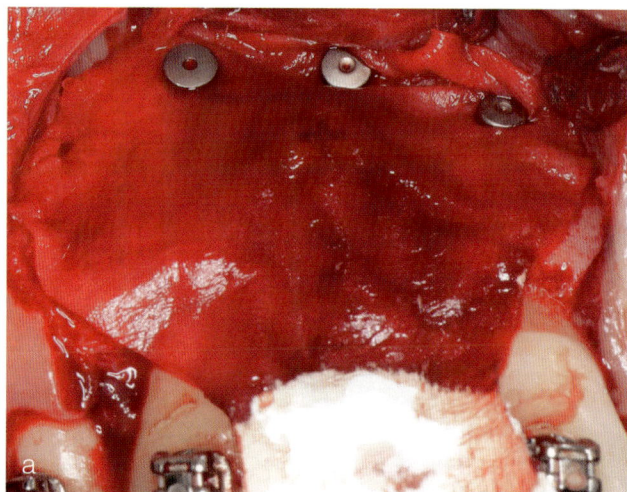

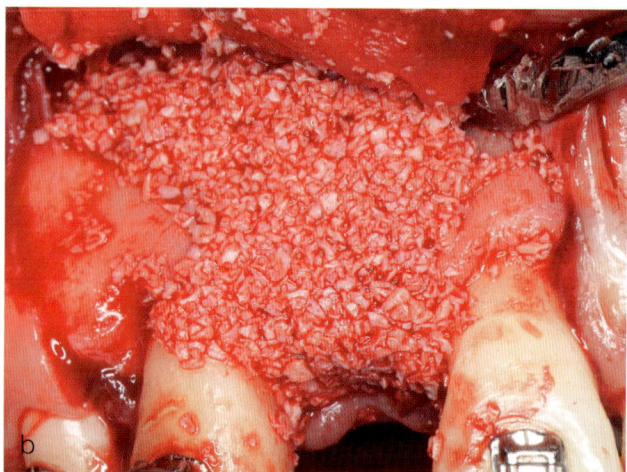

图6-8　用膜钉将Bio-Gide可吸收生物膜（Geistlich，30mm×40mm）一端固定在牙槽骨上（a）；缺损区植入Bio-Oss骨粉（Geistlich，1.5g）（b）。

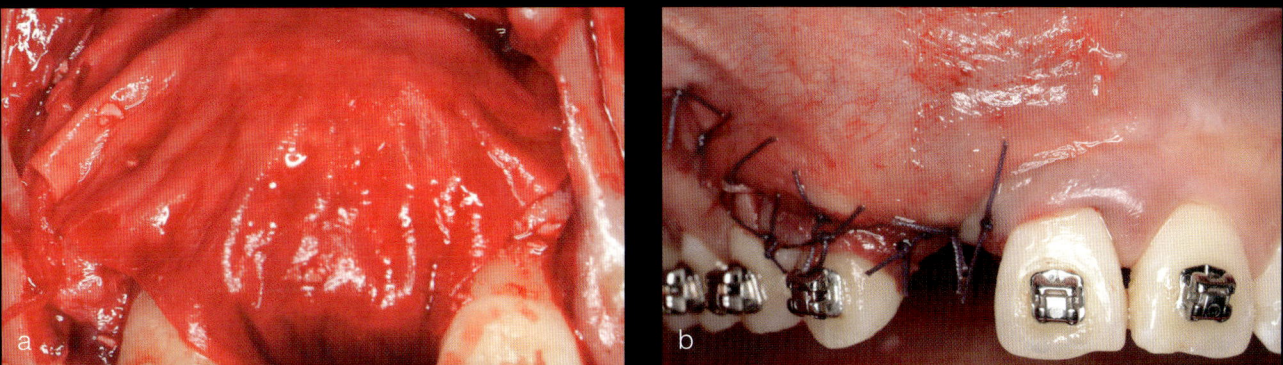

图6-9　将Bio-Gide可吸收生物膜完全包裹骨粉，生物膜的另一端塞入腭侧黏骨膜下（a）；唇侧充分减张后，用4-0可吸收线无张力下严密缝合创口（b）。

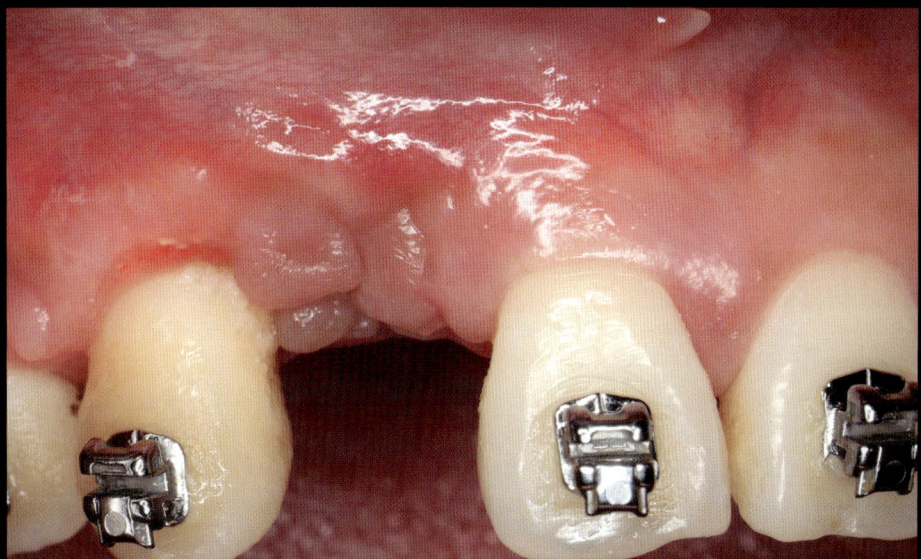

图6-10　术后3个月复诊，口内见创口愈合良好，缺牙区无凹陷。

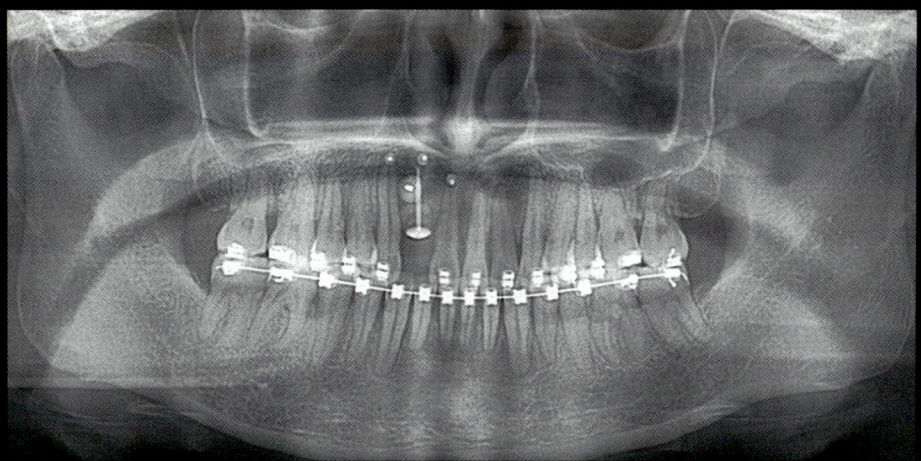

图6-11　术后3个月复诊，曲面断层片示植骨区2枚帐篷钉、3枚膜钉清晰可见，新植骨部分呈现高密度影。

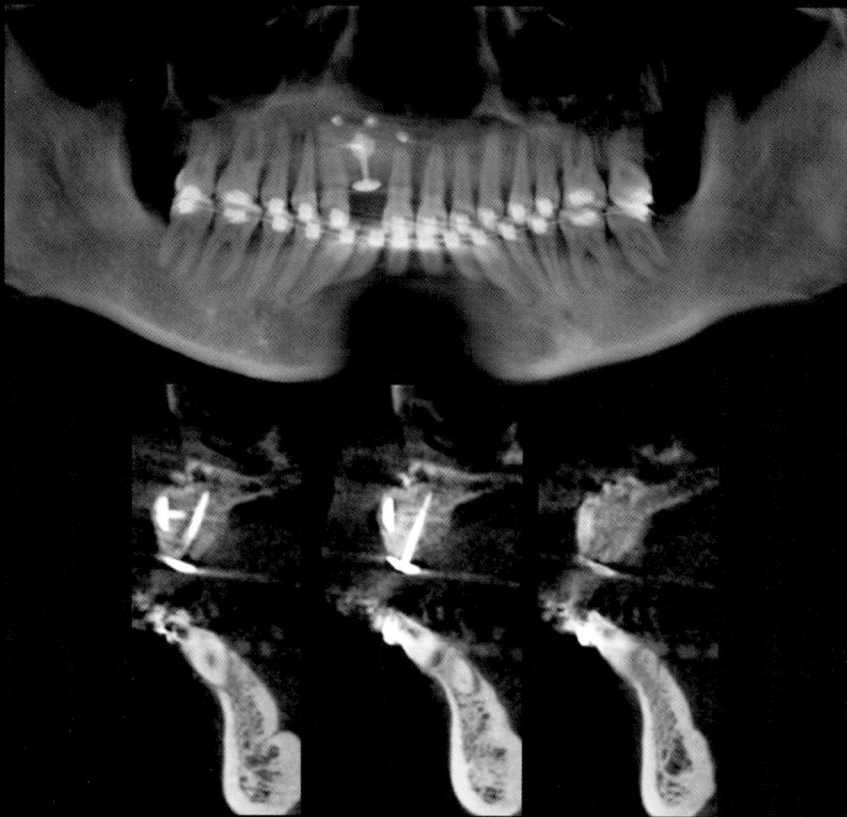

图6-12 术后3个月复诊，CBCT示植骨区骨高度与宽度显著增加，新植骨部分呈现高密度影。

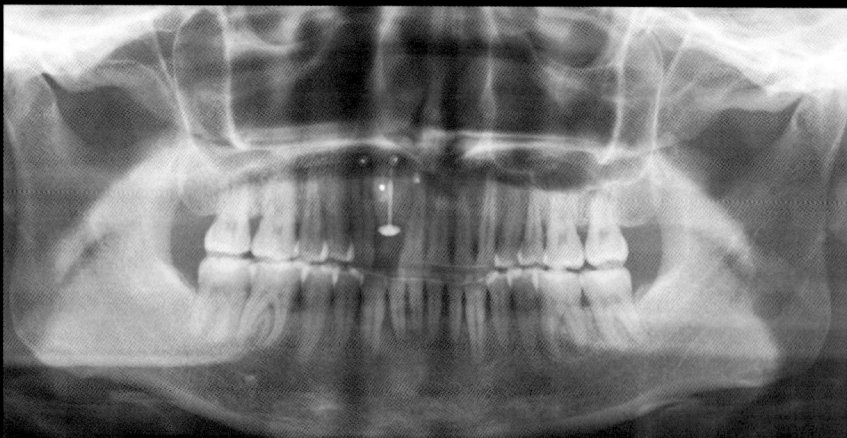

图6-13 术后6个月复诊，曲面断层片示患者已经去除口内正畸配件，植骨区新骨与周围正常牙槽骨密度接近，已经与缺损区近远中正常牙槽骨相融合。

（9）术后6个月复诊，曲面断层片（图6-13）及CBCT（图6-14）可见新骨与周围正常牙槽骨密度接近，新骨体积无明显吸收，牙槽骨轮廓较丰满。

（10）术后8个月复诊，口内见缺牙区软组织形态丰满、色泽健康，无凹陷（图6-15）。CBCT示新骨与周围正常牙槽骨完成融合，且呈现高密度影，骨高度及宽度按预期得到重建（图6-16）。

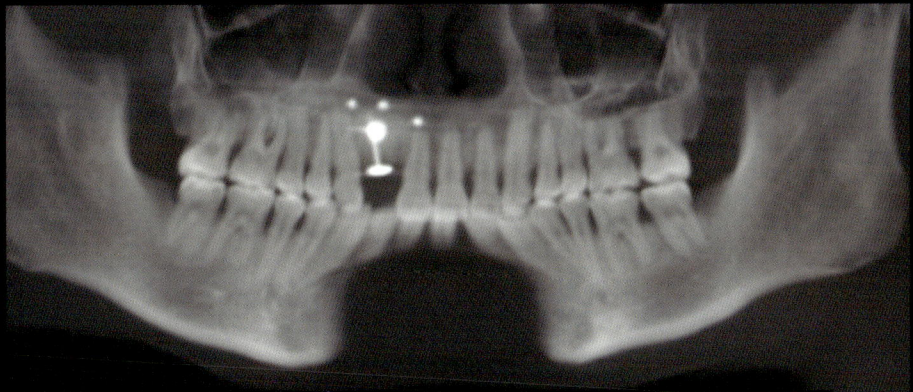

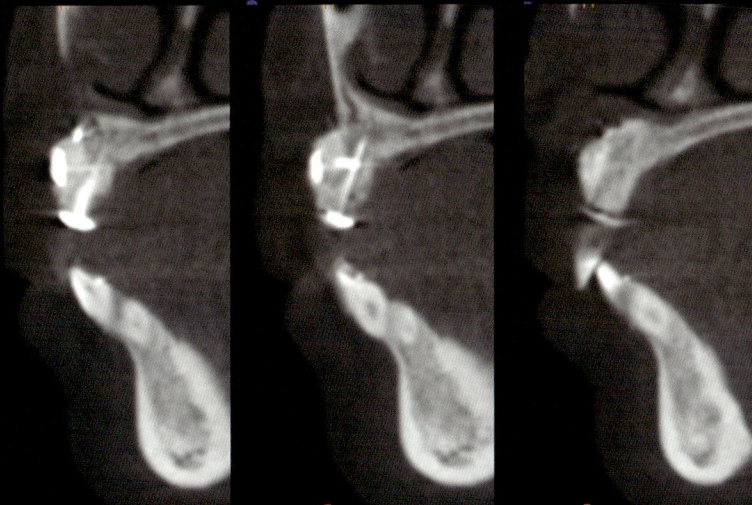

图6-14　术后6个月复诊，CBCT示植骨区新骨与周围牙槽骨密度接近，帐篷钉钉帽下方新骨密度高，新植入骨粉的体积无明显吸收。

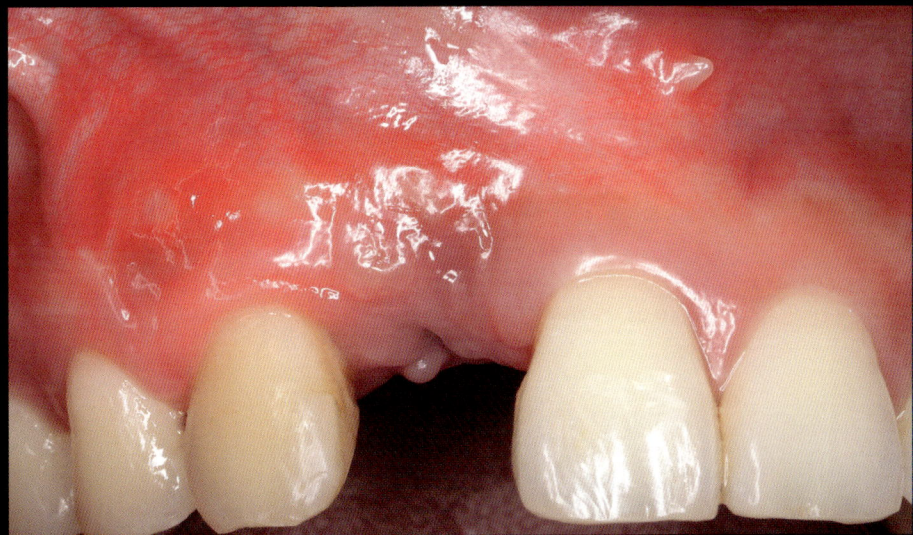

图6-15　术后8个月复诊，口内见缺牙区唇侧软组织形态丰满、色泽健康，无凹陷。

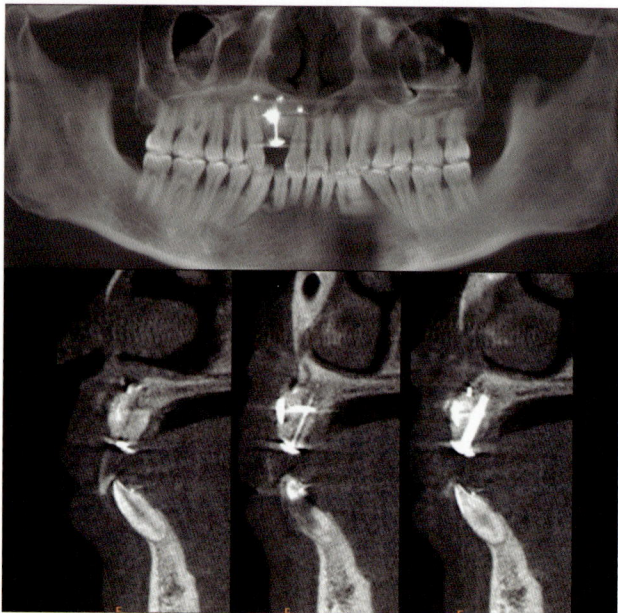

图6-16　术后8个月复诊，CBCT示新骨与周围正常牙槽骨完成融合，且呈现高密度影，骨高度及宽度按预期得到重建。

（11）局麻下，于牙槽嵴顶做正中切口，翻全层黏骨膜瓣，可见12缺牙区牙槽骨骨增量区新骨组织良好，表面光滑、丰满，局部可见少量颗粒状骨替代材料，轮廓形态与邻近骨组织较一致，帐篷钉

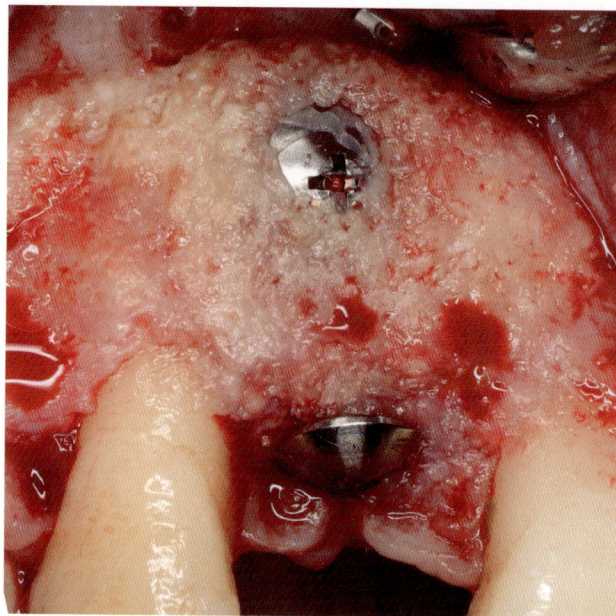

图6-17　局麻下，于牙槽嵴顶做正中切口，翻全层黏骨膜瓣，可见植骨区新骨组织良好，表面光滑、丰满，局部可见少量颗粒状骨替代材料，轮廓形态与邻近骨组织较一致。

钉帽被新骨覆盖（图6-17）。

（12）用剥离器暴露膜钉（图6-18a），用刮匙和球钻去除部分新骨，暴露下方帐篷钉（图6-18b），取出帐篷钉和膜钉（图6-19）。

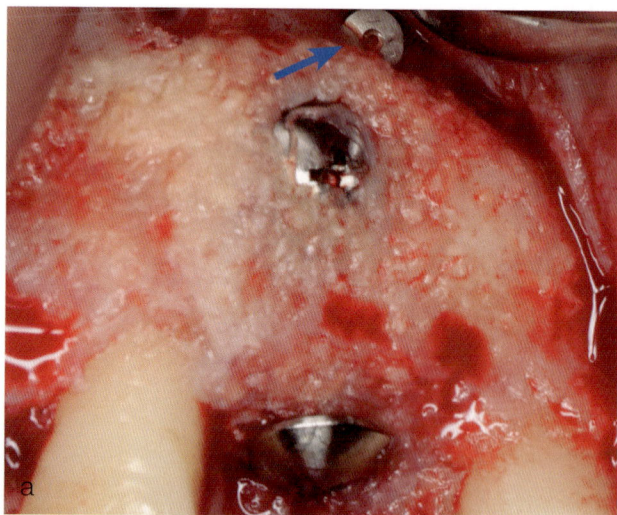

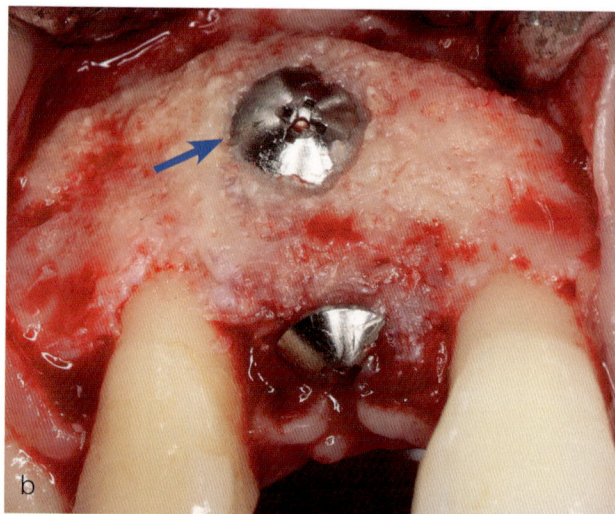

图6-18　充分暴露膜钉，然后取出（a，蓝色箭头所示）；用刮匙和球钻去除帐篷钉钉帽处新骨，以便取出帐篷钉（b，蓝色箭头所示）。

（13）牙周探针测量，新骨高度约12mm（图6-20a）、新骨宽度约7mm（图6-20b）。

（14）植入1颗NobelActive种植体（φ3.5mm×11.5mm）（图6-21a），扭矩>35Ncm，然后放置愈合基台（φ3.6mm×5mm）（图6-21b），同期用取骨环钻取骨，做组织切片，观察新骨形成情况。

（15）在取出帐篷钉及取骨环钻取骨部位再次植入Bio-Oss骨粉（Geistlich，0.5g）（图6-21b），覆盖Bio-Gide可吸收生物膜（Geistlich，13mm×25mm）（图6-22a）。

（16）用4-0可吸收线严密缝合创口（图6-22b），术后2周拆线。

（17）术后4个月复诊，见术区愈合良好，愈合基台在位，龈乳头在位，无明显退缩，常规取模，制作螺丝固位全瓷种植修复体。

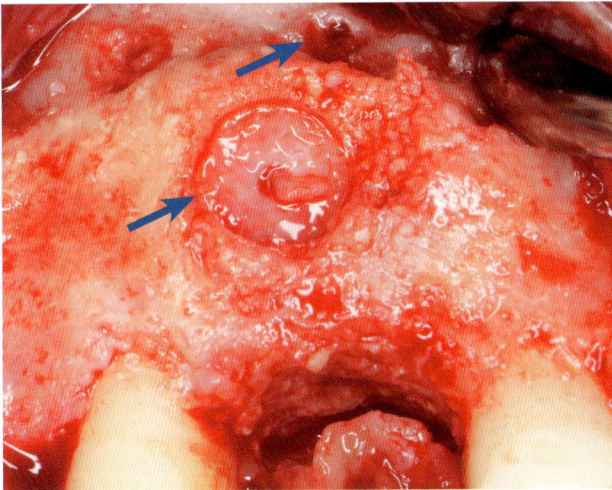

图6-19　取出帐篷钉和膜钉（蓝色箭头所示）。

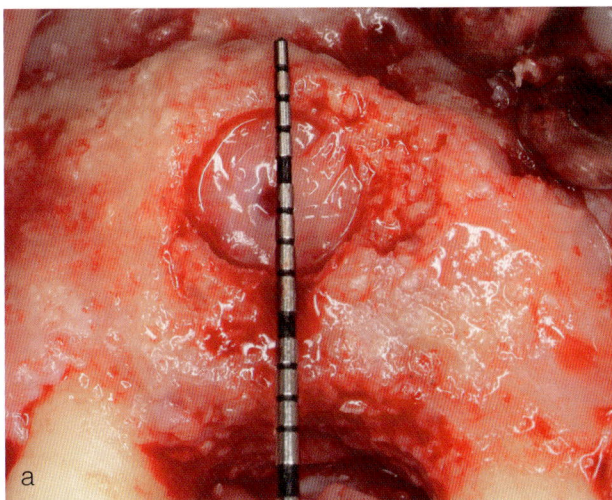

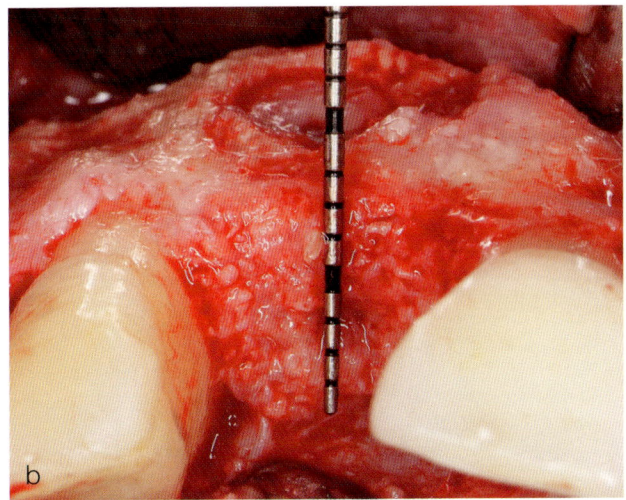

图6-20　牙周探针测量，新骨高度约12mm（a）；新骨宽度约7mm（b）。

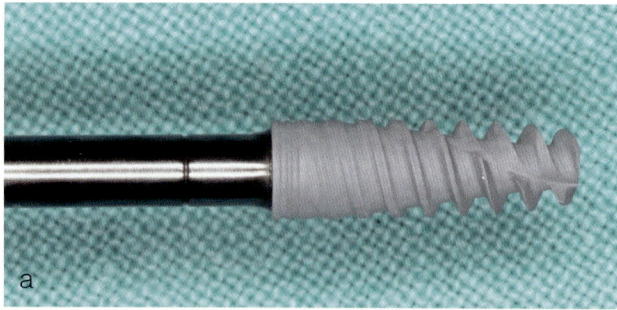

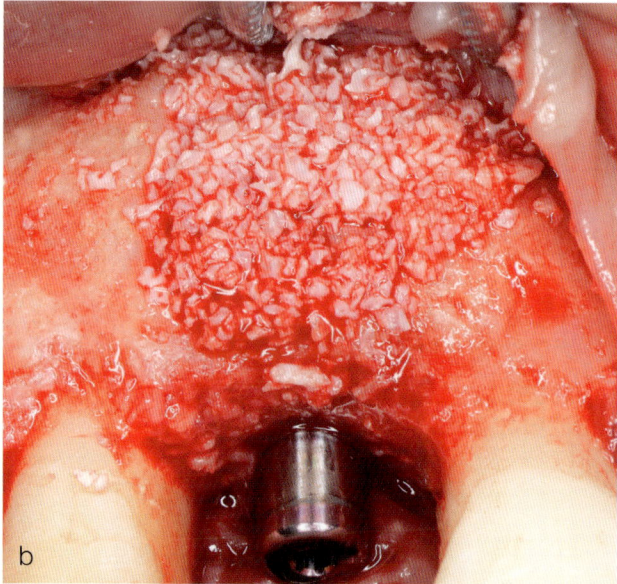

图6-21 植入1颗NobelActive种植体（φ3.5mm×11.5mm）（a），扭矩>35Ncm，放置愈合基台（φ3.6mm×5mm），因取出帐篷钉和局部取骨造成的缺损再次植入Bio-Oss骨粉（Geistlich，0.5g）（b）。

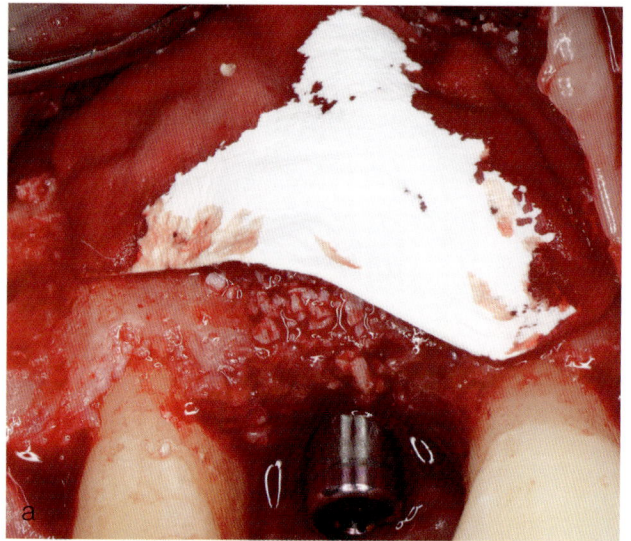

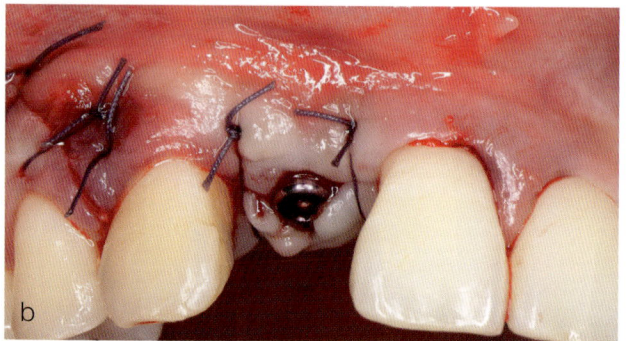

图6-22 植骨区再次覆盖Bio-Gide可吸收生物膜（Geistlich，13mm×25mm）（a）；用4-0可吸收线严密缝合创口（b）。

（18）最终戴入螺丝固位全瓷种植修复体，修复体唇侧骨丰满，与两侧牙槽嵴轮廓协调（图6-23）。

（19）戴入修复体后，咬合关系正常（图6-24a），牙弓形态协调自然（图6-24b）。

（20）种植修复体戴入后1.5年复诊，口内见修复体颈部牙龈稍有退缩，但基本稳定，牙龈色泽健康（图6-25）。

（21）种植修复体戴入后1.5年影像学检查，曲面断层片及根尖片未见种植体颈部骨吸收（图6-26）；CBCT示种植体唇侧骨稳定，无明显吸收，骨板厚度>2mm（图6-27）。

图6-23　种植体植入4个月后，常规取模，制作螺丝固位全瓷种植修复体，然后戴入最终修复体。

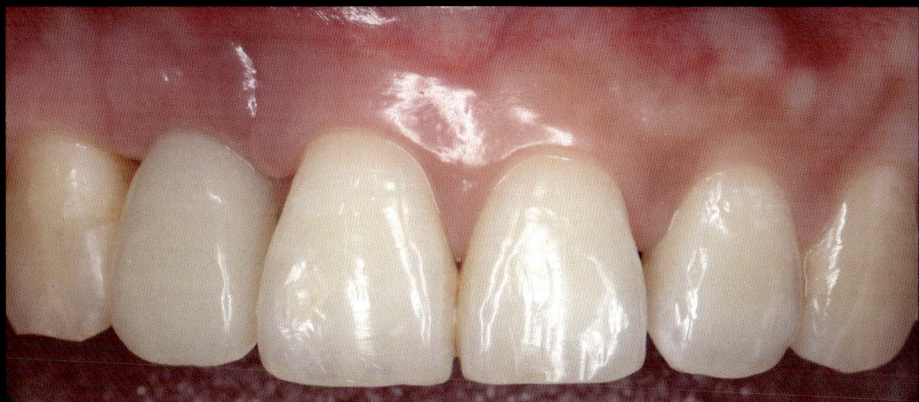

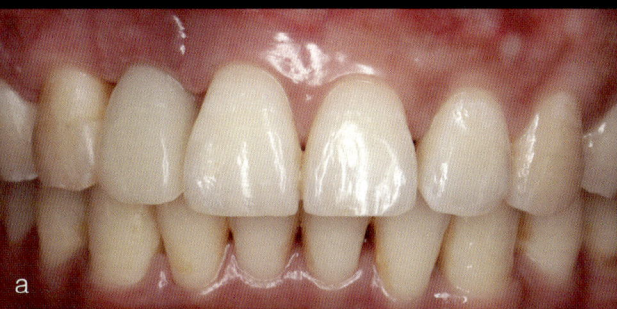

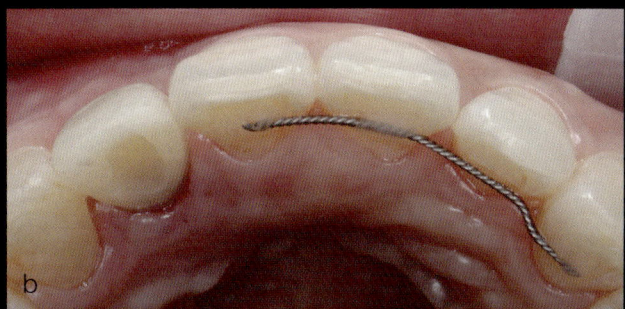

图6-24　种植修复体戴入后，咬合关系正常（a）；𬌗面观形态与牙弓协调自然（b）。

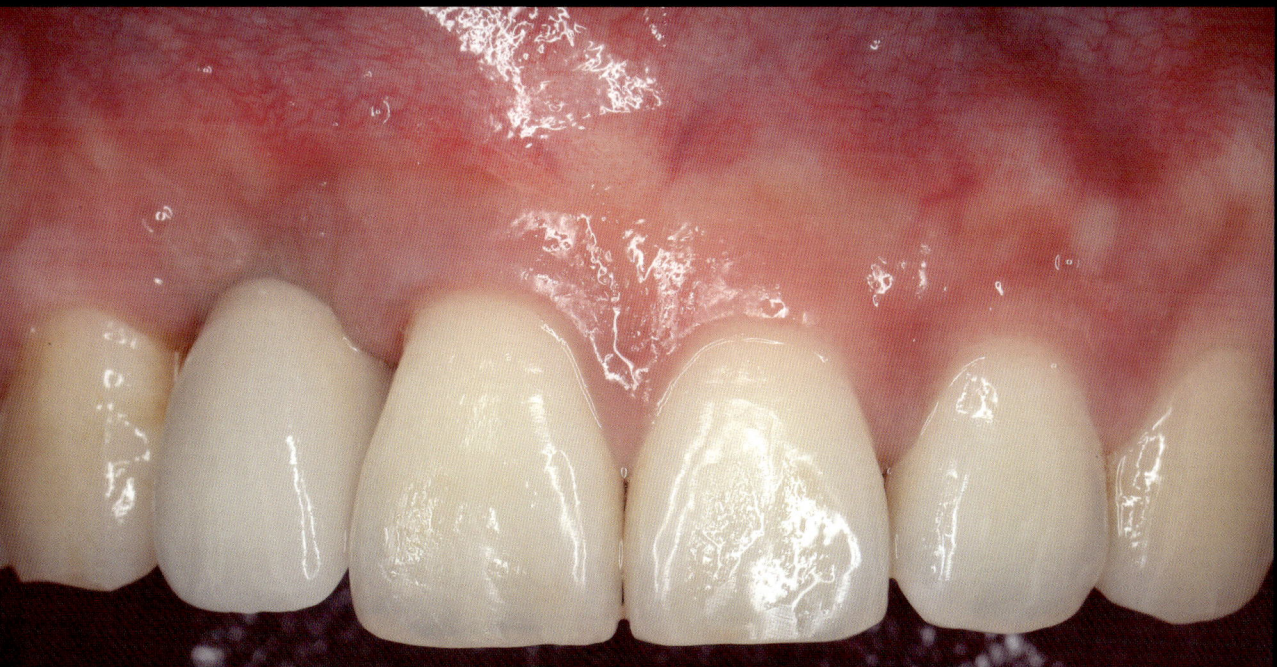

图6-25　种植修复体戴入后1.5年复诊，口内见修复体颈部牙龈稍有退缩，但基本稳定，色泽健康。

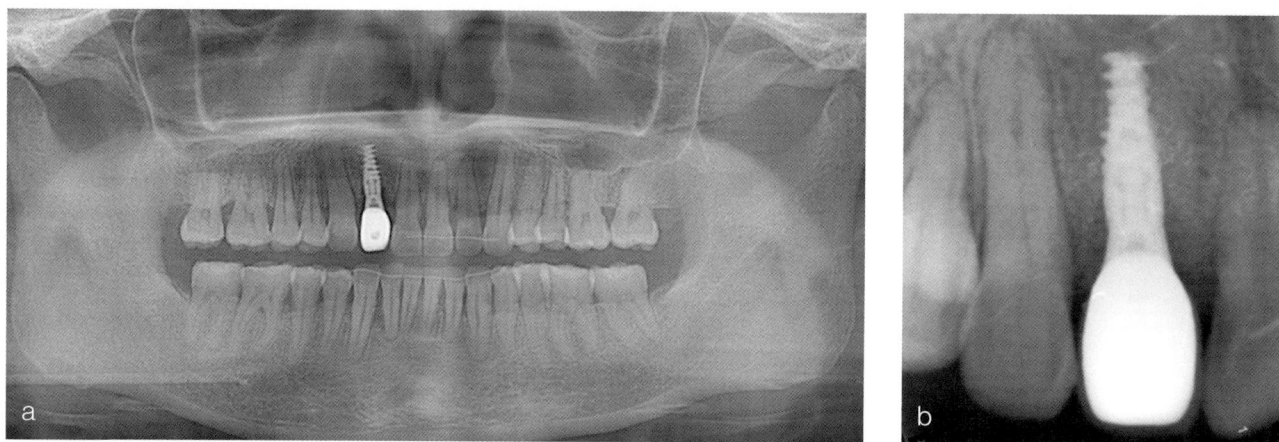

图6-26 种植修复体戴入后1.5年复诊，曲面断层片（a）及根尖片（b）示种植体颈部牙槽骨稳定，无可见骨吸收影像。

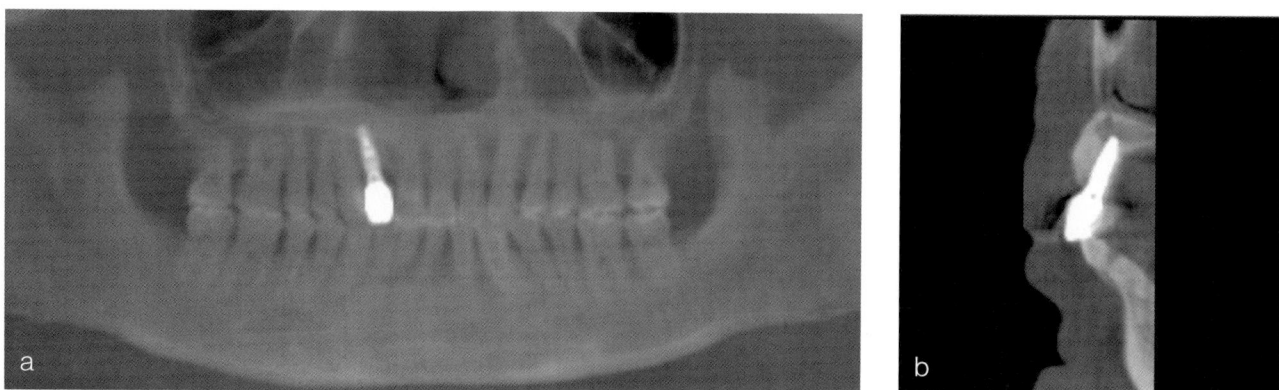

图6-27 种植修复体戴入后1.5年复诊，CBCT示种植体唇侧骨无明显骨吸收，骨板厚度>2mm（a、b）。

案例点评

本案例治疗过程关键步骤模式图如图6-28所示。

本案例是前牙美学区复合型（水平型+垂直型）骨缺损的案例，根据SAC分类属于高美学风险种植案例，为了达到良好的美学效果需要软硬组织的增量[1]。前牙美学区复合型骨缺损采用何种骨增量技术，其目的是恢复该区域的骨高度和宽度，以

及软组织的有效支持和恢复。目前临床上常用的技术有：

（1）自体骨环技术：在下颌颏部或外斜线采用取骨环钻取骨，钻取一个与骨缺损相匹配的皮质松质骨环，进行制备，修整骨缺损区的骨面，进行受植区孔洞预备，用种植体将骨环固定在骨缺损区，随后在骨环周围的缝隙内填入Bio-Oss骨粉，覆盖可吸收生物膜，可以达到较为理想的骨增量效果[2]。然而该技术需要在供区取骨，造成第二创口，

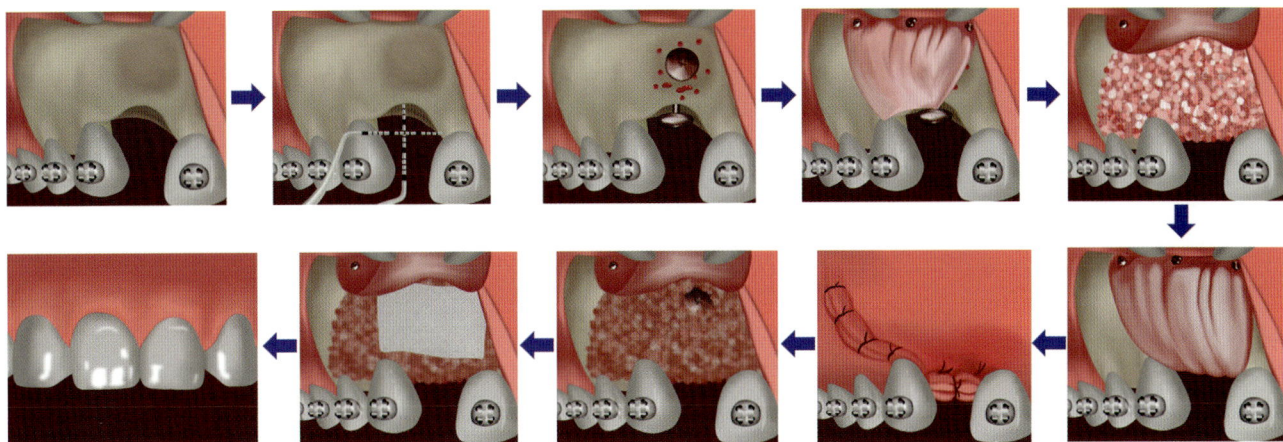

图6-28　本案例治疗过程关键步骤模式图。

可能会造成术后肿胀疼痛、神经损伤等并发症，部分患者无法接受。

（2）同种异体骨环技术：采用同种异体骨块材料，无须第二创口取骨，手术过程类似自体皮质松质骨环，但是其材料成本较昂贵[3]。

（3）"香肠"技术：Urban教授提出的"香肠"技术在水平型骨缺损情况下能获得较好的骨增量效果。该技术在临床使用不同种类的可吸收膜与ABBM颗粒（无机牛源性骨移植材料）和自体骨颗粒相结合的"香肠"技术用于刃状牙槽嵴的水平向骨增量。人工合成可吸收膜可被设计成缓慢吸收时间为4~6个月，以便提供延长的屏障功能，确保新形成的骨有足够的时间成熟[4-5]。

（4）个性化钛网技术：个性化钛网也广泛应用于各类骨缺损的骨增量，取得了不错的临床效果，

但临床上钛网存在术后暴露率高，进而导致术后感染发生，最终造成植骨失败的危险[3,6]。

本案例采用了帐篷钉技术结合GBR技术进行前牙美学区的垂直向及水平向骨增量。经几十年的临床验证，GBR技术已经成为一种可以解决各类骨缺损的成熟技术，当然其在垂直型骨缺损中应用的效果仍有一定争议[7-13]。笔者将GBR技术与帐篷钉技术相结合，仅使用人工骨替代材料，没有第二术区，减少了患者的创伤，并最终取得了优良的临床植骨效果。值得注意的是，该技术的不足之处是治疗周期较长，并且有时候需要二次骨增量，这样使得材料成本比较高。

（浦益萍，赵正宜，刘昌奎，徐光宙，邹多宏）

参考文献

[1] Dawson A, Chen S. 牙种植学的SAC分类[M]. 宿玉成, 译. 沈阳: 辽宁科学技术出版社, 2019.

[2] Ding YD, Wang LF, Su KW, et al. Horizontal bone augmentation and simultaneous implant placement using xenogeneic bone rings technique: A retrospective clinical study[J]. Sci

Rep, 2021,11(1):4947.

[3] Pieri F, Corinaldesi G, Fini M, et al. Alveolar ridge augmentation with titanium mesh and a combination of autogenous bone and anorganic bovine bone: A 2-year prospective study[J].J Periodontol, 2008, 79(11):2093-2103.

[4] Urban IA, Nagursky H, Lozada JL. Horizontal ridge augmentation with a resorbable membrane and particulated autogenous bone with or without anorganic bovine bone-derived mineral: a prospective case series in 22 patients[J]. Int J Oral Maxillofac Implants, 2011, 26(2):404-414.

[5] Urban IA, Lozada JL, Jovanovic SA, et al. Vertical ridge augmentation with titanium reinforced, dense PTFE membranes and a combination of particulated autogenous bone and anorganic bovine bone derived mineral:A prospective case series in 19 patients[J]. Int J Oral Maxillofac Implants, 2014, 29(1):185-193.

[6] Jochum KJA, Obada B, De JL, et al. Long-term effects of vertical bone augmentation: a systematic review[J]. J Appl Oral Sci, 2016, 24(1):3-17.

[7] El Zahwy M, Taha S, Mounir R, et al. Assessment of vertical ridge augmentation and marginal bone loss using autogenous onlay vs inlay grafting techniques with simultaneous implant placement in the anterior maxillary esthetic zone: A randomized clinical trial[J]. Clin Implant Dent Relat Res, 2019, 21:1140-1147.

[8] Chen H, Gu T, Lai H, et al. Evaluation of hard tissue 3-dimensional stability around single implants placed with guided bone regeneration in the anterior maxilla: A 3-year retrospective study[J]. J Prosthet Dent, 2021.

[9] Naishlos S, Zenziper E, Zelikman H, et al. Esthetic assessment succeeding anterior atrophic maxilla augmentation with cancellous bone-block allograft and late restoration loading[J]. J Clin Med, 2021, 10.

[10] Urban IA, Monje A, Wang HL. Vertical ridge augmentation and soft tissue reconstruction of the anterior atrophic maxillae: A case series[J]. Int J Periodontics Restorative Dent, 2015, 35: 613-623.

[11] Gulinelli JL, Dutra RA, Marão HF, et al. Maxilla reconstruction with autogenous bone block grafts: computed tomography evaluation and implant survival in a 5-year retrospective study[J]. Int J Oral Maxillofac Surg, 2017, 46: 1045-1051.

[12] Masaki C, Nakamoto T, Mukaibo T, et al. Strategies for alveolar ridge reconstruction and preservation for implant therapy[J]. J Prosthodont Res, 2015, 59:220-228.

[13] Janner SFM, Bosshardt DD, Cochran DL, et al. The influence of collagen membrane and autogenous bone chips on bone augmentation in the anterior maxilla: a preclinical study[J]. Clin Oral Implants Res, 2017, 28:1368-1380.

第 7 章

上颌前牙区复合型（水平型+垂直型）骨缺损的修复重建（单牙位）II

RECONSTRUCTION OF HORIZONTAL/VERTICAL BONE
DEFECT IN THE MAXILLARY ANTERIOR REGION
(SINGLE TOOTH) II

案例简介

患者：男，50岁，江苏昆山人。

主诉：右上颌前牙脱落影响美观，要求种植修复。

现病史：患者自述右上颌前牙因"根尖炎症"外院拔出后缺失1年余，未戴过义齿，现自觉严重影响发音及美观，要求行种植修复。

既往史：有高血压病史5年，药物控制，否认其他全身系统性疾病史，否认药物过敏史，无吸烟及嗜酒史。

口腔检查：12缺失；牙槽嵴凹陷明显，唇侧可扪及骨性凹陷；21唇侧牙周袋>5mm，龈下大量牙石；患者口腔卫生条件较差，全口大量牙石；牙龈生物型为中厚龈生物型，咬合关系正常，开口度佳。

影像学检查：曲面断层片示12缺失，牙槽嵴高度显著降低，余留牙情况尚可。28、38及48尚存；28与38正常萌出，咬合关系正常；48有伸长；47与48邻接点缺失；47远中牙槽骨角形吸收明显（图7-1）。

CBCT示12缺牙区牙槽骨宽度、高度均存在严重不足（>5mm）（图7-2）。

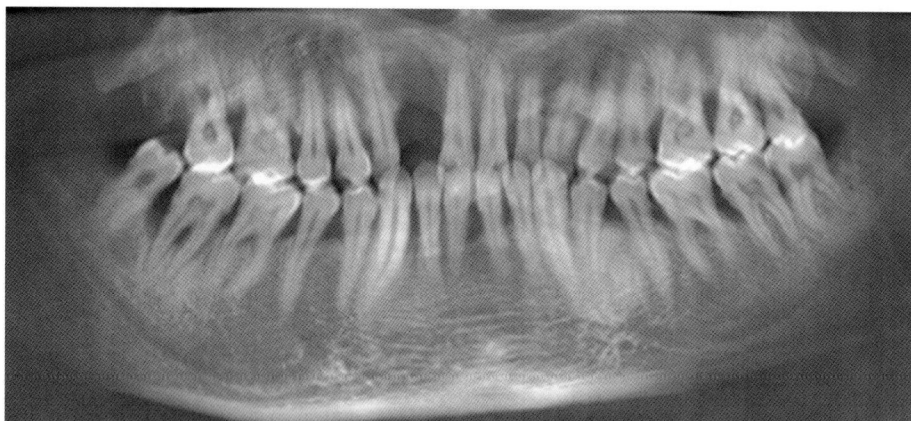

图7-1 曲面断层片示12缺失，牙槽骨凹陷性吸收；47与48邻接点缺失，47远中角形吸收，48伸长。

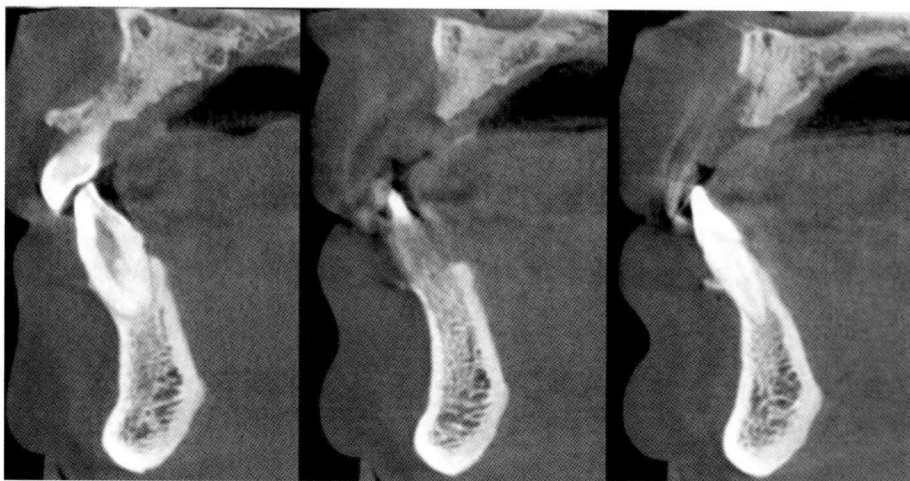

图7-2 CBCT示缺牙区唇侧牙槽骨吸收明显，牙槽骨宽度、高度均存在严重不足。

诊断

（1）12缺失。

（2）12缺失区牙槽骨水平型+垂直型骨缺损（>5mm）。

（3）48冠伸长。

治疗方案

本案例属于美学区种植修复，美学风险因素评估见表7-1[1]。

根据表7-1，本案例属于高风险种植案例。

基于病史，制订的治疗方案：①预备11和13牙冠，11-13烤瓷冠桥修复；②一期植骨，待植骨成功后再行种植修复术。本案例主要的风险和难度在于牙槽嵴高度与宽度均显著降低，加上21深的牙周袋及牙槽骨吸收，所以整体植骨效果的预期性不确定。与患者充分沟通后，选择治疗方案②，并接受帐篷钉+GBR技术的骨增量方案。

表7-1　美学风险因素评估

美学风险因素	风险水平		
	低	中	高
健康状况	健康，免疫功能正常		免疫功能低下
吸烟习惯	不吸烟	少量吸烟（<10支/天）	大量吸烟（>10支/天）
患者美学期望值	低	中	高
笑线	低位	中位	高位
牙龈生物型	低弧线、厚龈生物型	中弧线、中厚龈生物型	高弧线、薄龈生物型
牙冠形态	方圆形	卵圆形	尖圆形
位点感染情况	无	慢性	急性
邻面牙槽嵴高度	到接触点<5mm	到接触点5.5~6.5mm	到接触点>7mm
邻牙修复状态	无修复体		有修复体
缺牙间隙宽度	单颗牙（>7mm）	单颗牙（<7mm）	2颗牙或2颗牙以上
软组织解剖	软组织完整		软组织缺损
牙槽嵴解剖	无骨缺损	水平向骨缺损	垂直向骨缺损

治疗过程

（1）局麻下，于12缺牙区牙槽嵴顶做正中切口（图7-3），向近中延伸沿11做龈沟内切口，右侧向远中做保留龈乳头切口至14远中，做垂直附加切口，左侧向远中延伸至22远中做垂直附加切口，翻全层黏骨膜瓣，充分暴露下方牙槽骨，12缺牙区唇侧牙槽骨凹陷明显（图7-4）。

（2）牙周探针测量，骨缺损区最低点骨缺损高度约10mm（图7-5a），牙槽嵴顶处骨缺损高度约6mm（图7-5b）。

（3）去除软组织后，在预定植骨区用滋养孔钻制备滋养孔（图7-6）。

（4）水平向及垂直向各植入1枚帐篷钉（钉帽ϕ6mm×10mm）（图7-7）。

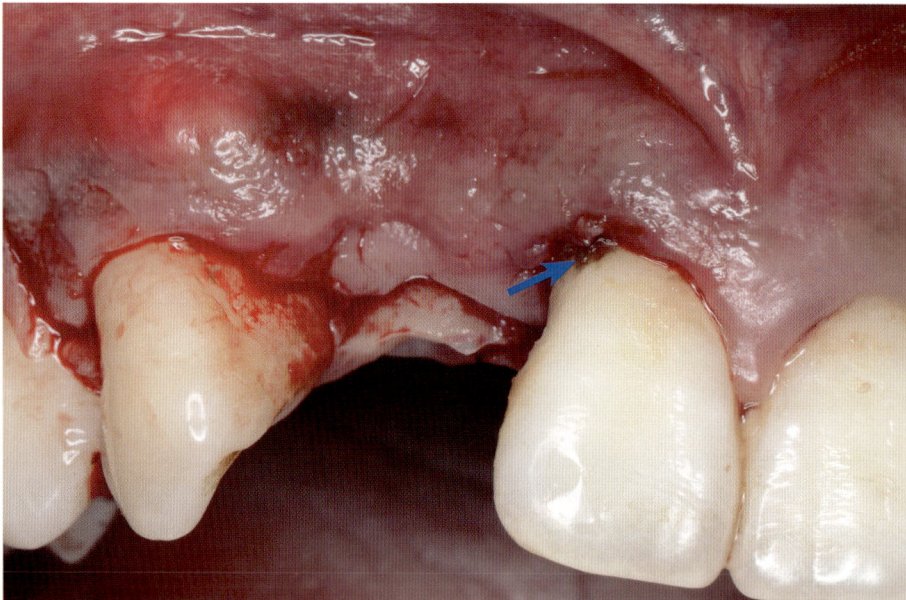

图7-3　局麻下，于牙槽嵴顶做正中切口，分别扩展至12、14龈缘做梯形切口，全层切开至骨面；11远中、唇侧可见龈下牙石（蓝色箭头所示）。

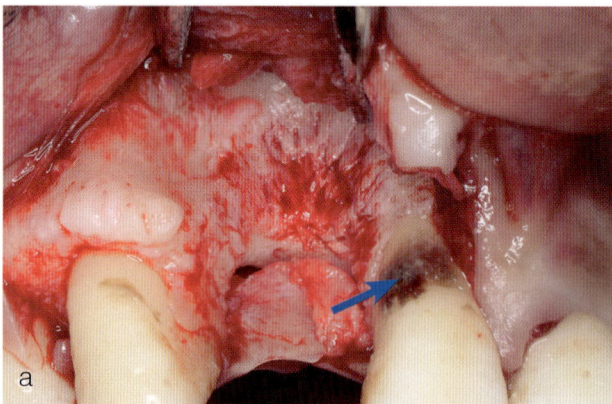

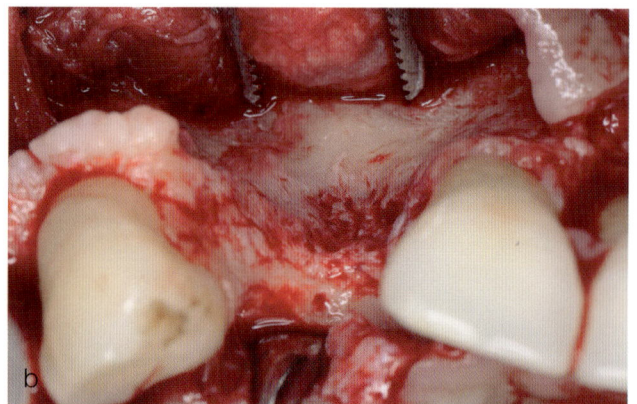

图7-4　翻瓣，显露缺牙区牙槽骨高度（a）及宽度（b）不足；11远中及唇侧根面有大量龈下牙石（蓝色箭头所示）。

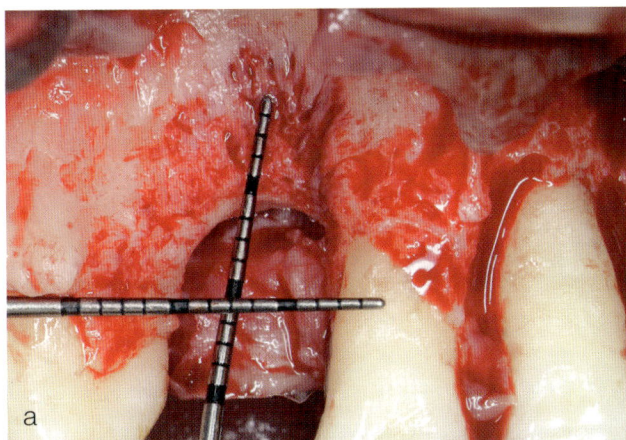

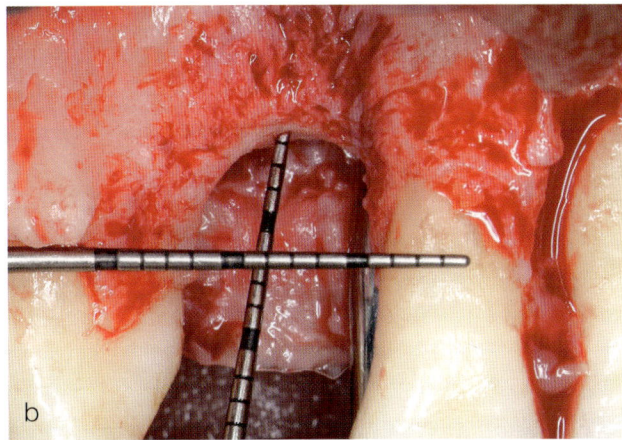

图7-5　牙周探针测量，牙槽骨缺损高度（a，最低处骨缺损高度约10mm；b，牙槽嵴顶处骨缺损高度约6mm）。

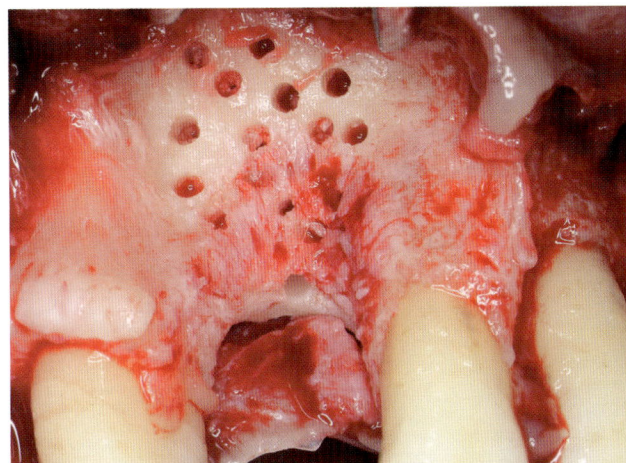

图7-6　去除软组织后，使用滋养孔钻在牙槽骨植骨区制备滋养孔，注意均匀分布并钻通皮质骨，深达松质骨髓腔。

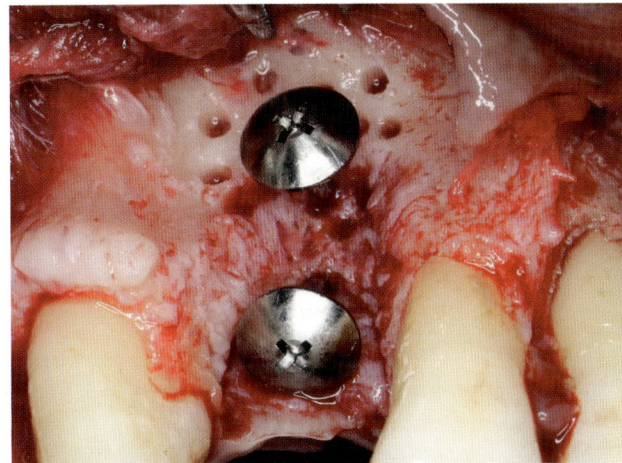

图7-7　在植骨区水平向及垂直向各植入1枚帐篷钉（钉帽φ6mm×10mm）。

（5）2枚帐篷钉分别高出缺牙区牙槽骨表面5～12mm，略高于邻近牙槽嵴轮廓（图7-8和图7-9）。

（6）选择大小合适的Bio-Gide可吸收生物膜（Geistlich，25mm×25mm）作为屏障膜，修整后，用膜钉将可吸收生物膜的一端固定在牙槽骨上，形成袋状结构（图7-10和图7-11）。

（7）植入1.0g颗粒状小牛骨粉（Geistlich，

Bio-Oss），骨粉覆盖帐篷钉，然后将Bio-Gide可吸收生物膜完全包裹骨粉，生物膜的另一端塞入腭侧黏骨膜下（图7-12和图7-13）。

（8）唇侧充分减张后，用4-0可吸收线无张力下严密缝合创口（图7-14）。

（9）植骨术后2周复诊，缝线在位，无脱落（图7-15a）。拆线后，创口愈合良好，骨缺损区丰满，软组织恢复至正常位置（图7-15b）。

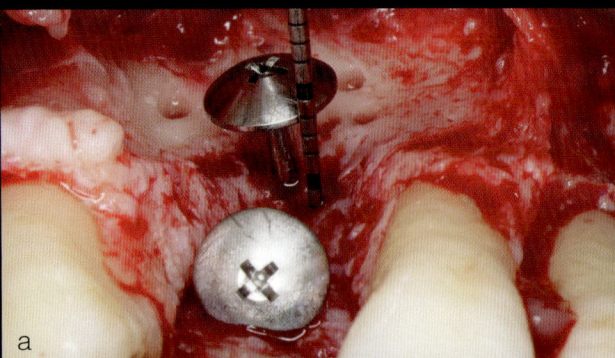

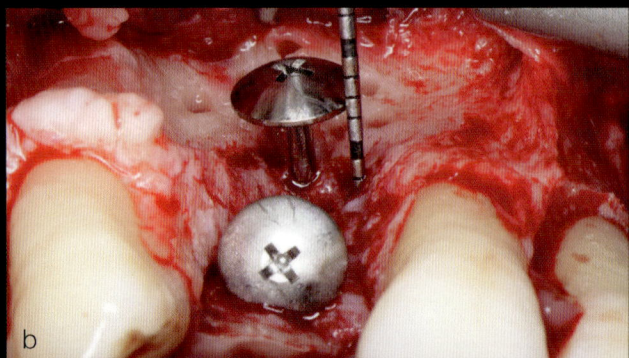

图7-8 水平向植入的帐篷钉距离骨面7~12mm，为新骨形成提供足够的空间（a，最低处约12mm；b，近中约7mm）。

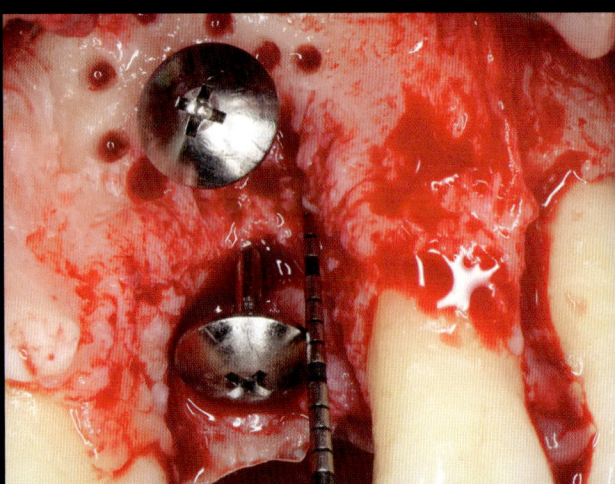

图7-10 用2枚膜钉把Bio-Gide可吸收生物膜（Geistlich，25mm×25mm）的一端固定在牙槽骨上。

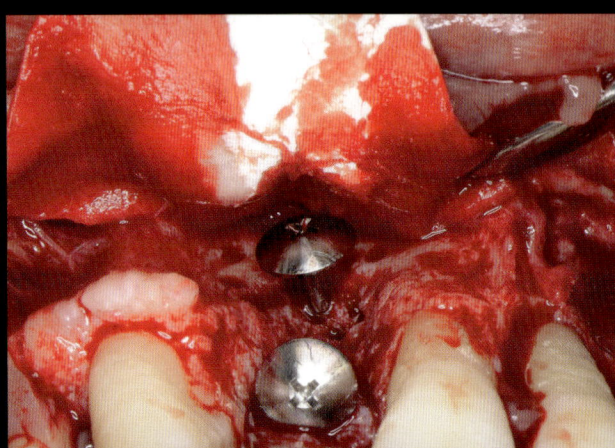

图7-9 垂直向植入的帐篷钉距离骨面9~10mm，为垂直向骨修复创造足够的再生空间。

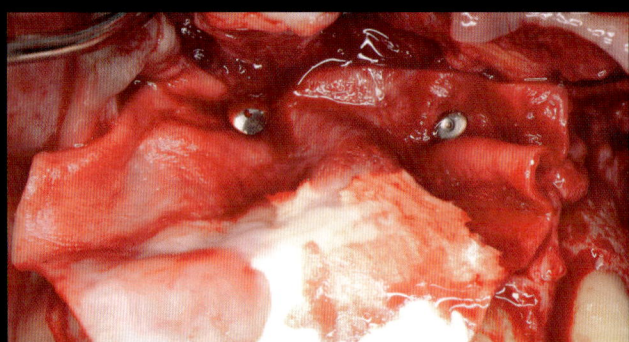

图7-11 固定后的可吸收生物膜形成袋状结构，利于骨粉的固位。

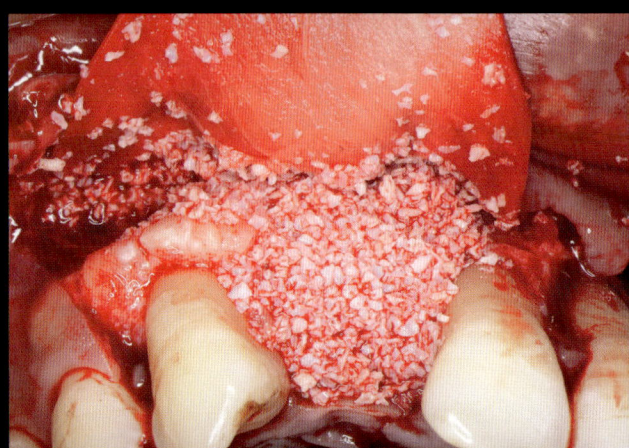

图7-12 在骨缺损区植入足量的Bio-Oss骨粉（Geistlich，1.0g），覆盖帐篷钉。

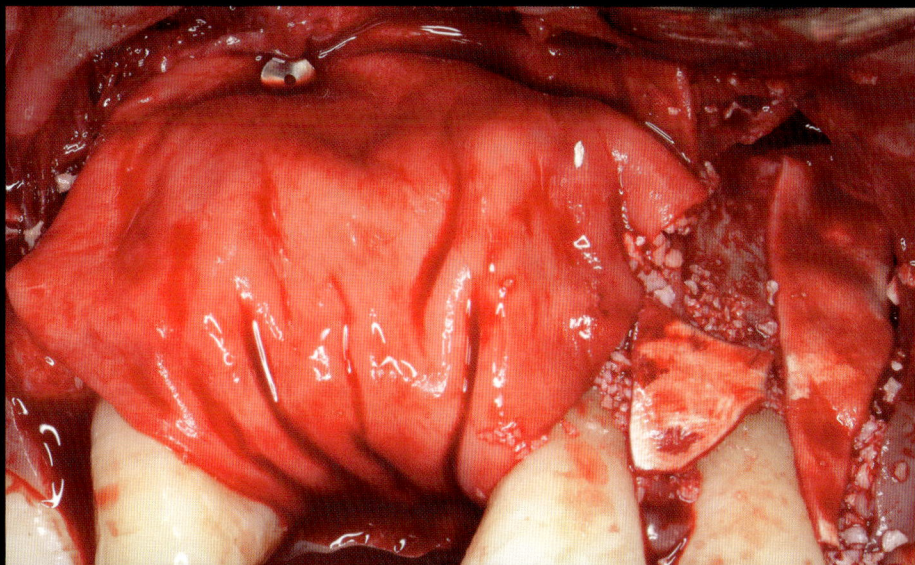

图7-13　植入骨粉后，用可吸收生物膜完全包裹植骨区，最后把生物膜的另一端塞入腭侧黏骨膜下。

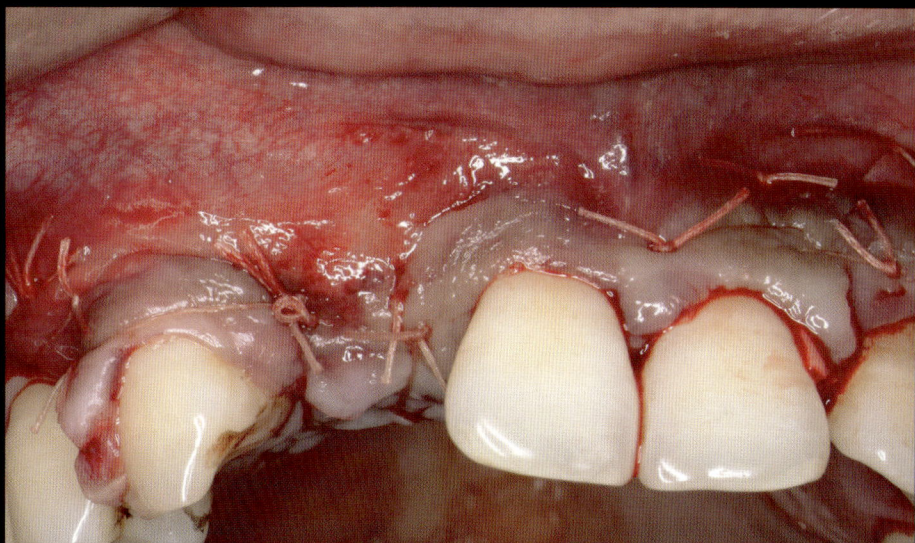

图7-14　唇侧充分减张后，用4-0可吸收线无张力下严密缝合创口。

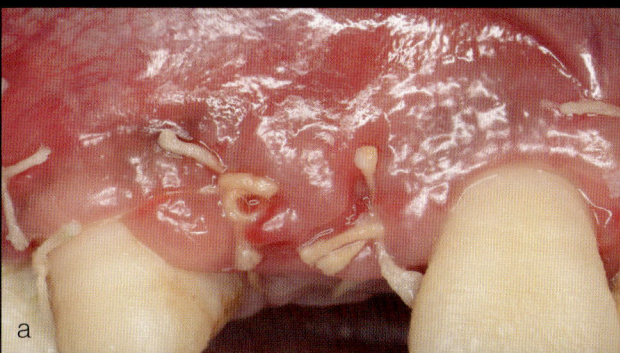

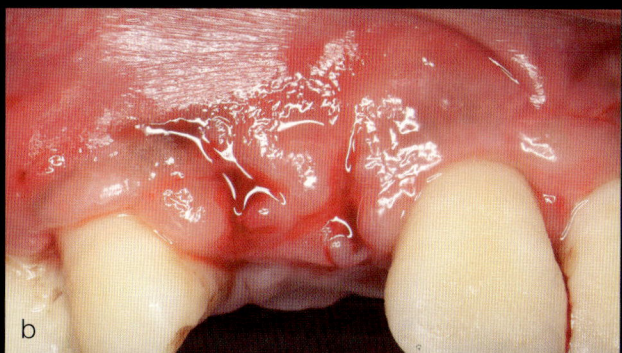

图7-15　植骨术后2周复诊，缝线在位，无脱落（a）；拆线后，创口愈合良好，骨缺损区丰满，软组织恢复至正常位

（10）植骨术后3个月复诊，曲面断层片示帐篷钉及膜钉在位，植骨区骨粉密度影显著增强（图7-16）；CBCT示牙槽骨高度与宽度显著增加，新骨围绕帐篷钉，水平向帐篷钉钉帽被新骨覆盖（图7-17）。

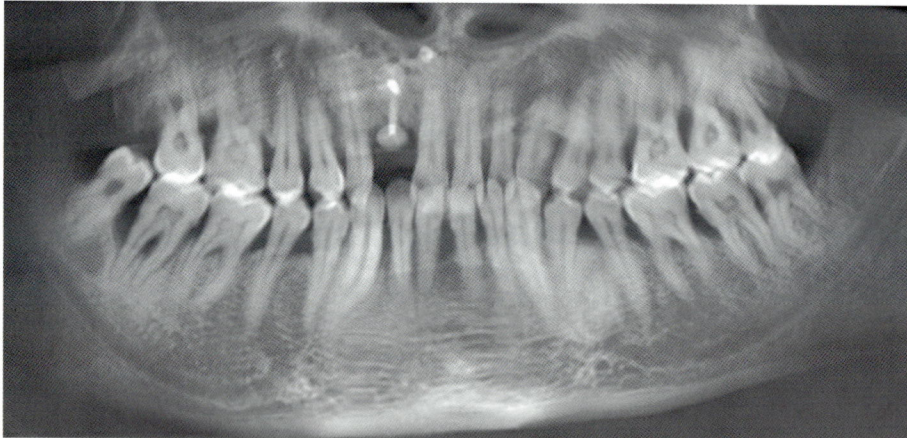

图7-16　植骨术后3个月复诊，曲面断层片示帐篷钉及膜钉在位，骨缺损区被植骨材料充填。

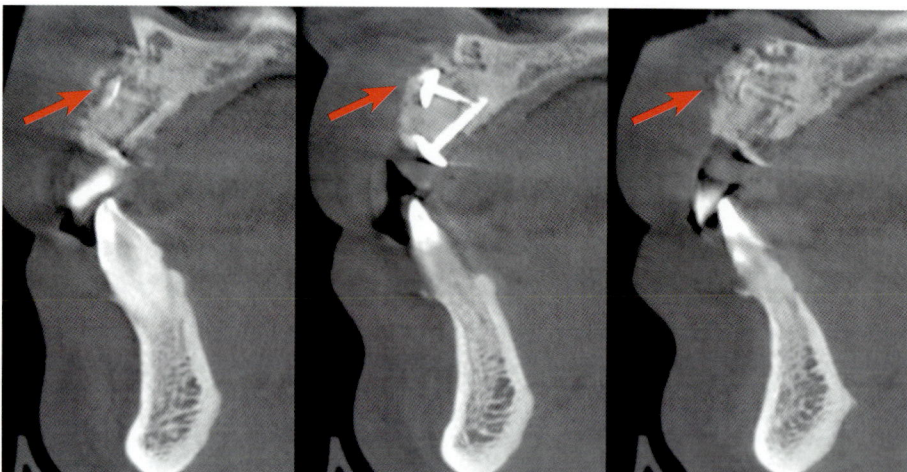

图7-17　植骨术后3个月复诊，CBCT示2枚帐篷钉间植入骨粉在位、充盈，植骨区影像密度与基骨接近，水平向帐篷钉钉帽被新骨覆盖（红色箭头所示）。

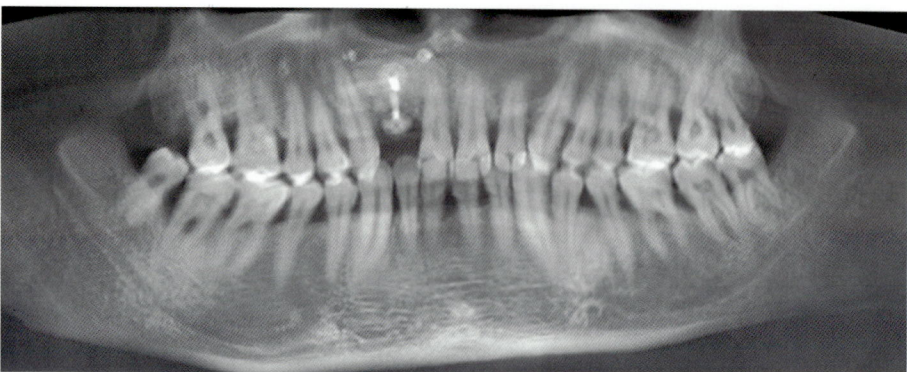

图7-18　植骨术后8个月复诊，曲面断层片示帐篷钉及膜钉在位，植骨区牙槽嵴高度恢复。

（11）植骨术后8个月复诊，影像资料显示牙槽嵴顶、唇侧见明显类骨样高密度影，帐篷钉及膜钉在位，且唇侧帐篷钉钉帽也有高密度影包绕（图7-18和图7-19）。口内见术区创口已经完全愈合，牙槽骨轮廓丰满，前庭沟深度及附着龈宽度正常（图7-20）。

（12）局麻下，于牙槽嵴顶做正中切口，翻全层黏骨膜瓣，可见12缺牙区有大量新骨组织，表面光滑，局部可见少量颗粒状骨替代材料，轮廓形态与邻近骨组织较一致，唇侧帐篷钉被新骨覆盖（图7-21）。

（13）去除部分新骨，暴露下方帐篷钉（图

7-22a），取出2颗帐篷钉（图7-22b），在唇侧遗留帐篷钉钉帽凹陷。

（14）植入1颗种植体（NobelActive，φ3.5mm×11.5mm），扭矩>35Ncm，然后放置愈合基台（φ3.6mm×7mm），同期用取骨环钻取骨，制作组织切片，观察新骨形成情况（图7-23）。

（15）在取出帐篷钉及取骨环钻取骨部位再次植入Bio-Oss骨粉（Geistlich，0.5g），覆盖Bio-Gide可吸收生物膜（Geistlich，13mm×25mm）（图7-24和图7-25）。

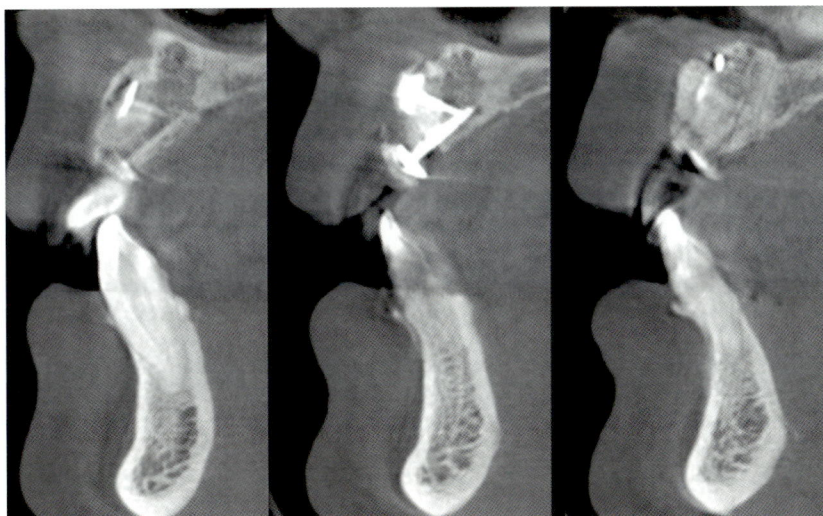

图7-19　植骨术后8个月复诊，CBCT示2枚帐篷钉间骨增量效果明显，水平向及垂直向牙槽骨厚度较术前显著增加；新骨与基骨基本融合在一起。

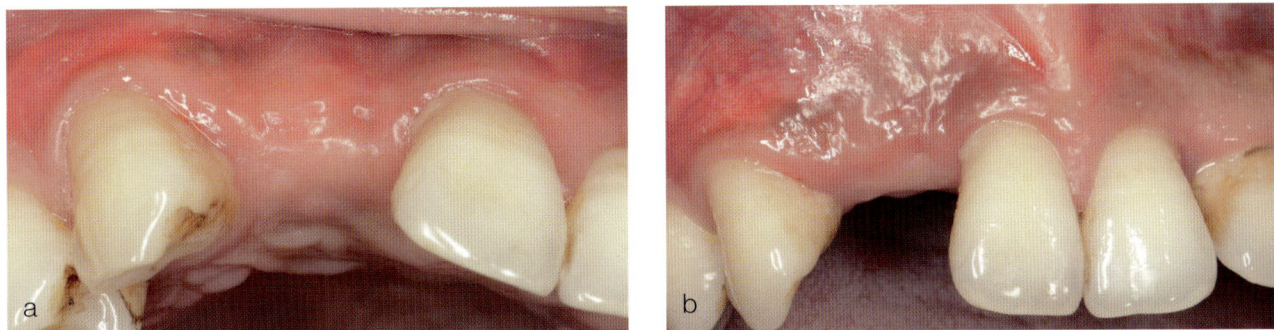

图7-20　植骨术后8个月复诊，口内见缺牙区牙槽骨高度、宽度较术前显著增加、丰满；前庭沟深度及附着龈宽度正常，完全满足种植条件（a，𬌗面观；b，唇面观）。

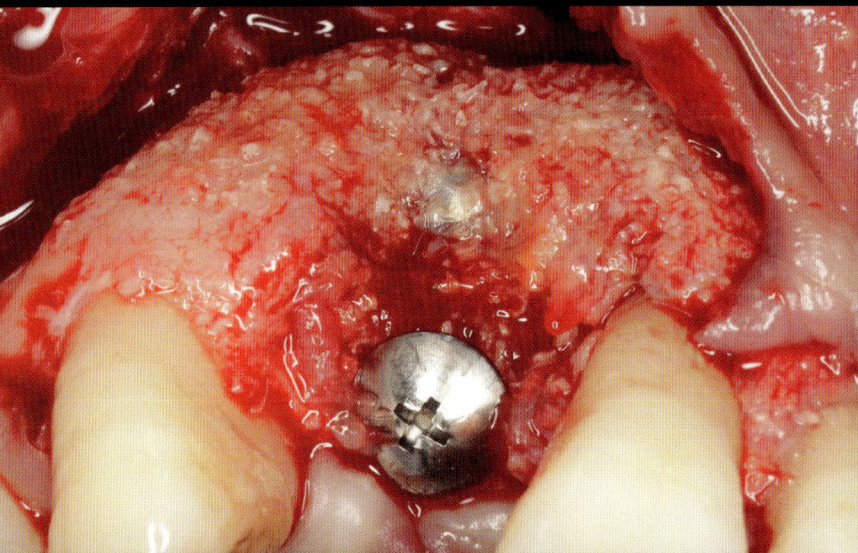

图7-21 局麻下，全层切口黏膜，翻瓣，可见成骨效果显著，唇侧帐篷钉已被新骨覆盖。

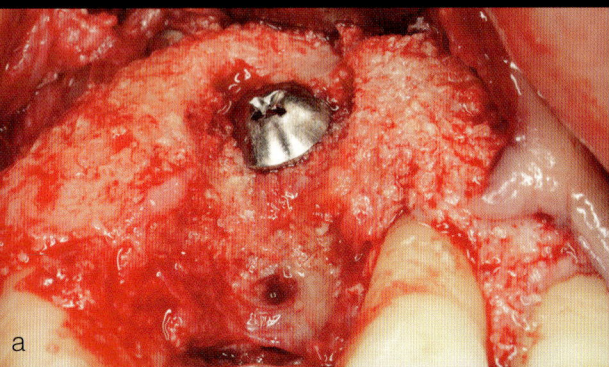

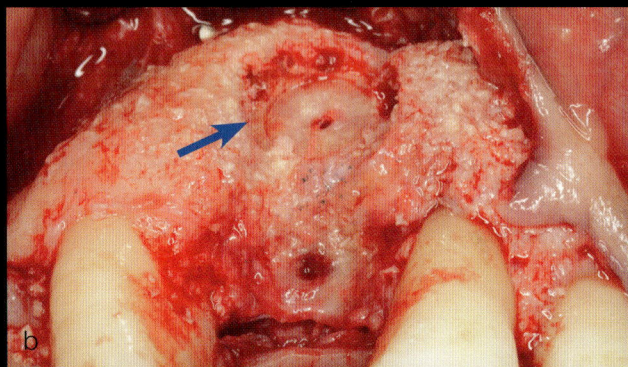

图7-22 充分暴露帐篷钉及膜钉（a）；用专用工具取出帐篷钉及膜钉，显露完整的种植区（b），唇侧有帐篷钉钉帽凹陷（蓝色箭头所示）。

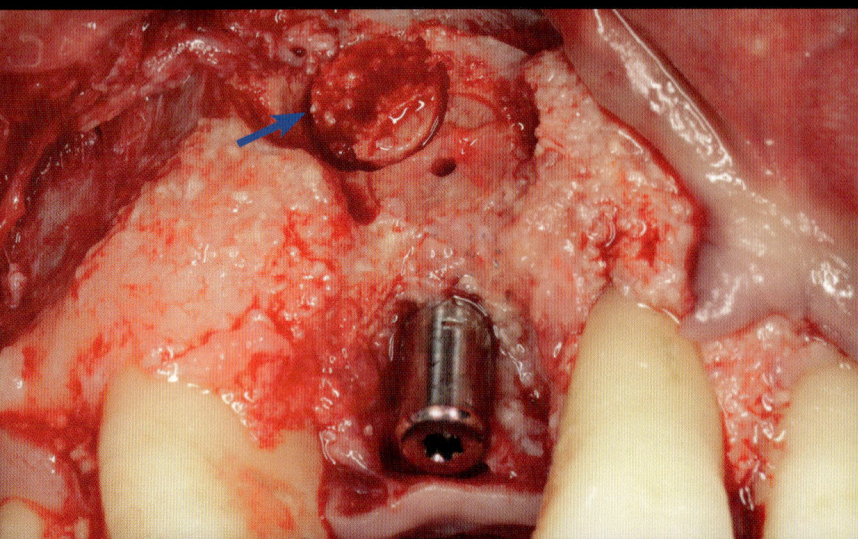

图7-23 逐级备洞，植入1颗种植体（NobelActive，ϕ3.5mm×11.5mm），扭矩>35Ncm，放置愈合基台；同期在根方用取骨环钻取骨（蓝色箭头所示）。

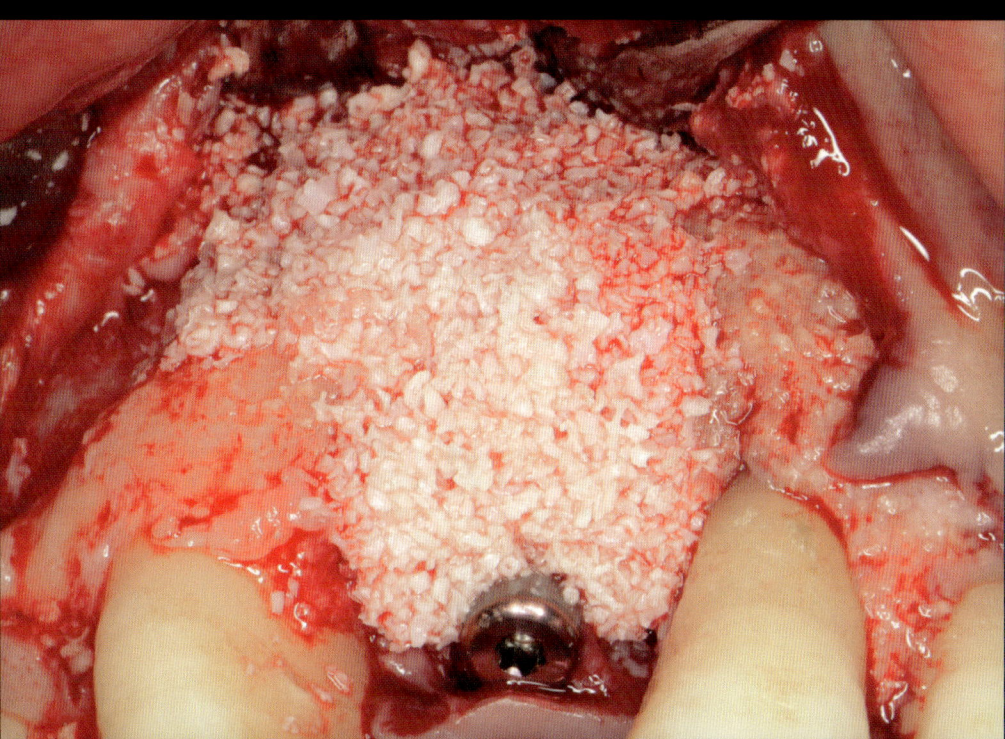

图7-24　再次植入骨粉（Geistlich，Bio-Oss，0.5g），充填取骨和取出帐篷钉留下的骨缺损。

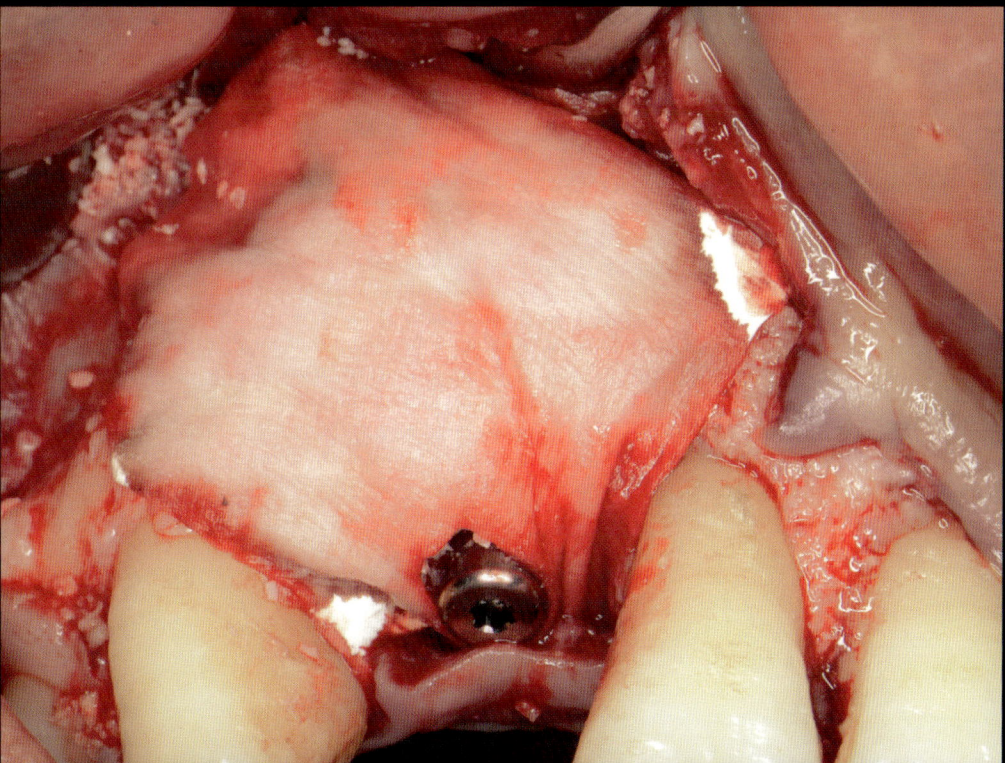

图7-25　覆盖Bio-Gide可吸收生物膜（Geistlich，13mm×25mm）。

（16）充分减张后，用4-0可吸收线严密缝合创口（图7-26），术后2周拆线。

（17）种植体植入后4个月复诊，CBCT示种植体周围骨高度、密度均保持良好，种植体表面完成了骨结合，唇侧骨厚度>2mm（图7-27）。

（18）制作全瓷冠，戴入最终修复体，口内见整体龈缘形态没有达到最理想完美状态，修复全冠边缘采用牙龈瓷进行修饰（图7-28a）；但患者微笑状态下整体修复效果佳（图7-28b），患者高度满意。

（19）戴入最终修复体后，拍摄根尖片确认牙冠已就位（图7-29a），CBCT示种植体颈部骨量充足，唇侧骨厚度>2mm（图7-29b）。

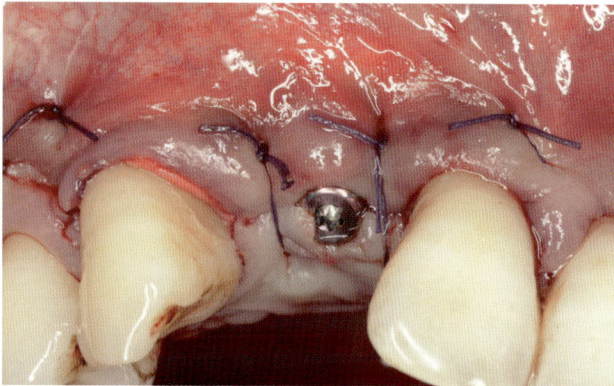

图7-26 充分减张后，用4-0可吸收线严密缝合创口。

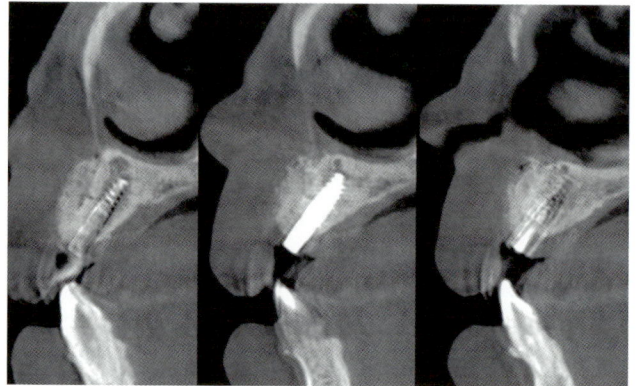

图7-27 种植体植入后4个月复诊，CBCT示种植位置理想，种植体表面完成了骨结合，唇侧骨厚度>2mm。

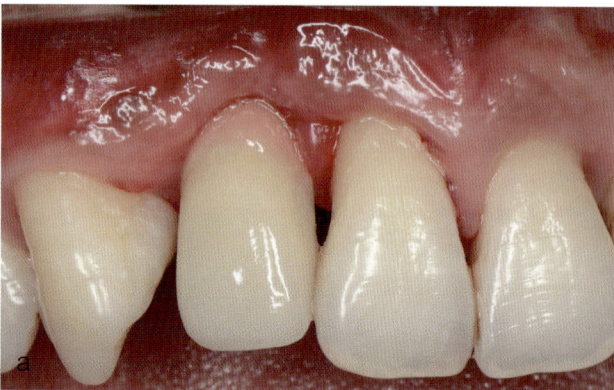

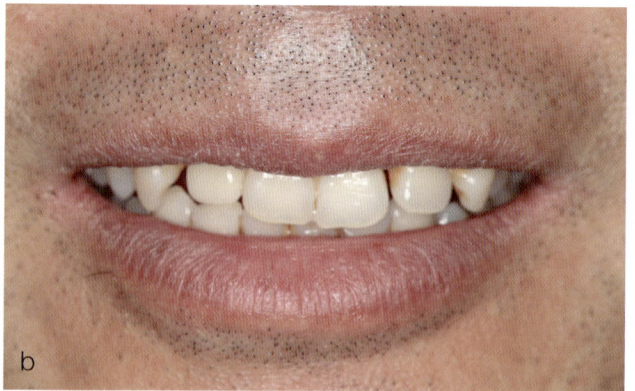

图7-28 种植术后4个月完成最终修复体的戴入（a），患者中位笑线，微笑时美学效果佳（b）。

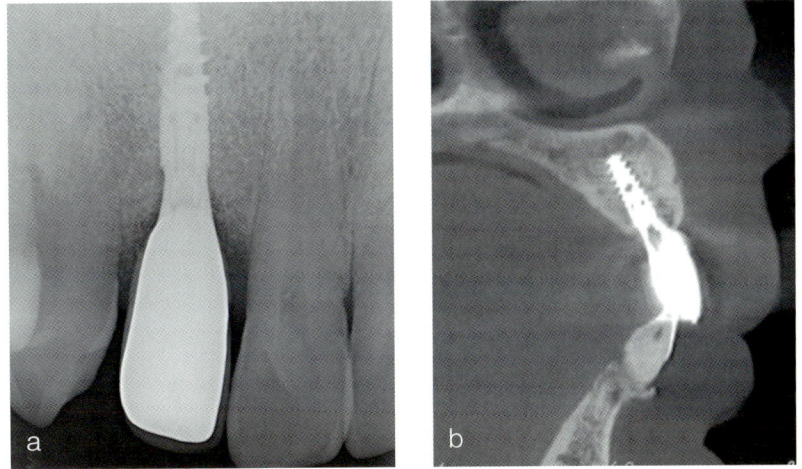

图7-29　戴入最终修复体后，根尖片示修复体已就位（a）；CBCT示种植体唇侧、垂直向骨量均恢复良好，唇侧骨厚度>2mm（b）。

案例点评

本案例治疗过程关键步骤模式图如图7-30所示。

本案例缺失的是侧切牙，由于本身牙槽骨高度降低较多，且唇侧牙槽骨存在大范围吸收，加之邻牙牙周病，伴深的牙周袋（>5mm），牙槽嵴高度也降低，整体的骨量不佳，对于种植修复和最终的美学效果都存在很大挑战，属于前牙美学区的高风险案例[2]。

现强调以修复为导向的功能性口腔种植，本例患者的预留牙咬合稳定，因此，如何兼顾邻牙、对颌牙功能性修复方案，确定种植体的最佳植入位置，并兼顾美学的要求，是本案例种植方案设计的

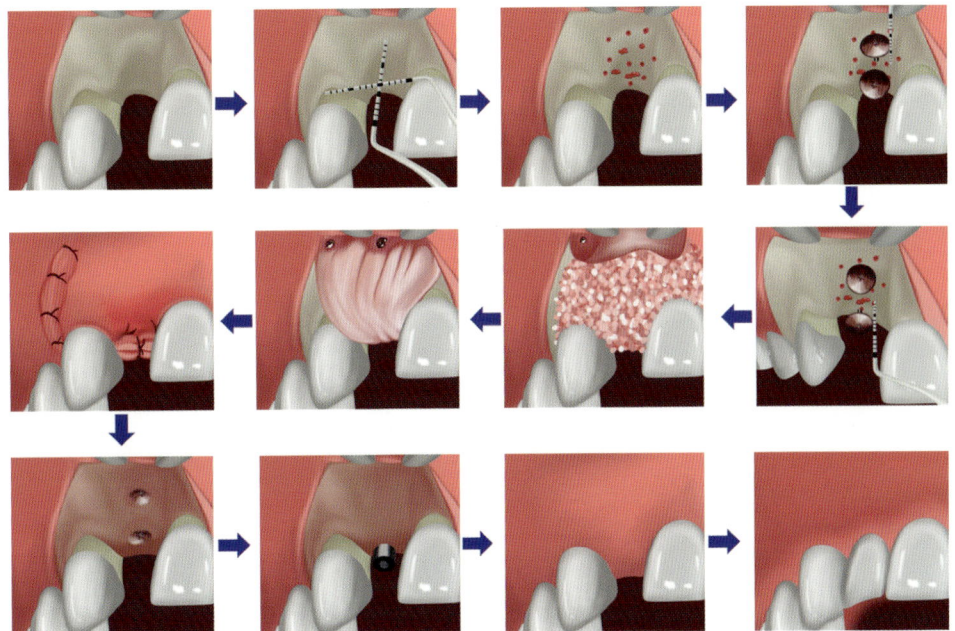

图7-30　本案例治疗过程关键步骤模式图。

最大挑战。在明确种植体最佳植入位置后，就需要通过骨增量手段来满足种植的骨量需求。

本案例存在水平向及垂直向两个维度的骨缺损，又是前牙美学区，因此，对于成骨效果要求非常高[3-4]。针对上述情况，笔者设计利用了2枚帐篷钉，分别在水平向和垂直向两个维度上提供支撑，并且还在帐篷钉间隔的位置、钉帽的高度上综合考量，既要使帐篷钉能在各自维度上保证充分的植骨高度，又要照顾两者间的关系以确保在牙槽骨转角处的成骨丰盈效果，这个难度是1+1>2的。而通过2枚帐篷钉的综合应用，结合本案例的应用效果，无论从水平向、垂直向单个维度上，还是从12位点牙槽骨转角处的成骨效果来看，都很好地满足了临床

上种植体植入的位置要求，也兼顾了美学效果。

对于本案例，美中不足的是，种植手术时二次植骨未能有效维持软组织的高度，21远中及植骨区的软组织发生了吸收，具体原因有待深入分析和讨论。最终修复效果呈现时，牙龈边缘并非非常饱满，存在一定的凹陷，本案例采用了牙龈瓷进行一定的掩饰性修复。这类"黑三角"式的小区域缺损也是骨增量、美学种植所面临的最大挑战，有待通过材料学、细胞生物学等基础研究和优化，来改善未来的种植效果[5-7]。

（白果，吴丽华，邹多宏）

参考文献

[1] Dawson A, Chen S. 牙种植学的SAC分类[M]. 宿玉成, 译. 沈阳: 辽宁科学技术出版社, 2019.

[2] Ogawa T, Sitalaksmi RM, Miyashita M, et al. Effectiveness of the socket shield technique in dental implant: A systematic review[J]. J Prosthodont Res, 2021.

[3] Naishlos S, Zenziper E, Zelikman H, et al. Esthetic assessment succeeding anterior atrophic maxilla augmentation with cancellous bone-block allograft and late restoration loading[J]. J Clin Med, 2021, 10(20).

[4] Checchi V, Gasparro R, Pistilli R, et al. Clinical classification of bone augmentation procedure failures in the atrophic anterior maxillae: Esthetic consequences and treatment options[J]. BioMed Res Int, 2019:1-16.

[5] Wang X, Wang G, Zhao X, et al. Short-term evaluation of guided bone reconstruction with titanium mesh membranes and CGF membranes in immediate implantation of anterior maxillary tooth[J]. Biomed Res Int, 2021:4754078.

[6] Raymond Y, Pastorino D, Ginebreda I, et al. Computed tomography and histological evaluation of xenogenic and biomimetic bone grafts in three-wall alveolar defects in minipigs[J]. Clin Oral Investig, 2021, 25(12): 6695-6706.

[7] Roccuzzo M, Roccuzzo A, Ramanuskaite A. Papilla height in relation to the distance between bone crest and interproximal contact point at single-tooth implants: A systematic review[J]. Clin Oral Implants Res, 2018, 29(Suppl 15): 50-61.

第 8 章

上颌前牙区复合型（水平型+垂直型）骨缺损的修复重建（多牙位）Ⅰ

RECONSTRUCTION OF HORIZONTAL/VERTICAL BONE DEFECT IN THE MAXILLARY ANTERIOR REGION (MULTIPLE TEETH) Ⅰ

案例简介

患者：男，39岁，安徽阜阳人。

主诉：上颌前牙外伤缺失半年，现求种植修复。

现病史：半年前由于外伤导致上颌前牙12-23缺失，未做义齿修复，现要求种植修复。

既往史：否认全身系统性疾病史，否认药物过敏史，无吸烟及嗜酒史。

口腔检查：12-23缺失，缺牙区牙槽嵴高度不足，且唇侧凹陷明显，附着龈宽度正常。上颌前牙区牙槽骨与下颌呈反殆外形，位于下颌前牙内侧约5mm（图8-1）。取模后，模型分析结果示上颌前牙缺失区牙槽骨存在宽度严重不足（>5mm），伴高度不足（图8-2）。

影像学检查：曲面断层片示12-23缺失，其余牙齿正常，无龋坏（图8-3a）。

CBCT示上颌前牙缺牙区牙槽骨水平向显著吸收，牙槽骨高度也不足（图8-3b）。

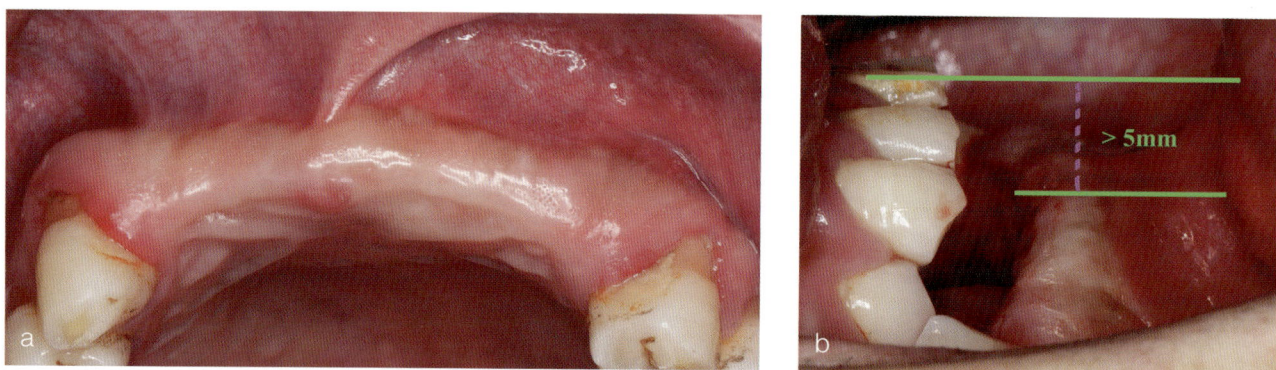

图8-1 口内见12-23缺失，缺牙区牙槽骨水平向缺损严重，附着龈宽度正常，唇系带附丽点较低（a）；前牙区上下颌呈反殆关系，上颌牙槽嵴与下颌前牙牙冠唇侧间距>5mm（b）。

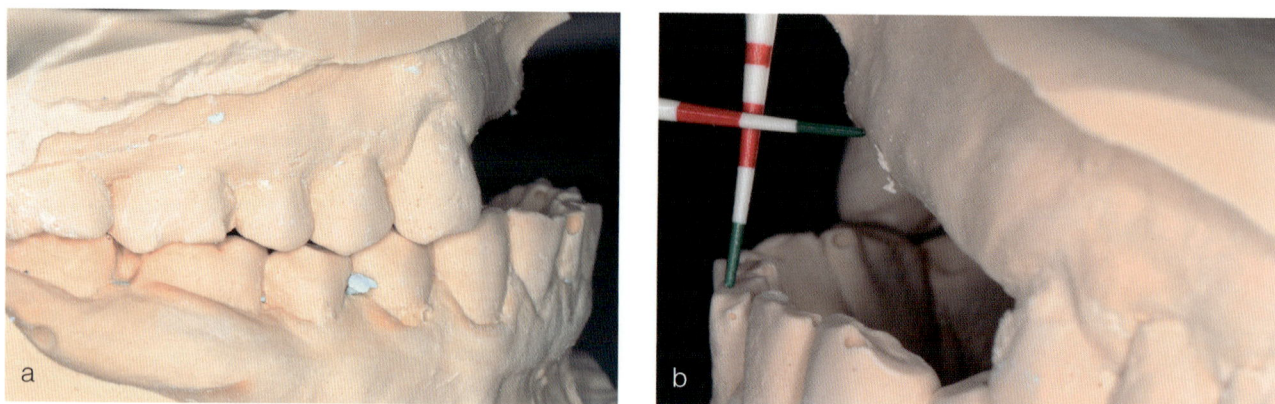

图8-2 取模，制作患者口内石膏模型（a）；牙周探针测量，前牙区上下颌呈反殆关系，牙槽骨存在宽度严重不足（>5mm），伴高度不足（b）。

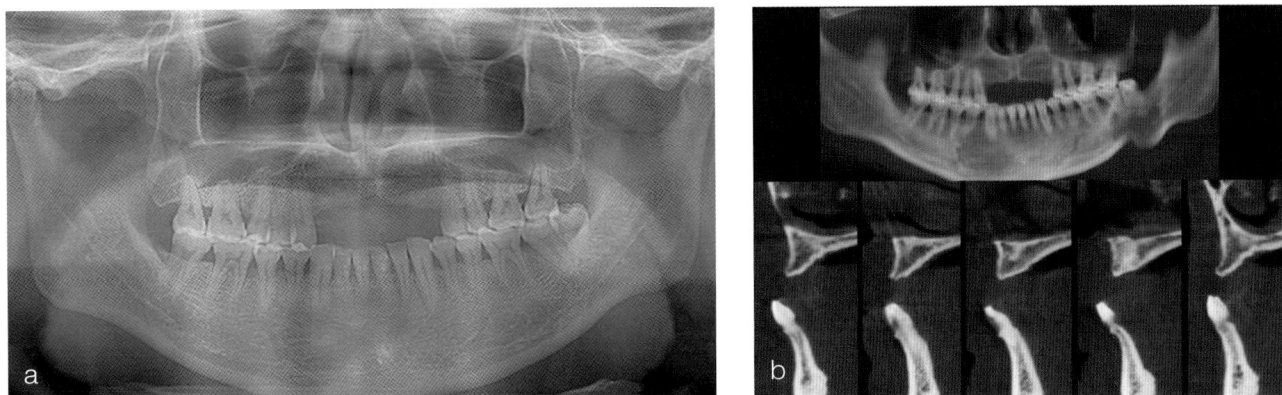

图8-3　曲面断层片示12-23缺失，缺牙区牙槽嵴高度不足（a）；CBCT示牙槽骨水平向显著吸收，牙槽骨高度也不足（b）。

诊断

（1）12-23缺失。

（2）缺牙区牙槽骨严重水平型骨缺损，伴垂直型骨缺损。

治疗方案

本案例属于美学区种植修复，美学风险因素评估见表8-1[1]。

根据表8-1，本案例属于高风险种植案例。

基于病史及临床资料，制订的治疗方案：①以现有牙槽骨形态常规种植修复，以种植体支持式活动义齿修复（overdenture）；②先行水平向、垂直向骨增量，待骨增量完成后再进行种植修复，固定烤瓷联冠恢复上颌缺失牙。治疗方案①的优点是节省治疗时间，减少手术次数，创伤较小，易清洁，费用低；但缺点是种植体非轴向力过大，远期可能影响种植体颈部牙槽骨的稳定性，且需要每日取出义齿清洗。治疗方案②的优点是有效的骨增量，可保证良好的种植体三维位置，可做固定修复，远期效果较理想；但缺点是手术次数多（植骨、种植及种植修复体制作等，分次治疗），治疗周期较长。经过与患者的充分沟通后，患者选择治疗方案②。患者不愿意取自体骨，也不希望应用同种异体骨块，与患者沟通后，患者最终确定了利用帐篷钉技术＋GBR技术的骨增量方案，该方案为单纯利用Bio-Oss骨粉和Bio-Gide可吸收生物膜（Geistlich）完成骨修复与重建，避免了自体骨的应用。

表8-1　美学风险因素评估

美学风险因素	风险水平		
	低	中	高
健康状况	健康，免疫功能正常		免疫功能低下
吸烟习惯	不吸烟	少量吸烟（＜10支/天）	大量吸烟（＞10支/天）
患者美学期望值	低	中	高
笑线	低位	中位	高位
牙龈生物型	低弧线、厚龈生物型	中弧线、中厚龈生物型	高弧线、薄龈生物型
牙冠形态	方圆形	卵圆形	尖圆形
位点感染情况	无	慢性	急性
邻面牙槽嵴高度	到接触点＜5mm	到接触点5.5~6.5mm	到接触点＞7mm
邻牙修复状态	无修复体		有修复体
缺牙间隙宽度	单颗牙（＞7mm）	单颗牙（＜7mm）	2颗牙或2颗牙以上
软组织解剖	软组织完整		软组织缺损
牙槽嵴解剖	无骨缺损	水平向骨缺损	垂直向骨缺损

治疗过程

（1）局麻下，于缺牙区牙槽嵴顶做正中切口，切口两侧分别向远中延伸至15和26，然后做附加垂直松弛切口，翻全层黏骨膜瓣，充分暴露下方牙槽骨，见牙槽嵴唇侧凹陷明显（图8-4a）。

（2）用专用软组织去除钻把拟植骨区的骨面清理干净，然后用滋养孔钻制备滋养孔（图8-4b）。

（3）水平向植入5枚帐篷钉（钉帽φ6mm×10mm）（图8-5）。

（4）𬌗面观帐篷钉高出缺牙区牙槽骨表面约

5mm，钉帽略高于邻近牙槽嵴轮廓（图8-6）。

（5）选择大小合适的Bio-Gide可吸收生物膜（Geistlich，30mm×40mm）作为屏障膜，修整后，用膜钉将生物膜一端固定在牙槽骨上，这样可以形成袋状结构（图8-7a）。

（6）在骨缺损区植入1.5g颗粒状小牛骨粉（Geistlich，Bio-Oss），骨粉完全覆盖帐篷钉钉帽（图8-7b），然后将Bio-Gide可吸收生物膜完全包裹骨粉，生物膜的另一端塞入腭侧黏骨膜下（图8-8）。

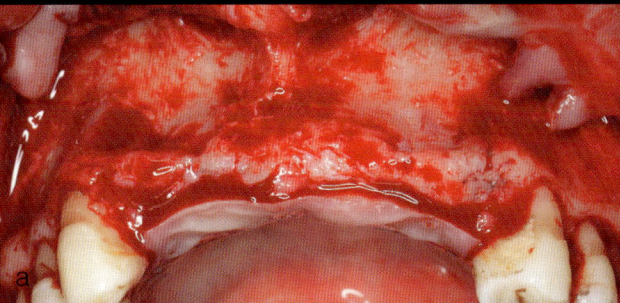

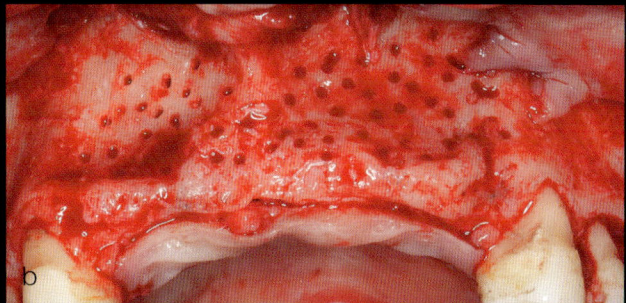

图8-4　局麻下，于牙槽嵴顶做正中切口，翻全层黏骨膜瓣，暴露骨缺损区（a）；把牙槽骨上软组织清除干净后，用专用滋养孔钻制备滋养孔（b）。

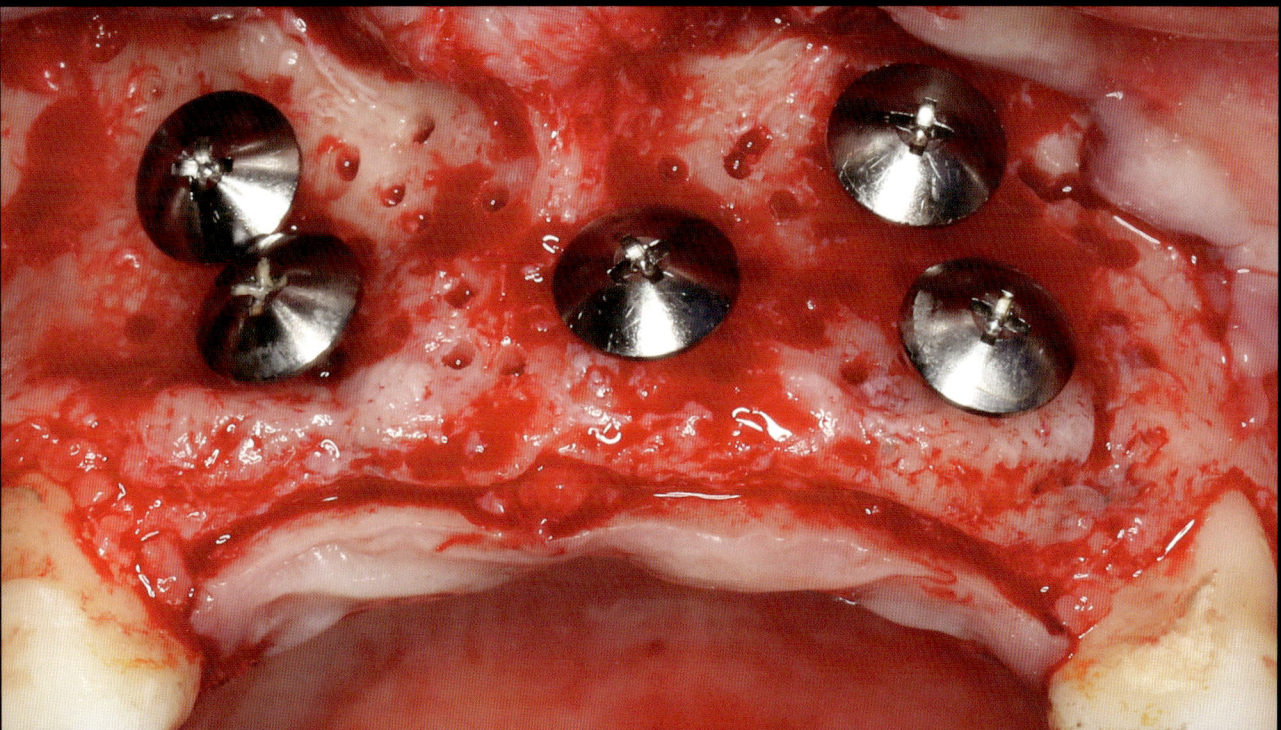

图8-5　在骨缺损区，植入5枚帐篷钉（钉帽 φ6mm × 10mm）。

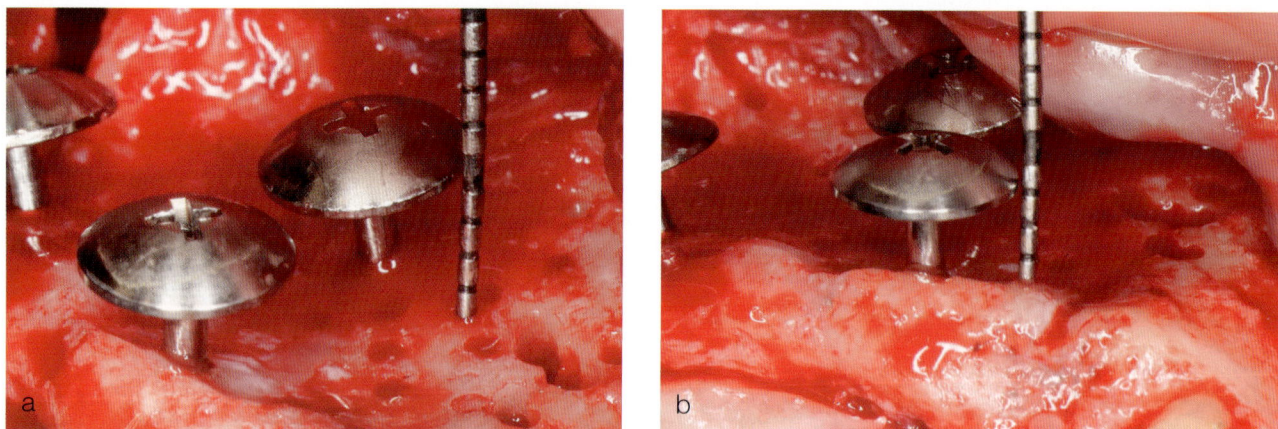

图8-6　殆面观帐篷钉高出牙槽骨表面约5mm（a），帐篷钉钉帽略高出周围正常牙槽骨轮廓（b）。

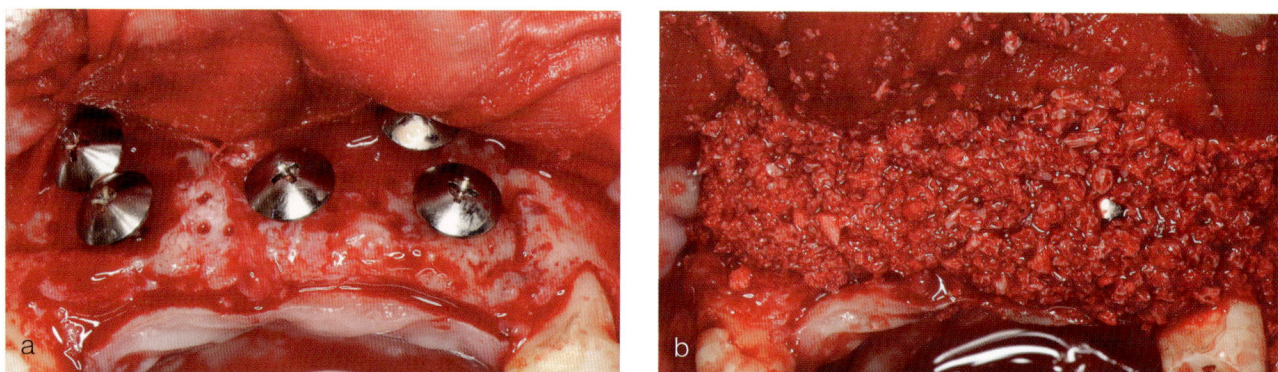

图8-7　选择30mm×40mm的Bio-Gide可吸收生物膜，修整后，用膜钉将生物膜一端固定在牙槽骨上，这样可以形成袋状结构（a）；植入Bio-Oss骨粉（Geistlich，1.5g），直至将帐篷钉完全覆盖（b）。

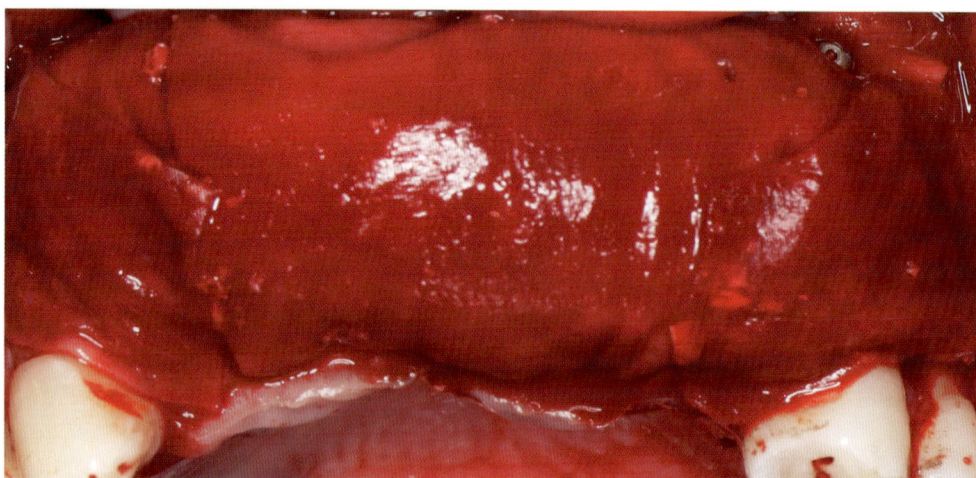

图8-8　将Bio-Gide可吸收生物膜包裹骨粉，然后把生物膜的另一端塞入腭侧黏骨膜下。

（7）唇侧充分减张后，用4-0可吸收线无张力下严密缝合创口（图8-9）。

（8）植骨术后2周复诊，拆线，口内见创口愈合良好（图8-10）。

（9）植骨术后2周复诊，曲面断层片示帐篷钉及膜钉在位（图8-11）；CBCT示骨粉充满骨缺损区，帐篷钉被骨粉包绕（图8-12）。

（10）植骨术后8个月复诊，口内见术区愈合良好，牙槽骨轮廓较丰满，但前庭沟变浅，附着龈宽度不足（图8-13）。

（11）植骨术后8个月复诊，曲面断层片示帐篷钉及膜钉在位，植骨区的骨密度与周围牙槽骨相似（图8-14）；CBCT示缺牙区牙槽骨唇侧有新骨形成，呈现类骨样高密度影，新骨围绕帐篷钉生成，且在帐篷钉顶端也有高密度影包绕（图8-15）。

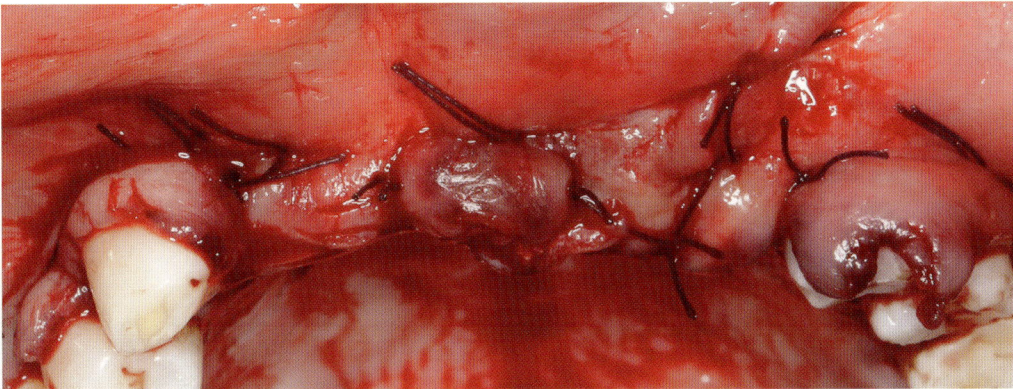

图8-9　唇侧充分减张后，用4-0可吸收线无张力下严密缝合创口。

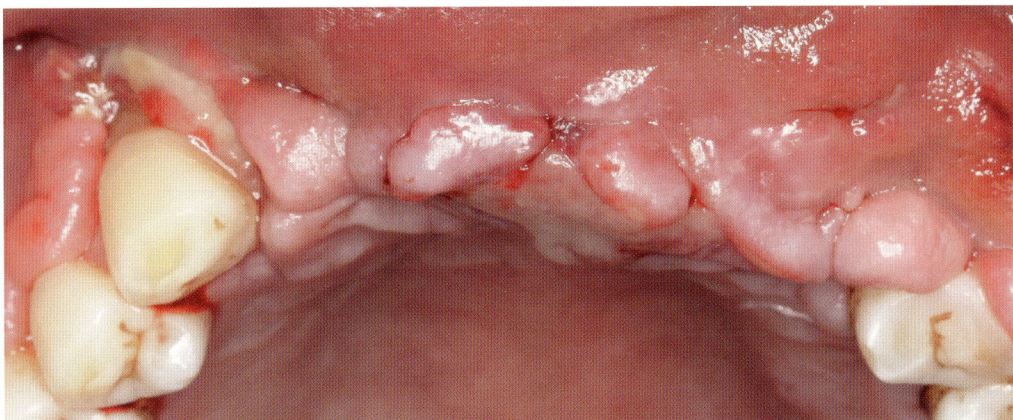

图8-10　植骨术后2周复诊，拆线，口内见创口愈合良好，未开裂。

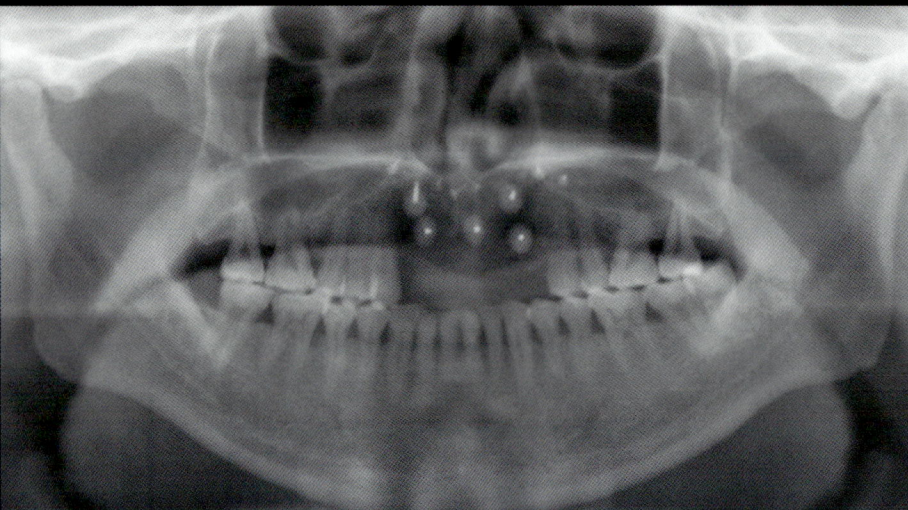

图8-11 植骨术后2周复诊，曲面断层片示帐篷钉及膜钉在位，无移位。

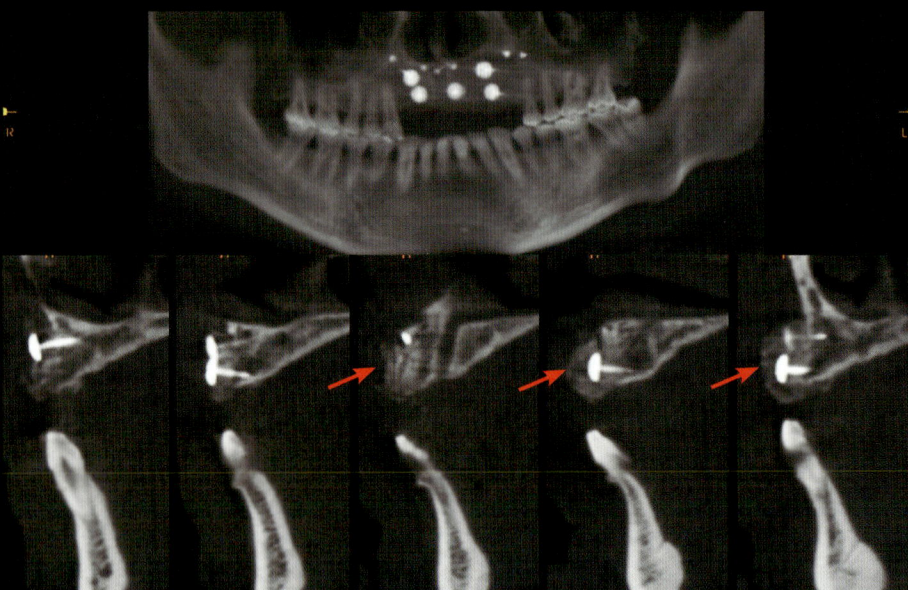

图8-12 植骨术后2周复诊，CBCT示帐篷钉在位，植骨材料充满骨缺损区，且包绕帐篷钉（红色箭头所示）。

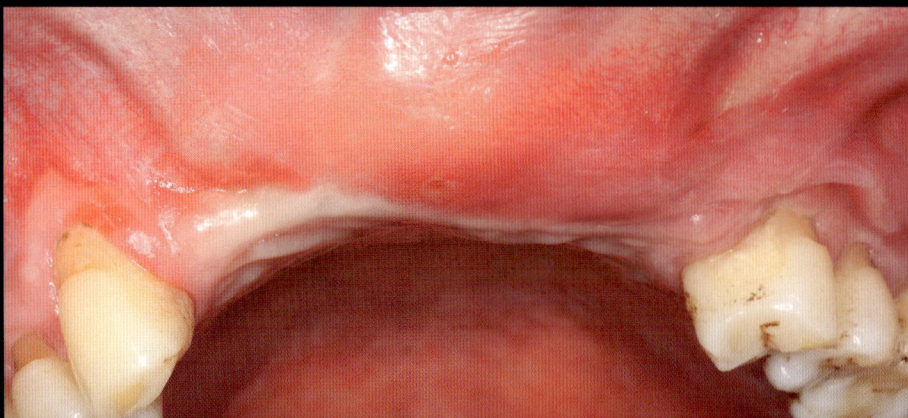

图8-13 植骨术后8个月复诊，口内见术区愈合良好，牙槽骨轮廓较丰满，但前庭沟变浅，附着龈宽度不足。

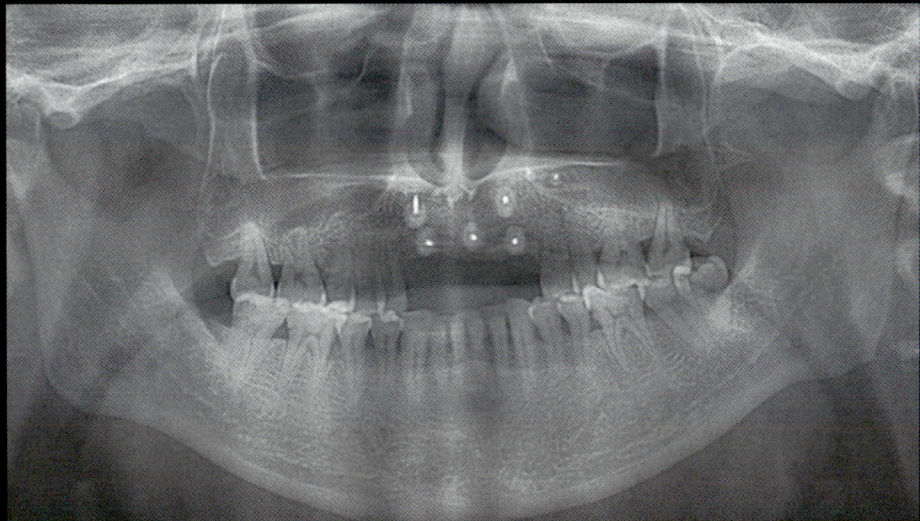

图 8－14　植骨术后8个月复诊，曲面断层片示帐篷钉及膜钉在位，未见移位。

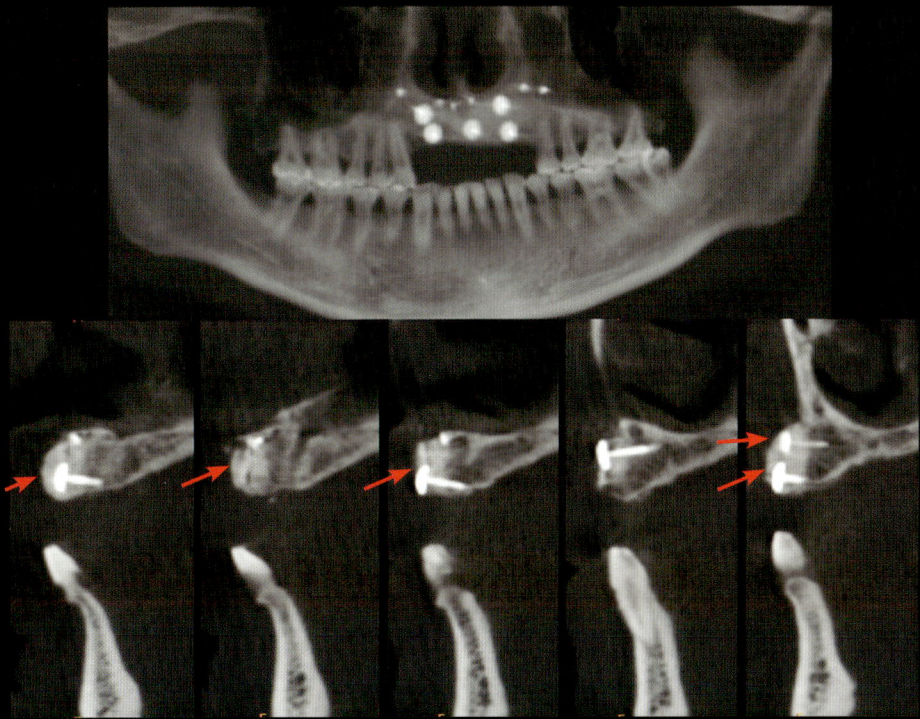

图 8－15　植骨术后8个月复诊，CBCT示帐篷钉在位，骨缺损区有大量新骨形成，且密度高于正常牙槽骨，个别帐篷钉钉帽被新骨包绕（红色箭头所示）。

（12）基于CBCT数据和口腔模型，设计种植外科导板（上海慧丰牙科技术有限公司），总共设计植入3颗种植体（NobelActive，φ3.5mm×10mm）（图8-16），该导板为牙支持式（图8-17和图8-18）。

（13）局麻下，于牙槽嵴顶做正中切口，翻全厚黏骨膜瓣，见12-23植骨术区有大量新骨组织，表面光滑，局部可见少量颗粒状骨替代材料，轮廓形态与邻近骨组织较一致，3枚帐篷钉钉帽暴露，另外2枚帐篷钉完全被新骨覆盖（图8-19a），牙周探针测量，新骨形成区牙槽嵴顶宽度>10mm（图8-19b）。

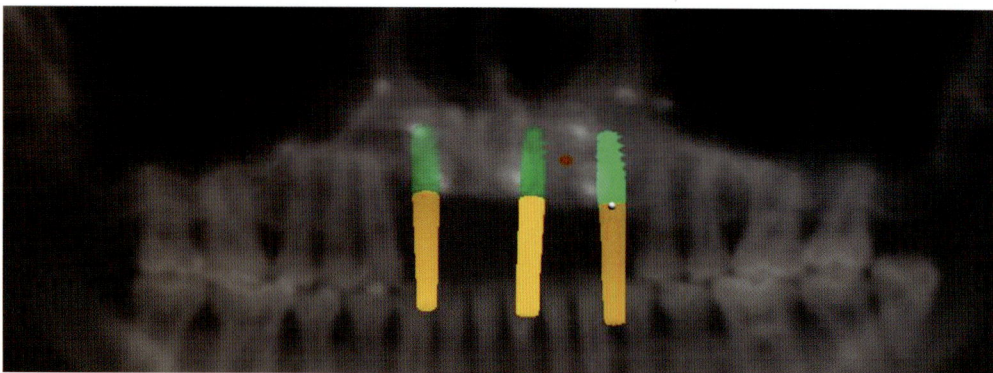

种植体编号	种植系统	种植体尺寸	穿出位点	基台角度	穿龈距离	钻孔深度	对应钻头	对应压板（内径）
7	Nobel Active	直径3.5mm 长度10mm	12	0°	约4.3mm	导环上端距种植体底端的深度19mm	10 mm	2.3mm
9	Nobel Active	直径3.5mm 长度10mm	21	0°	约3.3mm	导环上端距种植体底端的深度19mm	10 mm	2.3mm
11	Nobel Active	直径3.5mm 长度10mm	23	0°	约3.8mm	导环上端距种植体底端的深度19mm	10 mm	2.3mm

图8-16 基于CBCT数据和口腔模型，设计植入3颗种植体（Nobel Active，φ3.5mm×10mm）。

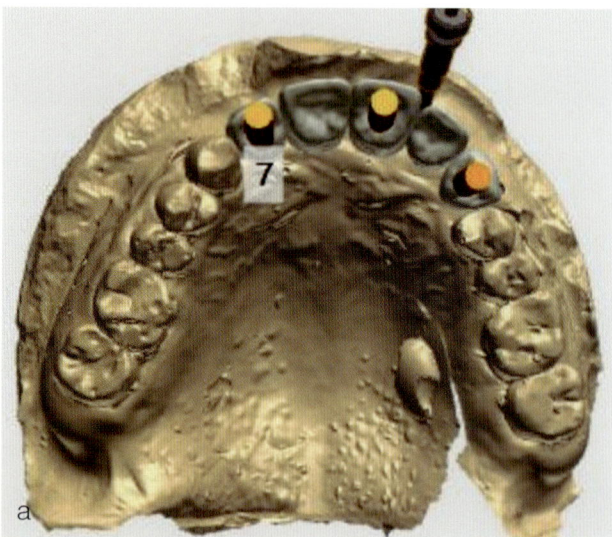

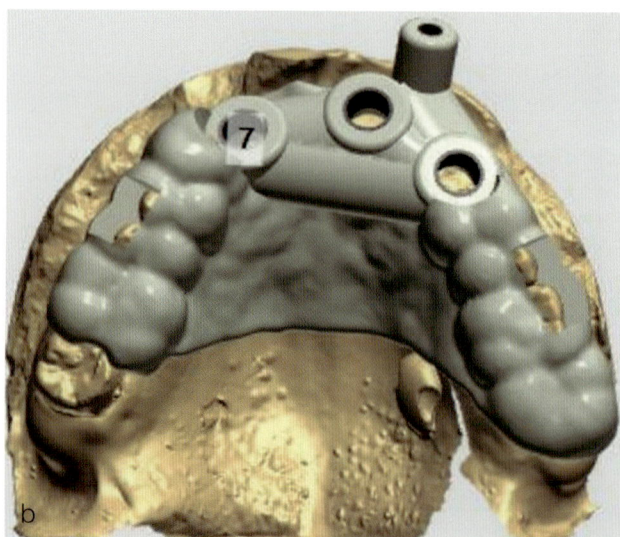

图8-17 种植体穿出位点位于修复体的舌隆突区，修复体为螺丝固位设计（a）；种植外科导板（上海慧丰牙科技术有限公司）为牙支持式固位（b）。

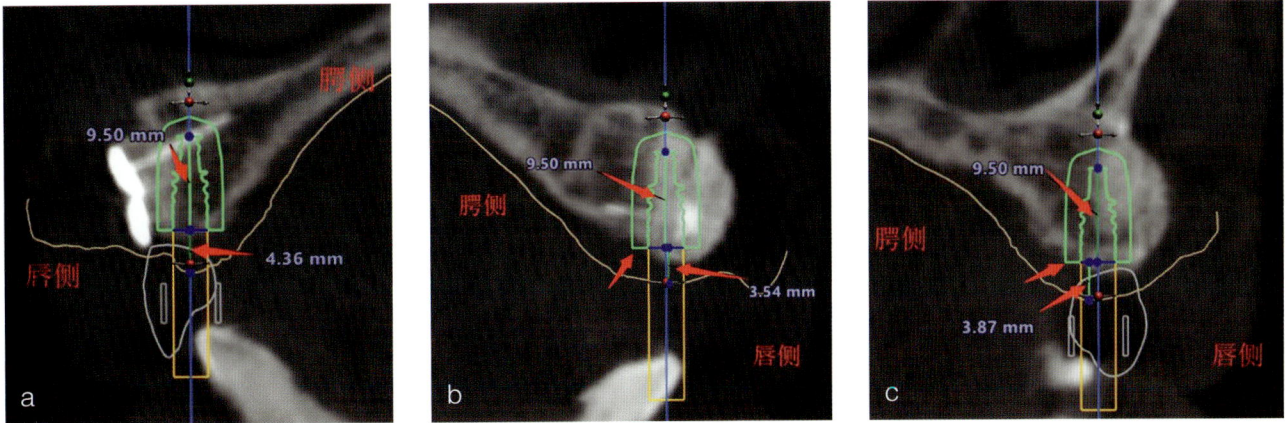

图8-18　种植体设计时，要考虑穿出位置（螺丝固位）及唇侧骨厚度（>2mm）（a，12种植位点；b，21种植位点；c，23种植位点）。

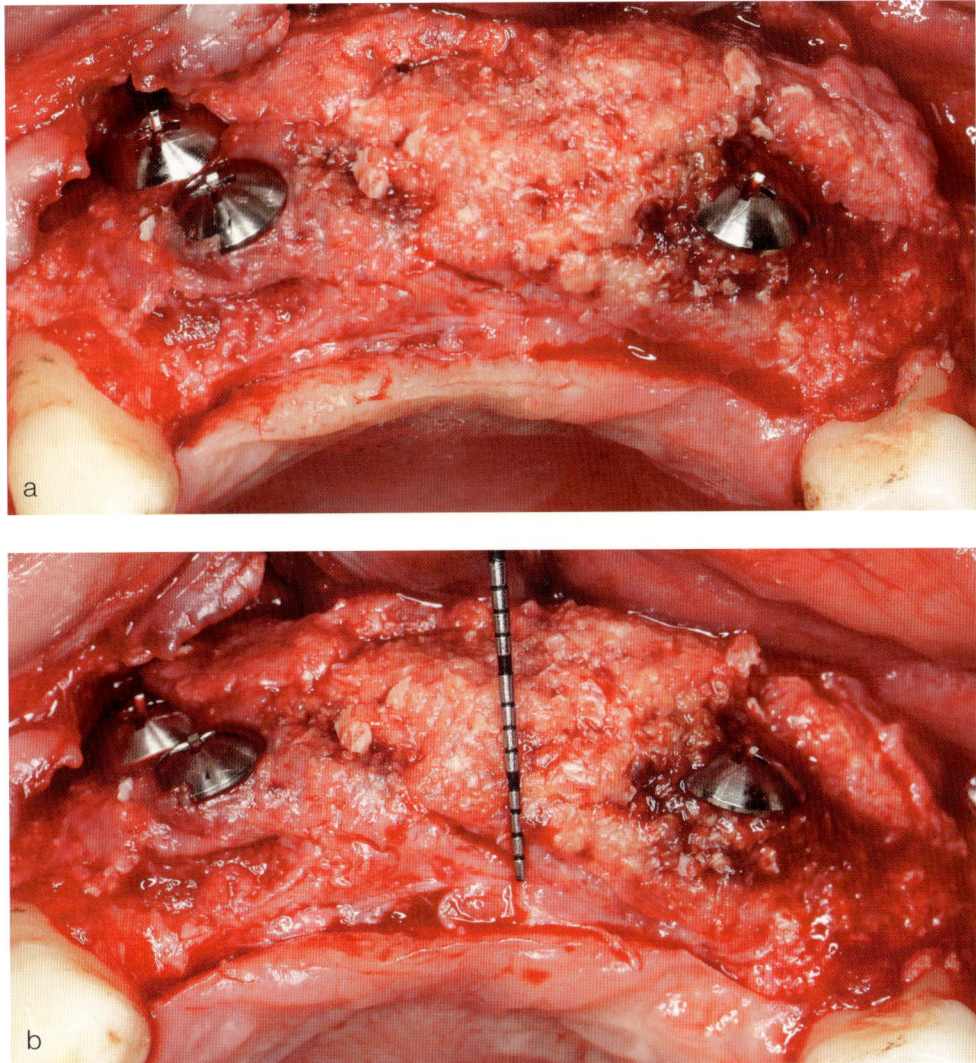

图8-19　局麻下，于缺牙区牙槽嵴顶做黏膜全层切口，翻全厚黏骨膜瓣，见3枚帐篷钉暴露，2枚帐篷钉完全被新骨包绕覆盖（a）；牙周探针测量，新骨形成区牙槽嵴顶宽度>10mm（b）。

（14）去除部分新骨，暴露下方帐篷钉，用专用工具取出帐篷钉及膜钉（图8-20）。

（15）戴入牙支持式种植外科导板（上海慧丰牙科技术有限公司）（图8-21a），在导板引导下种植窝备洞（图8-21b）。

（16）选择NobelActive种植体（φ3.5mm×10mm）（图8-22a），植入3颗NobelActive种植体（图8-22b），扭矩>15Ncm，然后放置封闭螺丝（图8-23）。

（17）在新骨上方的凸凹不平处再次植入Bio-Oss骨粉（Geistlich，0.5g）（图8-24a），覆盖Bio-Gide可吸收生物膜（Geistlich，30mm×40mm）（图8-24b）。

（18）唇侧充分减张后，用4-0可吸收线严密缝合创口（图8-25）。

（19）种植体植入后2周复诊，缝线在位，无脱落（图8-26a）。拆线后，见创口几乎完全愈合（图8-26b）。

（20）种植体植入后4个月复诊，口内见术区愈合良好，牙槽嵴丰满，但附着龈宽度不足，前庭沟变浅（图8-27）。

（21）种植体植入后4个月复诊，曲面断层片示3颗种植体位置佳，种植体周围牙槽骨骨密度正常（图8-28）；CBCT示种植体完成了骨结合，唇侧骨量充足，厚度>2mm（图8-29）。

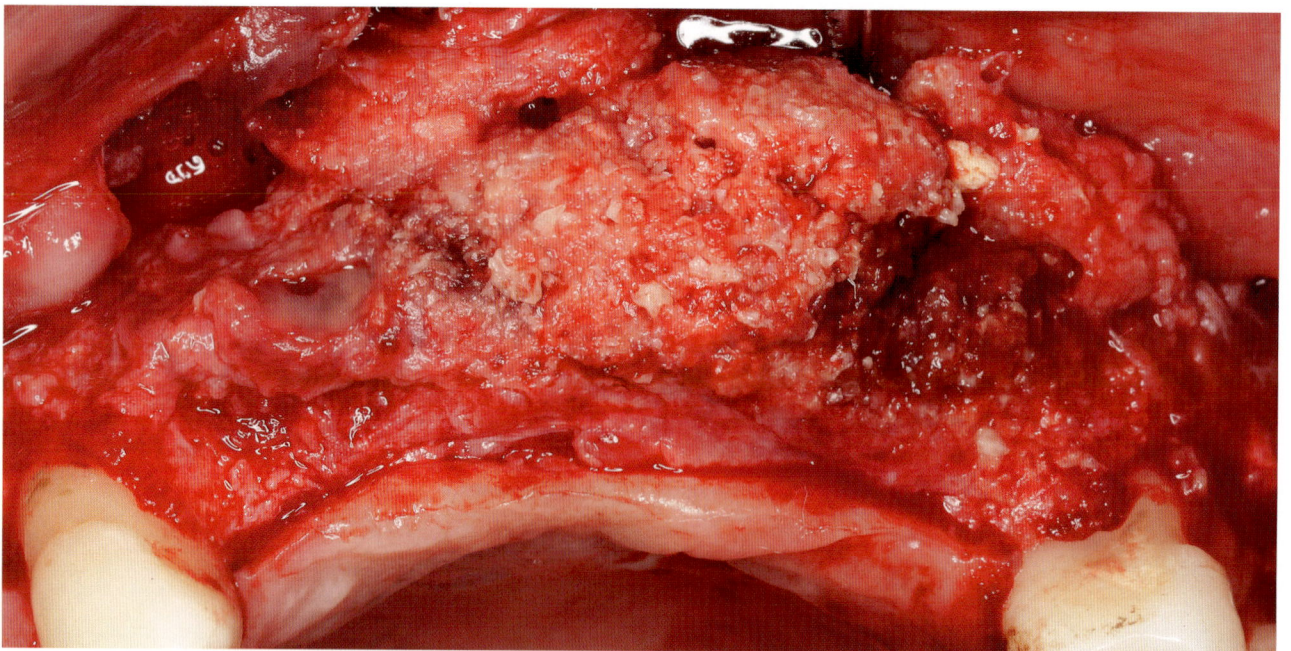

图8-20　用专用工具取出帐篷钉及膜钉。

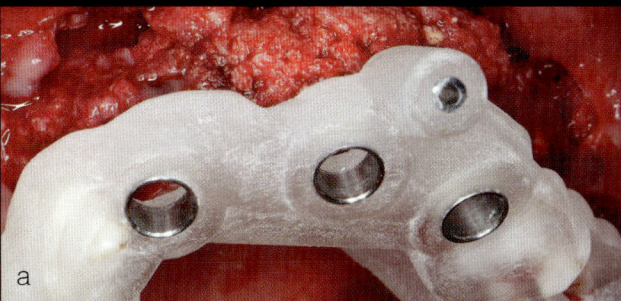

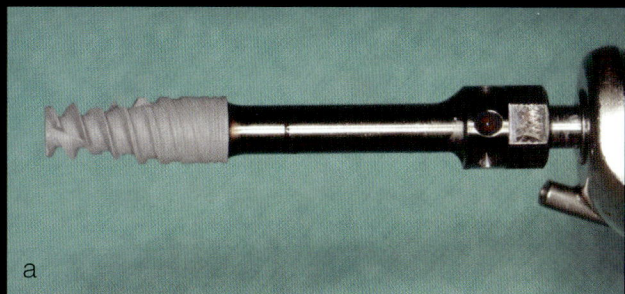

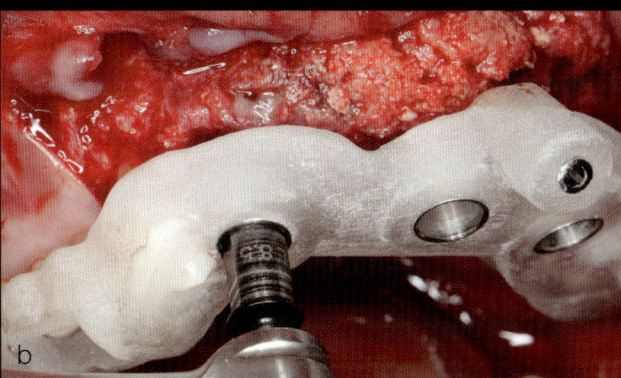

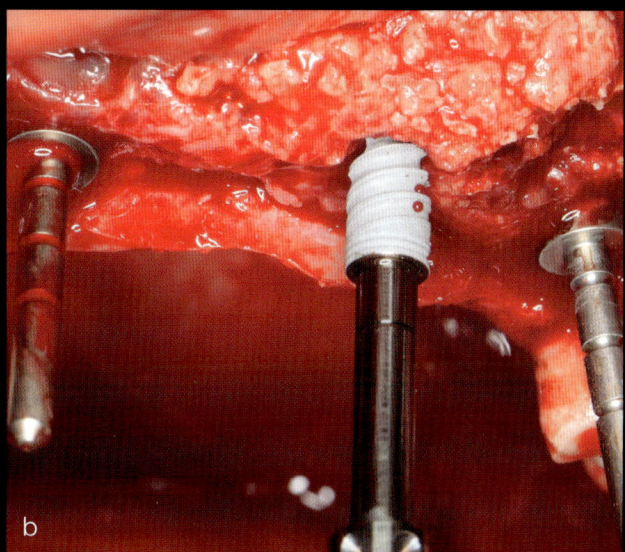

图8-21　戴入牙支持式种植外科导板（上海慧丰牙科技术有限公司）（a）；在导板引导下逐级备洞（b）。

图8-22　按导板设计方案，选择NobelActive种植体（φ3.5mm×10mm）（a）；备洞后植入种植体（b）。

图8-23　种植体植入后（扭矩>15Ncm），放置封闭螺丝。

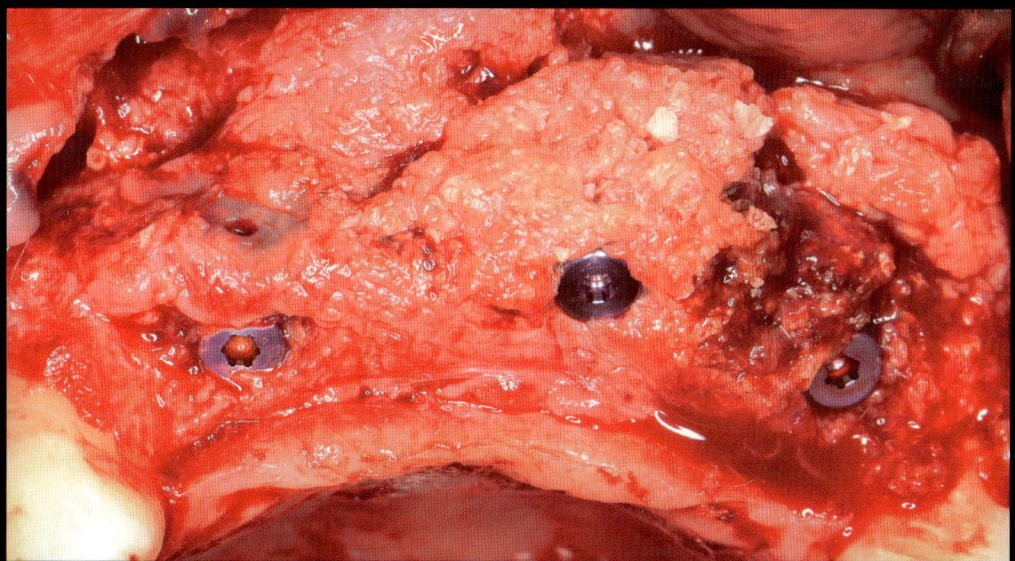

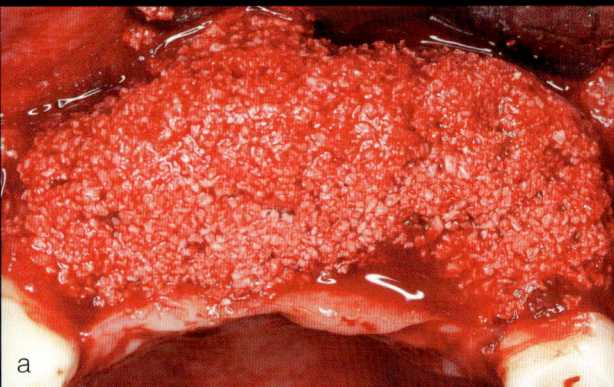

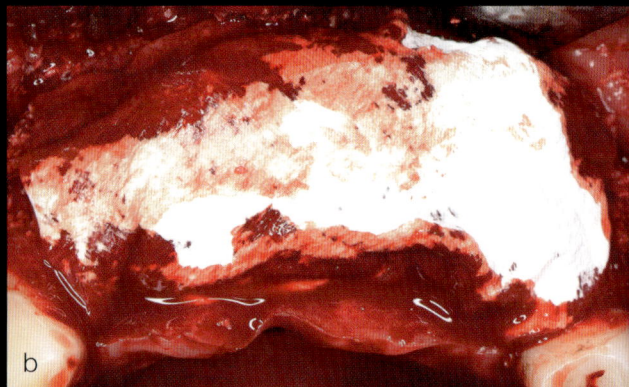

图8-24　再次植入Bio-Oss骨粉（0.5g）（a）；覆盖Bio-Gide可吸收生物膜（30mm×40mm）（b）。

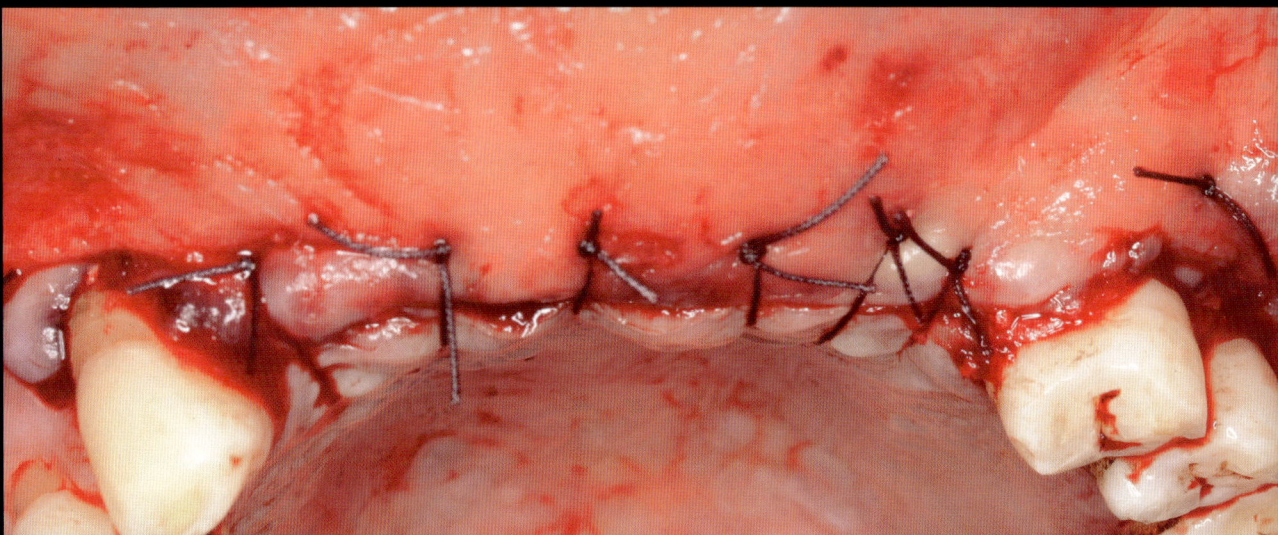

图8-25　唇侧充分减张后，用4-0可吸收线严密缝合创口。

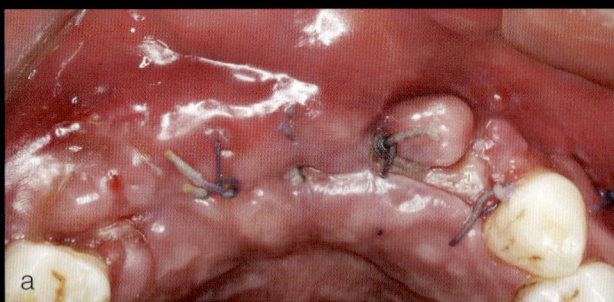

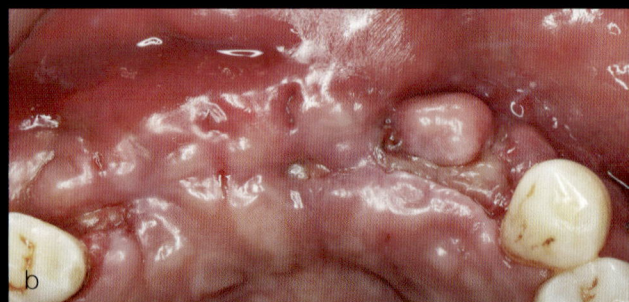

图8-26　植入种植体后2周复诊，缝线在位，无脱落（a）；拆线后，创口愈合良好，无开裂（b）。

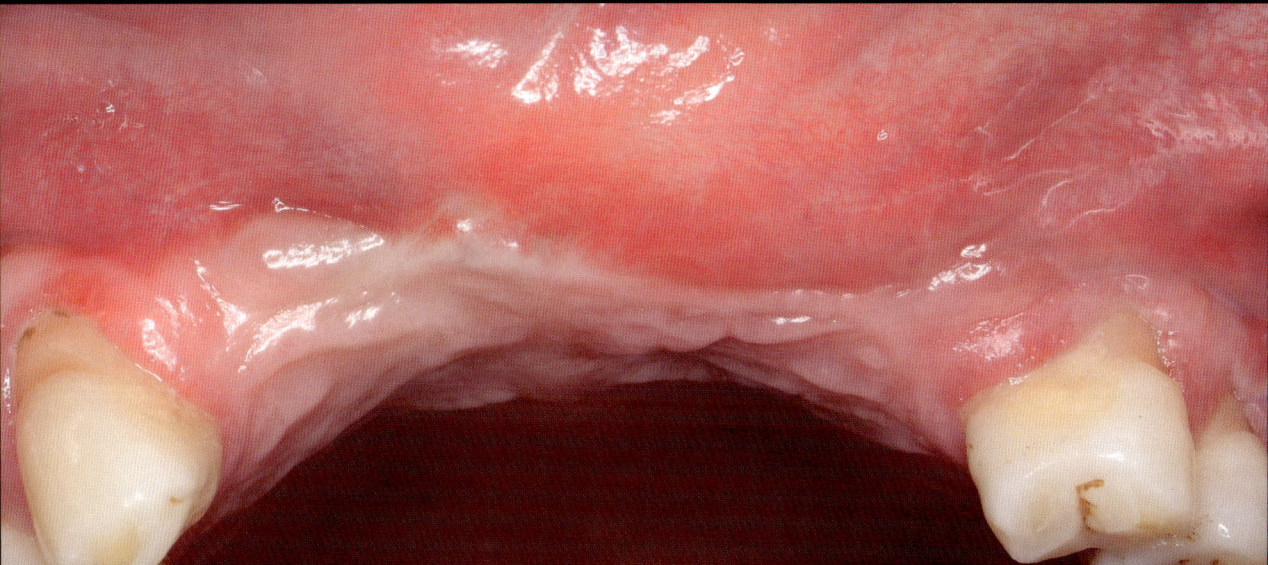

图8-27　种植体植入后4个月复诊，口内见术区完全愈合，牙缺失区外形丰满，软组织色泽健康，但前庭沟变浅，附着龈宽度不足。

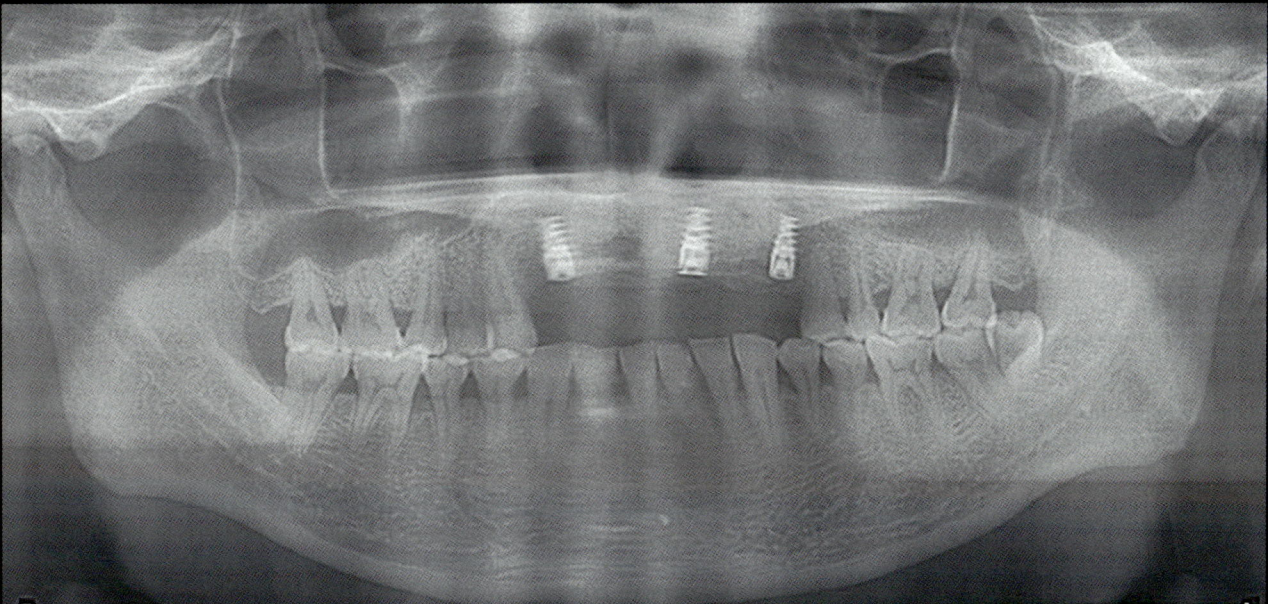

图8-28　种植体植入后4个月复诊，曲面断层片示3颗种植体位置佳，种植体与牙槽骨完全结合在一起。

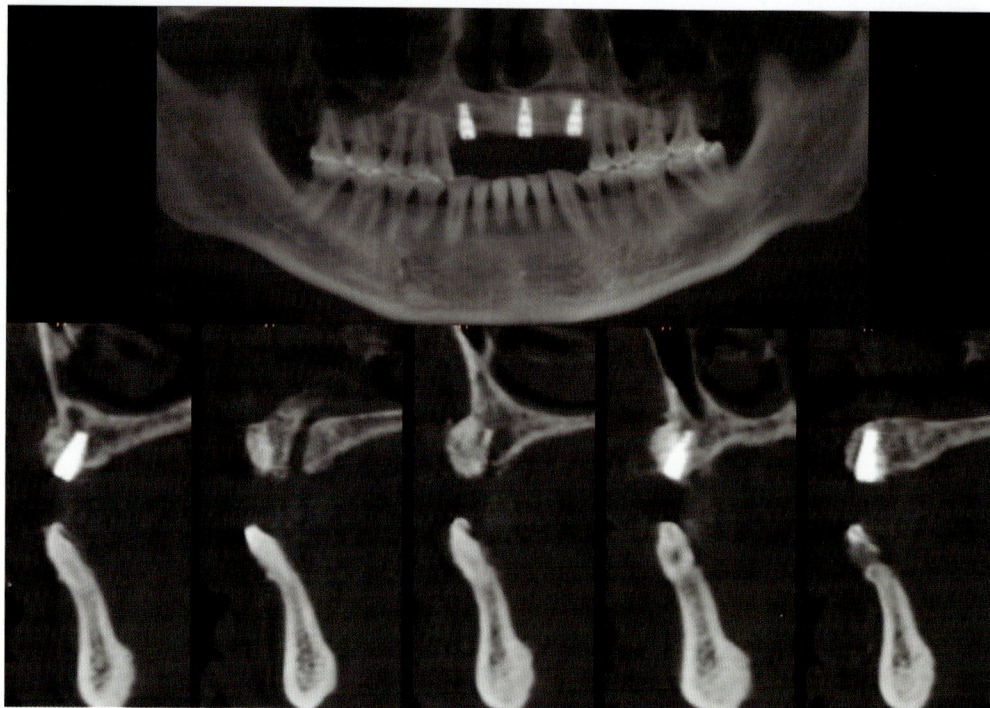

图8-29 种植体植入后4个月复诊，CBCT示新骨区呈现高亮的密度影，种植体完成了骨结合，种植体唇侧骨量充足，厚度>2mm。

（22）局麻下，于缺牙区牙槽嵴顶偏腭侧做全层瓣切口，翻瓣后暴露封闭螺丝，更换愈合基台（φ3.6mm×5mm），然后用4-0可吸收线缝合创口（图8-30a）。

（23）放置愈合基台3周后复诊，创口完全愈合，但前庭沟变浅，附着龈不足（图8-30b）。

（24）进行前庭沟加深术/附着龈增宽术：局麻下，用11号尖刀片沿膜龈联合线做水平切口，保留骨膜，剥离至前庭沟预成深度（图8-31）。

（25）牙周探针测量创面，高度>15mm（图8-32a），宽度>35mm（图8-32b~d）。

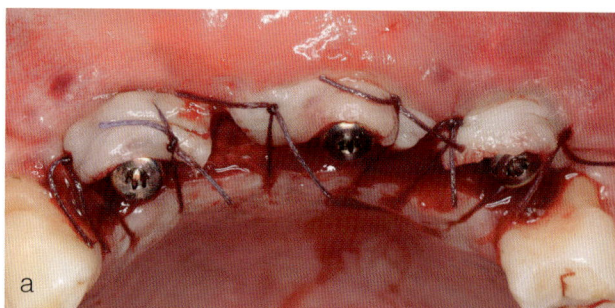

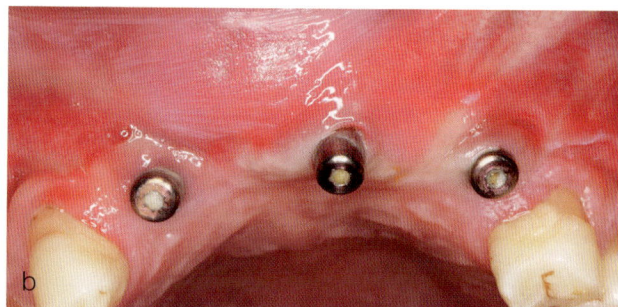

图8-30 种植体植入后4个月复诊，局麻下，偏腭侧做全层黏膜瓣切口，更换愈合基台（φ3.6mm×5mm），然后用4-0可吸收线缝合创口（a）；术后3周复诊，创口完全愈合，软组织色泽健康，但前庭沟变浅，附着龈宽度不足（b）。

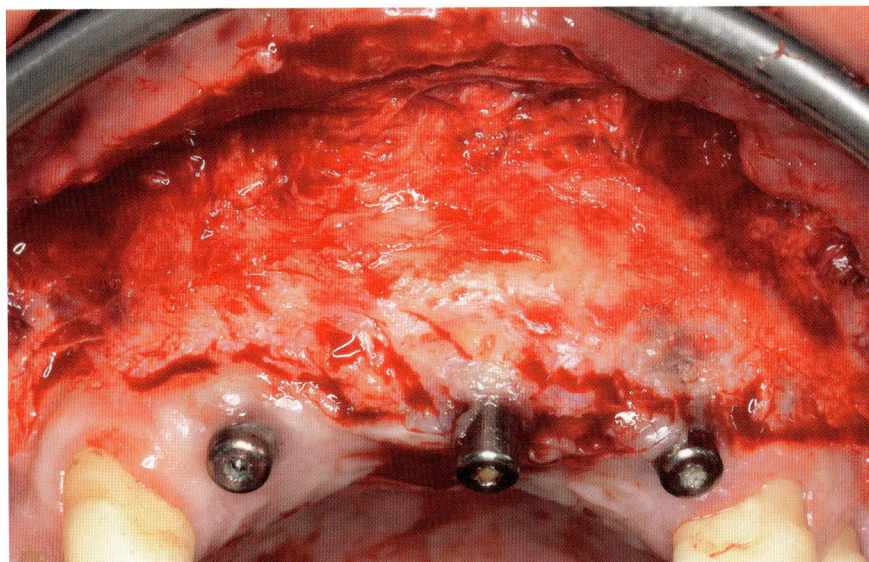

图8-31　局麻下，用11号尖刀片沿膜龈联合线切开黏膜，保留骨膜，剥离至前庭沟预成深度。

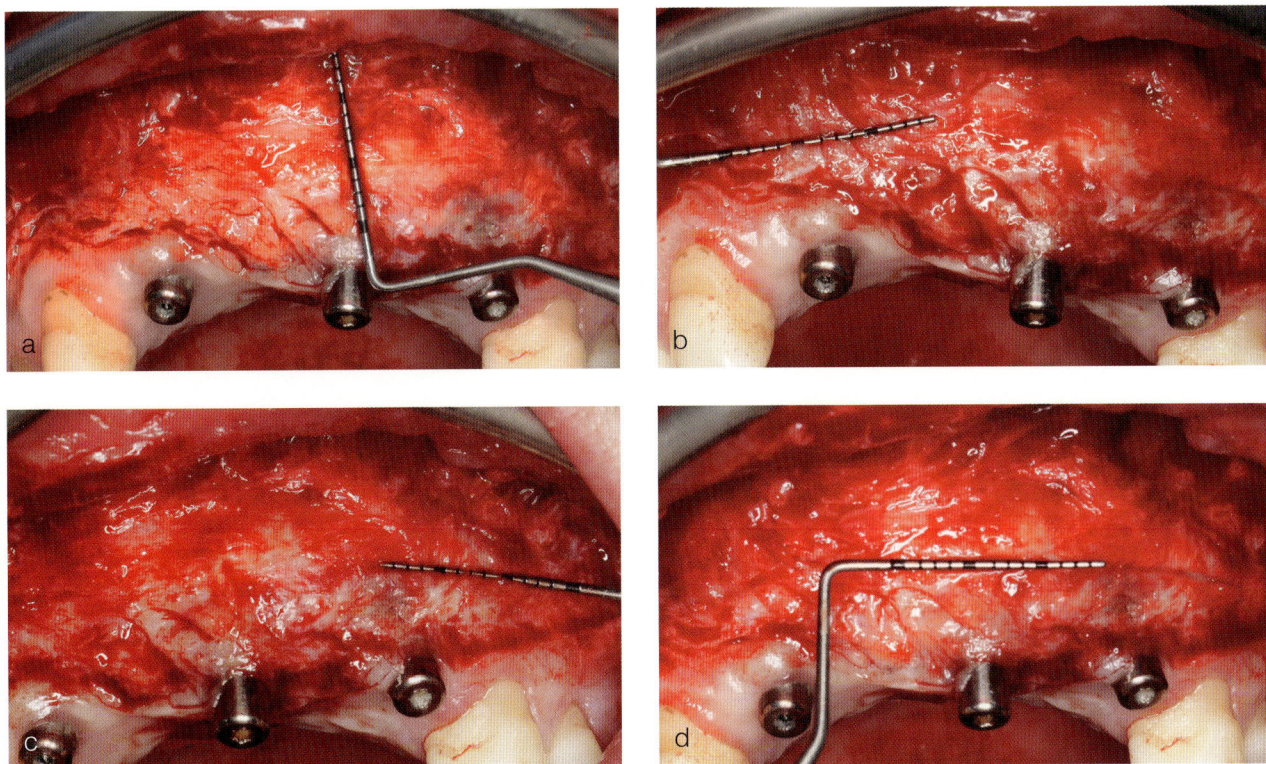

图8-32　牙周探针测量创面，高度>15mm（a）；12位点宽度约15mm（b）；23位点宽度约15mm（c）；21位点宽度约10mm（d）。

（26）用5-0可吸收线在前庭沟预成深度位置缝合游离端黏膜（图8-33）。

（27）本案例选择Mucograft可吸收胶原基质（Geistlich，15mm×20mm）作为创面覆盖材料（图8-34）。

（28）将2片Mucograft覆盖在创面上（图8-35a），然后用5-0可吸收线固位（图8-35b）。

（29）戴入预成的前庭沟保持器，保护术区，便于前庭沟成形（图8-36a），患者上唇饱满度恢复正常（图8-36b）。

（30）前庭沟加深术后2个月复诊，口内见前牙区前庭沟深度显著加深，附着龈增宽，软组织色泽和外形良好（图8-37）。

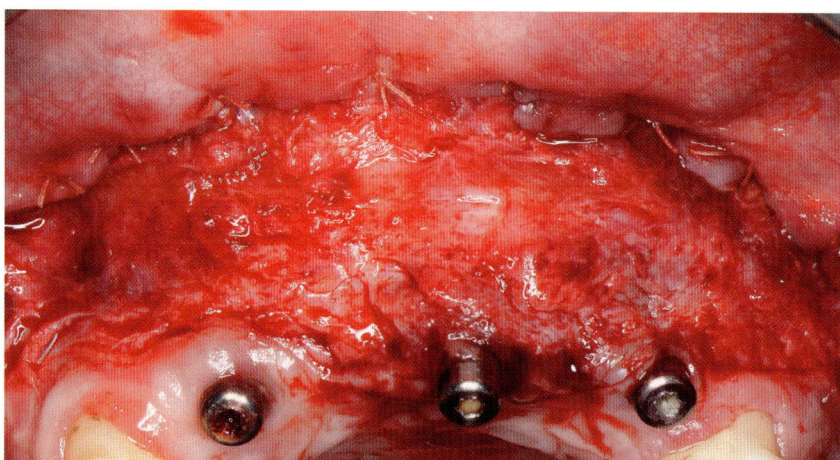

图8-33　将游离龈向根方移位，在前庭沟预成深度用5-0可吸收线把游离龈固定在骨膜上。

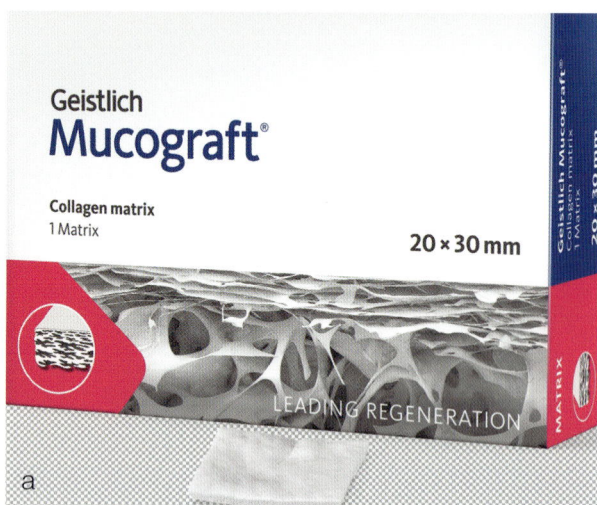

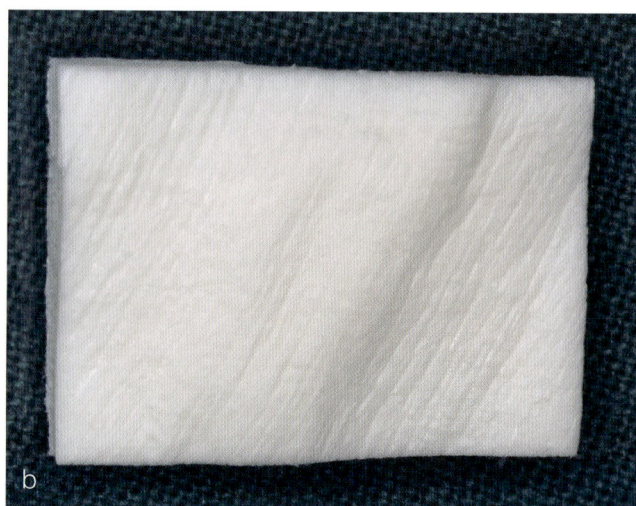

图8-34　选择Mucograft可吸收胶原基质作为创面覆盖材料（15mm×20mm）（a）；可吸收胶原基质厚度2~3mm（b）。

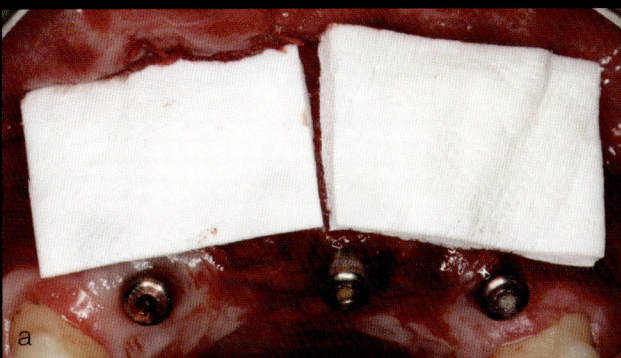

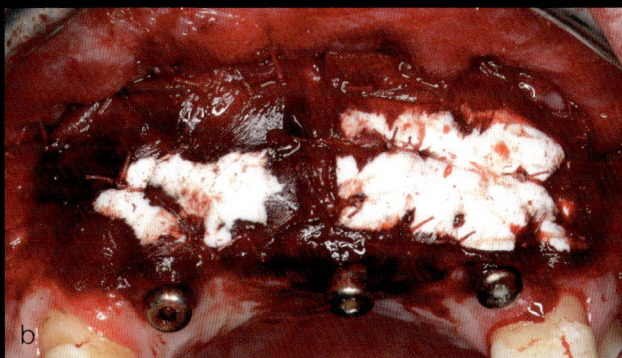

图8-35　在创面放置2片Mucograft可吸收胶原基质（a）；使用5-0可吸收缝线将Mucograft可吸收胶原基质缝合固定在下方骨膜上（b）。

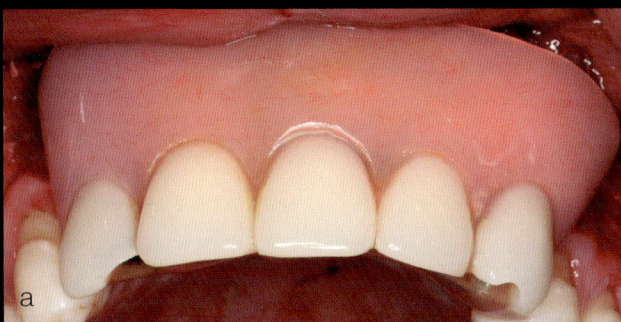

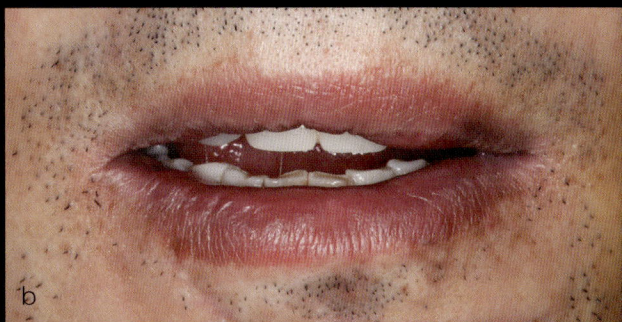

图8-36　戴入预成的前庭沟保持器（a）；正面观唇侧丰满（b）。

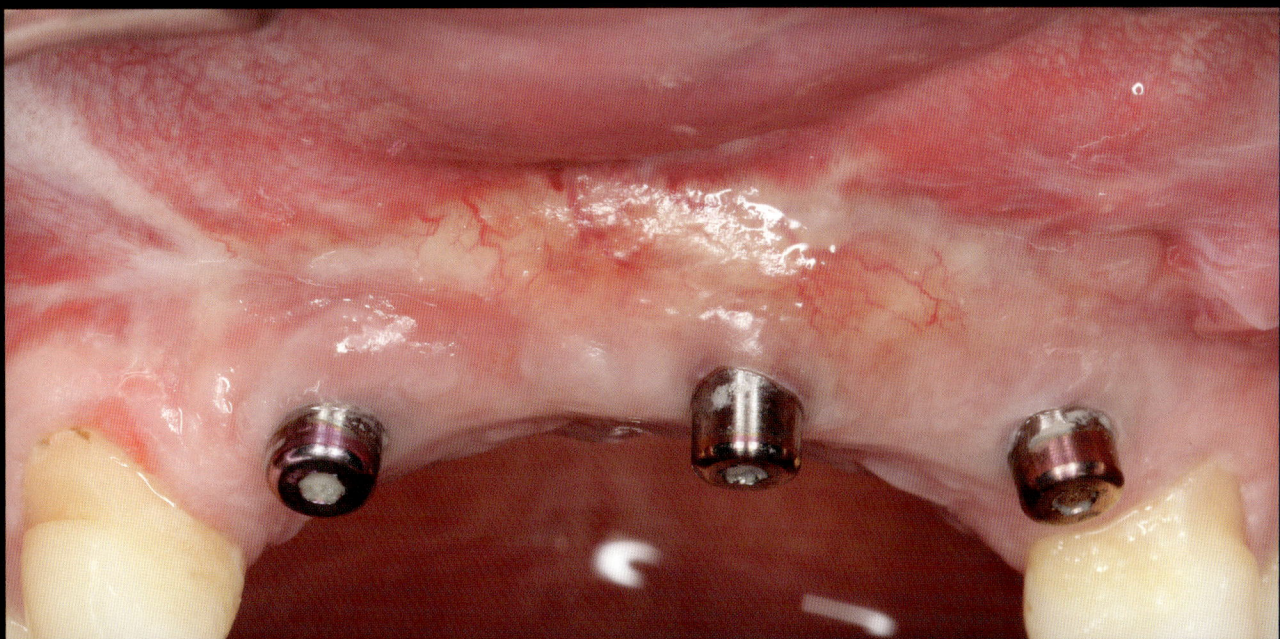

图8-37　前庭沟加深术后2个月复诊，创面完全愈合，前庭沟深度及附着龈宽度都显著改善。

（31）牙周探针测量，前庭沟深度为5～7mm、附着龈增宽＞2mm（图8-38）。

术后3个月见附着龈宽度增加，各种植位点唇侧附着龈宽度约5mm。

（32）常规取模，制作全瓷联冠修复体（图8-39）。

（33）取出愈合基台，种植体袖口处软组织塑形佳（图8-40a），戴入全瓷修复体（图8-40b），调𬌗至咬合关系正常（图8-41）。

（34）戴入最终修复体后，拍摄根尖片确认修复体已就位（图8-42）；CBCT示种植体唇侧骨量充足，骨厚度＞2mm（图8-43）。

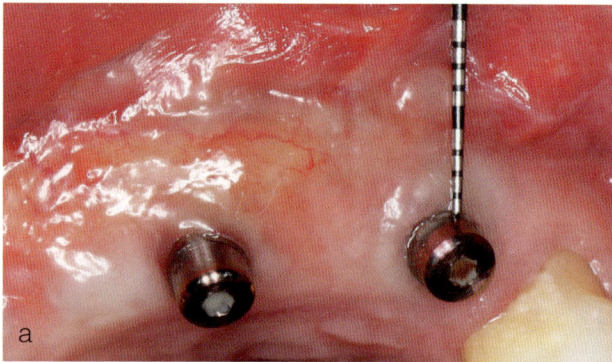

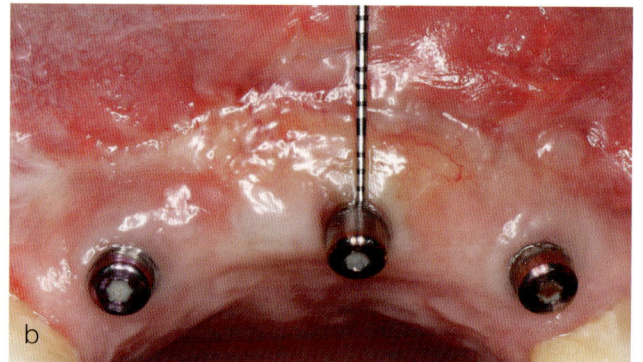

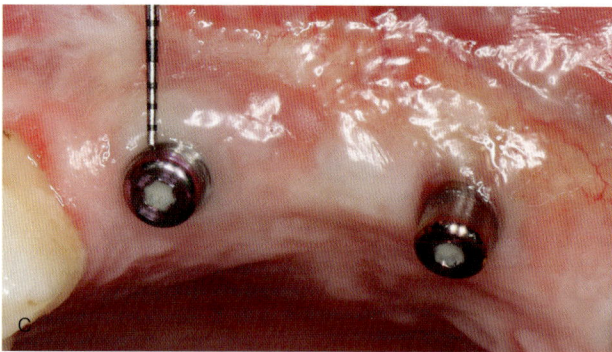

图8-38　牙周探针测量，前庭沟深度为5～7mm，愈合基台唇侧附着龈宽度＞2mm（a，23位点；b，21位点；c，12位点）。

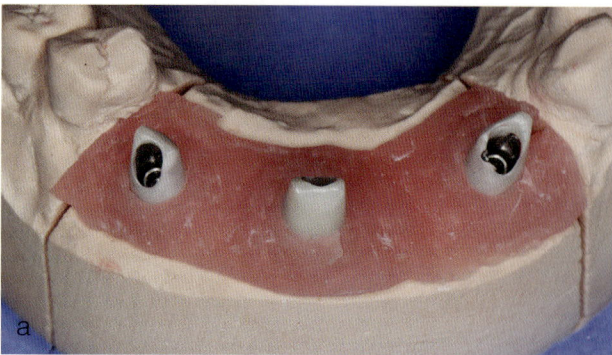

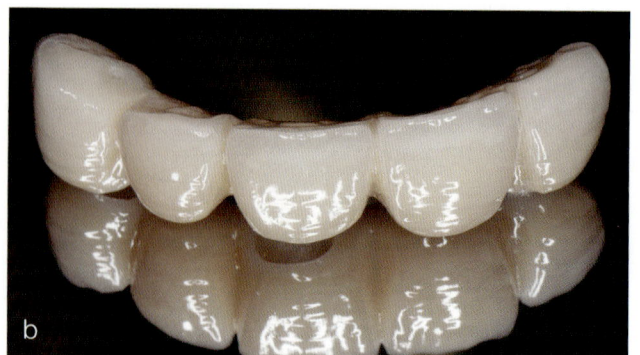

图8-39　常规取模（a）；制作全瓷联冠修复体（b）。

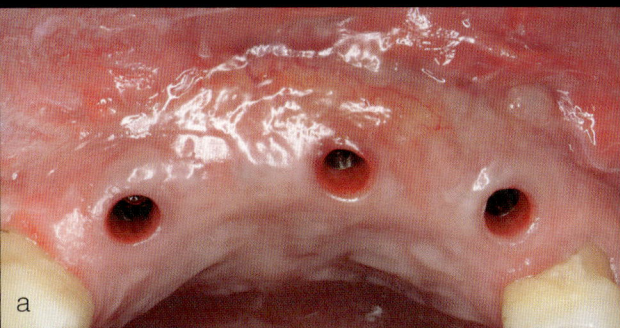

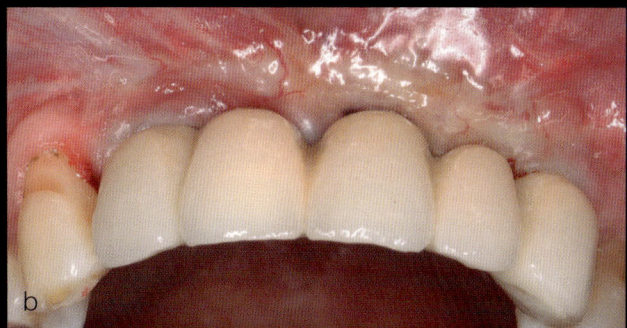

图8-40　取出愈合基台，种植体袖口健康，无炎症（a）；戴入全瓷修复体（b）。

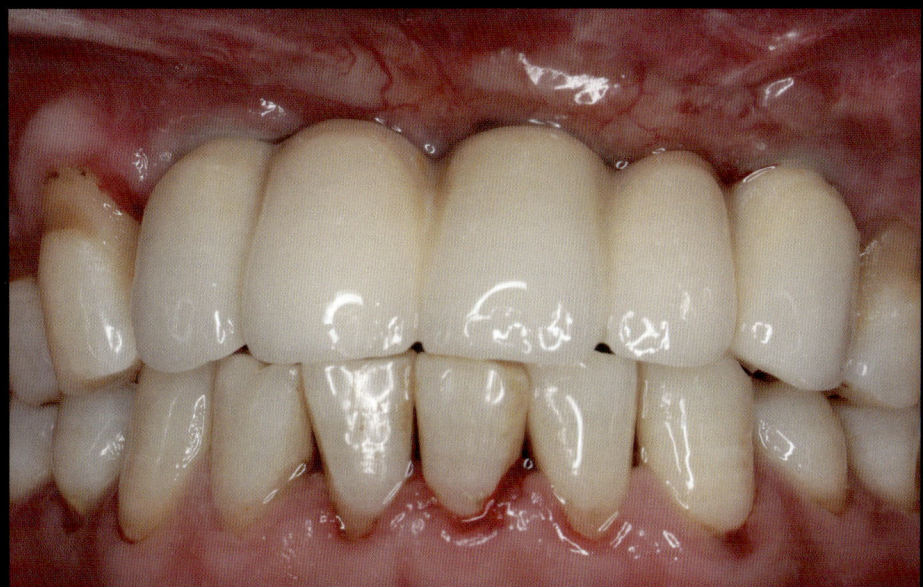

图8-41　戴入最终修复体后，调𬌗至咬合关系正常。

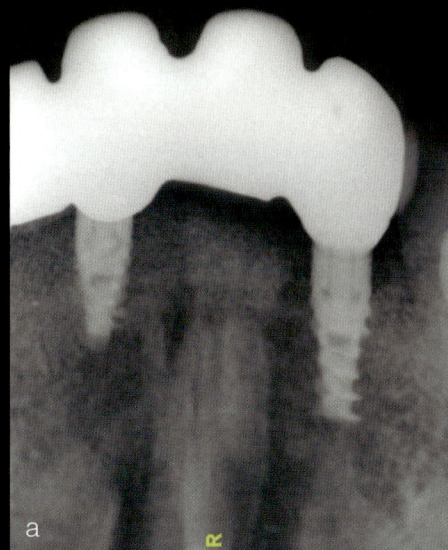

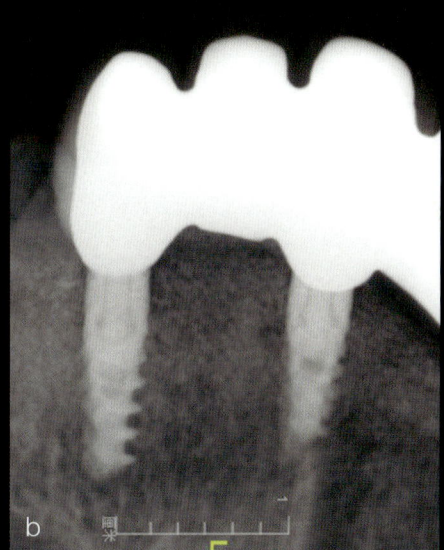

图8-42　戴入最终修复体后，拍摄根尖片，全瓷修复体已就位，种植体颈部骨量充足（a、b）。

（35）戴入最终修复体后1年复诊，口内见修复体颈部软组织稳定，牙龈无退缩（图8-44a），修复体外形完整、无破损（图8-44b）；CBCT示种植体唇侧骨稳定，骨厚度>2mm（图8-45）。

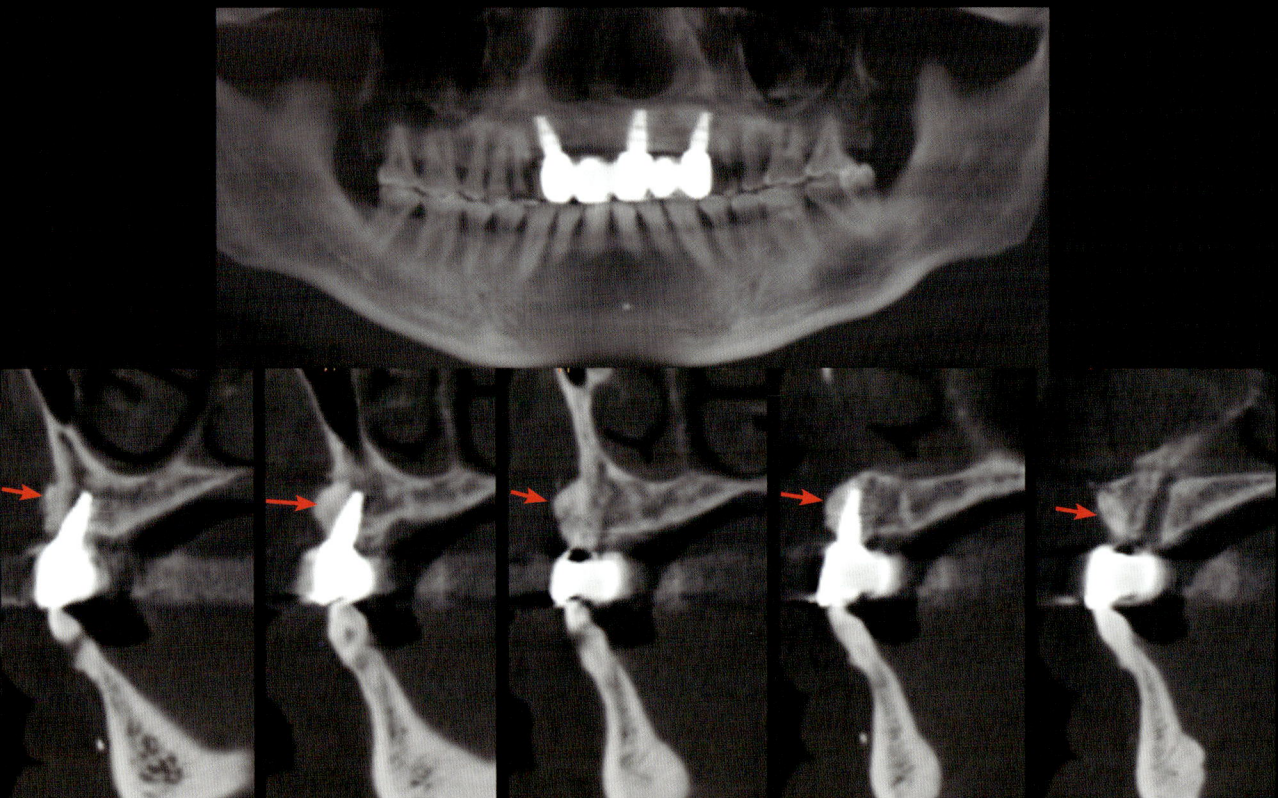

图8-43　戴入最终修复体后，CBCT示种植体骨结合良好，全瓷修复体已就位，种植体唇侧骨量充足，骨厚度>2mm（红色箭头所示）。

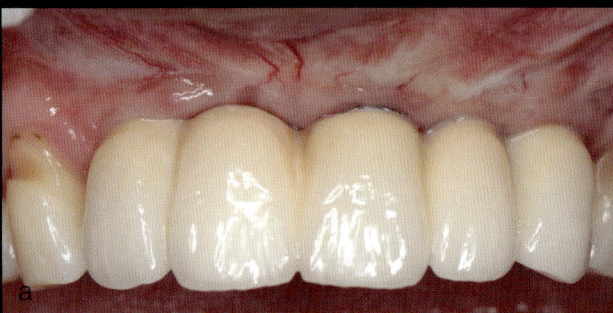

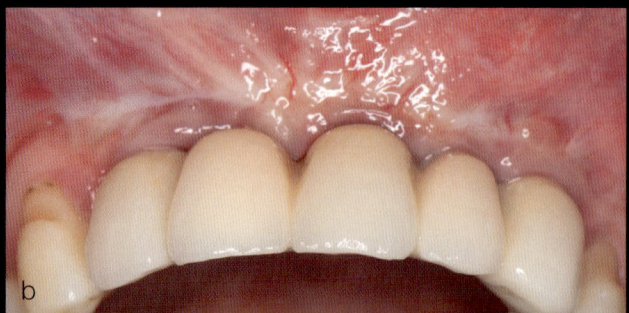

图8-44　戴入最终修复体后1年复诊，口内见修复体颈部软组织健康，牙龈无退缩（a）；修复体外形完整、无破损（b）。

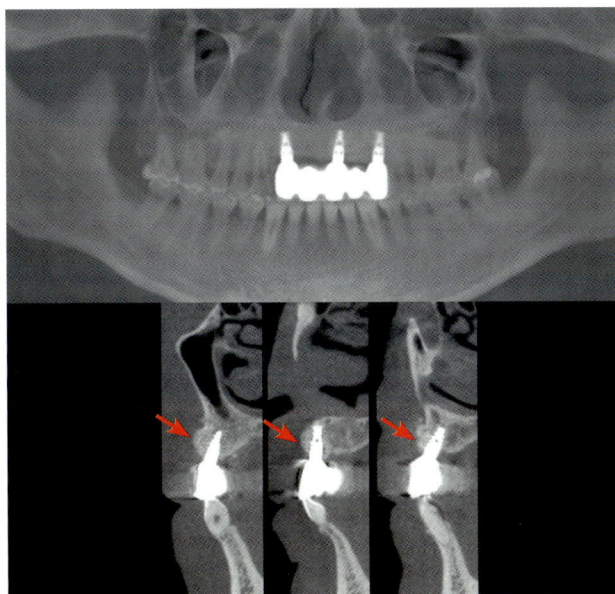

图8-45 戴入最终修复体后1年复诊，CBCT示种植体在位，种植体周围骨质稳定，种植体唇侧骨量充足，骨厚度>2mm（红色箭头所示）。

案例点评

本案例治疗过程关键步骤模式图如图8-46所示。

本案例采用帐篷钉技术对上颌前牙骨缺损区进行水平向及垂直向骨增量，改善了不良的颌位关系（反𬌗），使得种植体可植入在理想的三维空间上，联合运用附着龈增量和前庭沟加深术，解决了植骨术后种植体唇侧附着龈不足的问题，获得了良好的美学效果和功能恢复。

良好的骨量支持是种植治疗成功的必要条件，上颌前牙区唇侧骨壁较薄，外伤性牙齿缺失后，常常会发生水平型/垂直型骨缺损，出现不同程度的骨性凹陷。如不及时修复，将会造成种植体螺纹暴露，增加美学风险，甚至骨结合失败、种植体脱落[2]。在本案例中，上颌前牙区牙槽骨发生严重的水平型骨缺损，伴部分垂直型骨缺损，且与下颌前牙的颌位关系发生为反𬌗位置，虽然牙槽嵴的高度和宽度仍然足够支持种植体植入，但是，以现有的牙槽骨轮廓进行种植治疗，会造成种植体更偏唇向植入，增加美学并发症及机械并发症发生的风险。通过帐篷钉技术+GBR技术恢复缺失的牙槽骨，可将种植体植入在理想的三维空间上，获得较好的生物力学效果。研究表明，理想的附着龈宽度及前庭沟深度对

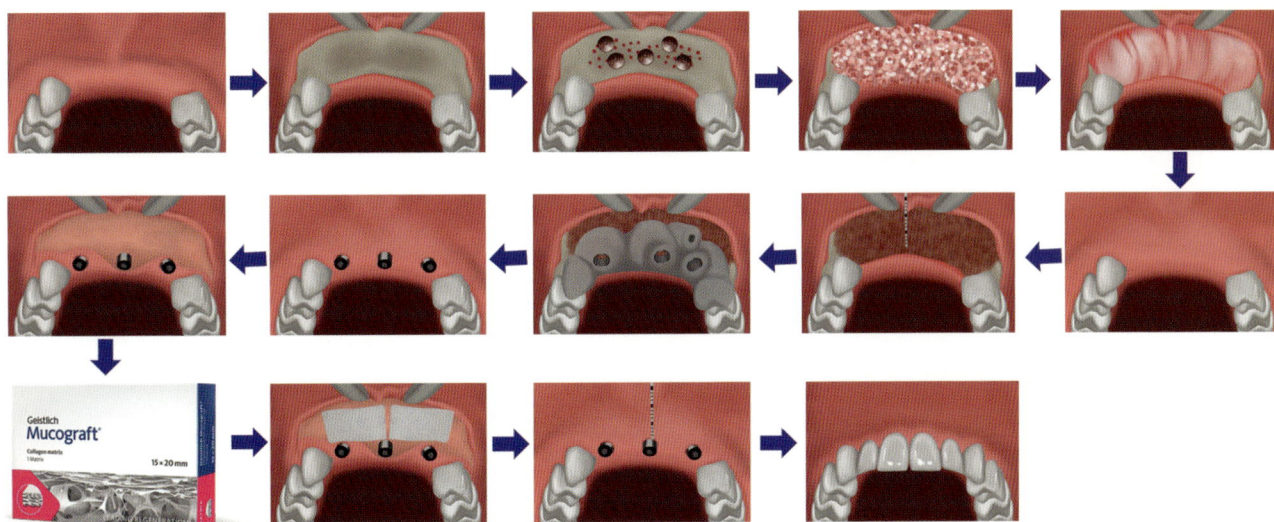

图8-46 本案例治疗过程关键步骤模式图。

于维持种植体周围边缘骨水平具有重要的意义[3]。当附着龈宽度不足6mm时更容易发生生物学并发症[4]。临床上主要通过自体游离龈移植恢复缺失的附着龈。但是获取自体软组织移植物需要第二供区，增加了患者的手术创伤，且供区提供的移植物受限。研究表明，虽然游离龈移植可以获得更多的附着龈增量，但是使用Mucograft可吸收胶原基质进行前庭沟加深术，可获得与游离龈移植类似的治疗效果[5-7]。

相较于其他骨增量方案，本案例选择的治疗方案的优点：

（1）使用帐篷钉技术恢复了缺失的牙槽骨，改善了颌位关系，种植体植入在理想的三维空间上。

（2）使用Mucograft可吸收胶原基质进行了附着龈增量和前庭沟加深术，获得了理想效果，避免了自体软组织的应用，维护了种植体周围软组织健康。

不足之处：

未进行软组织塑形，最终修复体的穿龈轮廓有待进一步改善。

（周咏，陈钢，邹多宏）

参考文献

[1] Dawson A, Chen S. 牙种植学的SAC分类[M]. 宿玉成, 译. 沈阳: 辽宁科学技术出版社, 2019.

[2] Esquivel J, Meda RG, Blatz MB. The Impact of 3D Implant Position on Emergence Profile Design[J]. Int J Periodontics Restorative Dent, 2021, 41(1):79–86.

[3] Fickl S, Therese Kröger A, Dietrich T, et al. Influence of soft tissue augmentation procedures around dental implants on marginal bone level changes–A systematic review[J]. Clin Oral Implants Res, 2021, 32(Suppl 21):108–137.

[4] Thoma DS, Buranawat B, Hämmerle CH, et al. Efficacy of soft tissue augmentation around dental implants and in partially edentulous areas: A systematic review[J]. J Clin Periodontol, 2014 41(Suppl 15):S77–S91.

[5] Schmitt CM, Moest T, Lutz R, et al. Long–term outcomes after vestibuloplasty with a porcine collagen matrix (Mucograft®) versus the free gingival graft: a comparative prospective clinical trial[J]. Clin Oral Implants Res, 2016, 27(11):e125–e133.

[6] Solonko M, Regidor E, Ortiz–Vigón A, et al. Efficacy of keratinized mucosal augmentation with a collagen matrix concomitant to the surgical treatment of peri–implantitis: A dual–center randomized clinical trial[J]. Clin Oral Implants Res, 2021, 15.

[7] Huang JP, Liu JM, Wu YM, et al. Clinical evaluation of xenogeneic collagen matrix versus free gingival grafts for keratinized mucosa augmentation around dental implants: A randomized controlled clinical trial[J]. J Clin Periodontol, 2021, 48(10):1293–1301.

第 9 章

上颌前牙区复合型（水平型+垂直型）骨缺损的修复重建（多牙位）Ⅱ

RECONSTRUCTION OF HORIZONTAL/VERTICAL BONE
DEFECT IN THE MAXILLARY ANTERIOR REGION
(MULTIPLE TEETH) Ⅱ

案例简介

患者：女，43岁，福建福州人。

主诉：上颌多颗前牙缺失1年，要求种植修复。

现病史：患者自述上颌前牙5年前因牙周病拔除21、11残冠完成了根管治疗，然后12、11及22做基牙，制作了12-22的烤瓷冠桥，1个月前烤瓷冠桥脱落，随后12脱落，现严重影响进食、发音及美观，烤瓷冠桥脱落后未戴入任何义齿，现要求种植修复。

既往史：否认全身系统性疾病史，否认药物过敏史，无吸烟史。

口腔检查：12、21缺失，11残冠、金属桩核，22残冠；缺牙区牙槽骨宽度、高度均不足，附着龈宽度正常；患者中位笑线，牙龈生物型为中厚龈生物型。

影像学检查：CBCT示12、21、46缺失；12缺牙区牙槽骨高度明显降低；11完成了根管治疗；22残冠，伴根尖炎；21缺牙区牙槽骨宽度不足；46缺牙区牙槽骨宽度和高度正常（图9-1）。

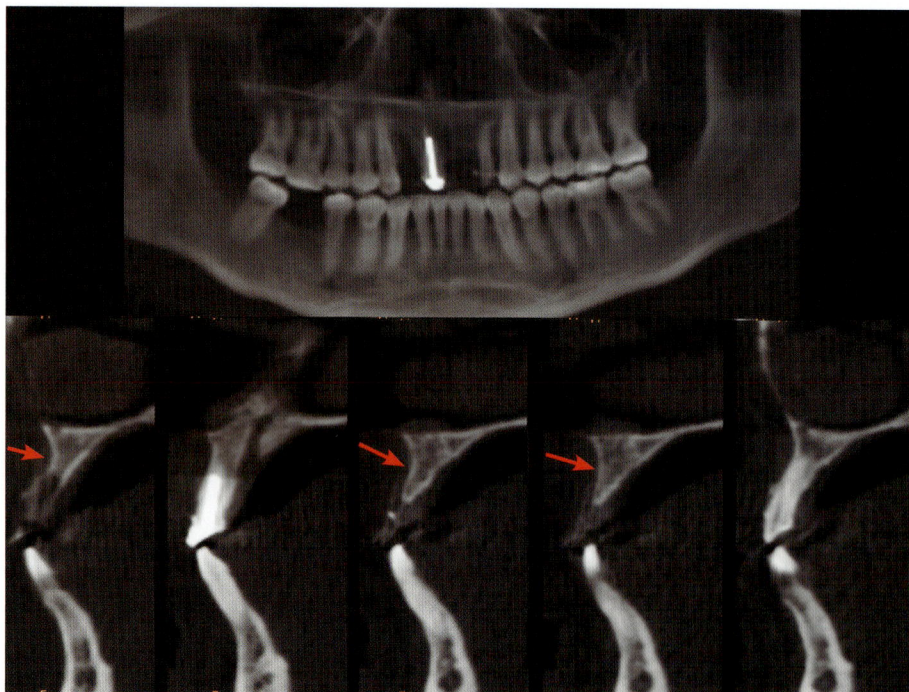

图9-1　CBCT示12和21缺失，缺牙区牙槽骨宽度、高度均不足（红色箭头所示）；11残冠，已经完成根管治疗；22残冠，伴根尖炎；46缺失。

诊断

（1）12、21、46缺失。

（2）11残冠；22残冠，伴根尖炎。

（3）缺牙区牙槽骨水平型+垂直型骨缺损。

治疗方案

本案例属于美学区种植修复，美学风险因素评估见表9-1[1]。

根据表9-1，本案例属于中-高风险种植案例。

基于病史，制订的治疗方案：①11烤瓷冠修复，22根管治疗后烤瓷冠修复，12和21植骨后种植修复；②22根管治疗后，13、11和22做基牙进行烤瓷冠桥修复；③拔除11和22残冠，同期植骨，待植骨成功后，在12和22位点进行种植体植入，最后进行种植冠桥修复。植骨的方案可以选择自体骨、异体骨及GBR技术。各种治疗方案优缺点都有，包括治疗时间、费用及长期效果等，经过与患者的充分沟通后，患者选择治疗方案③，植骨方案选择基于帐篷钉+GBR技术，单纯用Bio-Oss骨粉（Geistlich）完成骨增量。

表9-1　美学风险因素评估

美学风险因素	风险水平		
	低	中	高
健康状况	健康，免疫功能正常		免疫功能低下
吸烟习惯	不吸烟	少量吸烟（<10支/天）	大量吸烟（>10支/天）
患者美学期望值	低	中	高
笑线	低位	中位	高位
牙龈生物型	低弧线、厚龈生物型	中弧线、中厚龈生物型	高弧线、薄龈生物型
牙冠形态	方圆形	卵圆形	尖圆形
位点感染情况	无	慢性	急性
邻面牙槽嵴高度	到接触点<5mm	到接触点5.5~6.5mm	到接触点>7mm
邻牙修复状态	无修复体		有修复体
缺牙间隙宽度	单颗牙（>7mm）	单颗牙（<7mm）	2颗牙或2颗牙以上
软组织解剖	软组织完整		软组织缺损
牙槽嵴解剖	无骨缺损	水平向骨缺损	垂直向骨缺损

治疗过程

（1）常规消毒铺巾，局麻起效后，拔除11和22残冠，在上颌缺牙区牙槽嵴顶正中全层切开黏骨膜，切口两侧向远中延伸至1~2个牙位后做垂直切口。

（2）翻全层黏骨膜瓣，充分暴露下方牙槽骨，用专用软组织去除钻把拔牙窝内的炎性肉芽组织和唇侧骨缺损区大量软组织清除干净。然后在植骨术区用滋养孔钻制备滋养孔，并植入2枚帐篷钉（钉帽

φ6mm×10mm）（图9-2a）。

（3）选择大小合适的Bio-Gide可吸收生物膜（Geistlich，30mm×40mm）作为屏障膜，修整后，用膜钉将Bio-Gide可吸收生物膜一端固定在牙槽骨上，这样可以形成袋状结构，利于骨粉的固位（图9-2b）。

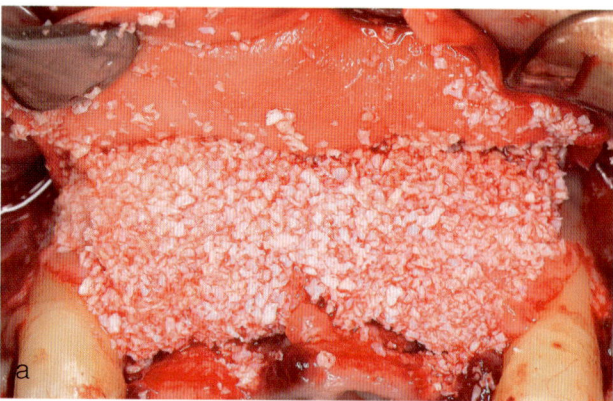

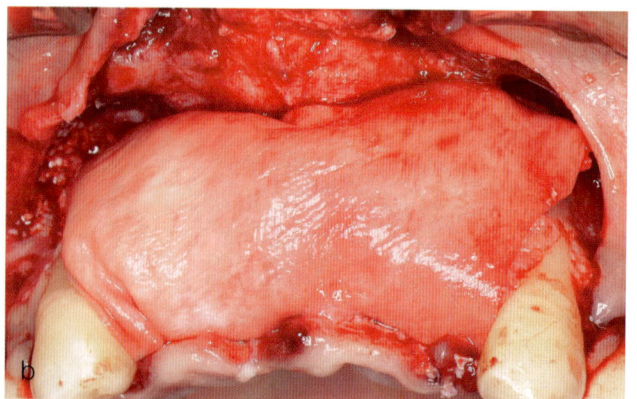

（4）植入2.0g颗粒状小牛骨粉（Geistlich，Bio-Oss），骨粉完全覆盖帐篷钉（图9-3a），然后将Bio-Gide可吸收生物膜完全包裹骨粉，生物膜的另一端塞入腭侧黏骨膜下（图9-3b）。

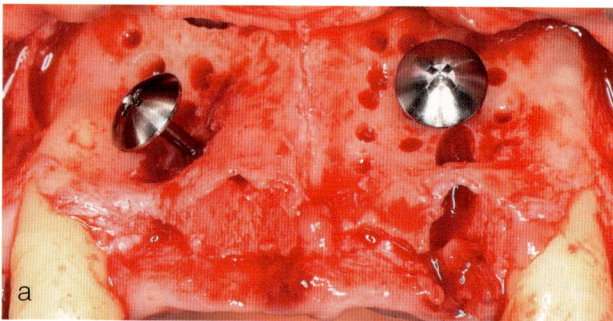

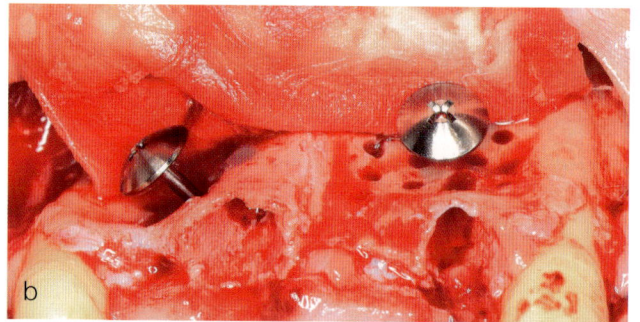

图9-2　局麻下，于缺牙区牙槽嵴顶做正中切口，翻全层黏骨膜瓣，充分暴露骨缺损区，用专用软组织去除钻把拔牙窝根尖处炎性肉芽组织及骨缺损区唇侧软组织清除干净，然后用滋养孔钻备洞，植入2枚帐篷钉（钉帽φ6mm×10mm）（a）；把Bio-Gide可吸收生物膜（Geistlich，30mm×40mm）修整后，用膜钉将Bio-Gide可吸收生物膜一端固定在牙槽骨上，这样可以形成袋状结构，利于骨粉的固位（b）。

图9-3　在植骨区植入Bio-Oss骨粉（Geistlich，2.0g），骨粉完全覆盖帐篷钉（a）；将Bio-Gide可吸收生物膜完全包裹骨粉，生物膜的另一端塞入腭侧黏骨膜下（b）。

（5）唇侧充分减张后，用4-0可吸收线严密缝合创口（图9-4），然后局麻下于46位点植入1颗种植体（Dentsply Sirona，Astra，φ4.5mm×9mm）。

（6）植骨术后2周复诊拆线，创口愈合良好，曲面断层片示帐篷钉及膜钉位置正常，无移位（图9-5）。

（7）植骨术后2周复诊，CBCT示骨粉完全充填骨缺损区，帐篷钉被骨粉包绕（图9-6）。

（8）植骨术后8个月复诊，可见术区愈合良好，牙槽骨轮廓较丰满，附着龈宽度正常，但前庭沟变浅（图9-7）。

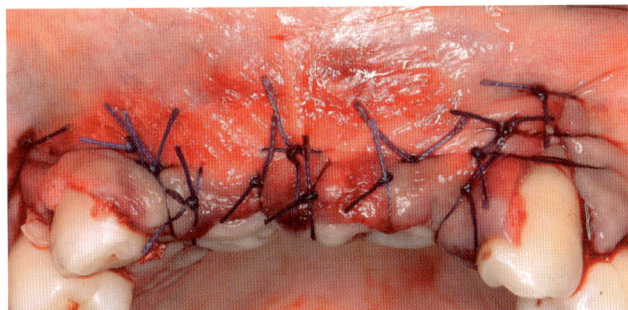

图9-4 唇侧充分减张后，用4-0可吸收线严密缝合创口。

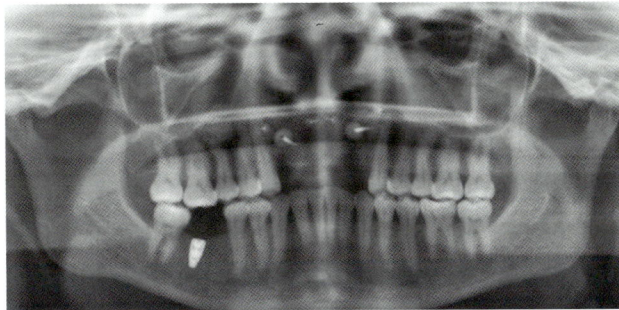

图9-5 植骨术后2周复诊，曲面断层片示帐篷钉及膜钉在位，46位点完成种植体植入。

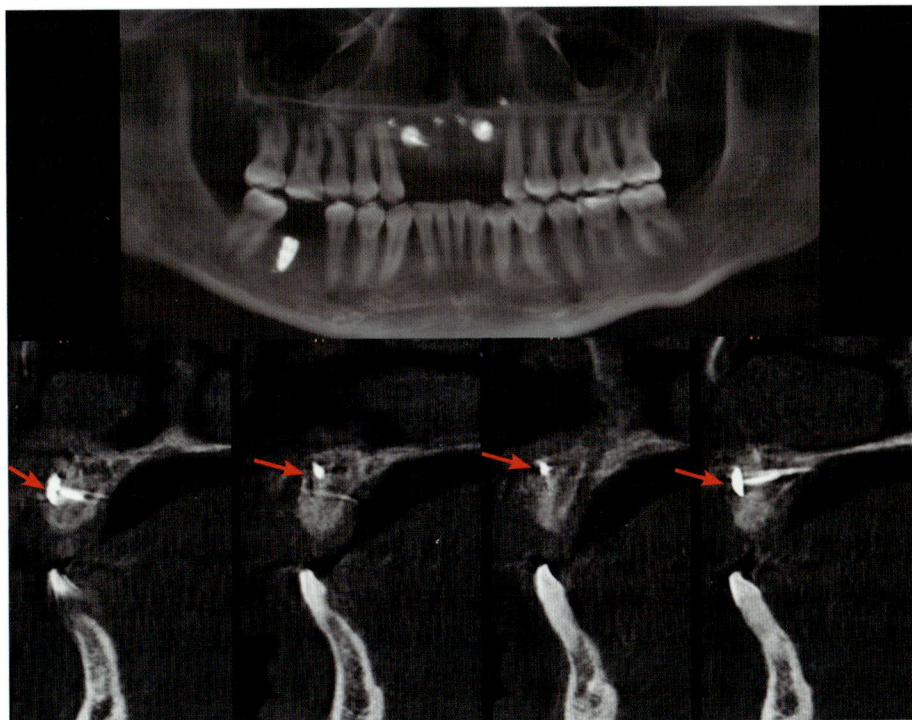

图9-6 植骨术后2周复诊，CBCT示帐篷钉在位，植骨材料充填在骨缺损区，骨粉包绕帐篷钉（红色箭头所示）。

（9）植骨术后8个月复诊，曲面断层片示帐篷钉及膜钉在位，植骨区影像密度与周围牙槽骨相似，46位点已经完成种植修复体的戴入（图9-8）。

（10）植骨术后8个月复诊，CBCT示牙槽嵴唇侧大量新骨形成，呈现高密度影像，新骨围绕帐篷钉形成（图9-9）。

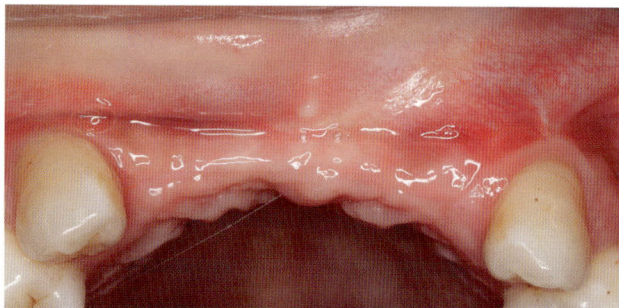

图9-7 植骨术后8个月复诊，口内见创面完全愈合，牙槽骨轮廓丰满，附着龈宽度正常，但前庭沟变浅。

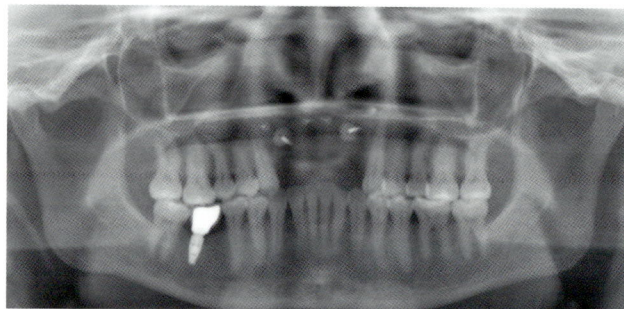

图9-8 植骨术后8个月复诊，曲面断层片示帐篷钉及膜钉位置正常，46位点已经完成种植修复体的戴入，牙冠完全就位。

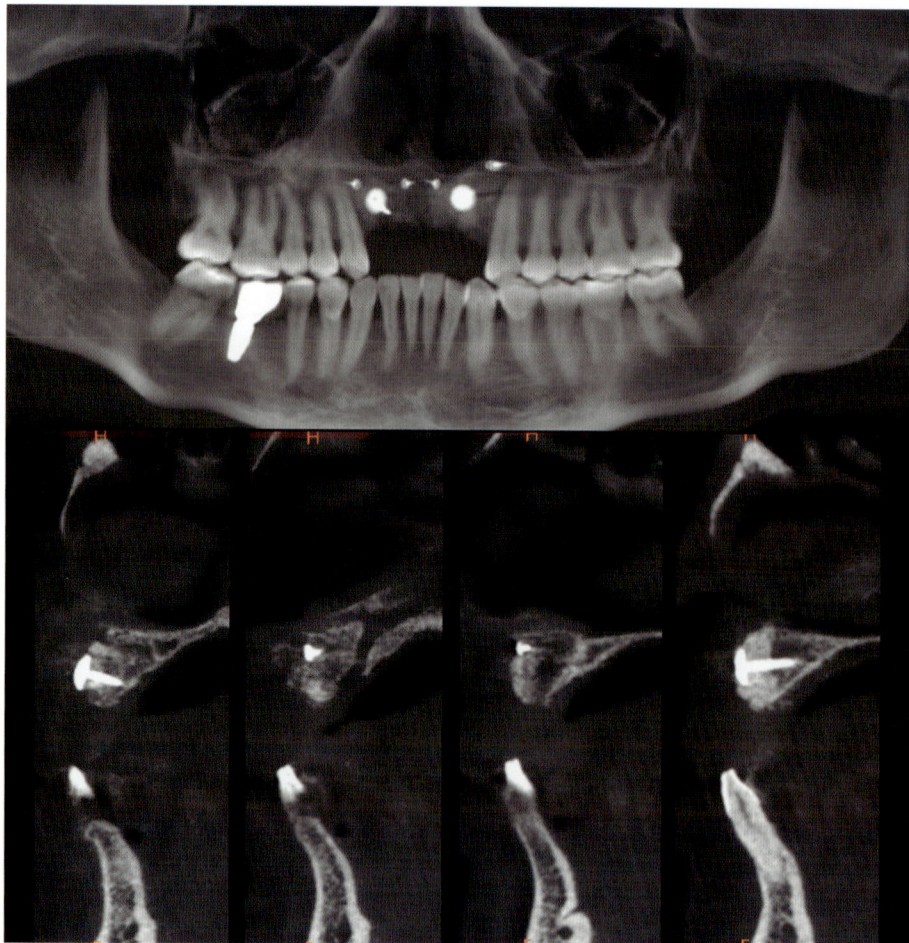

图9-9 植骨术后8个月复诊，CBCT示帐篷钉在位，牙槽骨唇侧见不同程度的高密度影像，提示大量新骨形成。

（11）局麻下，于牙槽嵴顶做正中切口，翻全层黏骨膜瓣，可见缺牙区2枚帐篷钉钉帽暴露，在钉帽下有大量新骨组织，表面光滑，局部可见少量颗粒状骨替代材料，轮廓形态与邻近骨组织较一致（图9-10a），用专用工具取出帐篷钉及膜钉（图9-10b）。

（12）取出2枚帐篷钉和3枚膜钉，1枚位于22位点的膜钉较深，与患者沟通后留在组织内（图9-11a），用取骨环钻在新骨区取柱状骨块（φ5mm×6mm），用于组织学切片分析（图9-11b）。

（13）在12和22位点植入2颗种植体（Dentsply Sirona，Astra，φ4.0mm×10mm），扭矩>15Ncm，然后放置封闭螺丝，再次植入Bio-Oss骨粉（Geistlich，0.5g），覆盖Bio-Gide可吸收生物膜（Geistlich，30mm×40mm）（图9-12a），充分减张后，用4-0可吸收线严密缝合创口（图9-12b）。

（14）种植体植入后2周复诊，创口缝线无脱落（图9-13a）；拆线后，创口愈合良好，无开裂（图9-13b）。

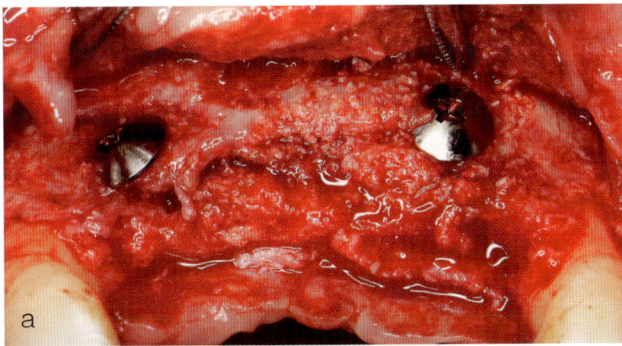

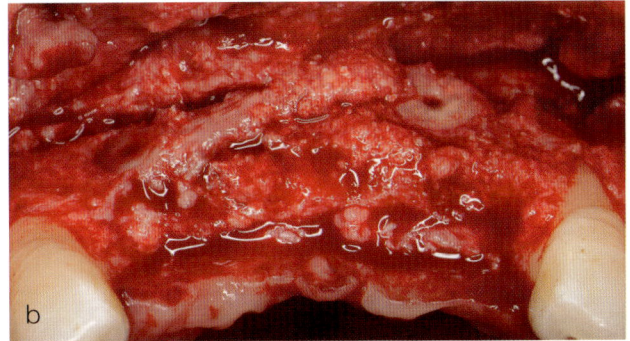

图9-10　局麻下，于牙槽嵴顶做正中切口，翻全层黏骨膜瓣，见2枚帐篷钉，钉帽周围有大量新骨形成（a）；取出帐篷钉及膜钉，见大量新骨形成，局部可见颗粒状骨替代材料（b）。

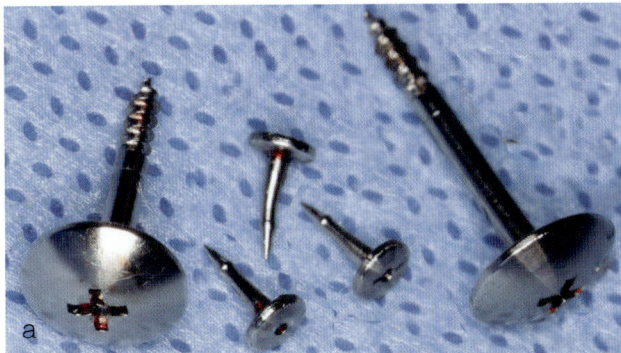

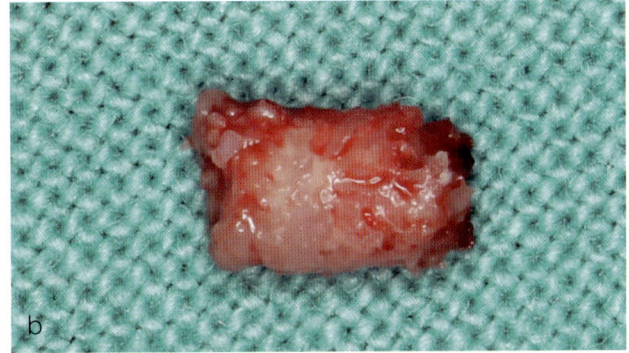

图9-11　取出的帐篷钉及膜钉（a）；用直径5mm取骨环钻获取植骨区的新骨组织（φ5mm×6mm）（b）。

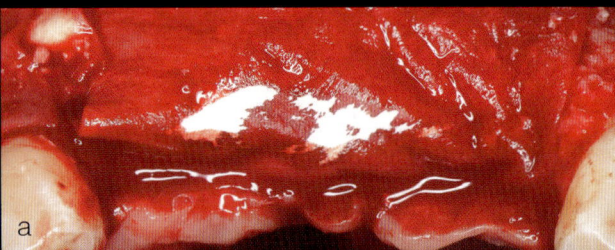

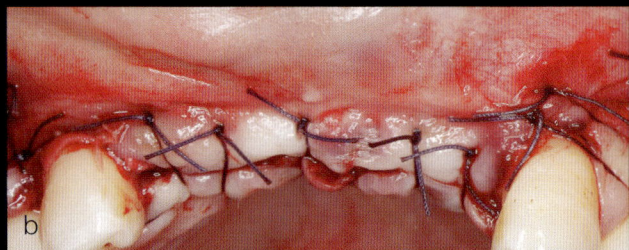

图9-12　再次植入Bio-Oss骨粉，覆盖Bio-Gide可吸收生物膜（a）；减张后，用4-0可吸收线严密缝合创口（b）。

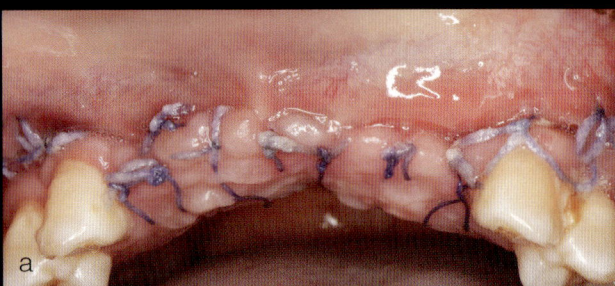

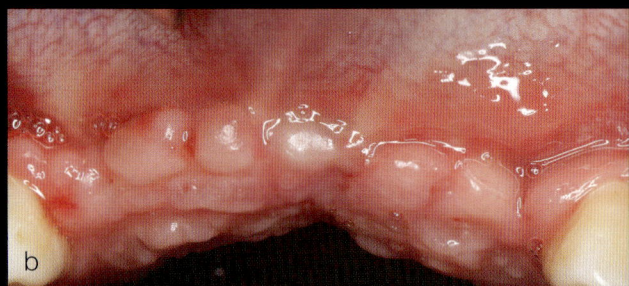

图9-13　种植体植入后2周复诊，口内见缝线在位，无脱落（a）；拆线后，创口愈合良好（b）。

（15）种植体植入后4个月复诊，曲面断层片示种植体位置佳，种植体周围无明显骨吸收（图9-14）。

（16）种植体植入后4个月复诊，局麻下，于缺牙区牙槽嵴顶做正中切口，翻瓣，暴露种植体封闭螺丝后，更换愈合基台，用4-0可吸收线缝合创口；2周后拆线，创口愈合良好。拆线后2周复诊，

口内见创口已经完全愈合，附着龈正常，但前庭沟变浅（图9-15）。

（17）行前庭沟加深术。局麻下，用11号尖刀片沿膜龈联合处剥离黏膜（保留骨膜），剥离至前庭沟预成深度（图9-16）。

（18）牙周探针测量，创面高度约11mm（图9-17a～c），创面宽度>30mm（图9-17d～f）。

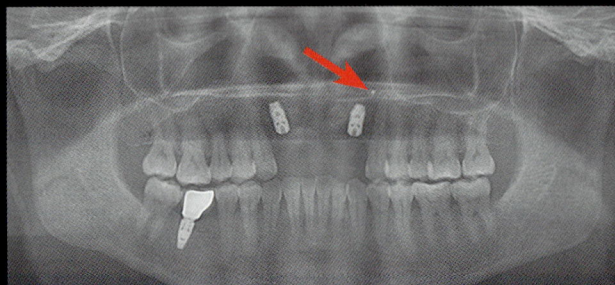

图9-14　种植体植入后4个月复诊，曲面断层片示种植体位置佳，种植体与周围牙槽骨结合良好，22位点有1枚膜钉残留（红色箭头所示）。

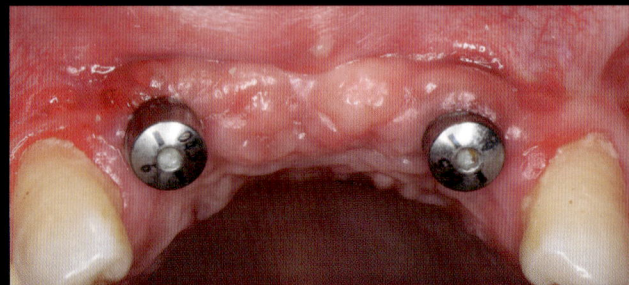

图9-15　局麻下，于牙槽嵴顶做正中切口，暴露封闭螺丝，更换愈合基台，术后1个月复诊，口内见创口完全愈合，附着龈正常，但前庭沟变浅。

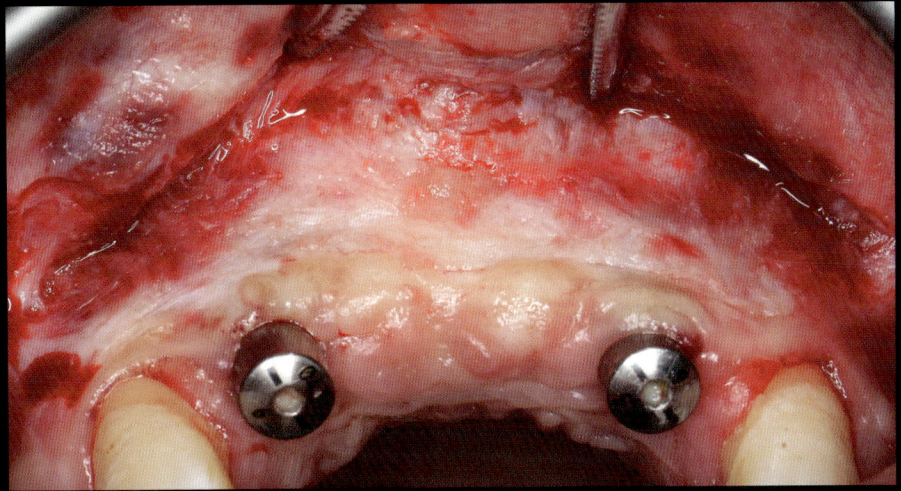

图9-16　行前庭沟加深术，局麻下，用11号尖刀片沿膜龈联合处剥离黏膜（保留骨膜），剥离至前庭沟预成深度。

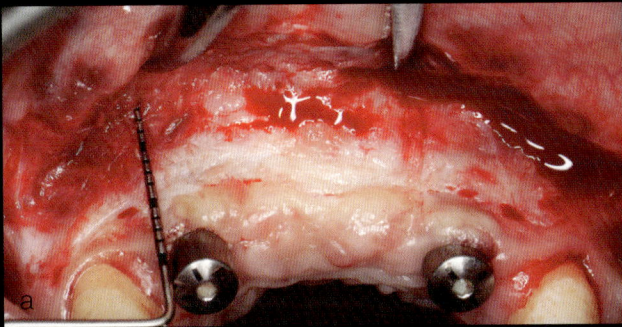

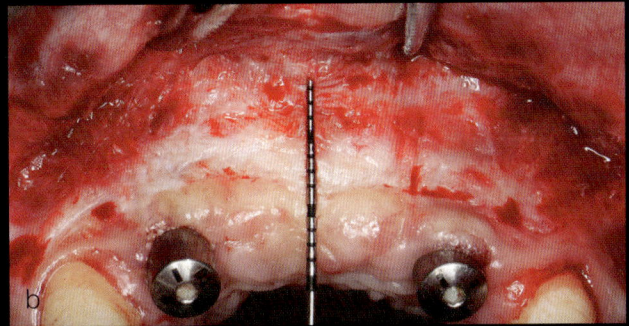

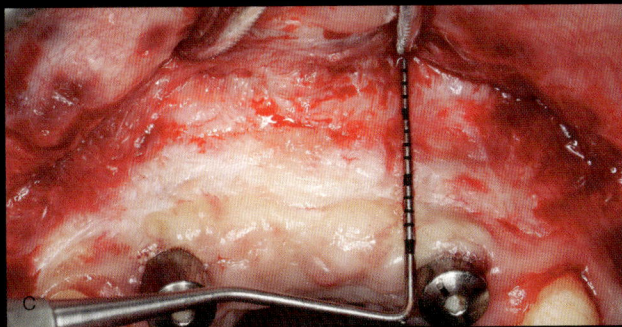

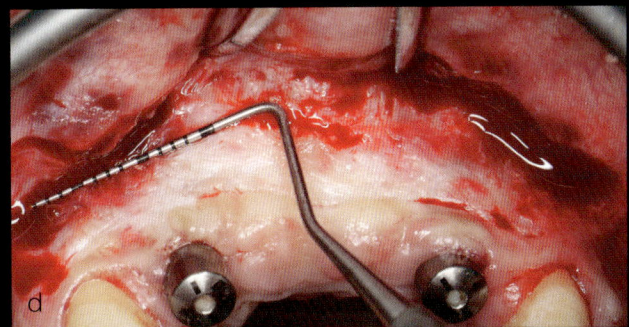

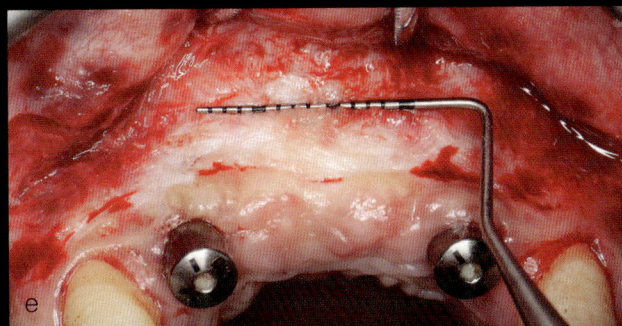

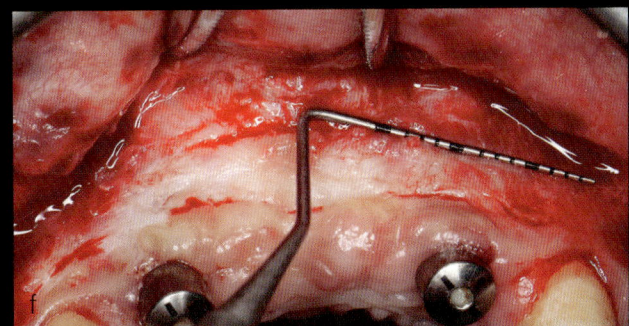

图9-17　牙周探针测量，创面高度约11mm（a~c）；创面宽度>30mm（d~f）。

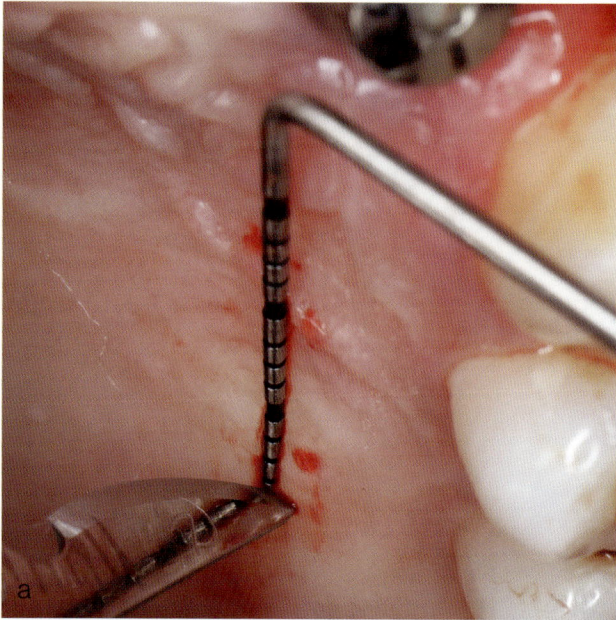

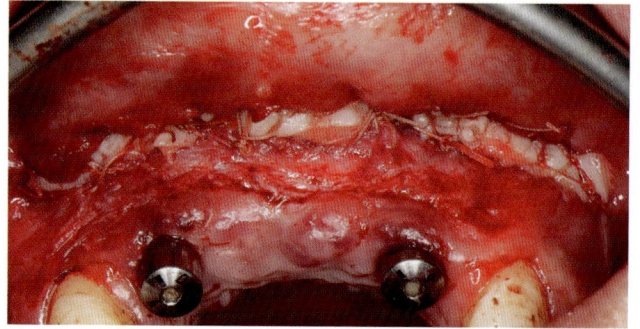

图9-19　将条带状游离龈移植在未来前庭沟处，用5-0可吸收线缝合固定在下方骨膜上。

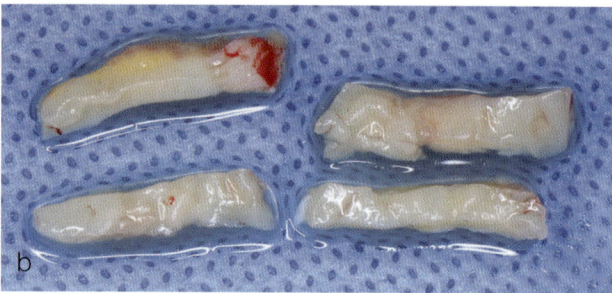

图9-18　基于牙周探针测量，在前磨牙腭侧黏膜上取游离龈移植物（a）；移植物处理后，分成4段条状物（b）。

（19）根据创面宽度，局麻下，双侧上颌前磨牙区腭侧获取游离龈移植物（图9-18a），然后将游离龈分成4段条状物，以备移植应用（图9-18b）。

（20）将条带状游离龈移植在未来前庭沟处，用5-0可吸收线缝合固定在下方骨膜上（图9-19）。

（21）本案例选择自体条带状游离龈+Mucograft可吸收胶原基质（Geistlich，15mm×20mm）作为创面覆盖材料（图9-20）。

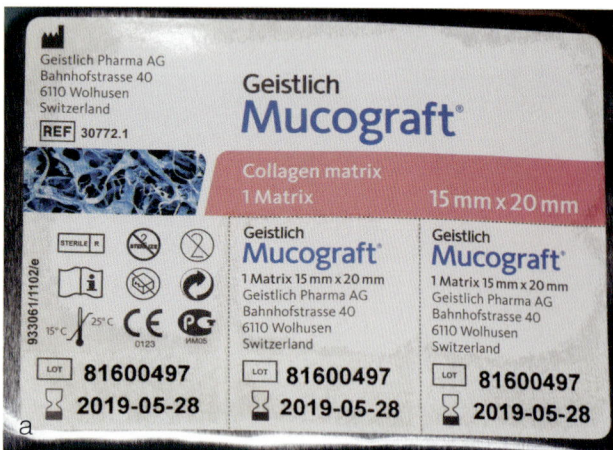

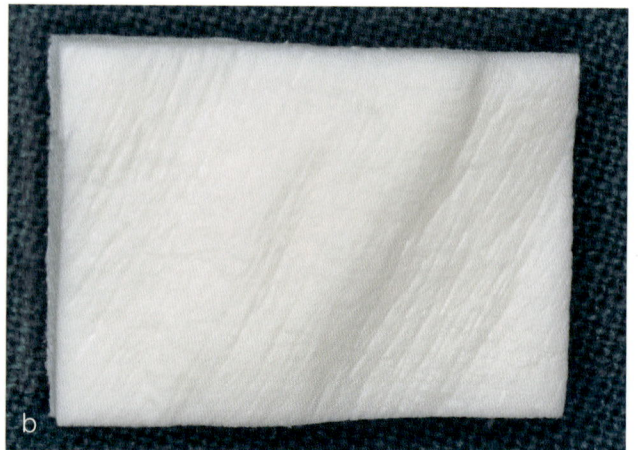

图9-20　选择Mucograft可吸收胶原基质作为创面覆盖材料（15mm×20mm）（a）；可吸收胶原基质厚度2~3mm（b）。

（22）把1片Mucograft可吸收胶原基质分成2片后，放置在创面区（图9-21）。

（23）用5-0可吸收线把Mucograft可吸收胶原基质缝合固定在下方骨膜上（图9-22）。

（24）戴入预成的前庭沟保持器（图9-23a），腭侧黏膜创面无出血（图9-23b）。

（25）术后2周复诊，缝线无脱落（图9-24a），拆线后可见创口愈合良好（图9-24b）。

（26）前庭沟加深术后2个月复诊，创口完全愈合，前庭沟显著加深，腭侧游离龈移植物已经与周围软组织融合在一起，但色泽与周围组织有差异（图9-25）。

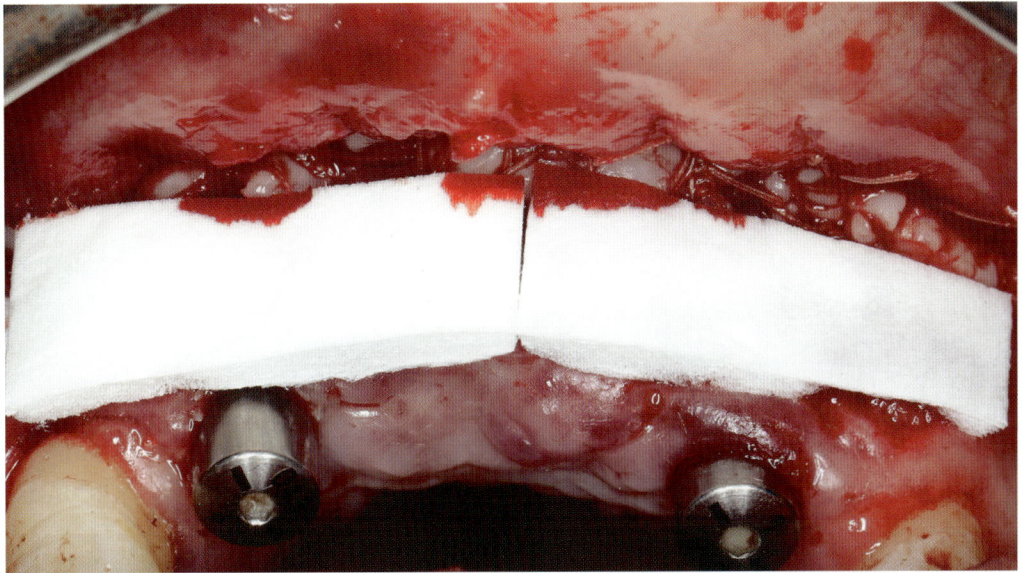

图9-21　把1片Muco-graft可吸收胶原基质分成2片后，放置在口内创面上。

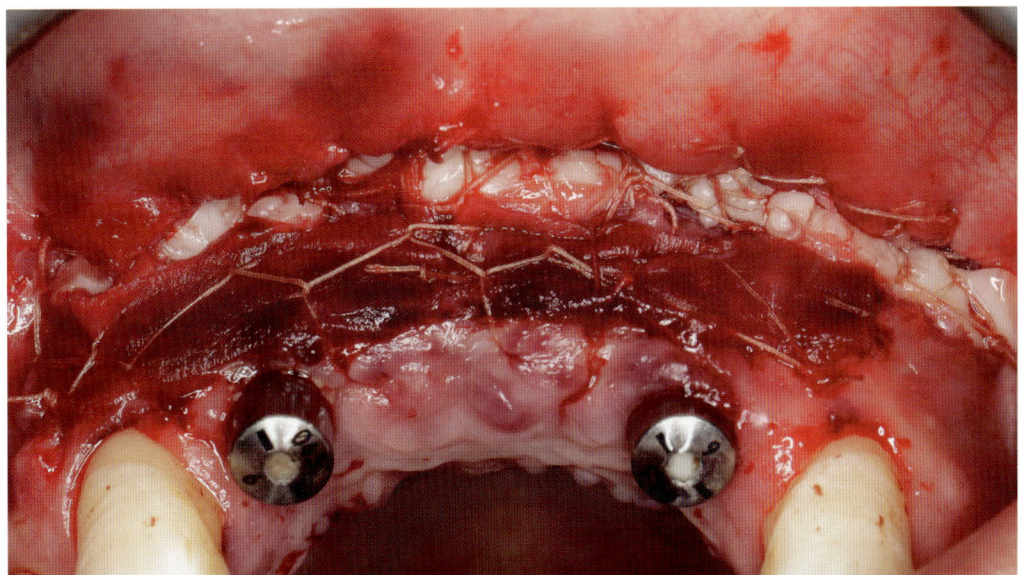

图9-22　用5-0可吸收线将Mucograft可吸收胶基质缝合固定在下方骨膜上。

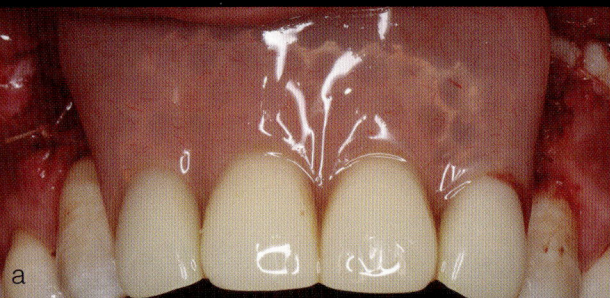

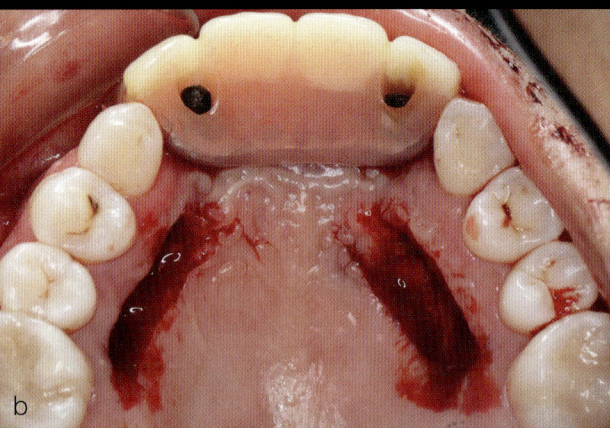

图9-23 戴入预成的前庭沟保持器（a）；腭侧术区已无大量出血（b）。

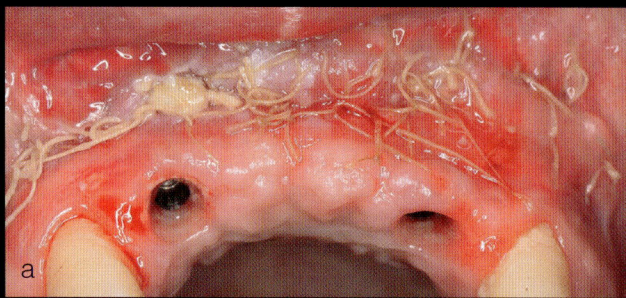

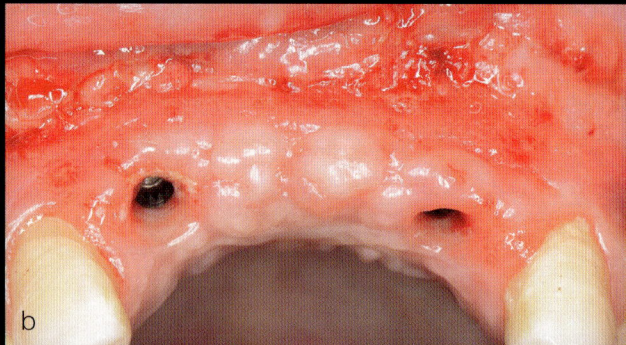

图9-24 术后2周复诊，口内见缝线无脱落（a）；拆线，创口愈合良好（b）。

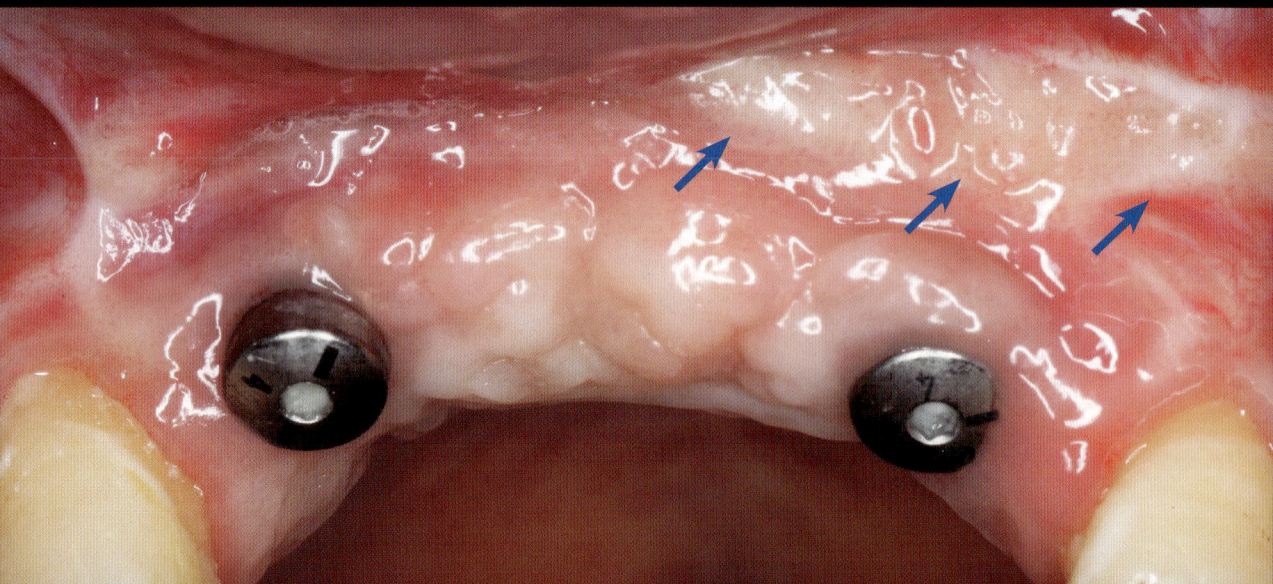

图9-25 前庭沟加深术后2个月复诊，创口完全愈合，前庭沟深度显著增加，腭侧软组织移植物与周围软组织完全融合，但色泽与周围组织有差异（蓝色箭头所示）。

（27）常规取模，制作全瓷冠桥，戴入口内（图9-26a）。患者微笑，修复体自然、协调、美观（图9-26b）。

（28）戴入最终修复体后，拍摄曲面断层片，修复体完全就位（图9-27）。

（29）戴入最终修复体后1.5年复诊，口内见修复体颈部与牙龈密合，软组织无退缩，咬合关系正常（图9-28a），前庭沟深度保持正常，但腭侧软组织移植物色泽与周围软组织不协调（图9-28b）。

（30）戴入最终修复体后1.5年复诊，曲面断层片示种植修复体冠正常，种植体与周围牙槽骨完全融合（图9-29a）；根尖片示种植体颈部周围牙槽骨无明显吸收（图9-29b）；CBCT示种植体周围骨结合良好，种植体唇侧骨量充足，骨厚度>2mm（图9-30）。

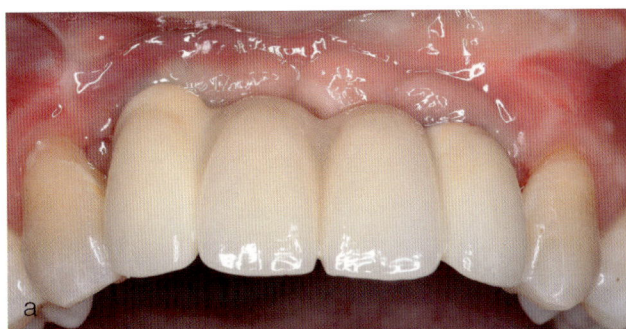

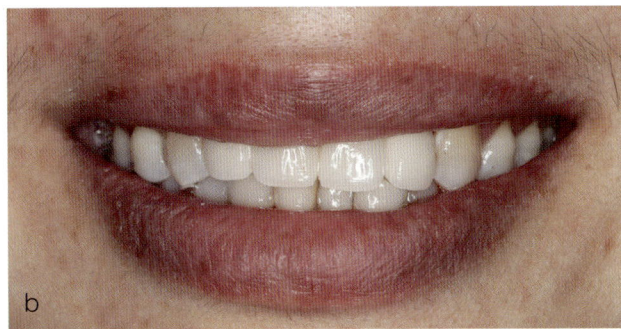

图9-26 常规取模，制作全瓷冠桥，戴入口内（a）；患者微笑，修复体自然、协调、美观（b）。

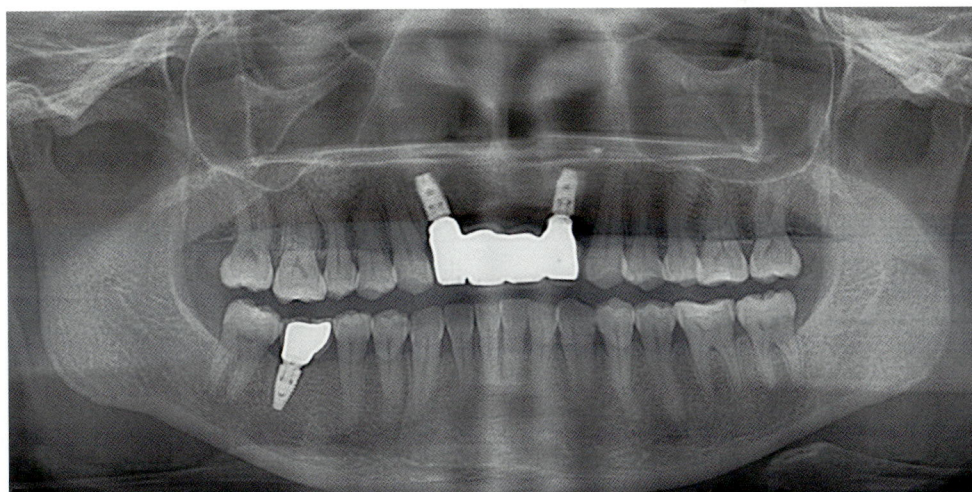

图9-27 戴入最终修复体后，拍摄曲面断层片确认修复体已就位。

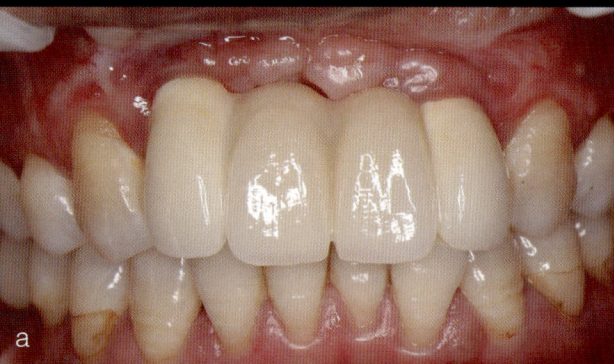

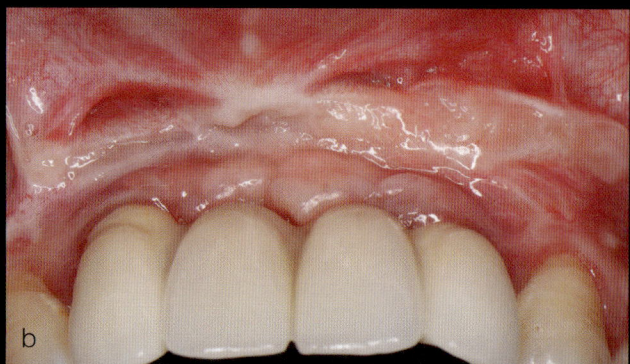

图9-28 戴入最终修复体后1.5年复诊，口内见修复体颈部与牙龈密合，软组织无退缩，咬合关系正常（a）；前庭沟深度正常，但移植的软组织色泽与周围组织仍然存在差异（b）。

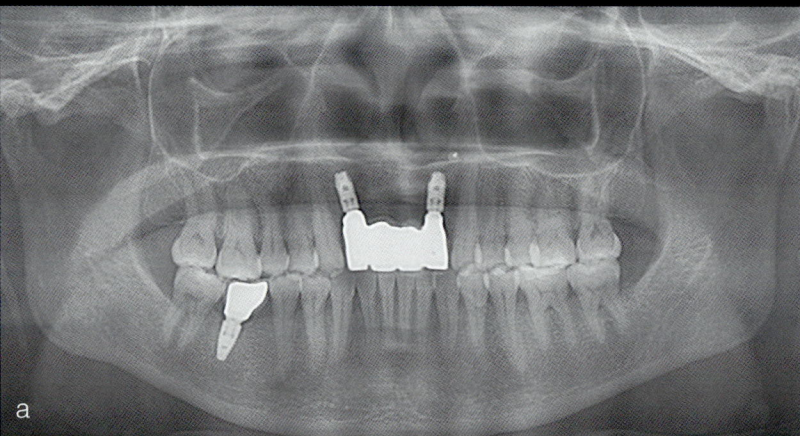

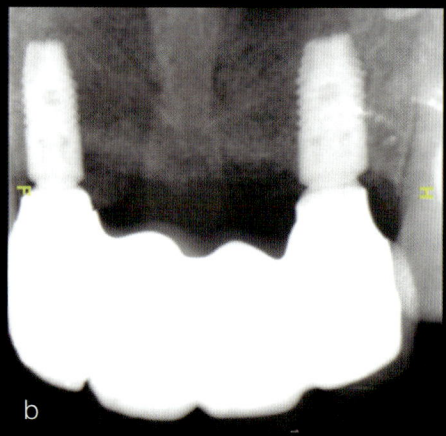

图9-29 戴入最终修复体后1.5年复诊，曲面断层片（a）及根尖片（b）示种植修复体就位良好，种植体颈部牙槽骨无明显吸收。

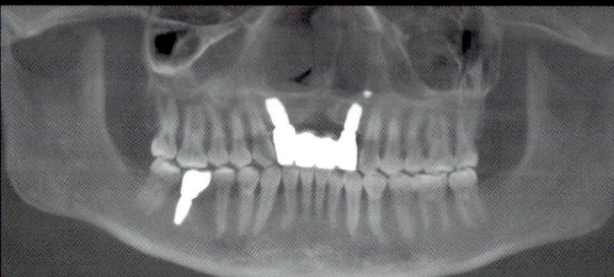

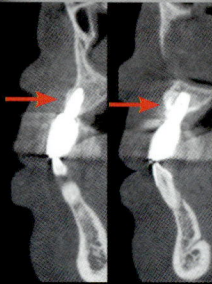

图9-30 戴入最终修复体后1.5年复诊，CBCT示种植体周围骨结合良好，种植体唇侧骨量充足，骨厚度>2mm（红色箭头所示）。

案例点评

本案例治疗过程关键步骤模式图如图9-31所示。

本案例通过帐篷钉技术修复重建上颌前牙区牙槽骨，以理想的三维空间植入2颗种植体，联合运用游离龈移植物+Mucograft覆盖，恢复前庭沟深度和种植体周围附着龈宽度，最终以种植体支持式全瓷联冠重建了上颌前牙区的功能和美观。

足够的前庭沟深度是口腔清洁护理的一个重要因素[2]。骨增量操作中软组织减张缝合常常会导致附着龈缺失、前庭沟深度降低。如果口腔前庭沟较浅、附着龈不足时，必须构建一个适合于修复体固位、稳定及功能的环境[3]。目前，可促进种植体周围软组织健康状况的技术可以分为继发性上皮化和附着龈移植。对于继发性上皮化，创口的收缩会导致新生附着龈的丧失以及肌肉组织的再次附着。自体组织移植可以增加前庭沟深度，避免在前庭沟塑形后产生严重的收缩。多种不同的自体组织移植物都可以运用于前庭沟加深术，包括全厚皮瓣（本案例）、上皮及腭部黏膜等，移植后可获得最佳黏膜功能的只有来自腭部的游离龈移植[4]。但是自体的游离龈移植物数量有限，且会造成二次创伤，由于与移植邻近区的组织纹理和颜色不同，美观度也会受到影响[5]。Mucograft是一种猪胶原基质，经过标准可调控制作完成，通过非交联或非化学处理的方式形成的一种Ⅰ型和Ⅲ型胶原基质。主要包括两层：①致密层：可用于缝合和保护在开放性愈合过程中的移植物；②多孔层：有利于血凝块的固定，促进细胞长入、早期血管化，进而加速软组织愈合。大量研究表明，其具有类似自体游离龈移植的作用[6-7]。此外，前庭沟加深术后，由于肌肉的牵拉和瘢痕组织的形成，术区移植的黏膜组织会发生收缩，影响手术效果[8]。因此在本案例中通过佩戴前庭沟保持器，减小了由于移植物收缩造成的前庭沟深度降低。

相较于其他骨增量方案，本案例选择的治疗方案的优点：

（1）通过帐篷钉+GBR技术，单纯利用Bio-Oss骨粉及Bio-Gide可吸收生物膜成功地重建了缺损的上颌前牙区牙槽骨。

（2）联合运用自体游离龈移植+Mucograft成

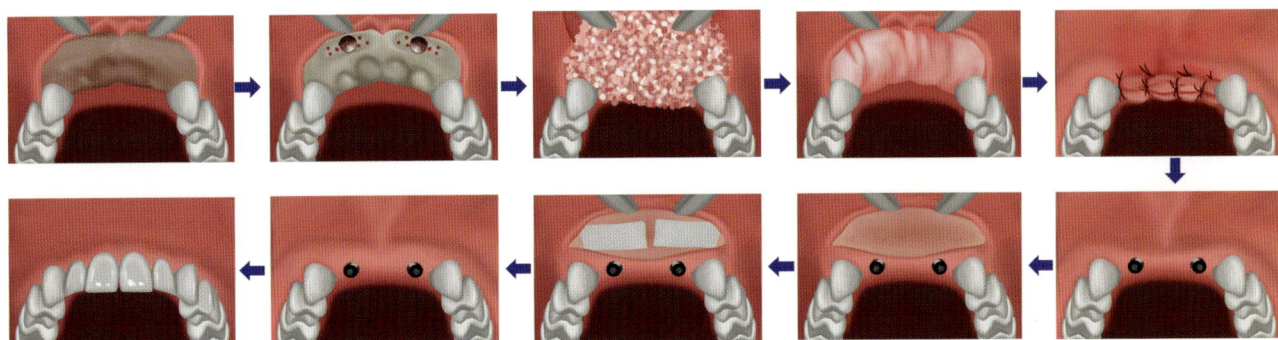

图9-31　本案例治疗过程关键步骤模式图。

功进行了前庭沟加深术。

不足之处：

游离龈组织移植成功后，组织纹理和颜色与周

围组织不同，美观度受到了影响。

（周咏，陈钢，邹多宏）

参考文献

[1] Dawson A, Chen S. 牙种植学的SAC分类[M]. 宿玉成, 译. 沈阳: 辽宁科学技术出版社, 2019.

[2] Ward VJ. A technique of measurement of the depth of the vestibular fornix in the mandibular anterior region[J]. J Periodontol, 1976, 47:525–530.

[3] Halperin-Sternfeld M, Zigdon-Giladi H, Machtei EE. The association between shallow vestibular depth and peri-implant parameters: A retrospective 6 years longitudinal study[J]. J Clin Periodontol, 2016, 43:305–310.

[4] Metin M, Dolanmaz D, Alkan A. Evaluation of autogenous grafts used in vestibuloplasty[J]. J Int Med Res, 2003, 31(4):335–339.

[5] Schmitt CM, Moest T, Lutz R, et al. Long-term outcomes after vestibuloplasty with a porcine collagen matrix (Mucograft®) versus the free gingival graft: A comparative prospective clinical trial[J]. Clin Oral Implants Res, 2016, 27(11):e125–e133.

[6] Rokn A, Zare H, Haddadi P. Use of Mucograft Collagen Matrix® versus free gingival graft to augment keratinized tissue around teeth: A randomized controlled clinical trial[J]. Front Dent, 2020, 17(5):1–8.

[7] Menceva Z, Dimitrovski O, Popovska M, et al. Free gingival graft versus mucograft: Histological evaluation[J]. Open Access Maced J Med Sci, 2018, 6(4):675–679.

[8] Kumar JV, Chakravarthi PS, Sridhar M, et al. Anterior ridge extension using modified Kazanjian technique in mandible-a clinical study[J]. J Clin Diagn Res, 2016, 10:ZC21–ZC24.

第 10 章

上颌前牙区复合型（水平型+垂直型）骨缺损的修复重建（多牙位）Ⅲ

RECONSTRUCTION OF HORIZONTAL/VERTICAL BONE
DEFECT IN THE MAXILLARY ANTERIOR REGION
(MULTIPLE TEETH) Ⅲ

案例简介

患者：女，46岁，江苏泰州人。

主诉：上颌前牙区多颗牙缺失半年，要求种植修复。

现病史：患者自述半年前上颌前牙因外伤缺失，严重影响进食、发音及美观，期间未佩戴其他义齿，现要求种植修复。

既往史：否认全身系统性疾病史，否认药物过敏史，无吸烟及嗜酒史。

口腔检查：11残根；21-23缺失，牙槽嵴明显凹陷；唇侧龈缘上移，牙龈生物型为中厚龈生物型，咬合关系正常，开口度佳（图10-1）。

影像学检查：曲面断层片示11残根，完成根管治疗，但充填不充分，根尖似有阴影；21-23缺失，牙槽骨吸收明显（图10-2）。

CBCT示21-23区牙槽骨高度、宽度均不足（图10-3）。

诊断

（1）11残根。

（2）21-23牙缺失。

（3）21-23牙槽骨严重水平型+垂直型骨缺损。

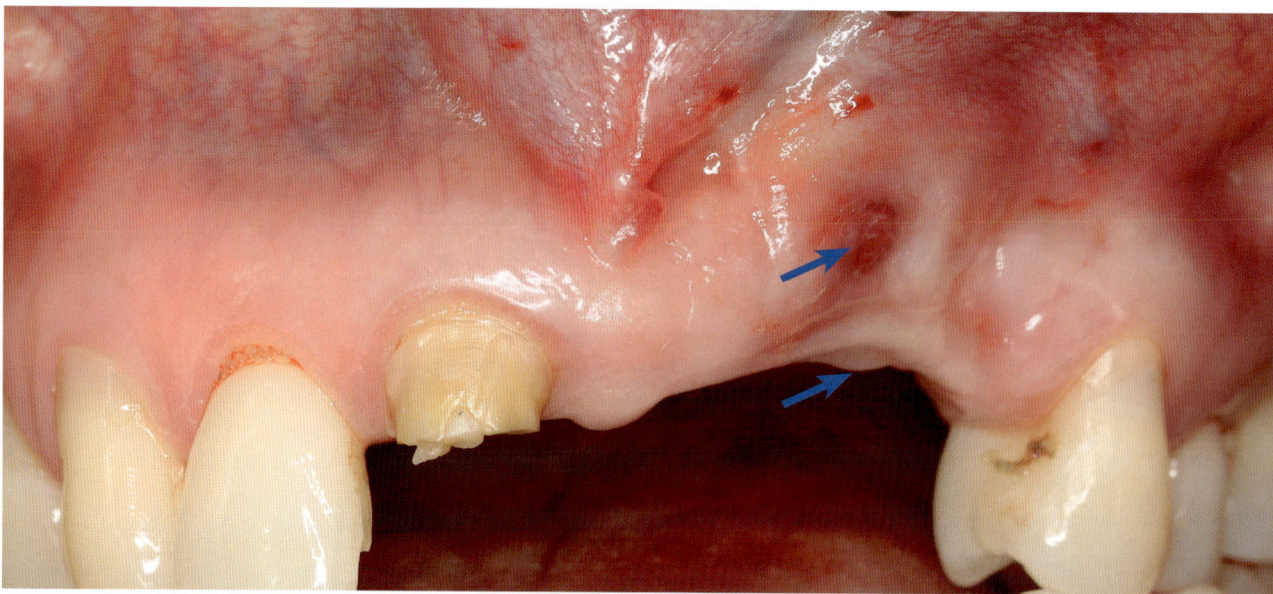

图10-1　口内检查，11残根；21-23缺失，牙槽骨吸收明显（蓝色箭头所示）。

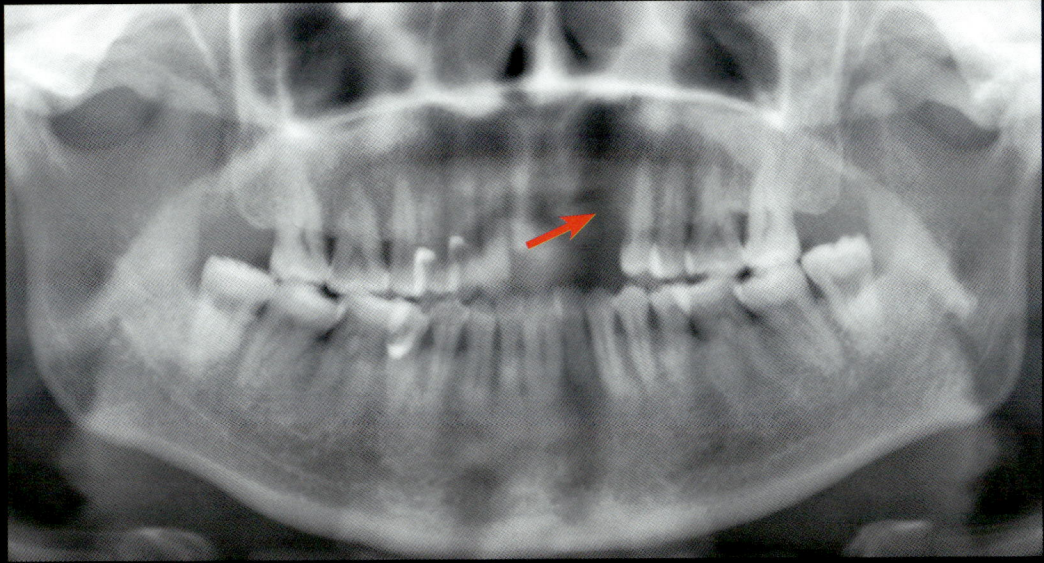

图10-2　曲面断层片示11残根；21-23缺失，牙槽骨吸收明显（红色箭头所示）。

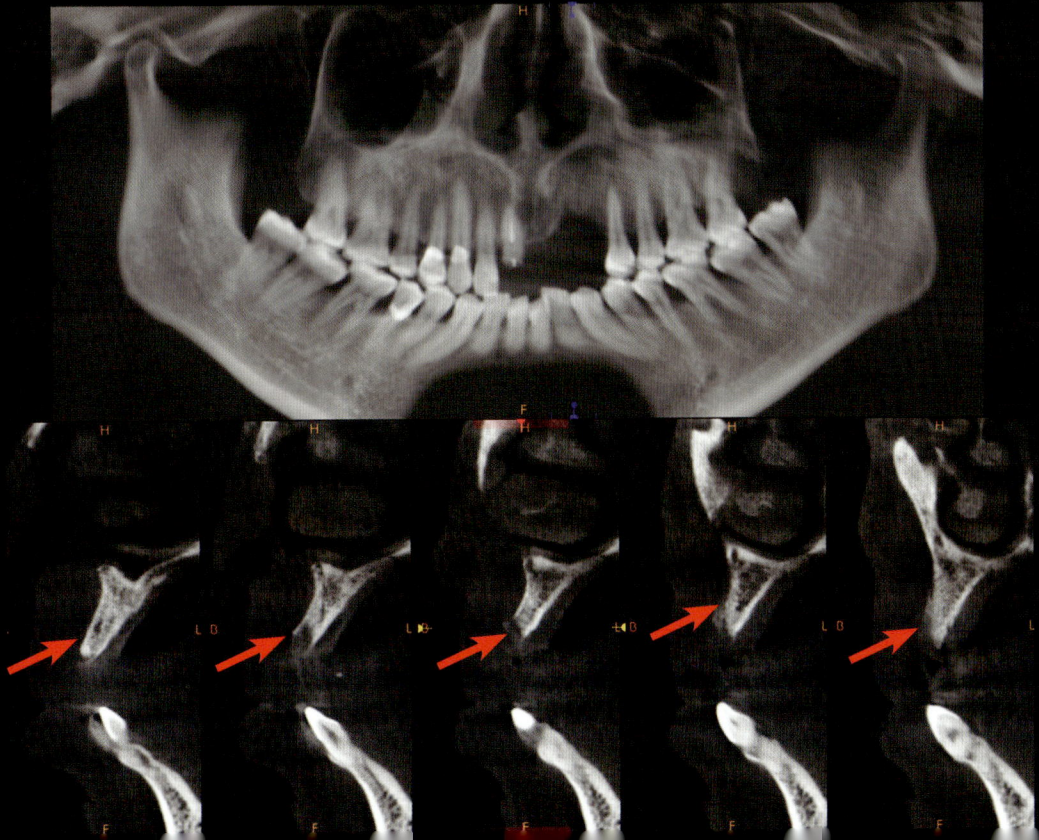

图10-3　CBCT示21-23区牙槽骨高度、宽度均不足（红色箭头所示）。

治疗方案

本案例属于美学区种植修复，美学风险因素评估见表10-1[1]。

根据表10-1，本案例属于高风险种植案例。

基于病史，制订的治疗方案：①活动义齿修复；②拔除11，同期帐篷钉技术+GBR骨增量，植骨成功后行种植修复；③自体骨块或异体骨块移植，完成骨缺损修复，植骨成功后行种植修复；④钛网/聚四氟乙烯膜+GBR技术进行骨增量，植骨成功后行种植修复。治疗方案①的优点是节省治疗时间、费用低及易清洁，缺点是需要天然牙作为基牙，要每日取出清洗，不适感明显；治疗方案（②～④）的优点是完成骨增量后，可行种植修复。经过与患者的充分沟通后，患者不愿意取自体骨块，也不同意用异体骨，最终选择治疗方案②：基于帐篷钉技术+GBR技术治疗方案，单纯用人工骨粉进行骨增量，后期进行种植修复。

表10-1　美学风险因素评估

美学风险因素	风险水平		
	低	中	高
健康状况	健康，免疫功能正常		免疫功能低下
吸烟习惯	不吸烟	少量吸烟（<10支/天）	大量吸烟（>10支/天）
患者美学期望值	低	中	高
笑线	低位	中位	高位
牙龈生物型	低弧线、厚龈生物型	中弧线、中厚龈生物型	高弧线、薄龈生物型
牙冠形态	方圆形	卵圆形	尖圆形
位点感染情况	无	慢性	急性
邻面牙槽嵴高度	到接触点<5mm	到接触点5.5～6.5mm	到接触点>7mm
邻牙修复状态	无修复体		有修复体
缺牙间隙宽度	单颗牙（>7mm）	单颗牙（<7mm）	2颗牙或2颗牙以上
软组织解剖	软组织完整		软组织缺损
牙槽嵴解剖	无骨缺损	水平向骨缺损	垂直向骨缺损

治疗过程

（1）局麻下，拔除11，在21-23缺牙区牙槽嵴顶做正中切口，左侧延伸到24远中做梯形附加切口（避开龈乳头），右侧延伸到12远中切口，然后做梯形附加切口。翻全厚黏骨膜瓣，充分暴露下方牙槽骨，可见大量肉芽组织（图10-4）。

（2）用去软组织钻把植骨区软组织清除干净后（图10-5a），充分暴露骨缺损区（图10-5b）。

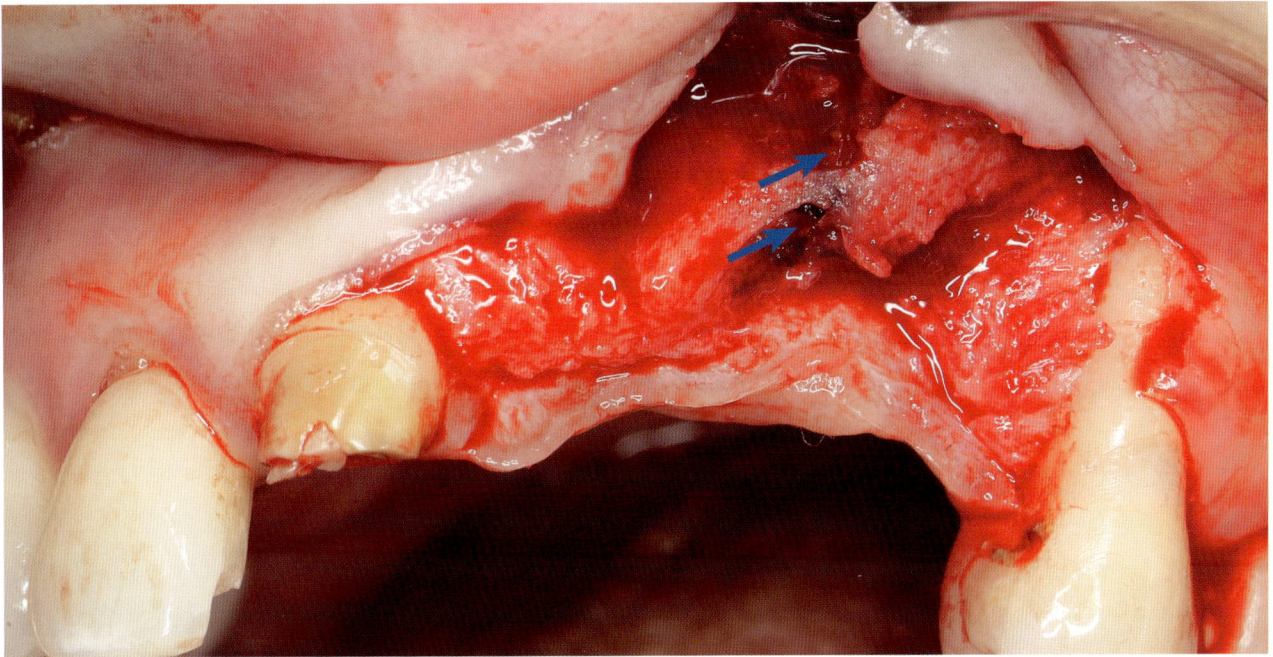

图10-4　局麻下，于牙槽嵴顶做正中切口，翻瓣后，21-23区牙槽骨上方有大量肉芽组织（蓝色箭头所示）。

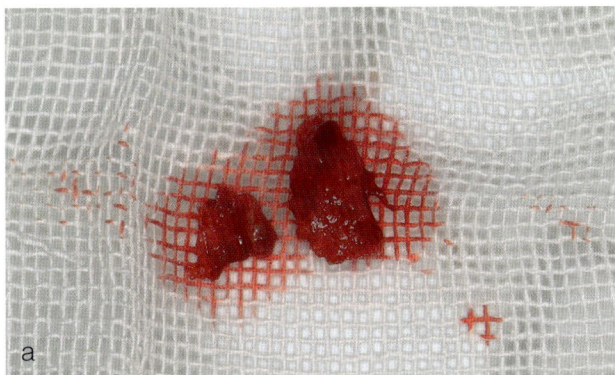

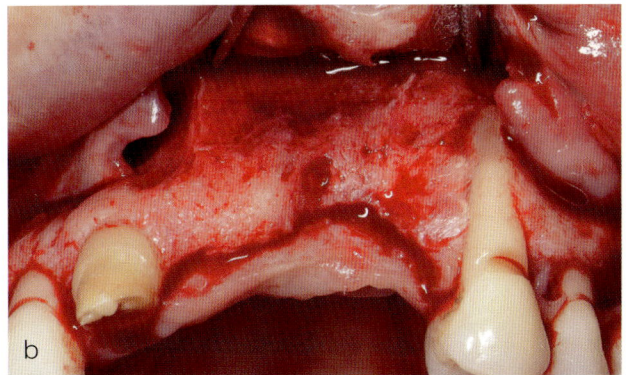

图10-5　取出的肉芽组织（a）；充分暴露骨缺损区（b）。

（3）牙周探针测量，最低处骨缺损高度约7mm（图10-6）。

（4）拔除11残根（图10-7a），在水平向骨缺损处唇腭向植入1枚钛钉（长度10mm）（图10-7b）。

（5）选择合适的帐篷钉2枚（钉帽φ6mm×12mm）（图10-8a），在垂直向骨缺损处，垂直向植入牙槽骨，帐篷钉支撑高度约7mm（图10-8b）。

（6）在植骨区制备滋养孔（图10-9）。

（7）选择大小合适的Bio-Gide（Geistlich，30mm×40mm）屏障膜，修整后，用膜钉将Bio-Gide可吸收生物膜一端固定在牙槽骨上（图10-10a），这样可以形成袋状结构（图10-10b）。

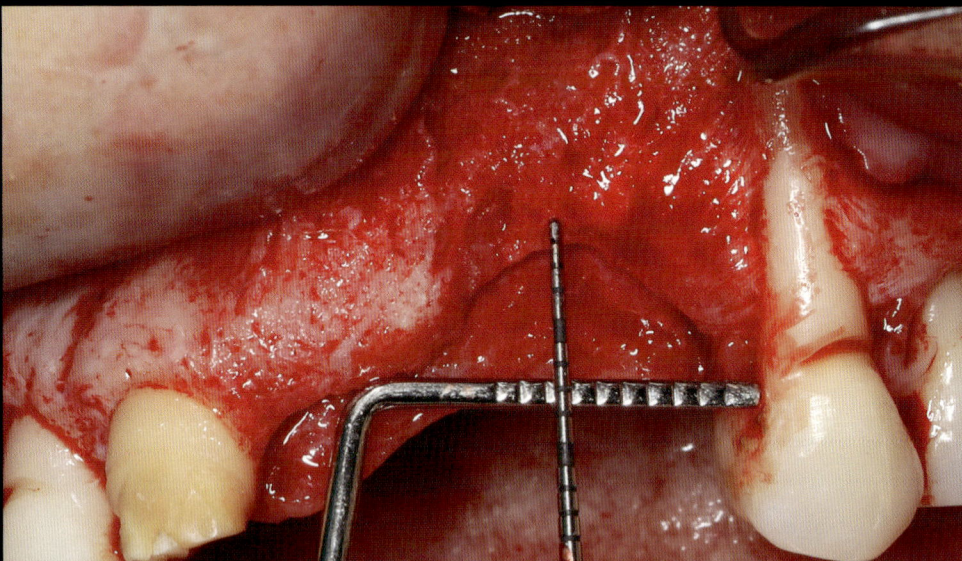

图10-6　牙周探针测量，最低处骨缺损高度约7mm。

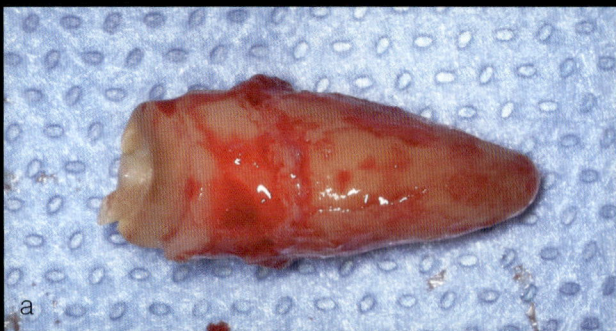

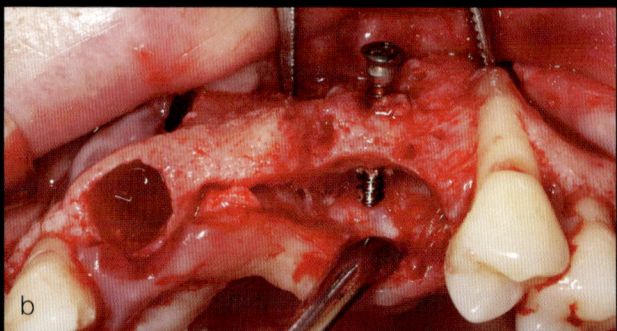

图10-7　拔除11残根（a）；在21-23缺牙区水平向骨缺损处唇腭向植入1枚钛钉（长度10mm）（b）。

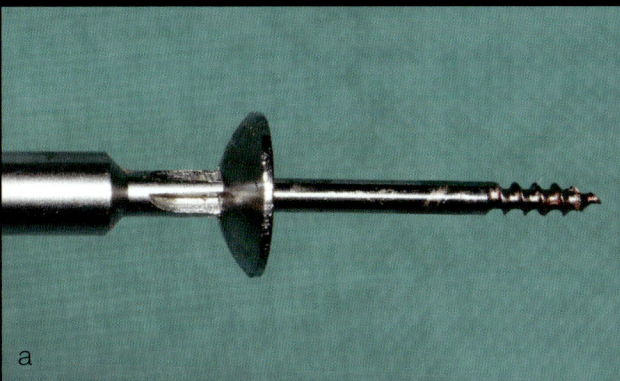

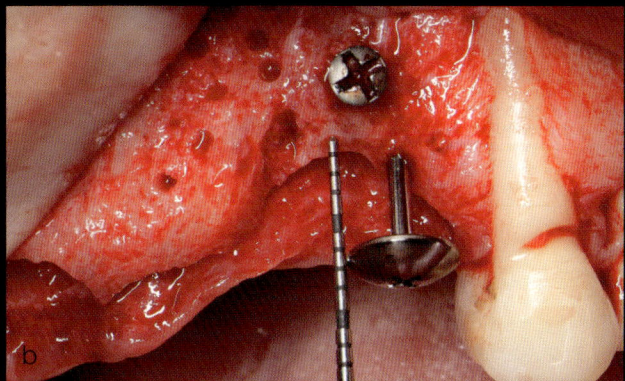

图10-8　选择合适的帐篷钉（钉帽 φ 6mm×12mm）（ a ）；垂直向植入帐篷钉，帐篷钉高出缺牙区牙槽骨表面约 7mm（ b ）。

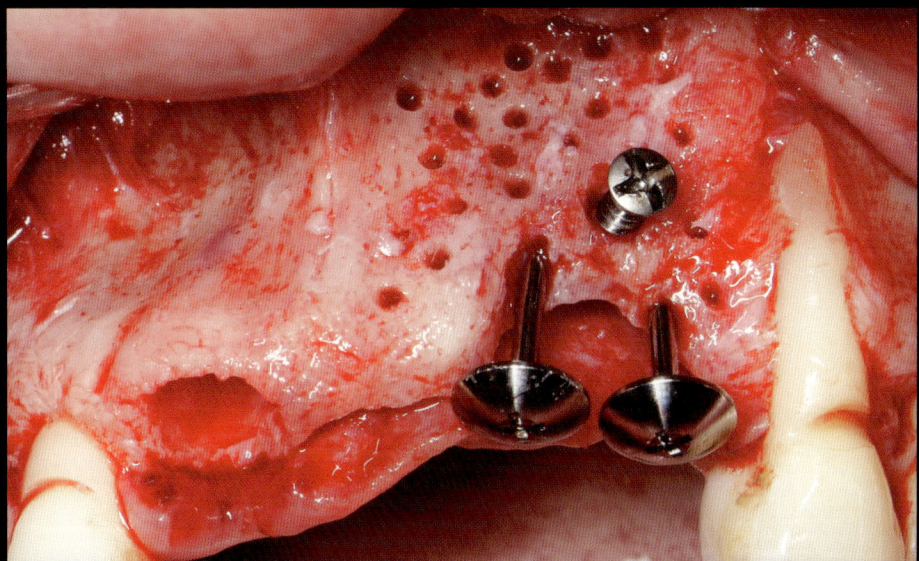

图10-9　用滋养孔钻在植骨区制备滋养孔。

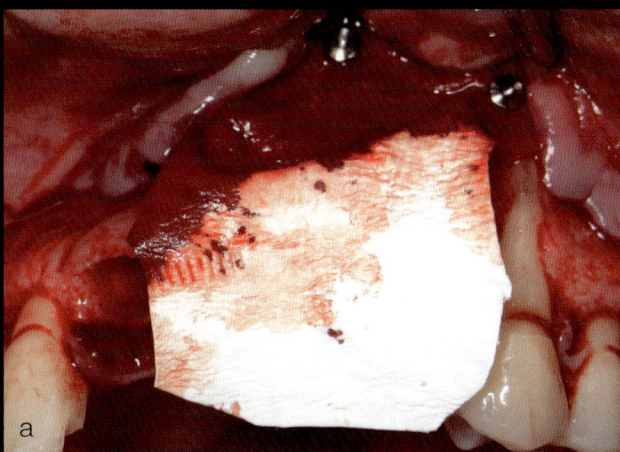

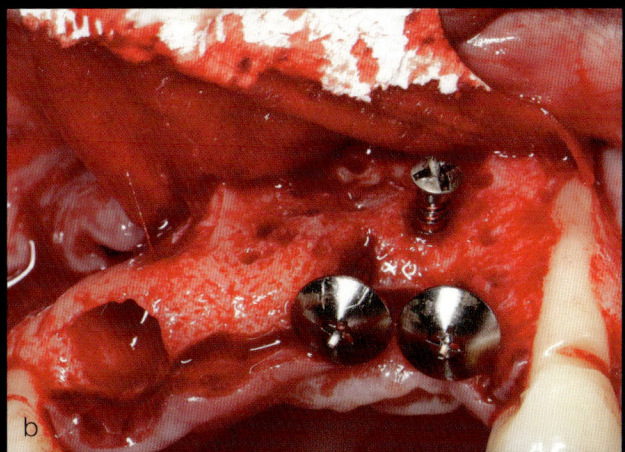

图10-10　选择Bio-Gide（Geistlich，30mm×40mm）可吸收生物膜作为屏障膜，修整后用膜钉将生物膜一端固定在牙槽骨上（ a ）；内侧形成袋状结构（ b ）。

（8）抽取创口内血液与Bio-Oss骨粉（Geistlich，2.0g）混合（图10-11a），然后把混合好的骨粉植入骨缺损区（图10-11b）。

（9）将Bio-Gide可吸收生物膜（Geistlich）完全包裹骨粉，生物膜的另一端塞入腭侧黏骨膜下（图10-12a）。唇侧充分减张后，用4-0可吸收线无张力下严密缝合创口（图10-12b）。

（10）术后2周复诊，拆线，唇面观创口愈合良好（图10-13a），殆面观创口也达到一期愈合（图10-13b）。

（11）术后2周复诊，CBCT示膜钉、帐篷钉及钛钉位置正常，骨粉在水平向及垂直向充填完整（图10-14）。

（12）术后1个月复诊，缺牙区软组织愈合良好（图10-15a）。取模制作马里兰桥，2周后戴入口内（图10-15b）。

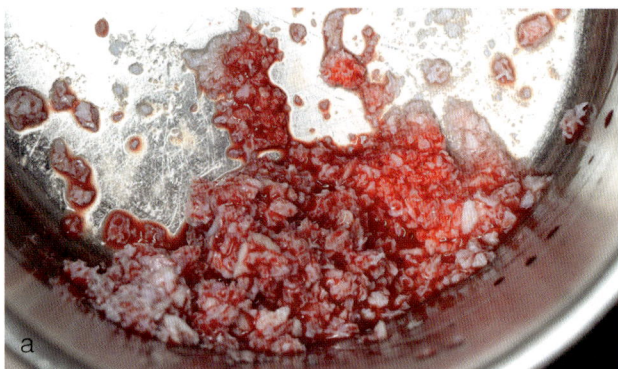

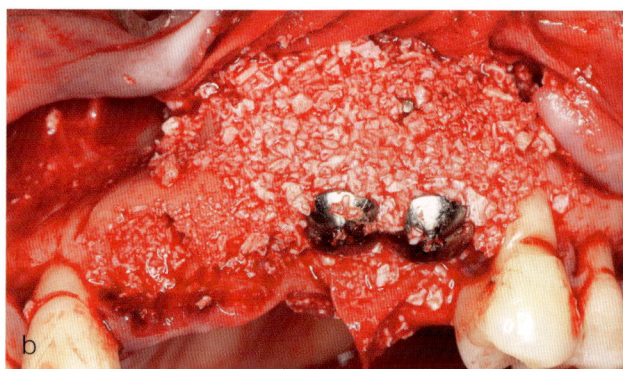

图10-11　用血液混合Bio-Oss骨粉（Geistlich，2.0g）（a）；将混合后的骨粉植入骨缺损区（b）。

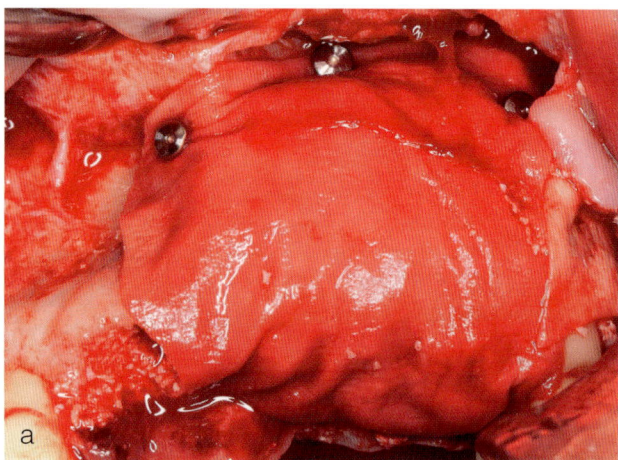

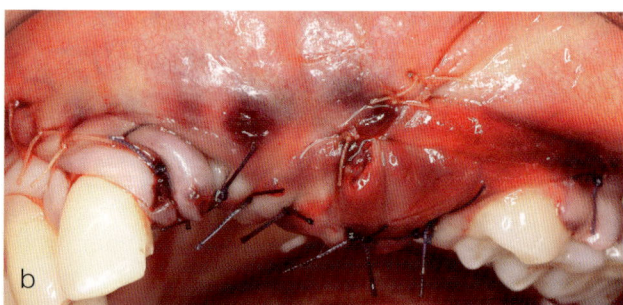

图10-12　将Bio-Gide可吸收生物膜（Geistlich）完全包裹骨粉，生物膜的另一端塞入腭侧黏骨膜下（a）；唇侧充分减张后，用4-0可吸收线无张力下严密缝合创口（b）。

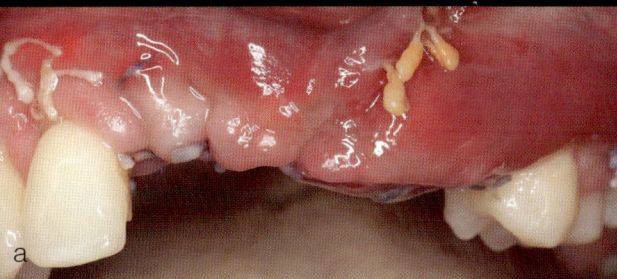

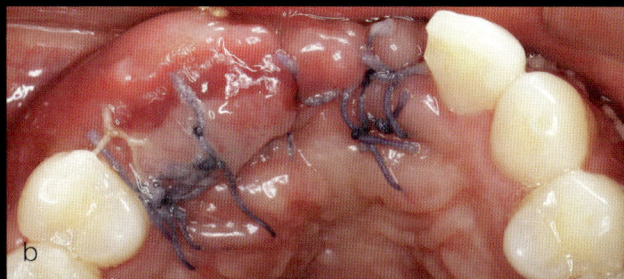

图 10-13　术后2周复诊，拆线，唇面观创口愈合良好（a）；殆面观创口一期愈合（b）。

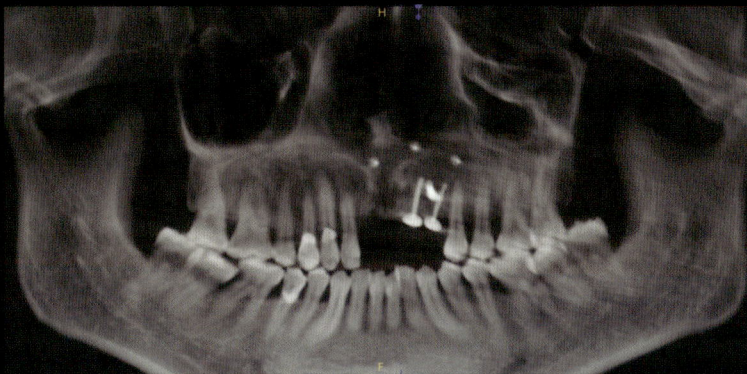

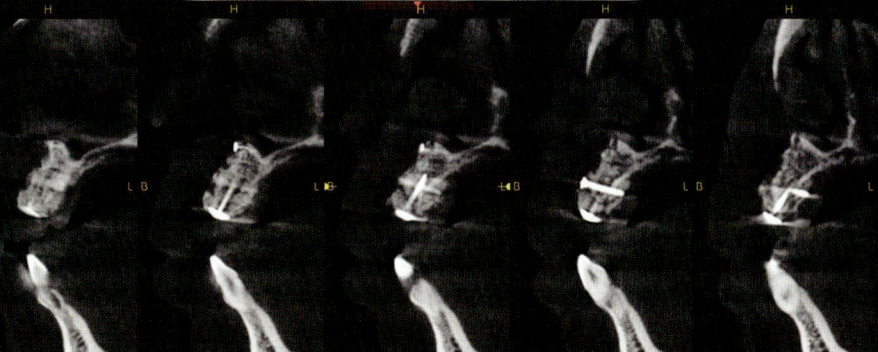

图 10-14　术后2周复诊，CBCT示3枚膜钉、2枚帐篷钉及1枚钛钉位置正常，骨粉充填到位。

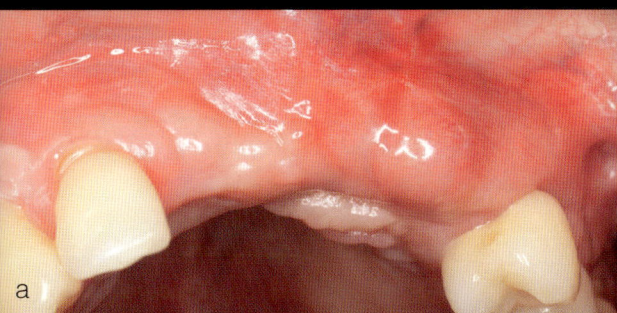

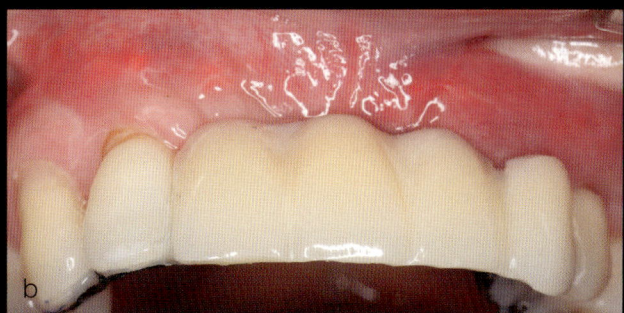

图 10-15　术后1个月复诊，缺牙区软组织完全愈合，牙槽嵴丰满，无凹陷（a）；取模制作马里兰桥，2周后戴入口内（b）。

（13）术后8个月复诊，口内见缺牙区牙槽骨外形轮廓正常，无明显凹陷，近14位点牙槽嵴顶附着龈较窄（图10-16）。

（14）术后8个月复诊，CBCT示植骨区在水平向及垂直向均获得理想的骨增量效果（图10-17）。

（15）局麻下，于牙槽嵴顶做正中切口，翻全层黏骨膜瓣，可见11-23牙槽骨骨增量区新骨组织丰满、表面光滑，局部可见少量颗粒状骨替代材料，轮廓形态与邻近骨组织较一致，膜钉、帐篷钉及钛钉可见（图10-18）。

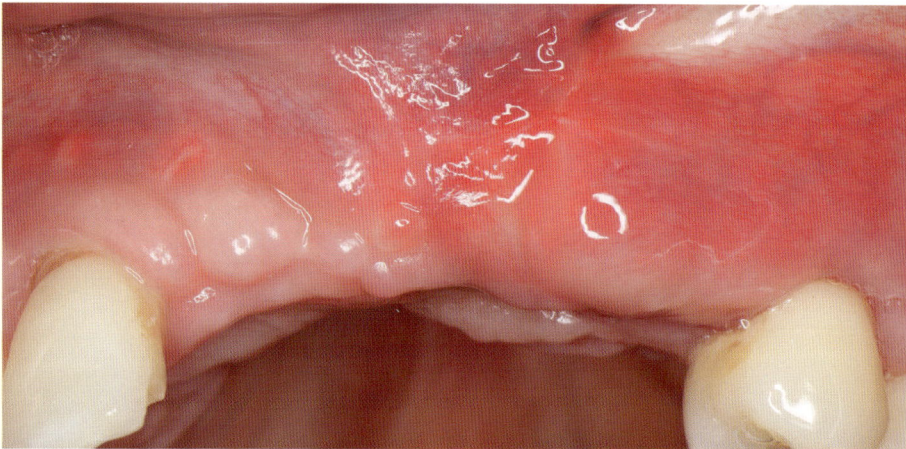

图10-16 术后8个月复诊，口内见牙槽嵴软硬组织稳定，14近中软组织附着龈严重不足。

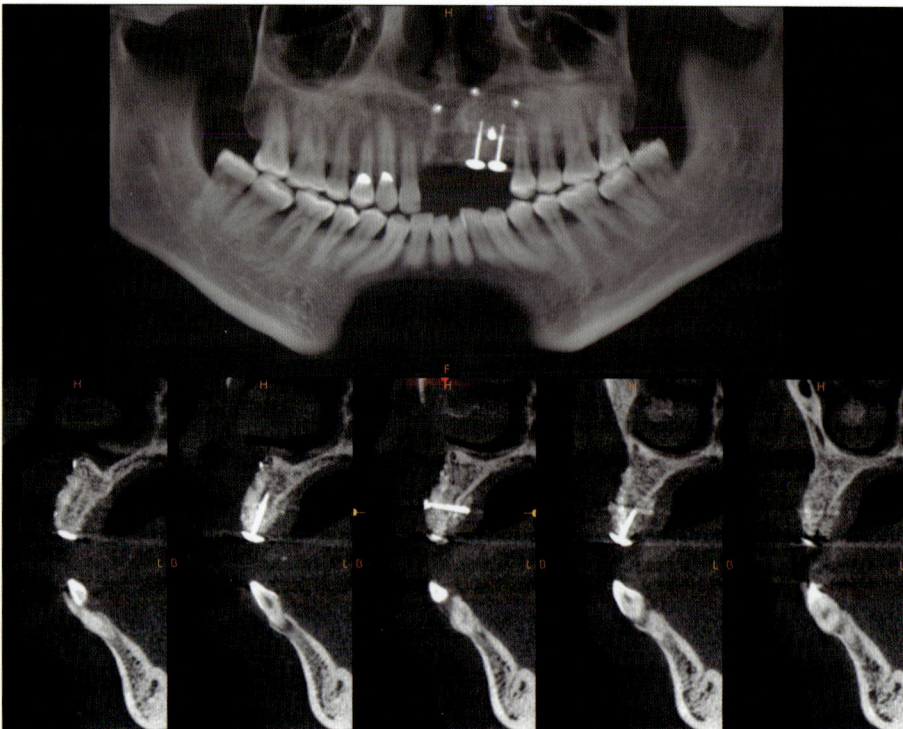

图10-17 术后8个月复诊，CBCT示缺牙区充满新骨组织，在水平向及垂直向均有大量新骨生长。

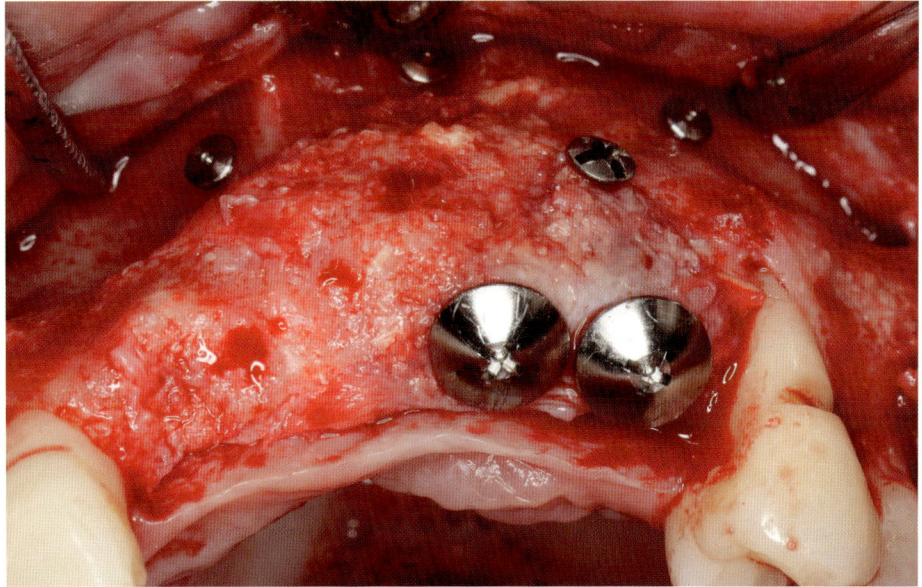

图10-18　局麻下，于牙槽嵴顶做正中切口，翻全层黏骨膜瓣后，充分暴露植骨区，可见膜钉、帐篷钉及钛钉，新骨生长良好，牙槽骨形态丰满。

（16）取出膜钉、帐篷钉及钛钉（图10-19a），充分暴露骨增量区（图10-19b）。

（17）牙周探针测量，新骨高度＞12mm（图10-20a）、宽度＞6mm（图10-20b）。

（18）戴入牙支持式种植外科导板（上海慧丰牙科技术有限公司）（图10-21a），按设计方案进行先锋钻窝洞预备（图10-21b）。

（19）在11、21及23位点分别植入Nobel Parallel CC种植体（φ3.5mm×11.5mm），然后放置封闭螺丝（图10-22a），同期用取骨环钻取骨，制作组织切片，观察新骨形成情况（图10-22b）。

（20）用4-0可吸收线严密缝合创口（图10-23a），术后拍摄曲面断层片示种植体位置佳（图10-23b）。

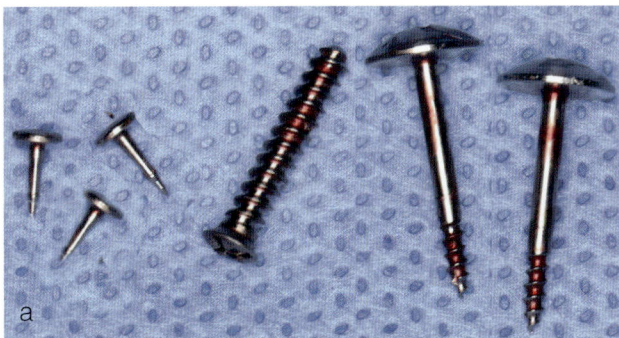

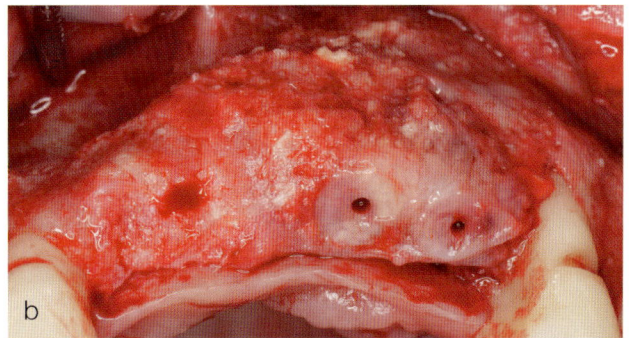

图10-19　用专用工具取出膜钉、帐篷钉及钛钉（a）；新骨生长良好（b）。

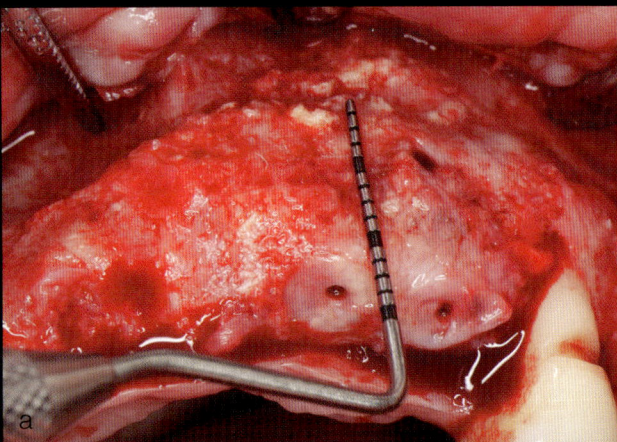

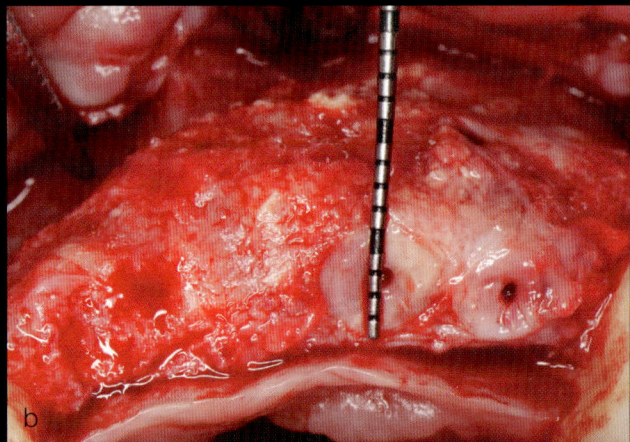

图10-20　牙周探针测量，新骨生长区高度>12mm（a）、宽度>6mm（b）。

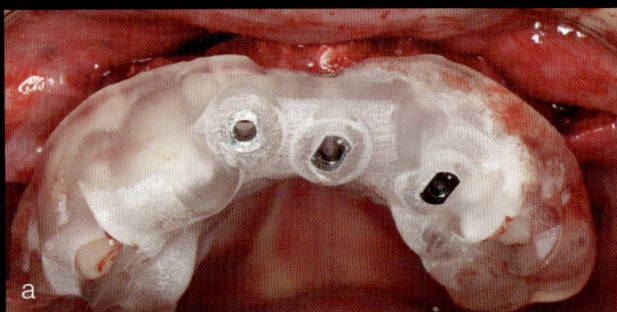

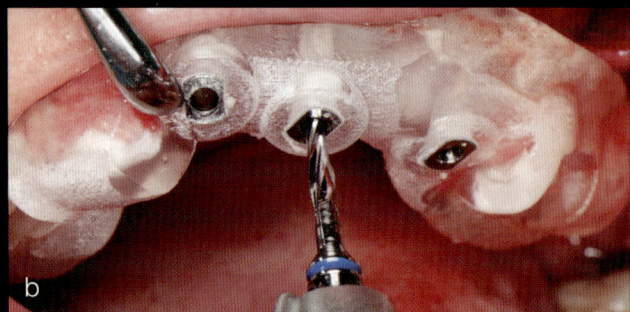

图10-21　戴入牙支持式种植外科导板（上海慧丰牙科技术有限公司）（a）；按设计方案进行先锋钻窝洞预备（b）。

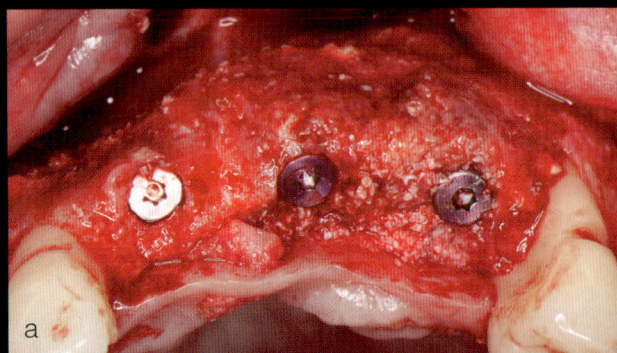

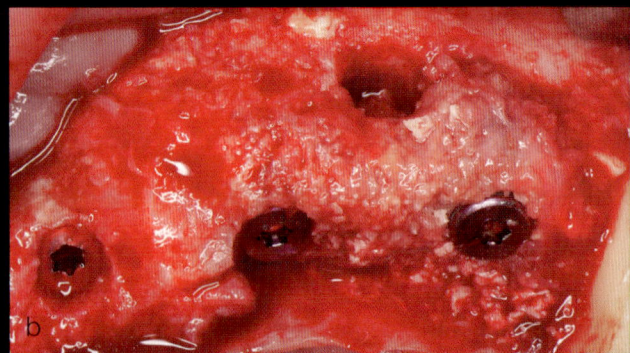

图10-22　分别在11、21及23位点植入NobelParallel CC种植体（φ3.5mm×11.5mm），然后放置封闭螺丝（a）；同期用取骨环钻取骨，制作组织切片，观察新骨形成情况（b）。

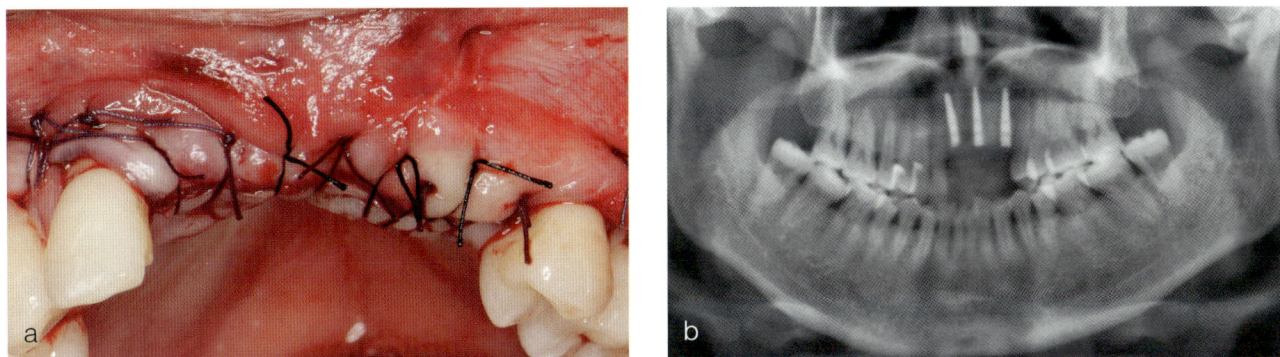

图10-23　用4-0可吸收线严密缝合创口（a）；术后拍摄曲面断层片示3颗种植体被植入牙槽骨内（b）。

（21）种植体植入后4个月复诊，CBCT示种植体周围骨结合良好，种植体唇侧骨厚度>2mm（图10-24）。

（22）局麻下，于牙槽嵴顶做正中切口，暴露封闭螺丝（图10-25a）。安装愈合基台后（φ3.6mm×5mm），用4-0可吸收线严密缝合创口（图10-25b）。

（23）术后3周复诊，创口愈合良好，但种植区前庭沟变浅，附着龈不足（图10-26）。

（24）局麻下，用11号尖刀片剥离软组织（保留骨膜），剥离至前庭沟预成深度（图10-27）。牙周探针测量，需要修复的软组织创面高度>15mm（图10-28a）、宽度>30mm（图10-28b、c）。

（25）用5-0可吸收线把剥离的软组织游离端缝合到前庭沟预成深度（图10-29）。

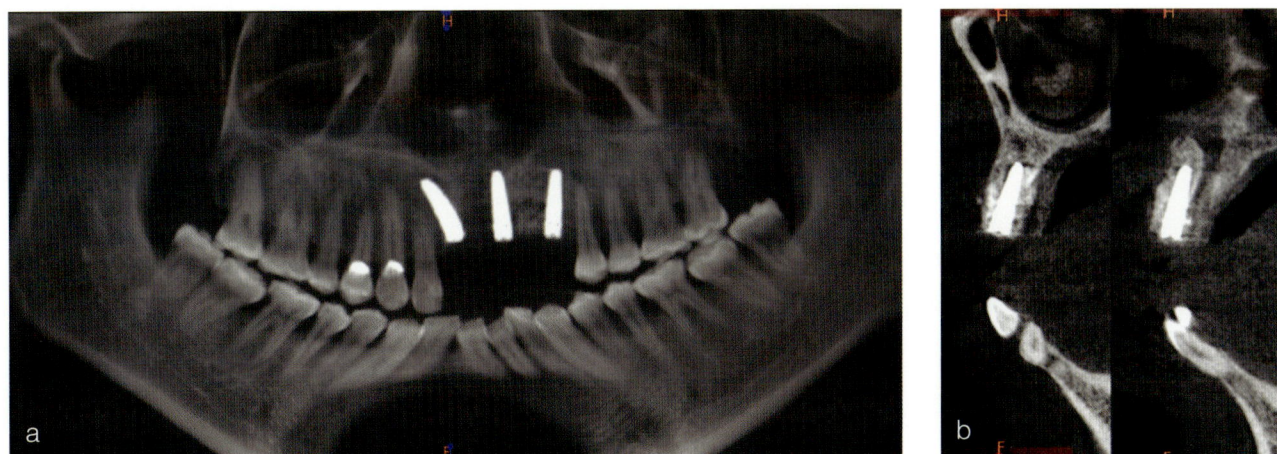

图10-24　种植体植入后4个月复诊，CBCT示种植体周围骨结合良好，种植体唇侧骨量充足，骨厚度>2mm（a、b）。

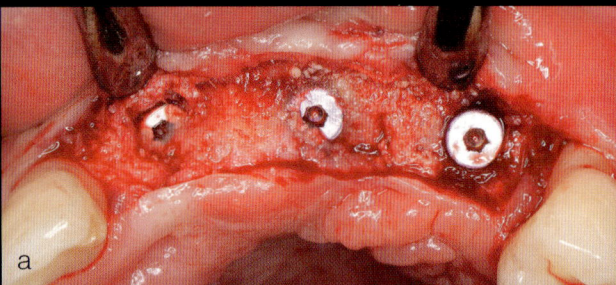

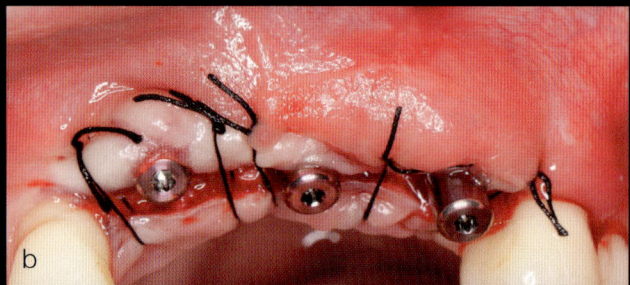

图10-25　局麻下，牙槽嵴顶正中切开软组织，充分暴露封闭螺丝（a）；放置愈合基台后，用4-0可吸收线严密缝合创口（b）。

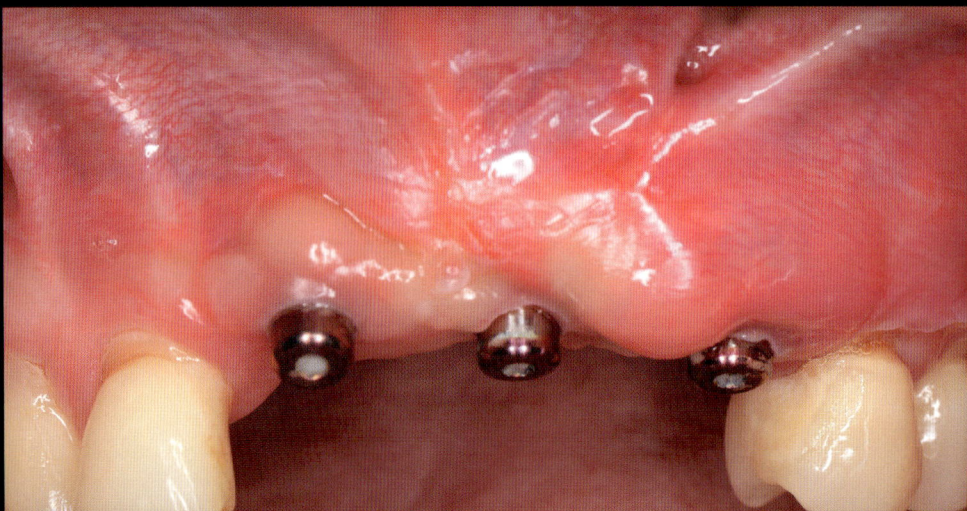

图10-26　拆线后3周复诊，口内见愈合基台周围软组织愈合良好，23位点唇侧附着龈缺失。

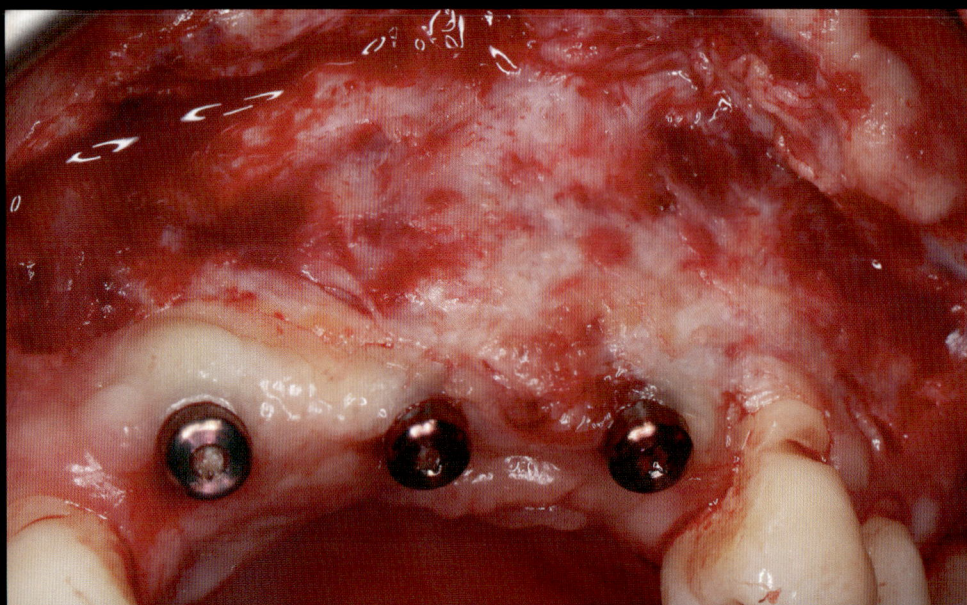

图10-27　局麻下，用11号尖刀片沿愈合基台唇侧剥离黏膜，剥离至前庭沟预成深度。

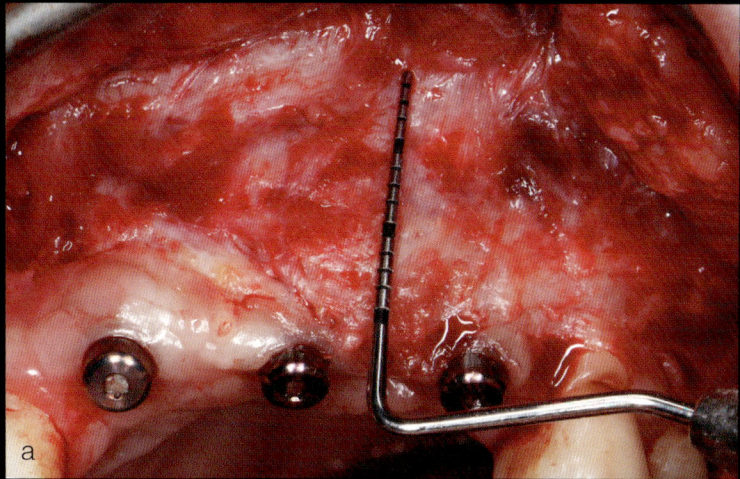

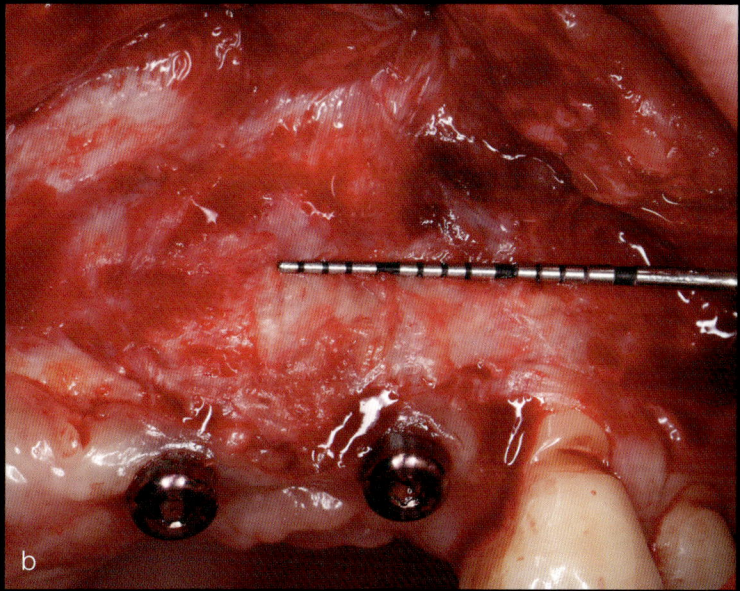

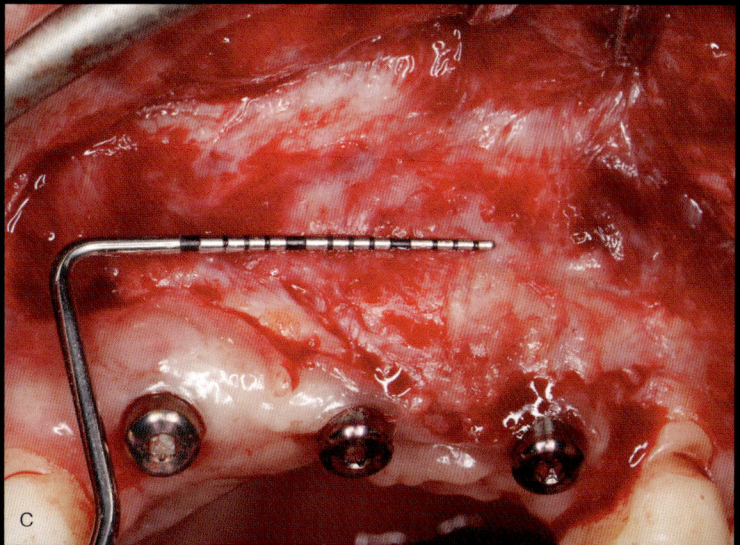

图10-28　牙周探针测量，创面高度>15mm
（a）；23位点宽度>15mm（b）；11位点宽
度>15mm（c）。

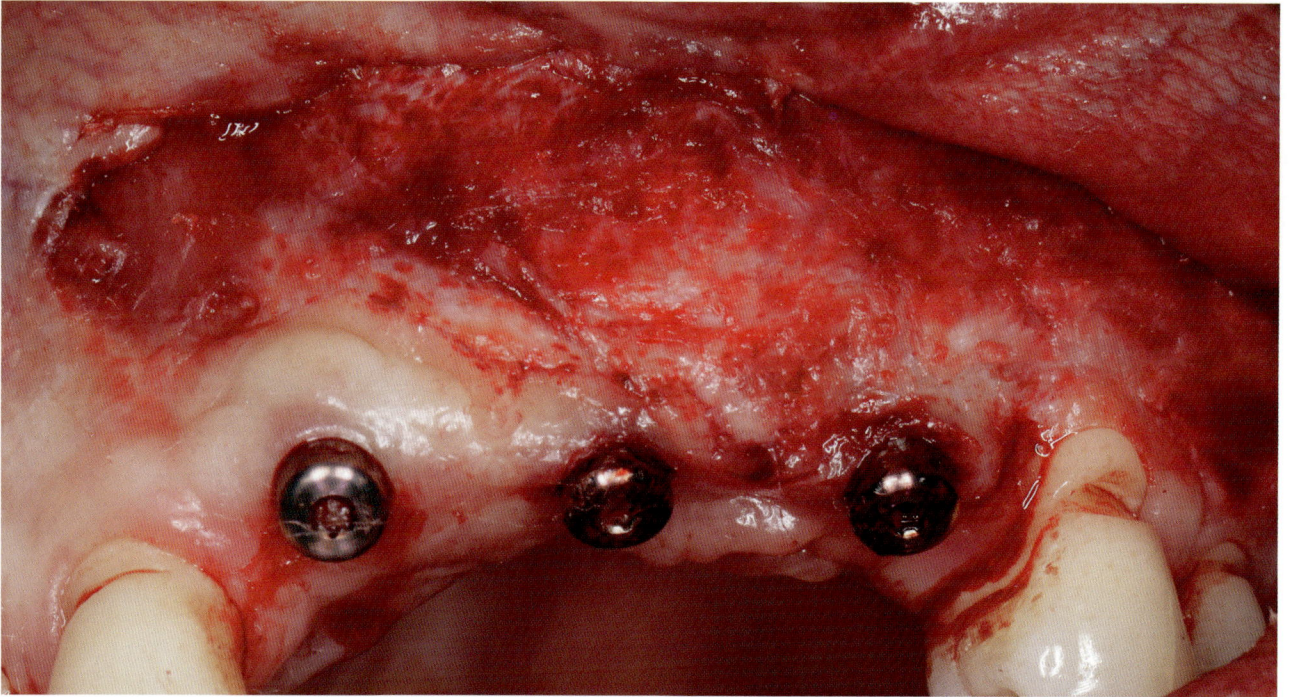

图10-29　用5-0可吸收线把游离端黏膜缝合到前庭沟预成深度。

（26）用Mucograft可吸收胶原基质（Geistlich，15mm×20mm）完成前牙区前庭沟加深术/附着龈增宽术（图10-30～图10-32）。

（27）戴入预成的前庭沟保持器，但保持器唇侧延展度不够（图10-33）。

（28）取出前庭沟保持器，修整边缘，第2天再次戴入前庭沟保持器（图10-34）。

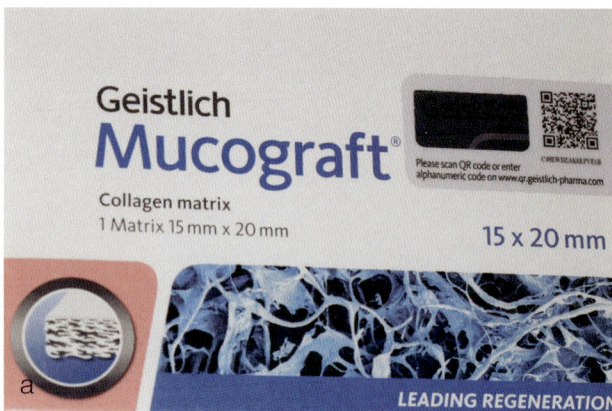

图10-30　选择Mucograft可吸收胶原基质（Geistlich，15mm×20mm），作为创面覆盖材料（a、b）。

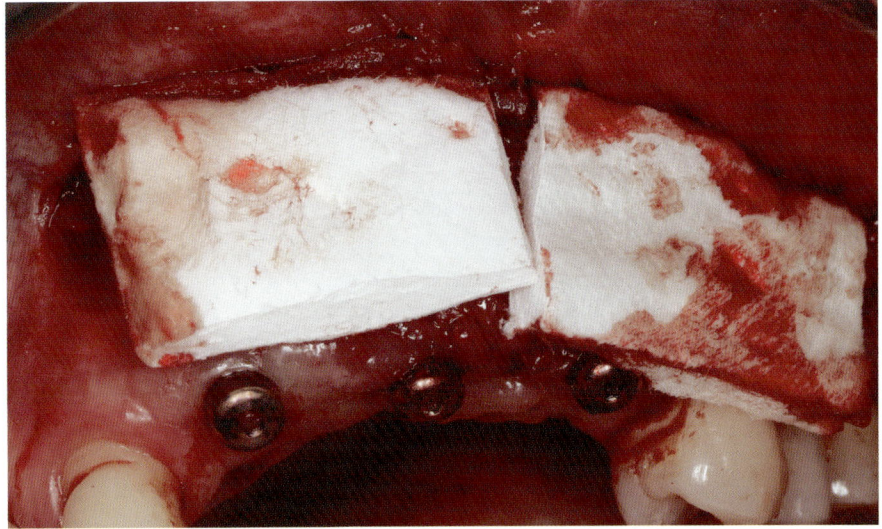

图10-31　把Mucograft可吸收胶原基质放置到创面上。

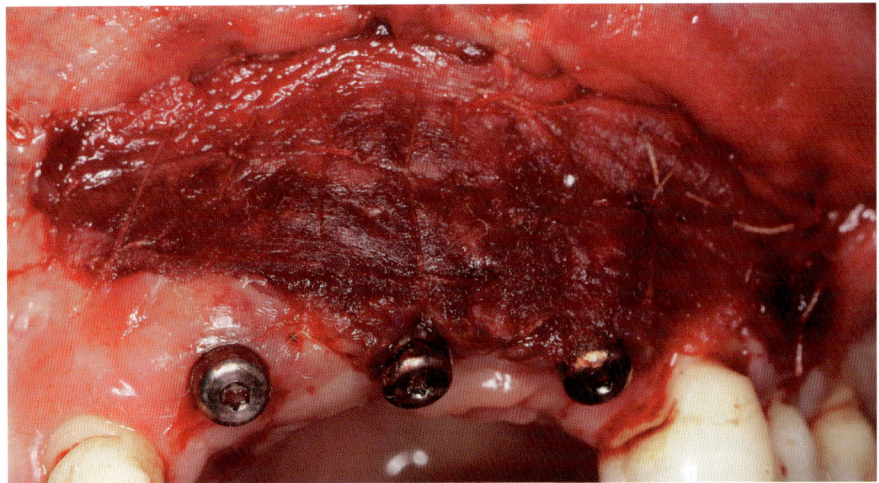

图10-32　用5-0可吸收线把Mucograft可吸收胶原基质固定在创面上。

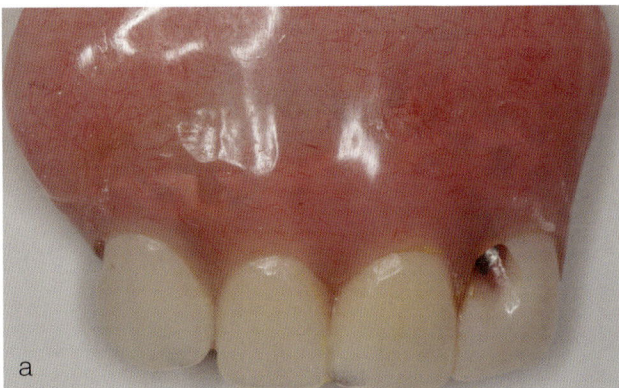

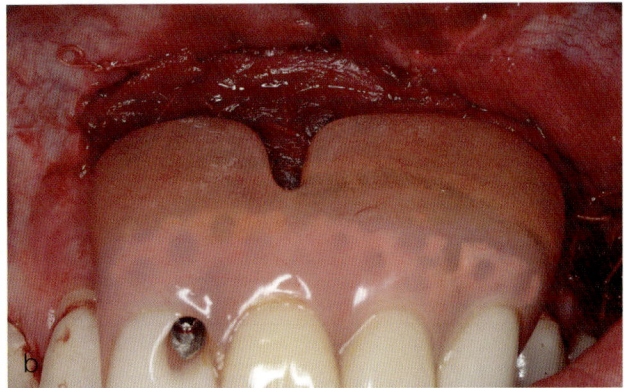

图10-33　制作前庭沟保持器（a）；把前庭沟保持器戴入口内，保持器唇侧延展度不够（b）。

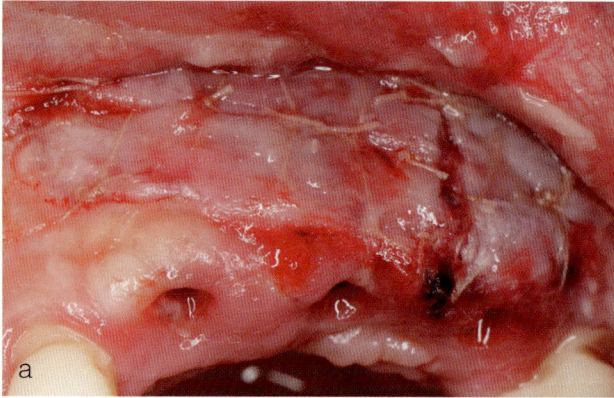

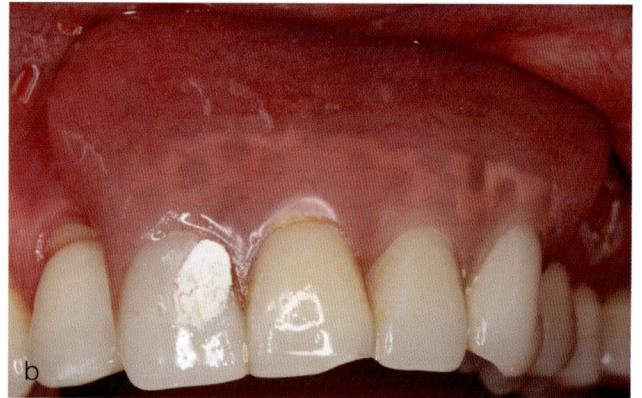

图10-34 术后第2天戴入重新制作的前庭沟保持器前的口内创面（a）；戴入重新制作的前庭沟保持器（b）。

（29）前庭沟加深术后2周复诊，拆线，创口愈合良好（图10-35）。

（30）前庭沟加深术后2个月复诊，取模，制作临时种植修复体（树脂牙），2周后戴入口内（图10-36）。

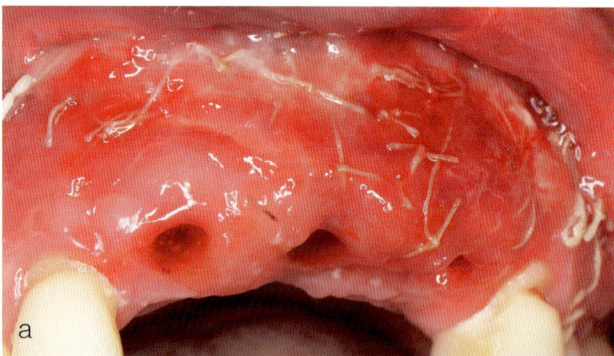

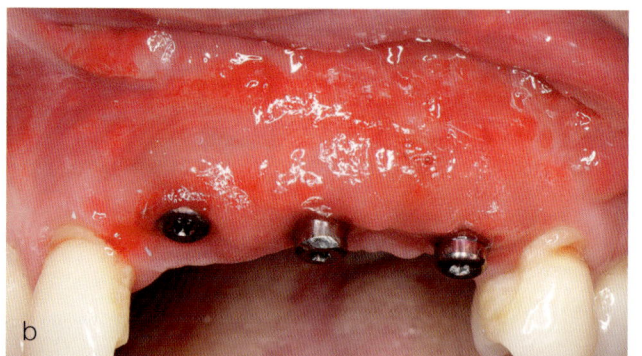

图10-35 前庭沟加深术后2周复诊，取出前庭沟保持器（a）；拆线，创口愈合良好（b）。

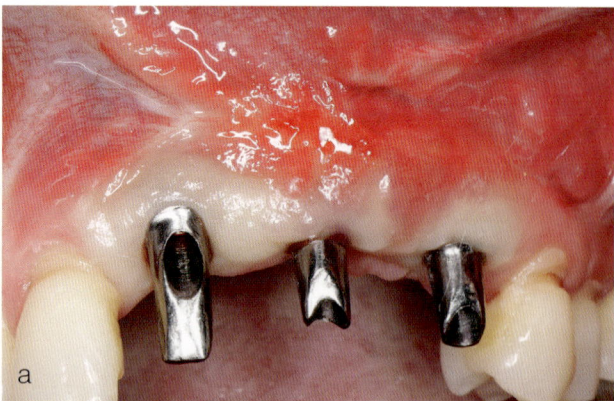

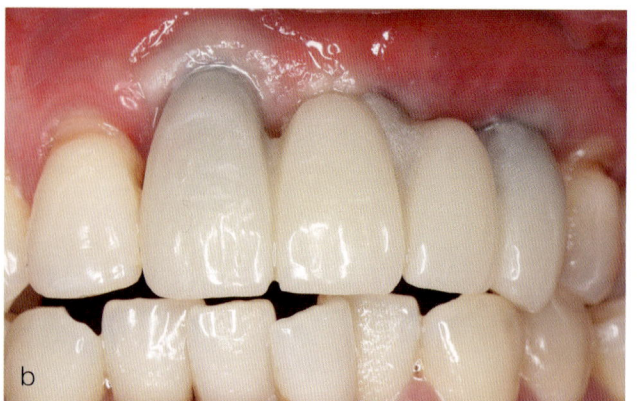

图10-36 前庭沟加深术后2个月复诊，创口完全愈合，前庭沟显著加深（a）；常规取模，制作临时修复体，2周后戴入口内（b）。

（31）戴入临时修复体后3个月复诊，制作全瓷冠修复体，3周后戴入口内（图10-37）。

（32）戴入最终修复体后，牙周探针测量，前庭沟深度>5mm（图10-38）。

（33）患者中位笑线，微笑时展现修复体冠中1/2，自然美观，患者满意（图10-39a），根尖片示修复体完全就位（图10-39b）。

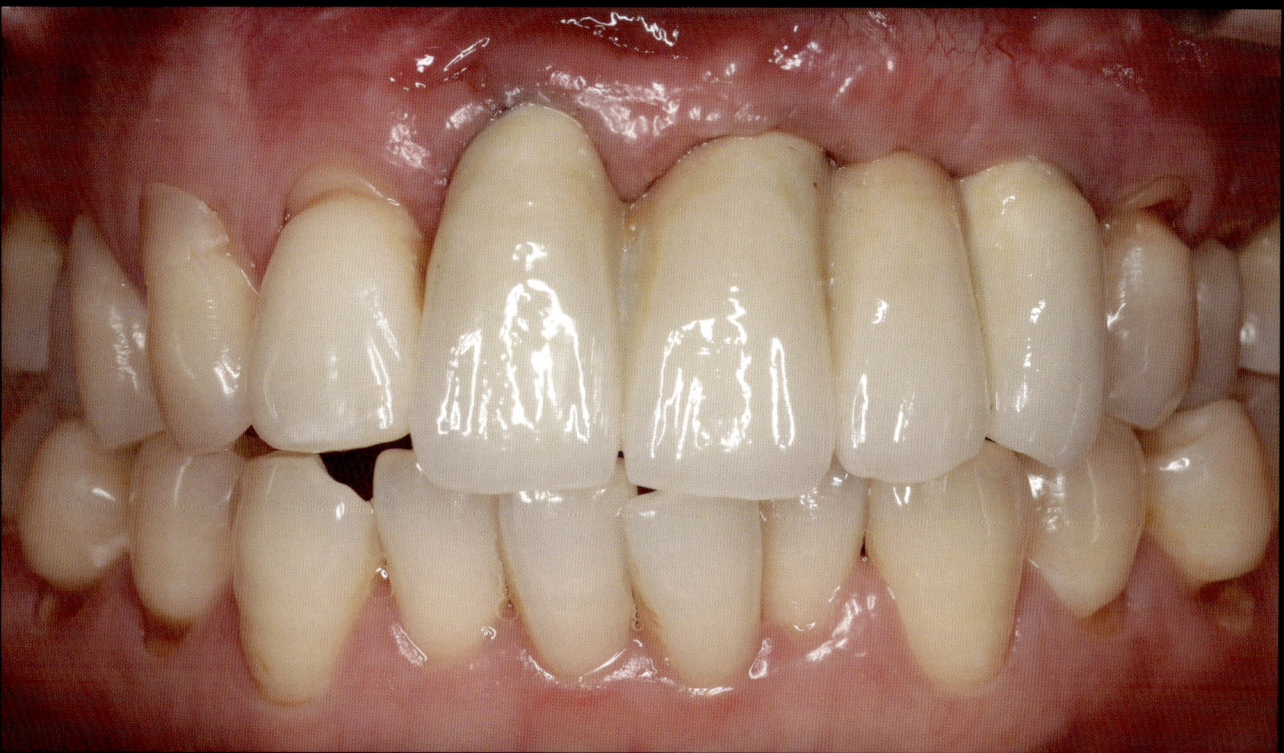

图10-37　戴入临时修复体后3个月复诊，取模，制作全瓷冠修复体，3周后戴入口内。

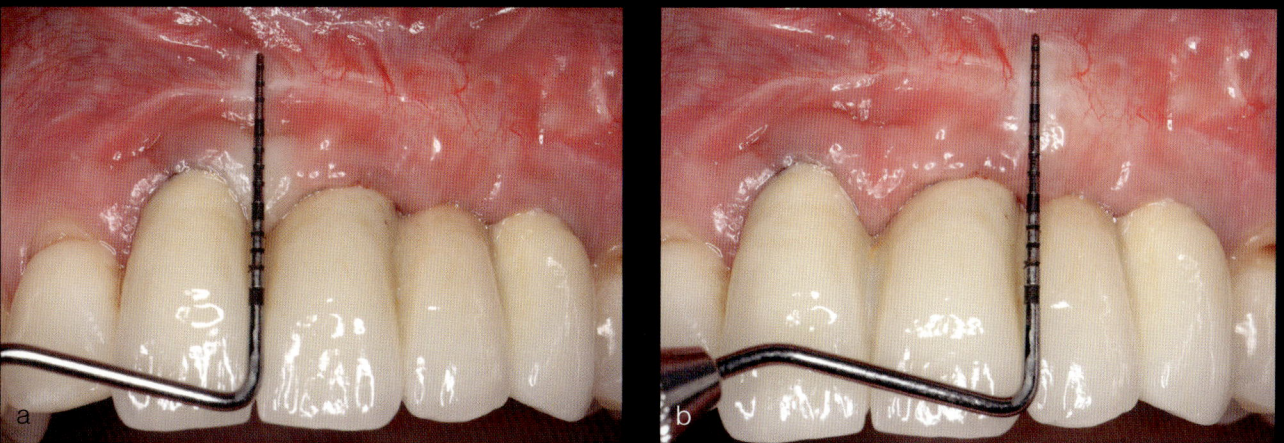

图10-38　牙周探针测量，11与21间前庭沟深度>10mm（a）；21与22间前庭沟深度>9mm（b）。

（34）CBCT示植骨区种植体唇侧骨量充足，骨厚度>2mm（图10-40）。

（35）戴入最终修复体后1.5年复诊，口内见修复体颈部软组织稳定，牙龈色泽健康，前庭沟深度>5mm（图10-41a）；患者微笑时，种植修复体自然、美观（图10-41b）。

（36）患者微笑时侧面观修复体协调、美观（图10-42）。

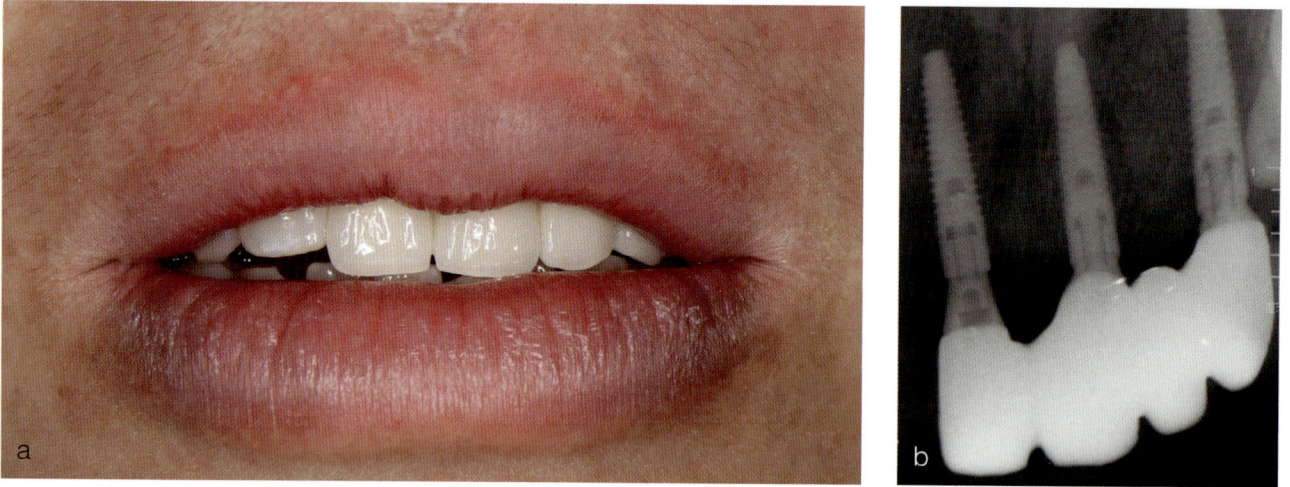

图10-39　最终修复体外形与患者口角形态协调、自然（a）；根尖片示修复体完全就位（b）。

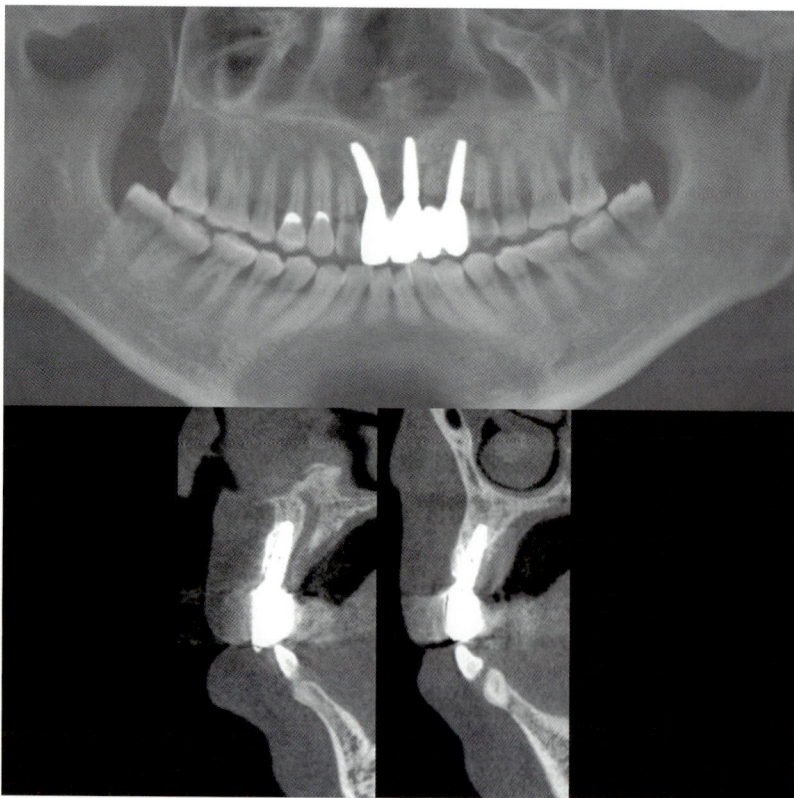

图10-40　CBCT示骨增量区种植体周围骨结合稳定，唇侧骨厚度>2mm。

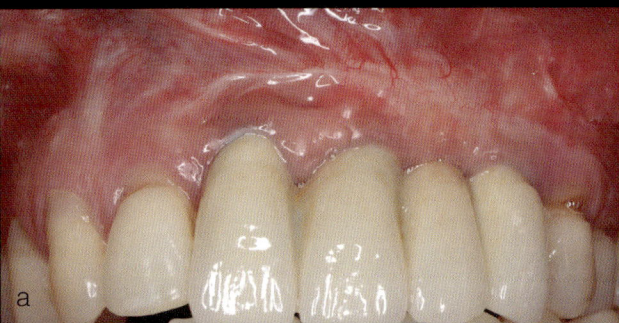

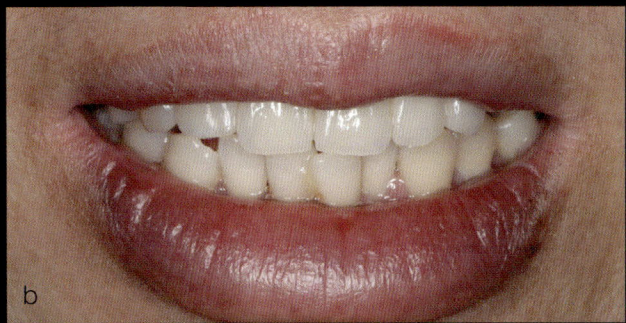

图10-41　戴入最终修复体后1.5年复诊，口内见修复体颈部软组织稳定、色泽健康（a）；患者微笑时，修复体外形与自然牙整体协调、自然、美观（b）。

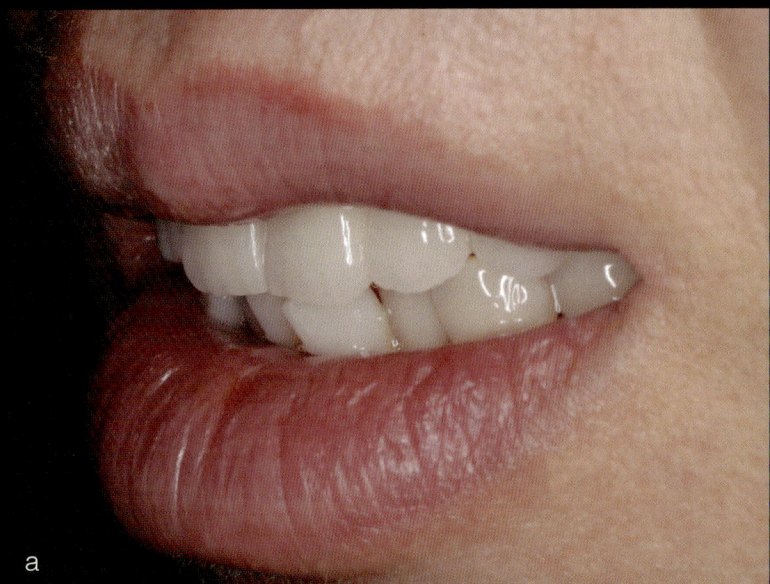

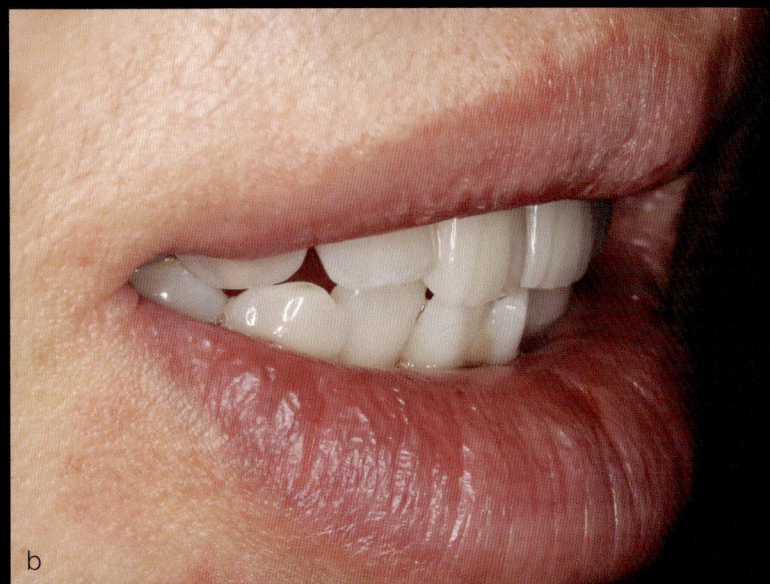

图10-42　微笑时侧面观（a，左面观；b，右面观）。

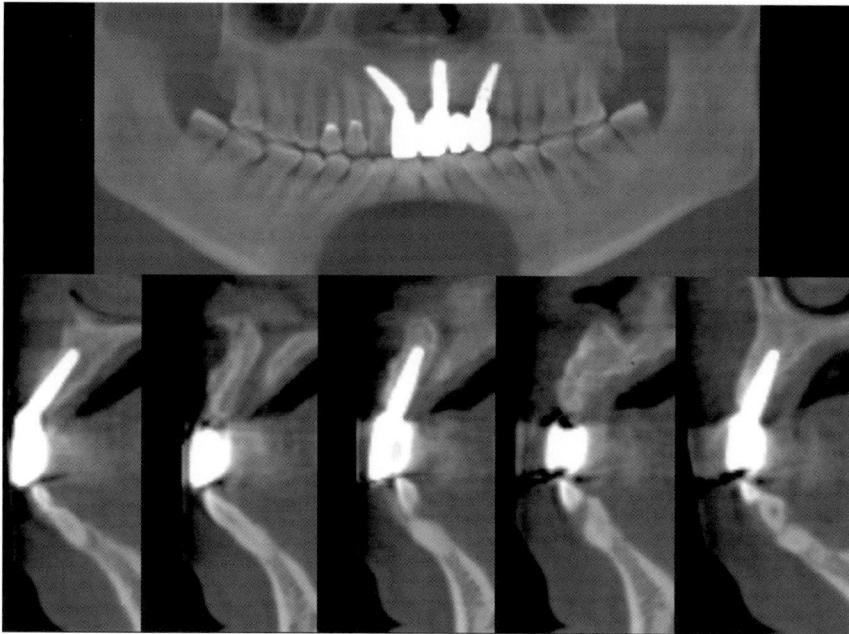

图10-43 戴入最终修复体后1.5年复诊，CBCT示植骨区种植体唇侧骨无显著吸收，厚度>2mm，11位点种植体唇侧骨厚度略低。

（37）戴入最终修复体后1.5年复诊，CBCT及根尖片示种植体周围骨稳定，无明显吸收，缺牙区种植体唇侧骨厚度>2mm，但11位点种植体唇侧骨板厚度略低（图10-43和图10-44）。

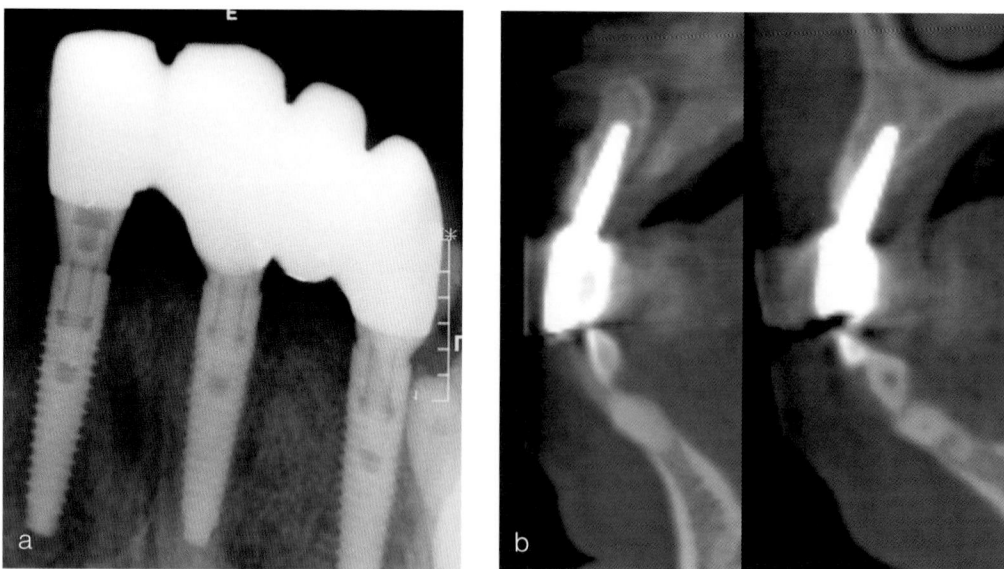

图10-44 戴入最终修复体后1.5年复诊，根尖片示种植体颈部近远中向无明显吸收，骨高度稳定（a）；CBCT示植骨区种植体唇侧骨稳定，厚度>2mm，无明显吸收（b）。

案例点评

上颌前牙美学区骨量不足一直是国际口腔种植学界的难点[2-3]。对于上颌前牙区骨量不足的处理，目前最常用的骨增量方式为GBR技术、自体骨移植技术及骨牵张技术等，待牙槽骨量得到恢复后再进行种植修复[4-5]。

运用GBR技术进行水平向和垂直向骨修复与再生是临床常用的治疗方案，然而对于大范围、复合型（水平型+垂直型，>5mm）骨缺损，应用GBR技术存在屏障膜材料空间维持力不足，进而导致植骨区塌陷、植骨材料快速吸收等风险[6-9]。笔者应用了帐篷钉作为支架保持可吸收生物膜（屏障膜）下方的空间，维持人工植骨材料的稳定性，最终取得了良好的骨修复效果。在获得理想骨修复基础上，笔者又应用胶原蛋白膜成功完成了前庭沟加深术/附着龈增宽术，从而获得了软硬组织增量。

相较于其他骨增量方案，本案例选择的治疗方案的优点：

（1）用钛钉提供了水平向骨修复与再生的支撑；用帐篷钉提供了垂直向骨修复与重建的空间，

最终获得了理想的骨修复与再生效果，为种植修复提供了坚实的基础。

（2）本案例属于复合型（水平型+垂直型，>5mm）骨缺损，笔者基于帐篷钉技术，单独利用Bio-Oss骨粉即完成了本案例的牙槽骨修复重建，避免了自体骨的应用。

（3）针对前庭沟加深术/附着龈增宽术时大面积创面需要软组织移植时，笔者选择了胶原蛋白人工材料，避免了自体腭部软组织移植，最终获得了较理想的效果。

（4）戴入最终修复体后1.5年复诊，种植体颈部软硬组织稳定，无明显骨吸收，唇侧骨厚度>2mm。

不足之处：

（1）种植外科导板设计偏差，导致11种植位点偏唇侧，及21种植体位点偏远中，最终影响美学修复效果。

（2）整个治疗周期约18个月，治疗过程较长。

（浦益萍，陈钢，刘昌奎，徐光宙，邹多宏）

参考文献

[1] Dawson A, Chen S. 牙种植学的SAC分类[M]. 宿玉成, 译. 沈阳: 辽宁科学技术出版社, 2019.

[2] Chiapasco M, Casentini P, Zaniboni M. Bone augmentation procedures in implant dentistry[J]. Int J Oral Maxillofac Implants, 2009, 24(Suppl): 237-259.

[3] Arndt Happe. Use of a piezoelectric surgical device to harvest bone grafts from the mandibular ramus: Report of 40 cases[J]. Int J Periodontics Restorative Dent, 2007, 27:241-249.

[4] Ciocca L, Lizio G, Baldissara P, et al. Prosthetically CAD-CAM-guided bone augmentation of atrophic jaws using customized titanium mesh: Preliminary results of an open

prospective study[J]. J Oral Implantol, 2018, 44(2):131–137.

[5] Aloy–Prosper A, Penarrocha–Oltra D, Penarrocha–Diago MA, et al. The outcome of intraoral onlay block bone grafts on alveolar ridge augmentations: A systematic review[J]. Med Oral Patol Oral Cir Bucal, 2015, 20(2):e251–e258.

[6] Urban IA, Lozada JL, Jovanovic SA, et al. Vertical ridge augmentation with titanium reinforced, dense PTFE membranes and a combination of particulated autogenous bone and anorganic bovine bone derived mineral:A prospective case series in 19 patients[J]. Int J Oral Maxillofac Implants, 2014, 29(1):185–193.

[7] Funato A, Ishikawa T, Kitajima H, et al. A novel combined surgical approach to vertical alveolar ridge augmentation with titanium mesh, resorbable membrane and rhPDGFBB: A retrospective consecutive case series[J]. Int J Periodontics Restorative Dent, 2013, 33(4):437–445.

[8] Tavelli L, Barootchi S, Avila–Ortiz G, et al. Peri–implant soft tissue phenotype modification and its impact on peri–implant health: A systematic review and network meta–analysis[J]. J Periodontol, 2021, 92(1):21–44.

[9] Papi P, Pranno N, Di Murro B, et al. Early implant placement and peri–implant augmentation with a porcine–derived acellular dermal matrix and synthetic bone in the aesthetic area: a 2–year follow–up prospective cohort study[J]. Int J Oral Maxillofac Surg, 2021, 50(2):258–266.

上颌前牙区复合型（水平型+垂直型）骨缺损的修复重建（多牙位）IV

RECONSTRUCTION OF HORIZONTAL/VERTICAL BONE DEFECT IN THE MAXILLARY ANTERIOR REGION (MULTIPLE TEETH) IV

案例简介

患者：男，34岁，浙江舟山人。

主诉：上颌前牙外伤松动后拔除半年，求种植修复。

现病史：患者10年前因上颌前牙龋坏根管治疗后行烤瓷联冠修复，半年前因车祸致上颌前牙烤瓷联冠松动，然后全部予以拔除。

既往史：否认全身系统性疾病史，否认药物过敏史，无吸烟及嗜酒史。

口腔检查：面部基本对称，上唇明显凹陷；13-22缺失，15、17缺失（图11-1）；46和47缺失，单端桥修复；31和33根管治疗后烤瓷冠修复；23根管治疗，24、25缺失，23-26烤瓷联冠修复；

36缺失，35-37烤瓷联冠修复；上颌前牙缺牙区牙槽骨高度、宽度均不足。

影像学检查：CBCT示13-22缺失，15、17缺失，上颌前牙缺牙区牙槽骨高度及宽度均不足，22及23位点牙槽骨囊性骨缺损，直径>5mm、高度>10mm（图11-2）。

诊断

（1）13-22缺失，15、17缺失。

（2）22及23位点牙槽骨囊性骨缺损。

（3）上颌前牙缺牙区水平型+垂直型骨缺损。

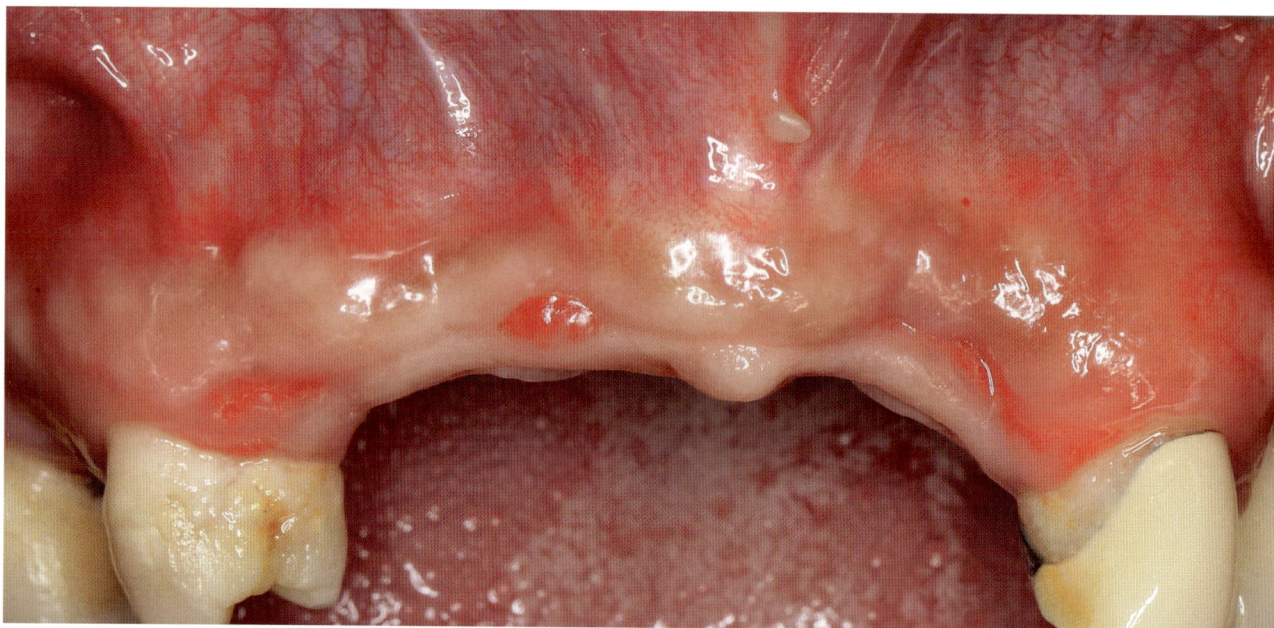

图11-1　口内检查，13-22缺牙区牙槽嵴宽度、高度均缺损，15缺失，牙龈生物型为中厚龈生物型。

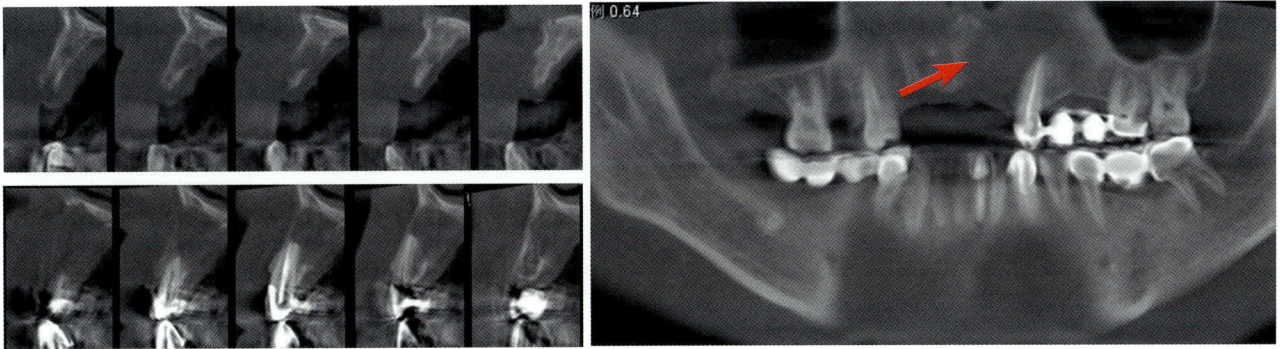

图11-2　CBCT示13-22缺失，15、17缺失，46、47单端桥修复；上颌前牙缺牙区牙槽骨高度及宽度均不足，22及23位点有囊性病变（红色箭头所示）。

治疗方案

本案例属于美学区种植修复，美学风险因素评估见表11-1[1]。

根据表11-1，本案例属于高风险种植案例。

基于病史，制订的治疗方案：①上颌前牙区

表11-1　美学风险因素评估

美学风险因素	风险水平		
	低	中	高
健康状况	健康，免疫功能正常		免疫功能低下
吸烟习惯	不吸烟	少量吸烟（＜10支/天）	大量吸烟（＞10支/天）
患者美学期望值	低	中	高
笑线	低位	中位	高位
牙龈生物型	低弧线、厚龈生物型	中弧线、中厚龈生物型	高弧线、薄龈生物型
牙冠形态	方圆形	卵圆形	尖圆形
位点感染情况	无	慢性	急性
邻面牙槽嵴高度	到接触点＜5mm	到接触点5.5~6.5mm	到接触点＞7mm
邻牙修复状态	无修复体		有修复体
缺牙间隙宽度	单颗牙（＞7mm）	单颗牙（＜7mm）	2颗牙或2颗牙以上
软组织解剖	软组织完整		软组织缺损
牙槽嵴解剖	无骨缺损	水平向骨缺损	垂直向骨缺损

囊性病变根治，然后植骨（钛网、钛板、帐篷钉＋GBR），待植骨成功后行种植固定修复；②活动义齿修复。患者年龄较轻，要求固定修复，经过与患者的充分沟通后，患者选择治疗方案①。

治疗过程

（1）诊断石膏模型分析：13-22缺牙区牙槽嵴高度缺损约5mm（图11-3a）；唇侧骨宽度缺损约5mm（图11-3b）。

（2）上颌骨3D打印树脂模型，分析骨缺损和设计修复方案：22位点牙槽骨囊性骨缺损（图11-4a）；共设计植入3枚帐篷钉（图11-4b）；22囊性病变区用钛网塑形固位植骨材料，牙槽嵴顶水平唇侧骨板拟植入钛板对抗软组织压力（图11-4c）；最终用诊断模型再次确定覆𬌗关系（图11-

4d）。

（3）局麻下，于缺牙区牙槽嵴顶及邻牙2个牙位唇侧做垂直辅助切口、切开翻瓣（图11-5）。

（4）根治、清除22位点囊性病变，用软组织去除钻把植骨区炎性软组织清除干净（图11-6a）；大量的炎性软组织被取出（图11-6b）。

（5）按设计方案在囊性病变的唇侧放置钛网，但由于骨太薄，无法用钛钉固位，所以调整到腭侧，然后用钛钉固位（图11-7a）；按计划在缺牙区靠近邻牙牙槽嵴顶水平唇侧放置钛板，用钛钉固定（图11-7b）。

（6）原计划在唇侧安放2枚帐篷钉进行水平向骨增量，但由于骨缺损严重无法固位，最终在12位点放置1枚帐篷钉（钉帽ϕ6mm×10mm），囊性缺损区太深，无法放置帐篷钉；在囊性骨缺损区植入Bio-Oss骨粉（Geistlich，1.0g）（图11-8）。

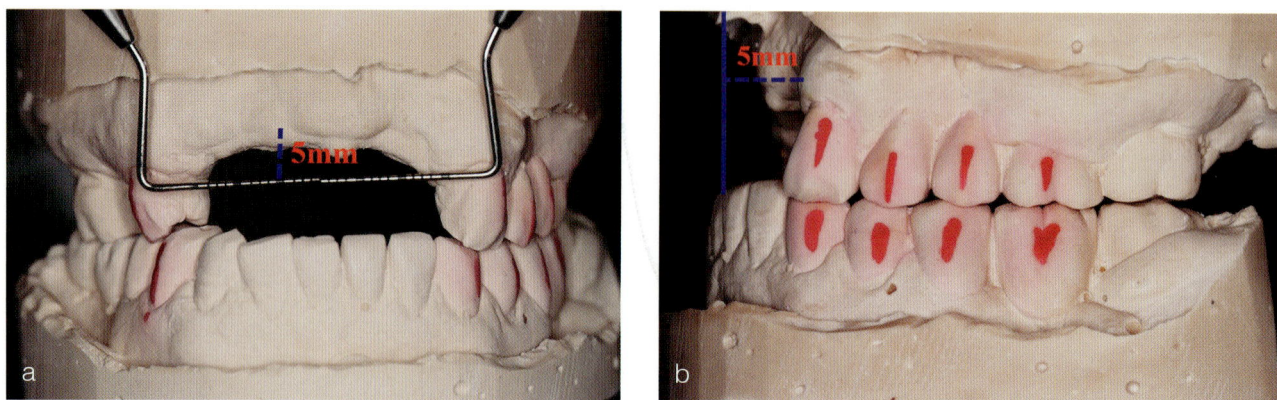

图11-3　石膏诊断模型分析：13-22缺牙区牙槽嵴高度缺损约5mm（a，蓝色虚线所示）；唇侧骨宽度缺损约5mm（b，蓝色虚线所示）。

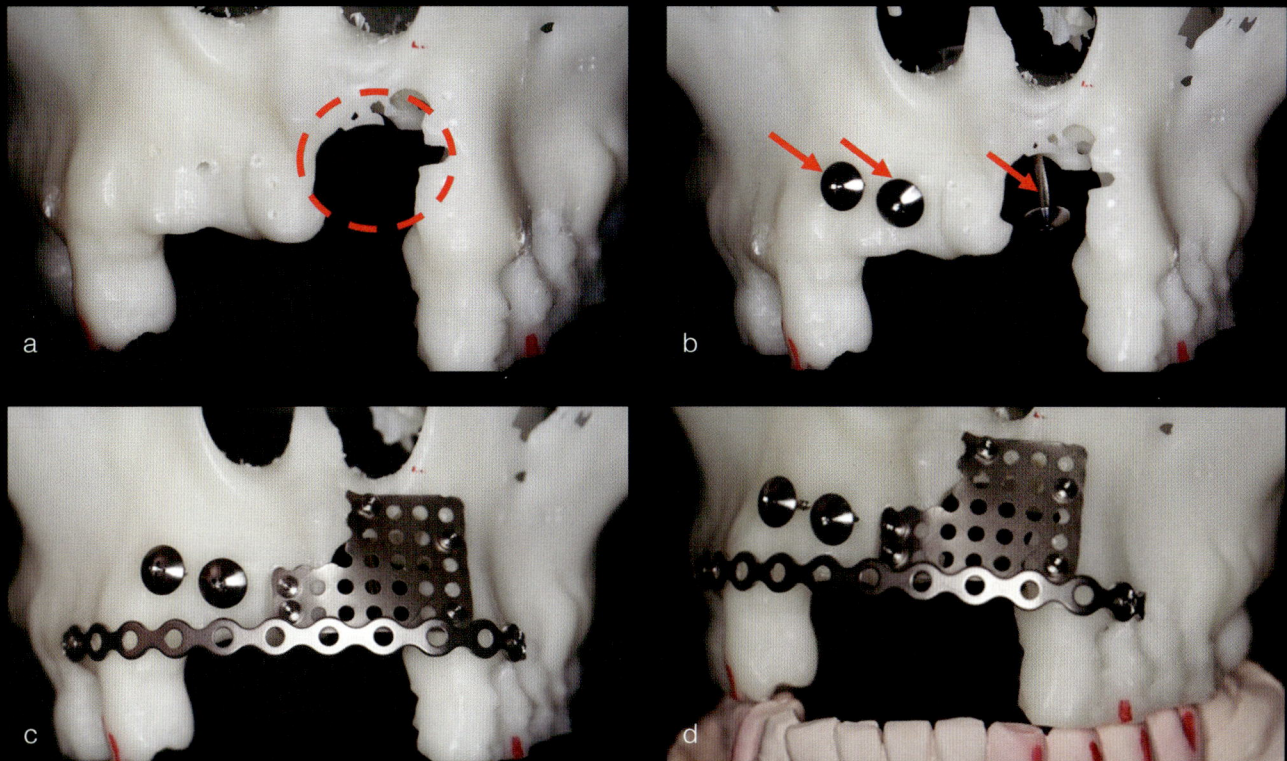

图11-4　上颌骨3D打印树脂模型，分析骨缺损和设计修复方案：22位点牙槽骨囊性骨缺损（a，红色圆圈所示）；共设计植入3枚帐篷钉，唇侧2枚，囊性骨缺损区1枚（b，红色箭头所示）；在22囊性病变区设计钛网塑形，固位植骨材料，牙槽嵴顶水平唇侧骨板拟植入钛板对抗软组织压力（c）；最终用诊断模型再次确定覆𬌗关系（d）。

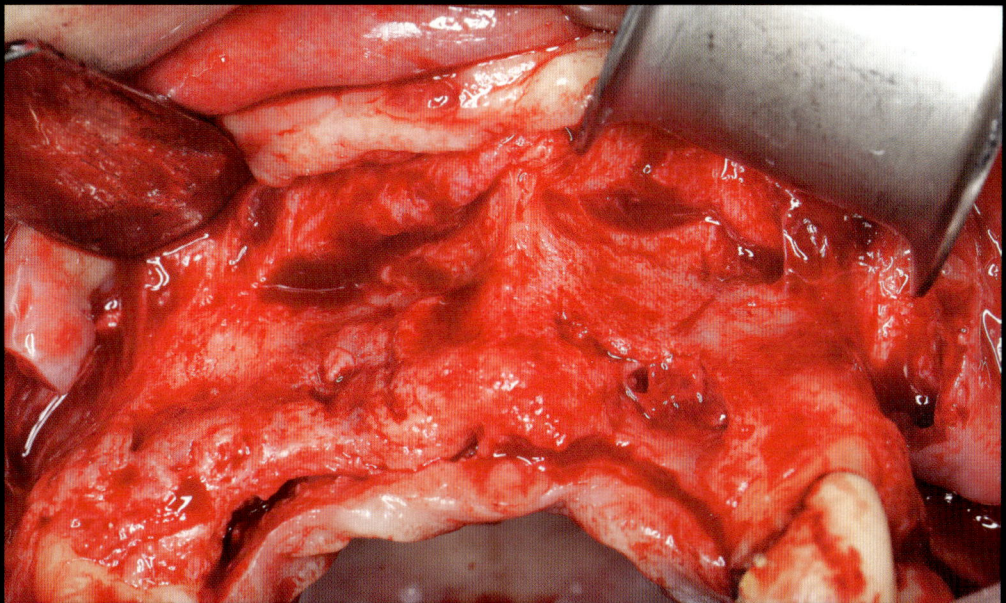

图11-5　局麻下，于缺牙区于牙槽嵴顶做正中切口，双侧延伸2个牙位做垂直附加切口，翻瓣，充分暴露植骨区。

图11-7 把预成钛网固定在囊性骨缺损的腭侧（a，蓝色箭头所示）；缺牙区靠近邻牙牙槽嵴顶水平唇侧放置钛板，用钛钉固定（b）。

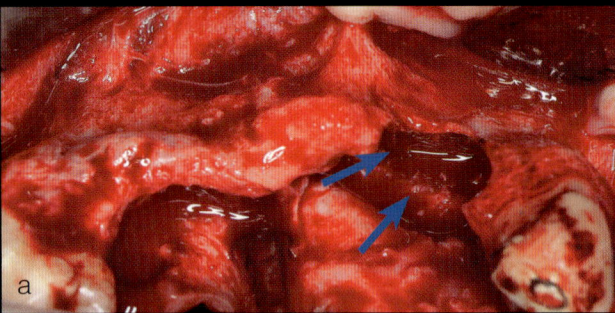

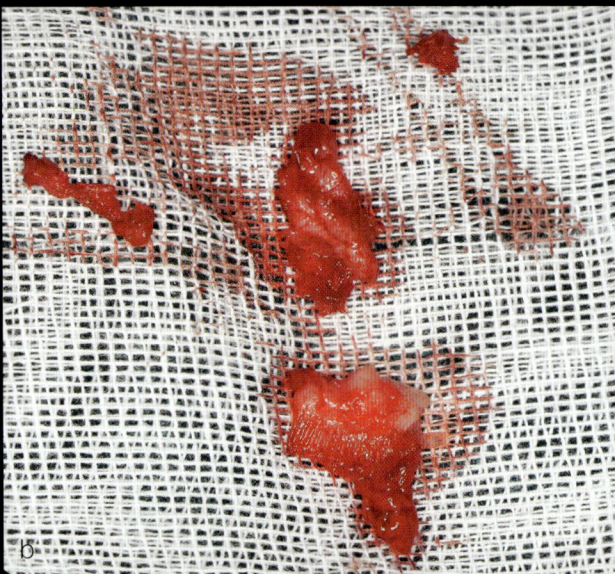

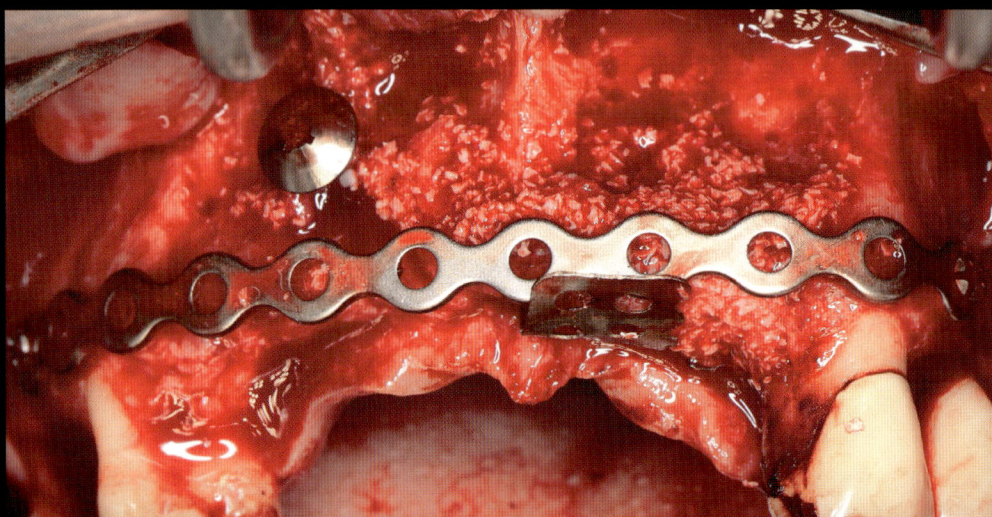

图11-6 用软组织去除钻，把植骨区炎性软组织清除干净，特别是囊性病变区的软组织要彻底去除（a，蓝色箭头所示）；大量的炎性软组织被取出（b）。

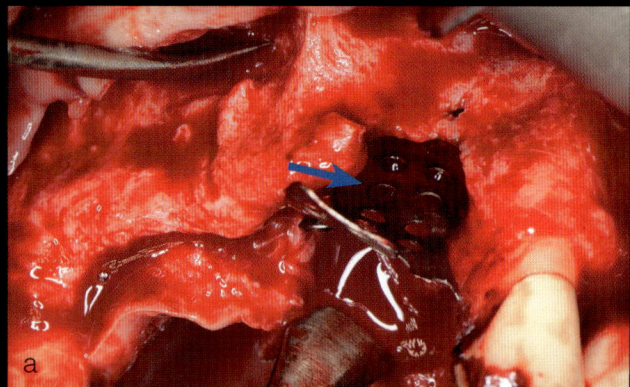

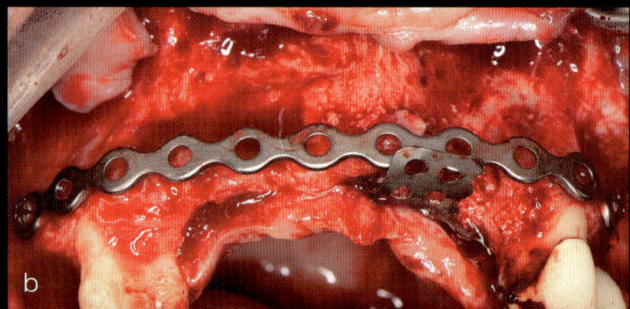

图11-8 在12位点的唇侧骨缺损区植入1枚帐篷钉（钉帽φ6mm×10mm）；然后在囊性骨缺损区植入Bio-Oss骨粉（Geistlich，1.0g）。

（7）在前牙植骨区植入Bio-Oss骨粉（Geistlich，1.5g），骨粉完全覆盖帐篷钉（图11-9a）；然后将Bio-Gide可吸收生物膜（Geistlich，30mm×40mm）完全包裹骨粉，用膜钉将Bio-Gide可吸收生物膜的一端固定在牙槽骨上，生物膜的另一端塞入腭侧黏骨膜下（图11-9b）。

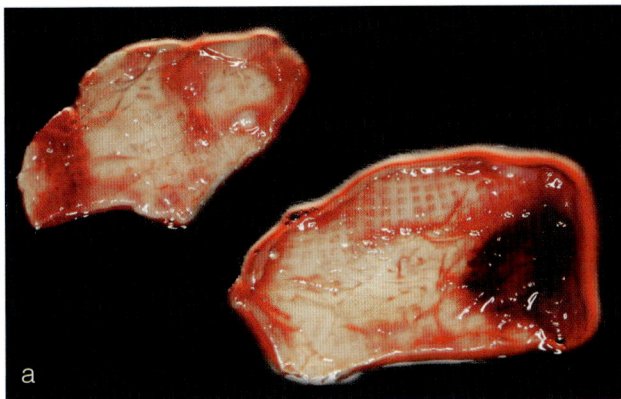

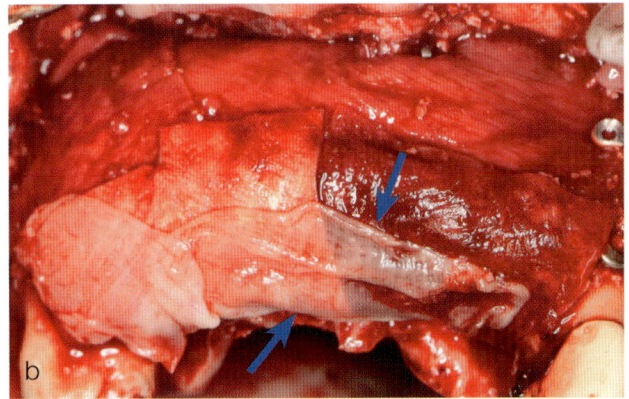

（8）抽取自体外周静脉血20mL，离心后制取CGF膜（图11-10a），然后将其覆盖于可吸收生物屏障膜表面（图11-10b）。

（9）唇侧充分减张后，用4-0可吸收线无张力

下严密缝合创口（图11-11）。

（10）植骨术后2周复诊，口内见大部分缝线在位，少量缝线脱落，22位点的钛网有暴露趋势（图11-12a）。拆线后，22位点二次加压缝合（图11-12b）。

（11）二次缝合后2周拆线，创口几乎完全愈合，唇侧丰满（图11-13a），22位点钛网区粭面观隐约有点状金属暴露，但整体愈合良好（图11-13b）。

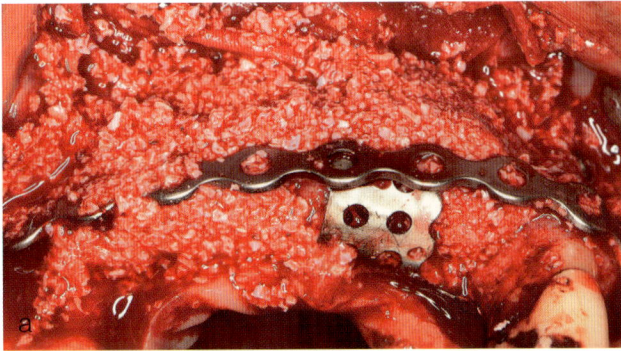

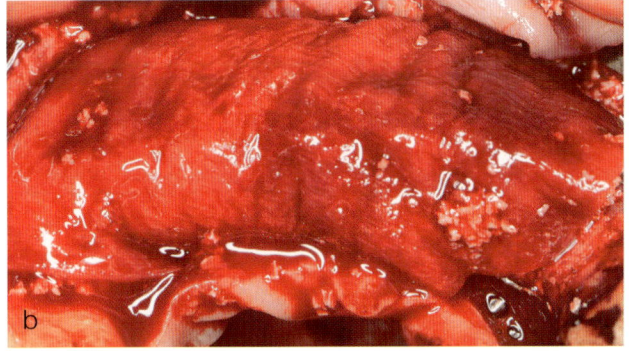

图11-9　在整个骨缺损区植入Bio-Oss骨粉（Geistlich，1.5g）（a）；然后将Bio-Gide可吸收生物膜（Geistlich，30mm×40mm）完全包裹骨粉，用膜钉将Bio-Gide可吸收生物膜的一端固定在牙槽骨上，生物膜的另一端塞入腭侧黏骨膜下（b）。

图11-10　抽取自体外周静脉血20mL，离心后制取CGF膜（a）；然后将CGF膜覆盖于可吸收生物屏障膜表面（b，蓝色箭头所示）。

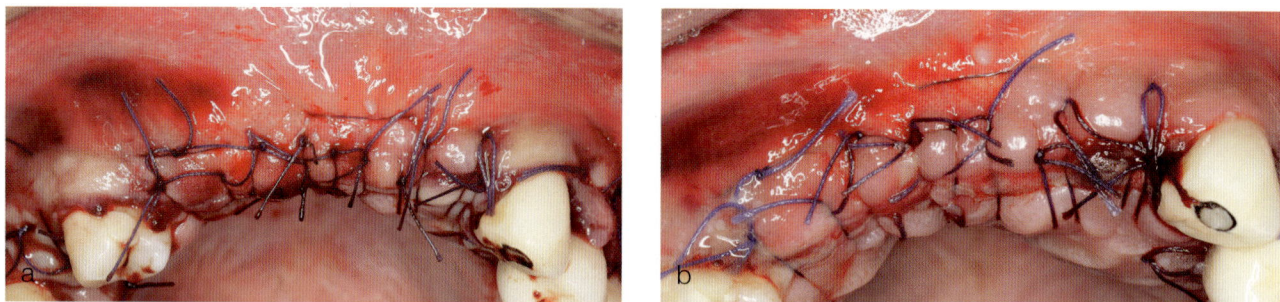

图11-11　唇侧充分减张后，用4-0可吸收线无张力下严密缝合创口（a，唇面观；b，殆面观）。

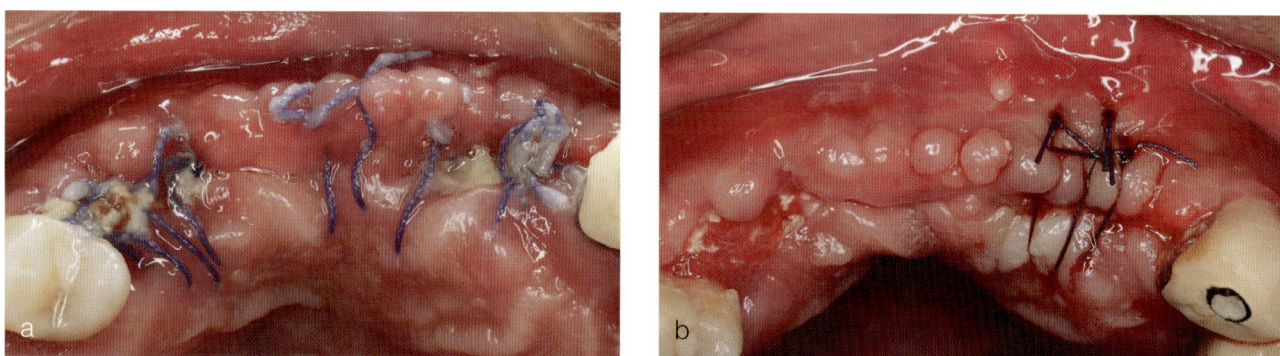

图11-12　植骨术后2周复诊，少量缝线脱落，创口愈合良好（a）；拆线后，22位点的殆面创口尚未完全愈合，二次加压缝合（b）。

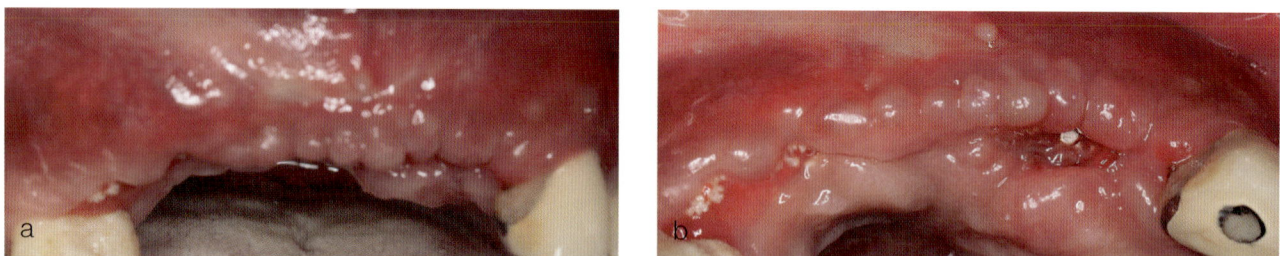

图11-13　2周后复诊，唇面观创口完全愈合，骨缺损区丰满（a）；殆面观13位点有少量骨粉外露，22位点有点状金属暴露（b）。

（12）植骨术后1个月复诊，曲面断层片示钛网、钛板、钛钉及帐篷钉在位（图11-14），囊性病变区被植骨材料完全充填。CBCT示植骨区牙槽嵴水平向及垂直向骨增量明显，植入的骨粉围绕帐篷钉存在，钛网完全把植骨材料固定在囊状骨缺损内（图11-15）。

（13）植骨术后3个月复诊，口内见创口愈合良好，但部分钛板暴露（13、14、23及24位点）（图11-16）。

（14）植骨术后8个月复诊，口内见钛板暴露面积增大（12-14、22-24位点），非暴露区唇侧丰满（图11-17）。

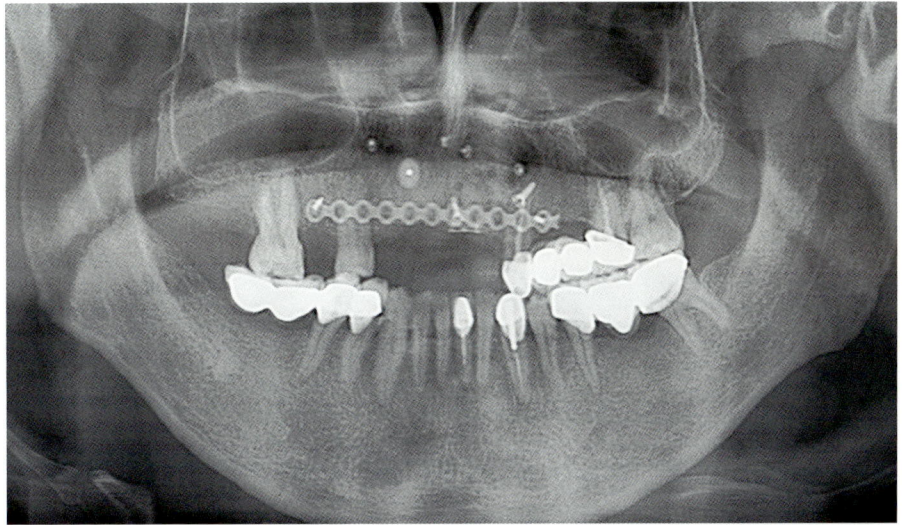

图11-14　植骨术后1个月复诊，曲面断层片示钛网、钛板、钛钉及帐篷钉在位。

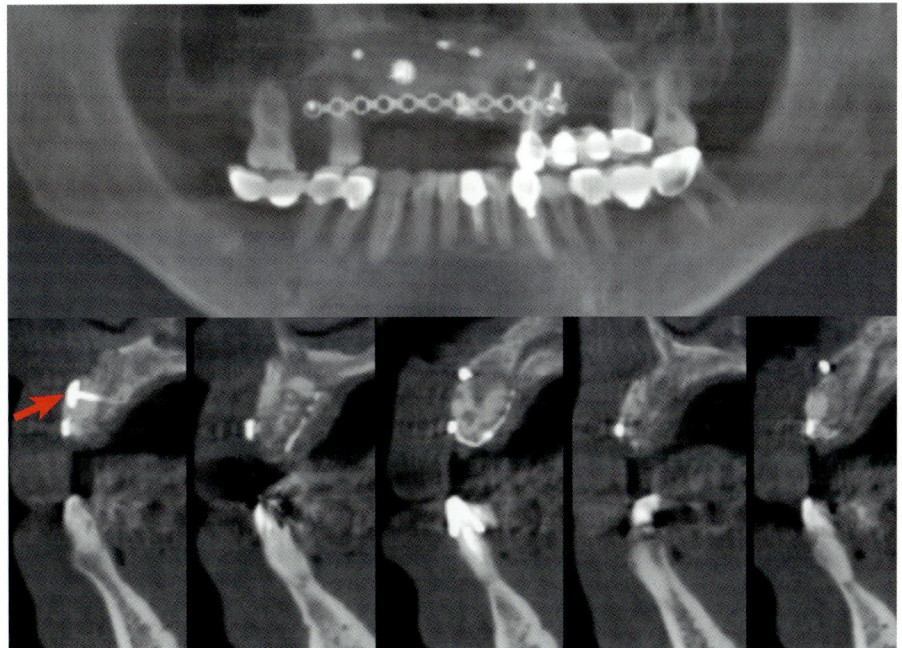

图11-15　植骨术后1个月复诊，CBCT示植骨区牙槽嵴水平向及垂直向骨增量显著，钛网有效包绕固位植骨材料，新骨围绕帐篷钉生长（红色箭头所示）。

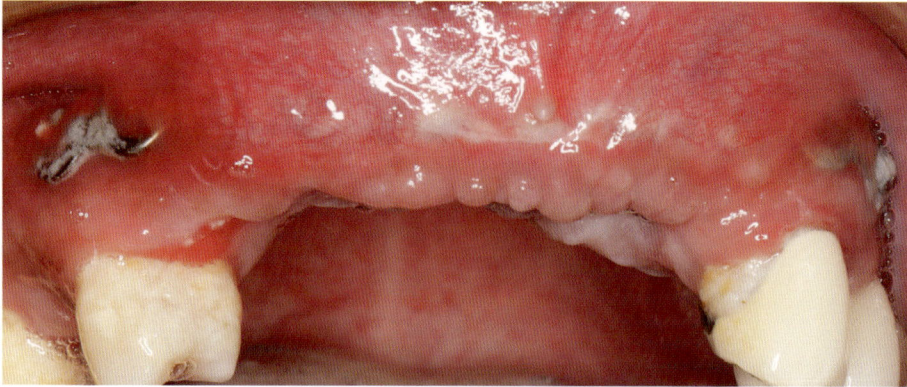

图11-16 植骨术后3个月复诊，口内见13、14、23及24位点唇侧钛板部分暴露。

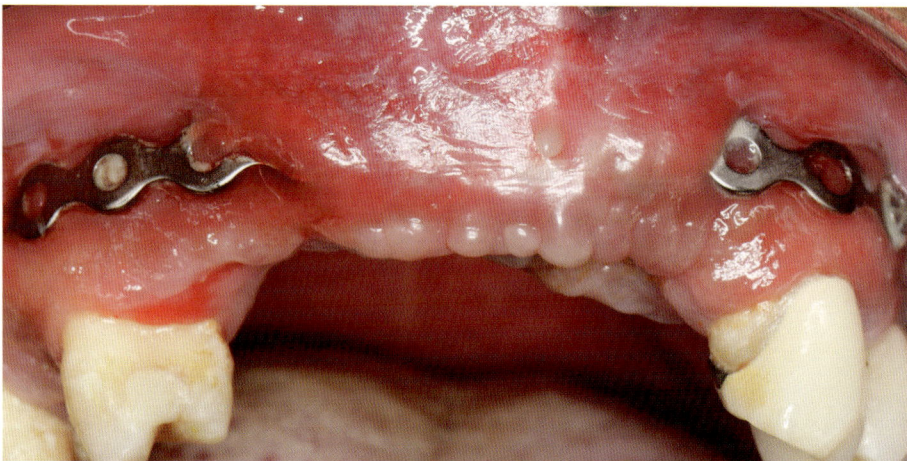

图11-17 植骨术后8个月复诊，钛板暴露范围扩大至14及24位点，但软组织健康，无炎症，非暴露区唇侧丰满。

（15）植骨术后8个月复诊，曲面断层片示植骨区骨粉影像明显，钛板、钛网、钛钉及帐篷钉影像可见（图11-18）。CBCT示植骨区牙槽嵴高度基本与术后相比无明显吸收，唇侧骨宽度较术后有部分吸收，但比术前宽度显著增加（图11-19）。

（16）基于CBCT数据及口腔模型，设计种植体植入外科手术导板（图11-20～图11-22）。

（17）局麻下，于牙槽嵴顶做正中切口，全层翻黏骨膜瓣，可见植骨区新骨组织良好，表面光滑，局部可见少量颗粒状骨替代材料，轮廓形态与邻近骨组织较一致，但钛板暴露区缺乏新骨。帐篷钉、钛网位于新骨表面（图11-23）。

（18）取出植入的钛板、钛网、钛钉及帐篷钉（图11-24a），植骨区大量新骨形成（图11-24b）。

（19）放置预成的牙支持式种植外科导板（上海慧丰牙科技术有限公司）（图11-25a），按照设计方案逐步制备种植窝洞（图11-25b）。

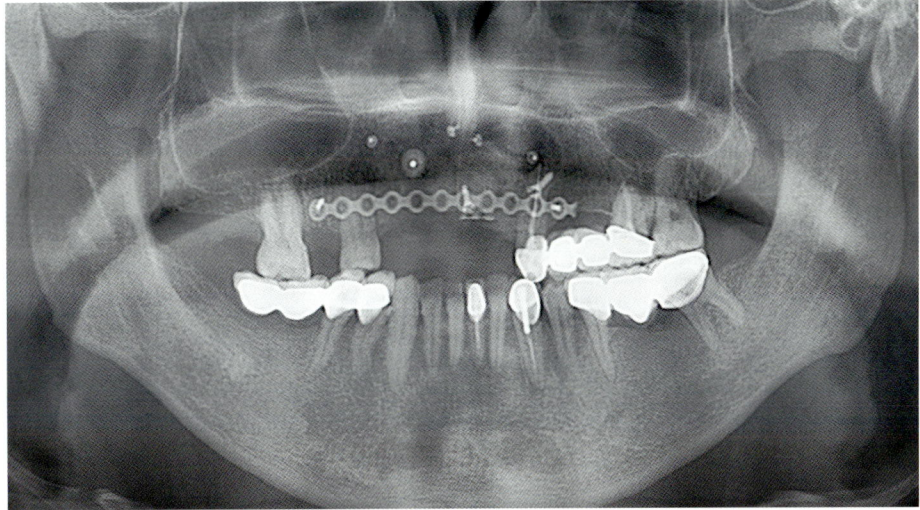

图11-18　植骨术后8个月复诊，曲面断层片示植骨区骨粉影像明显，钛板、钛网、钛钉及帐篷钉影像可见。

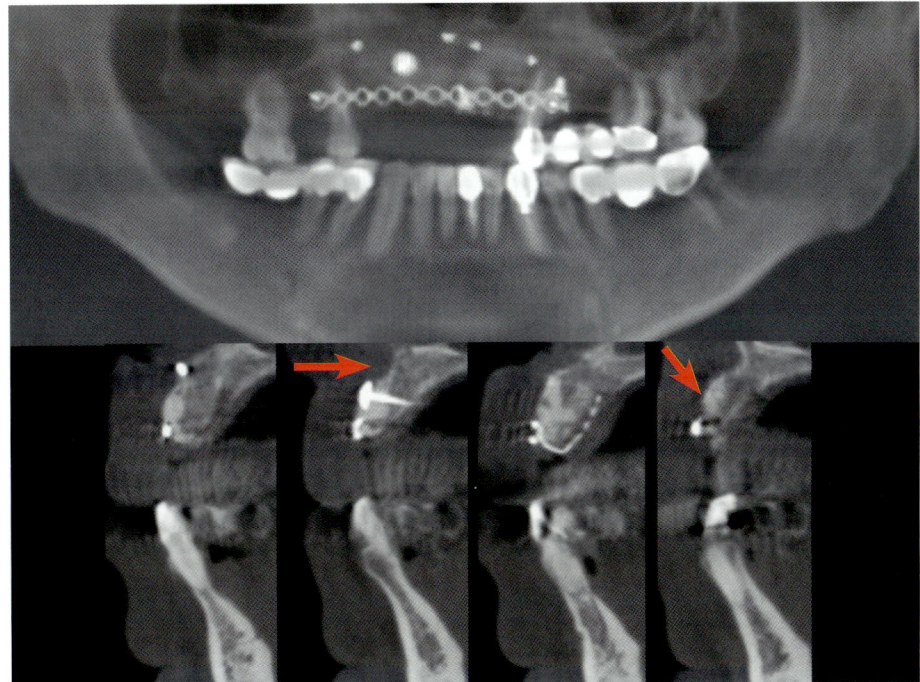

图11-19　植骨术后8个月复诊，CBCT示植骨区牙槽嵴高度及宽度显著增加，但相较植骨术后1个月的影像资料，唇侧骨宽度有变化（变窄）（红色箭头所示）。

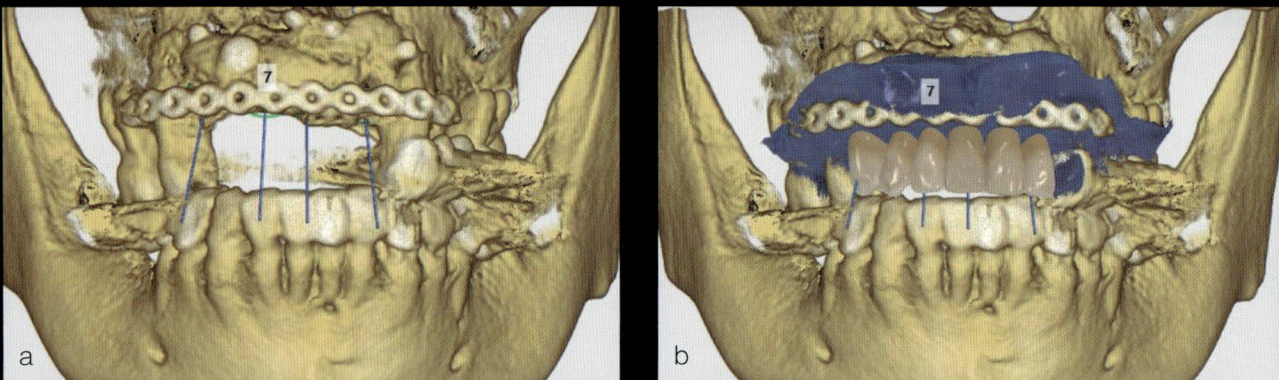

图11-20　基于CBCT数据及口腔模型，设计骨缺损区为4颗种植体（a），然后做全瓷联冠修复（b）。

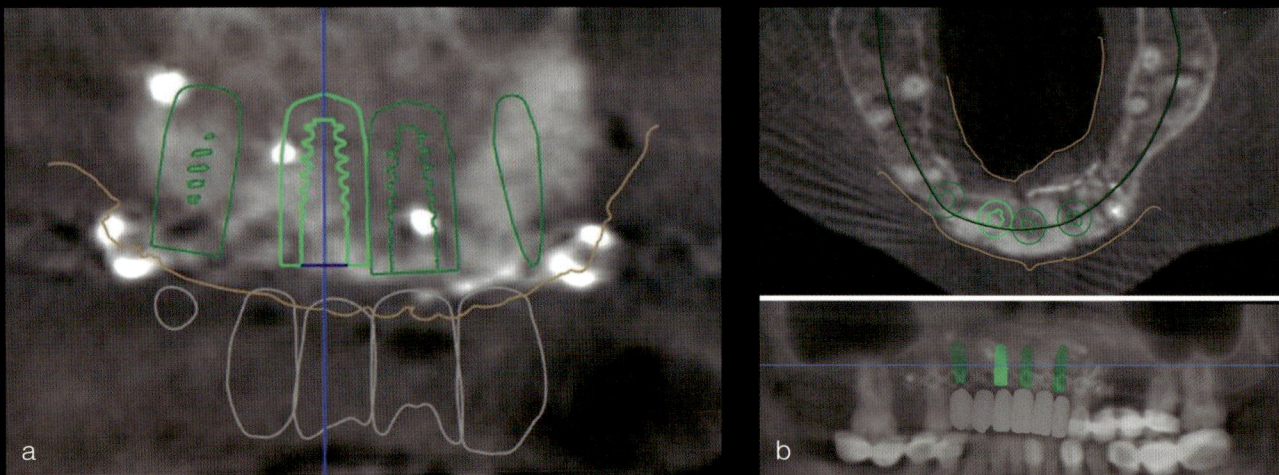

图11-21　利用设计软件，分别在13、11、21及22位点植入4颗种植体（a，唇侧设计；b，殆面设计）。

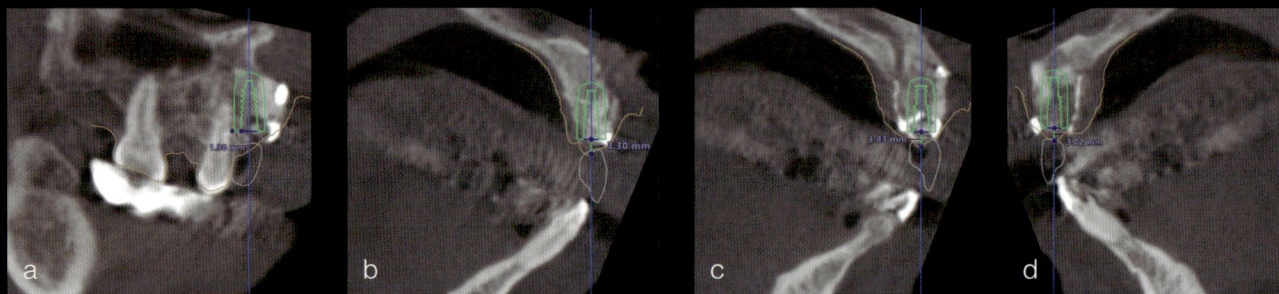

图11-22　每颗种植体唇侧骨厚度>2mm：13位点（a）；11位点（b）；21位点（c）及22位点（d）。

图11-23　局麻下，于牙槽嵴顶做正中切口，全层翻黏骨膜瓣，可见植骨区新骨组织良好，表面光滑，局部可见少量颗粒状骨替代材料，轮廓形态与邻近骨组织较一致；帐篷钉、钛网位于新骨表面。

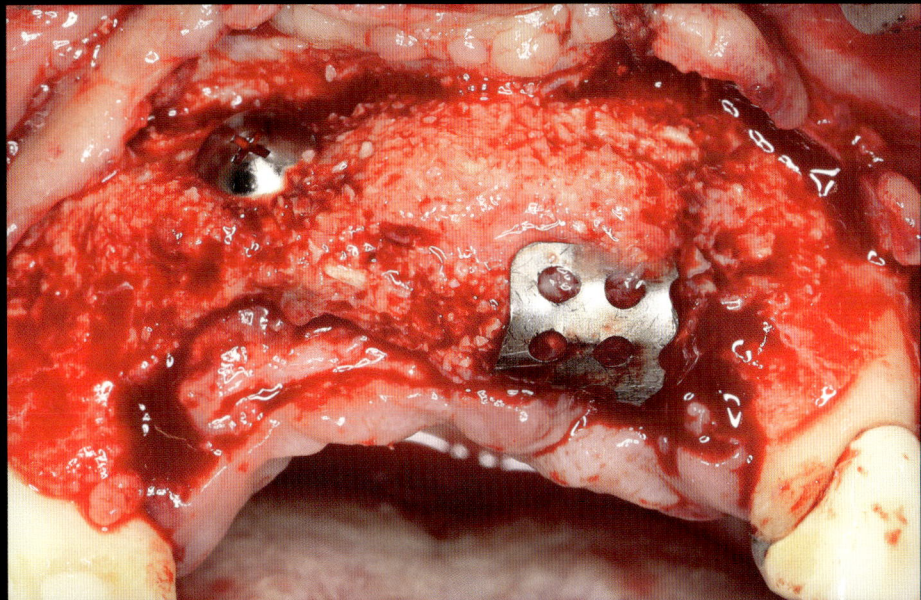

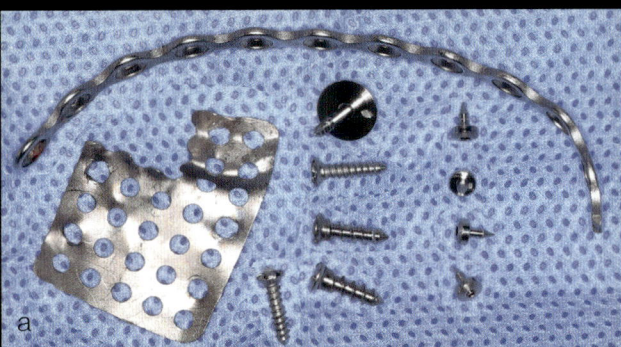

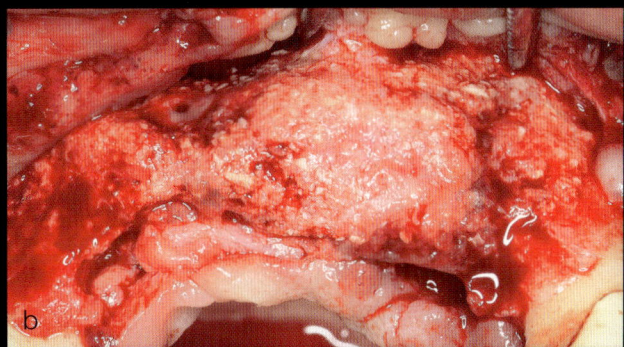

图11-24　取出钛板、钛网、钛钉及帐篷钉（a）；植骨区大量新骨形成，表面有骨粉颗粒（b）。

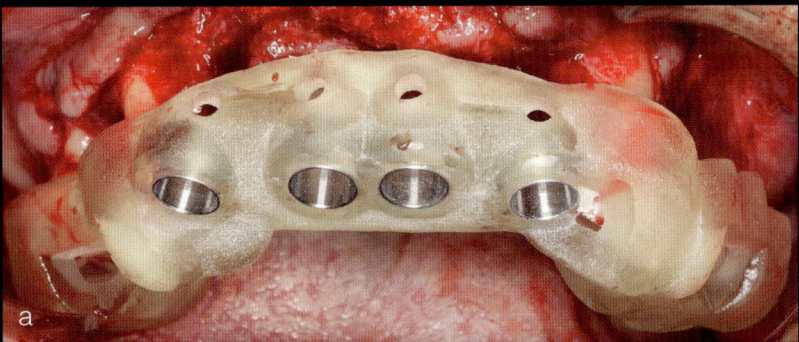

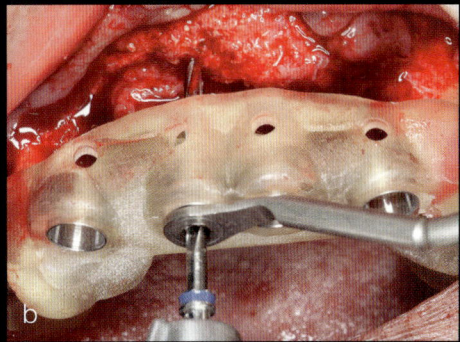

图11-25　放置牙支持式种植外科导板（上海慧志牙科技术有限公司）（a）；按照设计方案逐级备洞（b）。

（20）植入4颗NobelReplace CC种植体（φ3.5mm×11.5mm）（图11-26a），初期稳定性约15Ncm，安放封闭螺丝（图11-26b）。

（21）在钛板暴露的骨缺损区再次植入Bio-Oss骨粉（Geistlich，0.5g）（图11-27a和图11-28a），覆盖Bio-Gide可吸收生物膜（Geistlich，13mm×25mm）（图11-27b和图11-28b）。

（22）唇侧充分减张后，用4-0可吸收线严密缝合创口（图11-29）。

（23）种植体植入后4个月复诊，拍摄曲面断层片确认种植体位置（图11-30）；CBCT示种植体周围完成了有效骨结合，种植体唇侧牙槽骨厚度>2mm（图11-31）。

（24）种植体植入后4个月复诊，口内见创口完全愈合，前庭沟变浅，附着龈宽度不足（图11-32）。

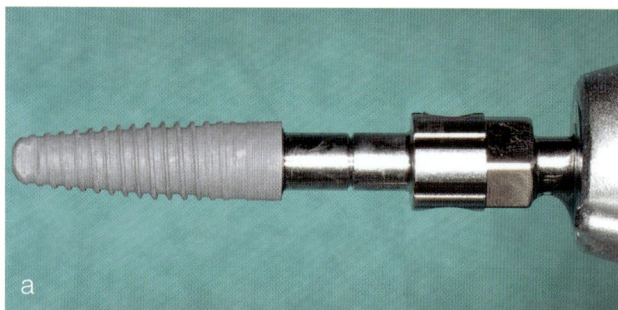

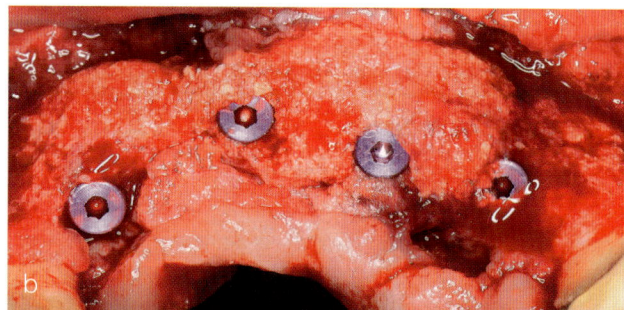

图11-26　植入4颗NobelReplace CC种植体（φ3.5mm×11.5mm）（a）；初期稳定性约15Ncm，安放封闭螺丝（b）。

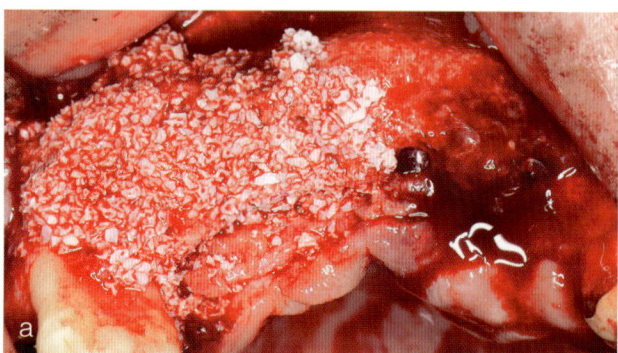

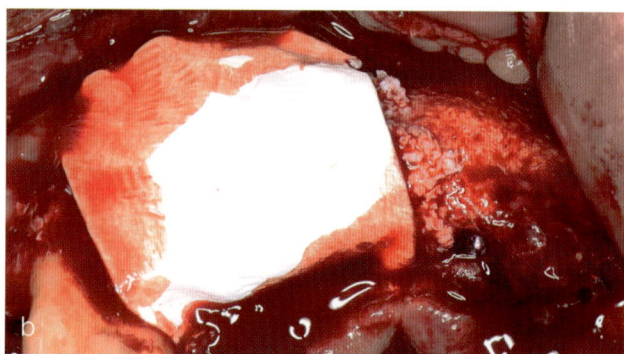

图11-27　在12-13骨缺损区再次植入Bio-Oss骨粉（Geistlich，0.5g）（a），覆盖Bio-Gide可吸收生物膜（Geistlich，13mm×25mm）（b）。

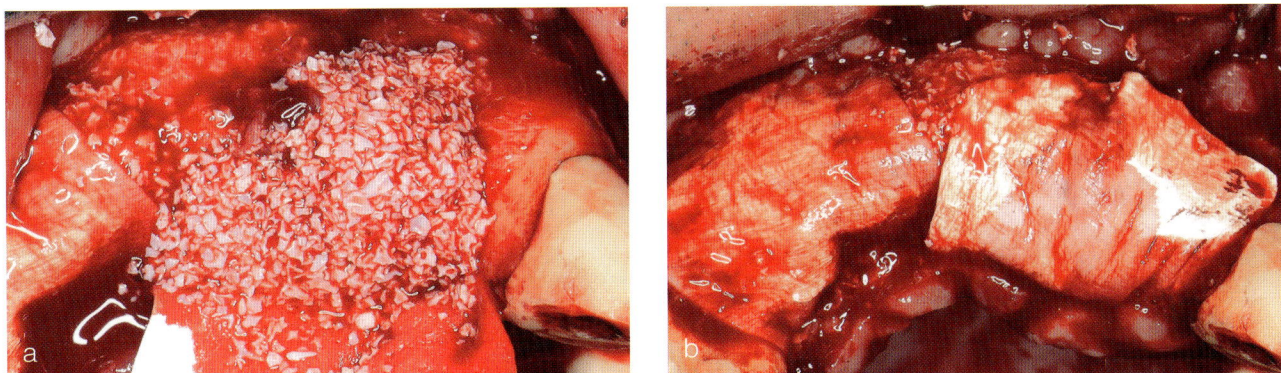

图11-28　在22骨缺损区再次植入Bio-Oss骨粉（Geistlich，0.5g）（a）；覆盖Bio-Gide可吸收生物膜（Geistlich，13mm×25mm）（b）。

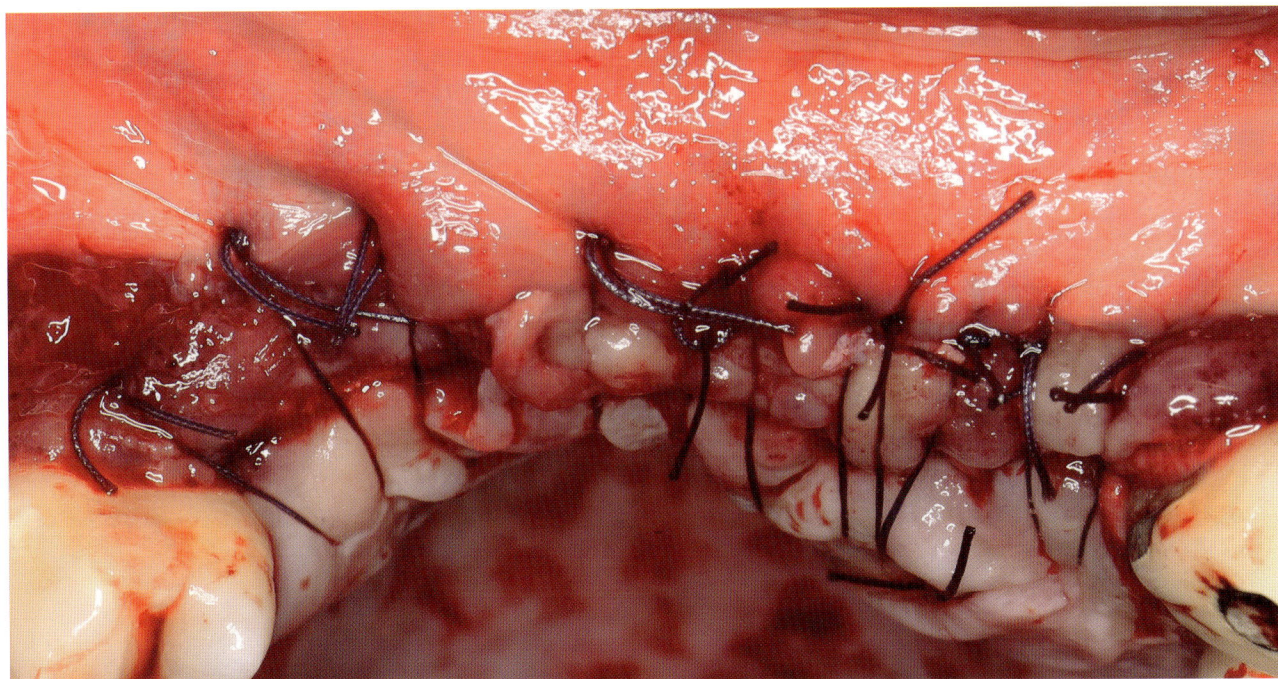

图11-29　唇侧充分减张后，再次用4-0可吸收线严密缝合创口。

（25）局麻下，行种植二期手术，更换愈合基台（图11-33a），术后2周拆线，创口愈合良好（图11-33b）。

（26）种植二期手术后1个月，行前庭沟加深术/附着龈增宽术。局麻下，用11号尖刀片在愈合基台唇侧约0.5mm处切开，半厚瓣翻开、剥离黏膜，向根方推移至前庭沟预成深度（图11-34a），并将半厚瓣用5-0可吸收线固定于前庭沟预成深度的骨膜上（图11-34b）。本案例用Mucograft可吸收胶原基质（Geistlich，15mm×20mm）作为创口的移植材料（图11-35）。

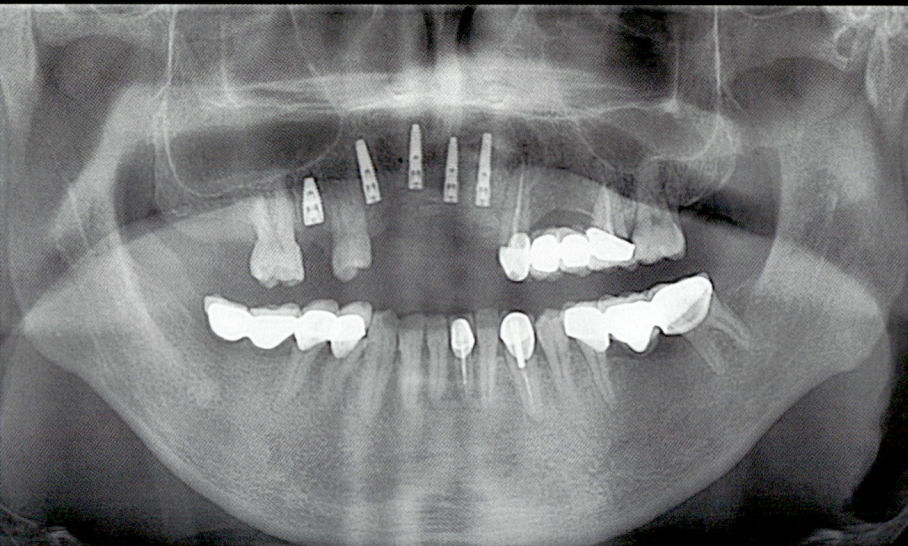

图11-30　种植体植入后4个月复诊，曲面断层片示种植体位置佳，种植体与牙槽骨结合良好。

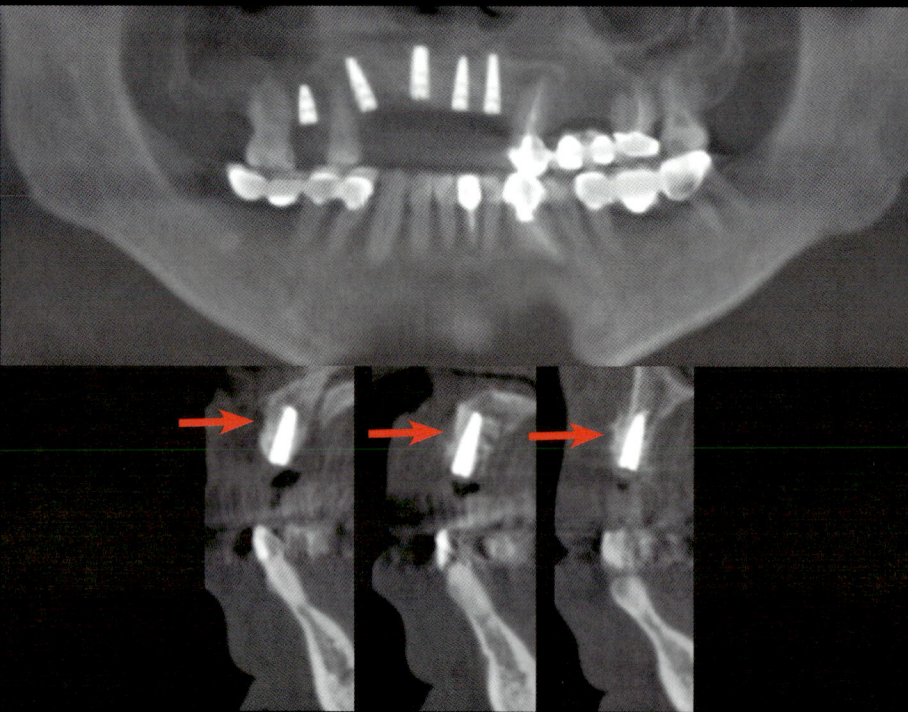

图11-31　种植体植入后4个月复诊，CBCT示种植体完成了骨结合，种植体唇侧骨厚度>2mm（红色箭头所示）。

图11-32　种植体植入后4个月复诊，口内见牙槽骨高度及宽度显著增加，但前庭沟变浅，瘢痕明显，附着龈宽度不足。

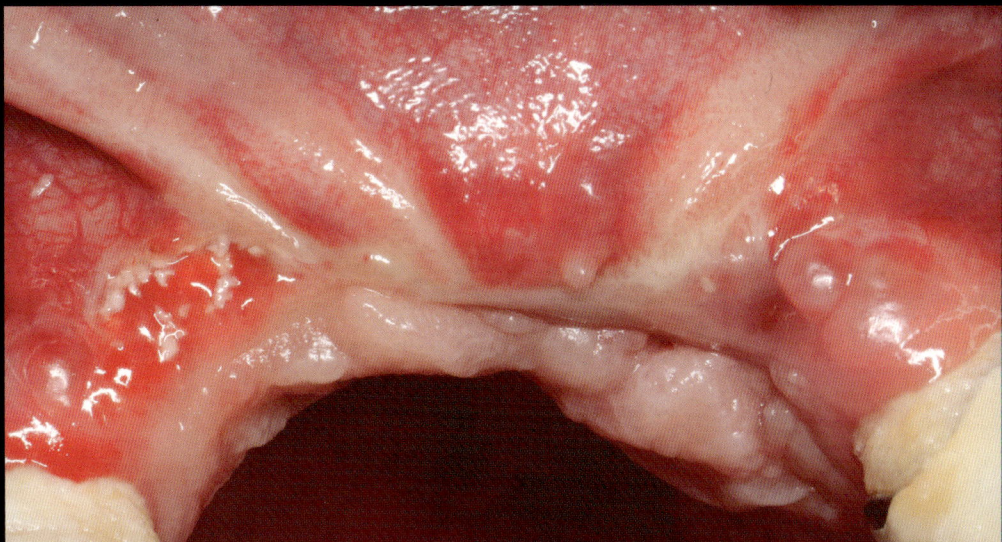

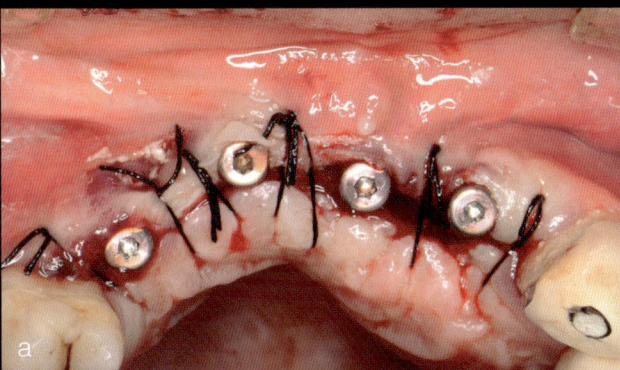

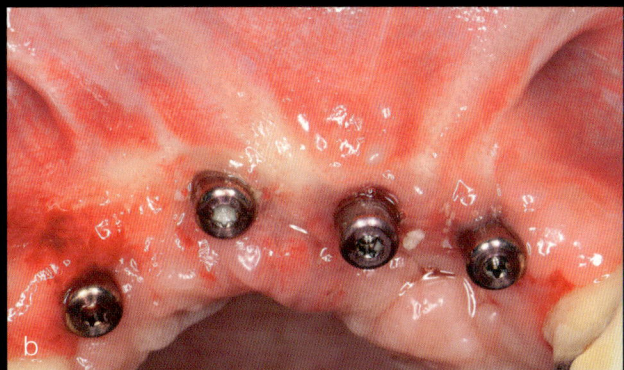

图11-33　局麻下，行种植二期手术，更换愈合基台（a）；术后2周拆线，创口愈合良好（b）。

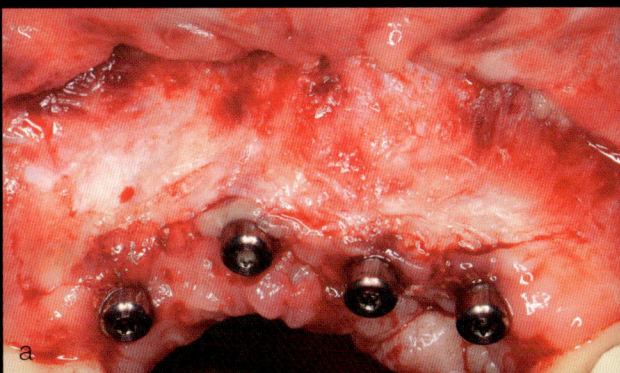

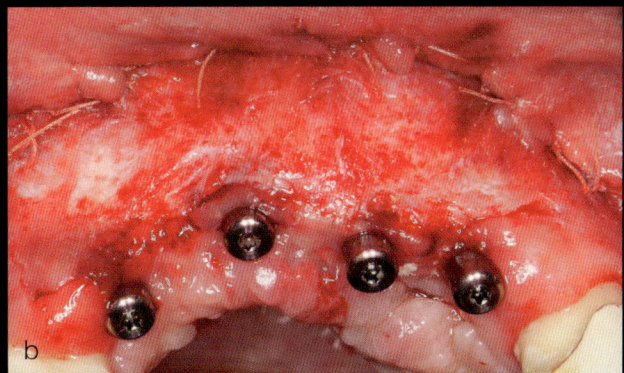

图11-34　种植二期手术后1个月，行前庭沟加深术/附着龈增宽术（a，局麻下，用11号尖刀片沿愈合基台唇侧约0.5mm处切开，半厚瓣翻开向根方推移至前庭沟预成深度；b，并将半厚瓣用5-0可吸收线固定于前庭沟预成深度的骨膜上）。

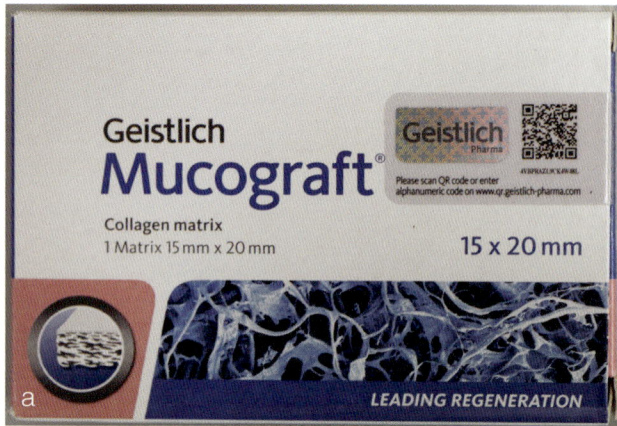

图11-35 用Mucograft可吸收胶原基质（Geistlich，15mm×20mm）作为创口的移植材料（a，包装说明；b，可吸收胶原基质）。

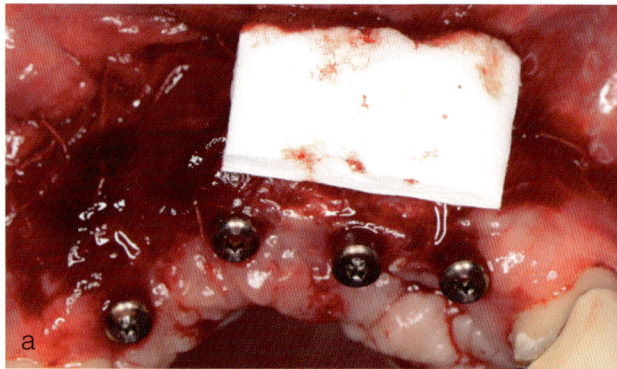

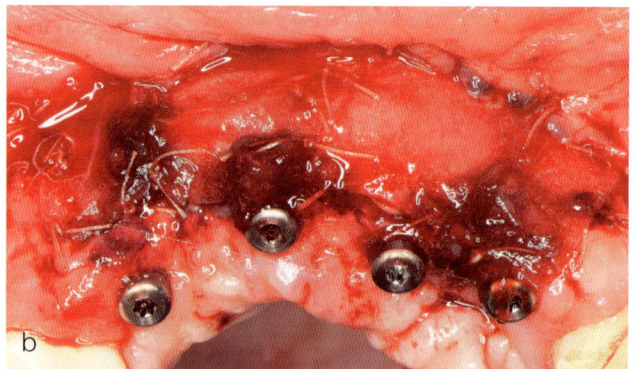

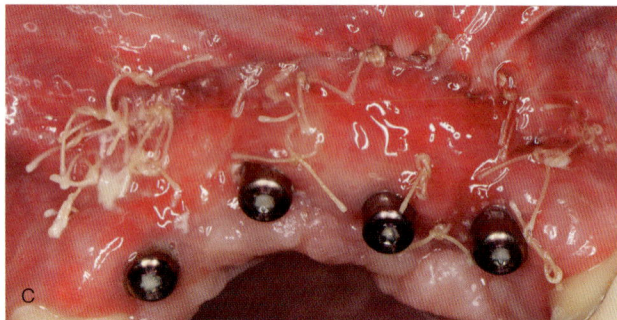

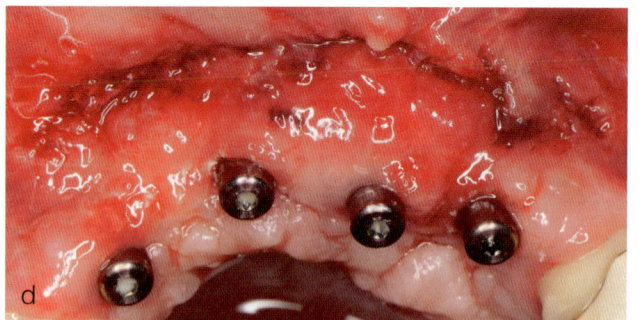

图11-36 将Mucograft可吸收胶原基质放置在创面上（a）；用5-0可吸收线把Mucograft可吸收胶原基质固位在骨膜上（b）；术后2周复诊，缝线无脱落，创口愈合良好（c）；拆线，前庭沟显著加深（d）。

（27）将Mucograft可吸收胶原基质放置在创面上（图11-36a），然后用5-0可吸收线把其固定在创面的骨膜上（图11-36b）。术后2周复诊，缝线无脱落，创口愈合良好（图11-36c）。拆线，前庭沟深度得到有效加深（图11-36d）。

（28）前庭沟加深术后1个月复诊，创口完全愈合，前庭沟深度有效增加（图11-37），深度>5mm，唇侧附着龈宽度＞3mm（图11-38a、b），修复创面宽度>10mm（图11-38c）。

（29）前庭沟加深术后2个月复诊，放置取模转移杆，常规取模（图11-39）。

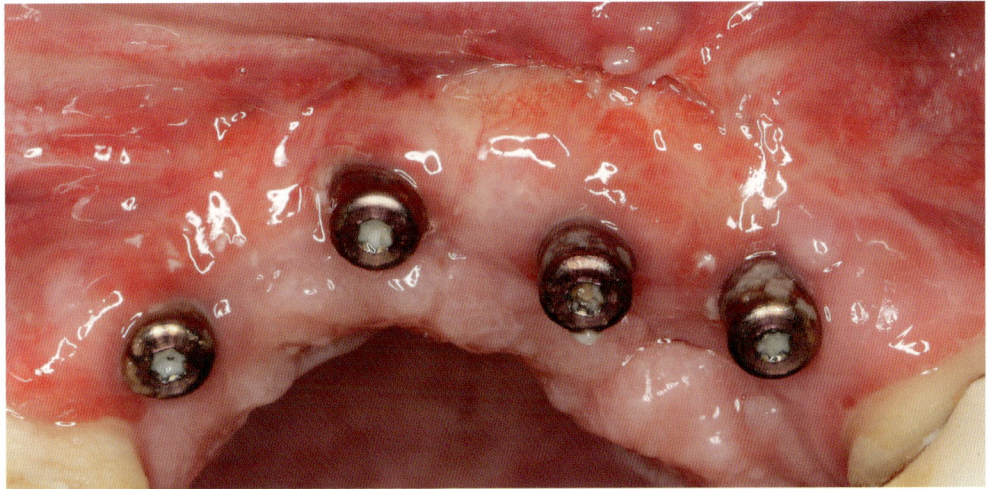

图11-37　前庭沟加深术后1个月复诊，愈合基台唇侧结缔组织愈合良好。

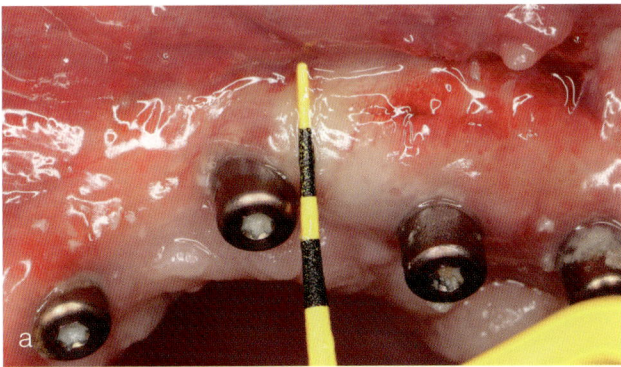

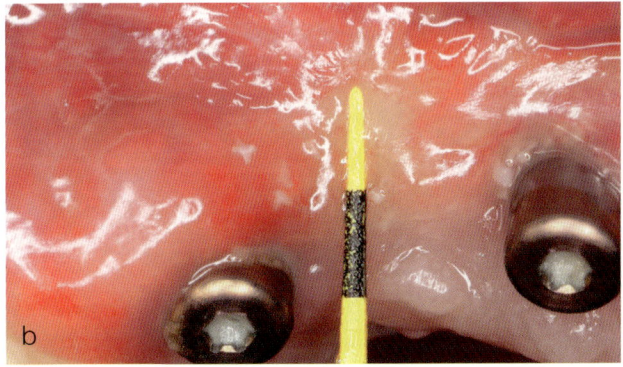

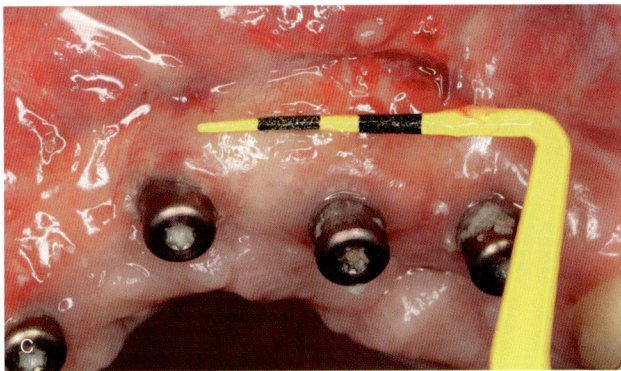

图11-38　牙周探针测量，前庭沟深度>5mm（a）；唇侧附着龈宽度＞3mm（b）；修复创面宽度＞10mm（c）。

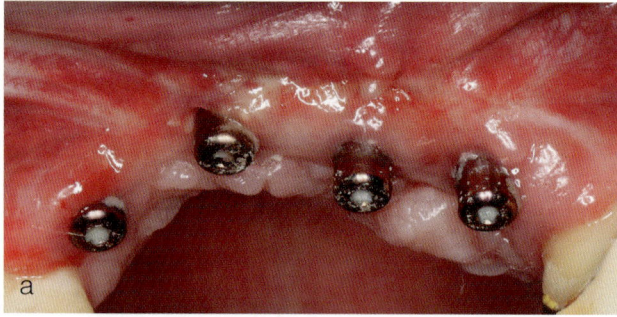

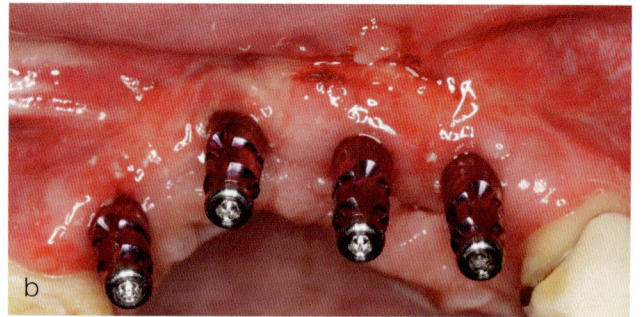

图11-39 前庭沟加深术后2个月复诊，常规口内制取闭口印模，制作最终修复体（a，口内愈合基台周围组织健康，前庭沟深度>5mm；b，放置取模转移杆）。

（30）制作全瓷联冠，最终修复体的颈部做了部分龈瓷，放置基台后粘接固位（图11-40）。患者属于低位笑线，正面微笑观修复体冠1/2暴露，修复体的龈瓷完全看不到，因此患者非常满意（图11-41）。戴入最终修复体后拍摄曲面断层片确认修复体已就位（图11-42）；CBCT示种植体周围已经完成骨结合，唇侧骨厚度>2mm（图11-43）。

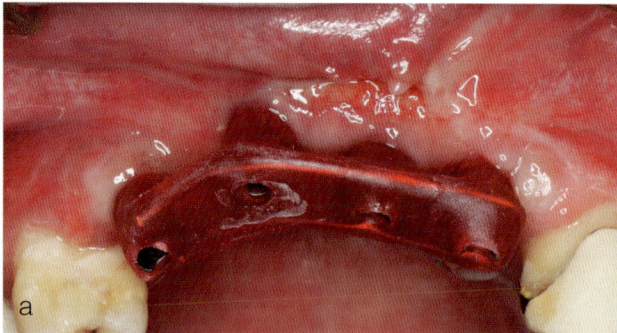

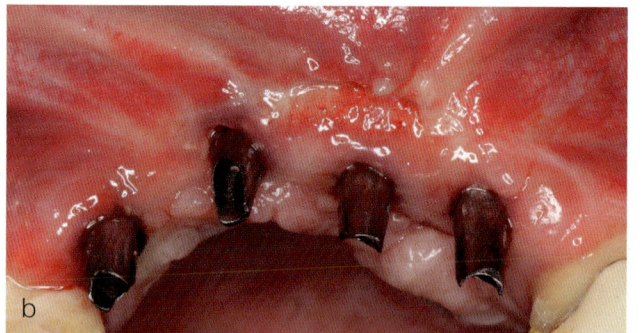

图11-40 放置定位杆（a）；在定位杆引导下戴入永久修复基台（b）。

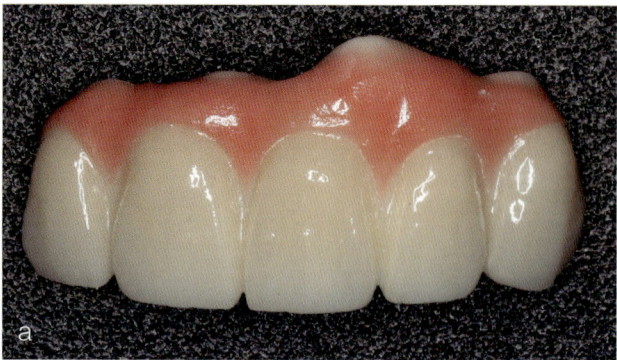

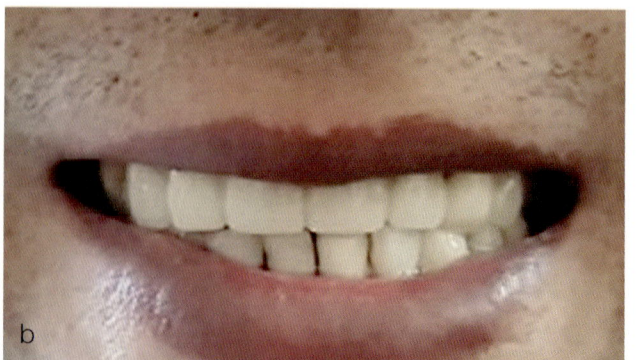

图11-41 全瓷联冠最终修复体（a）；粘接固位后，患者正面微笑观，龈瓷未暴露，修复体自然、美观（b）。

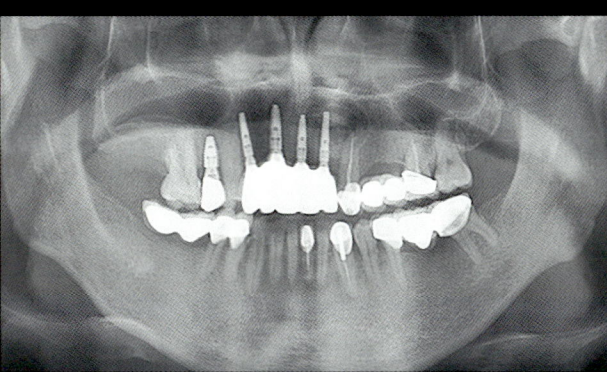

图11-42 戴入最终修复体后，曲面断层片示修复体完全就位。

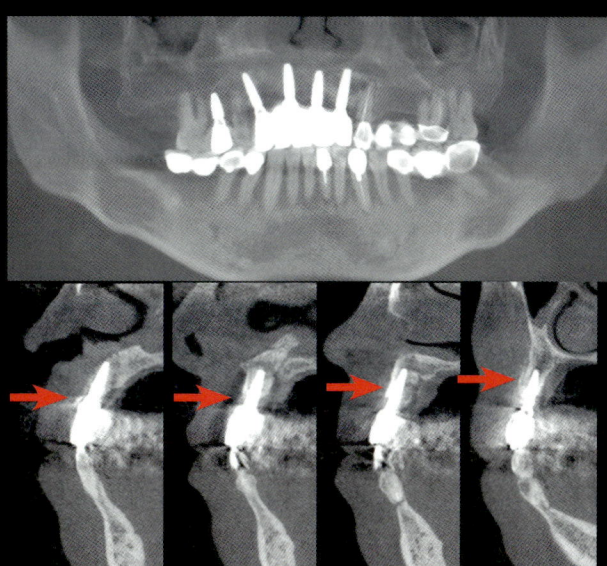

图11-43 戴入最终修复体后，CBCT示种植体周围已经完成骨结合，唇侧骨厚度>2mm（红色箭头所示）。

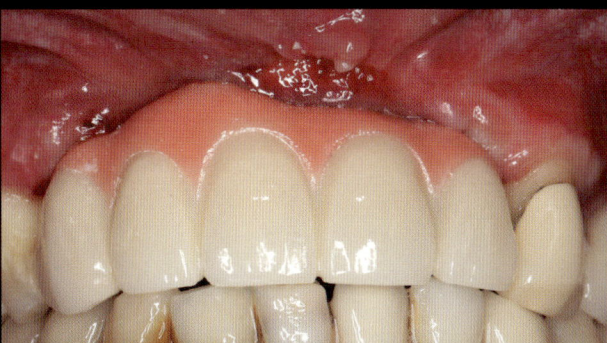

图11-44 戴入最终修复体后1.5年复诊，口内见修复体与牙龈密合，软组织无明显退缩，修复体完整、无缺损。

（31）戴入最终修复体后1.5年复诊，口内见修复体颈部软组织无退缩、密合，修复体完整、无缺损（图11-44）。由于右下颌后牙区单端游离烤瓷联冠断裂，局麻下，在46位点植入1颗种植体（TX，Astra，φ4.0mm×9mm）。曲面断层片及根尖片示前牙区种植体颈部无明显骨吸收（图11-45）；CBCT示种植体周围骨稳定，结合状态良好，唇侧骨厚度>2mm（图11-46）。

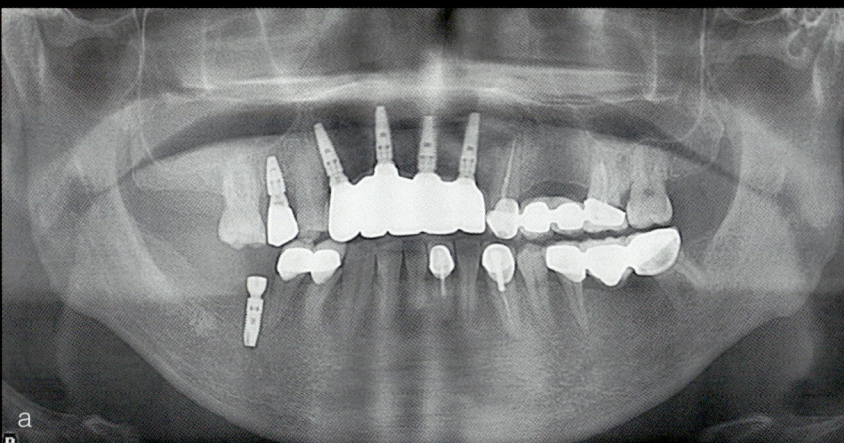

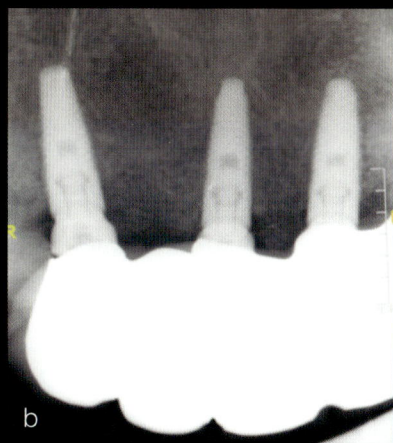

图11-45 戴入最终修复体后1.5年复诊，曲面断层片及根尖片示种植体颈部骨水平稳定，未见明显吸收（a，曲面断层片；b，根尖片）。

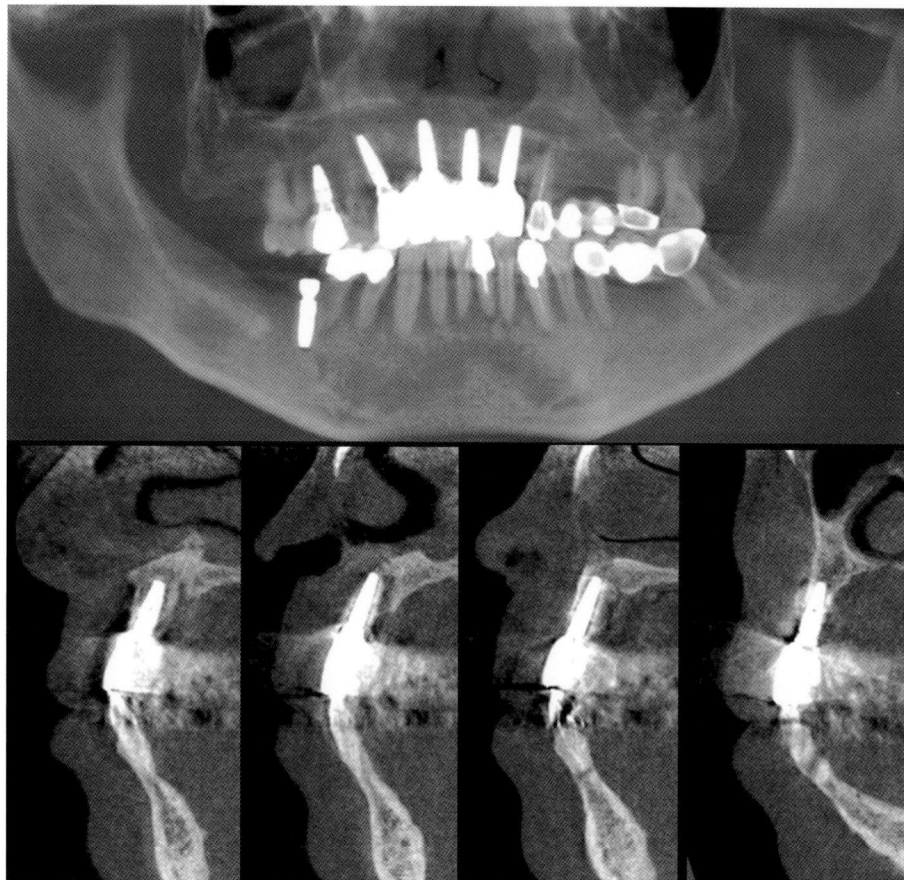

图11-46　戴入最终修复体后1.5年复诊，CBCT示种植体周围骨较稳定，唇侧骨厚度＞2mm。

案例点评

上颌前牙区由于其临床位置及解剖特点，是口腔内最易受外伤而导致牙及牙槽骨缺损的部位。以往研究中0.5%～16%的恒牙列受外伤导致牙齿脱落，其中上颌中切牙超过50%[2]。而外伤缺牙后又进一步加剧了上颌前牙区骨量的不足，包括水平向和垂直向骨量缺损[3]。对于上颌前牙区骨量不足的处理，目前最常用的方式是采用人工骨移植材料来引导骨再生或采用自体骨块植骨以恢复骨量，待牙槽骨骨量得到恢复后再进行种植[4-5]。

运用GBR技术进行水平向和垂直向骨修复与再生是临床常用的治疗选择，然而对于大范围的骨缺损区GBR技术存在屏障膜材料空间维持力不足的问题，进而导致植骨区塌陷、感染等风险[6-7]。而钛网、钛板材料的使用可能会产生术区黏膜开裂、植入材料暴露等并发症的发生，甚至导致植骨的失败[8]。本案例中笔者运用了多种空间维持材料以尽量保持GBR屏障膜的空间，虽然同时遭遇植入材料暴露的问题，但无感染发生。植入材料的暴露造成了植骨区骨移植材料一定程度的吸收，以至于植骨的效果与预期有出入[9-10]。

本案例作为一例极高美学风险的高难度前牙区种植修复案例，从结果看尽管达到了种植修复的目的，但离美学修复目标尚有一定距离，在今后的工作中，我们需要进一步探寻更佳的上颌前牙区软硬组织重建，并完成美学种植修复的治疗路线。

难点与不足之处：

（1）水平型+垂直型骨缺损，伴囊性病变。

（2）多次手术后，前庭沟变浅，附着龈变窄，瘢痕存在。

（3）前庭沟成形术后，未戴前庭沟保持器，最终严重影响手术效果。

（4）种植外科导板设计上存在不足：11设计偏唇侧，最终造成牙龈瓷的应用，影响美观。

（5）软组织并发症以及垂直向骨量恢复的不充分可能是最终修复效果欠佳的主要因素。针对该类复杂骨缺损患者，如何选择最有效的骨增量方案值得思考。

笔者希望选择预期较好、创伤小、易操作，同时风险较小的骨增量方案。基于此，笔者选择了上述治疗方案，避免取骨，并发症不会导致不可收拾的结果。

（浦益萍，吴丽华，邹多宏）

参考文献

[1] Dawson A, Chen S. 牙种植学的SAC分类[M]. 宿玉成, 译. 沈阳: 辽宁科学技术出版社, 2019.

[2] Chiapasco M, Casentini P, Zaniboni M. Bone augmentation procedures in implant dentistry[J]. Int J Oral Maxillofac Implants, 2009, 24(Suppl): 237-259.

[3] Arndt Happe. Use of a piezoelectric surgical device to harvest bone grafts from the mandibular ramus: Report of 40 cases[J]. Int J Periodontics Restorative Dent, 2007, 27:241-249.

[4] Ciocca L, Lizio G, Baldissara P, et al. Prosthetically CAD-CAM-guided bone augmentation of atrophic jaws using customized titanium mesh: Preliminary results of an open prospective study[J]. J Oral Implantol, 2018, 44(2):131-137.

[5] Aloy-Prosper A, Penarrocha-Oltra D, Penarrocha-Diago MA, et al. The outcome of intraoral onlay block bone grafts on alveolar ridge augmentations: A systematic review[J]. Med Oral Patol Oral Cir Bucal, 2015, 20(2):e251-e258.

[6] Urban IA, Lozada JL, Jovanovic SA, et al. Vertical ridge augmentation with titanium reinforced, dense PTFE membranes and a combination of particulate autogenous bone and anorganic bovine bone derived mineral:A prospective case series in 19 patients[J]. Int J Oral Maxillofac Implants, 2014, 29(1):185-193.

[7] Funato A, Ishikawa T, Kitajima H, et al. A novel combined surgical approach to vertical alveolar ridge augmentation with titanium mesh, resorbable membrane and rhPDGFBB: A

retrospective consecutive case series[J]. Int J Periodontics Restorative Dent, 2013, 33(4):437–445.

[8] Deeb GR, Tran D, Carrico CK, et al. How effective is the tent screw pole technique compared to other forms of horizontal ridge augmentation?[J]. J Oral Maxillofac Surg, 2017, 75(10):2093–2098.

[9] Corinaldesi G, Pieri F, Sapigni L, et al. Evaluation of survival and success rates of dental implants placed at the time of or after alveolar ridge augmentation with an autogenous mandibular bone graft and titanium mesh: A 3–to 8–year retrospective study[J]. Int J Oral Maxillofac Implants, 2009, 24(6):1119–1128.

[10] Daga D, Mehrotra D, Mohammad S, et al. Tentpole technique for bone regeneration in vertically deficient alveolar ridges: A prospective study[J]. J Oral Biol Craniofac Res, 2018, 8(1):20–24.

第 12 章

上颌前磨牙区复合型（水平型+垂直型）骨缺损的修复重建（单牙位）

RECONSTRUCTION OF MODERATE-SEVERE HORIZONTAL/VERTICAL ALVEOLAR BONE DEFECT IN THE MAXILLARY PREMOLAR TEETH AREA (SINGLE TOOTH)

案例简介

患者：女38岁，江苏南通人。

主诉：右上颌后牙缺失，要求种植修复。

现病史：患者自述右上颌后牙因牙周病拔除2年；1年前在外院进行过植骨手术，但效果不佳；没有佩戴过义齿，现到我院要求种植修复。

既往史：否认全身系统性疾病史，否认药物过敏史，无吸烟及饮酒史。

口腔检查：14缺失，缺牙区颊侧牙槽嵴明显凹陷，牙槽嵴高度降低，邻牙无松动，咬合关系正常，开口度佳。

影像学检查：曲面断层片示14缺失，13远中牙槽骨吸收至根1/2，15近中牙槽骨轻度吸收（图12-1a）。

CBCT示14缺牙区牙槽骨高度、宽度均不足（图12-1b）。

诊断

（1）14缺失。

（2）14缺失区牙槽骨水平型+垂直型骨缺损。

治疗方案

基于病史，制订的治疗方案：①14种植体植入+同期GBR骨增量；②先期植骨，待植骨成功后再进行种植体植入，具体骨增量方法可以选择自体骨、异体骨、钛网/聚四氟乙烯膜+GBR技术、帐篷钉技术+GBR技术等。治疗方案①的优点是节省治

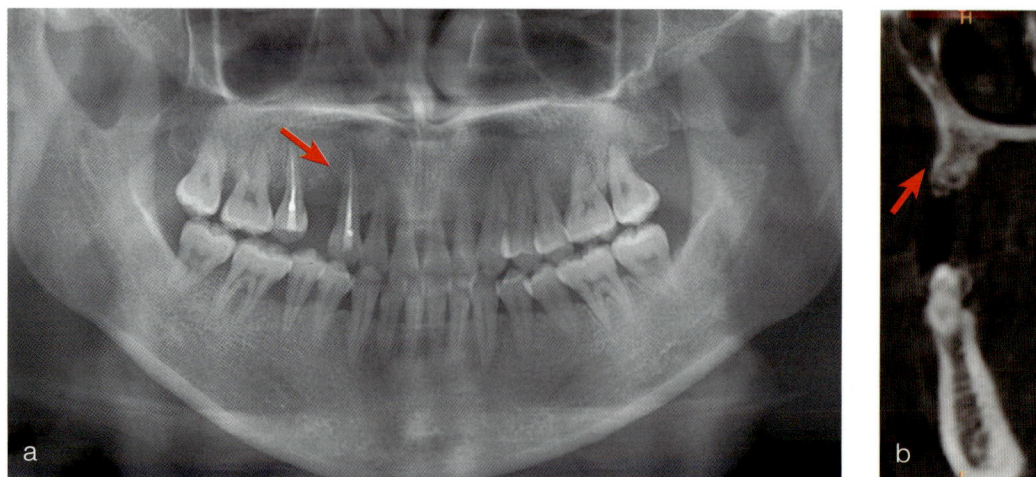

图12-1　曲面断层片示14缺失，牙槽骨吸收明显（a，红色箭头所示）；CBCT示14缺牙区牙槽骨高度、宽度均不足（b，红色箭头所示）。

疗时间，减少手术次数（植骨+种植一次完成），缺点是术后种植体垂直向及唇侧骨增量可预期性不确定，存在种植体暴露、牙龈退缩的风险；治疗方案②的优点是单纯进行骨增量后再进行种植体植入，这样种植修复效果可预期性高、失败风险低，但缺点是手术次数多（植骨及种植，分两次治疗），治疗周期较长。经过与患者的充分沟通后，患者不愿意取自体骨块，也不同意用异体骨，最终选择治疗方案②：基于帐篷钉技术+GBR技术治疗方案，单纯用人工骨粉进行骨增量，后期进行种植修复。

治疗过程

（1）局麻下，于14缺牙区牙槽嵴顶做正中切口，在13近中、15远中避开龈乳头做梯形附加切口，翻全层黏骨膜瓣，充分暴露下方牙槽骨，可见14缺牙区牙槽骨局部明显凹陷，骨面有部分骨粉残留（图12-2），牙周探针测量，骨缺损高度5.5mm（图12-3）。

（2）根据骨缺损范围，选择合适大小的帐篷钉（钉帽φ6mm×10mm）（图12-4a），在预植骨区𬌗面垂直向用专用帐篷钉螺丝刀工具植入1枚帐篷钉（图12-4b）。

（3）𬌗面观帐篷钉高出缺牙区牙槽骨表面约5mm，略高于邻近牙槽嵴顶（图12-5）。

（4）在植骨区行穿皮质孔预备（制备滋养孔）（图12-6a），然后在腭侧塞入1张Bio-Gide可吸收生物膜（Geistlich，13mm×25mm）（图12-6b）。

（5）植入1.0g颗粒状小牛骨粉（Geistlich，Bio-

Oss），骨粉完全覆盖帐篷钉（图12-7）。

（6）选择大小合适的Bio-Gide可吸收生物膜（Geistlich，25mm×25mm）作为屏障膜，修整后，用膜钉将Bio-Gide可吸收生物膜一端固定在牙槽骨上，以便形成袋状结构，利于骨粉固位。然后将Bio-Gide可吸收生物膜完全包裹骨粉，生物膜的另一端塞入腭侧黏骨膜下（图12-8）。

（7）颊侧充分减张后，用4-0可吸收线无张力下严密缝合创口，2周后拆线（图12-9）。

（8）植骨术后8个月复诊，口内见术区愈合良好，牙槽骨轮廓较丰满（图12-10）。

（9）植骨术后8个月复诊，CBCT示帐篷钉和膜钉位置正常，原骨缺损区已被新骨充填（图12-11a）。缺牙区牙槽骨唇侧新骨与周围牙槽骨完全融合，密度类似，新骨高度及宽度显著增加，且帐篷钉位置稳定（图12-11b）。

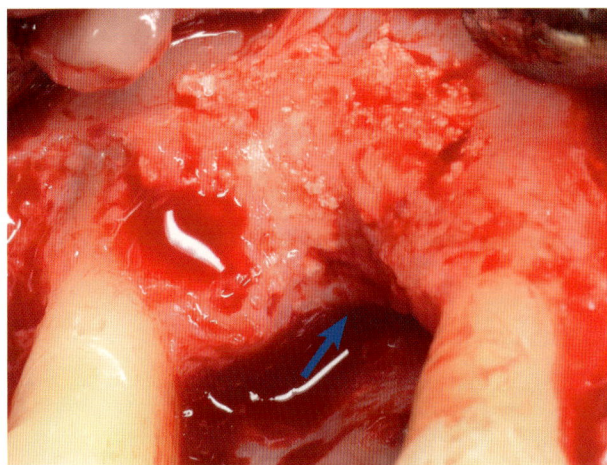

图12-2　局麻下，于14缺牙区牙槽嵴顶做正中切口，在13近中、15远中避开龈乳头做梯形附加切口，翻全层黏骨膜瓣，充分暴露下方牙槽骨，可见14缺牙区牙槽骨局部明显凹陷（蓝色箭头所示）。

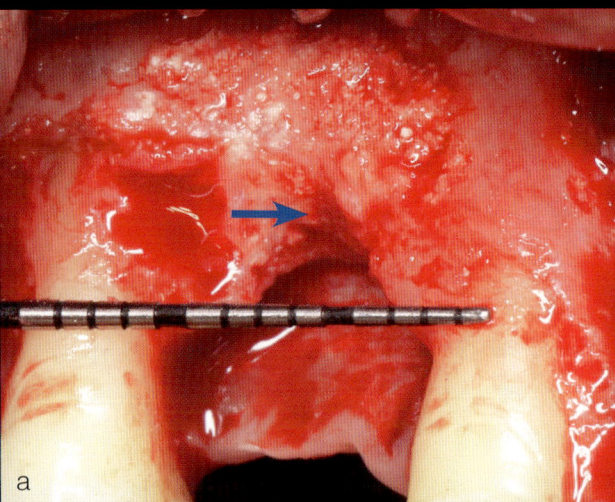

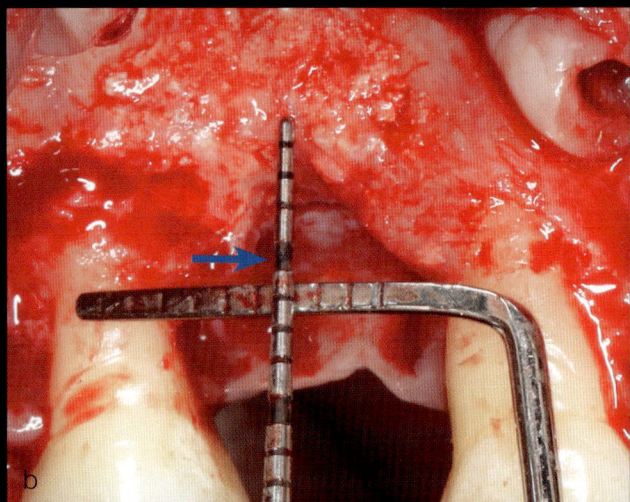

图12-3　牙周探针测量，显著垂直型骨缺损（a，蓝色箭头所示）；最低处骨缺损高度5.5mm（b，蓝色箭头所示）。

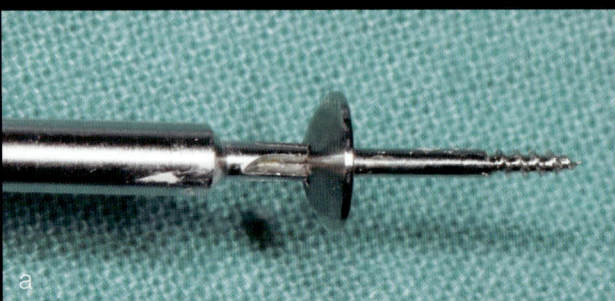

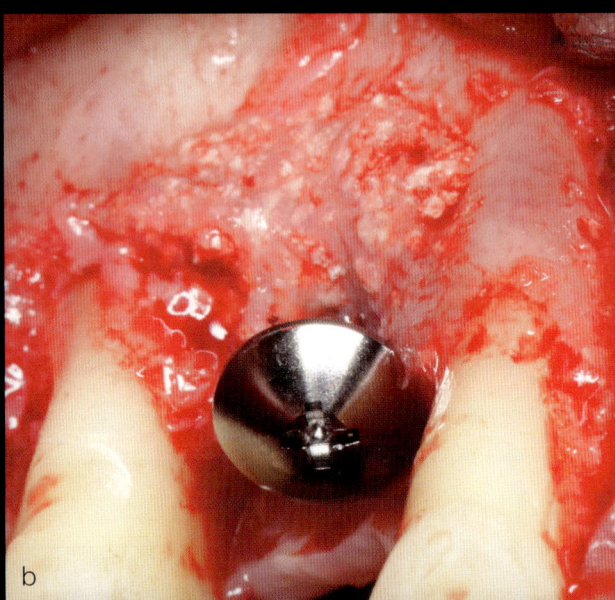

图12-5　帐篷钉钉帽下可支撑空间高度约5mm，钉帽顶端与两侧牙槽嵴顶平齐。

图12-4　选择合适大小的帐篷钉（钉帽φ6mm×10mm）（a）；用专用帐篷钉螺丝刀工具把帐篷钉植入骨缺损区（b）。

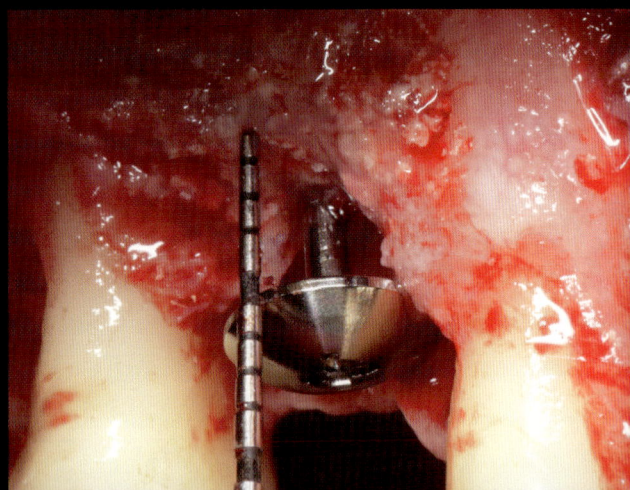

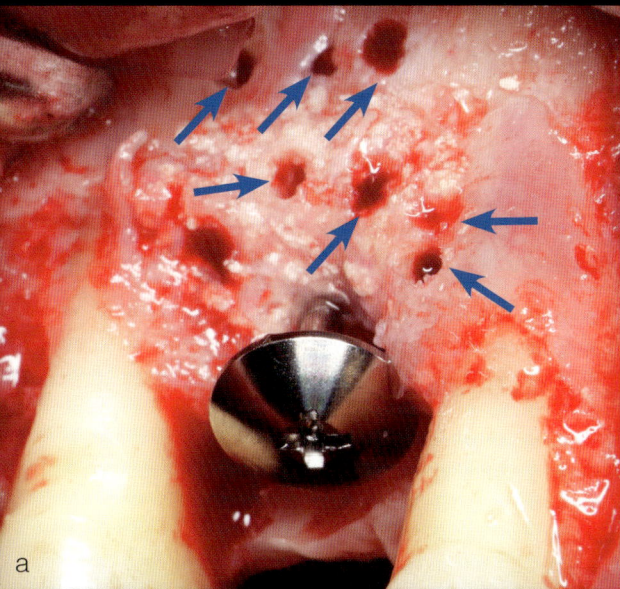

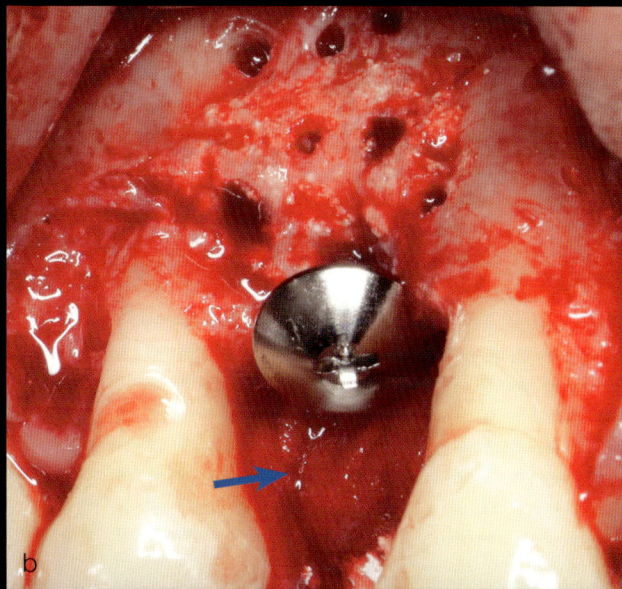

图12-6　用滋养孔钻在植骨区制备滋养孔（a，蓝色箭头所示）；在腭侧塞入1张Bio-Gide可吸收生物膜（Geistlich，13mm×25mm）（b，蓝色箭头所示）。

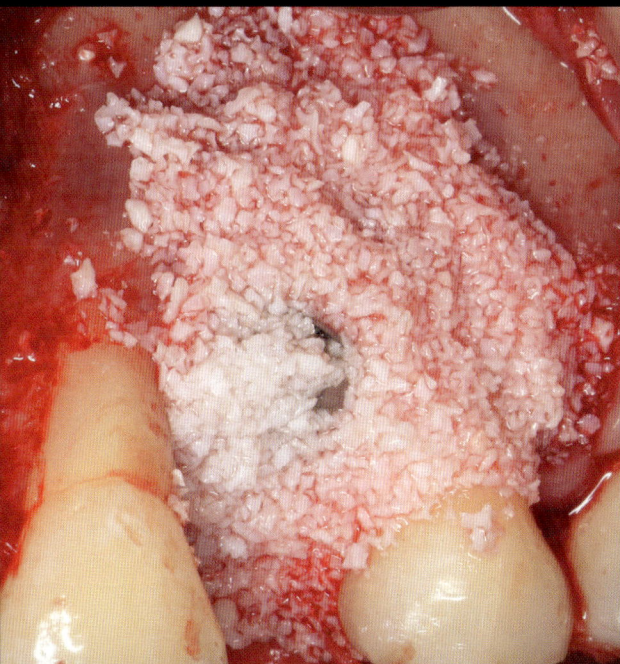

图12-7　在骨缺损区植入Bio-Oss骨粉（Geistlich，1.0g）。

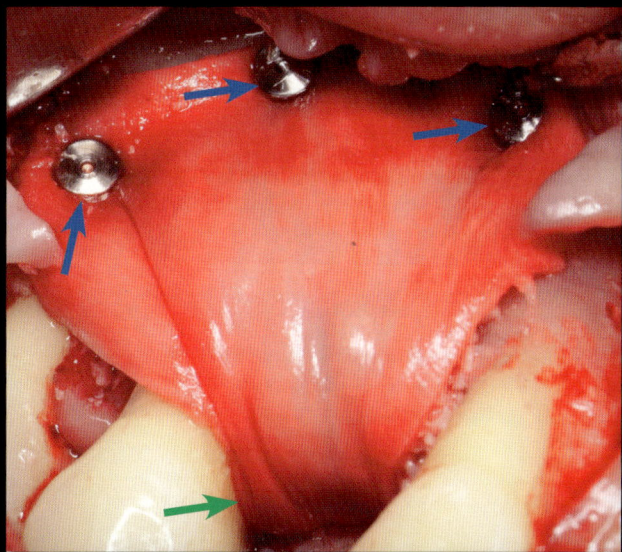

图12-8　将Bio-Gide可吸收生物膜（Geistlich，25mm×25mm）完全包裹骨粉，用膜钉将Bio-Gide可吸收生物膜一端固定在牙槽骨上，生物膜的另一端塞入腭侧黏骨膜下（蓝色箭头所示为膜钉，绿色箭头所示为可吸收生物膜的一端被紧密地塞入腭侧黏骨膜下）。

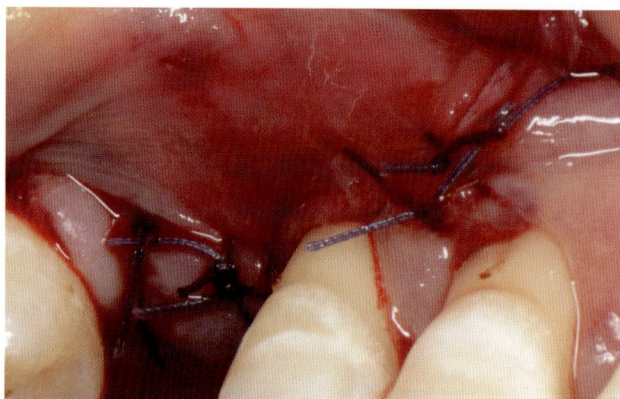

图12-9 用4-0可吸收线无张力下严密缝合创口。

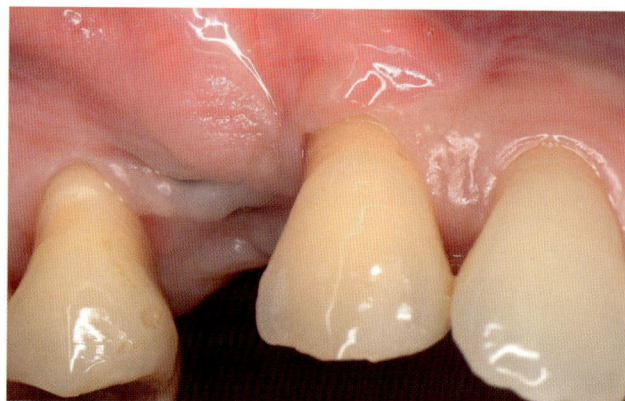

图12-10 植骨术后8个月复诊，黏膜下可见帐篷钉金属色透射影，附着龈良好，缺牙区颊侧组织凹陷消失。

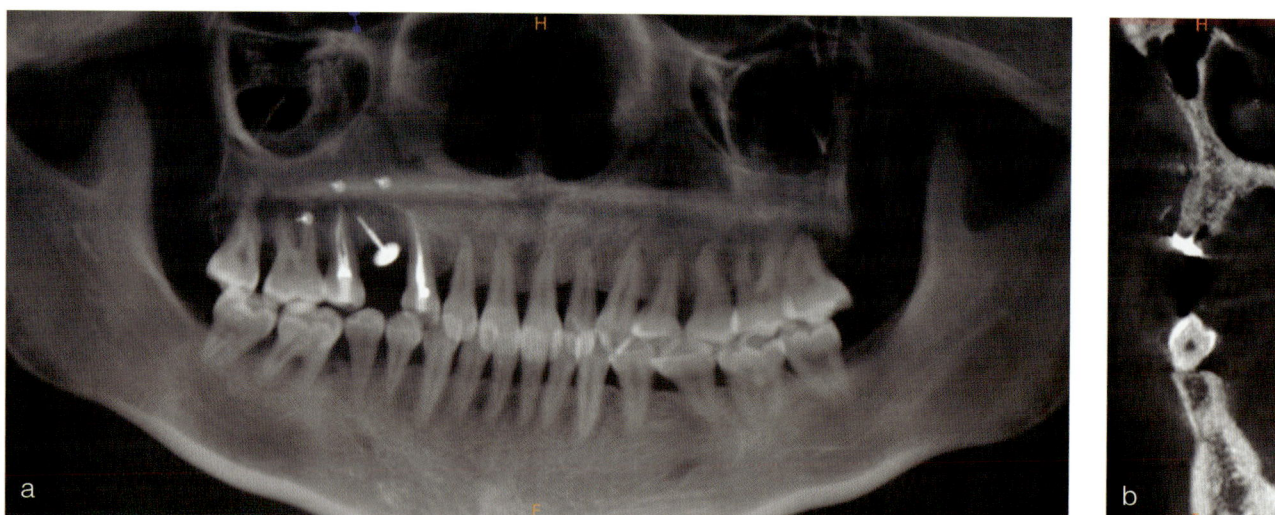

图12-11 植骨术后8个月复诊，CBCT示缺骨区帐篷钉和膜钉位置正常（a）；新骨形成良好，新骨与周围正常牙槽骨融合一起，影像密度接近（b）。

（10）局麻下，于牙槽嵴顶做正中切口，翻全层黏骨膜瓣，可见14缺牙区牙槽骨骨增量显著，新骨组织表面光滑，局部可见少量颗粒状骨替代材料，轮廓形态与邻近骨组织较一致，帐篷钉钉帽可见（图12-12a），用剥离子向前庭沟深入剥离，充分暴露帐篷钉和膜钉（图12-12b）。

（11）用专用帐篷钉螺丝刀及膜钉凿取出帐篷钉及膜钉（图12-13a），完全暴露14植骨区，新骨形成佳（图12-13b）。

（12）植入1颗种植体（Astra TX，φ4.0mm×9mm），种植体颈部平台低于骨下2mm，扭力<30N，放置封闭螺丝（图12-14）。

（13）用4-0可吸收线严密缝合创口（图12-15），术后2周拆线。

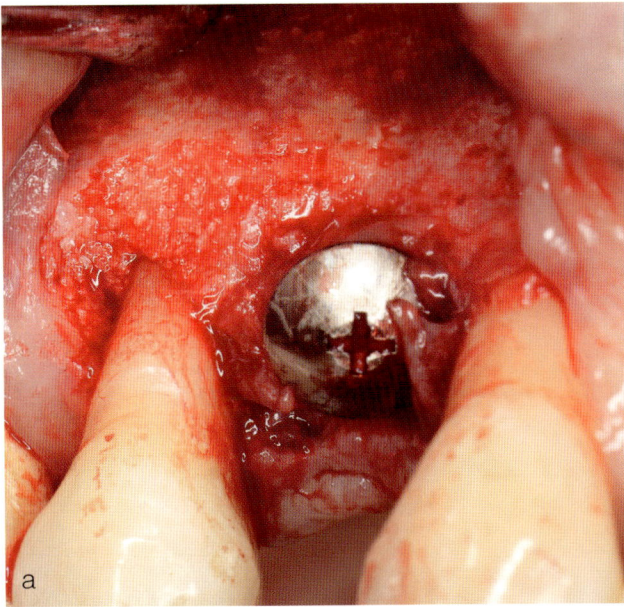

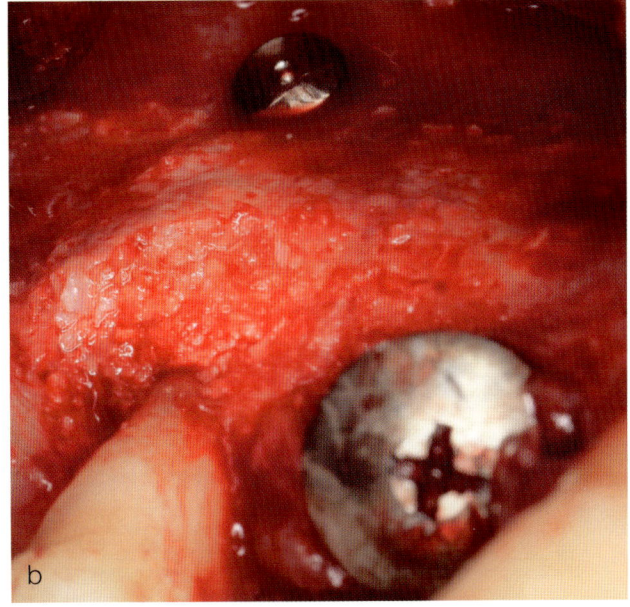

图12-12　局麻下，于牙槽嵴顶做正中切口，翻全层黏骨膜瓣，可见植骨区大量新骨组织表面光滑，局部可见少量颗粒状骨替代材料，轮廓形态与邻近骨组织较一致（a）；充分暴露帐篷钉和膜钉（b）。

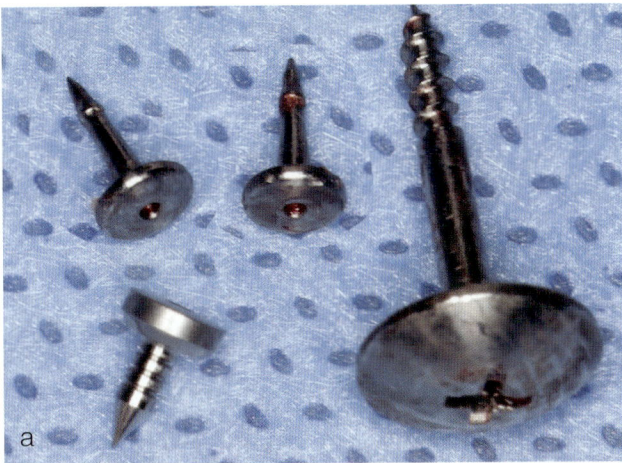

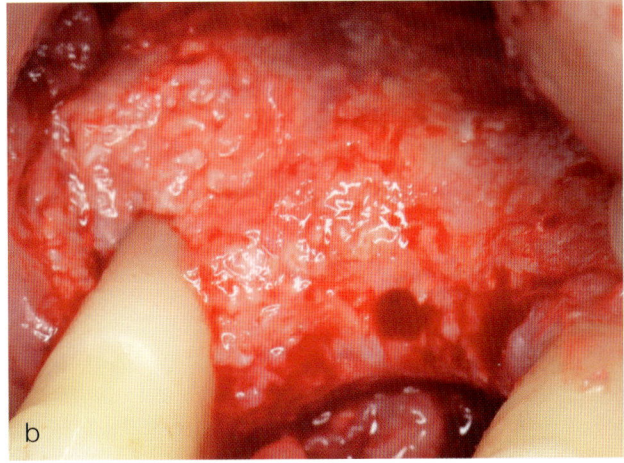

图12-13　取出帐篷钉和膜钉（a）；充分暴露新骨形成区（b）。

（14）术后曲面断层片示植入的种植体位置正常（图12-16）。

（15）种植体植入后4个月复诊，见术区愈合良好，放置愈合基台，3周后常规取模，制作螺丝固位的全瓷冠修复体，戴入口内，牙弓形态协调、自然（图12-17a），𬌗面螺丝孔用光固化树脂充填（图12-17b），调𬌗至咬合关系正常。

（16）戴入最终修复体后拍摄根尖片确认牙冠已就位（图12-18a）；CBCT示种植体唇侧骨量充足，骨厚度>2mm（图12-18b）。

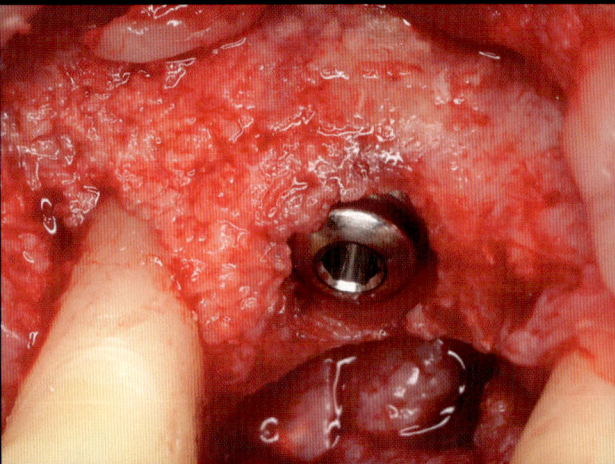

图12-14　在牙槽嵴顶植入1颗种植体（Astra TX，φ4.0mm×9mm）。

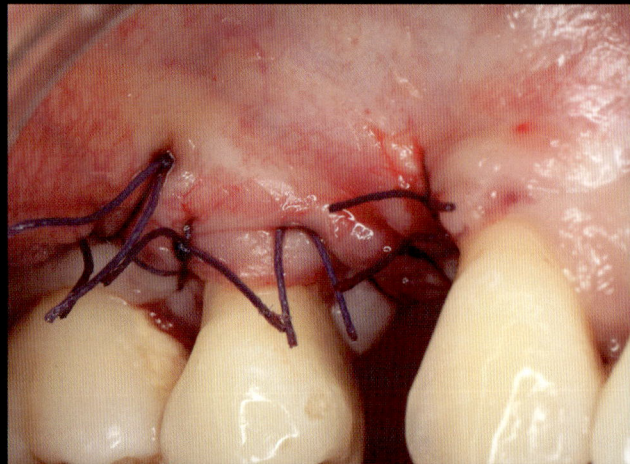

图12-15　用4-0可吸收线严密缝合创口。

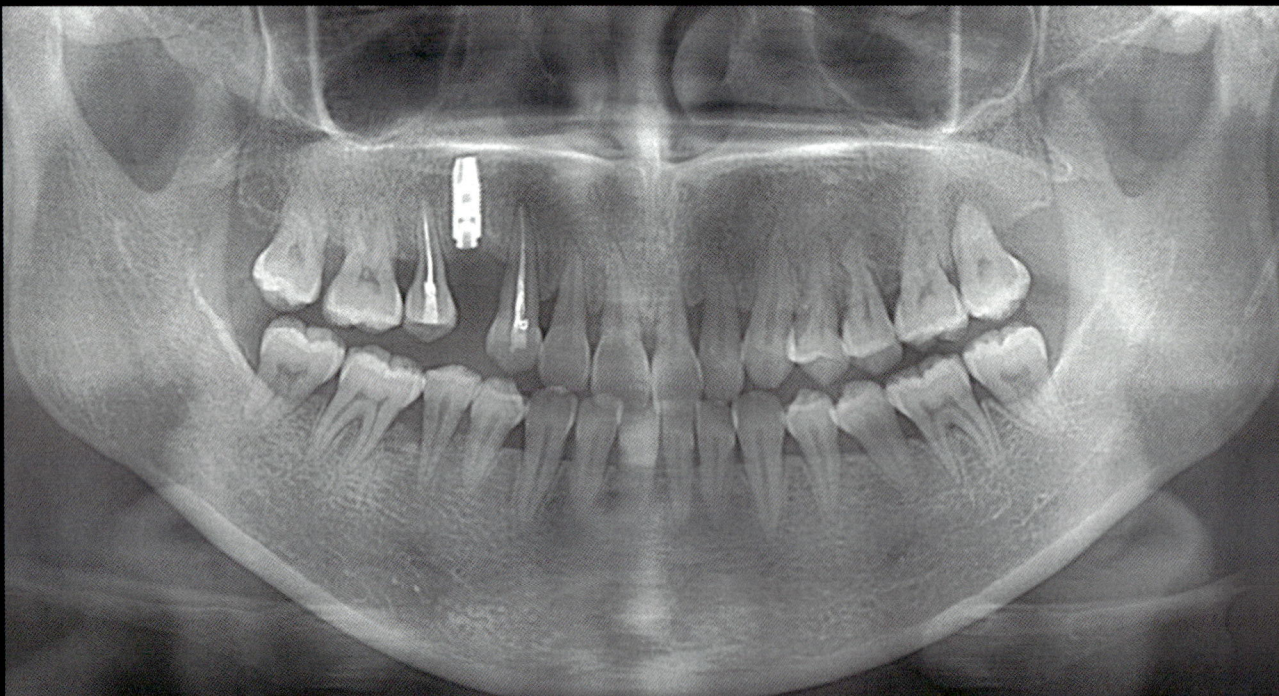

图12-16　术后曲面断层片示植入的种植体位置正常。

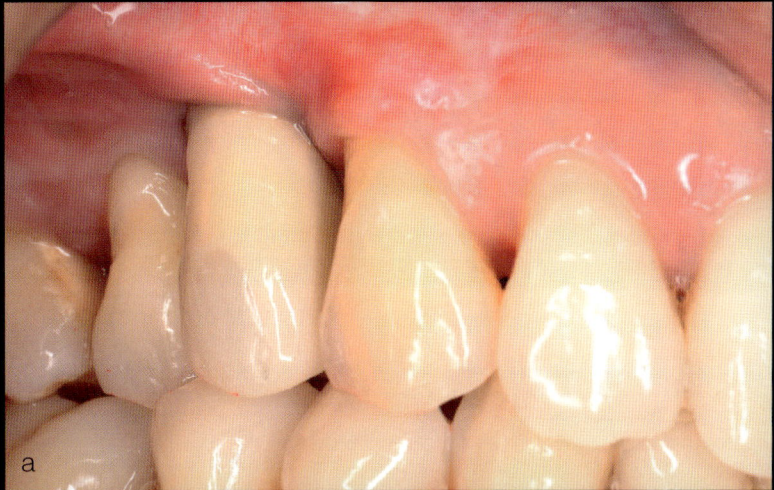

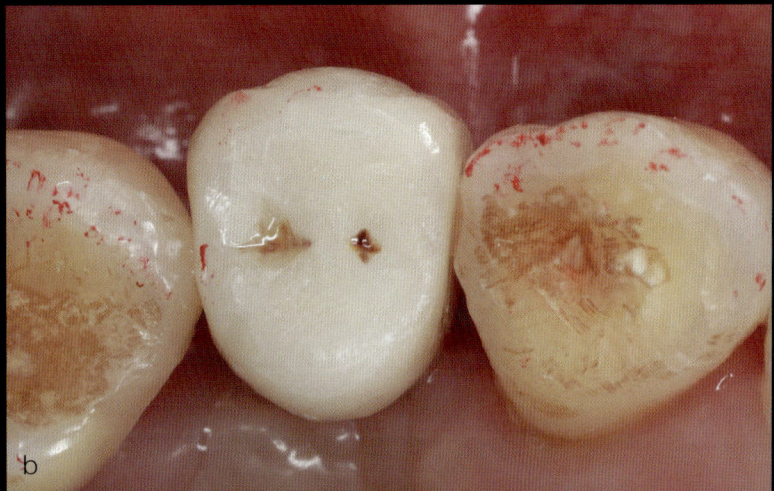

图12-17　种植体植入后4个月复诊，常规取模，制作螺丝固位的全瓷冠修复体，戴入口内（a），调𬌗至咬合关系正常（b）。

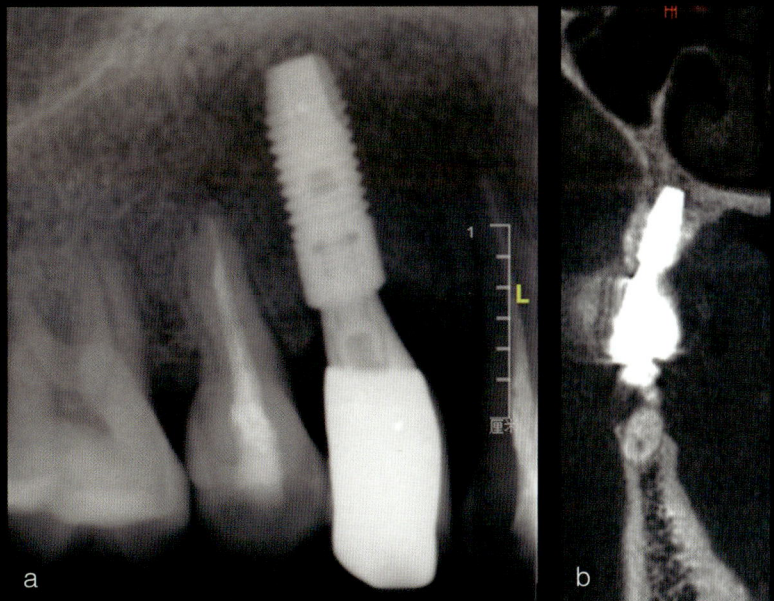

图12-18　戴入最终修复体后拍摄根尖片确认牙冠已就位（a）；CBCT示种植体唇侧骨量充足，骨厚度>2mm（b）。

案例点评

本案例治疗过程关键步骤模式图如图12-19所示。

牙周炎是导致成人失牙的主要原因之一。研究共识，经过系统治疗的牙周炎并非种植治疗的禁忌证。而对牙周炎患者进行种植治疗时往往存在种植部位位于牙周感染区、种植区骨质吸收严重等多种不利因素[1]。因此，应对患者全身的状况、牙周炎症的程度、牙槽骨缺损的情况进行全面的评估，然后制订出个性化的治疗方案。根据骨质缺损类型和炎症控制的情况，可选择即刻种植或延期种植[2]。

本案例是上颌前磨牙区的复合型（水平型+垂直型）骨缺损案例。由于牙周病失牙，该区域的骨缺损在选择骨增量技术时必须进行全面的评估。

可选择的方法有：自体块状骨（Onlay植骨）移植技术[3]、同种异体骨块移植技术、个性化钛网技术[4]等。前期进行GBR骨增量失败的原因可能是缺乏植骨区的稳定。考虑到简化骨增量手术，避免植骨区术后开裂而造成感染，最终导致植骨的失败[5-7]，本案例采用帐篷钉技术进行垂直向骨增量，帐篷钉结合GBR技术可以充分维持植骨区的稳定，经过创口的充分减张，严密缝合，达到创口良好愈合，无暴露，最终取得了较好的临床效果。不过需要注意的是：对牙周患者的种植后牙周维护十分重要，定期复诊检查维护牙周有利于种植体周围组织的健康，防止牙槽骨持续吸收，使种植牙保持长期的功能和美观。

（浦益萍，赵正宜、刘昌奎，徐光宙，邹多宏）

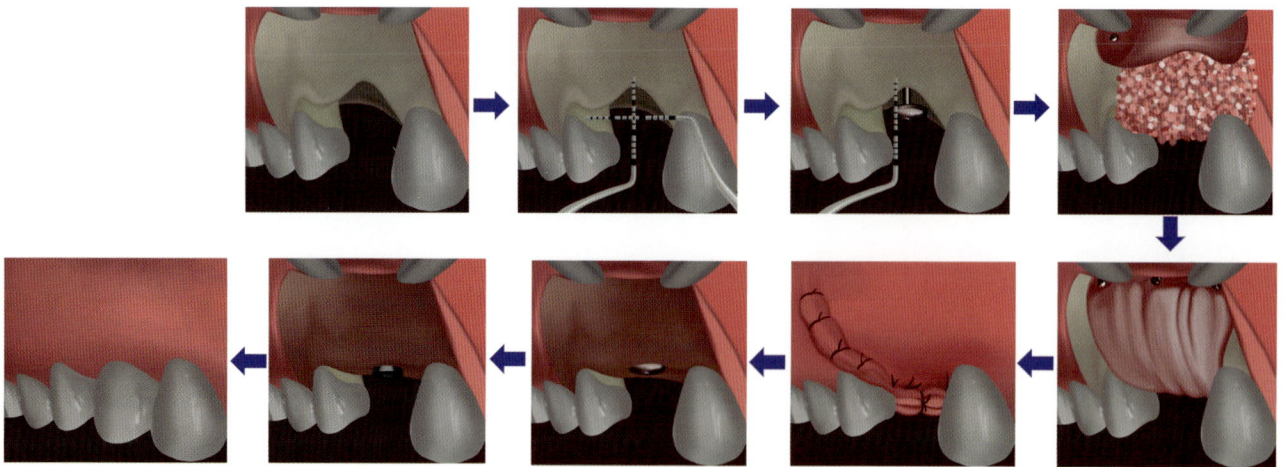

图12-19 本案例治疗过程关键步骤模式图。

参考文献

[1] Schou S. Implant treatment in periodontitis-susceptible patients: a systematic review[J]. J Oral Rehabil, 2008, 35(Suppl 1):9–22.

[2] Sgolastra F, Petrucci A, Severino M, et al. Periodontitis, implant loss and peri–implantitis. A meta–analysis[J]. Clin Oral Implants Res, 2015, 26(4):e8–e16.

[3] Nguyen TTH, Eo MY, Kuk TS , et al. Rehabilitation of atrophic jaw using iliac onlay bone graft combined with dental implants[J]. Int J Implant Dent, 2019, 5(1):11.

[4] Pieri F, Corinaldesi G, Fini M, et al. Alveolar ridge augmentation with titanium mesh and a combination of autogenous bone and anorganic bovine bone: A 2–year prospective study[J]. J Periodontol, 2008, 79(11):2093–2103.

[5] Urban IA, Nagursky H, Lozada JL. Horizontal ridge augmentation with a resorbable membrane and particulated autogenous bone with or without anorganic bovine bone–derived mineral: a prospective case series in 22 patients[J]. Int J Oral Maxillofac Implants, 2011, 26(2):404–414.

[6] Deeb GR, Tran D, Carrico CK, et al. How effective is the tent screw pole technique compared to other forms of horizontal ridge augmentation?[J]. J Oral Maxillofac Surg, 2017, 75(10):2093–2098.

[7] Chasioti E, Chiang TF, Drew HJ. Maintaining space in localized ridge augmentation using guided bone regeneration with tenting screw technology[J]. Quintessence Int, 2013, 44(10):763–771.

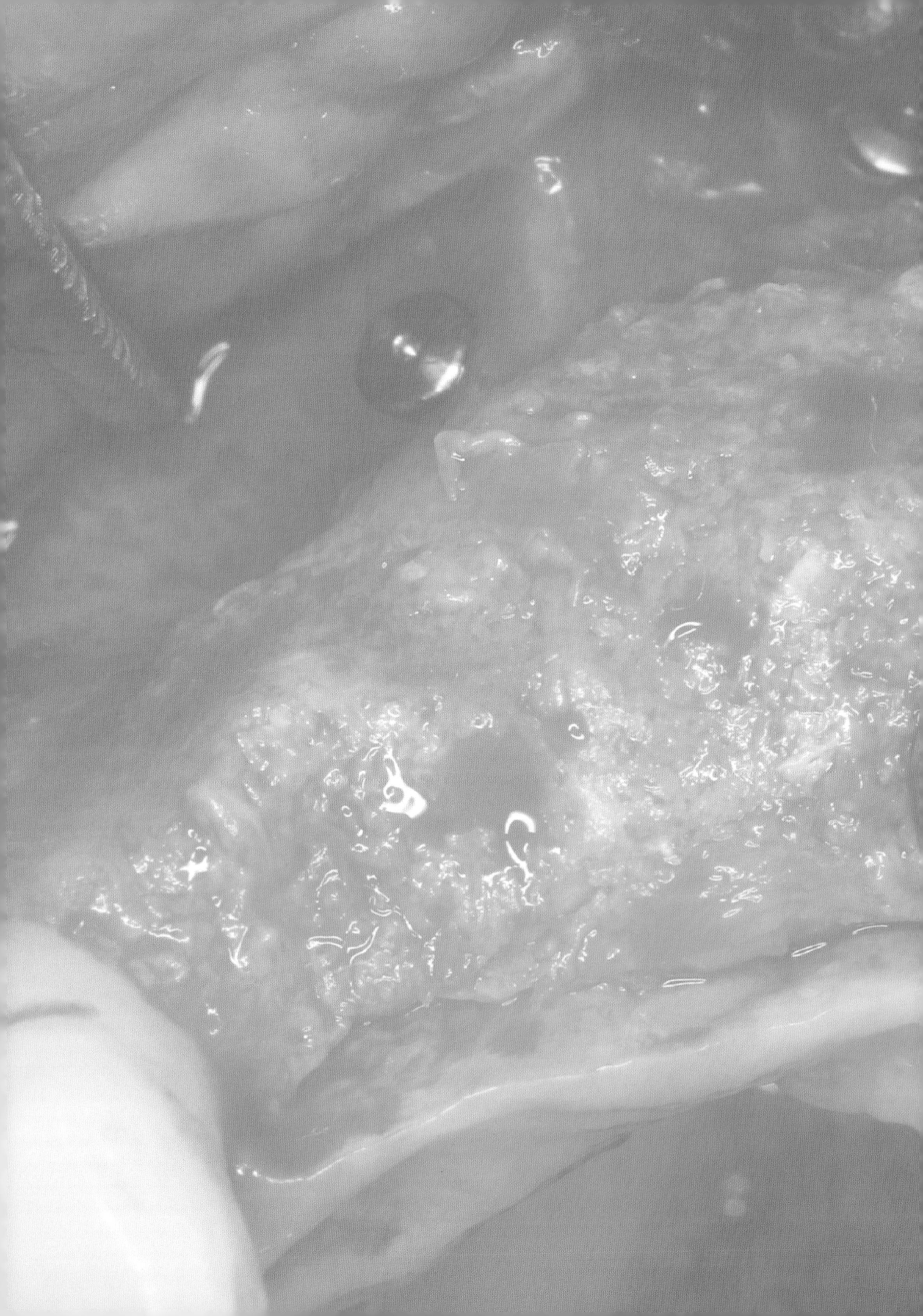

RECONSTRUCTION OF SEVERE ALVEOLAR BONE DEFECT IN THE ANTERIOR MANDIBULAR REGION

第三部分
下颌前牙区牙槽骨重度缺损的修复重建

第 13 章

下颌前牙区水平型骨缺损的修复重建（单牙位）

RECONSTRUCTION OF SEVERE HORIZONTAL RIDGE
DEFECT IN THE MANDIBULAR ANTERIOR REGION
(SINGLE TOOTH)

案例简介

患者：女，42岁，上海人。

主诉：1年前缺失1颗下颌前牙，要求种植修复。

现病史：患者自述41因松动于1年前拔除，一直未行修复治疗，现自觉影响美观，到外院要求种植修复，但因骨量不足被拒，现到我院就诊。

既往史：否认全身系统性疾病史，否认药物过敏史，无吸烟及嗜酒史。

口腔检查：41缺失，牙槽嵴高度正常，但呈刀刃状，缺牙间隙较大；牙龈无明显红肿，牙龈生物型为中厚龈生物型，邻牙切端有磨耗；11、21联冠修复，35种植修复；余牙咬合关系正常，开口度三横指，开口型正常。

影像学检查：CBCT示牙槽嵴高度部分降低，宽度严重不足，最窄处牙槽嵴宽度仅1～3mm（图13-1）。

诊断

（1）41缺失。

（2）牙槽骨严重水平型骨缺损（>5mm）。

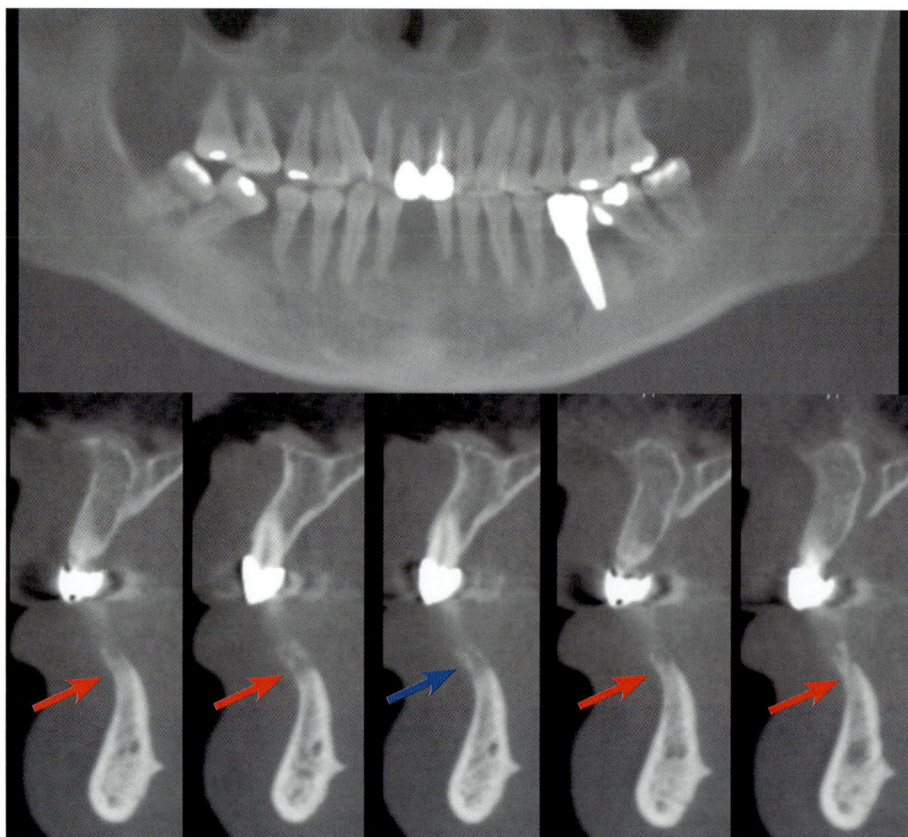

图13-1　CBCT示下颌前牙缺牙区牙槽嵴宽度严重不足（红色箭头所示）；高度部分降低（蓝色箭头所示）。

治疗方案

本案例属于美学区种植修复，美学风险因素评估见表13-1[1]。

根据表13-1，本案例属于中风险种植案例。

基于病史及患者需求，与其充分沟通后拟制订的治疗方案：①利用帐篷钉技术+GBR行缺牙区牙槽骨骨增量；②骨增量成功后，行种植修复术。

表13-1　美学风险因素评估

美学风险因素	风险水平		
	低	中	高
健康状况	健康，免疫功能正常		免疫功能低下
吸烟习惯	不吸烟	少量吸烟（＜10支/天）	大量吸烟（＞10支/天）
患者美学期望值	低	中	高
笑线	低位	中位	高位
牙龈生物型	低弧线、厚龈生物型	中弧线、中厚龈生物型	高弧线、薄龈生物型
牙冠形态	方圆形	卵圆形	尖圆形
位点感染情况	无	慢性	急性
邻面牙槽嵴高度	到接触点＜5mm	到接触点5.5~6.5mm	到接触点＞7mm
邻牙修复状态	无修复体		有修复体
缺牙间隙宽度	单颗牙（＞7mm）	单颗牙（＜7mm）	2颗牙或2颗牙以上
软组织解剖	软组织完整		软组织缺损
牙槽嵴解剖	无骨缺损	水平向骨缺损	垂直向骨缺损

治疗过程

（1）局麻下，于牙槽嵴顶做正中切口，切口分别延伸到43及33远中，然后做垂直切口，利于软组织的水平向减张（图13-2）。

（2）去除牙槽嵴顶肉芽组织（图13-3a），牙槽嵴顶正中呈现高度部分降低（图13-3b）。

（3）牙周探针测量，牙槽嵴顶最窄处为1~3mm（图13-4）。

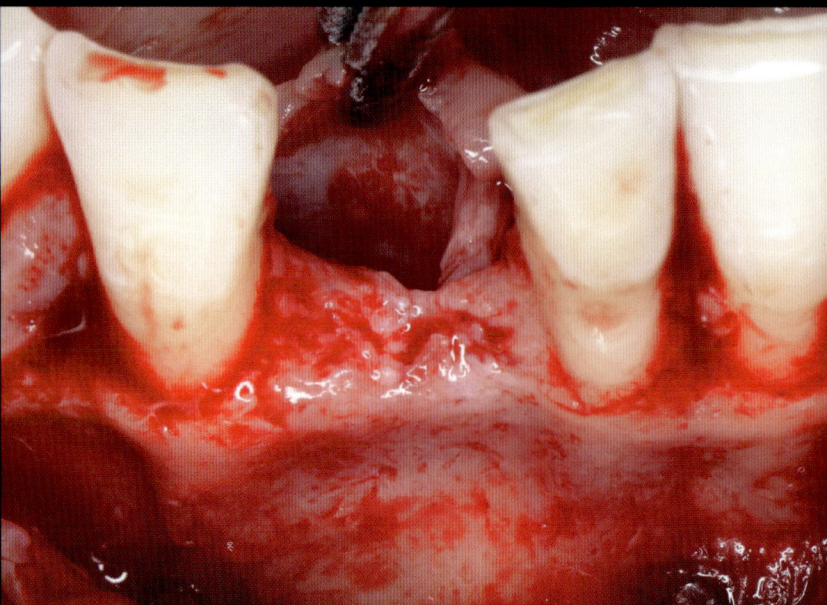

图13-2　局麻下，于牙槽嵴顶做正中切口，翻瓣，充分暴露骨缺损区。

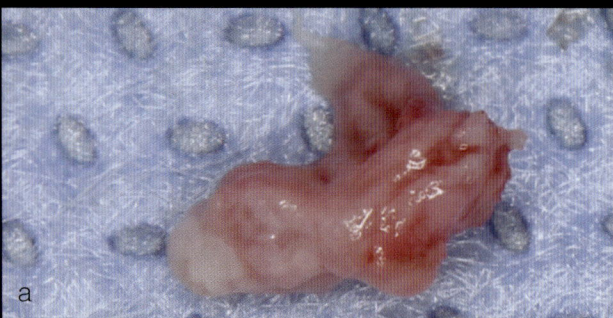

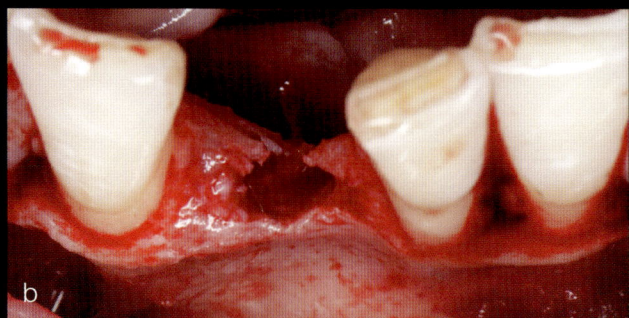

图13-3　去除炎性肉芽组织（a）；牙槽嵴顶呈现高度部分降低（b）。

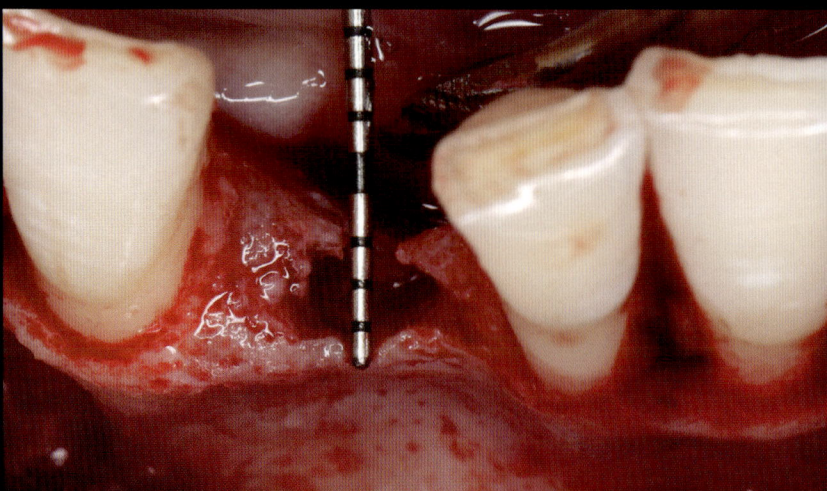

图13-4　牙周探针测量，牙槽嵴宽度1～3mm。

（4）在植骨区去除软组织后，用滋养孔钻制备滋养孔（图13-5a），选择合适帐篷钉（钉帽φ6mm×8mm）（图13-5b）。

（5）水平向植入1枚帐篷钉（图13-6），帐篷钉高出牙槽骨面约5mm（图13-7a），预期植骨后牙槽嵴顶宽度为7～8mm（图13-7b）。

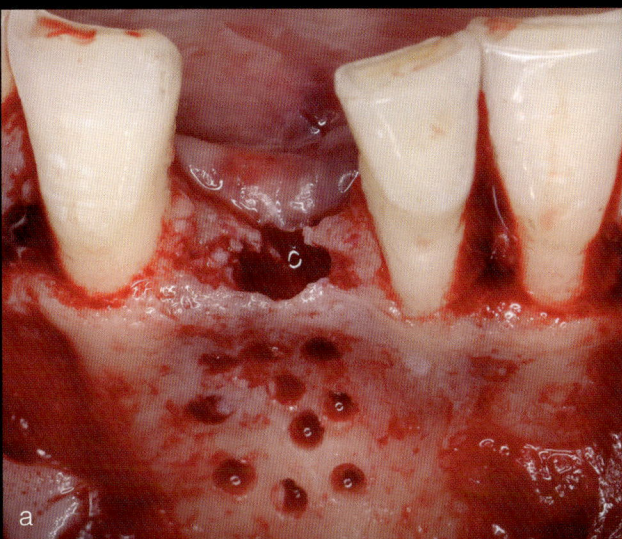

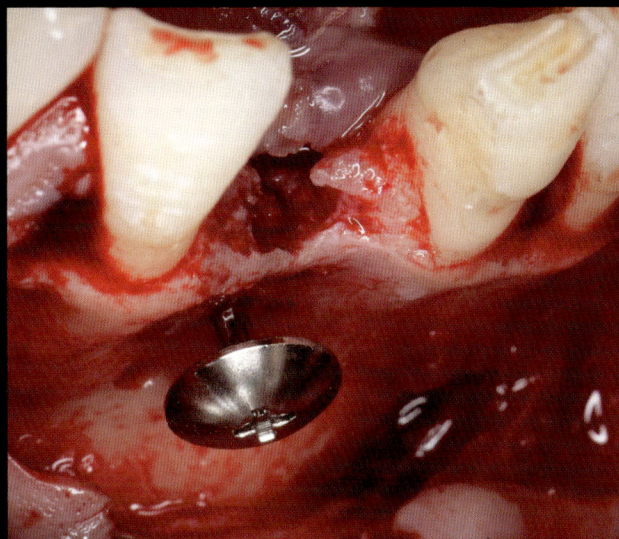

图13-6　水平向植入1枚帐篷钉。

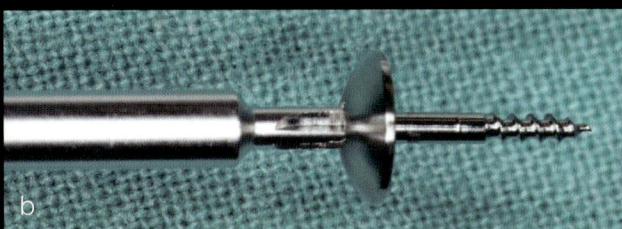

图13-5　用滋养孔钻制备滋养孔（a）；选择合适帐篷钉（钉帽φ6mm×8mm）（b）。

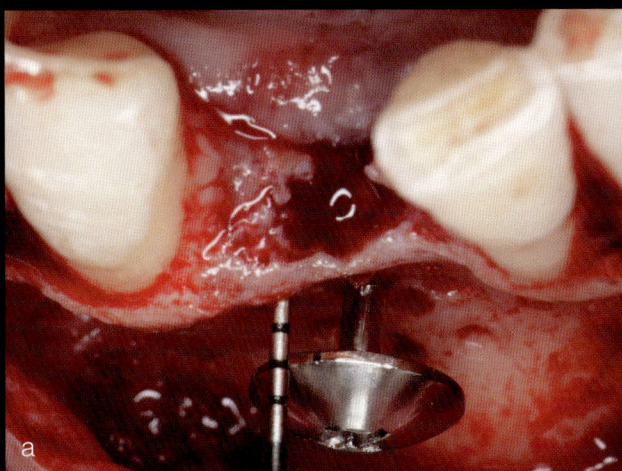

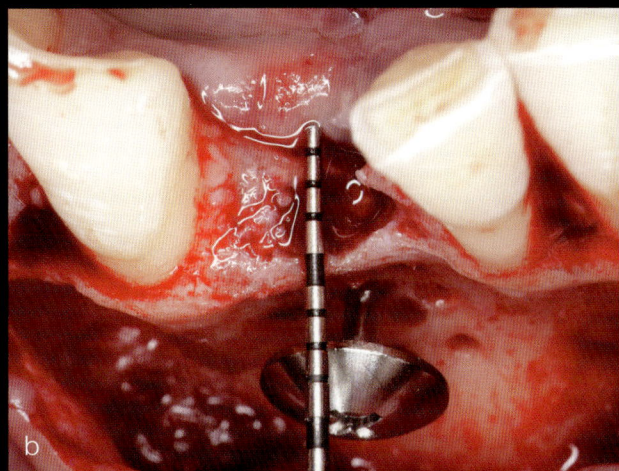

图13-7　帐篷钉在牙槽骨上方约5mm（a）；植骨成功后，预期牙槽嵴顶宽度约7mm（b）。

（6）选择大小合适的Bio-Gide可吸收生物膜（Geistlich，30mm×40mm）作为屏障膜，修整后，用膜钉将生物膜一端固定在牙槽骨上，这样可以形成袋状结构（图13-8）。

（7）植入1.0g颗粒状小牛骨粉（Geistlich，Bio-Oss）（图13-9），然后将生物膜完全包裹骨粉，生物膜的另一端塞入腭侧黏骨膜下。

（8）唇舌侧充分减张（图13-10a），无张力下严密缝合创口，2周后拆线（图13-10b）。

（9）植骨术后2周复诊，创口愈合良好，拆线。曲面断层片示帐篷钉及膜钉在位（图13-11a）。

（10）取模，制作马里兰桥，戴入口内，作为临时修复体（图13-11b）。

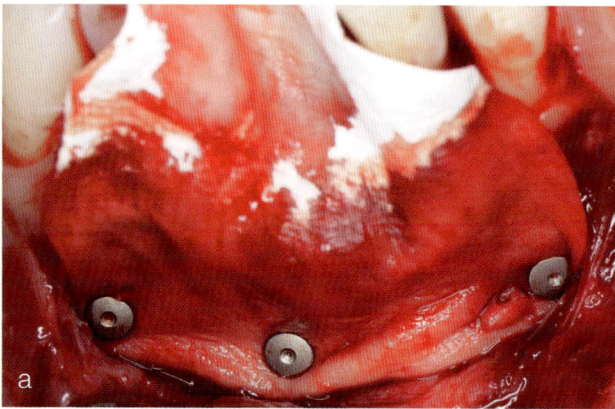

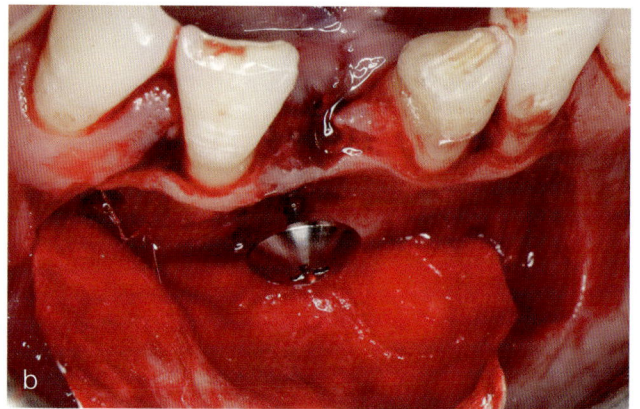

图13-8 选择Bio-Gide可吸收生物膜（Geistlich，30mm×40mm）作为屏障膜，用膜钉将生物膜一端固定在牙槽骨上（a）；形成袋状结构（b）。

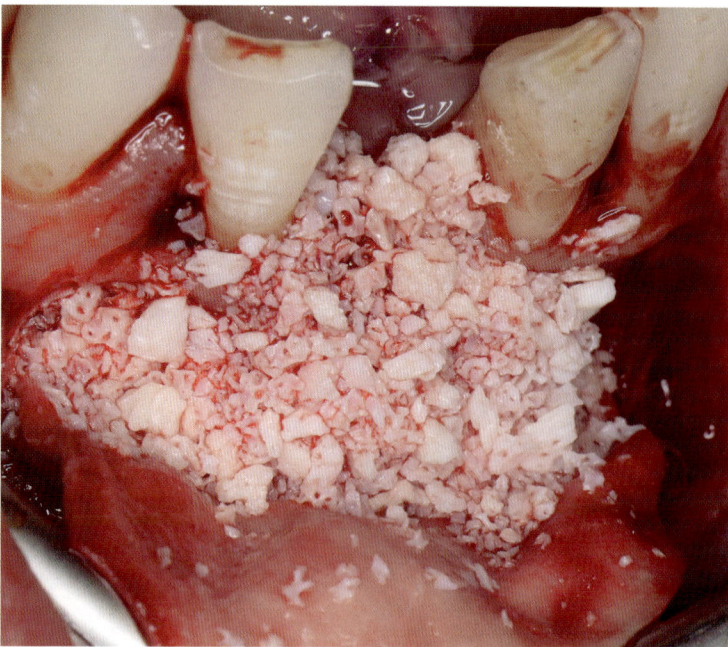

图13-9 植入Bio-Oss骨粉（Geistlich，1.0g）。

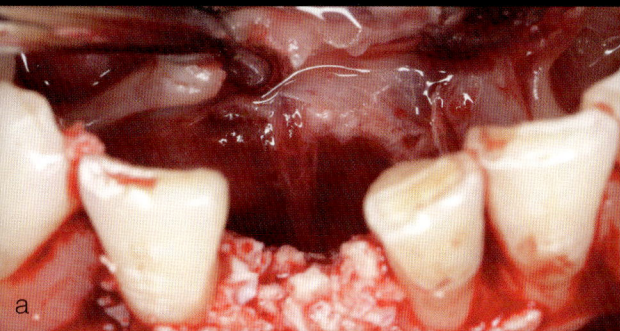

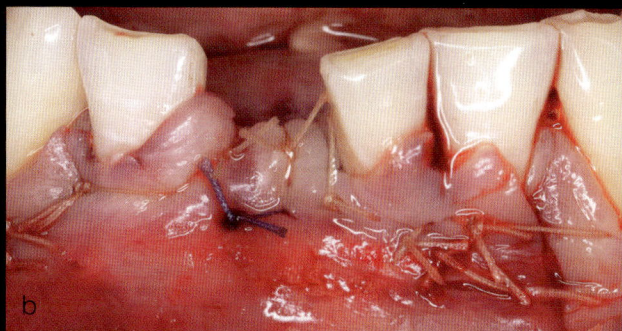

图13-10　唇舌侧充分减张（a）；4-0和5-0可吸收线严密缝合创口（b）。

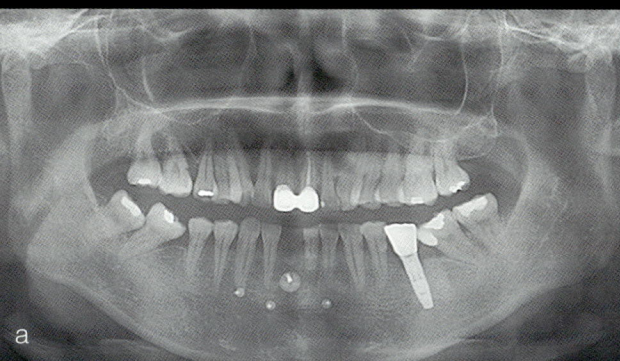

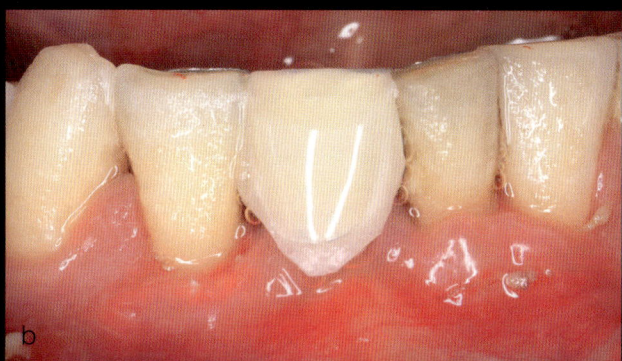

图13-11　植骨术后2周复诊，创口愈合良好，曲面断层片示帐篷钉及膜钉在位（a）；戴入临时修复体（马里兰桥，b）。

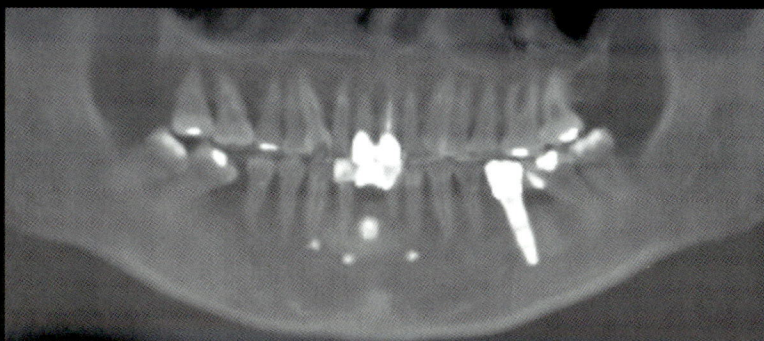

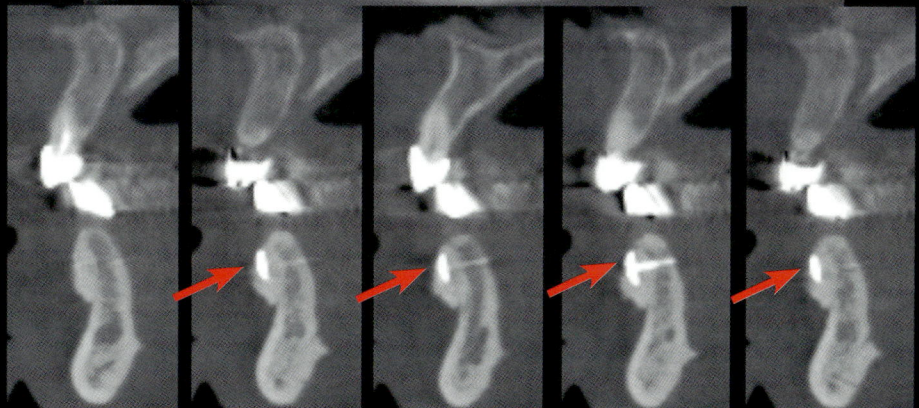

图13-12　植骨术后8个月复诊，CBCT示植入的骨粉包绕帐篷钉，帐篷钉为骨粉起到有效的支撑作用（红色箭头所示）。

（11）植骨术后8个月复诊，CBCT示缺牙区牙槽骨唇侧见明显类骨样高密度影，帐篷钉在位，且帐篷钉顶端也有高密度影包绕，水平向骨增量显著（图13-12）。

（12）植骨术后8个月复诊，局麻下，于牙槽嵴顶做正中切口，翻黏骨膜瓣，缺牙区牙槽骨骨增量区新骨组织表面光滑，局部可见少量颗粒状骨替代材料，轮廓形态与邻近骨组织较一致，帐篷钉钉帽部分可见。

（13）去除部分新骨，暴露下方帐篷钉，取出帐篷钉及膜钉（图13-13），植入1颗NobelActive种植体（φ3.5mm×11.5mm），扭矩>35Ncm。然后放置愈合基台，同期用取骨环钻取骨，制作组织切片，观察新骨形成情况。

（14）种植体植入后4个月复诊，常规取模，制作2颗全瓷联冠，戴入口内，调𬌗至咬合关系正常，修复体形态自然、美观，患者高度满意（图13-14a）。根尖片示修复体完全就位，修复体与邻

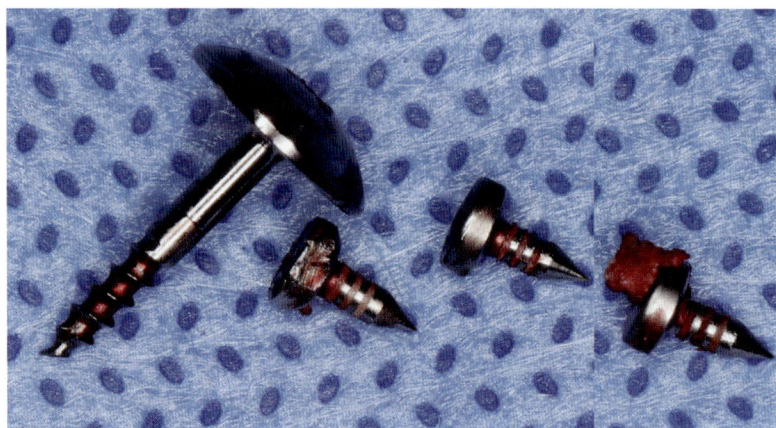

图13-13　植骨术后8个月复诊，局麻下，于牙槽嵴顶做正中切口，取出帐篷钉及膜钉，植入1颗种植体（NobelActive，φ3.5mm×11.5mm）。

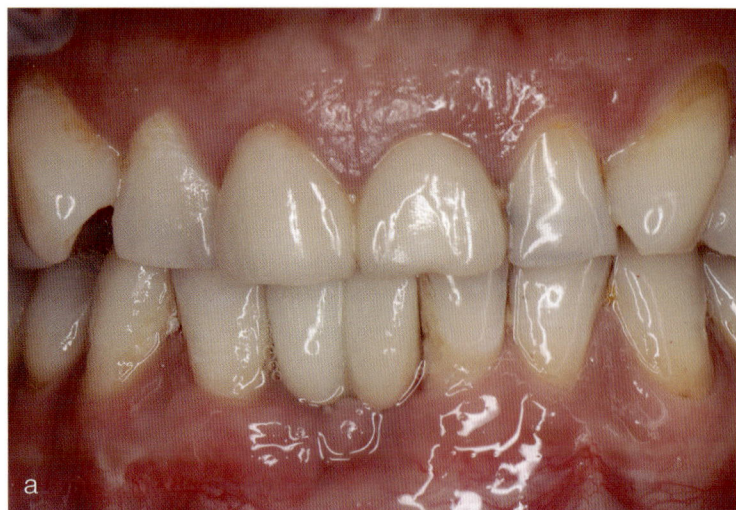

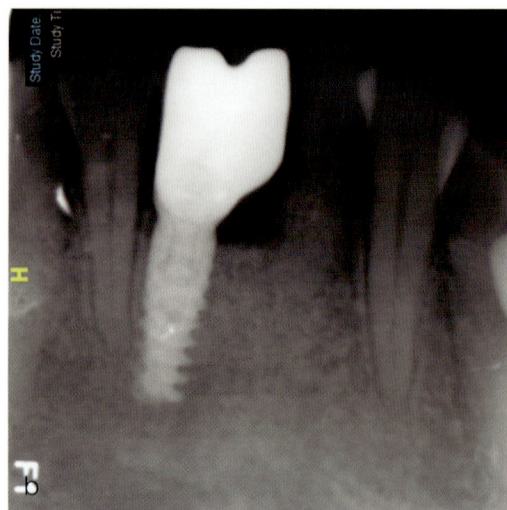

图13-14　种植体植入后4个月复诊，常规取模，制作螺丝固位的全瓷修复体，戴入口内，调𬌗至咬合关系正常，自然、美观（a）；戴入最终修复体后根尖片示修复体已就位（b）。

牙接触正常（图13-14b）；CBCT示种植体周围已经完成骨结合，种植体唇侧骨厚度>2mm（图13-15）。

（15）戴入最终修复体后1.5年复诊，口内见修复体色泽及形态完整，颈部软组织稳定，无明显

退缩（图13-16）。曲面断层片及根尖片示种植体颈部牙槽骨稳定，无明显吸收，修复体与邻牙接触点正常（图13-17和图13-18a）。CBCT示种植体周围骨量充足，种植体唇侧骨厚度>2mm（图13-18b）。

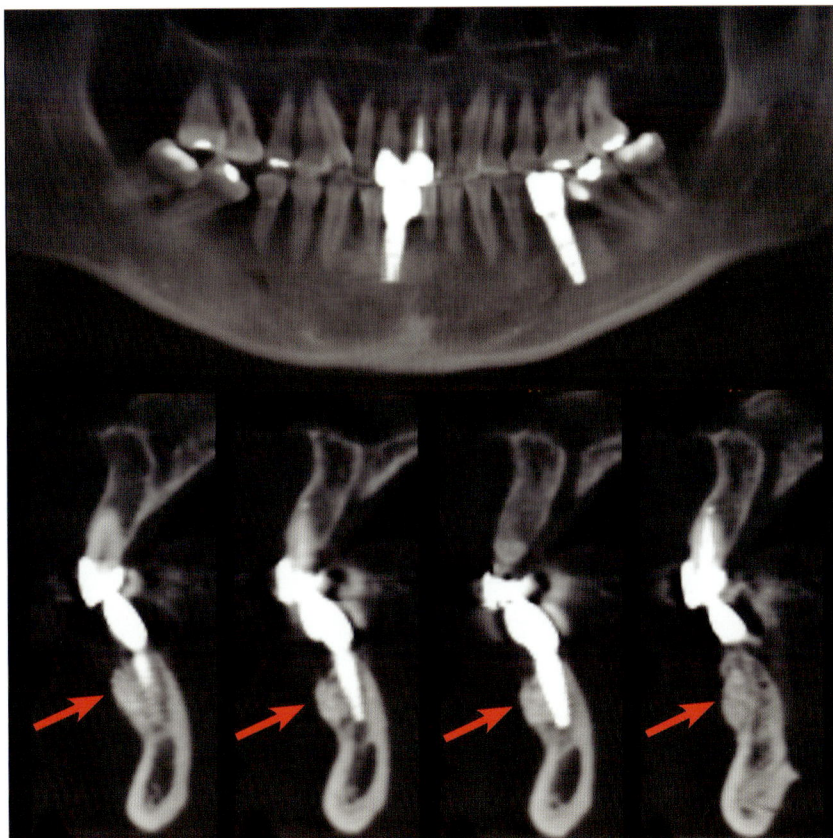

图13-15　戴入最终修复体后4个月复诊，CBCT示种植体已经完成骨结合，种植体周围骨量充足，唇侧骨厚度>2mm（红色箭头所示）。

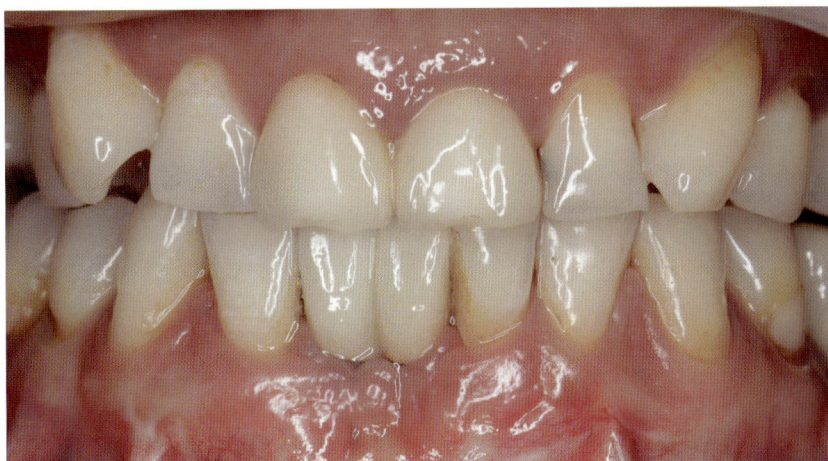

图13-16　戴入最终修复体后1.5年复诊，修复体形态完整，修复体颈部软组织稳定。

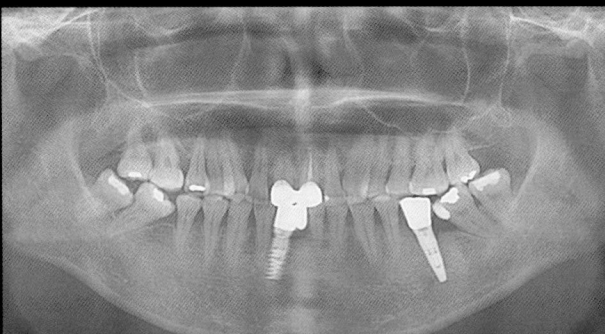

图13-17　戴入最终修复体后1.5年复诊，曲面断层片示修复体与邻牙接触点关系正常。

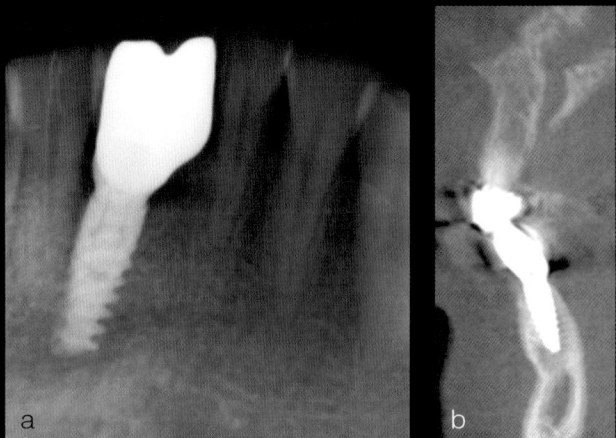

图13-18　戴入最终修复体后1.5年复诊，根尖片示种植体颈部骨稳定，无明显吸收（a）；CBCT示种植体唇侧骨厚度>2mm（b）。

案例点评

在本案例中，下颌前牙区的骨缺损属于不利型骨缺损，根据ITI临床治疗指南，不利型骨缺损（水平型骨缺损）的治疗程序为先行骨增量治疗，再行种植治疗[1-2]。水平向骨增量常见的手段包括GBR技术、Onlay植骨、骨片技术（Khony技术）、骨劈开技术等[3-6]。这些治疗方案中，GBR技术是目前应用最多、可预期性较高的骨增量技术，应用于水平向牙槽骨缺损的治疗中已有较高的成功率和较低的并发症，同时也可以保持长期稳定的治疗效果[7-9]。成功的GBR技术原则包括：术区创口的无张力关闭和一期愈合，充足的血供，成骨空间的维持[10]。在本案例中，由于进行水平向骨增量的量比较大，单纯进行唇侧组织瓣的松解减张，无法保证创口的无张力缝合，而通过缝线拉力关闭创口，经常导致缝合创口开裂和GBR膜早期暴露，因此需要对唇侧、舌

侧黏膜瓣都进行松解减张。在舌侧组织瓣进行减张时，注意不要超过颏舌肌的附着，防止损伤颏下动脉的分支。在术区要注意清除残留的软组织。在成骨空间的考量上，由于"稳定性"是骨修复与再生的核心，故采用帐篷钉作为支持物来维持植骨后空间的稳定性，同时使用膜钉固定胶原膜，增加植骨区的稳定性。从最终随访结果来看，本案例获得了较好的治疗效果。

相较于其他骨增量方案，本案例选择的治疗方案的优点：

（1）利用帐篷钉技术及膜钉增强了在前牙区进行水平向骨增量的稳定性及可预期性。

（2）单纯使用生物材料（Bio-Oss骨粉）进行水平向骨增量，避免了自体骨的采集，减少了二次创伤，节约了临床操作时间。

（3）通过唇舌侧组织瓣松解减张，达到了无张力缝合和一期愈合的效果。

不足之处：

（1）帐篷钉作为支撑物，在种植手术中必须取出，在取出过程中可能会出现新的骨缺损，导致需要再次GBR手术。

（2）如能联合正畸修复，调整缺牙间隙，则最终修复将会达到上下中线对齐，获得更好的美学修复效果。

（3）最终修复体颜色略偏白，如颈部局部染浅黄色（常规根部颜色）则修复效果更佳。

本案例作为下颌前牙区水平向骨增量的案例，采用帐篷钉技术取得了良好的牙槽骨水平向修复重建的效果，也提示我们对于拔牙后拔牙窝愈合不佳的患者，要及时进行清创及骨增量手术，在保留原有牙槽骨及软组织量的同时，及时恢复牙槽骨轮廓形态，避免了唇侧附着龈宽度的丧失，从而无须后期软组织增量的手术。

（钱文涛，王绍义，邹多宏）

参考文献

[1] Dawson A, Chen S. 牙种植学的SAC分类[M]. 宿玉成, 译. 沈阳: 辽宁科学技术出版社, 2019.

[2] Chen S, Buser D, Wismeijer D. 口腔种植的牙槽嵴骨增量程序: 分阶段方案[M]. 宿玉成, 译. 沈阳: 辽宁科学技术出版社, 2016.

[3] Sánchez-Sánchez J, Pickert FN, Sánchez-Labrador L, et al. Horizontal ridge augmentation: A comparison between Khoury and Urban Technique[J]. Biology(Basel), 2021,10(8):749.

[4] 容明灯, 张雪洋, 黄雁红, 等. 改良Onlay植骨术在增量上前牙区水平向严重骨缺损中的临床应用[J]. 广东医学, 2018, 39(10):1466-1470.

[5] 乐柯, 董衡, 陈力, 等. 应用三维预成型钛网在上颌前牙区骨增量疗效的临床研究[J]. 口腔医学研究, 2020, 36(5):481-485.

[6] Hermann JS, Buser D. Guided bone regeneration for dental implants[J]. Current Opinion in Periodontology, 1996, 3(3):168.

[7] Jovanovic SA. Bone regeneration around titanium dental implants in dehisced defect sites: a clinical study[J]. Int J Oral Maxillofac Implants, 1992, 7(2):233-245.

[8] Buser D, Dula K, Hirt HP, et al. Lateral ridge augmentation using autografts and barrier membranes: a clinical study with 40 partially edentulous patients[J]. J Oral Maxillofac Surg,1996, 54(4):420-432.

[9] Buser D, Ingimarsson S, Dula K, et al. Long-term stability of osseointegrated implants in augmented bone: A 5-year prospective study in partially edentulous patients[J]. Int J Periodontics Restorative Dent, 2002, 22(2):109-117.

[10] Wang HL, Boyapati L. "PASS" principles for predictable bone regeneration[J]. Implant Dent, 2006, 15(1):8-17.

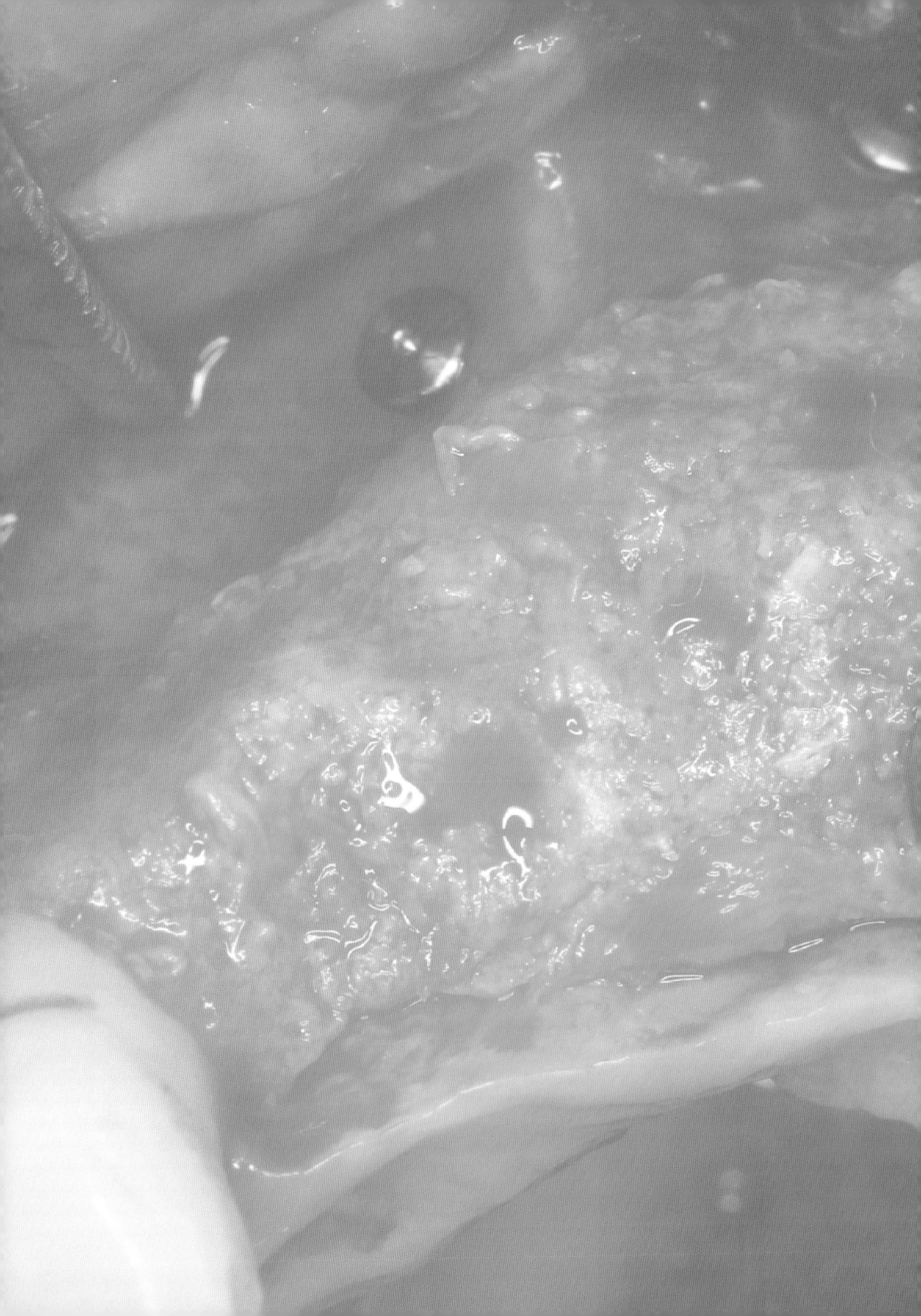

PART 4

RECONSTRUCTION OF SEVERE ALVEOLAR BONE DEFECT IN THE POSTERIOR ALVEOLAR BONE DEFECT

第四部分
后牙区牙槽骨重度缺损的修复重建

第 14 章

右下颌后牙区水平型骨缺
损的修复重建（单牙位）

RECONSTRUCTION OF SEVERE HORIZONTAL BONE
DEFECT IN THE POSTERIOR AREA OF THE RIGHT
MANDIBLE (SINGLE TOOTH)

案例简介

患者：女，27岁，上海人。

主诉：右下颌后牙因龋坏拔除5年，现求种植修复。

现病史：患者自述右下颌后牙因龋坏拔除5年，多年未修复，因右下颌后牙缺失影响进食、偏侧咀嚼，要求行种植修复。

既往史：患者唇腭裂、牙槽裂史，幼年曾行唇腭裂修补及牙槽裂植骨史，否认其他全身系统性疾

病史，否认药物过敏史，否认吸烟史。

口腔检查：左上唇瘢痕可见，口腔卫生尚可，21–23联冠修复，21、22之间可见牙槽骨明显凹陷。46、47缺失，缺牙区牙槽嵴颊舌距离明显缩窄，高度稍下降，咬合距离正常（图14–1）。

影像学检查：曲面断层片示46、47缺失，缺牙区牙槽骨高度尚可，剩余牙槽嵴顶可用骨高度>12mm；21–23联冠修复，左上颌前牙区牙槽骨牙槽裂（图14–2）。

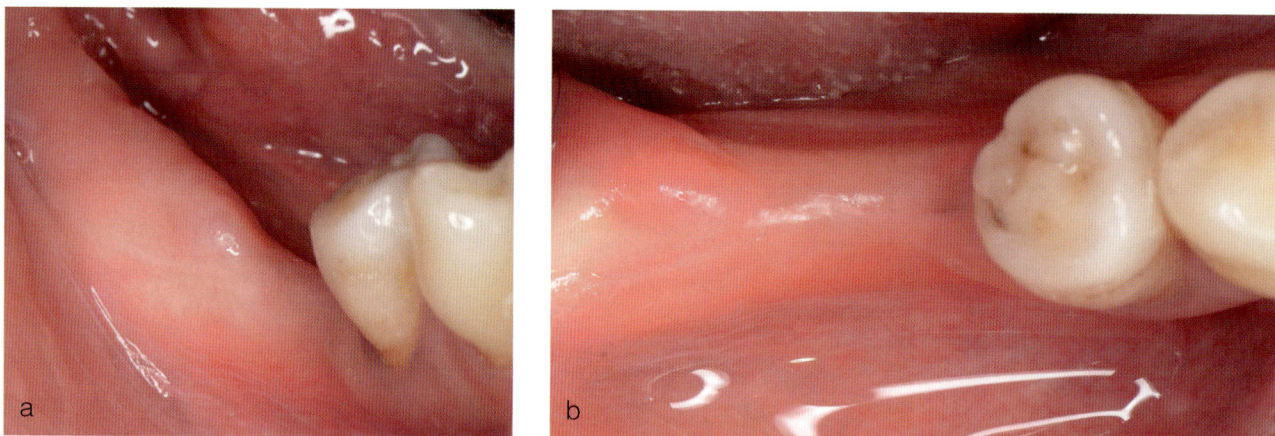

图14–1　口内检查，46、47缺失，牙槽嵴高度尚可，宽度明显缩窄（a，颊面观；b，殆面观）。

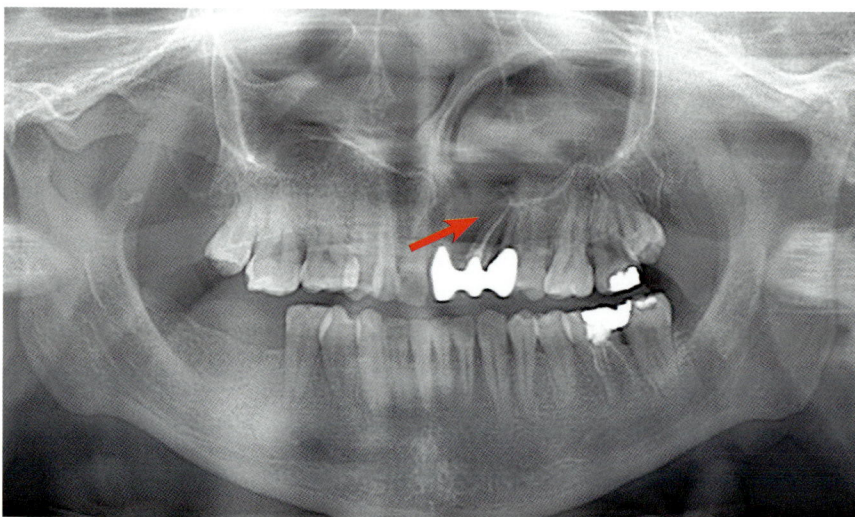

图14–2　曲面断层片示46、47缺失，缺牙区牙槽骨高度尚可，剩余牙槽嵴顶可用骨高度>12mm。21–23联冠修复，左上颌前牙区牙槽骨牙槽裂（红色箭头所示）。

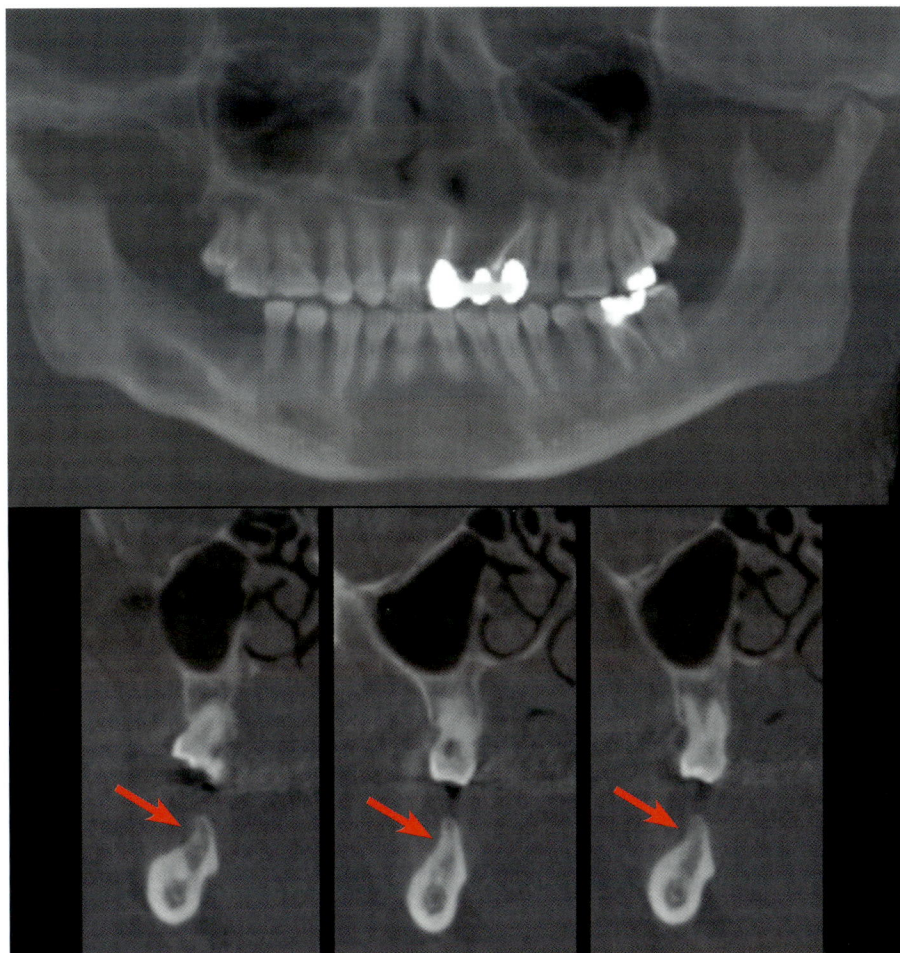

图14-3　CBCT示46、47牙槽骨高度基本无明显丧失，但颊侧牙槽骨明显吸收，牙槽嵴顶呈刃状（红色箭头所示）。

CBCT示46、47牙槽骨高度基本无明显不足，但颊侧牙槽骨明显吸收，牙槽嵴顶呈刃状（图14-3）。

诊断

（1）46、47缺失。

（2）右下颌后牙区牙槽骨水平型骨缺损。

（3）左上颌牙槽嵴牙槽裂。

治疗方案

本案例属于下颌后牙区牙列缺损后牙槽骨水平型骨缺损。基于病史，制订的治疗方案：①自体骨块/同种异体骨块移植，植骨成功后再进行种植修复；②钛网/聚四氟乙烯膜+GBR技术（自体骨参与）骨增量，植骨成功后二期行种植修复；③帐篷钉技术+GBR技术骨修复（临床试验项目，费用减免，单纯用Bio-Oss骨粉+Bio-Gide可吸收生物膜完成骨增量），植骨成功后再进行种植修复。患者不愿意取自体骨，对同种异体骨排斥，考虑到治疗费用，最终选择了治疗方案③。

治疗过程

（1）一期植骨。沿牙槽嵴顶及45颊侧辅助切口切开全层口腔黏膜，翻瓣，见缺牙区牙槽嵴宽度较窄，约3mm（图14-4）。用软组织去除钻把植骨区软组织去除干净后，在需要植骨区用滋养孔钻制备滋养孔（图14-5）；在颊侧缺骨区植

入2枚帐篷钉（钉帽 φ 6mm × 10mm），帐篷钉与颊侧骨面垂直。𬌗面观帐篷钉略高于邻近牙槽嵴轮廓；帐篷钉高出缺牙区牙槽骨表面约5mm（图14-6）。用3枚膜钉将Bio-Gide可吸收生物膜（Geistlich，30mm × 40mm）一端固定在牙槽骨上，形成袋状结构（图14-7）；植入Bio-Oss骨粉（Geistlich，1.5g）后，牙周探针测量，牙槽嵴宽度为10～12mm（图14-8和图14-9），然后将Bio-Gide可吸收生物膜完全包裹骨粉，生物膜的另一端塞入舌侧黏骨膜下（图14-10）；颊舌侧充分减张后，用4-0可吸收线无张力下严密缝合创口

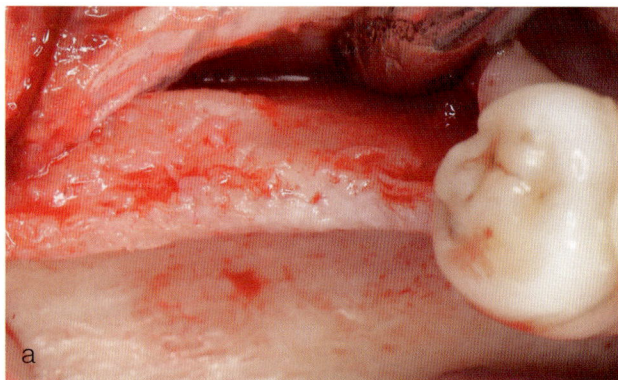

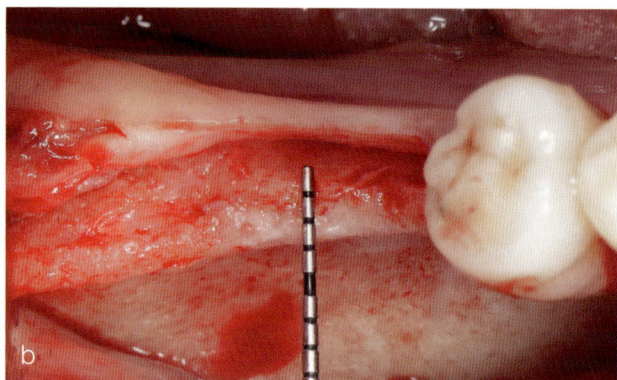

图14-4 沿牙槽嵴顶及45颊侧辅助切口切开翻瓣，见缺牙区牙槽嵴宽度窄（a），约3mm（b），颊侧牙槽嵴水平向骨吸收。

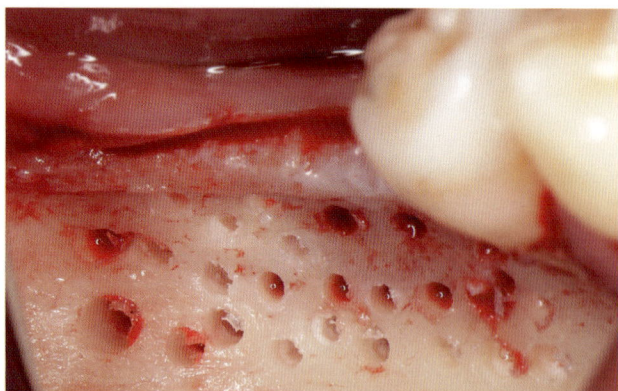

图14-5 用软组织去除钻把植骨区软组织去除干净，然后用滋养孔钻在需要植骨区制备滋养孔。

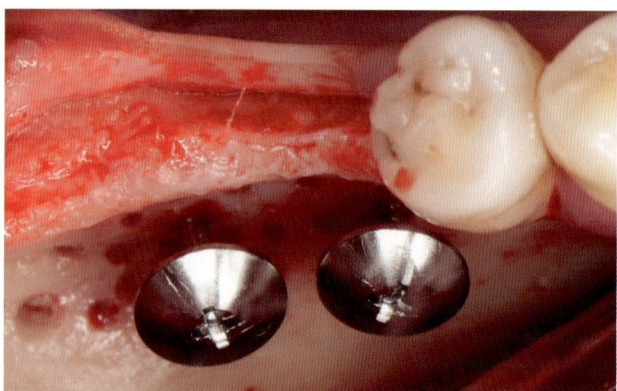

图14-6 在颊侧缺骨区植入2枚帐篷钉（钉帽 φ 6mm × 10mm），帐篷钉与颊侧骨面垂直。𬌗面观帐篷钉略高于邻近牙槽嵴轮廓；帐篷钉高出缺牙区牙槽骨表面约5mm。

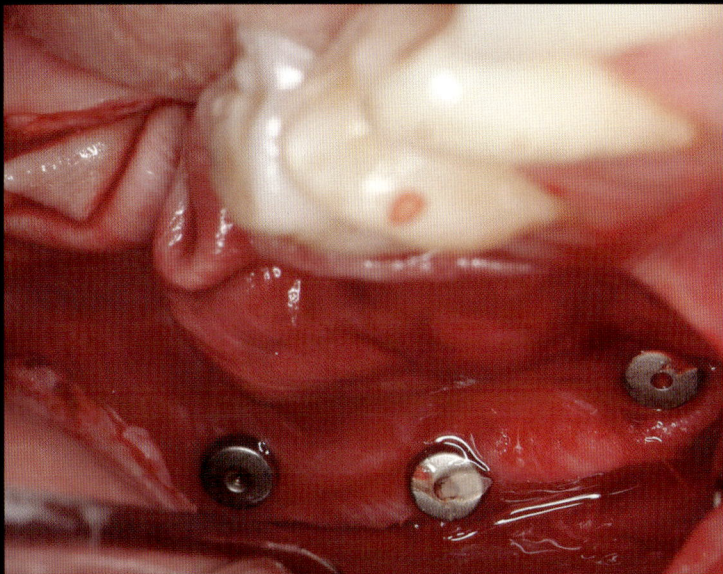

图14-7　用3枚膜钉将Bio-Gide可吸收生物膜（Geistlich，30mm×40mm）一端固定在牙槽骨上。

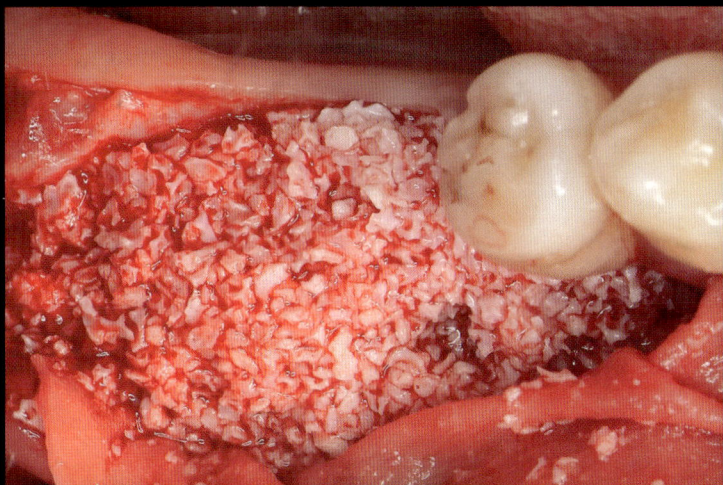

图14-8　植入Bio-Oss骨粉（Geistlich，1.5g），骨粉把帐篷钉完全覆盖。

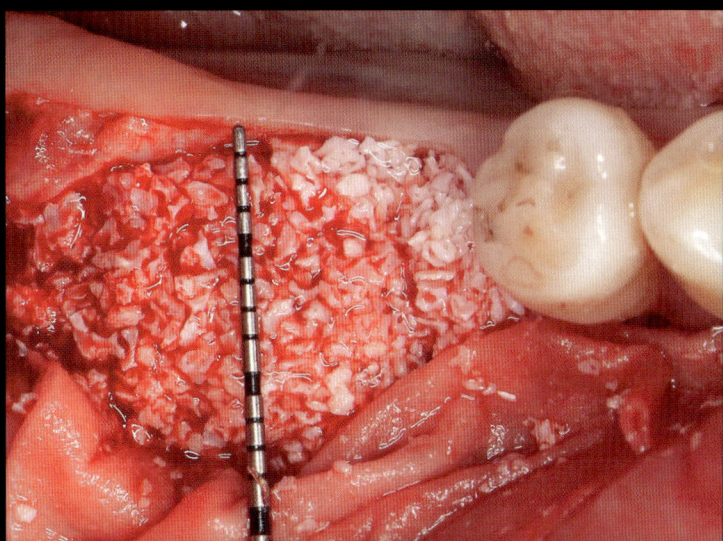

图14-9　牙周探针测量，植入骨粉牙槽嵴宽度为10～12mm。

（图14-11）。

（2）一期植骨后，定期随访观察成骨情况。植骨术后3个月复诊，曲面断层片示帐篷钉及膜钉在位，缺牙区牙槽骨明显较术前有所增加（图4-12）；CBCT示缺牙区牙槽嵴宽度明显改善，为10~12mm，新骨包绕帐篷钉，围绕其生长（图14-13）。植骨术后6个月复诊，口内见缺牙区颊侧凹陷消失，牙槽嵴宽度明显增加，附着龈宽度正常（图14-14）；曲面断层片示缺牙区新骨影像亮度增加，牙槽嵴高度较术后即刻及术后3个月稍有下降，影像显示骨量明显增加（图14-15）；CBCT示缺牙区新骨影像与周围骨密度接近，颊侧牙槽嵴与帐篷钉钉帽基本平齐，缺牙区牙槽嵴宽度8~9mm（图14-16）。术后8个月复诊，CBCT示缺牙区骨粉颗粒完全消失，新骨与基骨完全融合成一体，颊侧牙槽嵴与帐篷钉钉帽基本平齐，缺牙区牙槽嵴宽度约8mm（图14-17）。

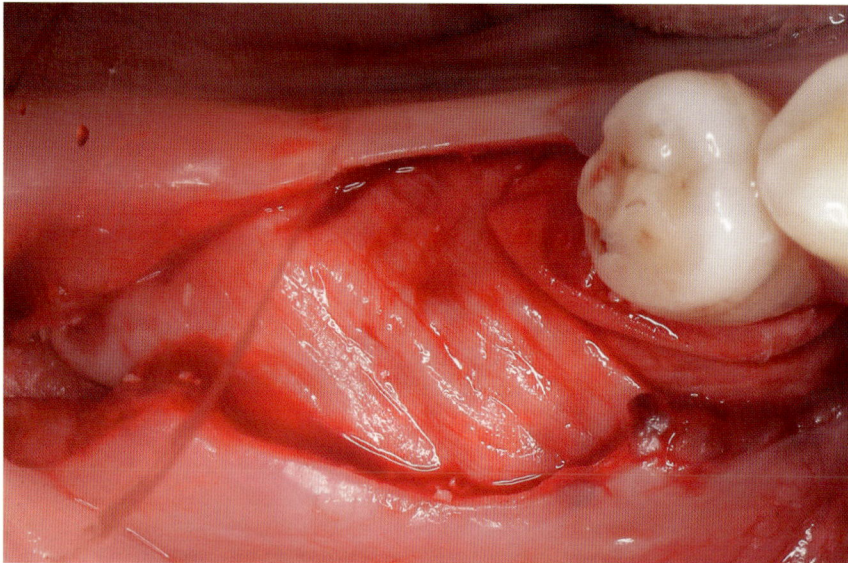

图14-10 然后将Bio-Gide可吸收生物膜完全包裹骨粉，生物膜的另一端塞入舌侧黏骨膜下。

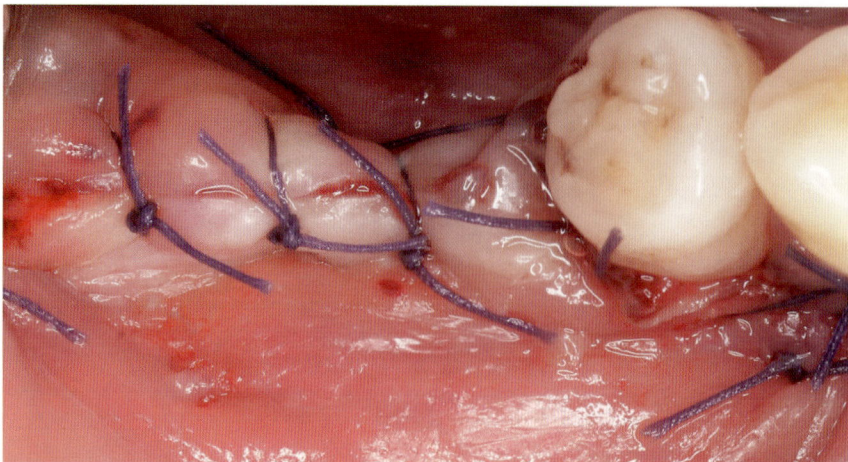

图14-11 颊舌侧充分减张后，用4-0可吸收线无张力下严密缝合创口。

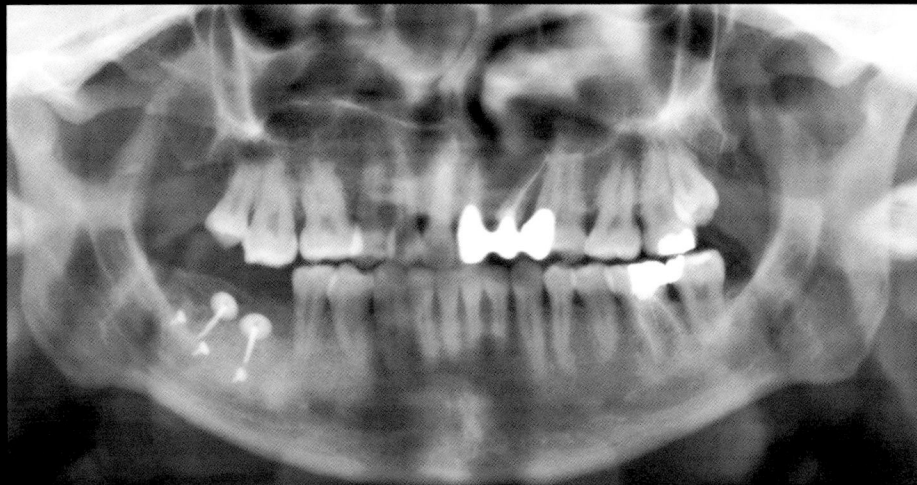

图 14-12　植骨术后 3 个月复诊，曲面断层片示帐篷钉及膜钉在位，骨粉包绕帐篷钉。

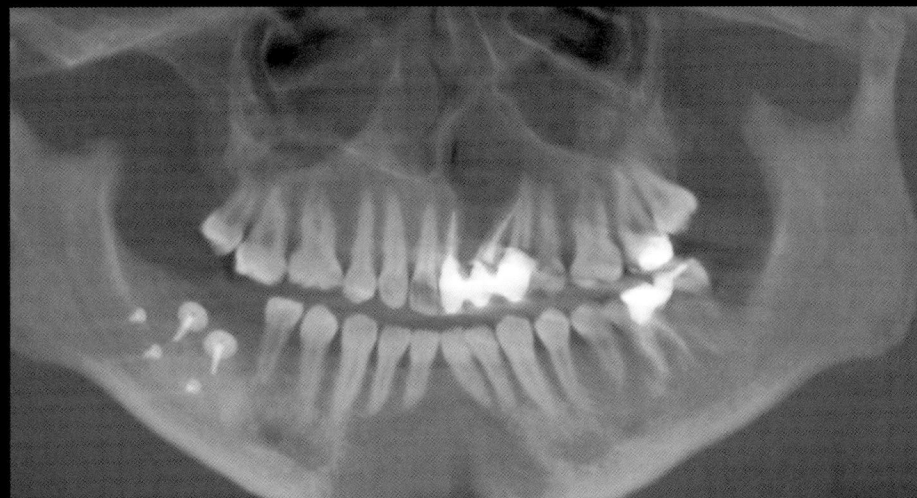

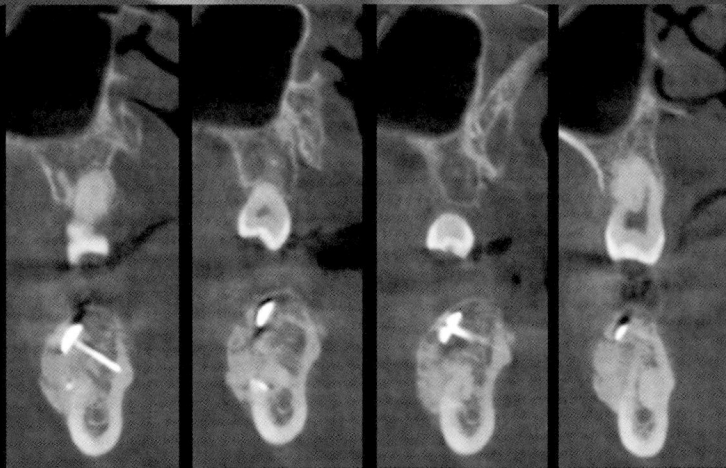

图 14-13　植骨术后 3 个月复诊，CBCT 示缺牙区牙槽嵴宽度显著增加，宽度为 10~12mm，骨粉包绕帐篷钉。

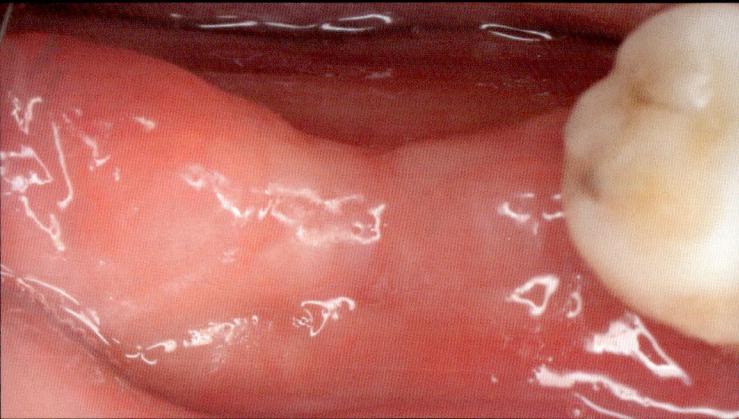

图14-14　植骨术后6个月复诊，口内见缺牙区颊侧凹陷消失，牙槽嵴宽度明显增加，附着龈宽度正常。

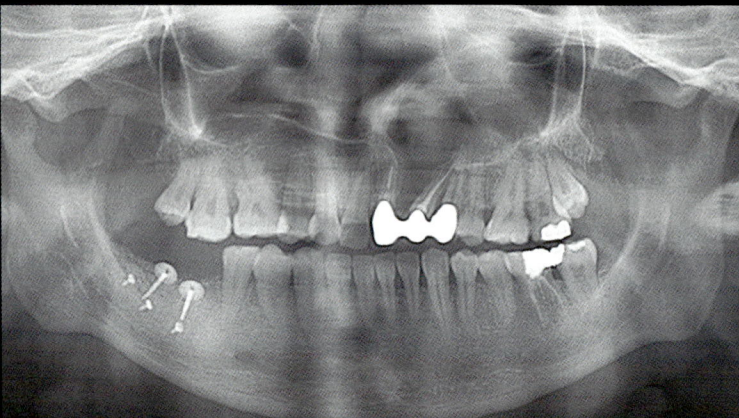

图14-15　植骨术后6个月复诊，曲面断层片示缺牙区有少量颗粒状骨粉，牙槽嵴高度较术后即刻及术后3个月稍有下降，影像显示骨量明显增加。

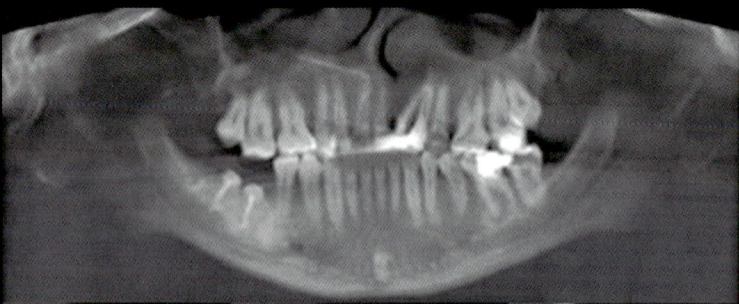

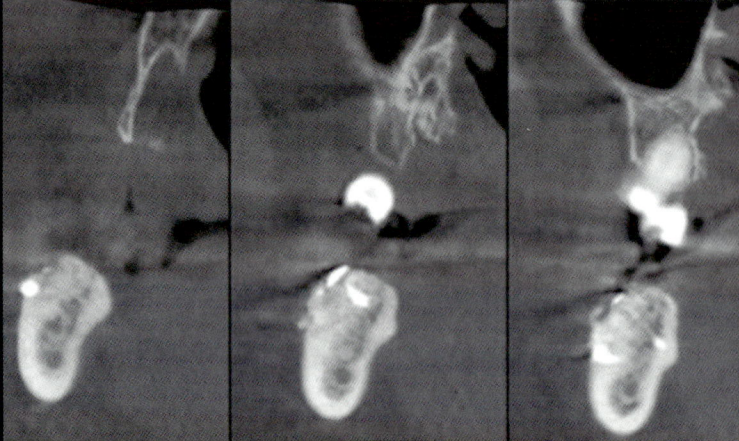

图14-16　植骨术后6个月复诊，CBCT示缺牙区骨粉颗粒基本消失，颊侧牙槽嵴与帐篷钉钉帽基本平齐，缺牙区牙槽嵴宽度8~9mm。

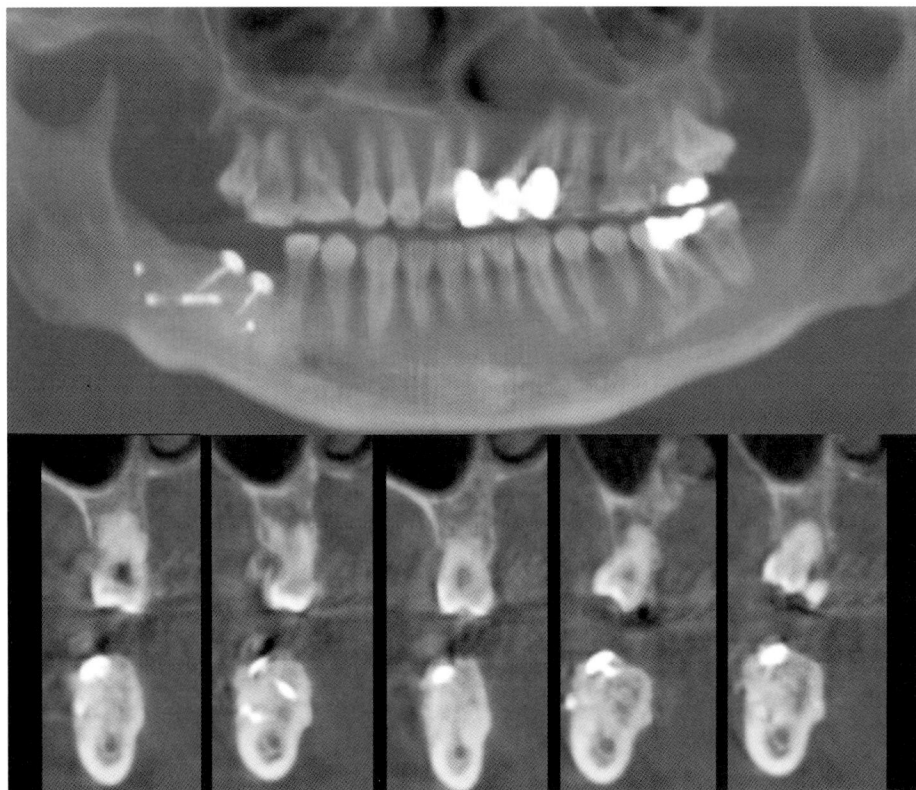

图 14-17 术后 8 个月复诊，CBCT 示缺牙区骨粉颗粒完全消失，新骨与基骨完全融合成一体，颊侧牙槽嵴与帐篷钉钉帽基本平齐，缺牙区牙槽嵴宽度约 8mm。

（3）植骨术后二期种植修复。由于上颌先天腭裂，上颌前牙区存在牙缺失（12 和 15），45 对应 16、46 对应 17 构建咬合关系，因此该患者仅在 46 位点植入 1 颗种植体即可。局麻下，在 46 位点植入 1 颗 NobelReplace CC 种植体（φ4.3mm×10mm），初期稳定性 >35Ncm，放置愈合基台。种植体植入后 4 个月 CBCT 示种植体周围骨结合良好，颊侧骨厚度 >2mm（图 14-18）。

（4）种植体植入后 4 个月，完成最终修复（螺丝固位的全瓷修复体），修复体颊侧骨丰满，与两侧牙槽嵴幅度协调，附着龈宽度 >3mm，修复体螺丝孔用光固化复合树脂充填（图 14-19a）；调𬌗至咬合关系正常（图 14-19b）。

（5）戴入最终修复体后 1.5 年复诊，口内见口腔卫生良好，牙龈无退缩，修复体螺丝孔内光固化复合树脂完整、无缺损（图 14-20a）；根尖片示种植体颈部牙槽骨稳定，无明显吸收（图 14-20b）；CBCT 示种植体周围骨量稳定，颊侧骨厚度 >2mm（图 14-21）。

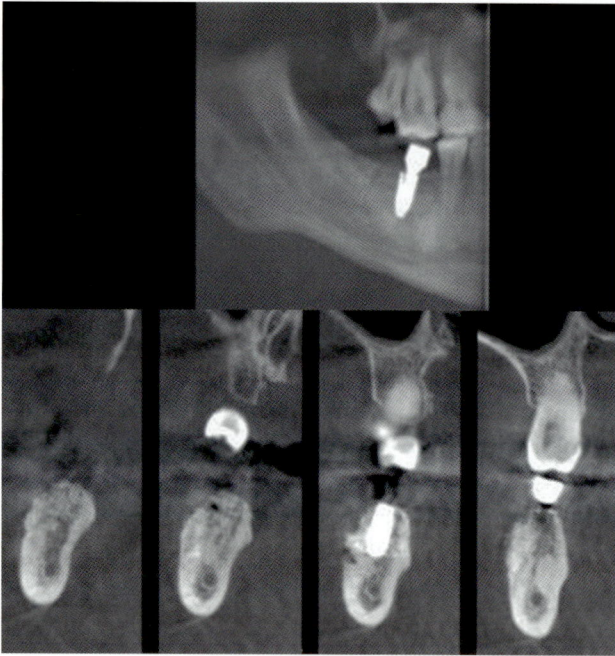

图14-18　基于咬合关系，在46位点植入1颗Nobel Replace CC种植体（φ4.3mm×10mm），初期稳定性>35Ncm，放置愈合基台；种植体植入后4个月CBCT示种植体已经完成骨结合，种植体唇侧骨量充足，骨厚度>2mm。

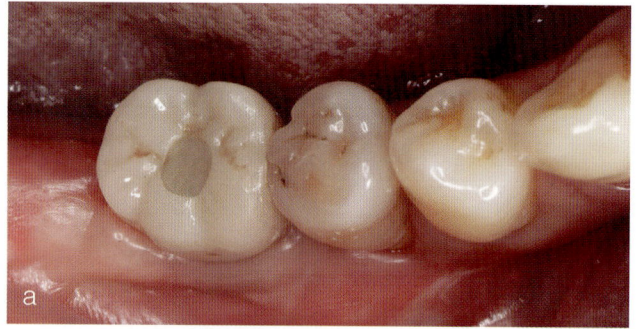

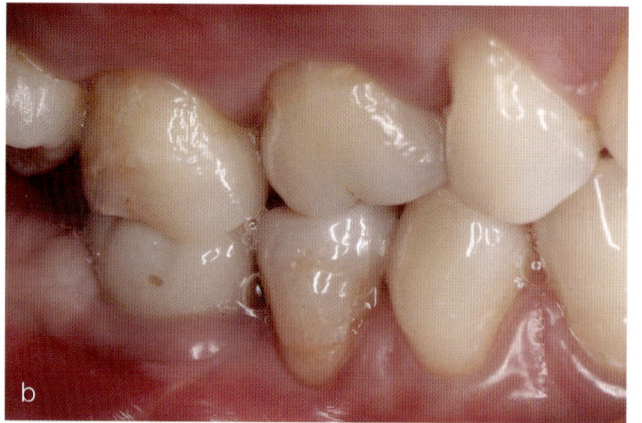

图14-19　种植体植入后4个月，戴入最终修复体（螺丝固位的全瓷修复体），修复体颊侧骨丰满，与两侧牙槽嵴幅度协调，附着龈宽度>3mm，修复体螺丝孔用光固化复合树脂充填（a）；调粭至咬合关系正常（b）。

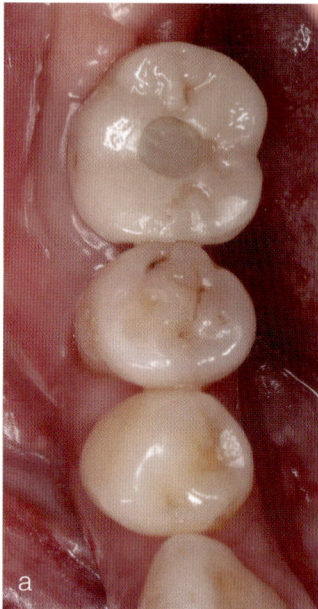

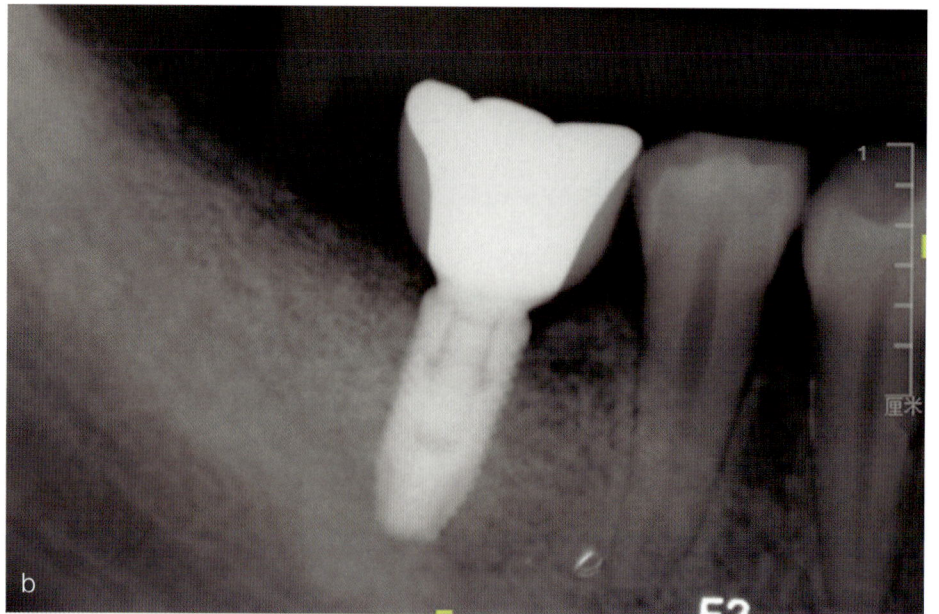

图14-20　戴入最终修复体后1.5年复诊，口内见修复体完整、无破损，螺丝孔内光固化复合树脂无脱落，牙龈无萎缩，软组织色泽健康（a）；根尖片示种植体颈部牙槽骨稳定，无明显吸收（b）。

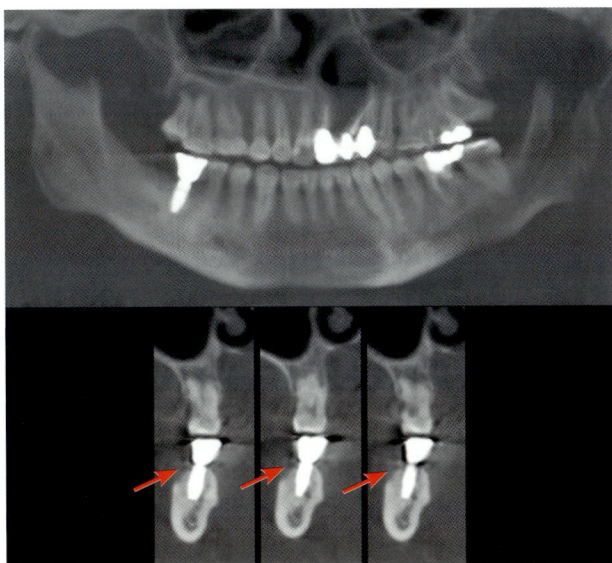

图14-21　戴入最终修复体后1.5年复诊，CBCT示种植体周围骨结合良好，骨量充足，颊侧骨厚度>2mm（红色箭头所示）。

案例点评

本案例治疗过程关键步骤模式图如图14-22所示。

下颌后牙区水平型骨缺损是缺牙后长期未修复、牙槽骨吸收的常见临床症状[1]。牙槽嵴水平型骨缺损时，影响了种植修复的治疗进程[2]。目前临床中主要通过Onlay骨块移植、钛网/聚四氟乙烯膜+GBR技术实现水平向骨修复与再生[3]。运用GBR技术进行水平向和垂直向骨修复与再生是目前临床常用的治疗方案，然而常用的可吸收GBR屏障膜材料可能会有空间维持力不足，另外后牙区咬肌的压力作用也会造成植骨区的塌陷风险[4]，故其在下颌后牙区骨增量治疗中效果不稳定[5-6]。本案例中笔者在下颌后牙骨缺损区选择基于帐篷钉技术的GBR骨增量方案[7]，获得了较理想的骨增量效果。

相较于其他骨增量方案，本案例选择的治疗方案的优点：

（1）帐篷钉及膜钉的使用加强了传统骨增量单纯使用植骨材料和屏障膜的方法获得足够的空间维持性，避免了膜移位、植骨区塌陷。

（2）下颌骨大面积水平型骨缺损修复重建术后往往会造成黏膜软组织的缺损与缺失，特别是附着龈丧失明显。本案例在植骨术中采用牙槽嵴顶偏舌侧切口，另外颊侧辅助切口有助于充分减张软组

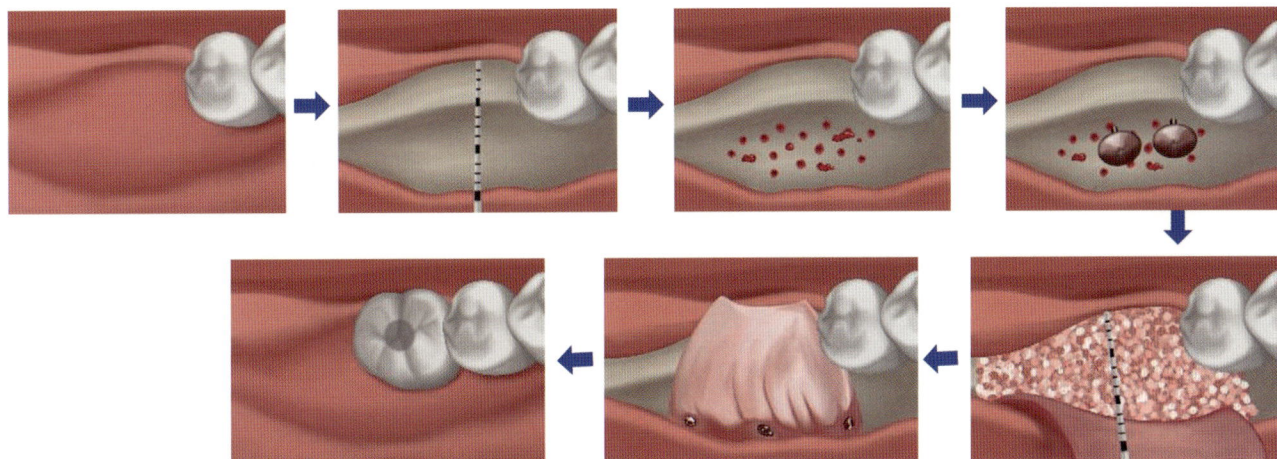

图14-22　本案例治疗过程关键步骤模式图。

织，因为垂直向骨量相对充足，因此植骨后缺损区的附着龈宽度充足，这对种植体的长期健康、稳定起着重要的作用。

难点与不足之处：

本案例作为下颌后牙区水平向骨增量的案例，采用帐篷钉技术取得了良好的牙槽骨水平向修复重建的效果，幸运的是，颊侧附着龈的宽度也并无明显的不足，避免了软组织的移植手术。但是我们要认识到临床上单纯水平型骨缺损的案例往往伴随着垂直向骨量的不足，进而造成颊侧软组织量不足，如第19章所述需进一步行软组织增量技术。

（浦益萍，赵正宜，邹多宏）

参考文献

[1] Buser D, Dula K, Belser U, et al. Localized ridge augmentation using guided bone regeneration. 1. Surgical procedure in the maxilla[J]. Int J Periodontics Restorative Dent, 1993, 13(1):29-45.

[2] Chiapasco M, Casentini P, Zaniboni M. Bone augmentation procedures in implant dentistry[J]. Int J Oral Maxillofac Implants, 2009, 24(Suppl): 237-259.

[3] Ciocca L, Lizio G, Baldissara P, et al. Prosthetically CAD-CAM-guided bone augmentation of atrophic jaws using customized titanium mesh: Preliminary results of an open prospective study[J]. J Oral Implantol, 2018, 44(2):131-137.

[4] Clavero J, Lundgren S. Ramus or chin grafts for maxillary sinus inlay and local onlay augmentation: comparison of donor site morbidity and complications[J]. Clin Implant Dent Relat Res, 2003, 5(3):154-160.

[5] Corinaldesi G, Pieri F, Sapigni L, et al. Evaluation of survival and success rates of dental implants placed at the time of or after alveolar ridge augmentation with an autogenous mandibular bone graft and titanium mesh: A 3-to 8-year retrospective study[J]. Int J Oral Maxillofac Implants, 2009, 24(6):1119-1128.

[6] Daga D, Mehrotra D, Mohammad S, et al. Tentpole technique for bone regeneration in vertically deficient alveolar ridges: A prospective study[J]. J Oral Biol Craniofac Res, 2018, 8(1):20-24.

[7] Deeb GR, Tran D, Carrico CK, et al. How effective is the tent screw pole technique compared to other forms of horizontal ridge augmentation?[J]. J Oral Maxillofac Surg, 2017, 75(10):2093-2098.

第 15 章

右下颌后牙区垂直型骨缺损的修复重建（单牙位）

RECONSTRUCTION OF SEVERE VERTICAL BONE DEFECT IN THE POSTERIOR AREA OF THE RIGHT MANDIBLE (SINGLE TOOTH)

案例简介

患者：女，45岁，广东深圳人。

主诉：右下颌后牙区残留牙根无法使用，要求拔除后种植修复。

现病史：患者自述右下颌后牙龋坏数年，未经任何治疗，牙冠缺失只存牙根；因影响进食，现要求拔除牙根，然后行种植修复。

既往史：否认全身系统性疾病史，否认药物过敏史，无吸烟及嗜酒史。

口腔检查：面部基本对称，46残根，Ⅲ度松

动，叩（+），牙龈轻微红肿，牙石Ⅱ度，47近中牙周袋深>5mm，牙槽嵴低平，颊侧凹陷，牙龈生物型为中厚龈生物型，余留牙咬合关系正常，开口度三横指，开口型正常。

影像学检查：曲面断层片示46残根，牙槽骨吸收至根尖，远中根尖低密度影；47近中根牙槽骨严重吸收（图15-1）。

CBCT示46远中牙槽骨高度显著降低，牙根部牙槽骨呈现凹陷性骨缺损，最低处距离下颌神经管3mm；47近中根牙槽骨缺损，牙周袋内有大块龈下牙石（图15-2）。

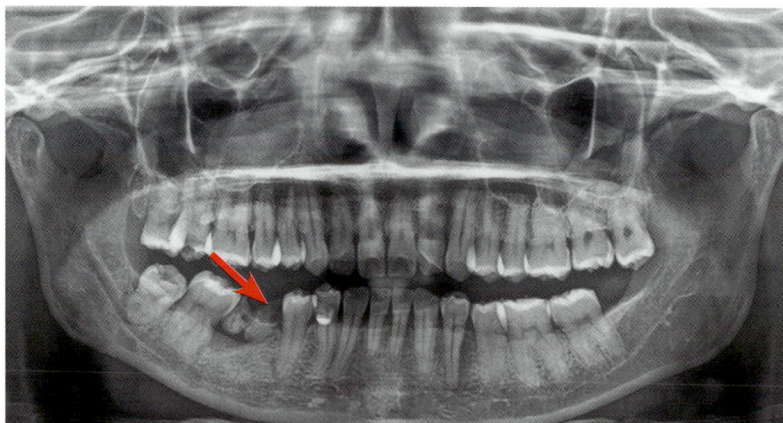

图15-1　曲面断层片示46残根，根尖区低密度影（红色箭头所示）。

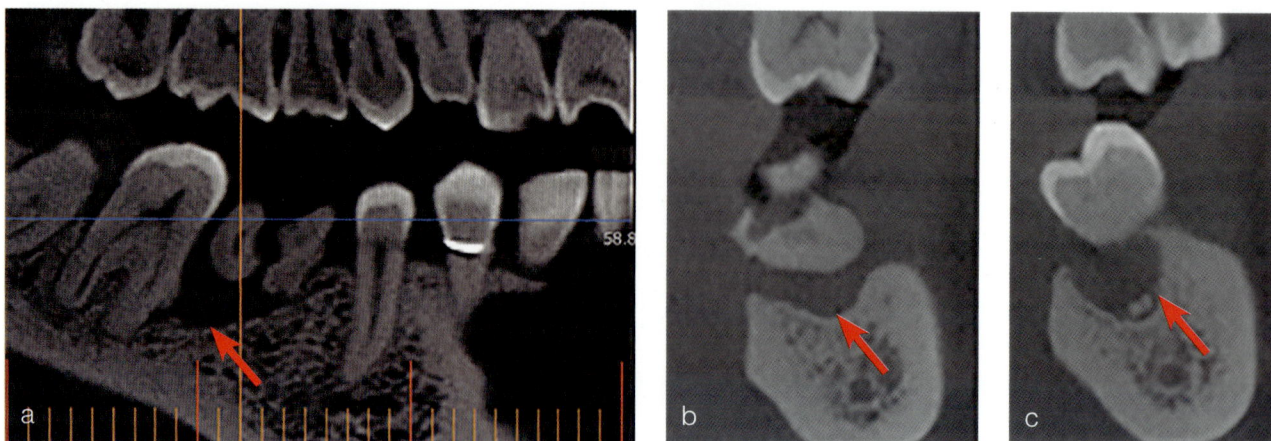

图15-2　CBCT示46根尖区牙槽骨吸收，远中斜形吸收尤为严重，47近中根近中牙槽骨缺损，根尖1/3处有大块龈下牙石（a，红色箭头所示）；根尖处牙槽骨呈现凹陷性骨缺损（b、c，红色箭头所示）。

诊断

（1）46残根。

（2）47近中牙槽骨缺损。

（3）46位点牙槽骨垂直型骨缺损。

治疗方案

本案例属于后牙区垂直型骨缺损的单颗牙种植修复，制订的治疗方案：①烤瓷冠桥修复；②牙槽骨垂直向骨增量+延期种植体植入。治疗方案①的优点是节省治疗时间，减少手术次数（45、47牙体预备，取模一次完成）；缺点是47近中牙槽骨缺损，>5mm牙周袋，其长期健康不确定，45、47

健康牙冠被破坏。治疗方案②的优点是骨增量完成后既可以为46位点种植提供条件又修复了47近中的牙槽骨，维护了47的长期健康稳定性，避免了45、47健康牙冠的破坏；缺点是手术次数多（拔牙、植骨及种植，分3次治疗），治疗周期较长。经过与患者的充分沟通后，患者选择治疗方案②，骨增量方式采用帐篷钉+GBR技术。

治疗过程

（1）局麻下，拔除46残根。

（2）拔牙后3个月复诊，拔牙创完全愈合，缺牙区牙槽骨高度显著降低，47近中骨缺损（图15-3和图15-4）。

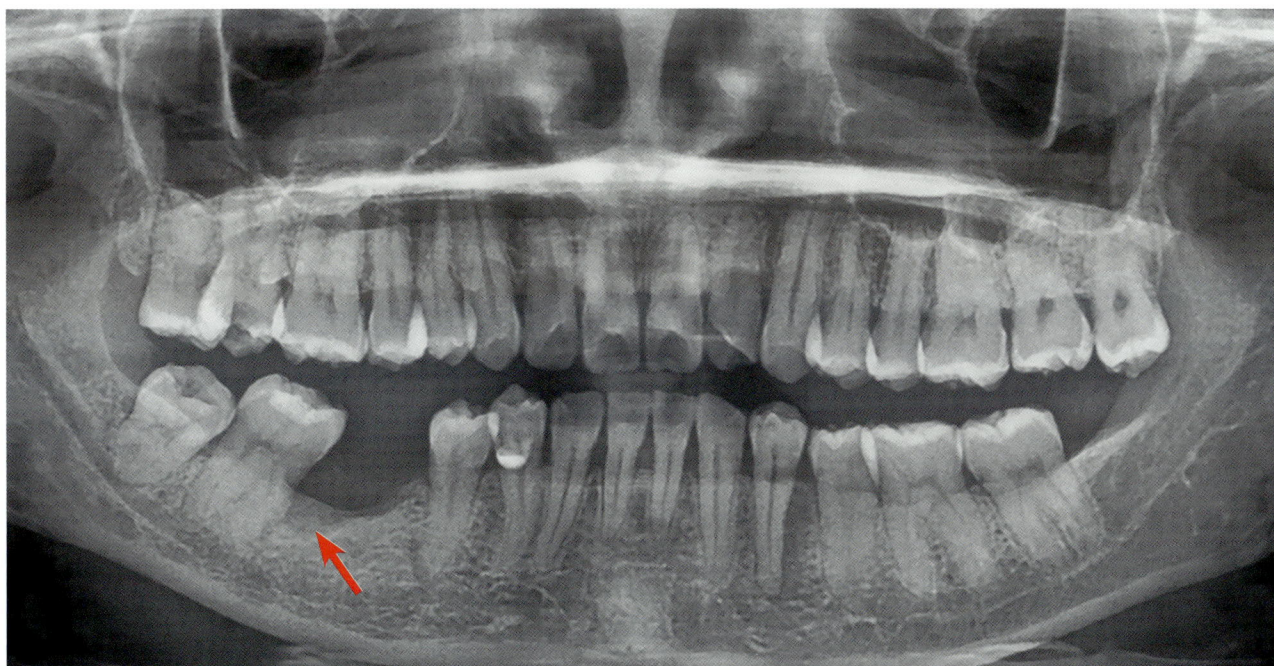

图15-3　46残根拔除后3个月，曲面断层片示缺牙区牙槽骨呈斜形吸收，高度显著降低（红色箭头所示）。

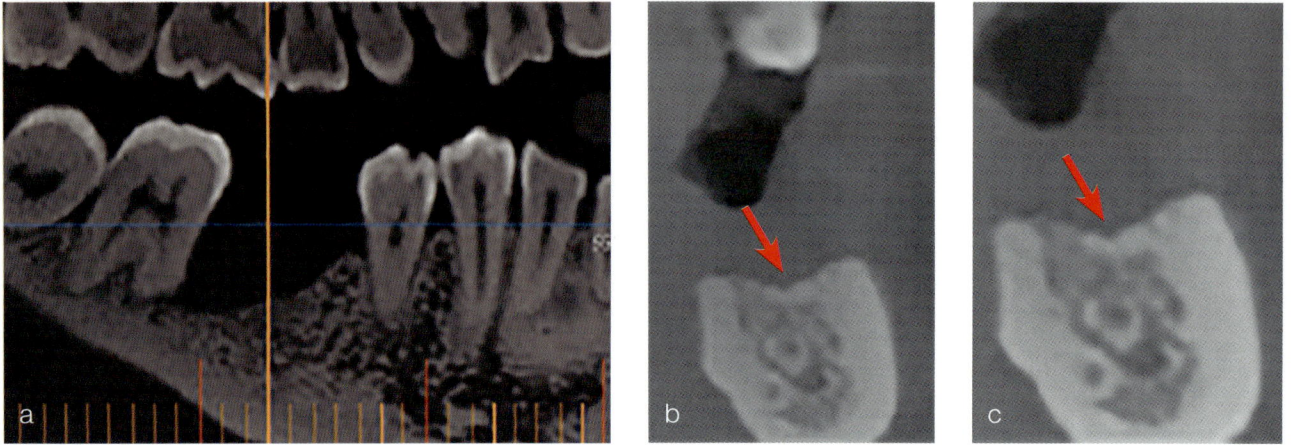

图15-4 46残根拔除后3个月，CBCT示46拔牙区牙槽骨高度显著降低，特别是远中骨缺损更明显（a）；牙槽嵴顶距神经管较近，为2～5mm（b、c，红色箭头所示）。

（3）局麻下，于右下颌缺牙区牙槽嵴顶做正中切口，翻全层黏骨膜瓣，充分暴露下方牙槽骨，见46缺牙区牙槽嵴顶部吸收，牙槽骨高度不足，47近中根的近中骨几乎完全缺失，根面暴露，骨缺损区大量肉芽组织存在（图15-5）。

（4）用软组织去除钻去除植骨区肉芽组织，利用滋养孔钻在植骨区制备滋养孔（图15-6）。

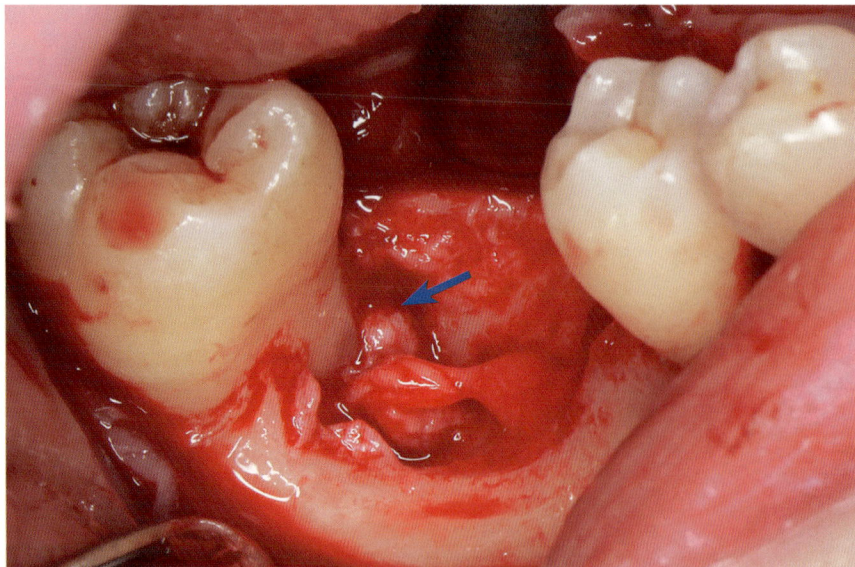

图15-5 局麻下，于牙槽嵴顶做正中切口，翻全层黏骨膜瓣，见46骨缺损区内存在大量肉芽组织，牙槽骨高度不足，47近中根暴露（蓝色箭头所示）。

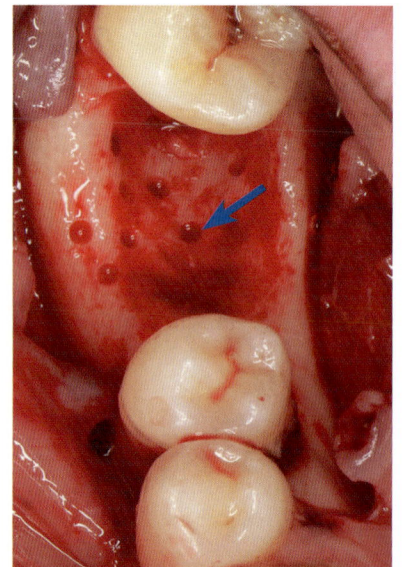

图15-6 用软组织去除钻去除肉芽组织后，利用滋养孔钻在植骨区制备滋养孔（蓝色箭头所示）。

（5）颊舌侧充分减张，舌侧黏膜减张高度>15mm（图15-7a），颊侧黏膜减张高度>15mm（图15-7b）。

（6）在植骨区垂直向植入1枚帐篷钉（钉帽φ6mm×10mm）（图15-8）。

（7）选择1张Bio-Gide可吸收生物膜（Geistlich，25mm×25mm），用膜钉把生物膜的一端固定在牙槽骨上，植入Bio-Oss骨粉（Geistlich，1.0g）（图15-9a），然后将可吸收生物膜完全包裹骨粉，生物膜的另一端塞入舌侧黏膜下（图15-9b），用4-0可吸收线无张力下严密缝合创口（图15-9c）。

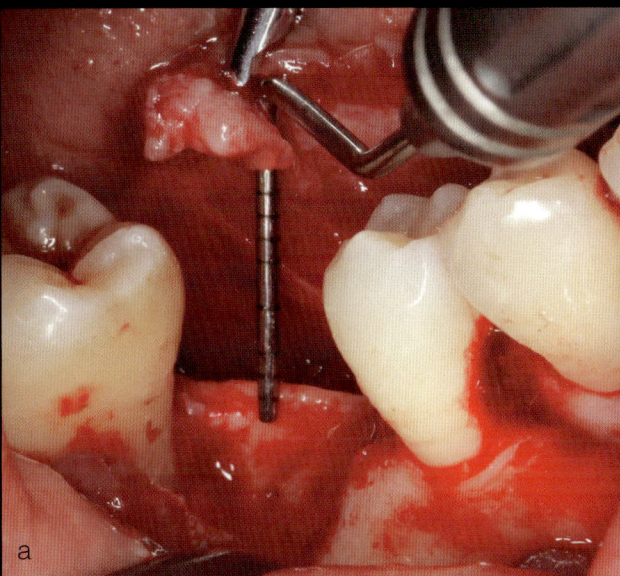
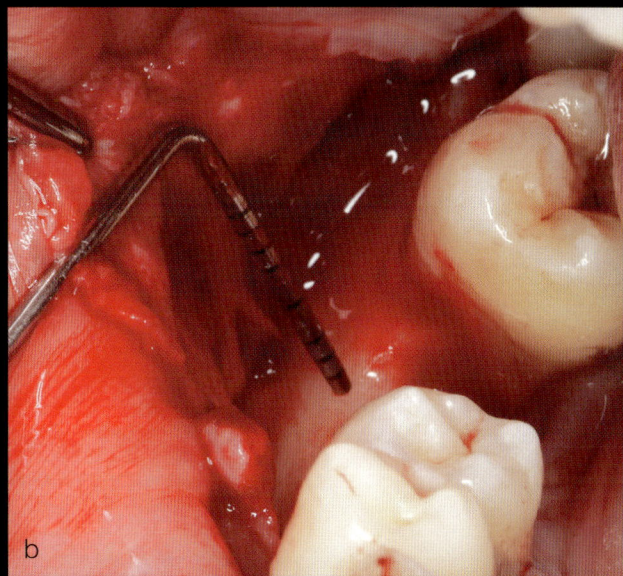

图15-7　切口的颊舌侧充分减张，舌侧黏膜减张高度>15mm（a）；颊侧黏膜减张高度>15mm（b）。

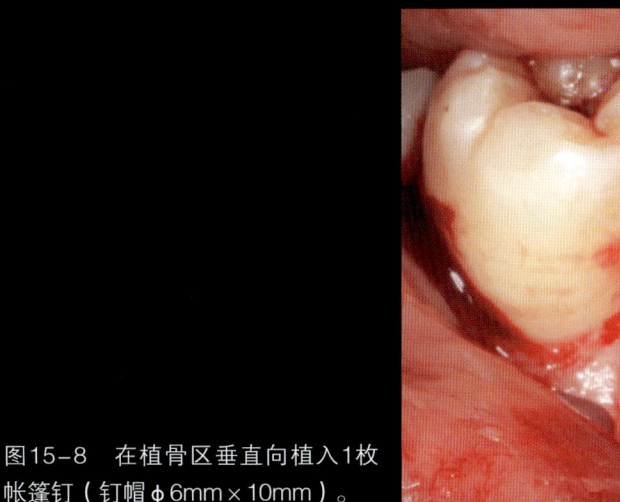
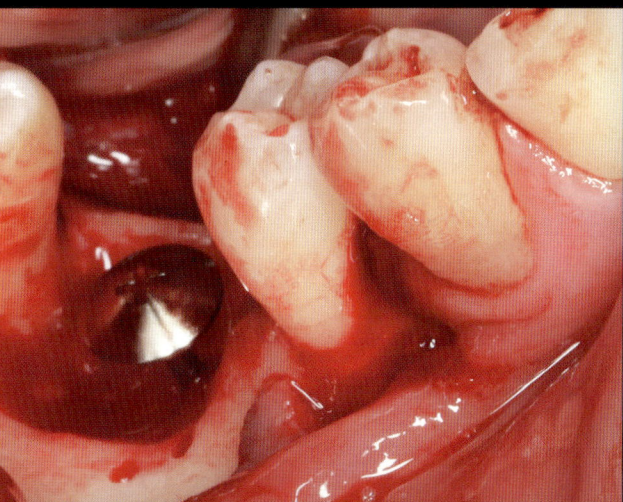

图15-8　在植骨区垂直向植入1枚帐篷钉（钉帽φ6mm×10mm）。

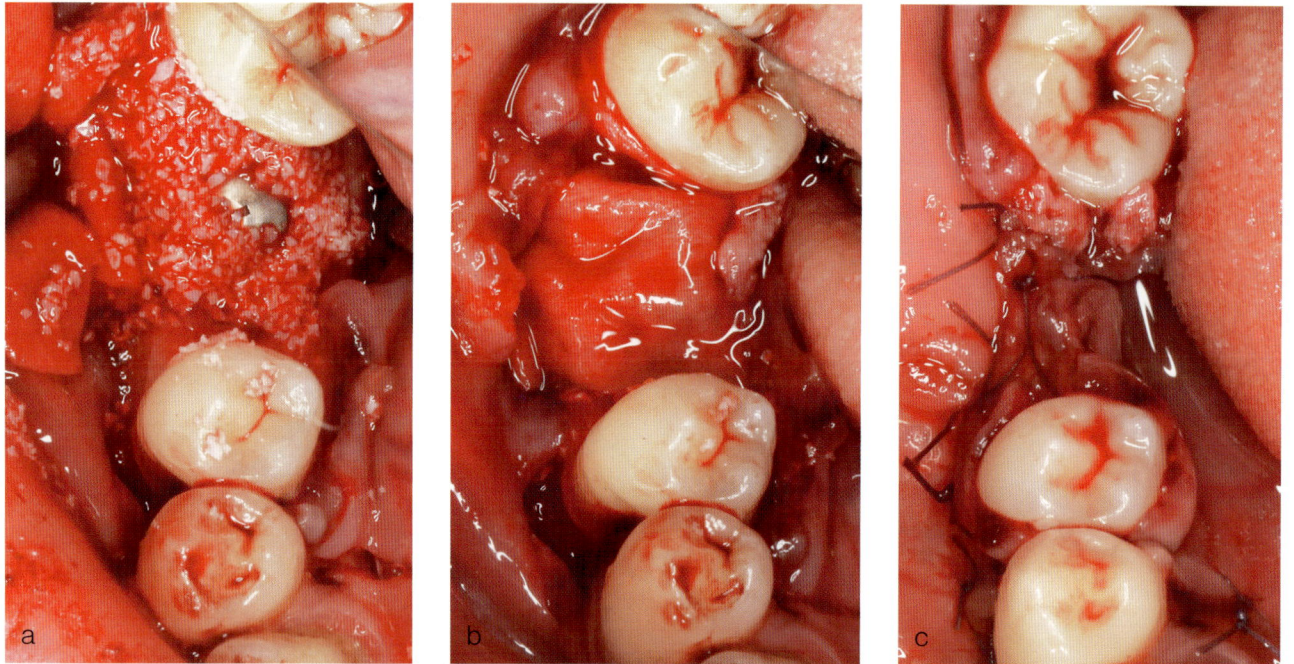

图15-9　用膜钉把Bio-Gide可吸收生物膜（Geistlich，25mm×25mm）的一端固定在颊侧牙槽骨上［a，植入Bio-Oss骨粉（Geistlich，1.0g）；b，然后将可吸收生物膜完全包裹骨粉，生物膜的另一端塞入舌侧黏膜下；c，用4-0可吸收线无张力下严密缝合创口］。

（8）植骨术后2周复诊，曲面断层片示46缺牙区牙槽骨高度明显改善，47近中根面被骨粉包绕，1枚帐篷钉和2枚膜钉在位（图15-10）；CBCT示帐篷钉钉帽被骨粉包绕，呈现高密度影，帐篷钉距离神经管>2mm（图15-11）。

（9）植骨术后8个月复诊，口内见创口愈合良好，颊侧无凹陷，舌侧钉帽部分暴露，但无炎症（图15-12）。

（10）局麻下，切开右下颌骨缺损区黏膜，充分暴露帐篷钉及膜钉（图15-13）。取出帐篷钉及膜钉（图15-14a），可见骨缺损区被新骨充填（图15-14b）。

（11）逐级预备种植窝洞，植入1颗种植体（Straumann，φ4.1mm×8mm），安放封闭螺丝，但种植体颈部唇侧骨量稍有不足（图15-15）。

（12）局部制备滋养孔（图15-16a），再次植入Bio-Oss骨粉（Geistlich，0.25g）（图15-16b），覆盖Bio-Gide可吸收生物膜（Geistlich，13mm×25mm）（图15-17a），减张后用4-0可吸收线严密缝合创口（图15-17b）。

（13）种植体植入后2周复诊，拆线后CBCT示种植体位置佳，距离神经管较近（1~2mm），但神经管上方骨壁完整（图15-18a），种植体颈部新植入骨粉完全覆盖骨缺损区，种植体唇侧骨厚度>2mm（图15-18b）。

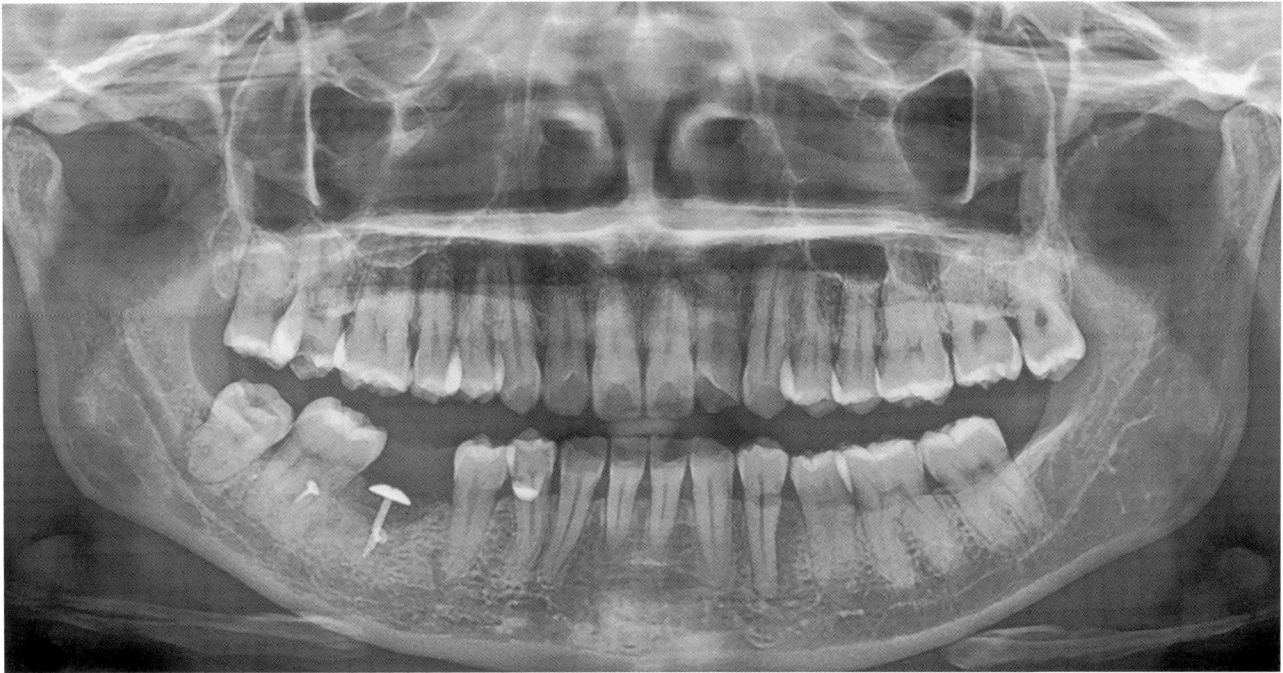

图15-10　植骨术后2周复诊，曲面断层片示46区帐篷钉及膜钉在位，骨缺损区被骨粉充填。

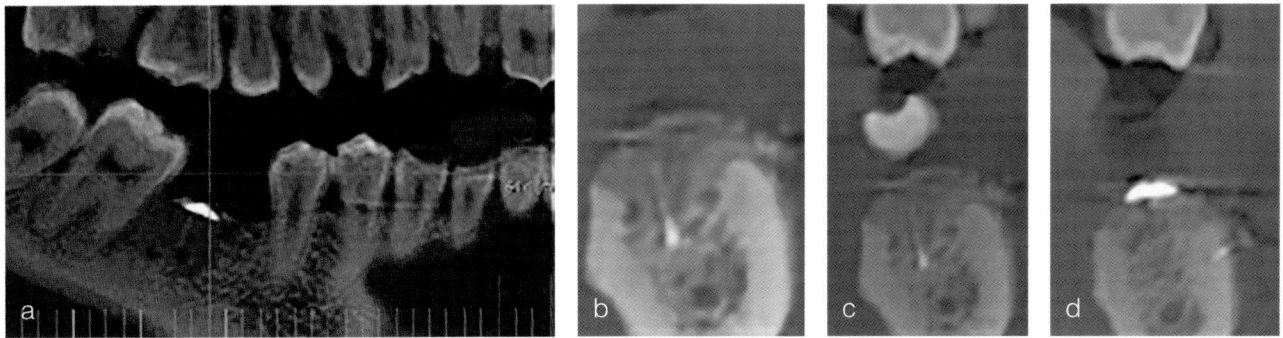

图15-11　植骨术后2周复诊，CBCT示骨缺损区完全被骨粉充填（a）；帐篷钉距离神经管>2mm（b）；帐篷钉被骨粉包绕（c、d）。

（14）种植体植入后4个月复诊，局麻下，二期手术更换高愈合基台，放置愈合基台4周后复诊，创口愈合良好，前庭沟变浅，附着龈宽度不足（图15-19）。

（15）种植体植入后4个月复诊，行前庭沟加深术/附着龈增宽术：局麻下，用11号尖刀片在愈合基台颊侧，沿附着龈根方剥离黏膜（保留骨膜），剥离至前庭沟预成深度，然后用5-0可吸收线把游离端黏膜固定在骨膜上（图15-20）。

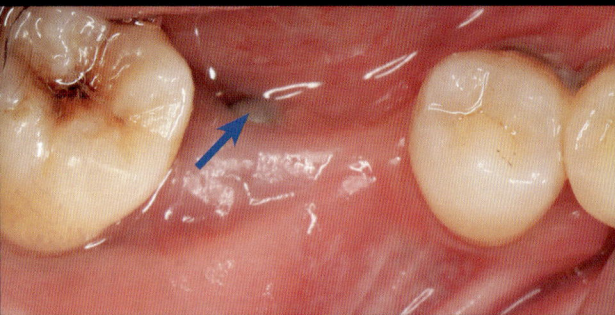

图15-12 植骨术后8个月复诊，帐篷钉钉帽舌侧部分暴露（蓝色箭头所示）。

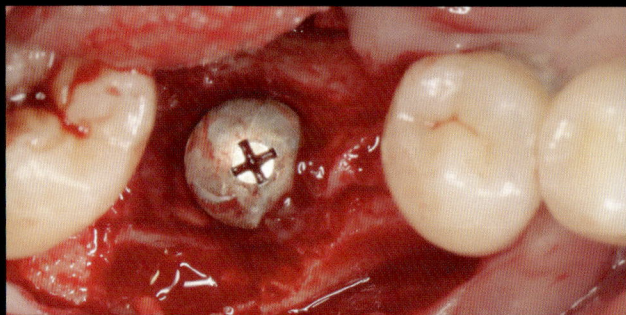

图15-13 局麻下，切开右下颌骨缺损区黏膜，充分暴露帐篷钉及膜钉。

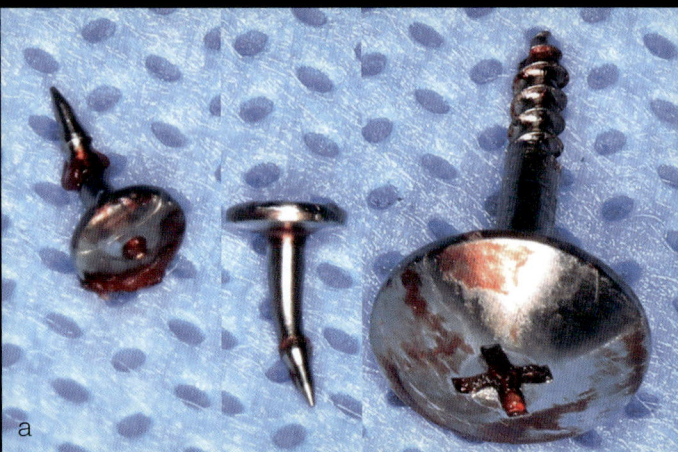

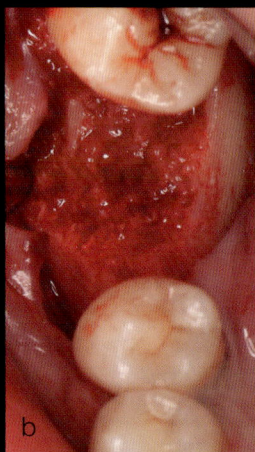

图15-14 取出帐篷钉及膜钉（a），可见骨缺损区有大量新骨形成（b）。

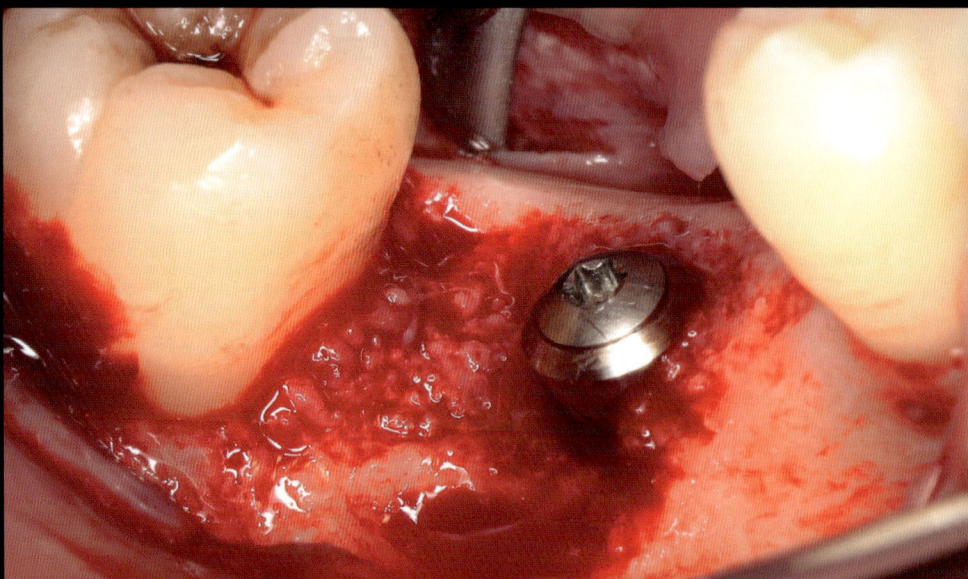

图15-15 植入1颗种植体（Straumann，φ4.1mm×8mm），扭矩约15Ncm，安放封闭螺丝。

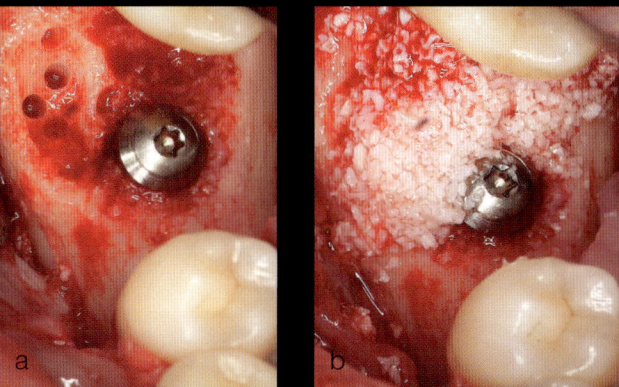

图15-16　种植体颈部颊侧部分骨缺损，制备滋养孔（a），再次植入Bio-Oss骨粉（Geistlich，0.25g）（b）。

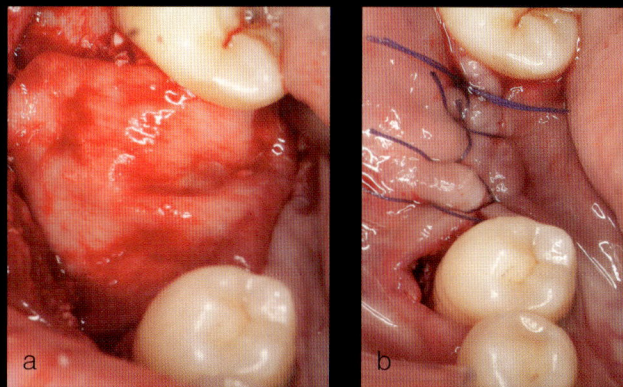

图15-17　覆盖Bio-Gide可吸收生物膜（a）；减张后用4-0可吸收线严密缝合创口（b）。

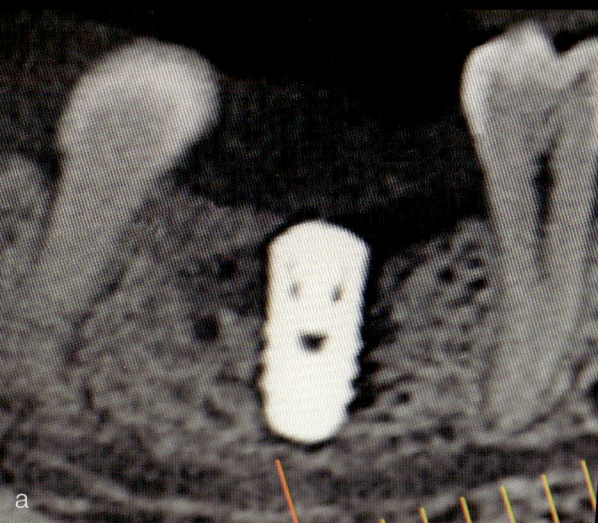

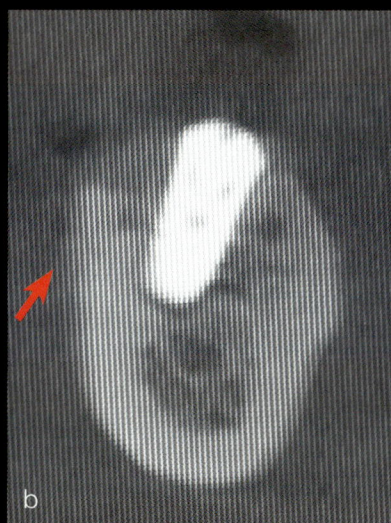

图15-18　种植体植入后2周复诊，CBCT示种植体距离神经管较近，但神经管骨壁完整（a）；种植体颈部新植入骨粉完全覆盖骨缺损区，种植体唇侧骨厚度>2mm（b，红色箭头所示）。

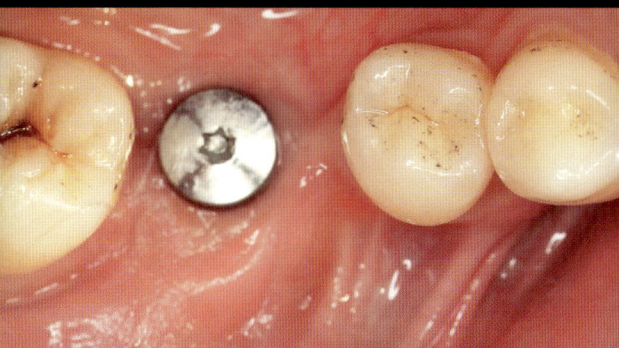

图15-19　种植体植入后4个月复诊，局麻下，二期手术更换愈合基台。术后4周复诊，创口完全愈合，前庭沟变浅，附着龈宽度不足。

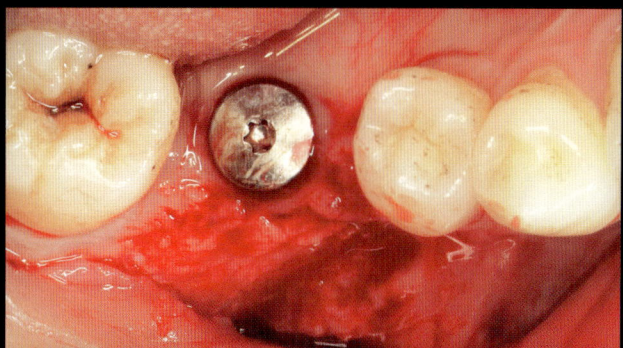

图15-20　种植体植入后4个月复诊，局麻下，用11号尖刀片在46颊侧沿着附着龈上端切半厚瓣，根向剥离黏膜至前庭沟预成深度。

（16）本案例选择Mucograft可吸收胶原基质（Geistlich，20mm×30mm）作为创面覆盖材料（图15-21）。

（17）将1片Mucograft可吸收胶原基质放置创面区（图15-22a），然后用5-0可吸收线将其固位在下方的骨膜上（图15-22b）。

（18）把预成的前庭沟保持器戴入口内，螺丝固位在种植体上，螺丝孔用暂封材料封闭（图15-23）。

（19）前庭沟加深术后1个月复诊，保持器完整、无损坏，暂封材料在位（图15-24）；取出前庭沟保持器，口内见创面完全愈合，前庭沟深度显著增加，更换愈合基台（图15-25）。

（20）前庭沟加深术后2个月复诊，口内见前庭沟深度显著加深，附着龈宽度增加，常规取模，制作螺丝固位的全瓷修复体（图15-26）。戴入全瓷修复体后，用光固化复合树脂封闭殆面螺丝孔（图15-27a），调殆至咬合关系正常（图15-27b）。

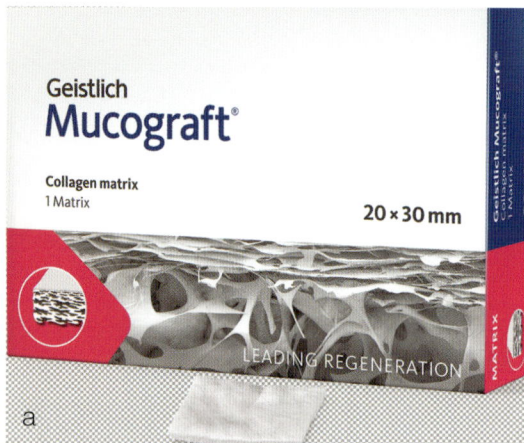

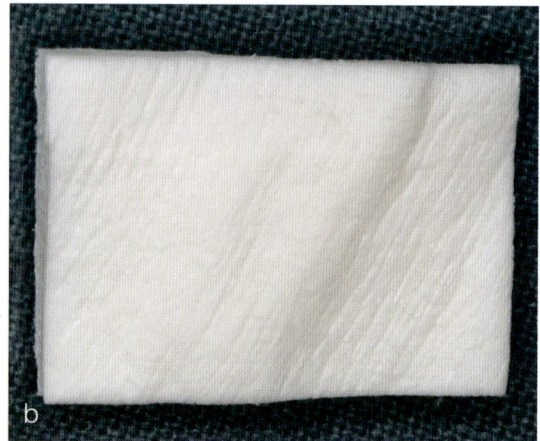

图15-21　选择Mucograft可吸收胶原基质（Geistlich，20mm×30mm）作为创面覆盖材料（a）；厚度约3mm（b）。

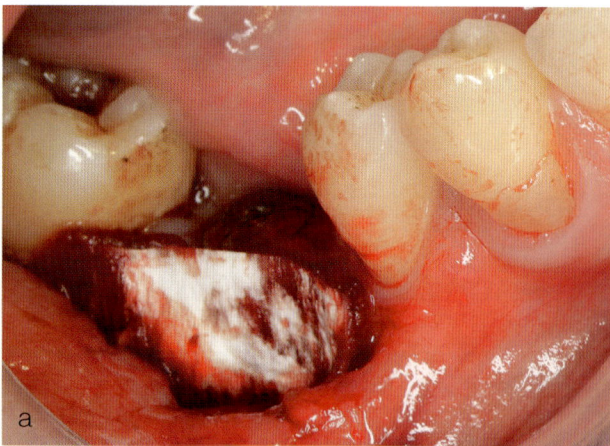

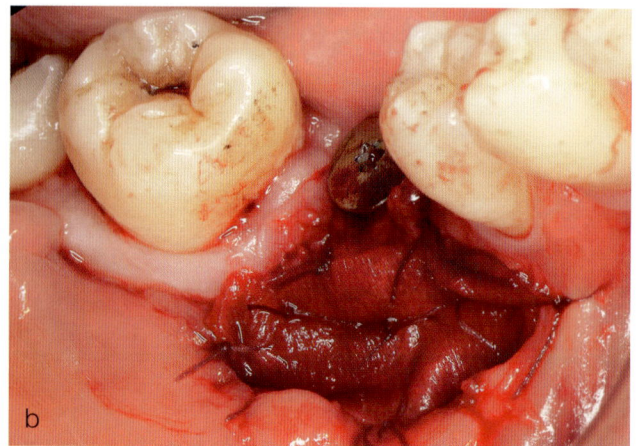

图15-22　将修整后的Mucograft可吸收胶原基质放置创面区（a），然后用5-0可吸收线将其缝合固位在下方的骨膜上（b）。

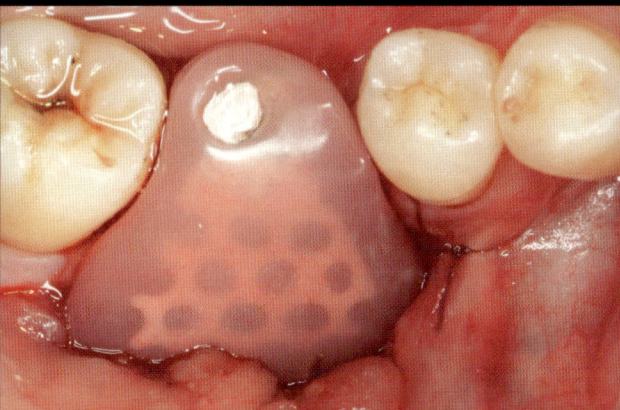

图15-23　戴入预成的前庭沟保持器。

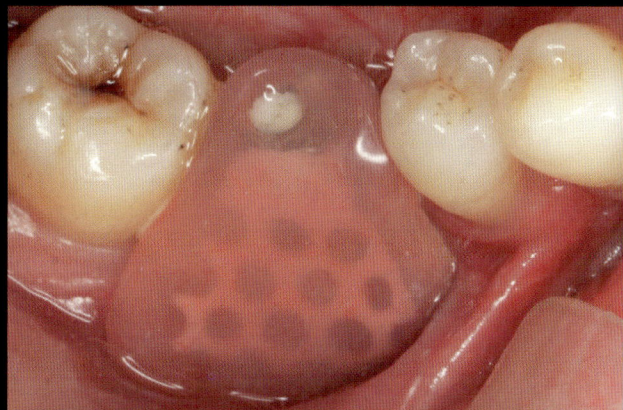

图15-24　前庭沟加深术后1个月复诊，口内见保持器完整、无损坏。

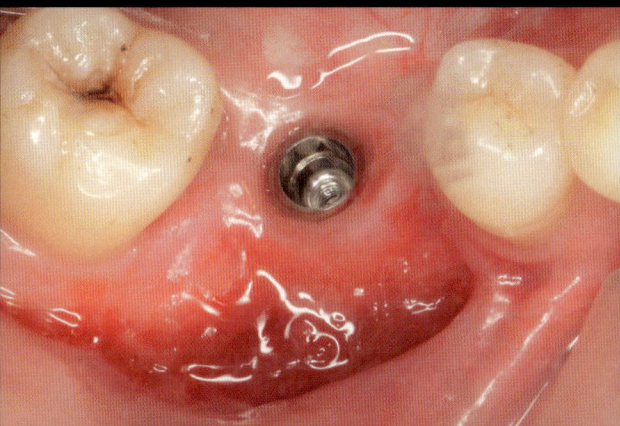

图15-25　取出前庭沟保持器，口内见创面软组织愈合良好，但色泽呈鲜红色。

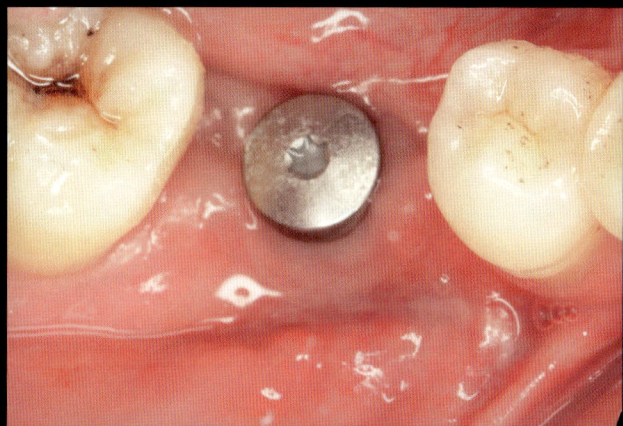

图15-26　前庭沟加深术后2个月复诊，见前庭沟深度显著加深，附着龈宽度增加，软组织色泽健康。

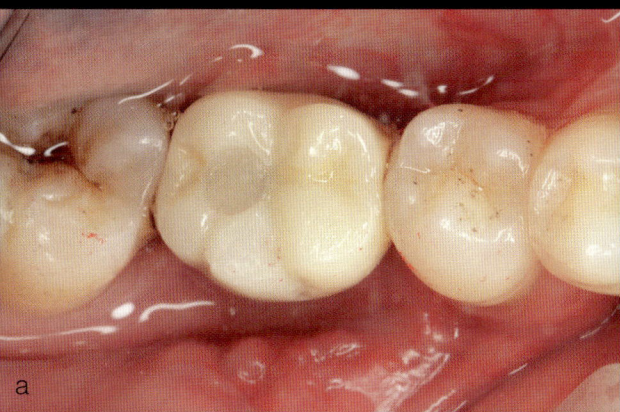

a

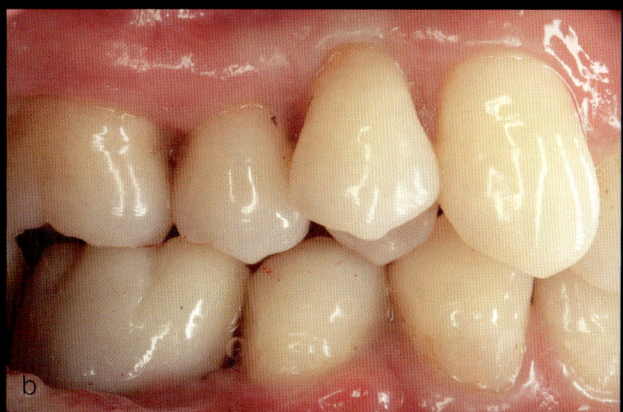

b

图15-27　戴入螺丝固位的全瓷修复体，用光固化复合树脂封闭螺丝孔（a）；调验至咬合关系正常（b）。

（21）戴入最终修复体后，根尖片示修复体已就位（图15-28）。

（22）戴入最终修复体后2.5年复诊，口内见修复体完整、无损坏，颈部软组织无退缩（图15-29a），咬合关系良好（图15-29b）。

（23）戴入最终修复体后2.5年复诊，根尖片示种植体周围骨结合良好，种植体颈部骨稳定，无明显吸收（图15-30a）。CBCT示植骨区及种植体周围牙槽骨高度稳定，无明显吸收，种植体颊侧骨厚度>2mm（图15-30b）。

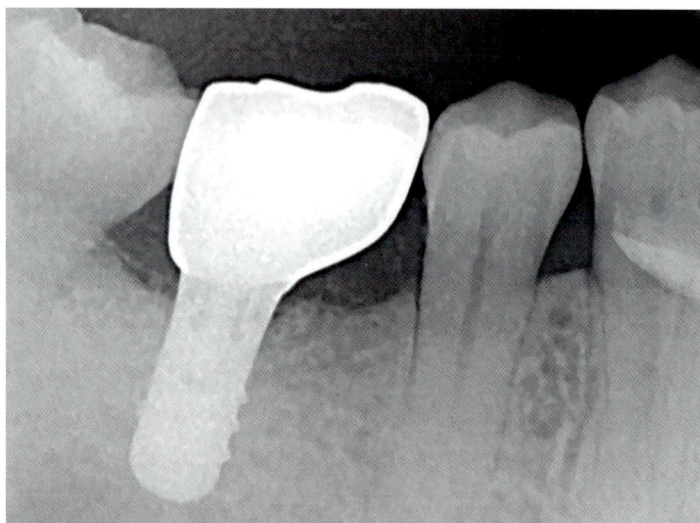

图15-28　戴入最终修复体后，根尖片示修复体已就位。

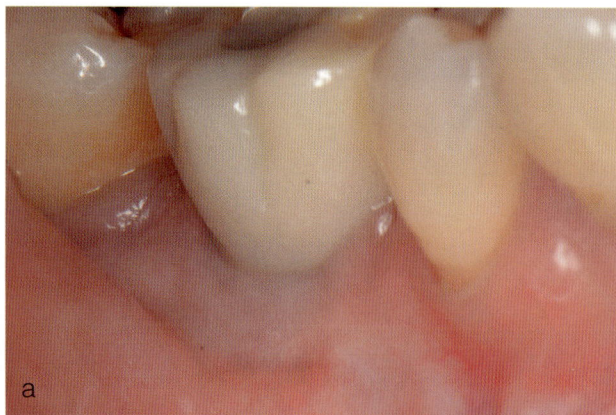

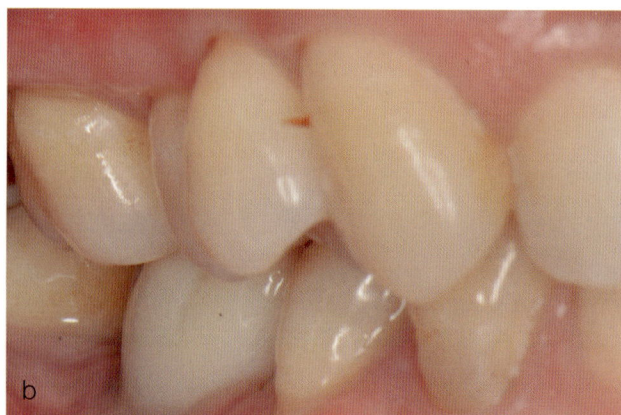

图15-29　戴入最终修复体后2.5年复诊，口内见修复体完整、无损坏，颈部周围软组织稳定，附着龈宽度稳定，色泽健康（a）；咬合关系良好（b）。

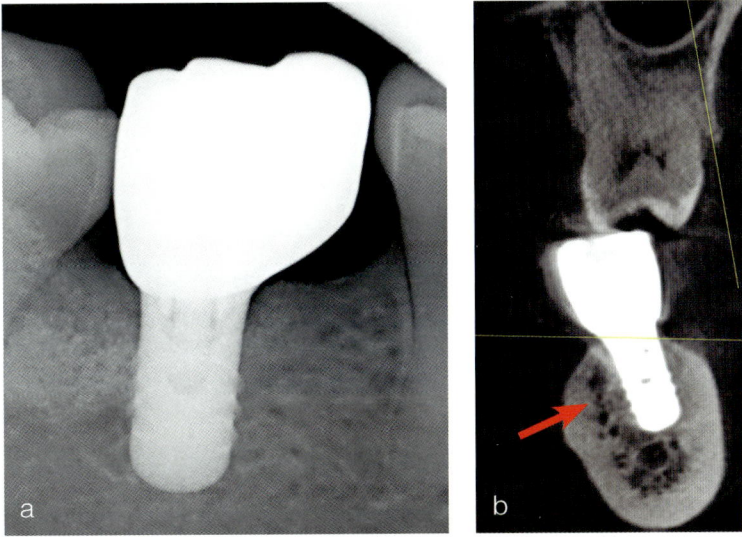

图15-30　戴入最终修复体后2.5年复诊，根尖片示种植体颈部骨稳定（a）；CBCT示植骨区牙槽骨高度稳定，种植体周围骨结合良好，无明显吸收，种植体颊侧骨厚度>2mm（b，红色箭头所示）。

案例点评

　　本案例治疗过程关键步骤模式图如图15-31所示。

　　颌面部肿瘤、外伤、牙周炎及牙齿缺失等导致的牙槽骨缺损在临床上较为常见，发病率高达83%[1]。牙槽骨缺损后，常伴随软组织萎缩，从而造成唇颊侧软组织附丽过高，导致前庭沟变浅及附着龈宽度不足。种植修复成功的关键因素除需要有足够的牙槽骨外，种植体周围附着龈宽度及前庭沟深度对于维持种植修复体的长期健康、稳定也是不可或缺的。附着龈可以对抗机械摩擦，避免黏膜增生，进而抵御细菌的根向侵入，防止骨吸收及种植体周围炎的发生[2-4]。由牙齿缺失或炎症等原因导致附着龈宽度不足或缺失，医生常使用腭侧自体游离龈瓣移植术来恢复或改善种植后种植体周围附着龈的宽度，自体结缔组织移植术是治疗牙龈退缩疾病的金标准，游离龈移植术则是增宽附着龈的首选方法[5-6]。尽管自体软组织移植术能获得良好的临床效果，但存在着增加临床操作时间、供区量有限、供区手术创伤及美学满意度不确定等局限性[4,7-8]。本案例因右下颌后牙根尖慢性炎症致牙槽骨垂直型骨

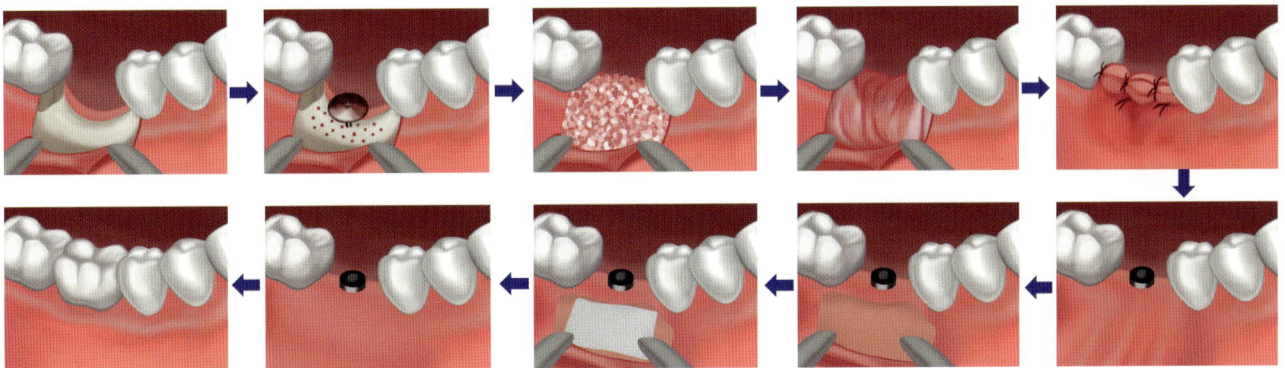

图15-31　本案例治疗过程关键步骤模式图。

缺损，笔者选择了基于帐篷钉技术的GBR骨增量治疗方案，获得了较理想的骨增量效果；同时，在种植体植入后采用可吸收胶原基质完成了前庭沟加深术/附着龈增宽术，获得了良好的效果。增宽的附着龈颜色和质地均与正常组织相似。修复后临床效果良好，种植体周围软硬组织稳定。

相较于其他骨增量方案，本案例选择的治疗方案的优点：

（1）单纯使用生物材料（Bio-Oss骨粉，Geistlich）完成骨增量，避免了自体骨的使用。

（2）基于帐篷钉技术的GBR骨增量术简化了骨增量手术过程。

（3）采用人工可吸收胶原基质完成了前庭沟加深术及附着龈增宽术，避免了自体腭侧软组织的获取，减轻了患者痛苦。

（4）经过2.5年的随访，治疗效果稳定，取得了满意的临床效果，值得推广此治疗方案。

（周琴，李扬，邹多宏）

参考文献

[1] Indurkar MS, Verma R. Evaluation of the prevalence and distribution of bone defects associated with chronic periodontitis using cone-beam computed tomography: a radiographic study[J]. J Inter-disciplinary Dentistry, 2016, 6(3):104-109.

[2] Warrer K, Buser D, Lang NP, et al. Plaque-induced peri-implantitis in the presence or absence of keratinized mucosa. An experimental study in monkeys[J]. Clin Oral Implants Res,1995, 6(3):131-138.

[3] Buyukozdemir Askin S, Berker E, Akincibay H, et al. Necessity of keratinized tissues for dental implants: a clinical, immunological, and radiographic study[J]. Clin Implant Dent Relat Res, 2015,17(1):1-12.

[4] Camargo PM, Melnick PR, Kenney EB. The use of free gingival grafts for aesthetic purposes[J]. Periodontol 2000, 2001, 27:72-96.

[5] Chambrone L, Chambrone D, Pustiglioni FE, et al. Can subepithelial connective tissue grafts be considered the gold standard procedure in the treatment of miller class I and II recession-type defects[J]. J Dent, 2008, 36(9):659-671.

[6] Agudio G, Nieri M, Rotundo R, et al. Free gingival grafts to increase keratinized tissue: a retrospective long-term evaluation (10 to 25 years) of outcomes[J]. J Periodontol, 2008, 79(4):587-594.

[7] Griffin TJ, Cheung WS, Zavras AI, et al. Postoperative complications following gingival augmentation procedures[J]. J Periodontol, 2006, 77(12):2070-2079.

[8] Simons AM, Darany DG, Giordano JR. The use of free gingival grafts in the treatment of peri-implant soft tissue complications: Clinical report[J]. Implant Dent,1993, 2(1):27-30.

第 16 章

左下颌后牙区垂直型骨缺损的修复重建（多牙位）

RECONSTRUCTION OF SEVERE VERTICAL BONE DEFECT IN THE POSTERIOR AREA OF THE LEFT MANDIBLE (MULTIPLE TEETH)

案例简介

患者：男，55岁，安徽六安人。

主诉：下颌后牙区缺失6个月，现要求种植修复。

现病史：患者自述左下颌后牙松动数年，在外院拔除后，现想种植修复缺失后牙。

既往史：否认全身系统性疾病史，否认药物过敏史，无吸烟史。

口腔检查：36、37缺失，牙龈无红肿，邻牙35

无松动，对颌26松动Ⅰ度，27无松动，下颌33-43烤瓷联冠修复，17缺失，开口度约三横指；双侧TMJ区无压痛、无弹响。

影像学检查：曲面断层片示36、37牙槽窝低密度影，37位点神经管外露在口腔黏膜软组织下，26牙槽骨吸收至根1/3（图16-1）。

CBCT示36、37牙槽窝呈现低密度影，36位点的牙槽骨距离下颌神经管约2mm，37位点神经管上方牙槽骨完全缺失（神经管与口腔黏膜直接接触）（图16-2）。

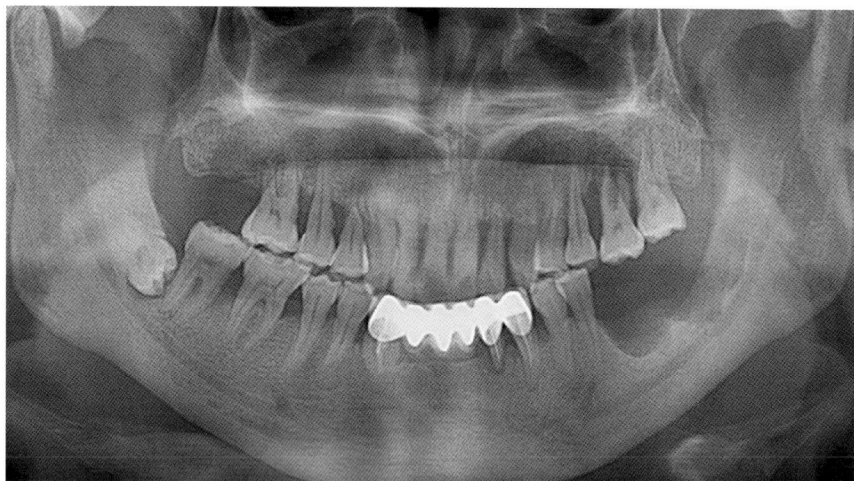

图16-1 曲面断层片示36、37牙缺失，缺牙区牙槽骨高度严重不足，呈现低密度影，26牙槽骨吸收至根1/3，17缺失，32、33及43烤瓷联冠修复31-42，且已经完成根管治疗。

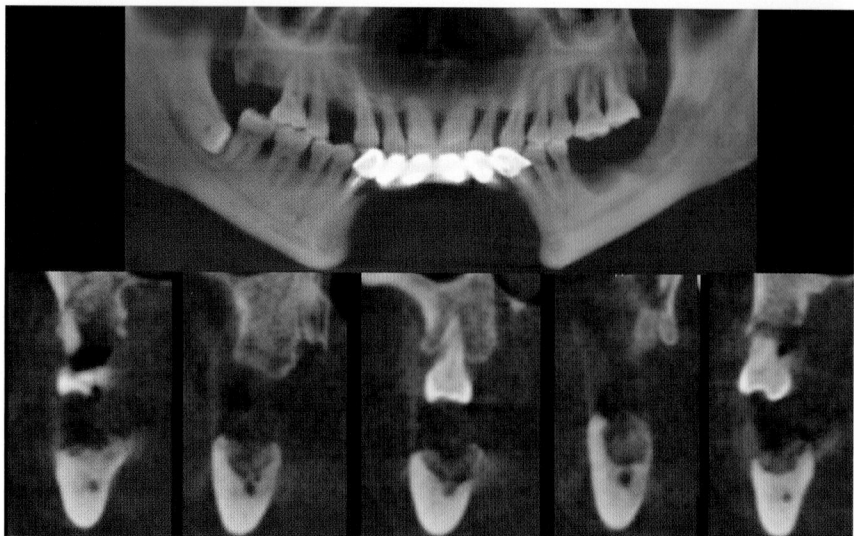

图16-2 CBCT示左下颌缺牙区牙槽骨严重缺损，36位点牙槽骨距离下颌神经管约2mm；37位点神经管上方骨质缺失。

诊断

（1）17、36、37缺失。

（2）左下颌后牙区牙槽骨严重垂直型骨缺损。

治疗方案

本案例属于后牙区垂直型骨缺损案例。基于病史，制订的治疗方案：①牙周序列治疗；②基于帐篷钉技术的GBR骨增量，延期种植修复。该方案拟单纯应用Bio-Oss骨粉完成骨增量。经过与患者的充分沟通后，患者采纳了上述治疗方案。

治疗过程

（1）口内见36、37牙槽嵴顶局部凹陷（图16-3a），局麻下，行36、37于牙槽嵴顶做正中切口，

34、35颊侧和舌侧做龈沟内切口。

（2）翻全层黏骨膜瓣，充分暴露下方牙槽骨，36、37牙槽窝进行清创，去除肉芽组织，可见缺牙区牙槽窝中央牙槽骨高度严重不足（图16-3b）。

（3）在预定植骨区制备滋养孔，避开下颌神经管，垂直向植入3枚帐篷钉（钉帽φ6mm×12mm），帐篷钉高出缺牙区牙槽骨表面约7mm，钉帽略高于邻近牙槽嵴轮廓（图16-4）。

（4）抽取约18mL的自体血液，机器离心后得到浓缩生长因子（CGF）（图16-5）。

（5）将CGF剪碎后和1.5g颗粒状小牛骨粉（Geistlich，Bio-Oss，0.5g×3瓶）混合，备用。选择Bio-Gide可吸收生物膜（Geistlich，30mm×40mm）作为屏障膜，用3枚膜钉把生物膜固位在颊侧，形成袋状结构，然后将混合的骨粉植入骨缺损区。待完成骨粉充填后，生物膜完全包裹植骨区骨粉，膜的游离端塞入舌侧黏骨膜下。颊舌侧充分减张后，用4-0可吸收线无张力下严密缝合创口（图16-6）。

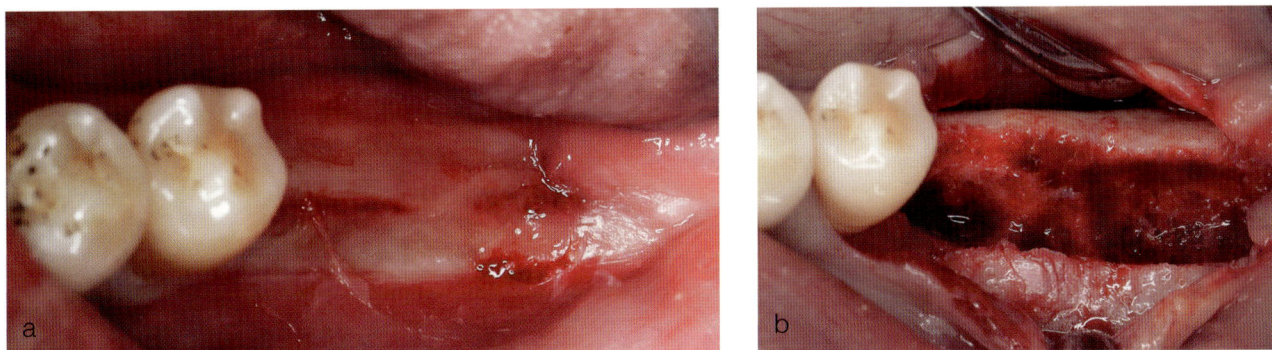

图16-3　口内见左下颌牙缺失区牙槽嵴顶局部凹陷（a）；局麻下，于牙槽嵴顶做正中切口，翻全层黏骨膜瓣，彻底清创，去除软组织后可见缺牙区牙槽窝中央牙槽骨高度严重不足（>5mm）（b）。

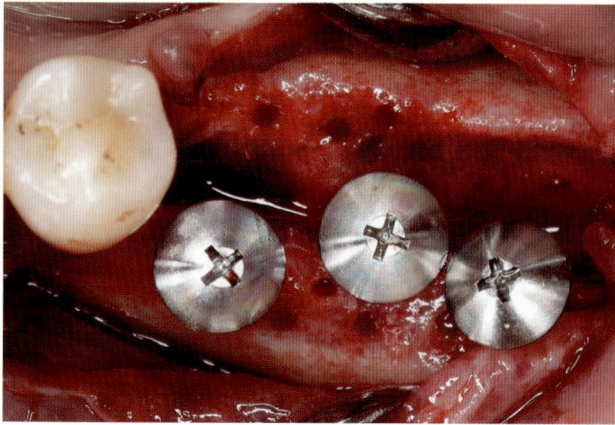

图16-4　在植骨区制备滋养孔，然后植入3枚帐篷钉（钉帽φ6mm×12mm）。

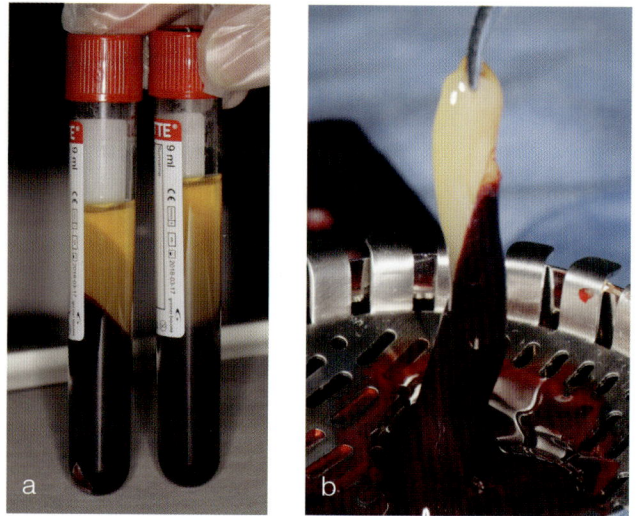

图16-5　抽取约18mL的自体血液，机器离心后得到浓缩生长因子（CGF）（a、b）。

（6）植骨术后2周复诊，口内见最远中那枚帐篷钉钉帽局部暴露，36位点软组织创口完全愈合，无感染溢脓（图16-7）。拆线后，用75%乙醇清洁创面（图16-8）。

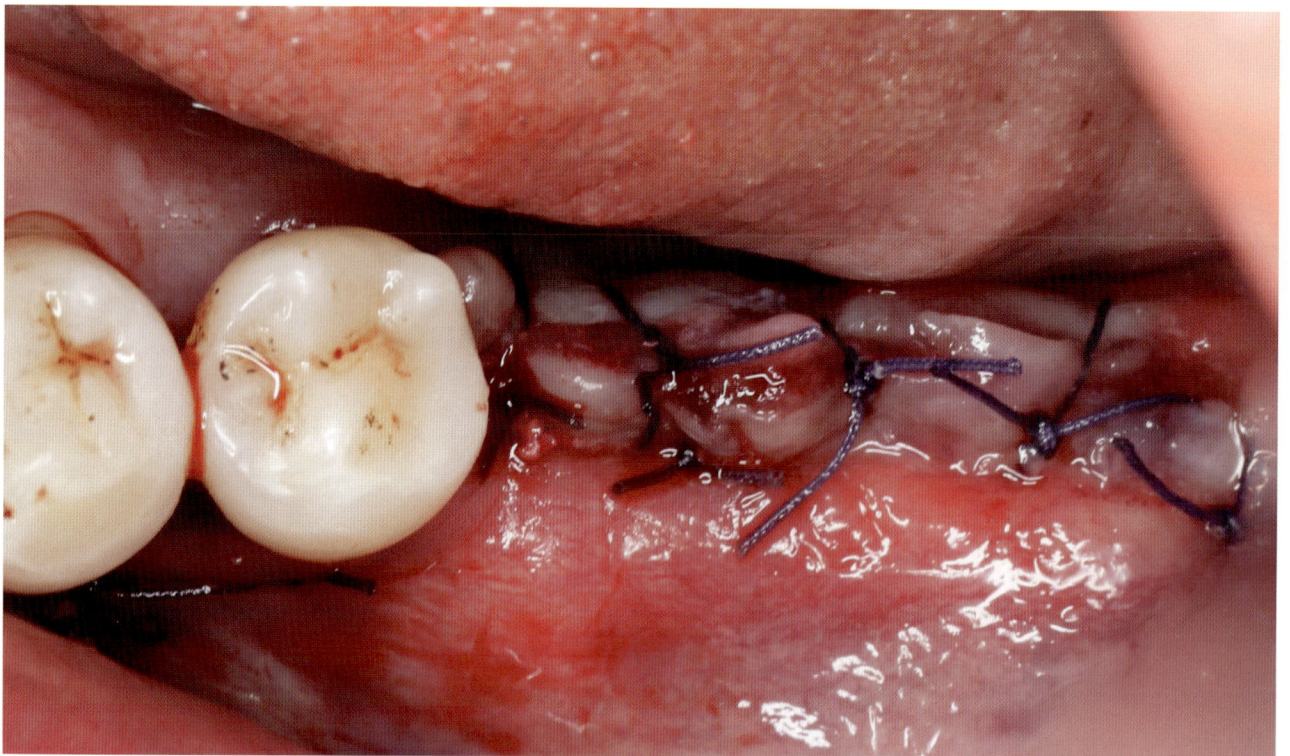

图16-6　膜钉固位Bio-Gide可吸收生物膜后，形成袋状结构，然后在袋内植入骨粉，生物膜完全包裹植骨材料后，一端塞入舌侧黏骨膜下，颊舌侧充分减张，最后用4-0可吸收线无张力下严密缝合创口。

（7）植骨术后2周复诊，曲面断层片示植骨区帐篷钉及膜钉在位，帐篷钉周围骨粉密度低（图16-9）；CBCT示植骨区牙槽窝内充填的骨粉密度低，帐篷钉及膜钉未侵犯下牙槽神经（图16-10）。

（8）植骨术后3个月复诊，口内见远中帐篷钉

钉帽完全暴露，但稳定、无松动，钉帽周围软组织健康，牙龈无红肿和溢脓（图16-11a）。在患者要求下，用专用工具取出远中暴露帐篷钉（图16-11b），取出帐篷钉后，植骨区骨粉无暴露，无感染溢脓（图16-12）。

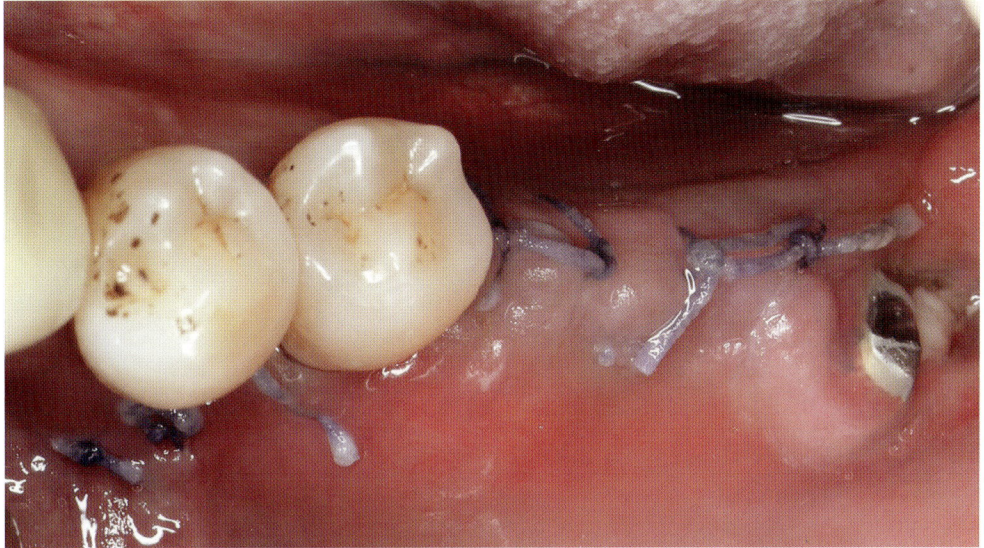

图16-7 植骨术后2周复诊，口内见最远中帐篷钉钉帽局部暴露，36位点软组织愈合良好，无开裂及感染溢脓。

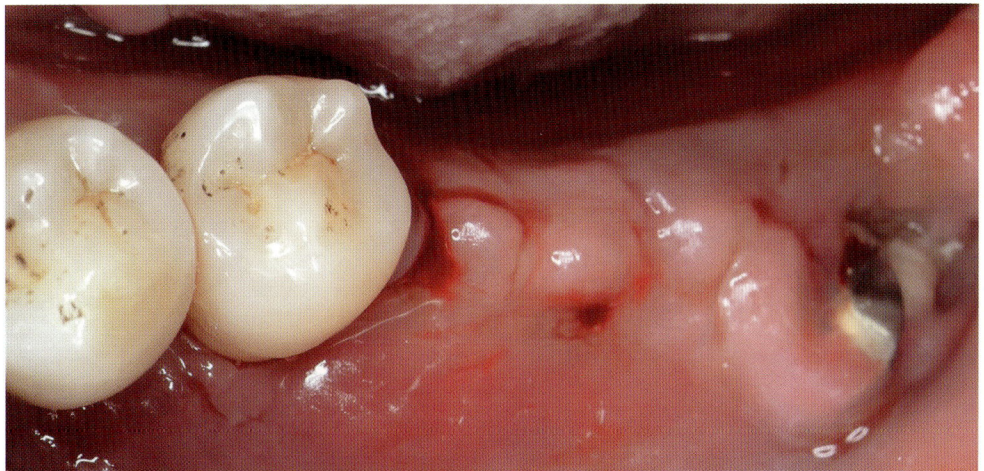

图16-8 拆线后，用75%乙醇清洁创面。

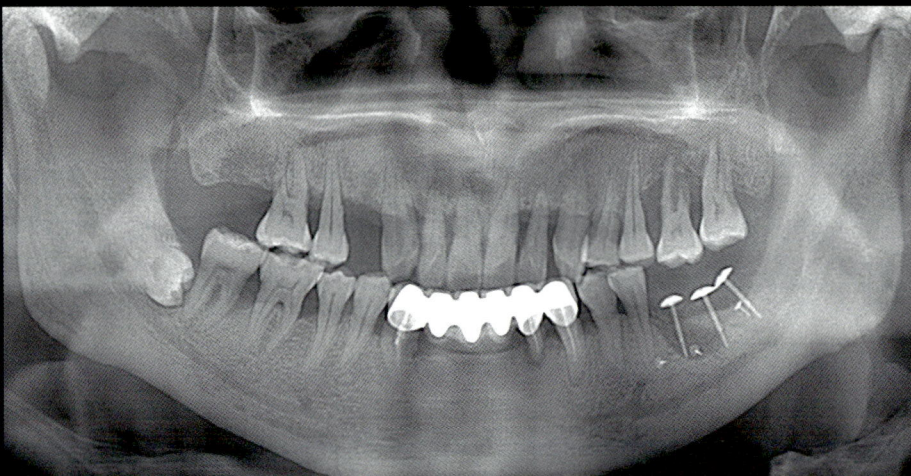

图16-9　植骨术后2周复诊，曲面断层片示植骨区帐篷钉及膜钉位置正常，植入的骨粉呈现低密度影。

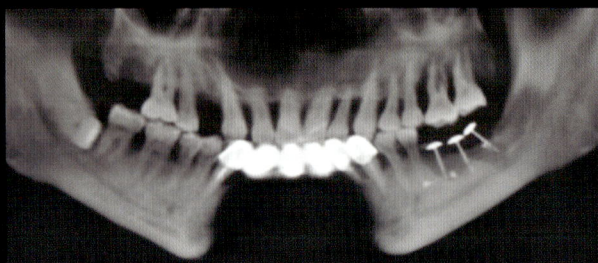

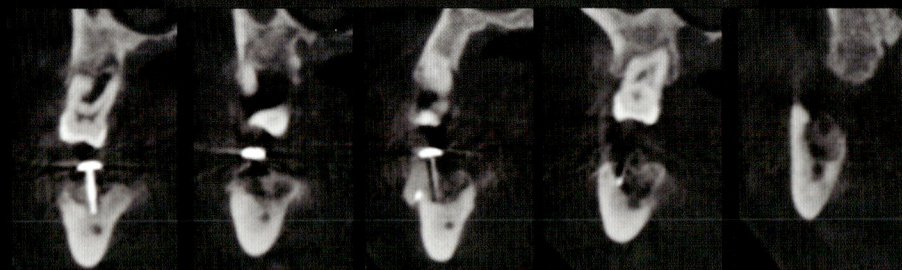

图16-10　植骨术后2周复诊，CBCT示骨缺损区被骨粉充填，帐篷钉及膜钉未损伤下牙槽神经。

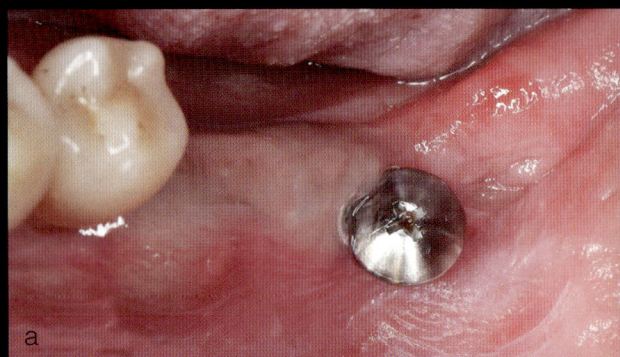

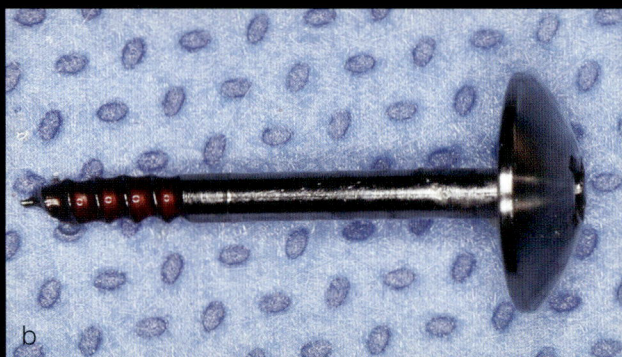

图16-11　植骨术后3个月复诊，远中帐篷钉钉帽完全暴露，但稳定、无松动，钉帽周围软组织健康，牙龈无红肿及溢脓（a）；在患者要求下，用专用工具取出帐篷钉（b）。

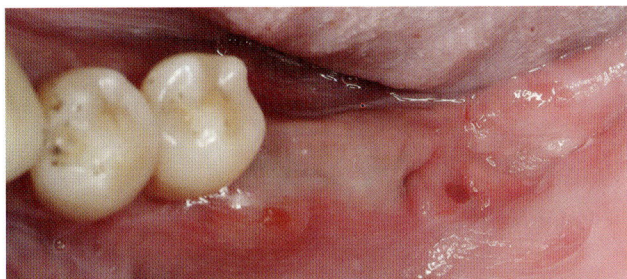

图16-12　取出暴露的帐篷钉后，口内见植骨区软组织健康。

（9）植骨术后8个月复诊，植入中央的帐篷钉钉帽暴露，但钉帽周围牙龈无红肿、无溢脓，近中植入的帐篷钉钉帽突起，上方软组织变薄，但未暴露（图16-13）。

（10）植骨术后8个月复诊，曲面断层片示缺牙区牙槽骨密度增高，类骨样高密度影（图16-14）；CBCT示缺牙区牙槽骨见明显类骨样高密度影，2枚帐篷钉及3枚膜钉在位，且帐篷钉周围也有高密度影包绕（图16-15）。

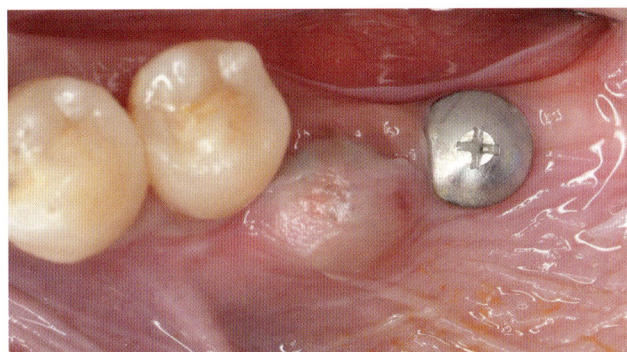

图16-13　植骨术后8个月复诊，口内见植入中央的帐篷钉钉帽暴露，近中帐篷钉突起，钉帽被牙龈覆盖，但植骨区软组织健康。

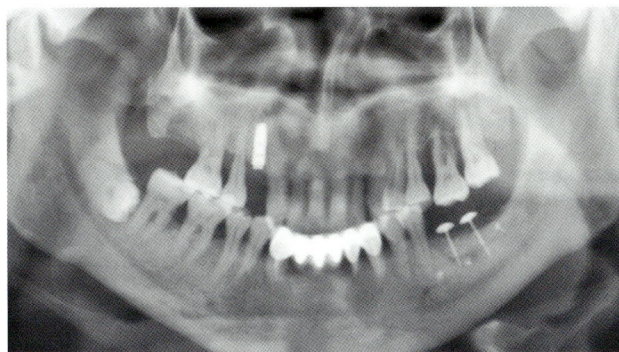

图16-14　植骨术后8个月复诊，曲面断层片示2枚帐篷钉及3枚膜钉位置正常，缺牙区植骨材料已经与底部牙槽骨完全融合在一起，呈现高密度影。

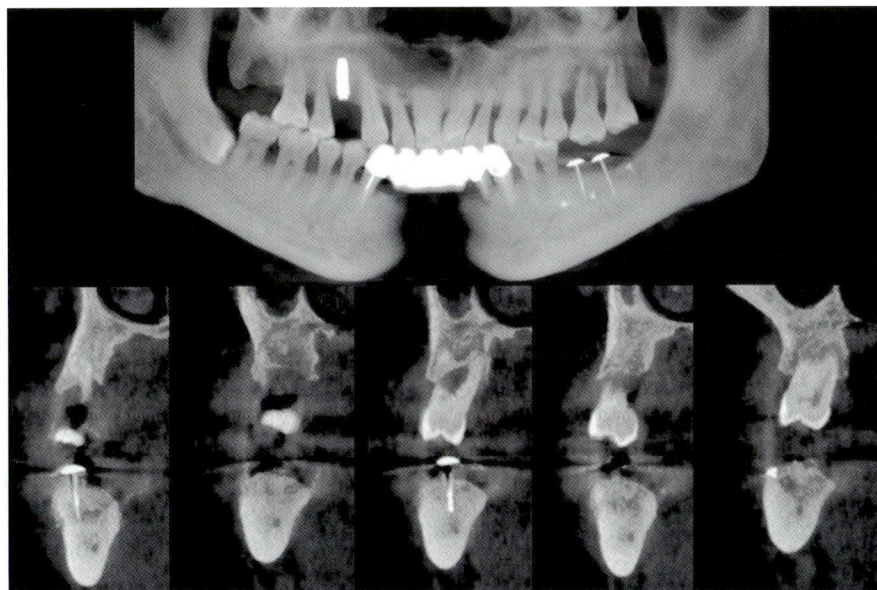

图16-15　植骨术后8个月复诊，CBCT示缺牙区已被新骨充填，新骨密度与周围牙槽骨密度相似。

（11）局麻下，于牙槽嵴顶做正中切口，翻全层黏骨膜瓣，可见36、37缺牙区骨增量效果显著，局部可见少量颗粒状骨替代材料，轮廓形态与邻近骨组织较一致（图16-16a），用专用工具取出帐篷钉及膜钉（图16-16b）。

（12）种植窝常规备洞，见窝洞内血运丰富（图16-17a），植入2颗Astra TX种植体（36植入φ5.0mm×9mm，37植入φ4.0mm×9mm）（图16-17b），然后放置覆盖螺丝（图16-18a），用4-0可吸收线严密缝合创口（图16-18b）。

（13）种植体植入后2周复诊，曲面断层片示种植体位置佳，覆盖螺丝完全就位（图16-19）。

（14）种植体植入后4个月复诊，行36、37二期切开手术，更换愈合基台，3周后复诊，口内见种植体颊侧附着龈宽度>2mm，前庭沟深度正常，周围软组织健康（图16-20）。

（15）取出愈合基台，常规取模，制作螺丝固位的全瓷修复体。软组织袖口健康（图16-21）。牙周探针测量，前庭沟深度>5mm（约8mm），36位点附着龈宽度>2mm（约3mm）（图16-22a），37位点附着龈宽度>2mm（约2.5mm）（图16-22b）。

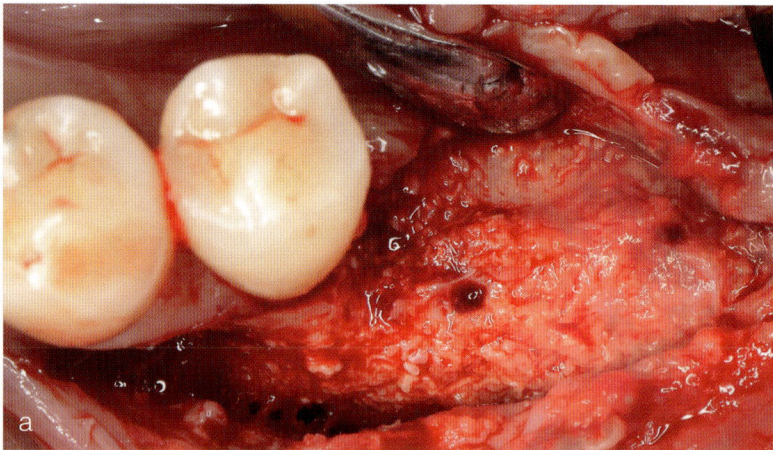

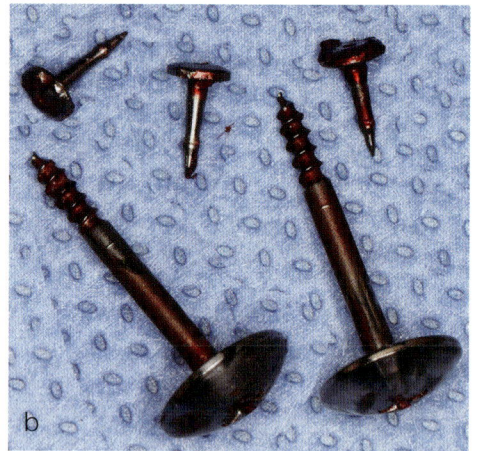

图16-16 局麻下，于牙槽嵴顶做正中切口，翻全层黏骨膜瓣（a），取出2枚帐篷钉和3枚膜钉（b）。

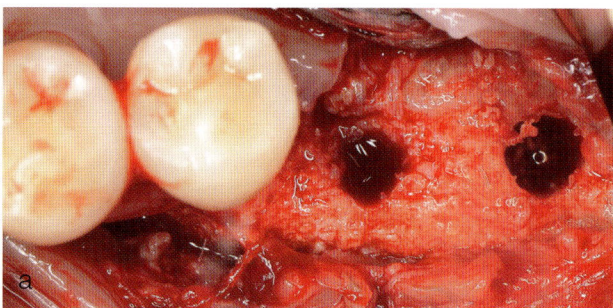

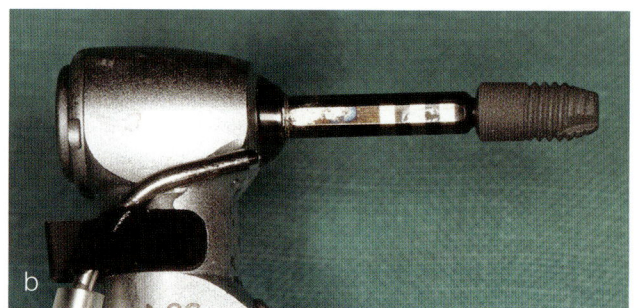

图16-17 逐级制备种植窝洞（a），植入2颗Astra TX种植体（36植入φ5.0mm×9mm，37植入φ4.0mm×9mm）（b）。

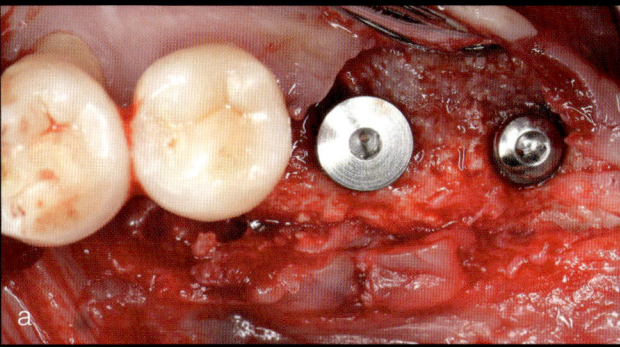

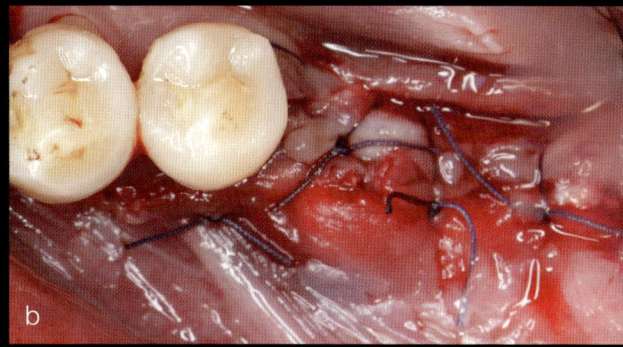

图16-18　放置覆盖螺丝（a）；用4-0可吸收线严密缝合创口（b）。

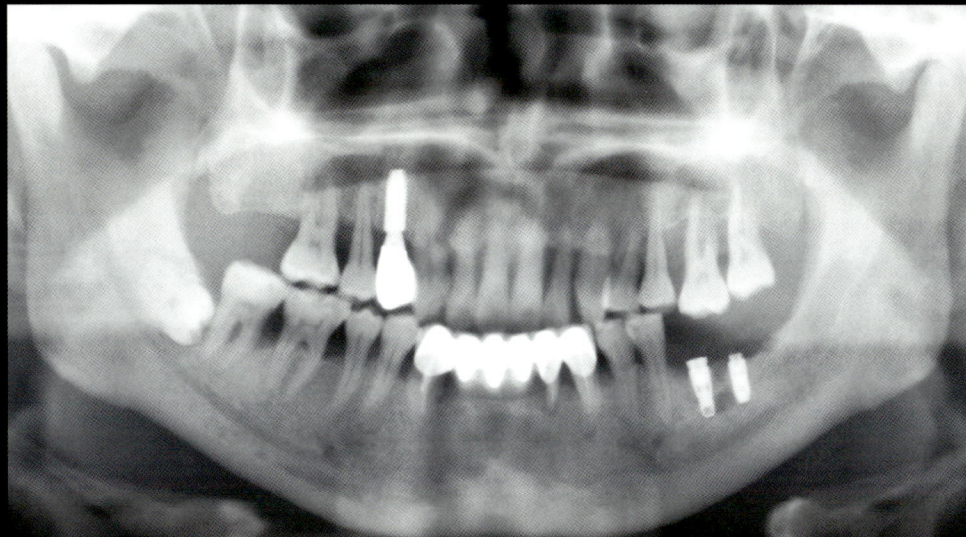

图16-19　种植体植入后2周复诊，曲面断层片示种植体平行、位置佳，覆盖螺丝完全就位。

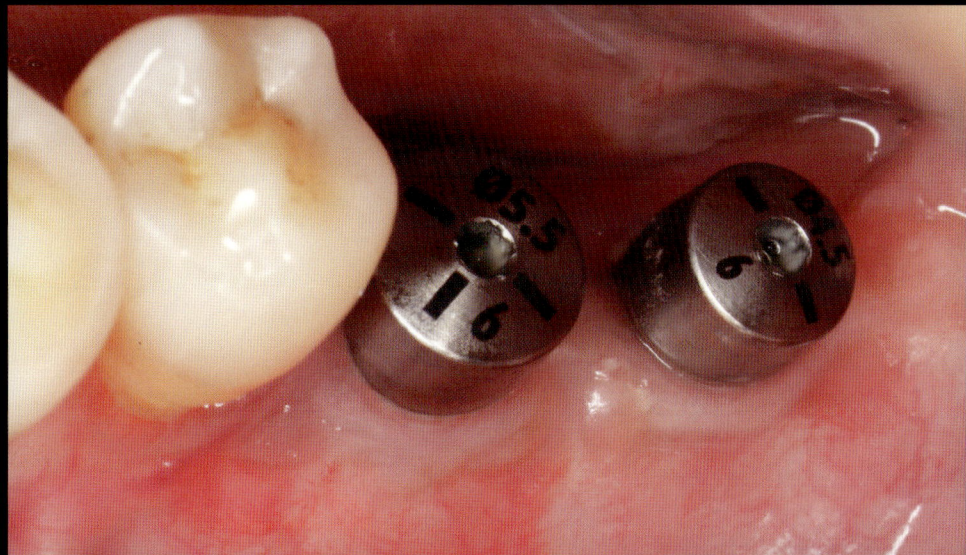

图16-20　种植体植入后4个月复诊，更换愈合基台，3周后复诊，口内见种植体颊侧附着龈宽度>2mm，前庭沟深度正常，周围软组织健康。

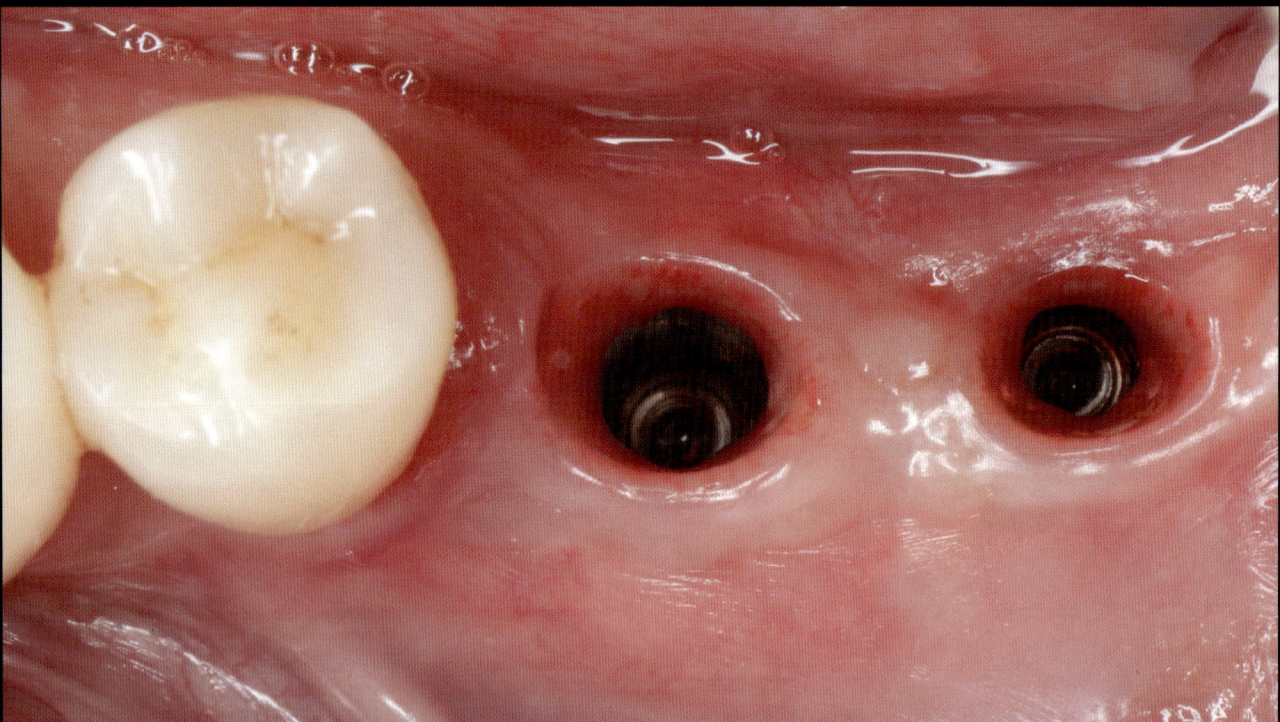

图16-21 取出愈合基台，常规取模，制作螺丝固位的全瓷修复体，口内见种植体袖口周围软组织健康。

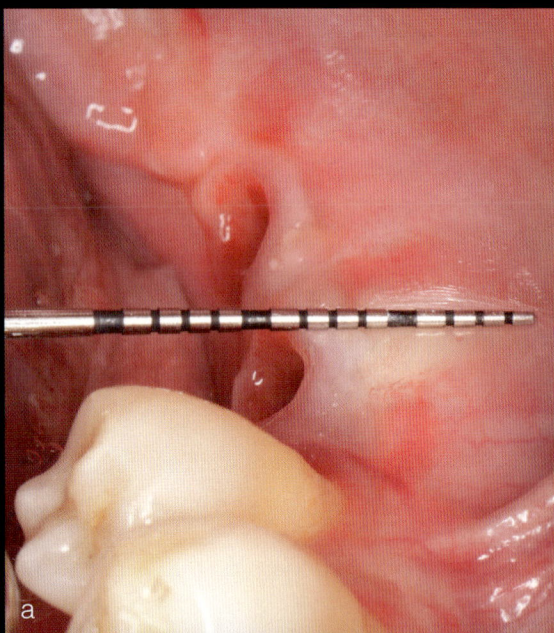

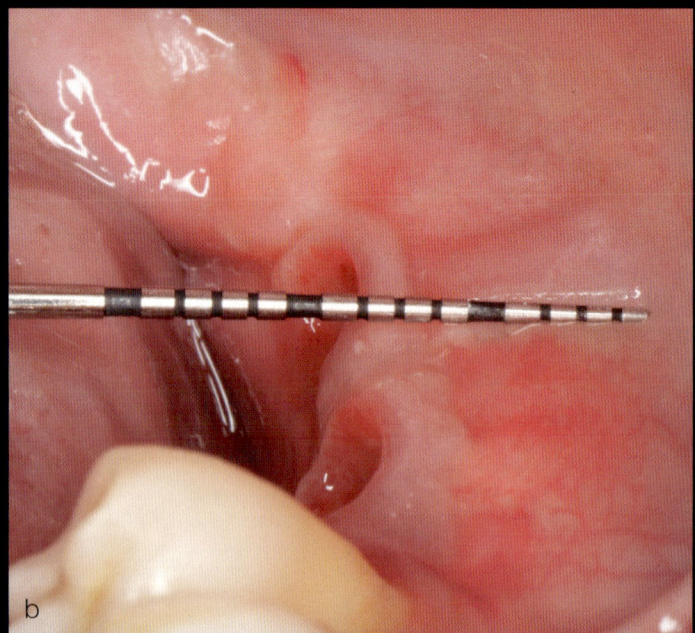

图16-22 牙周探针测量，前庭沟深度约8mm，36位点附着龈宽度＞2mm（约3mm）（a）；37位点附着龈宽度＞2mm（约2.5mm）（b）。

（16）3周后戴入最终修复体。口内见愈合基台在位，牙龈颜色健康，无红肿（图16-23a）。戴入后𬌗面观修复体与邻牙接触正常，牙弓形态自然、协调（图16-23b）。

（17）侧面观咬合关系正常，对颌牙松动Ⅱ~Ⅲ度，修复体轻接触（图16-24a）；根尖片确认修复体已就位（图16-24b）；CBCT示种植体完成骨结合，唇侧骨厚度>2mm（图16-25）。

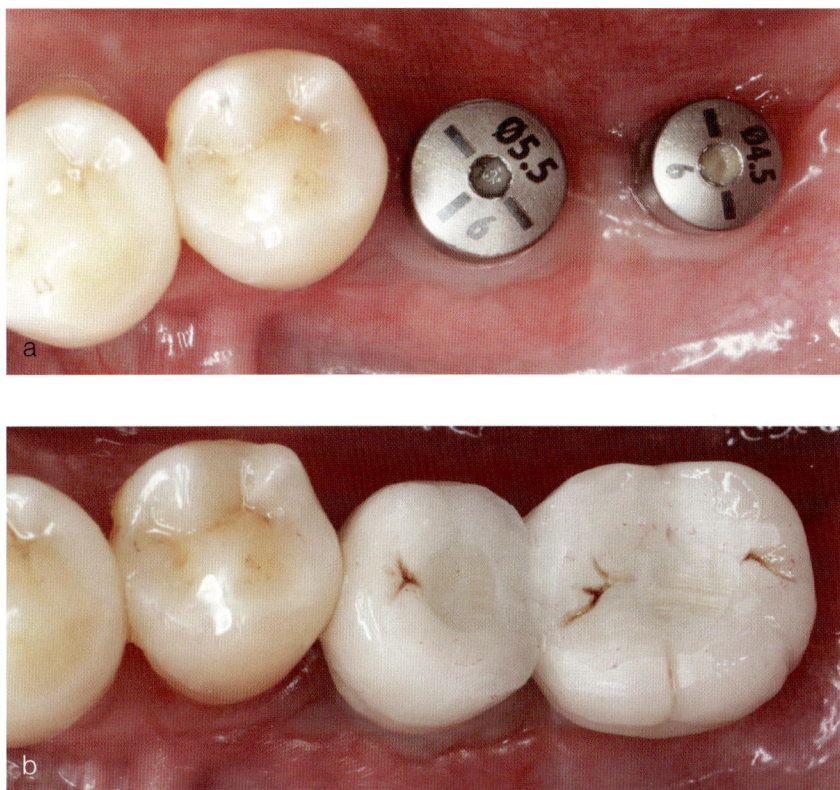

图16-23　戴入最终修复体（a，口内见愈合基台周围软组织健康；b，戴入修复体后𬌗面观修复体与35接触就位良好，牙弓形态自然、协调）。

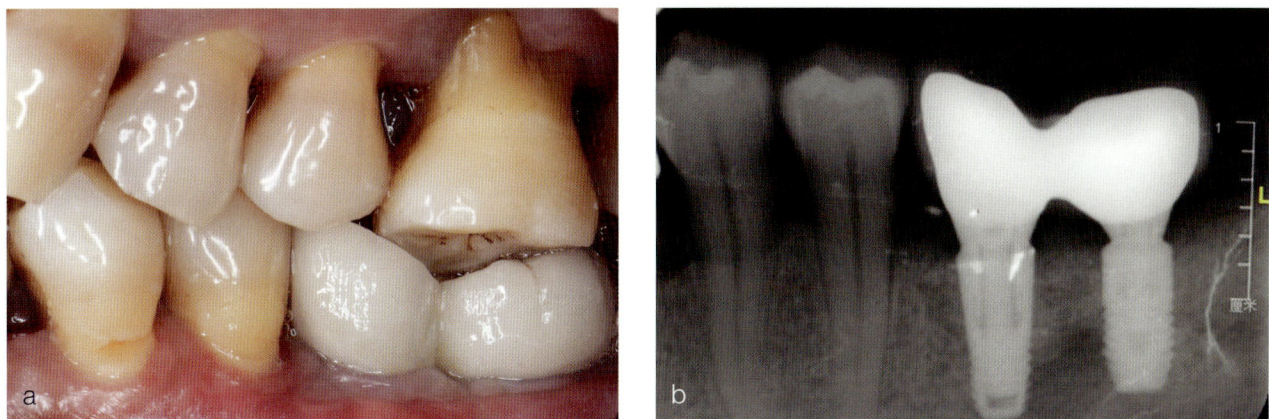

图16-24　戴入最终修复体后，口内侧面观咬合关系正常（a）；根尖片示修复体完全就位（b）。

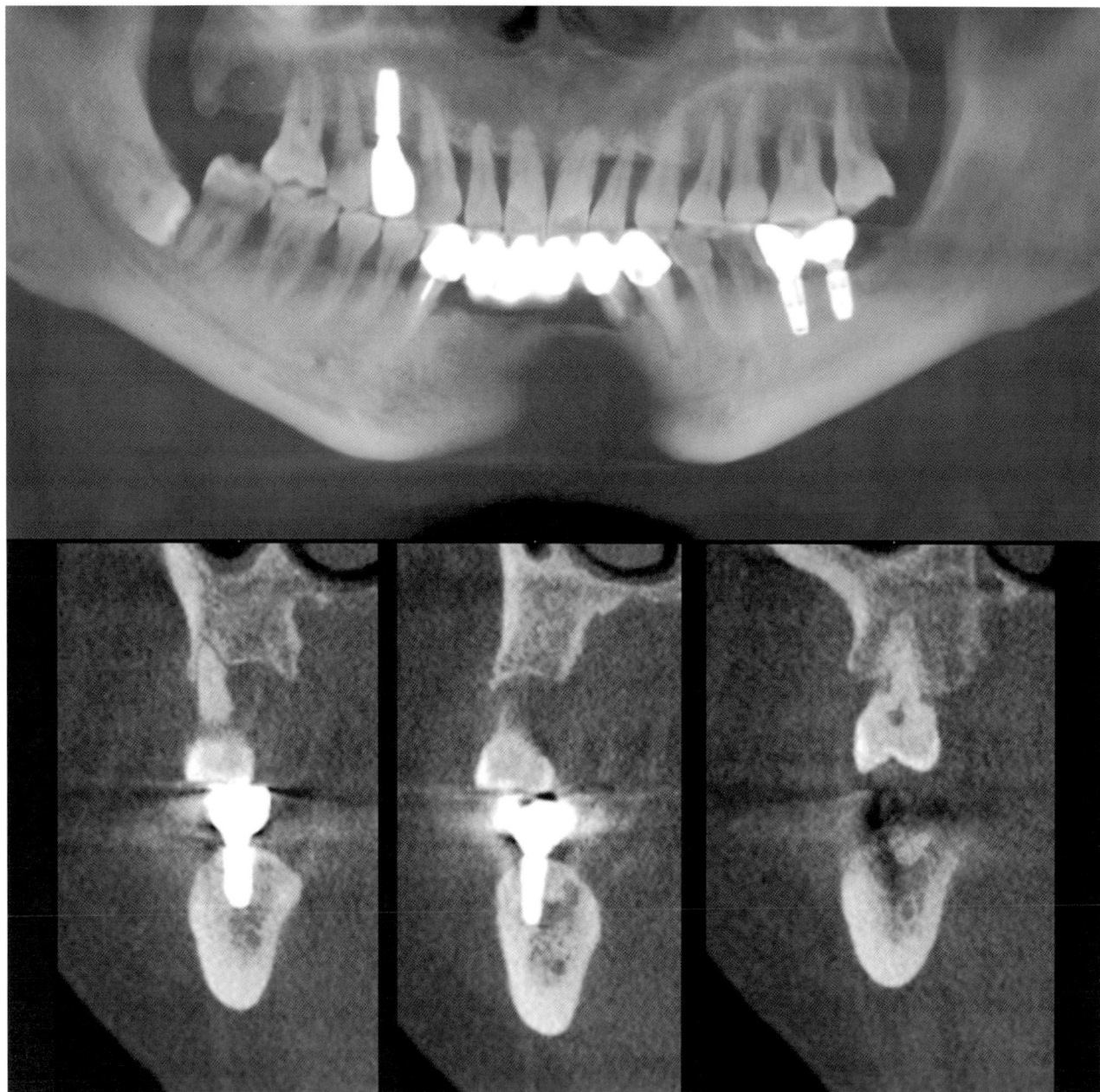

图16-25　戴入最终修复体后，CBCT示种植体位置正常，距离下颌神经管>2mm，种植体唇侧骨厚度>2mm。

案例点评

临床上常会遇到因炎症导致牙槽骨缺损的案例，而这种缺损往往是带有水平向及垂直向的复合型缺损。对于这种牙槽骨缺损可以采用的治疗方案有位点保存、GBR等技术。位点保存技术相对其他植骨手段，创伤较小[1]，但其基于对现有牙槽骨壁的保留，而无法恢复到牙槽骨缺损之前的形态，因此，在制订治疗方案时未考虑位点保存技术。文献报道：如要获得稳定的垂直向骨增量效果时，不仅需要混合自体骨，还需要外部支撑物来支撑植骨区形态（如dPTFE膜、钛网、骨片、帐篷钉等）[2-5]。这不仅需要开辟第二术区取骨，并且需要获得一定量的自体骨，造成一定的创伤。同时，本案例中的缺损区存在慢性炎症，易加速自体骨吸收。笔者基于抗感染及获得稳定效果的考虑[6]，采用帐篷钉植骨技术，对后牙区进行水平向及垂直向骨增量。

相较于其他骨增量方案，本案例选择的治疗方案的优点：

（1）利用帐篷钉技术及膜钉增强了在后牙区进行垂直向骨增量的稳定性及可预期性。

（2）单纯使用生物材料（Bio-Oss骨粉）进行垂直向骨增量，避免了自体骨的采集，减少了二次创伤，增加了炎性区植骨抗感染的能力。

（3）植骨术后>2周的帐篷钉暴露对植骨效果影响较小，本案例术后帐篷钉的暴露造成一些骨吸收，但二期可以根据情况决定是否需要再次植骨，未影响最终种植体植入，再次验证了帐篷钉植骨技术的优势。

不足之处：

（1）在治疗过程中，由于对颌牙（36）Ⅲ度松动，且患者不愿处理，所以就未对其伸长的问题进行处理，这导致在后期修复完成后，下颌𬌗曲线未达到一个理想的程度，对修复体的形态也造成了一定影响。

（2）固定膜钉位置较深，在二次取出膜钉时会延长手术时间。

（3）本案例修复过程中比色欠佳，最终修复体颜色偏白。

本案例的难点：

（1）如何在不损伤下颌神经的情况下，把炎性肉芽组织去除干净。

（2）植入颗粒状骨粉时候，如何确保植骨材料不要压迫下颌神经。

本案例作为下颌后牙区垂直向骨增量的案例，采用帐篷钉技术取得了良好的牙槽骨垂直向重建的效果，也提示我们对于拔牙后拔牙窝愈合不佳的患者考虑及时进行清创及骨增量手术，在保留原有牙槽骨及软组织量的同时，及时恢复牙槽骨轮廓形态，避免颊侧附着龈的宽度丧失，从而无须软组织的手术。

（钱文涛，邹多宏）

参考文献

[1] Chen S, Buser D. 拔牙位点种植: 各种治疗方案 [M]. 宿玉成, 译. 沈阳: 辽宁科学技术出版社, 2019.

[2] Pourdanesh F, Esmaeelinejad M, Aghdashi F. Clinical outcomes of dental implants after use of tenting for bony augmentation: A systematic review[J]. Br J Oral Maxillofac Surg, 2017, 55(10):999–1007.

[3] Johar AO. Ridge augmentation with autogenous bone graft and expanded polytetrafluoroethylene membrane using tenting screw: A randomized controlled clinical trial[J]. J Contemp Dent Pract, 2019, 20(4):409–416.

[4] Chasioti E, Chiang TF, Drew HJ. Maintaining space in localized ridge augmentation using guided bone regeneration with tenting screw technology[J]. Quintessence Int, 2013, 44(10):763–771.

[5] Daga D, Mehrotra D, Mohammad S, et al. Tentpole technique for bone regeneration in vertically deficient alveolar ridges: A prospective study[J]. J Oral Biol Craniofac Res, 2018, 8(1):20–24.

[6] 邹多宏, 刘昌奎, 薛洋, 等. 帐篷钉技术在牙槽骨修复与再生中的临床应用及操作规范[J]. 中国口腔颌面外科杂志, 2021, 19 (1):1–5.

第 17 章

右下颌后牙区垂直型骨缺损的修复重建（多牙位）Ⅰ

RECONSTRUCTION OF SEVERE VERTICAL BONE DEFECT IN THE POSTERIOR AREA OF THE RIGHT MANDIBLE (MULTIPLE TEETH) Ⅰ

案例简介

患者：女，50岁，浙江绍兴人。

主诉：右下颌后牙区缺失2年，要求种植修复。

现病史：患者自述44位点成釉细胞瘤（图17-1），1年前在我院头颈肿瘤科进行了包括42-45在内的下颌骨块状切除手术；手术后1年复诊，无复发，手术成功，然后患者到我科要求行种植修复。

既往史：否认全身系统性疾病史，否认药物过敏史，无吸烟及嗜酒史。

口腔检查：面部对称；42-45缺失，缺牙区牙槽嵴轮廓低平，邻牙无松动，牙龈无红肿；17残冠；咬合关系正常，开口度约三横指；双侧TMJ区无压痛，无弹响。

影像学检查：曲面断层片示42-45缺失，缺牙区牙槽嵴低平；27牙冠远中银汞合金充填；17残冠，18、28及48阻生齿未萌出（图17-2a）。

CT的三维重建示右下颌缺牙区呈现垂直型块状骨缺损（图17-2b）。

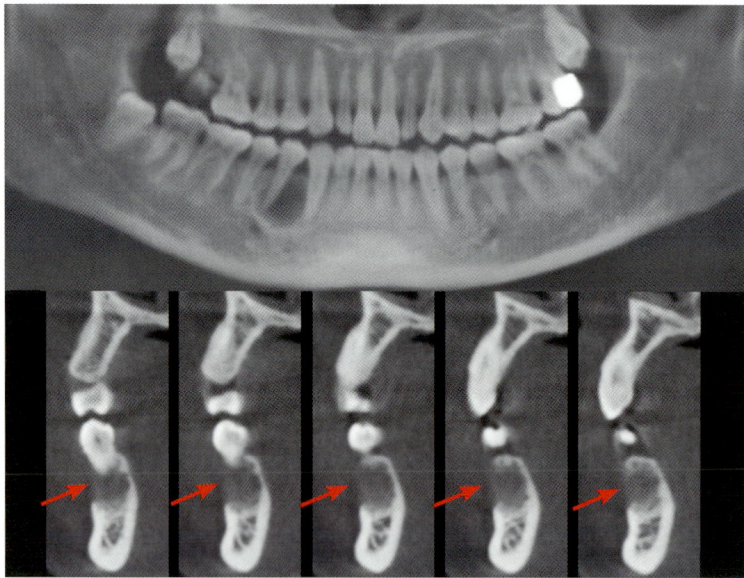

图17-1　CBCT示44根尖有圆形阴影，横切面观牙槽骨呈现囊性阴影，颊侧皮质骨消失，阴影与周围牙槽骨界面不清晰（红色箭头所示）。

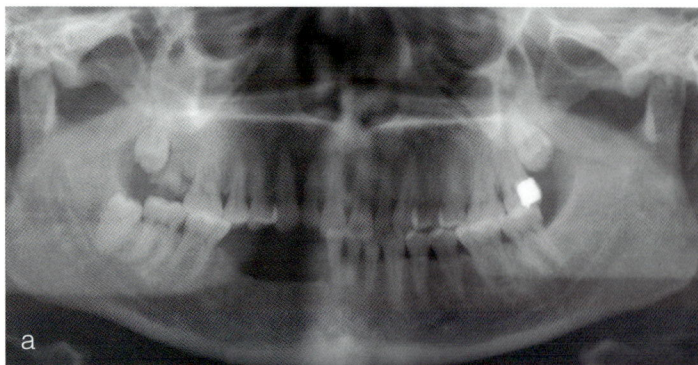

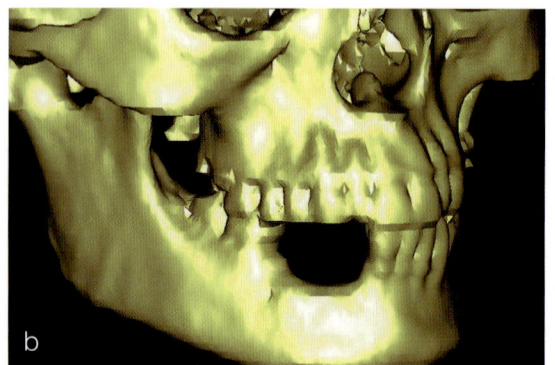

图17-2　曲面断层片示42-45缺失，牙齿缺失区牙槽骨高度不足（a）；CT的三维重建示右下颌缺牙区呈现垂直型块状骨缺损（b）。

诊断

（1）42-45缺失。

（2）右下颌前磨牙区牙槽骨严重垂直型骨缺损（>5mm）。

治疗方案

基于临床病史、口内检查及影像学资料，本案例属于右下颌前磨牙区严重垂直型骨缺损案例。与患者充分沟通后，拟制订的治疗方案：①洁牙；②基于帐篷钉技术的GBR骨增量；③待骨增量成功后进行种植修复。患者不接受取自体骨，该方案将单纯应用Bio-Oss骨粉完成骨增量。

治疗过程

（1）口内见42-45缺失，缺牙区牙槽嵴顶凹陷，口腔黏膜健康，但附着龈不足（图17-3a）。

局麻下，于骨缺损区牙槽嵴顶做正中切口，41远中、46近中颊侧做垂直附加切口，翻全层黏骨膜瓣，充分暴露骨缺损区，呈现严重垂直型骨缺损（图17-3b）。

（2）在预定植骨区用软组织去除钻去除纤维组织，然后用滋养孔钻制备滋养孔（图17-4），在牙槽嵴顶垂直向植入3枚帐篷钉（钉帽φ6mm×10mm、钉帽φ6mm×12mm），帐篷钉高出缺牙区牙槽骨表面5~9mm，钉帽略高于邻近牙槽嵴轮廓（图17-5）。

（3）选择Bio-Gide可吸收生物膜（Geistlich，30mm×40mm）作为屏障膜，用膜钉将其一端固定在颊侧牙槽骨上，形成袋状结构，帮助骨粉固位（图17-6）。

（4）抽取约15mL的自体血液，机器离心后得到浓缩生长因子（CGF）（图17-7a）。

将CGF剪碎后和Bio-Oss骨粉（Geistlich，2.0g）混合，备用（图17-7b）。然后将混合的骨粉植入骨缺损区（图17-8）。待完成骨粉充填后，将生物膜完全包裹植骨区骨粉，生物膜的另一游离端塞入舌侧黏骨膜下（图17-9）。

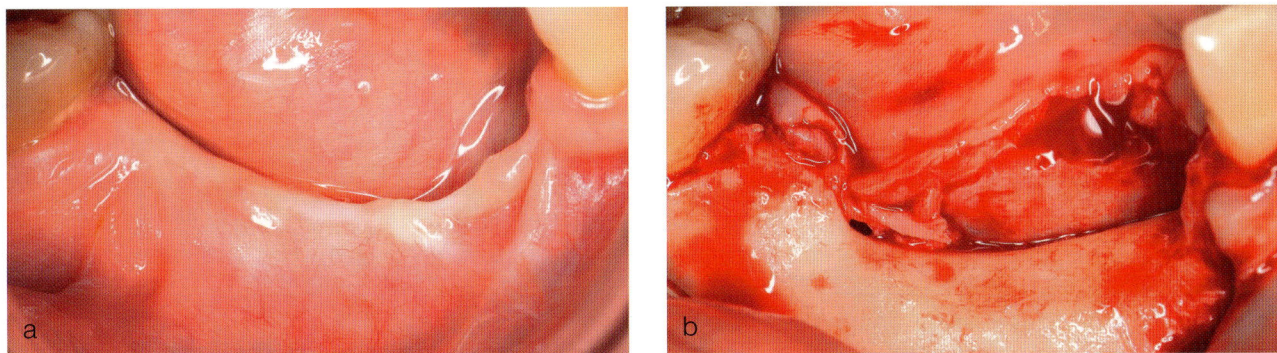

图17-3　口内见右下颌缺牙区口腔黏膜健康，牙槽嵴整体低平，附着龈不足，前庭沟深度不足（a）；局麻下，于牙槽嵴顶做正中切口，翻全层黏骨膜瓣，充分暴露骨缺损区（b）。

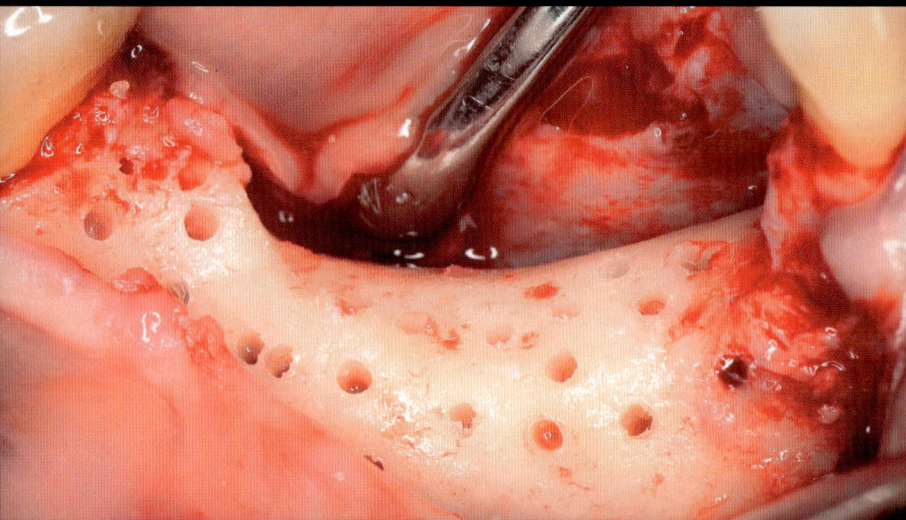

图17-4　用软组织去除钻把骨面软组织清理干净后，制备滋养孔（用滋养孔钻）。

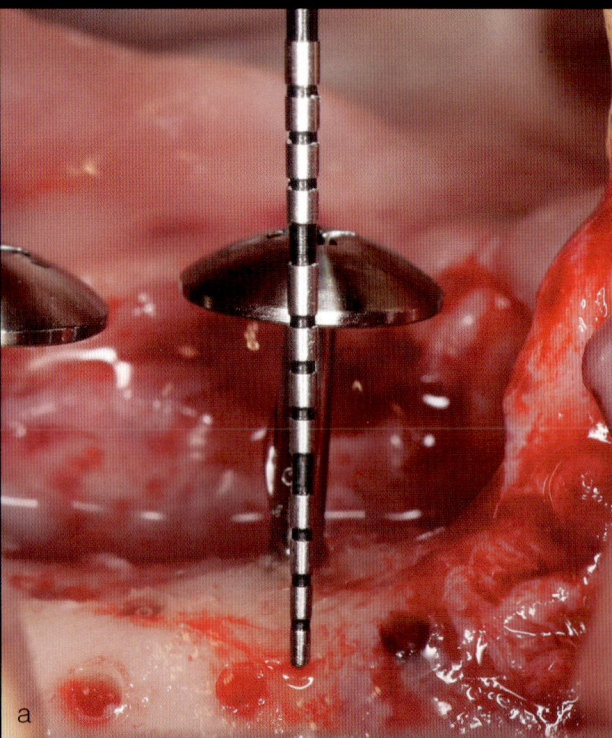

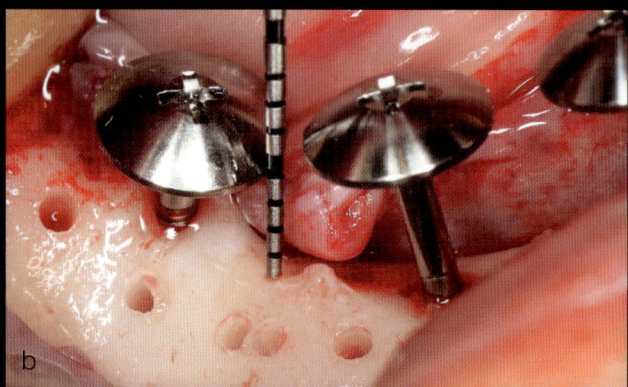

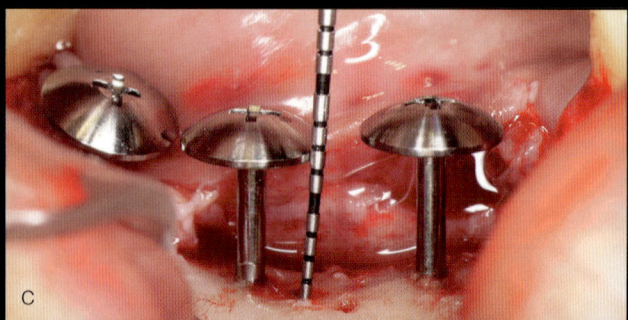

图17-5　在牙槽嵴垂直向植入3枚帐篷钉（钉帽φ6mm×10mm、钉帽φ6mm×12mm），帐篷钉在牙槽嵴顶上方5～9mm（a，42位点约8mm；b，45位点约6mm；c，44位点约8.6mm）。

（5）切口颊舌侧充分减张后，用4-0可吸收线严密缝合创口（图17-10a）；植骨术后2周复诊，口内见牙龈无红肿，缝线在位，无脱落，创口无开裂，帐篷钉无暴露（图17-10b）。

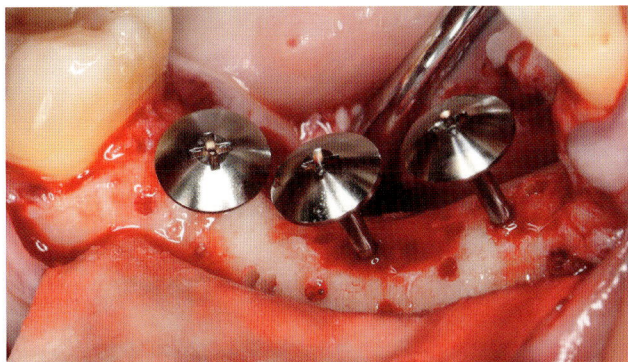

图17-6　选择Bio-Gide可吸收生物膜（Geistlich，30mm×40mm）作为屏障膜，用膜钉把生物膜一端固定在颊侧牙槽骨上，形成袋状结构。

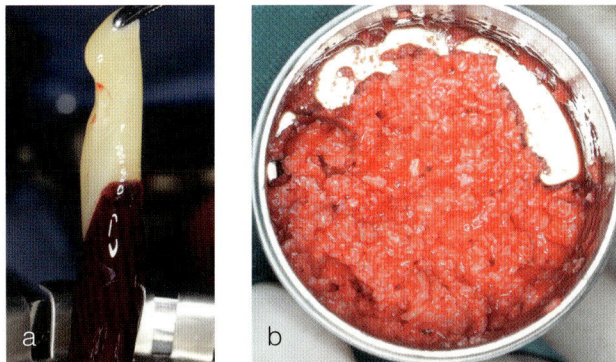

图17-7　抽取自体血液制作CGF（a）；将CGF剪碎后混合Bio-Oss骨粉（b）。

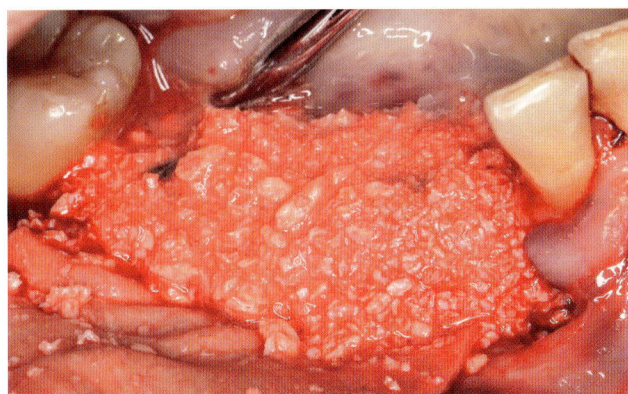

图17-8　将混合的骨粉植入骨缺损区。

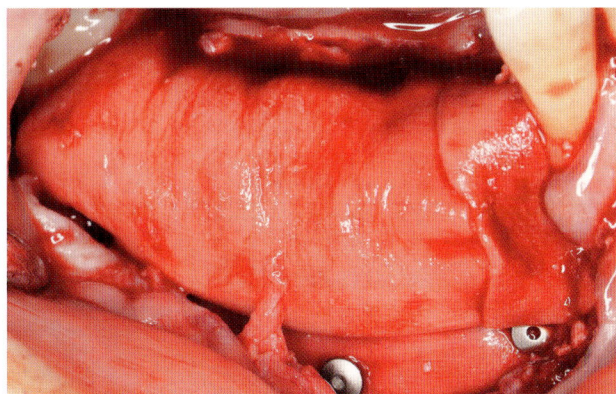

图17-9　将生物膜包裹骨粉，然后将生物膜的游离端塞入舌侧黏骨膜下。

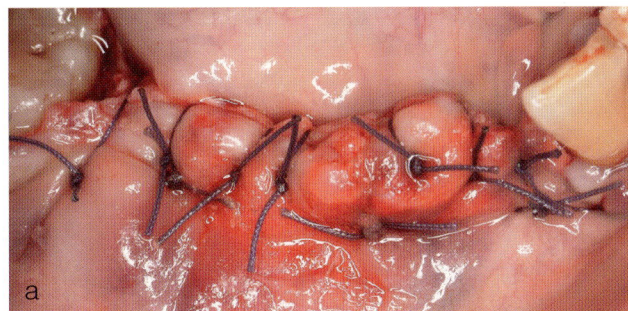

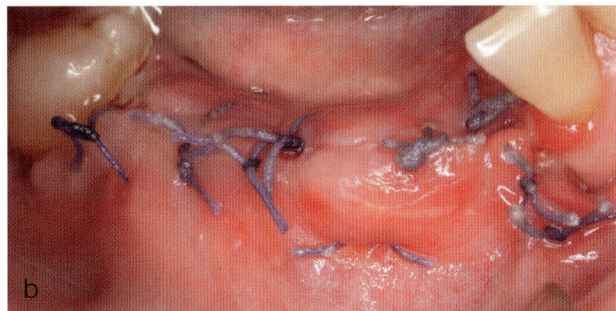

图17-10　创口两侧软组织颊舌侧充分减张，用4-0可吸收线严密缝合创口（a）；植骨术后2周复诊，缝线在位，无脱落，创口愈合良好（b）。

（6）植骨术后3个月复诊，CBCT示帐篷钉钉帽下方已经有新骨形成，密度影与松质骨接近，帐篷钉及膜钉位置正常，未侵犯下牙槽神经（图17-11）。

（7）植骨术后8个月复诊，口内见牙龈黏膜健康，帐篷钉无暴露，但隐约可见帐篷钉钉帽（图17-12）；曲面断层片示植骨区牙槽骨高度已经恢复至正常牙槽骨高度，3枚帐篷钉及3枚膜钉在位（图17-13）；CBCT示帐篷钉钉帽下方有大量新骨形成，密度与皮质骨接近，垂直向高度显著增加（图17-14）。

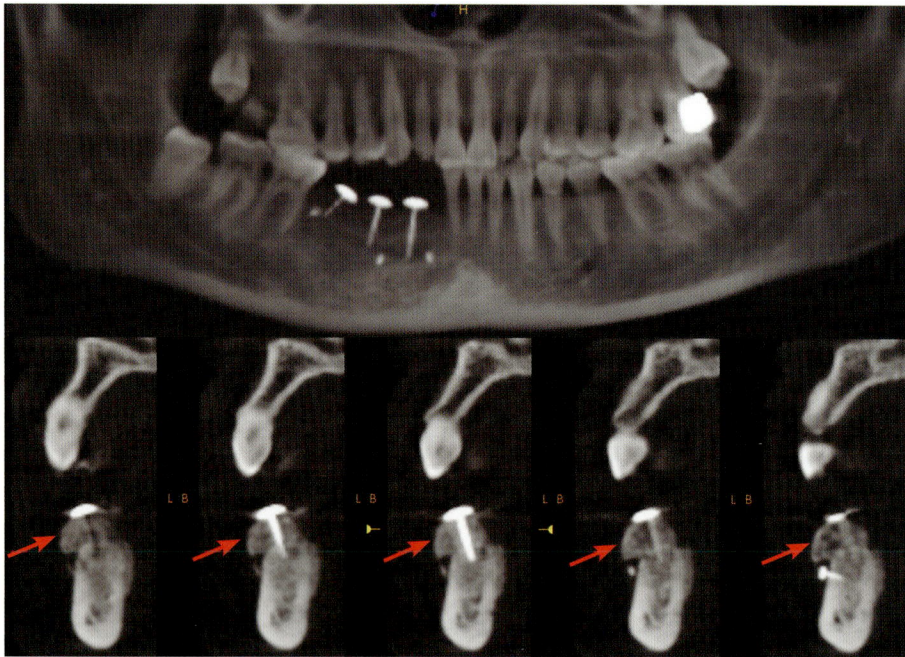

图17-11　植骨术后3个月复诊，CBCT示新骨围绕帐篷钉形成，牙槽骨垂直向骨增量显著，在钉帽下方有大块新骨形成（红色箭头所示）。

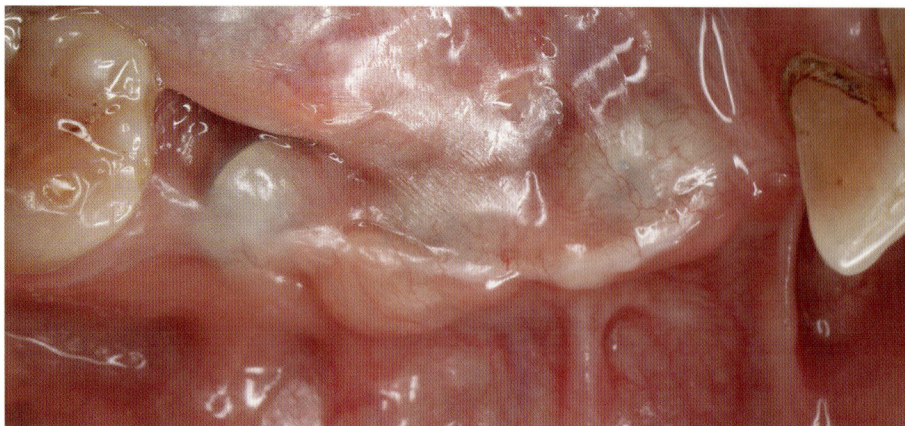

图17-12　植骨术后8个月复诊，口内见植骨区黏膜健康，钉帽上方软组织变薄，可见帐篷钉钉帽位于黏膜下。

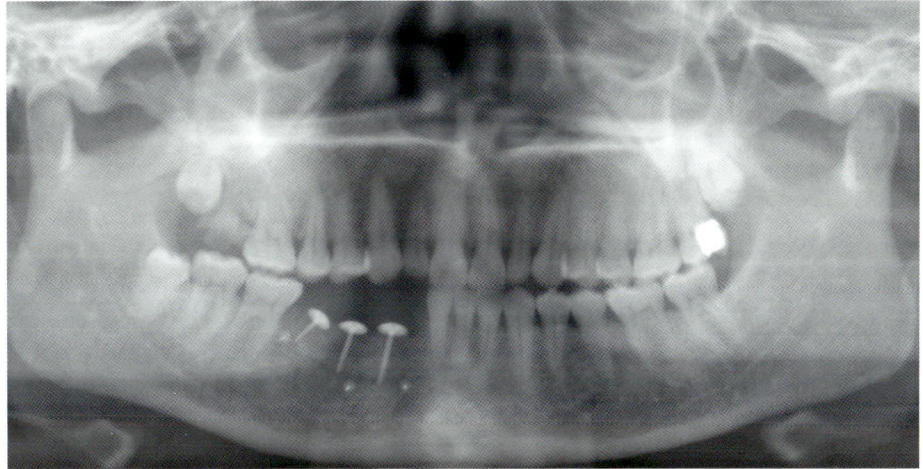

图17-13　植骨术后8个月复诊，曲面断层片示植骨区牙槽嵴顶牙槽骨恢复正常高度，帐篷钉及膜钉在位。

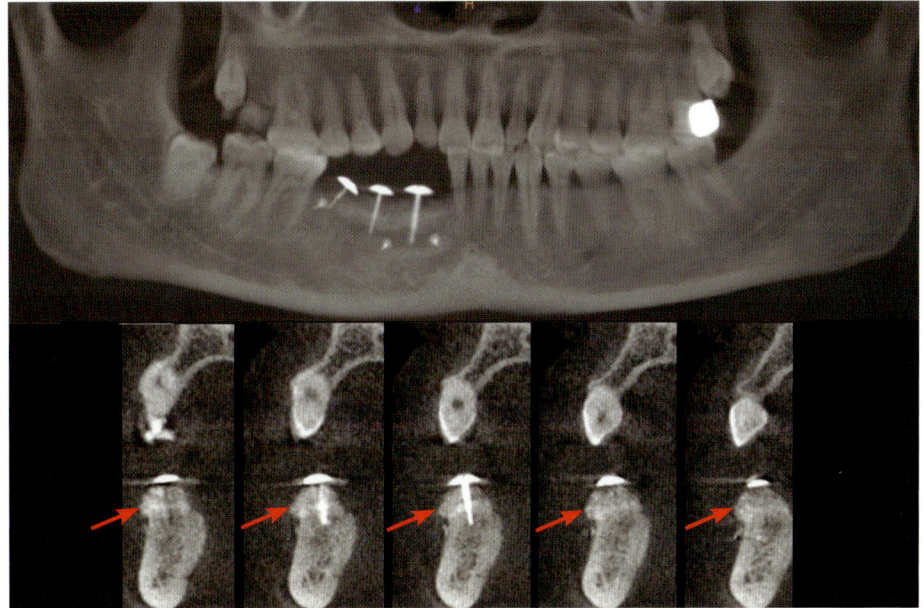

图17-14　植骨术后8个月复诊，CBCT示植骨区牙槽骨密度增高，新骨与基骨完全融合在一起，钉帽下方垂直向骨增量明显（红色箭头所示）。

（8）基于CBCT数据及口腔模型，设计牙支持式种植外科导板（上海慧丰牙科技术有限公司），拟植入3颗种植体（NobelActive，φ3.5mm×13mm、φ4.3mm×10mm、φ4.3mm×8.5mm），每颗种植体颊侧骨厚度>2mm。按患者要求，修复体采用粘接固位方式（图17-15～图17-18）。

（9）局麻下，于牙槽嵴顶做正中切口，翻瓣，充分暴露帐篷钉及膜钉（图17-19）。用专用工具取出帐篷钉及膜钉（图17-20a），帐篷钉下方有块状结缔组织，大量新骨形成（图17-20b）。牙周探针测量，新骨高度10～12mm（图17-21）、新骨宽度9～12mm（图17-22）。

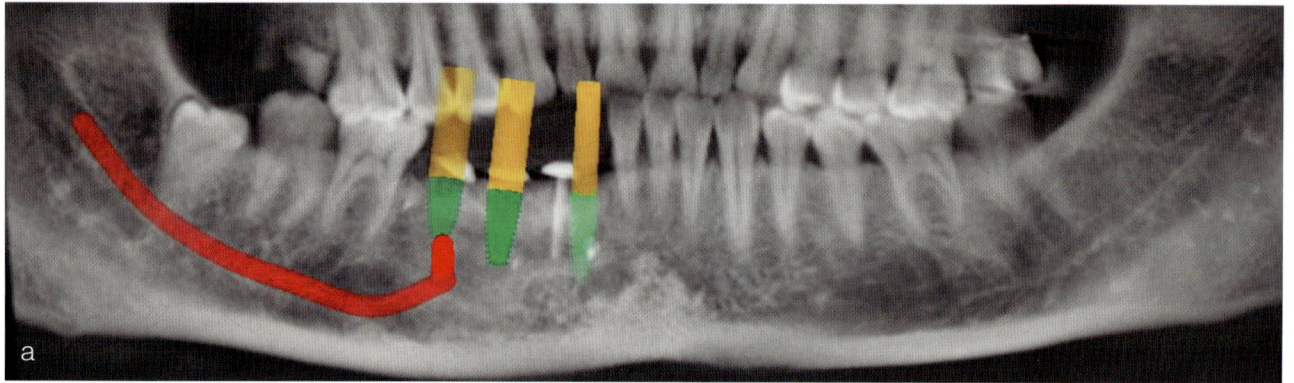

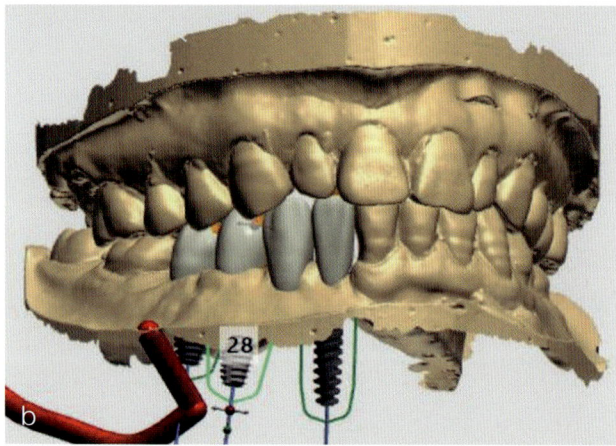

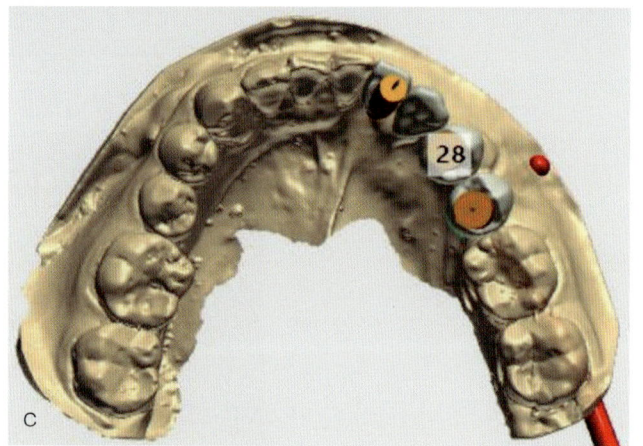

图17-15　基于CBCT数据及口腔模型，设计植入3颗种植体（a）；植入位点分别是42、44、45（b）；骀面观种植体位置在42舌隆突、44和45的骀面（c）。

种植体品牌	种植体编号	穿出位置	种植体尺寸
NobelActive	26	42	φ3.5mm×13mm

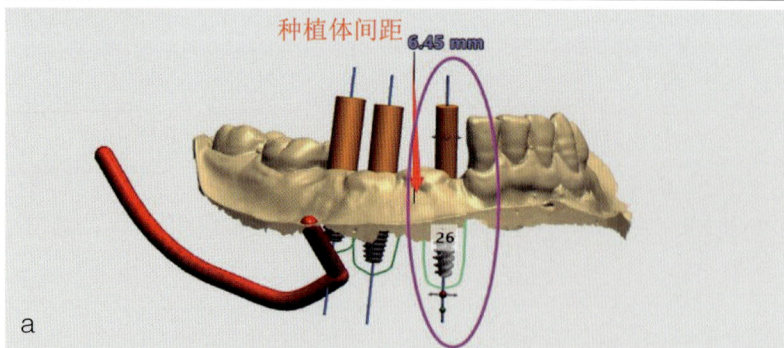

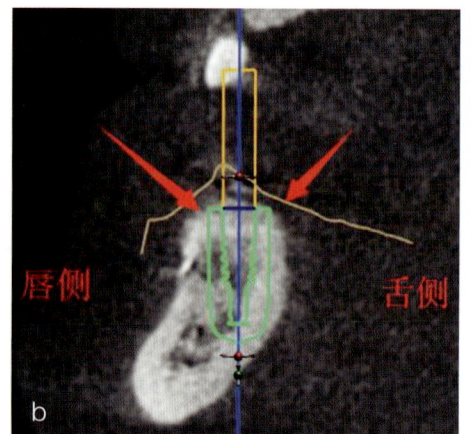

图17-16　42位点拟植入1颗种植体（NobelActive，φ3.5mm×13mm）（a）；种植体唇侧骨厚度>2mm（b）。

种植体品牌	种植体编号	穿出位置	种植体尺寸
NobelActive	28	44	φ4.3mm×10mm

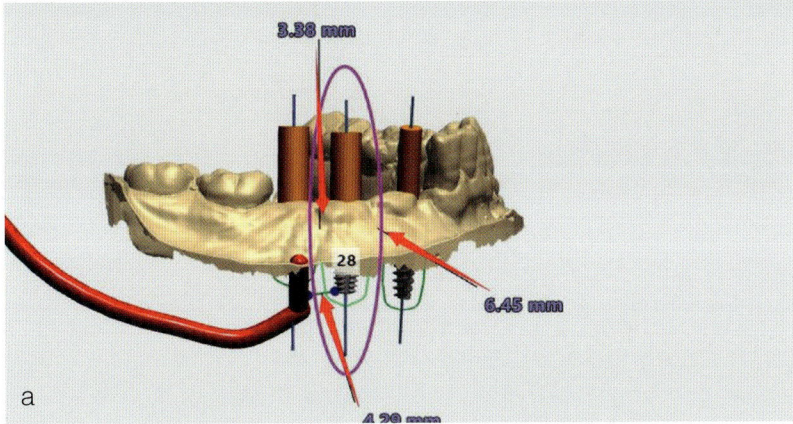

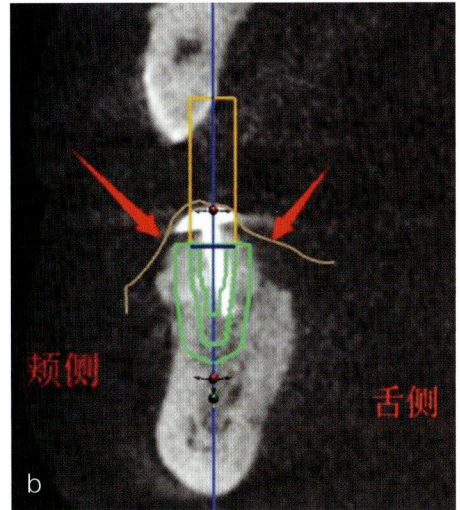

图17-17　44位点拟植入1颗种植体（NobelActive，φ4.3mm×10mm）（a）；种植体尖端距离下颌神经管>2mm，种植体颊侧骨厚度>2mm（b）。

种植体品牌	种植体编号	穿出位置	种植体尺寸
NobelActive	29	45	φ4.3mm×8.5mm

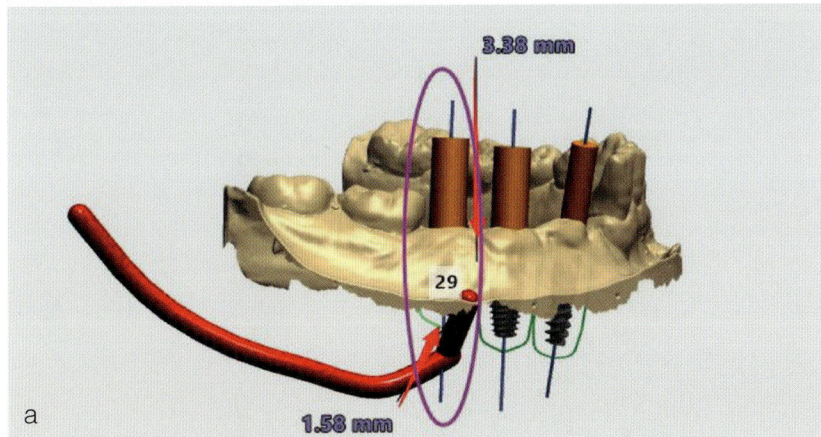

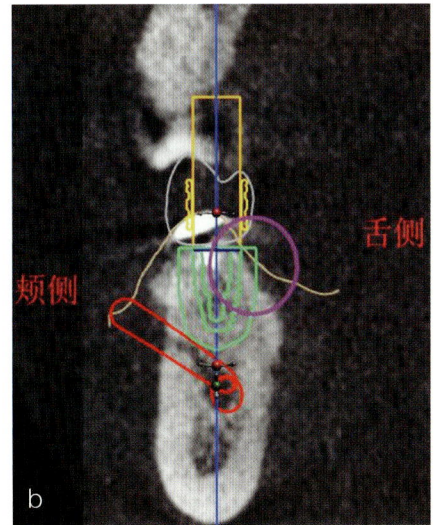

图17-18　45位点拟植入1颗种植体（NobelActive，φ4.3mm×8.5mm）（a）；种植体尖端距离下颌神经管>2mm，种植体颊侧骨厚度>2mm（b）。

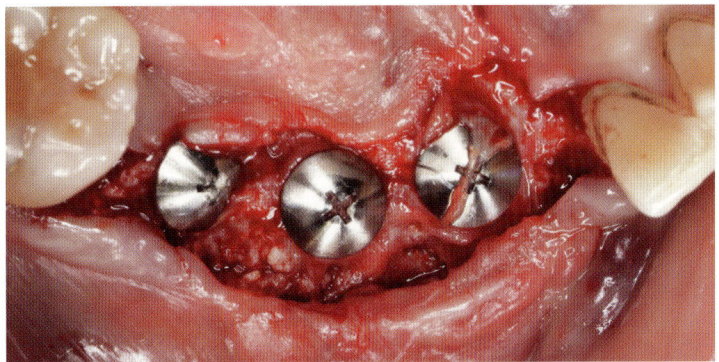

图17-19　局麻下，于植骨区牙槽嵴顶做正中切口，翻瓣，充分暴露帐篷钉及膜钉。

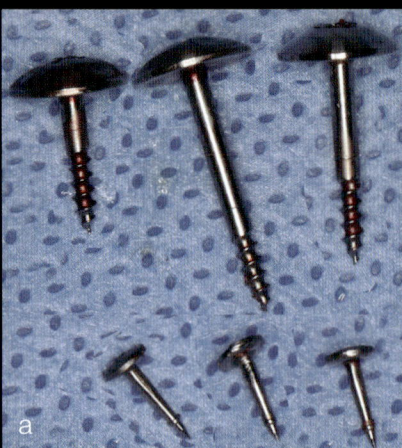

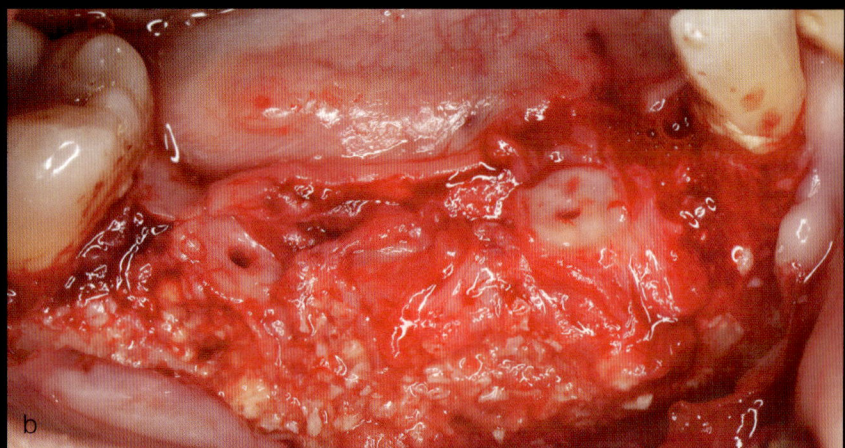

图17-20　用专用工具取出帐篷钉及膜钉（a）；骨缺损区有大量新骨形成（b）。

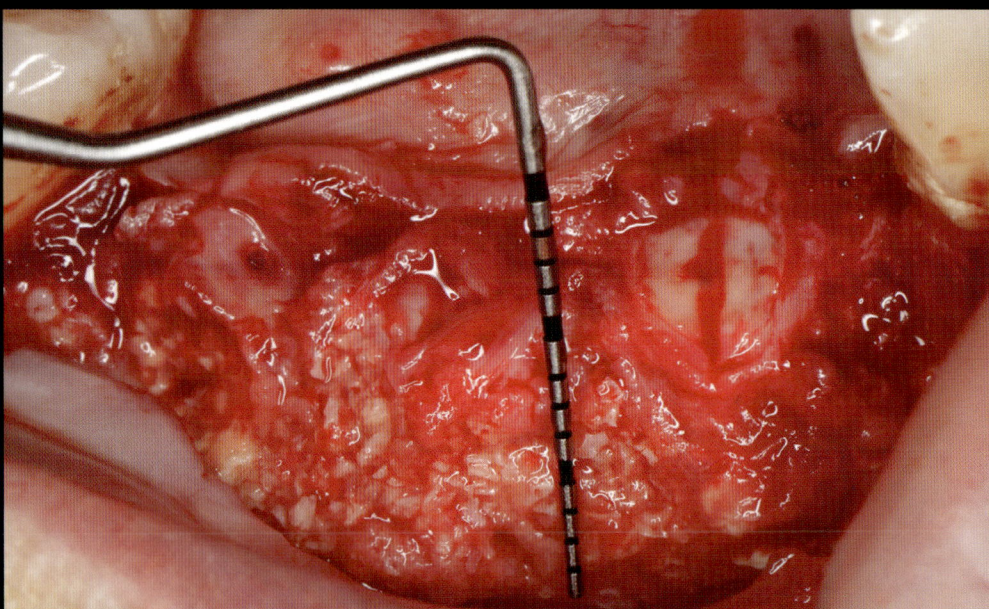

图17-21　新骨高度约11mm。

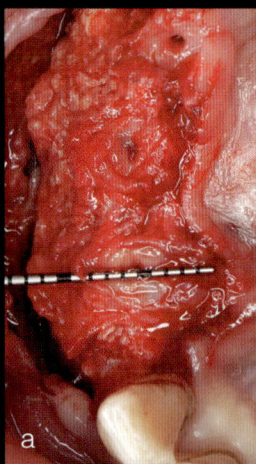

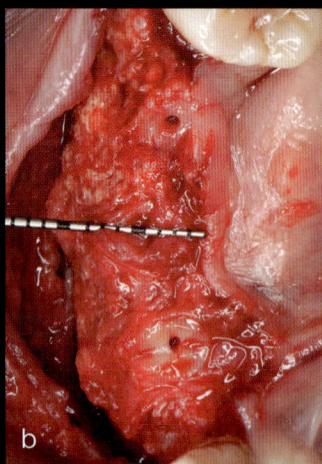

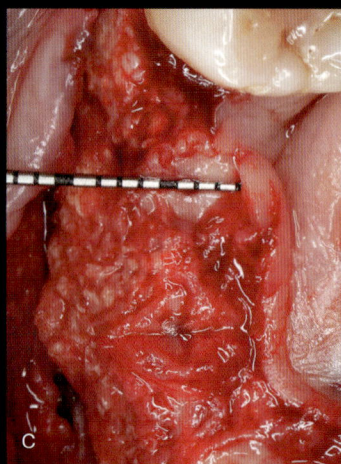

图17-22　牙槽嵴顶新骨宽度9～12mm（a，12mm；b，10mm；c，9mm）。

（10）戴入牙支持式种植外科导板（上海慧丰牙科技术有限公司）（图17-23a），按设计方案逐级备洞（图17-23b）。

（11）植入3颗种植体（NobelActive，

φ3.5mm×13mm、 φ4.3mm×8.5mm、φ4.3mm×10mm），44、45位点种植体颊侧颈部螺纹有部分暴露，扭矩约15Ncm，安放封闭螺丝（图17-24和图17-25）。

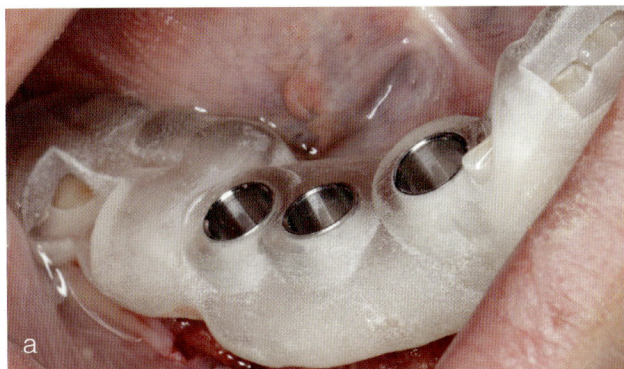

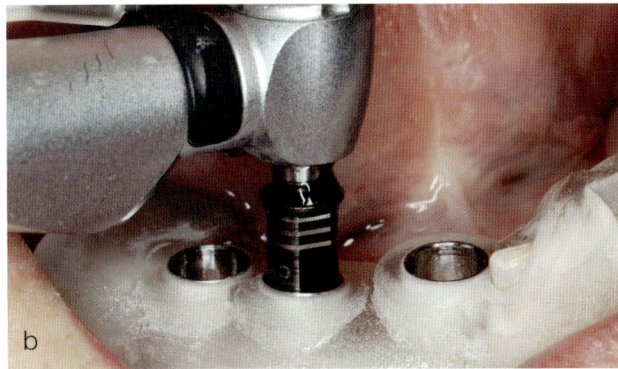

图17-23　戴入牙支持式种植外科导板（上海慧丰牙科技术有限公司）（a）；按设计方案逐级备洞（b）。

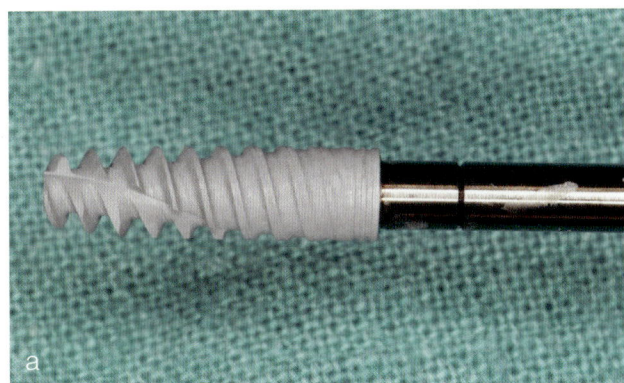

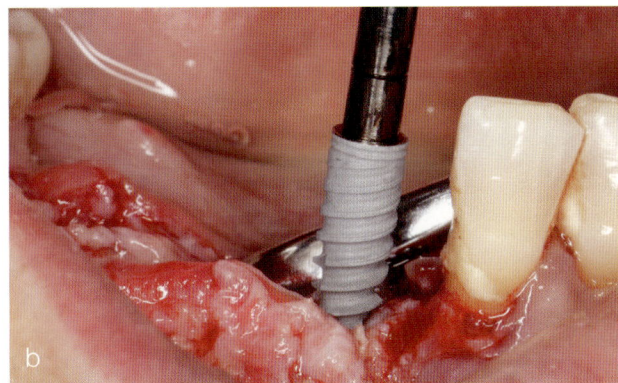

图17-24　选择NobelActive种植体（a）；放置持钉器利用机用扭力植入种植体（b）。

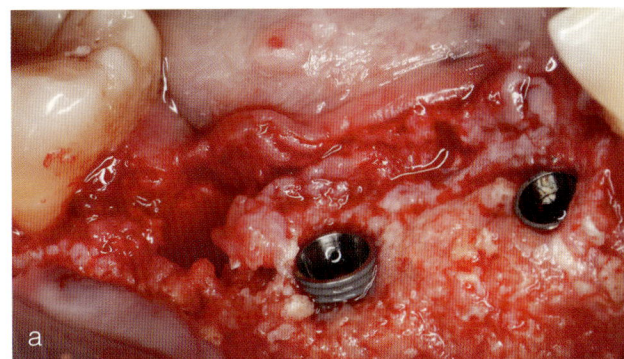

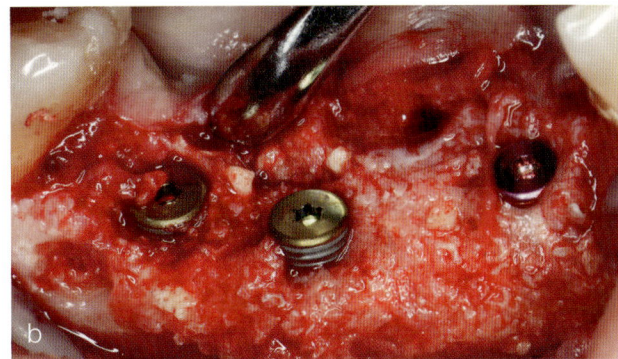

图17-25　种植体植入后，44、45位点种植体颊侧颈部螺纹有暴露（a）；扭矩约15Ncm，安放封闭螺丝（b）。

（12）同期用取骨环钻取新骨进行组织学分析（图17-26a），再次植入Bio-Oss骨粉（Geistlich，0.5g）（图17-26b）。覆盖Bio-Gide可吸收生物膜（Geistlich，25mm×25mm）（图17-27a），创口颊舌侧黏膜减张后，用4-0可吸收线严密缝合创口（图17-27b）。

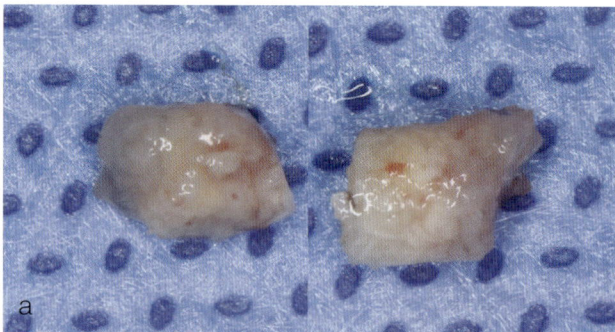

（13）种植体植入后4个月复诊，曲面断层片示植入的种植体位置佳，种植体间平行度良好（图17-28）；CBCT示种植体尖端距下颌神经管>2mm，种植体周围无阴影，种植体颊侧骨厚度>2mm（图17-29）。

图17-26 同期用取骨环钻取新骨（a）；再次植入Bio-Oss骨粉（Geistlich，0.5g）（b）。

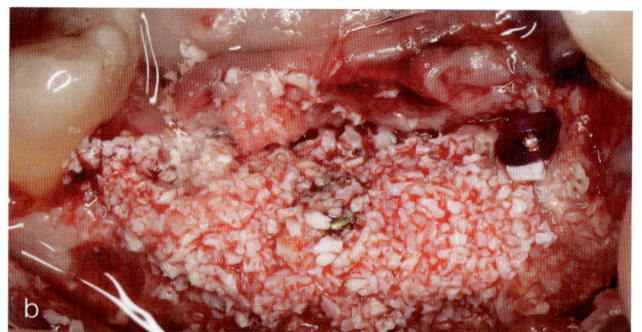

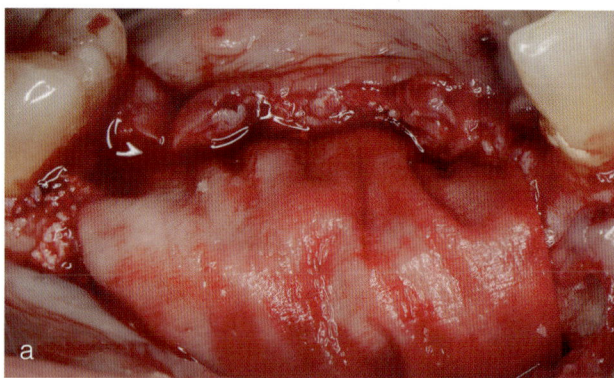

图17-27 覆盖Bio-Gide可吸收生物膜（Geistlich，25mm×25mm）（a）；减张后用4-0可吸收线严密缝合创口（b）。

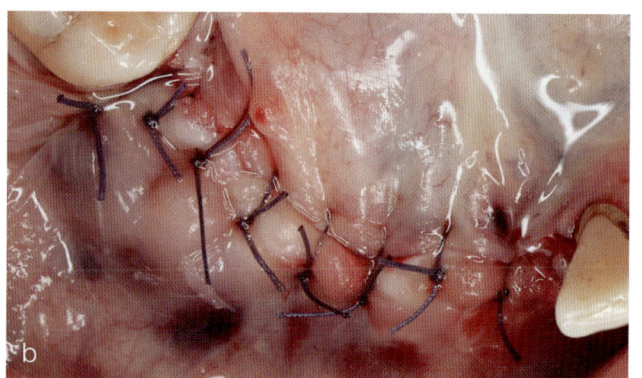

图17-28 种植体植入后4个月复诊，曲面断层片示种植体位置佳，种植体周围无明显阴影。

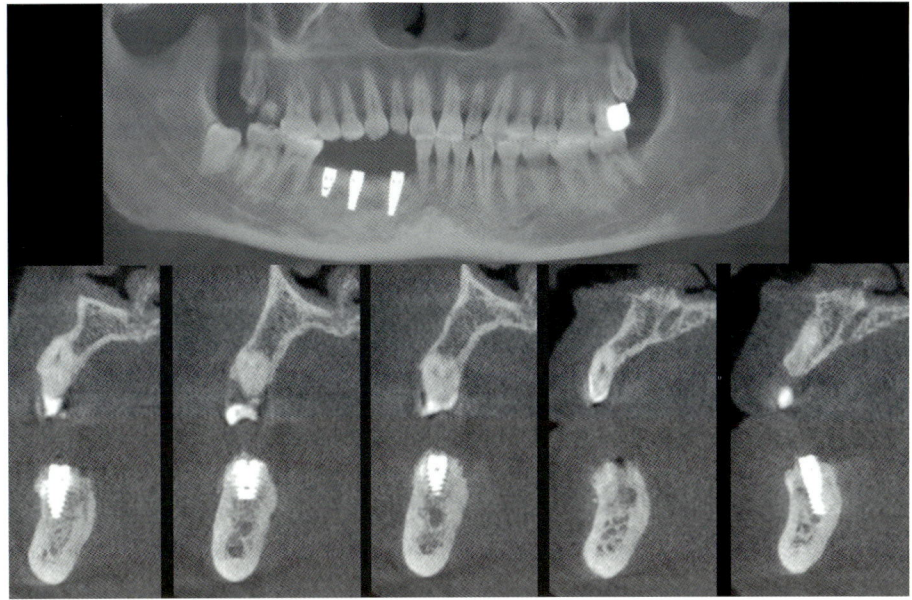

图17-29　种植体植入后4个月复诊，CBCT示种植体愈合良好，种植体距离下颌神经管>2mm，种植体颊侧骨厚度>2mm。

（14）种植体植入后4个月复诊，局麻下，更换愈合基台，2周后拆线，创口愈合良好（图17-30）。

（15）更换愈合基台4周后复诊，口内见创口完全愈合，附着龈不足，前庭沟变浅。

（16）行前庭沟加深术/附着龈增宽术。取出愈合基台，局麻下，用11号尖刀片沿附着龈颊侧剥离口腔黏膜（保留骨膜），根方剥离至近远中正常前

庭沟深度位置（图17-31）。选择Mucograft可吸收胶原基质（Geistlich，15mm×20mm）作为创面覆盖材料（图17-32a），将1片Mucograft覆盖在创面上（图17-32b），然用5-0可吸收线固位（图17-33）。戴入预成的前庭沟保持器，保护术区，便于前庭沟成形（图17-34a），调殆至咬合关系正常（图17-34b）。

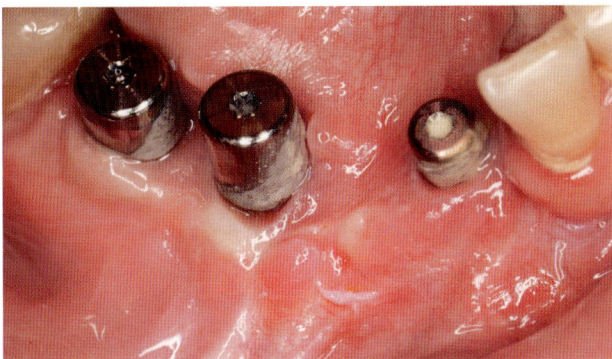

图17-30　种植体植入后4个月复诊，局麻下，更换愈合基台。

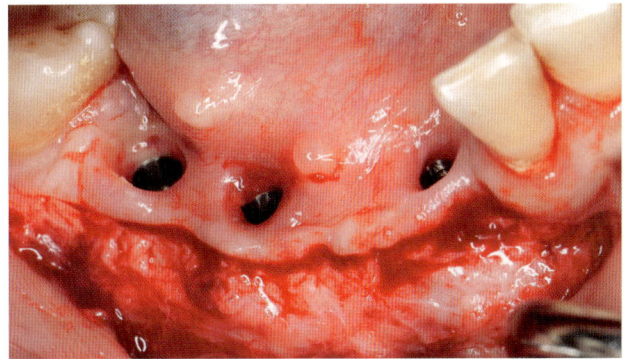

图17-31　取出愈合基台，行前庭沟加深术/附着龈增宽术，局麻下，用11号尖刀片沿附着龈颊侧剥离口腔黏膜（保留骨膜），根方剥离至近远中正常前庭沟深度位置。

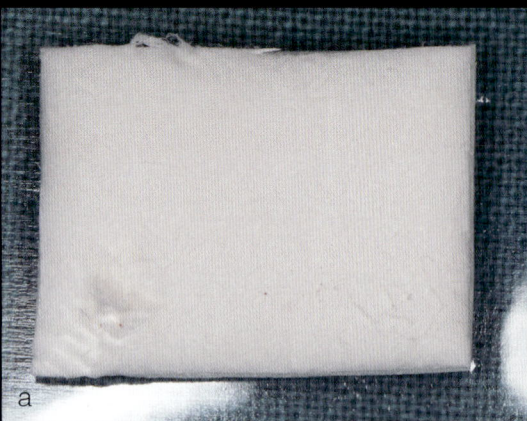

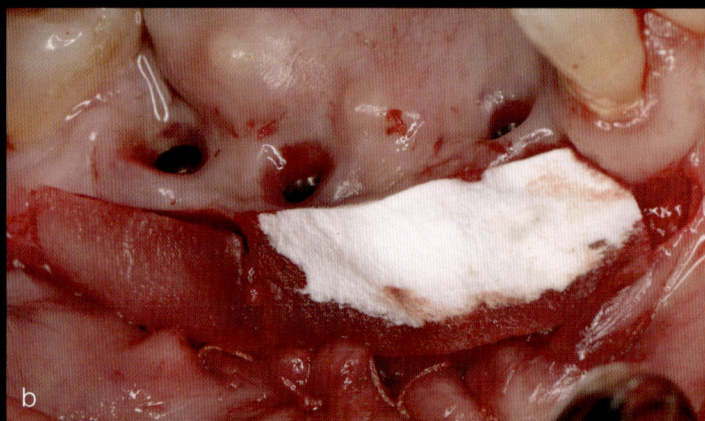

图17-32　选择Mucograft可吸收胶原基质（Geistlich，15mm×20mm）作为创面覆盖材料（a）；将1片Mucograft覆盖在创面上（b）。

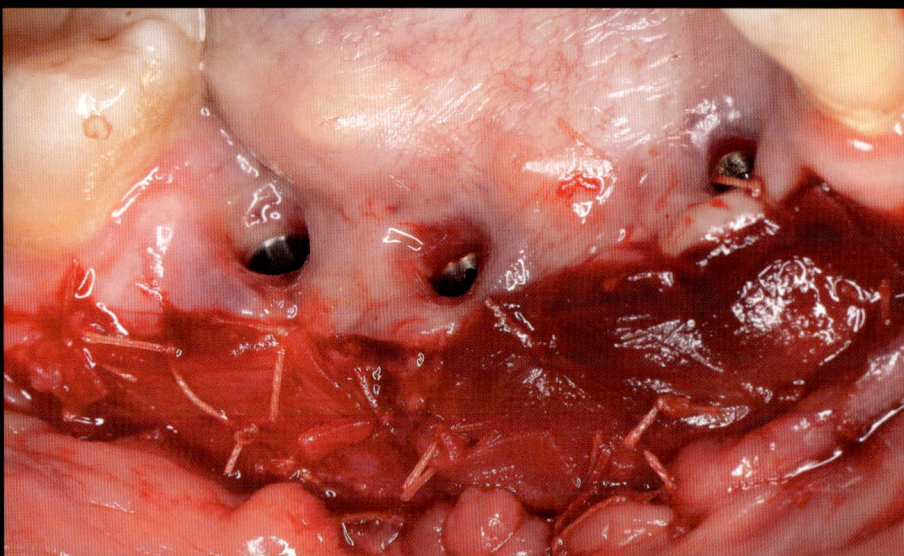

图17-33　用5-0可吸收线把Mucograft可吸收胶原基质固定在创面上。

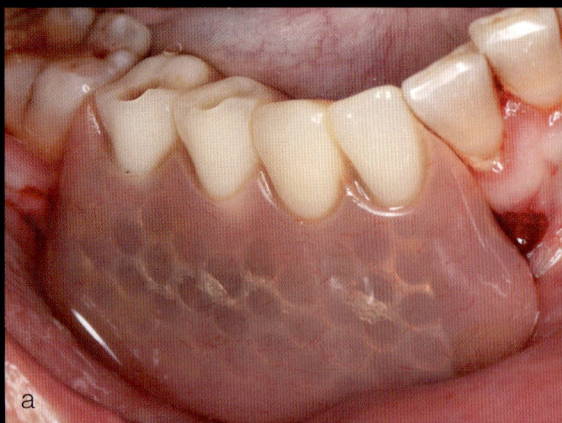

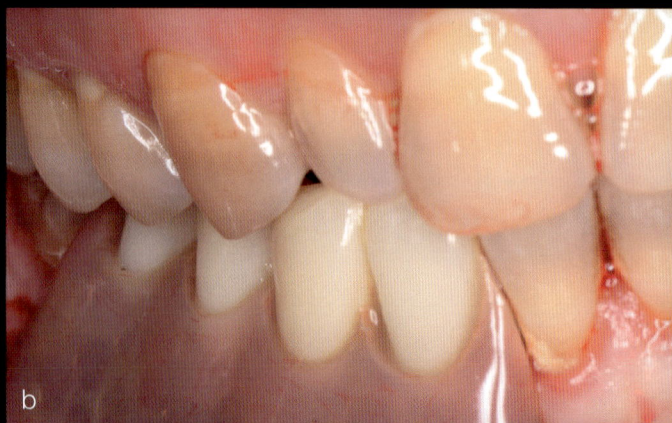

图17-34　戴入预成的前庭沟保持器（a）；调拾至咬合关系正常（b）。

（17）前庭沟加深术/附着龈增宽术后2周复诊，取出前庭沟保持器，口内见缺牙区前庭沟深度显著加深，缝线在位，创口愈合良好（图17-35a）。术后2个月复诊，前庭沟加深，附着龈增宽，软组织色泽和外形良好（图17-35b）。

（18）取出愈合基台，常规取模，制作全瓷修复体（图17-36）。放置永久修复基台（考虑到美学，42采用全瓷基台）（图17-37a），戴入粘接固

位的全瓷修复体（图17-37b）。𬌗面留有粘接剂排溢孔（图17-38a），调𬌗至咬合关系正常（图17-38b）。

（19）戴入最终修复体后，拍摄曲面断层片及根尖片，修复体就位良好，种植体颈部牙槽骨的高度稳定（图17-39）；CBCT示种植体周围骨量充足，颊侧骨厚度>2mm（图17-40）。

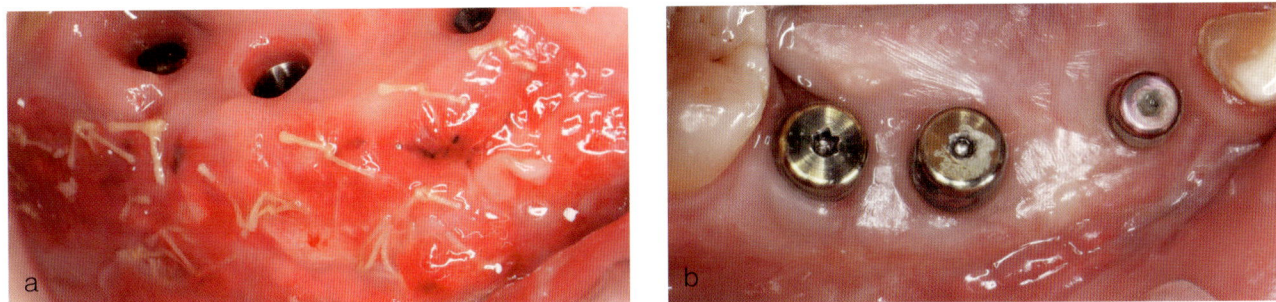

图17-35　前庭沟加深术后2周复诊，取出前庭沟保持器，缝线在位，创口愈合良好（a）；术后2个月复诊，创面完全愈合，前庭沟深度恢复正常，附着龈宽度显著增加（b）。

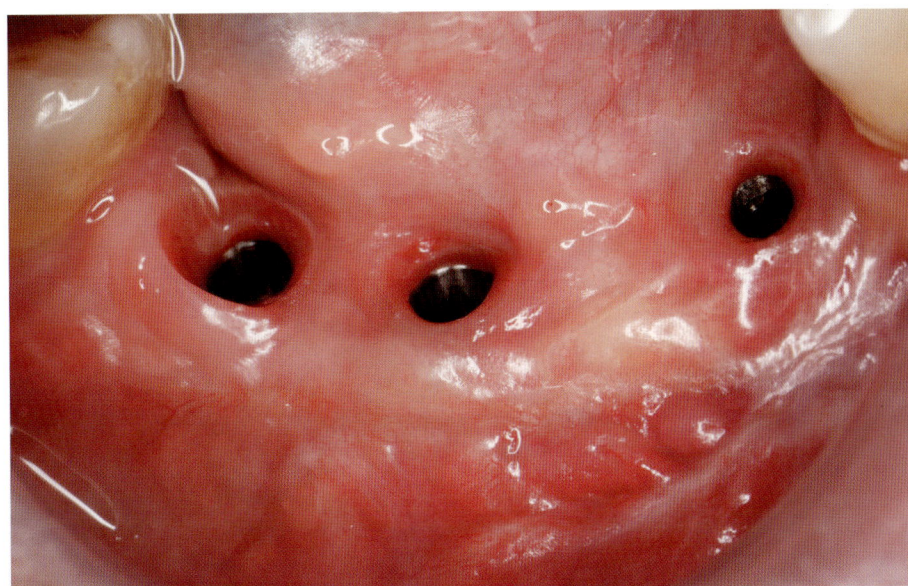

图17-36　取出愈合基台，种植体袖口良好，无出血及炎症，常规取模，制作全瓷修复体。

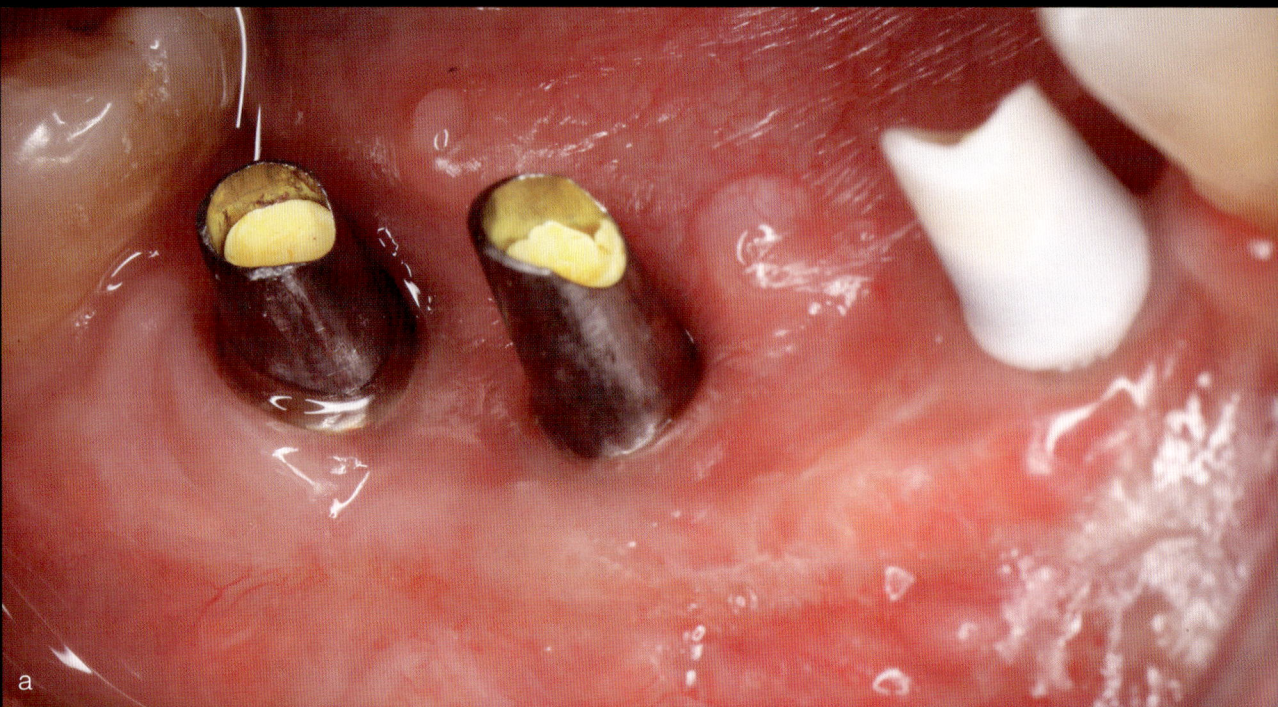

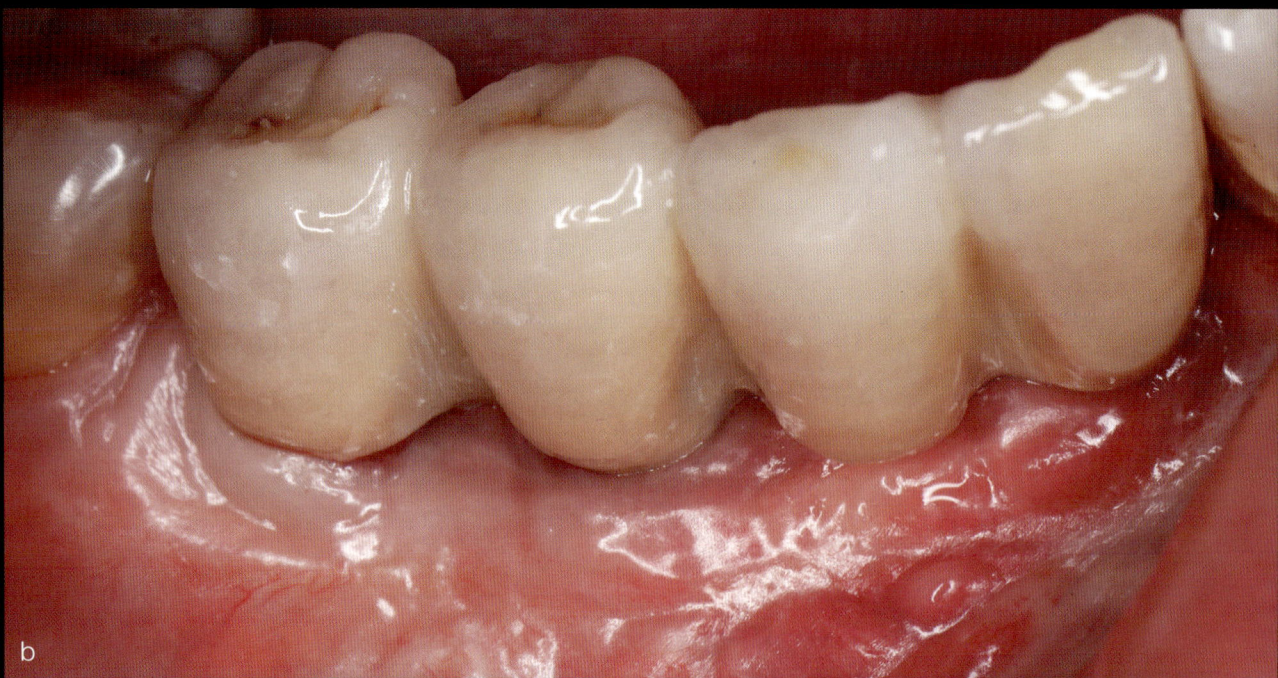

图17-37　放置永久修复基台（a）；戴入全瓷修复体（b）。

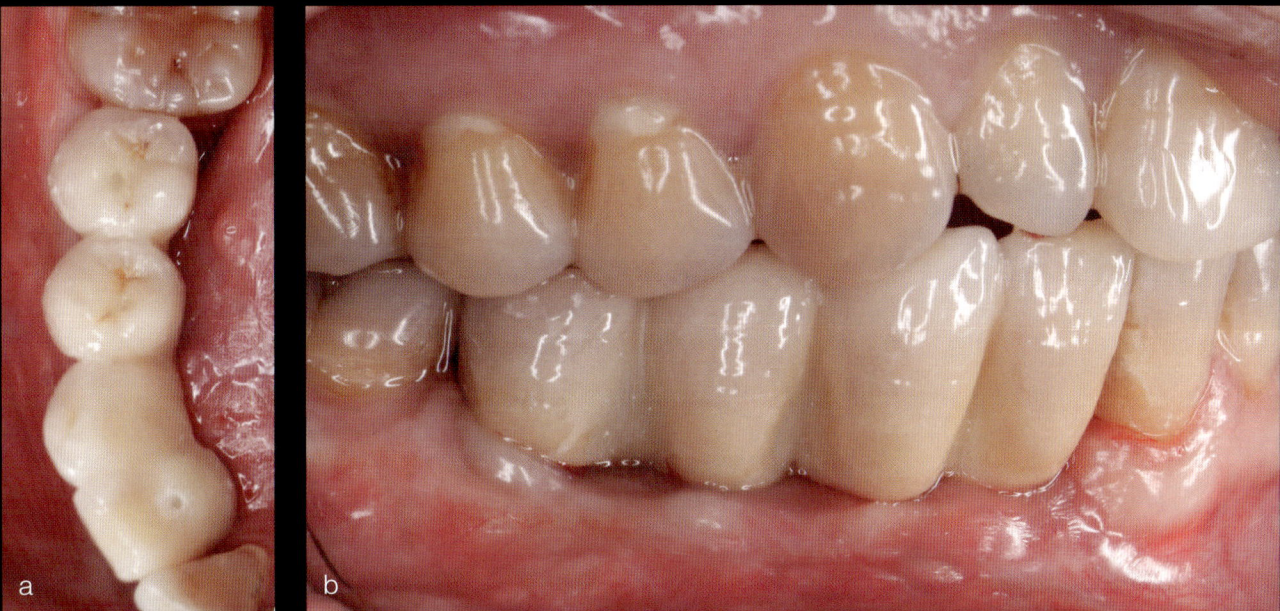

图17-38　殆面观修复体与邻牙接触正常，殆面有排溢孔（a）；调殆至咬合关系正常（b）。

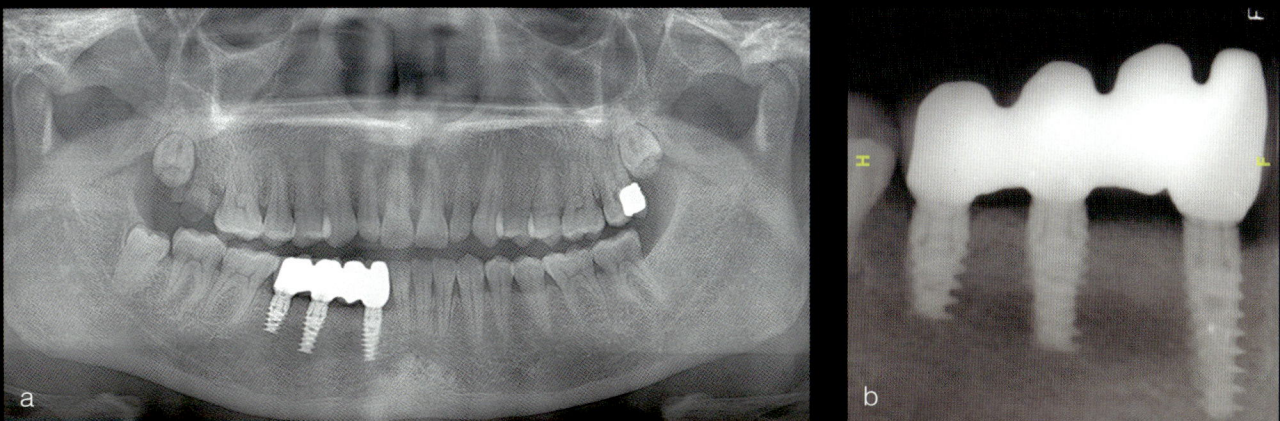

图17-39　载入最终修复体后影像学检查，修复体完全就位，邻接关系正常（a）；种植体颈部骨量充足（b）。

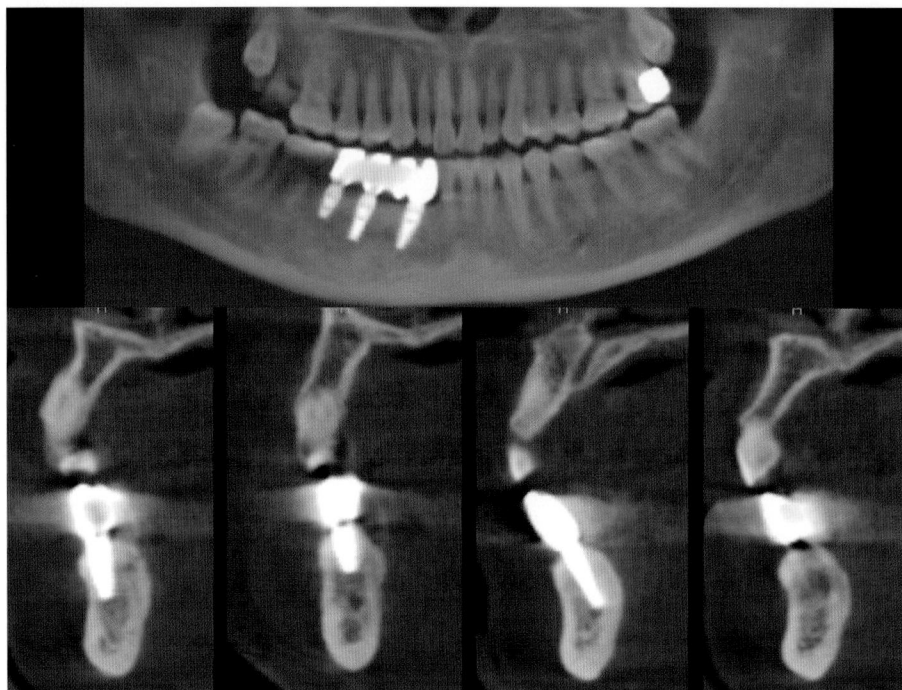

图17-40　戴入最终修复体后CBCT示种植体已经完成骨结合，种植体距离下颌神经管>2mm，种植体颊侧骨厚度>2mm。

案例点评

本案例治疗过程关键步骤模式图如图17-41所示。

颌骨肿瘤手术经常会造成牙槽骨的重度缺损，这为后期的种植修复带来了巨大挑战。而相对于传统的牙缺失后出现的牙槽骨缺损，肿瘤手术造成的牙槽骨缺损常为复合型（水平型+垂直型）骨缺损，修复重建的难度较大，可预期性不确定。目前，对于严重垂直型牙槽骨缺损的治疗方案包括牵张成骨、自体骨块状骨移植（Onlay植骨）、GBR骨增量、钛网骨增量及聚四氟乙烯膜骨增量等[1-4]。但由于本案例中，患者的颏孔位置接近牙槽嵴顶，在后牙区无法进行牵张成骨。运用GBR技术进行水平向

和垂直向骨再生是目前临床常用的治疗方案[5-6]，然而常用的GBR可吸收生物屏障膜材料存在空间维持力不足的问题，另外后牙区颊咬肌的作用也会造成植骨区塌陷、感染等风险，故其在下颌后牙区骨增量运用中效果不甚稳定[7]。笔者基于GBR骨增量中"以稳定为核心"的骨增量原理，选择了帐篷钉植骨技术对后牙区进行了垂直向骨增量，获得了良好的治疗效果。

相较于其他骨增量方案，本案例选择的治疗方案的优点：

（1）利用帐篷钉技术及膜钉装置增强植骨区骨粉的稳定性，增加了垂直向骨增量成功的可预期性。

（2）单纯使用生物材料（Bio-Oss骨粉）进行

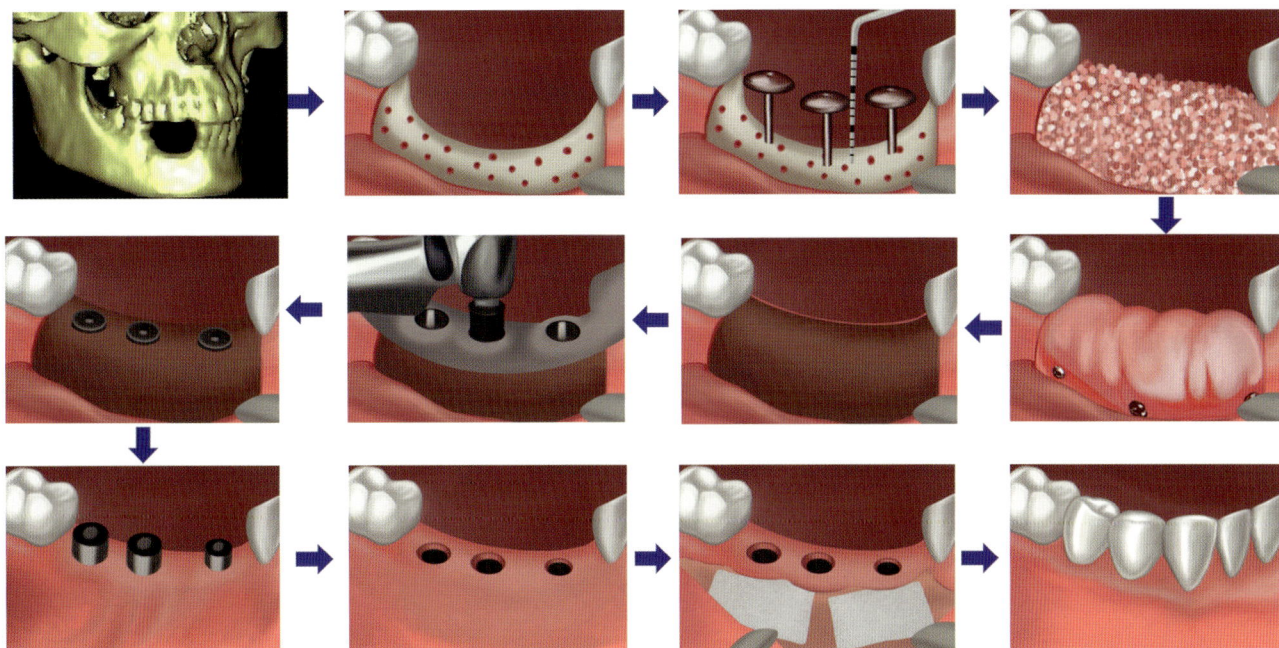

图17-41　本案例治疗过程关键步骤模式图。

垂直向骨增量，避免了自体骨的采集，减少了二次创伤。

（3）使用可吸收胶原基质（Mucograft）进行大面积附着龈增宽及前庭沟加深，避免了自体软组织的采集，减少了二次创伤。同时膜龈手术为种植体周围软组织的稳定性创造了条件，也为骨组织的稳定提供了保障。

（4）使用前庭沟保持器，在保护创面的同时，可以防止前庭沟的退缩，同时恢复了患者的咬合关系。

不足之处：

（1）本案例采用了粘接固位的方式进行修复，也设计了粘接剂溢出孔来减少粘接剂的存留。但不可否认的是，螺丝固位修复方式在后期随访及维护方面较粘接固位修复方式有很大优势，利于远期随访。

（2）帐篷钉植入后，被新骨包埋，为二次取出带来了一定困难，同时在取出帐篷钉后会出现新的骨缺损，导致在种植后需要进行二次GBR手术。

（3）固定膜钉位置较深，在二次取出膜钉时可能会延长手术时间。

本案例属于典型的利用帐篷钉技术完成垂直型骨缺损修复的案例，通过帐篷钉植骨技术恢复了充足的骨量及牙槽骨骨弓轮廓，再结合附着龈增宽手术/前庭沟加深术恢复前庭沟深度和附着龈宽度，最终为种植修复创造了理想的条件，也达到了理想的修复效果，患者对修复效果表示满意。

（钱文涛，牛姗姗，邹多宏）

参考文献

[1] Jones LC. Dental Trauma[J]. Oral Maxillofac Surg Clin North Am, 2020, 32:631.

[2] Block MS, Chang A, Crawford C. Mandibular alveolar ridge augmentation in the dog using distraction osteogenesis[J]. J Oral Maxillofac Surg, 1996, 54:309.

[3] Vermeeren J, Wismeijer D, Waas M. One-step reconstruction of the severely resorbed mandible with onlay bone grafts and endosteal implants[J]. Int J Oral Maxillofac Surg, 1996, 25(2):112-115.

[4] Cucchi A, Vignudelli E, Napolitano A, et al. Evaluation of complication rates and vertical bone gain after guided bone regeneration with non-resorbable membranes versus titanium meshes and resorbable membranes. A randomized clinical trial[J]. Clin Implant Dent Relat Res, 2017, 19:821.

[5] Clavero J, Lundgren S. Ramus or chin grafts for maxillary sinus inlay and local onlay augmentation: comparison of donor site morbidity and complications[J]. Clin Implant Dent Relat Res, 2003, 5(3):154-160.

[6] Corinaldesi G, Pieri F, Sapigni L, et al. Evaluation of survival and success rates of dental implants placed at the time of or after alveolar ridge augmentation with an autogenous mandibular bone graft and titanium mesh: A 3-to 8-year retrospective study[J]. Int J Oral Maxillofac Implants, 2009, 24(6):1119-1128.

[7] Daga D, Mehrotra D, Mohammad S, et al. Tentpole technique for bone regeneration in vertically deficient alveolar ridges: A prospective study[J]. J Oral Biol Craniofac Res, 2018, 8(1):20-24.

第 18 章

右下颌后牙区垂直型骨缺损的修复重建（多牙位）II

RECONSTRUCTION OF SEVERE VERTICAL BONE
DEFECT IN THE POSTERIOR AREA OF THE RIGHT
MANDIBLE (MULTIPLE TEETH) II

案例简介

患者：男，50岁，江苏常熟人。

主诉：3年前右下颌后牙因反复肿痛不适拔除，现仍有不适，要求种植修复。

现病史：患者2016年因右下颌后牙疼痛不适，在外院拔除47；2018年因拔牙区不适及颌骨不适，在我院被诊断为"右下颌骨慢性骨髓炎"，再次进行清创手术，同时拔除46（图18-1和图18-2）；2019年到我科就诊，希望对缺失牙进行种植修复。

既往史：否认全身系统性疾病史，否认药物过敏史，吸烟史（目前已戒烟）。

口腔检查：面部基本对称，开口度37mm，开口型正常；15残根，17、46残冠，叩（±），松动（-），34烤瓷冠修复；35、36、37缺失，已经完成种植体植入，46、47缺失，拔牙创黏膜愈合良好。

影像学检查：曲面断层片示右下颌后牙区骨密度不均匀，46、47缺失，46位点牙槽骨有明显低密度影；15残根，17残冠，34烤瓷冠修复；35-37种植体修复（图18-3）。

CBCT示46、47位点牙槽骨愈合不良，牙槽骨呈现洞形骨缺损，最低处距下颌神经管2～3mm（图18-4）。

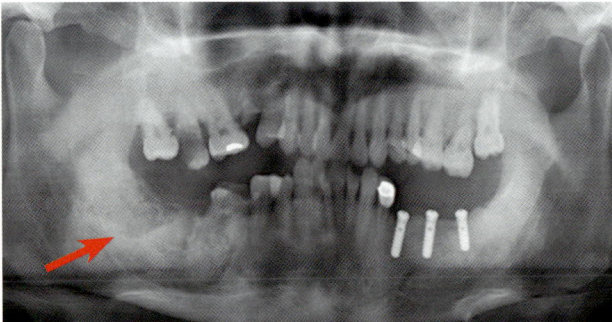

图18-1　2018年曲面断层片示右下颌后牙区牙槽骨密度不均匀，呈云雾状。47位点骨愈合不良，有低密度影；35-37缺牙区已植入3颗种植体（红色箭头所示）。

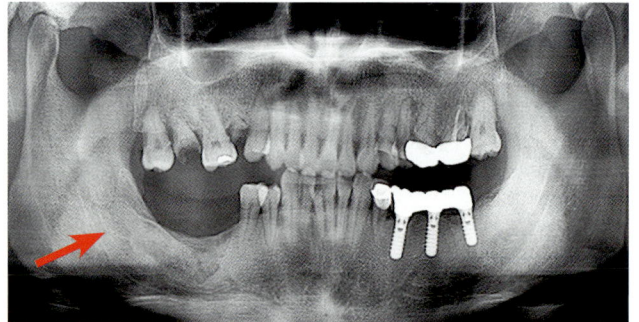

图18-2　局麻下，行右下颌骨病变刮治术及46拔除术后3个月复诊，曲面断层片示右下颌后牙区牙槽骨病变区范围有所缩小，但46位点牙槽骨低密度影明显（红色箭头所示）；35-37已经完成种植联冠修复。

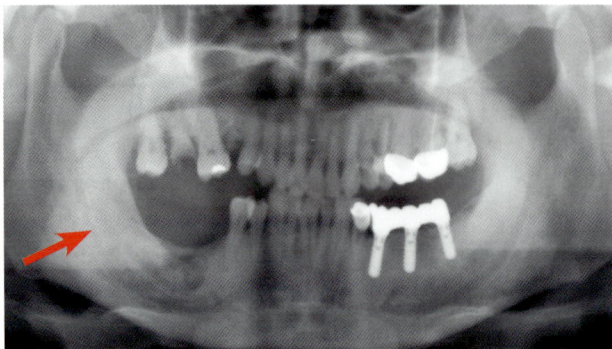

图18-3　2018年清创术后8个月复诊，曲面断层片示右下颌骨病变区骨密度增高，低密度影范围缩小，但在46位点仍有块状低密度影存在（红色箭头所示）。

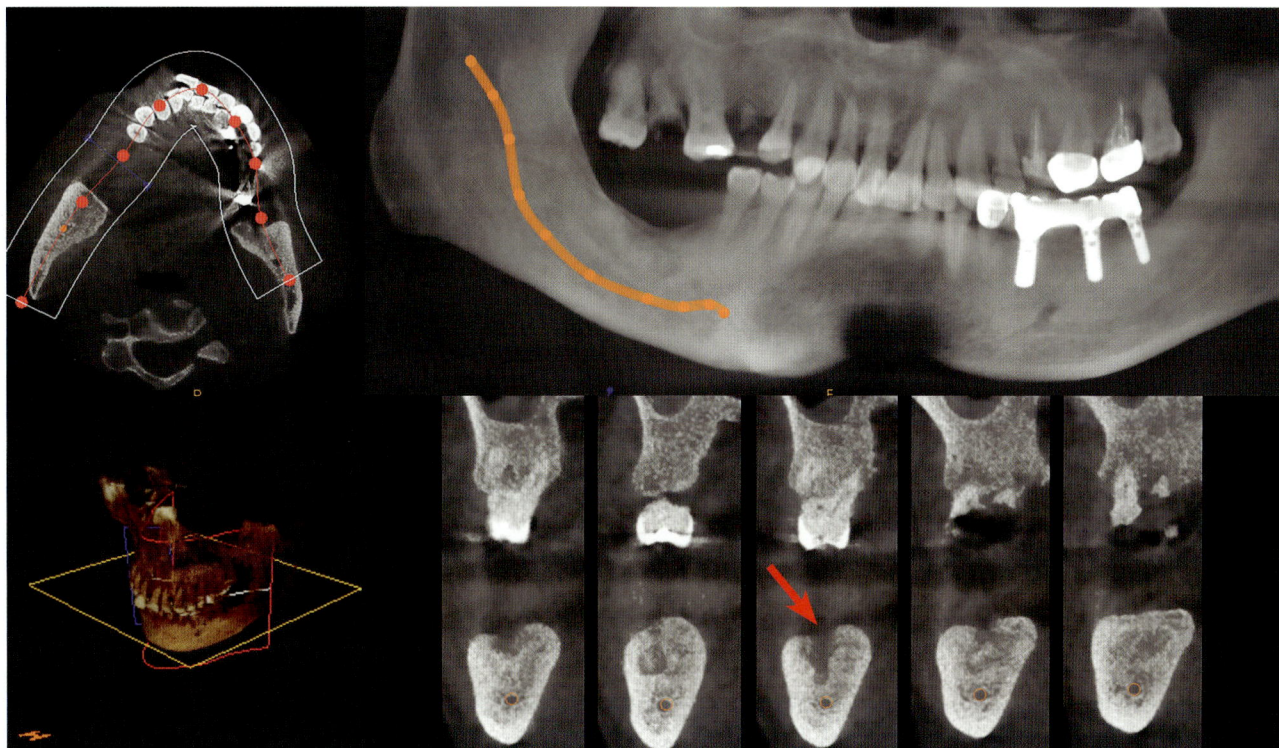

图18-4　2018年清创术后8个月复诊，CBCT示46、47牙槽骨垂直向高度丧失，牙槽骨内有洞形骨缺损，最低处距下颌神经管较近（2~3mm）（红色箭头所示）。

诊断

（1）46、47损失。

（2）右下颌后牙缺牙区垂直型骨缺损。

治疗方案

　　本案例属于右下颌后牙区慢性骨髓炎治疗后产生的牙槽骨垂直型骨缺损，基于特殊的骨缺损类型及前期反复治疗的病史，拟制订的治疗方案：①骨缺损区软组织清创术+植骨术，待植骨成功后进行种植修复；②活动义齿修复。与患者充分沟通后，患者选择治疗方案①，骨增量应用帐篷钉技术+GBR技术完成。

治疗过程

　　（1）局麻下，于缺牙区于牙槽嵴顶做正中切口，翻全层黏骨膜瓣，充分暴露下方牙槽骨，见46、47缺牙区牙槽嵴顶有大量炎性肉芽组织（图18-5和图18-6）。

　　（2）牙槽骨缺损明显，牙周探针测量，牙槽骨高度丧失约10mm（图18-7）。

　　（3）用专用软组织去除钻，彻底清除牙槽骨内炎性肉芽组织，清除干净后可见大量洞形缺损（图18-8）。

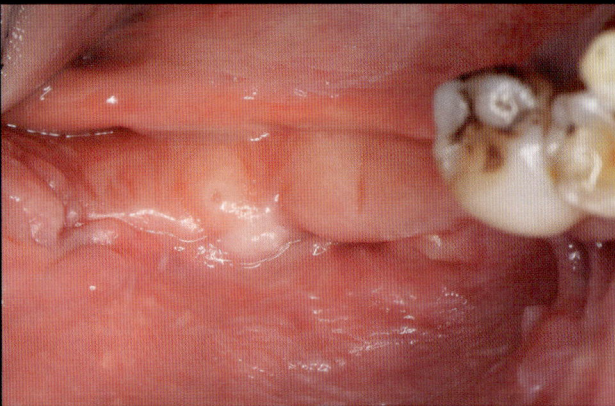

图18-5　口腔黏膜愈合良好，附着龈宽度正常，46、47牙槽骨高度降低。

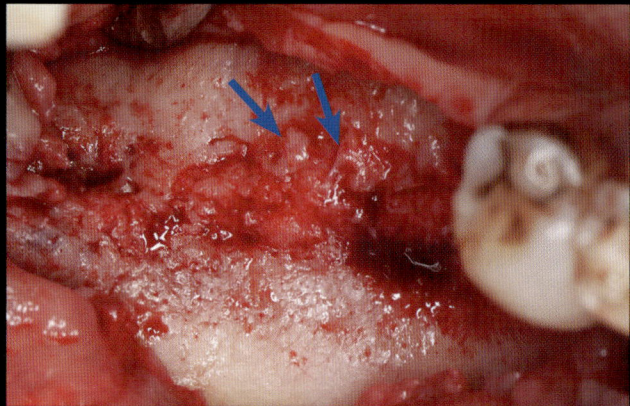

图18-6　局麻下，行骨缺损区牙槽嵴顶正中切开，翻瓣，见牙槽嵴顶有大量炎性肉芽组织（蓝色箭头所示）。

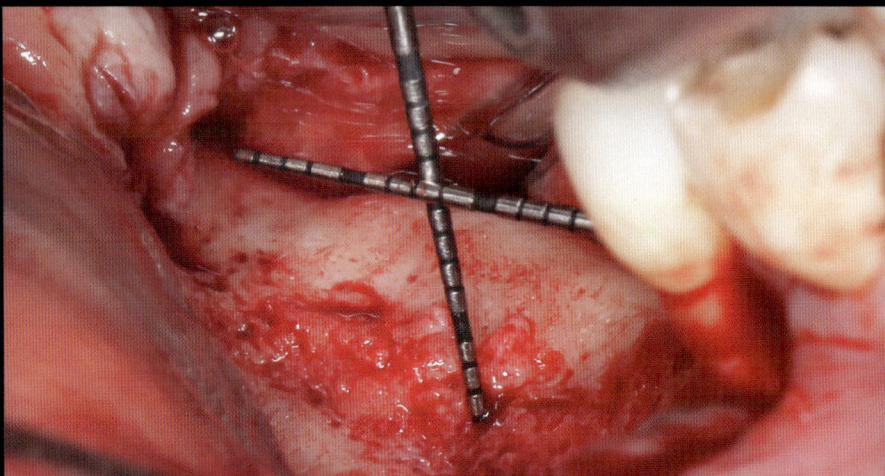

图18-7　牙周探针测量，右下颌后牙缺牙区牙槽骨高度丧失约10mm，近远中范围约15mm。

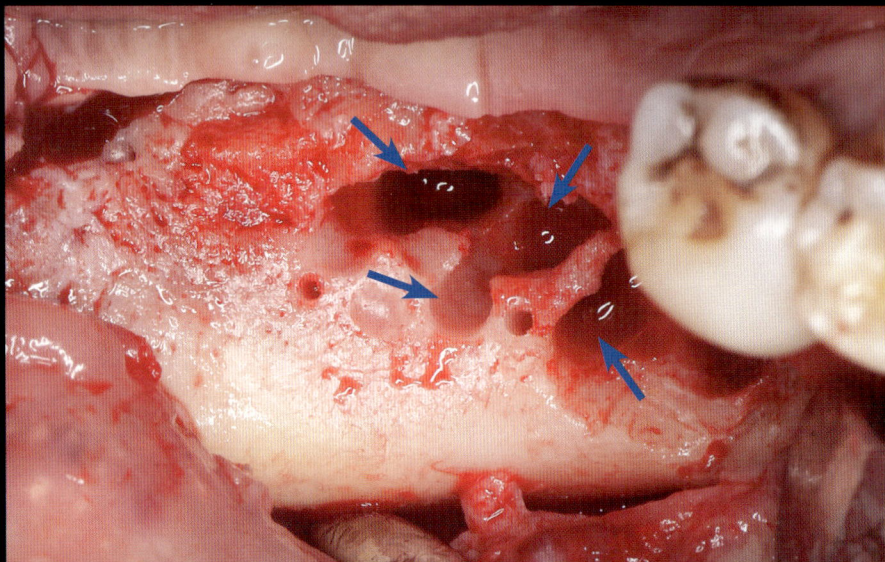

图18-8　在植骨区用专用软组织去除钻，彻底清除牙槽骨内炎性软组织，牙槽嵴顶呈现多处洞形缺损（蓝色箭头所示）。

（4）用Bio-Oss骨粉（Geistlich，2.0g）（图18-9a）先把洞形骨缺损完全充填（图18-9b）。

（5）在骨缺损区垂直向植入4枚帐篷钉（钉帽φ6mm×12mm）（图18-10a），选择Bio-Gide可吸收生物膜（Geistlich，30mm×40mm）作为屏障膜，用膜钉把生物膜一端固定在牙槽骨上，形成袋状结构（图18-10b）。

（6）在牙槽嵴顶上方植入Bio-Oss骨粉，骨粉覆盖帐篷钉（图18-11）。

（7）Bio-Gide可吸收生物膜完全包裹骨粉后，一端塞入舌侧黏骨膜下，牙周探针测量，牙槽嵴顶宽度约11mm（图18-12a），牙槽骨高度约13mm（图18-12b）。

（8）颊舌侧充分减张，减张高度>15mm（图18-13）。无张力下，用4-0可吸收线严密缝合创口（图18-14a）。

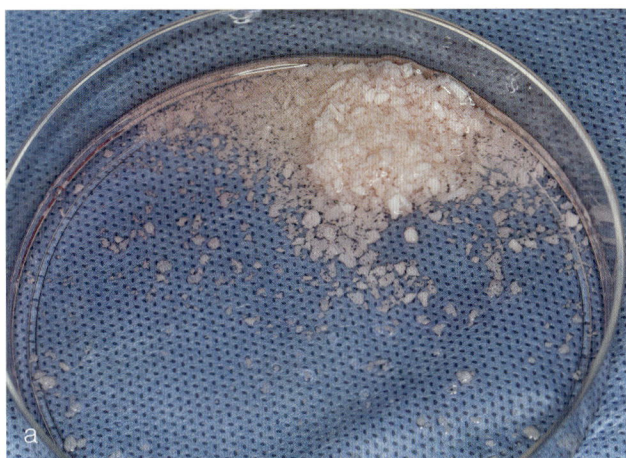

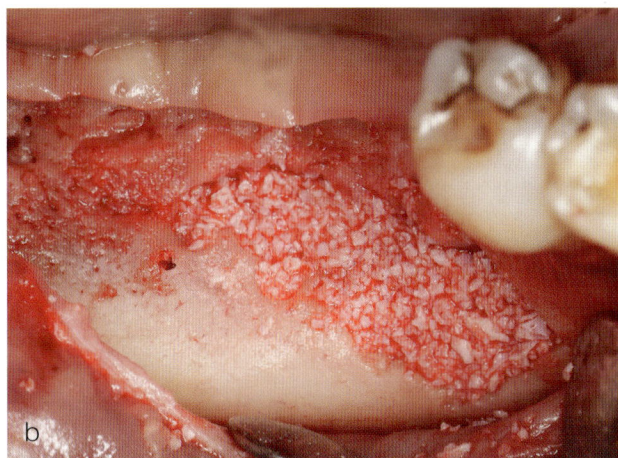

图18-9　取出Bio-Oss骨粉（Geistlich，2.0g）（a），首先充填洞形骨缺损（b）。

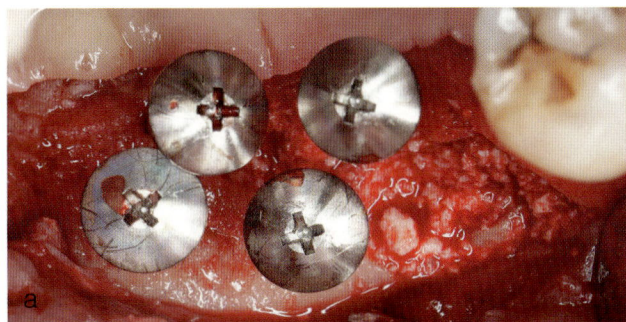

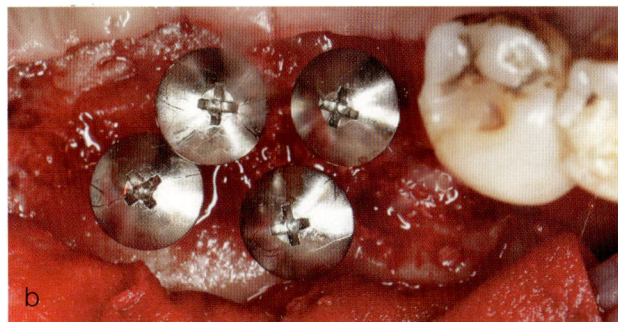

图18-10　在骨缺损牙槽嵴顶垂直向植入4枚帐篷钉（钉帽φ6mm×12mm）（a）；用膜钉把Bio-Gide可吸收生物膜（Geistlich，30mm×40mm）一端固定在牙槽骨上，形成袋状结构（b）。

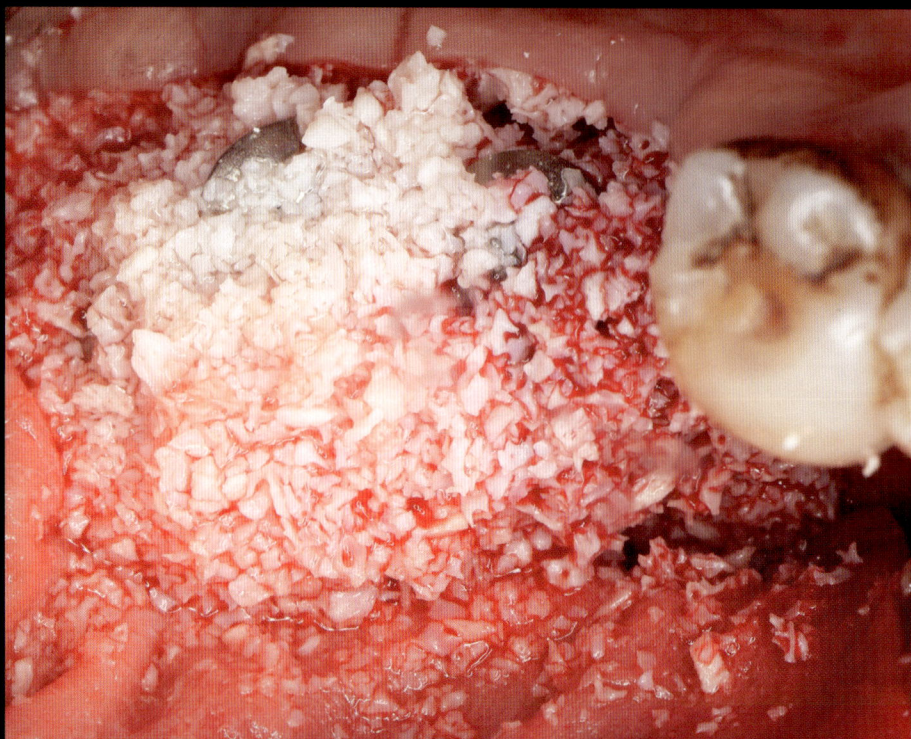

图18-11　把Bio-Oss骨粉（Geistlich，2.0g）植入骨缺损区，覆盖帐篷钉。

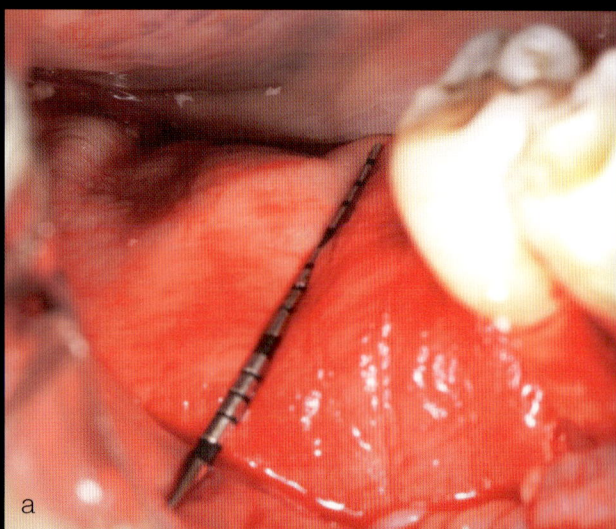

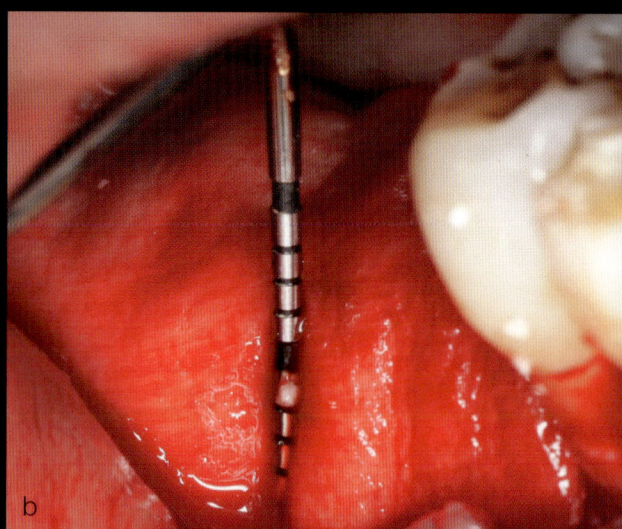

图18-12　用Bio-Gide可吸收生物膜（Geistlich，30mm×40mm）把骨粉完全包裹，生物膜的一端塞入舌侧黏骨膜下；牙周探针测量，植骨后的牙槽嵴顶宽度约11mm（a），牙槽骨高度约13mm（b）。

（9）植骨术后2周复诊，口内见缝线在位，无脱落，创口愈合良好（图18-14b）。CBCT示原洞形骨缺损区被骨粉完成充填，骨粉围绕在帐篷钉周围（图18-15）。

（10）植骨术后3个月复诊，CBCT示46、47缺牙区牙槽骨高度及宽度明显改善，缺骨区植入的骨粉影像密度影增强，与周围基骨相似，帐篷钉钉帽上方骨粉吸收，钉帽下方有大量类新骨形成（图18-16）。

（11）植骨术后8个月复诊，CBCT示缺牙区牙槽骨高度及宽度显著增加，新骨与周围牙槽骨完全融合成一体，帐篷钉钉帽下方有大量类新骨形成（图18-17）。口内见口腔黏膜愈合良好，但舌侧隐约可见帐篷钉钉帽（图18-18）。

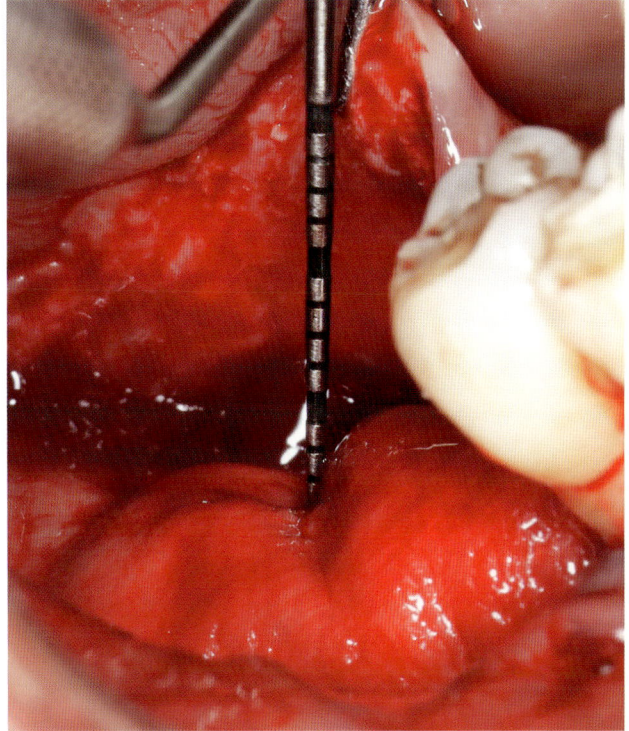

图18-13　颊舌侧充分减张，减张高度>15mm。

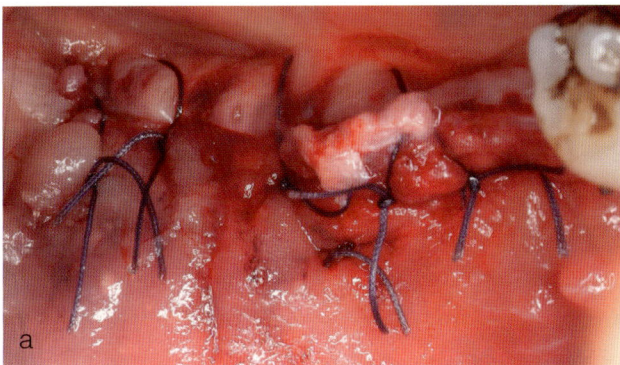

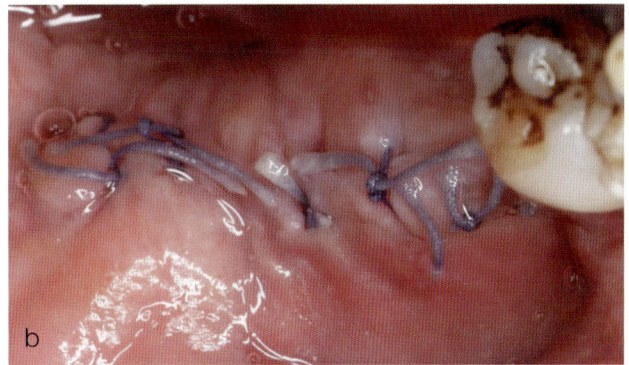

图18-14　用4-0可吸收缝线严密缝合创口（a）；植骨术后2周复诊，口内见缝线在位，无脱落，创口愈合良好（b）。

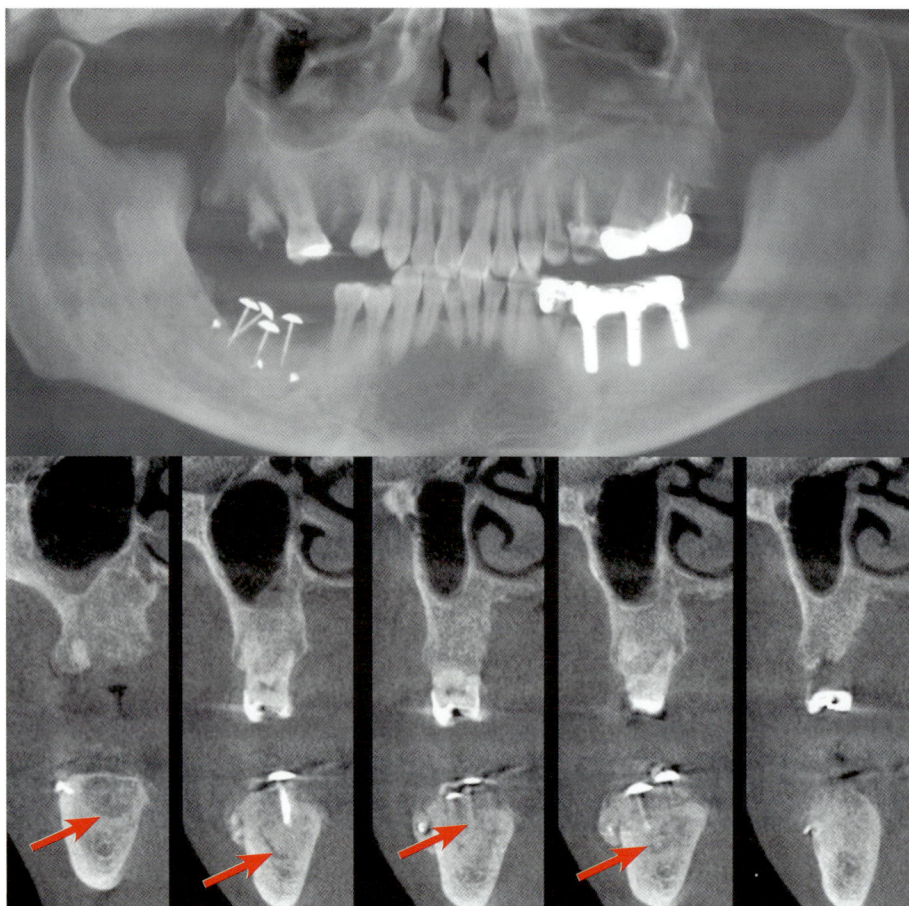

图18-15 植骨术后2周复诊，CBCT示牙槽骨高度获得了显著增加，骨缺损区被植骨材料完全充填（红色箭头所示）。

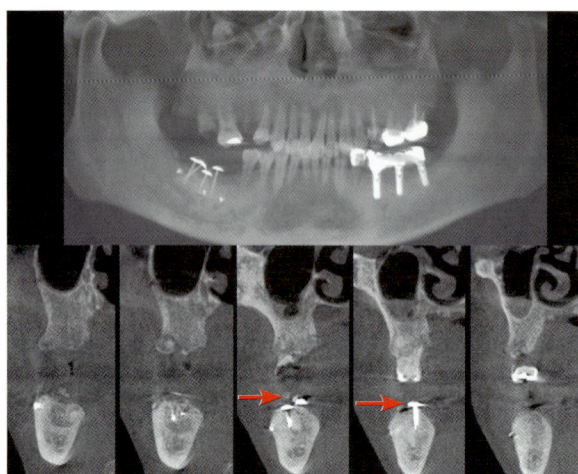

图18-16 植骨术后3个月复诊，CBCT示46、47缺牙区帐篷钉钉帽上方骨粉吸收（红色箭头所示）；缺骨区有新骨形成，新骨影像密度与周围基骨相似，新骨位于帐篷钉钉帽下方。

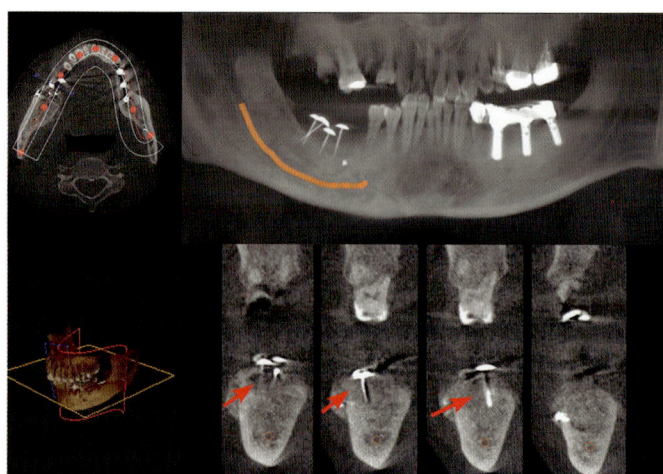

图18-17 植骨术后8个月复诊，CBCT示缺骨区新骨形成，新骨位于帐篷钉钉帽下方（红色箭头所示），新骨完全与周围牙槽骨融为一体，牙槽骨高度明显增加。

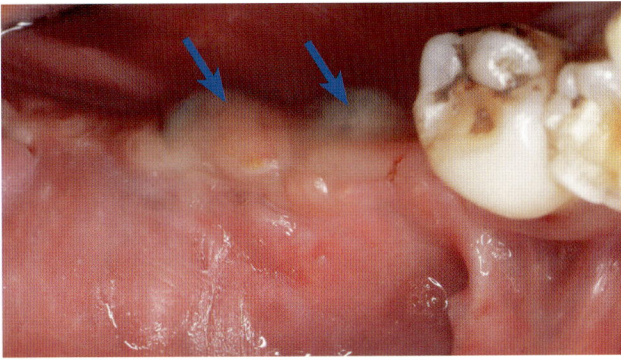

图18-18　植骨术后8个月复诊，口内见植骨区口腔黏膜愈合良好，帐篷钉钉帽舌侧透出黏膜，隐约可见，但尚未暴露（蓝色箭头所示）；附着龈宽度正常。

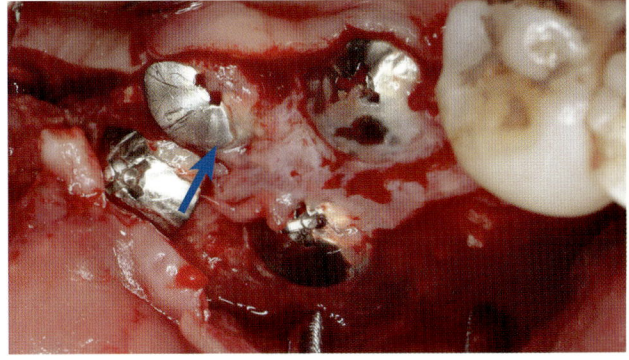

图18-19　局麻下，于植骨区黏膜做正中切口，翻瓣，充分暴露帐篷钉及膜钉（蓝色箭头所示）。

（12）局麻下，切开右下颌骨植骨区口腔黏膜，翻瓣，充分暴露帐篷钉及膜钉（图18-19）。用专用工具取出帐篷钉及膜钉（图18-20a），可见牙槽骨高度、宽度较植骨前有显著增加（图18-20b）。

（13）植入2颗种植体（NobelActive，φ4.3mm×10mm），初期稳定性佳，扭矩＞35Ncm，放置愈合基台（图18-21a）。同期用取骨环钻取新骨，进行组织切片，观察新骨形成情况（图18-21b）。

（14）再次植入Bio-Oss骨粉（Geistlich，0.5g）（图18-22），覆盖Bio-Gide可吸收生物膜（Geistlich，13mm×25mm）（图18-23a），减张后严密缝合创口（图18-23b），术后2周拆线。

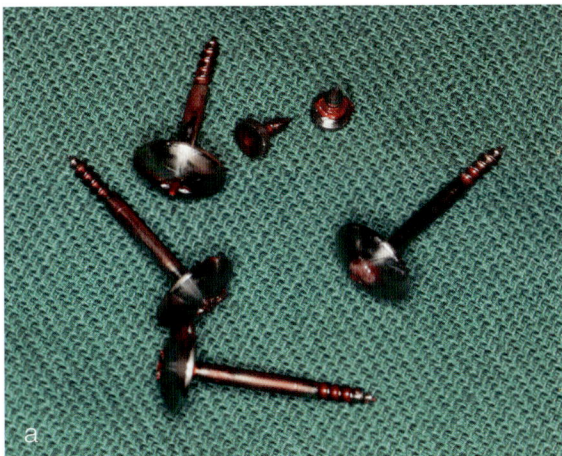

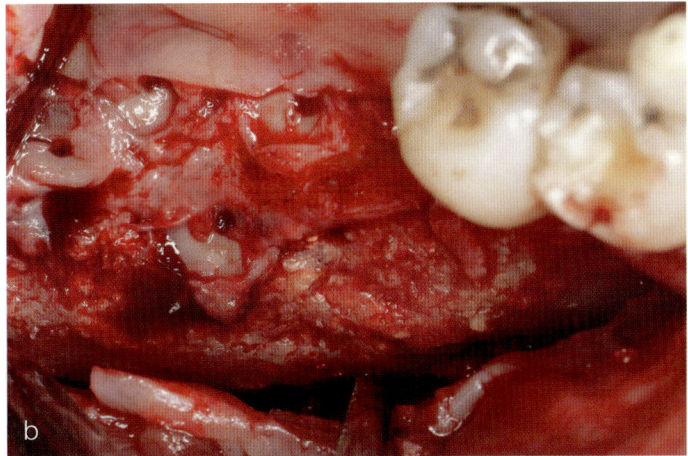

图18-20　用专用工具取出帐篷钉及膜钉（a），可见牙槽骨高度、宽度较植骨前显著增加（b）。

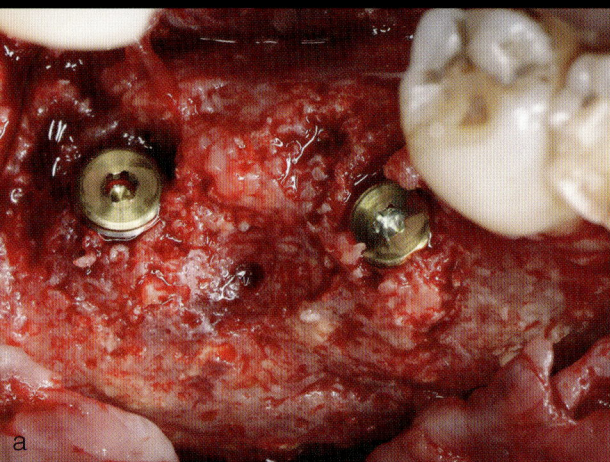

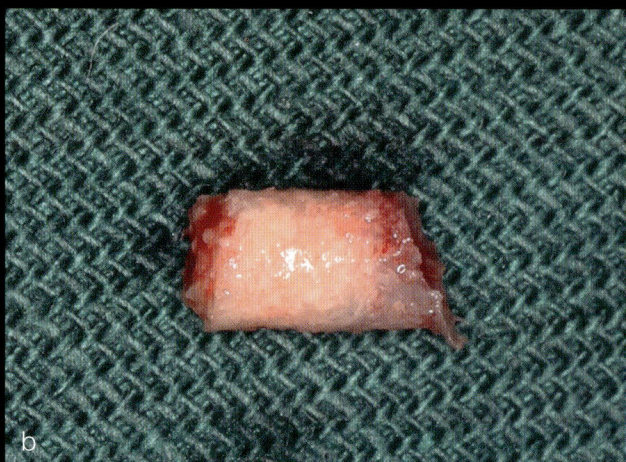

图18-21　种植位点逐级备洞，植入2颗种植体（NobelActive，φ4.3mm×10mm），扭矩>35Ncm，放置愈合基台（a）；同期用取骨环钻取骨柱以组织切片检查成骨情况（b）。

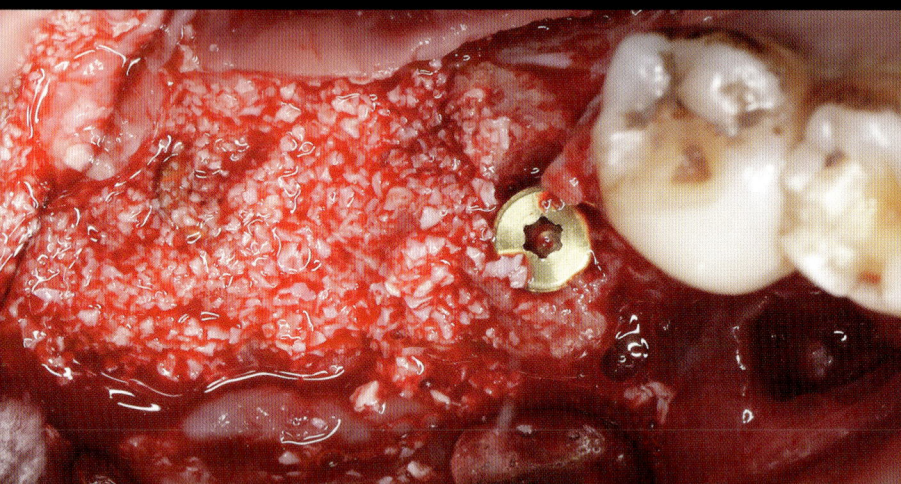

图18-22　再次植入Bio-Oss骨粉（Geistlich，0.5g）。

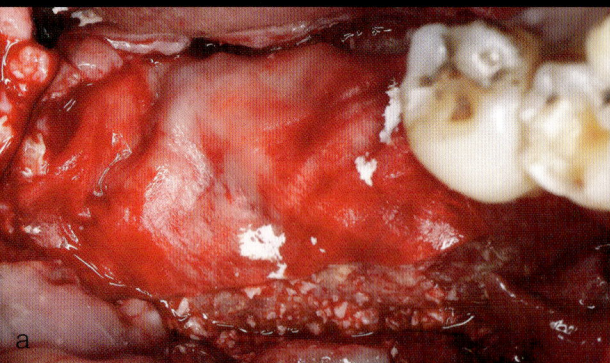

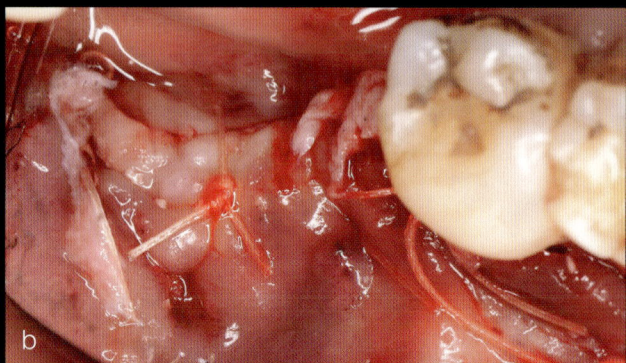

图18-23　覆盖Bio-Gide可吸收生物膜（Geistlich，13mm×25mm）（a），减张后严密缝合创口（b）。

（15）种植体植入后4个月复诊，局麻下，二期手术更换高愈合基台；3周后常规取模，制作螺丝固位的全瓷修复体（图18-24）。

（16）最终修复体戴入口内，𬌗面螺丝孔用光固化复合树脂封闭，调𬌗至咬合关系正常（图18-25）。

（17）戴入最终修复体后，曲面断层片示修

复体已完全就位，修复体与35远中邻接点正常（图18-26）。

（18）戴入最终修复体后1.5年复诊，CBCT示植骨区牙槽骨高度、种植体周围牙槽骨高度稳定，无明显吸收，种植体颊侧骨厚度>2mm（图18-27）。

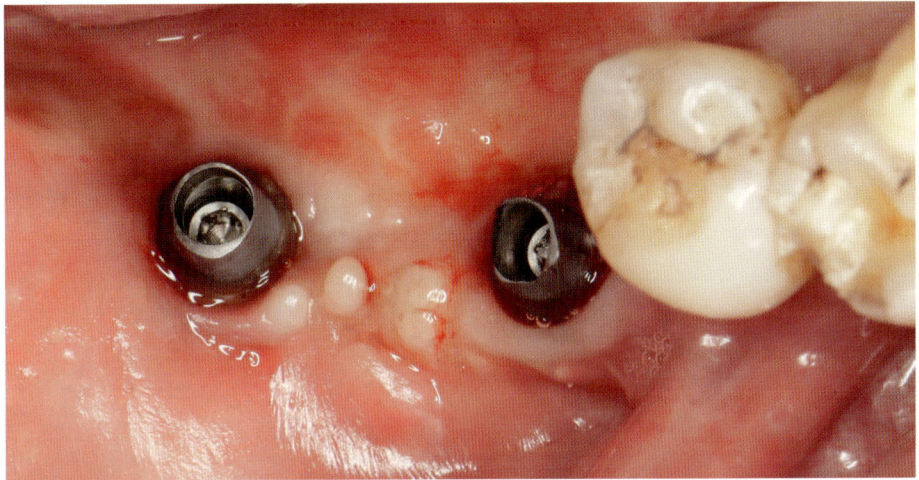

图18-24　种植体植入后4个月复诊，更换更高的愈合基台；3周后常规取模，制作螺丝固位的全瓷修复体；在导板引导下戴入永久修复基台。

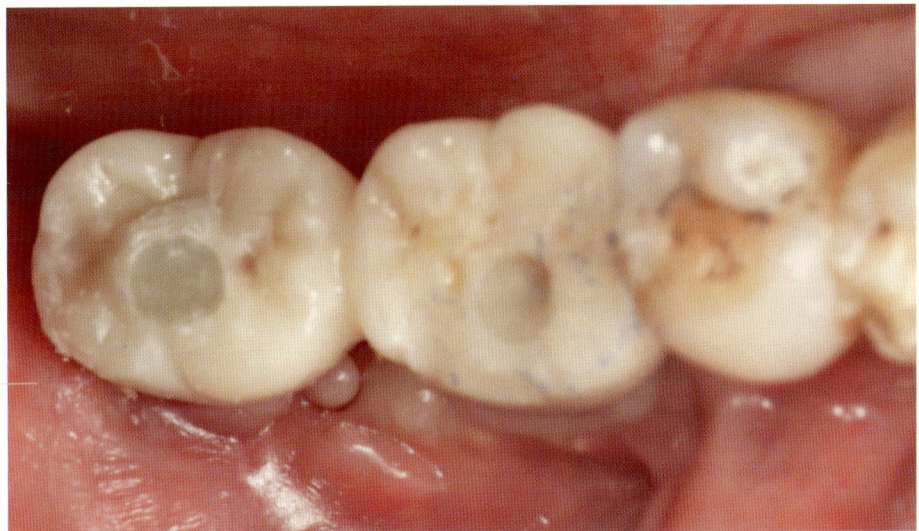

图18-25　戴入最终修复体后，𬌗面螺丝孔用光固化复合树脂封闭。

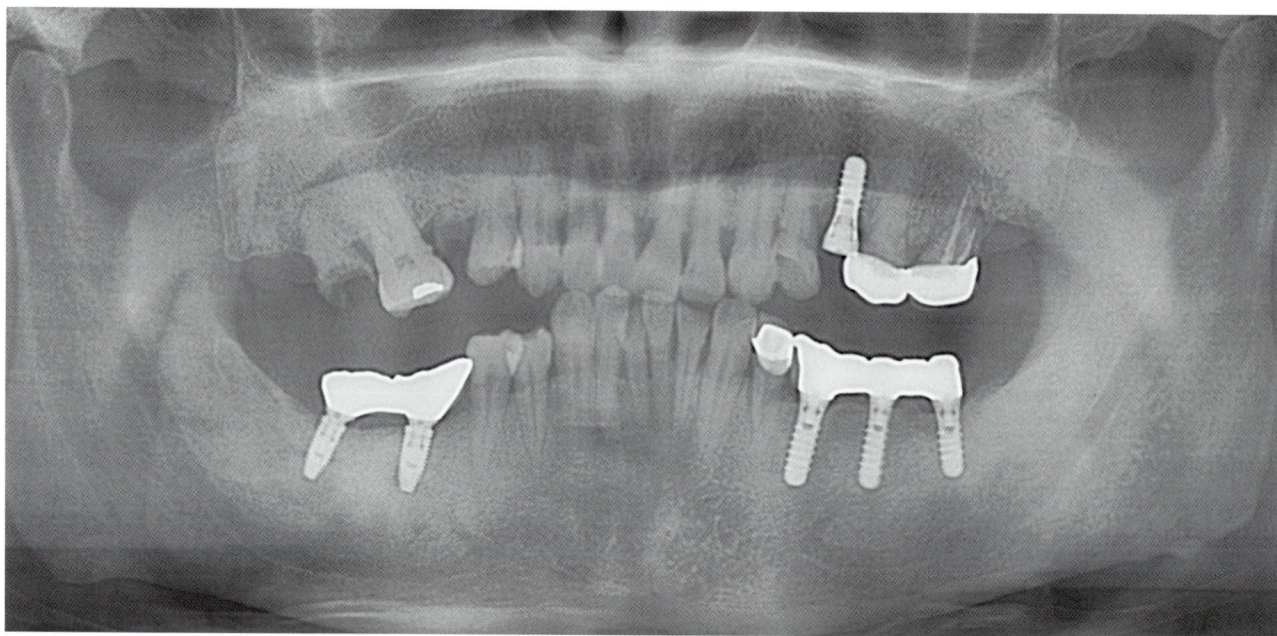

图18-26　戴入最终修复体后曲面断层片示修复体已完全就位，修复体与邻牙牙冠接触正常。

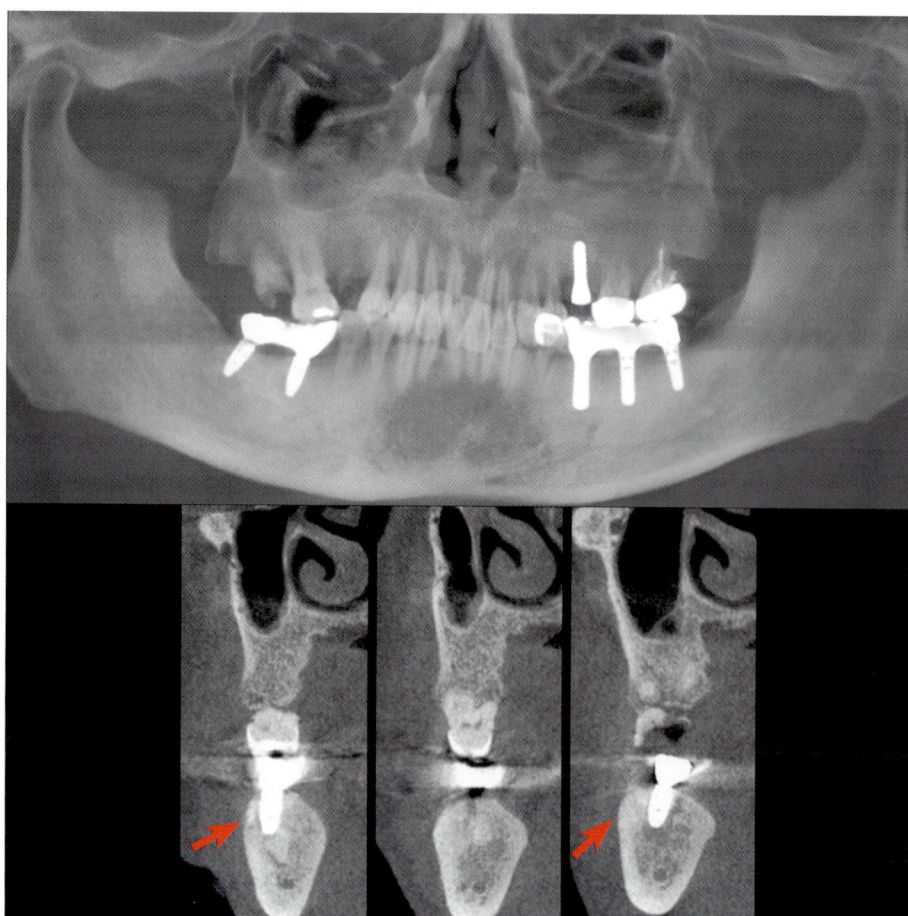

图18-27　戴入最终修复体后
1.5年复诊，CBCT示植骨区牙
槽骨高度及种植体周围牙槽骨
高度稳定，无明显吸收，种植
体颊侧骨厚度>2mm（红色箭
头所示）。

案例点评

颌骨骨髓炎是口腔颌面外科的常见病，发病率为3~4/10万[1]。临床上一般表现为局部疼痛、牙齿松动溢脓及下唇麻木等症状[2]。病因主要包括牙源性感染、创伤、手术、放疗、肿瘤及双膦酸盐药物的应用等[3-4]。目前，牙源性感染仍是我国颌骨骨髓炎发病的主要原因[5]。下颌骨牙源性颌骨骨髓炎多在急性根尖周炎或根尖周脓肿的基础上发生，若未得到及时合理的治疗，炎症则由颌骨内向周围扩散进而累及皮质骨及骨膜。临床上，一般根据病史、临床表现及影像学资料可做出明确诊断。对于慢性颌骨骨髓炎，目前公认有效的治疗方法是抗生素联合颌骨病灶清创术[6]，有些病灶范围广泛的患者可能还需要截骨术[7]。小范围骨质破坏，常采用如清创刮除死骨、骨成形术配合冲洗换药等疗法；大范围骨质破坏，当存在口皮瘘、下颌骨下缘骨质破坏、病理性骨折和严重骨暴露，往往需要更彻底的治疗，如骨部分切除、节段性下颌骨切除等。

本案例中，通过拔除右下颌患牙及进行颌骨刮治术，较好地控制了下颌骨骨髓的炎症。待炎症控制后，骨缺损区采用基于帐篷钉技术的GBR骨增量，既完成了囊性骨缺损的骨增量，又较好地控制了颌骨内的慢性炎症，骨增量完成后成功地进行了缺牙的种植修复。我们用了基于帐篷钉技术的GBR骨增量治疗方案，获得了较理想的骨增量效果。

相较于其他骨增量方案，本案例选择的治疗方案的优点：

（1）单纯使用生物材料（Bio-Oss骨粉，Geistlich）完成严重垂直型牙槽骨缺损的骨增量，避免了自体骨的使用。

（2）基于帐篷钉技术的GBR骨增量术简化了骨增量手术过程。

（3）基于帐篷钉技术的GBR骨增量用于既往感染颌骨同样可以取得较为理想的治疗效果。

（4）通过成功的骨增量，既为后期种植修复提供必备基础又根治了牙槽骨/颌骨内的囊性骨缺损，最终取得满意的治疗效果。

不足之处：

未设计种植外科导板，种植体植入未在种植外科导板下完成，种植体植入位点不够精准。

（周琴，邹多宏）

参考文献

[1] Bronkhorst MA, van Damme PA. Osteomyelitis of the jaws[J]. Ned Tijdschr Tandheelkd, 2006, 113(6):222-225.

[2] Tanaka R, Hayashi T. Computed tomography findings of chronic osteomyelitis involving the mandible: correlation to histopathological findings[J]. Dentomaxillofac Radiol, 2008, 37(2): 94-103.

[3] Lew DP, Waldvogel FA. Osteomyelitis[J]. Lancet, 2004, 364(9431):369-379.

[4] Prasad KC, Prasad SC, Mouli N, et al. Osteomyelitis in the head and neck[J]. Acta

Otolaryngol, 2007,127(2):194-205.

[5] 罗峰,吴明峰,赵汉华. 下颌骨边缘性骨髓炎208例临床总结[J]. 口腔颌面外科杂志, 2007, 19(3):265-266.

[6] Chen L, Li T, Jing W, et al. Risk factors of recurrence and life-threatening complications for patients hospitalized with chronic suppurative osteomyelitis of the jaw[J].BMC Infect Dis, 2013, 11(13):313.

[7] Schoen RSMM. Osteomyelitis of the mandible following third molar surgery: A regrettable consequence in a healthy patient[J]. Quintessence Int, 2009, 40(5):351-354.

第 19 章

右下颌后牙区垂直型骨缺损的修复重建（多牙位）Ⅲ

RECONSTRUCTION OF SEVERE VERTICAL BONE
DEFECT IN THE POSTERIOR AREA OF THE RIGHT
MANDIBLE (MULTIPLE TEETH) Ⅲ

案例简介

患者：男，26岁，安徽芜湖人。

主诉：右下颌后牙缺失，要求种植修复。

现病史：1年前因右侧下颌角区大范围牙源性角化囊肿行部分颌骨切除术（图19-1），包括46、47磨牙及右侧颞下颌关节，同期进行颞下颌关节置换术及髂骨移植术（图19-2）。术后3个月患者开口度正常，创口愈合良好，移植骨与自体骨正常愈合，术后6个月移植的髂骨与自体颌骨完全结合一起（图19-3）。现无面部肿胀、疼痛及右下唇麻木症状。

既往史：否认全身系统性疾病史，否认药物过敏史，无吸烟史。

口腔检查：面部基本对称，右面部较对侧稍有膨隆，开口度4.2cm，开口型正常；46、47缺失，缺牙区牙龈无明显肿胀，但附着龈缺失；18萌出，位置正常，16、17牙齿有明显的牙石。

影像学检查：曲面断层片示右侧有颞下颌关节金属假体，右下颌缺牙区牙槽骨高度不足，且骨质较差，有孔隙存在（图19-4）。

CBCT示右下颌缺牙区牙槽骨缺损，45位点牙槽骨宽度不足，46、47位点牙槽骨高度严重不足（>5mm）（图19-5）。

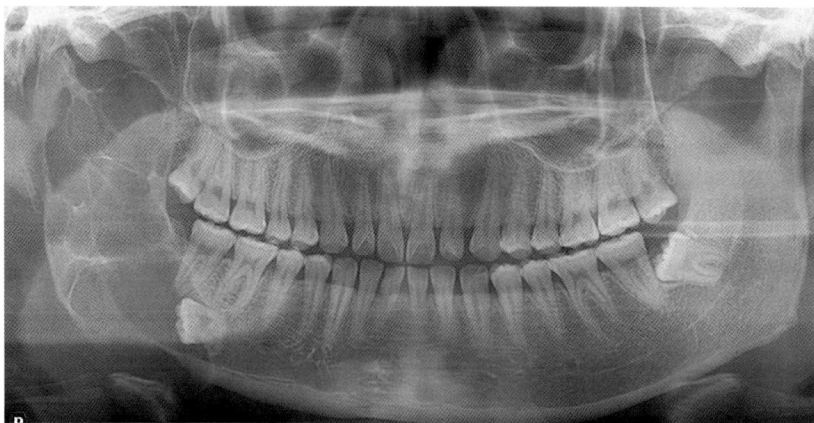

图19-1 患者就诊前1年曲面断层片示48埋伏阻生于46和47根尖区，下颌角区有囊性病变，呈现分房型不规则密度区，该不规则密度区范围从46向上达髁突，累及整个右下颌体部及升支；38近中斜位中位阻生。

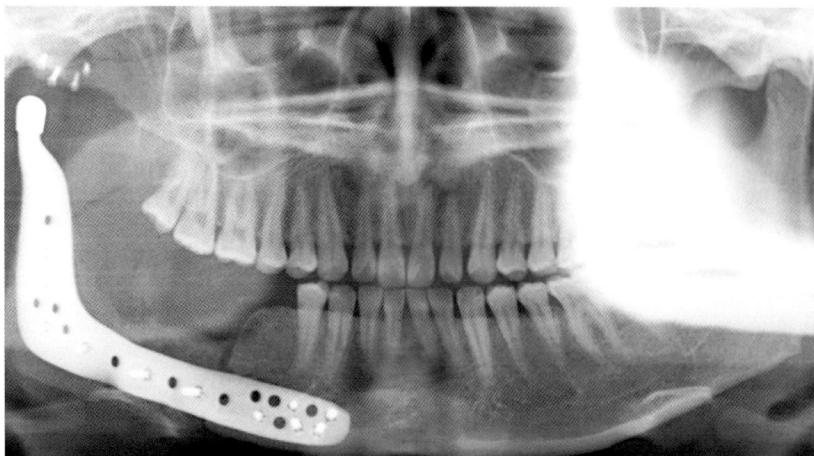

图19-2 患者全麻下拔除45，45远中截骨行右下颌骨部分切除术，术中同期植入髂骨及行颞下颌关节置换术。

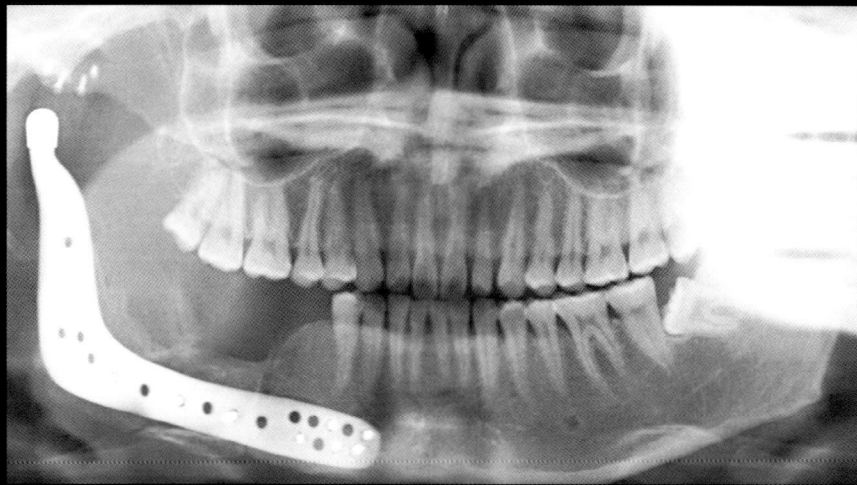

图19-3　髂骨移植术后6个月复诊，曲面断层片示移植骨与44位点颌骨结合良好。

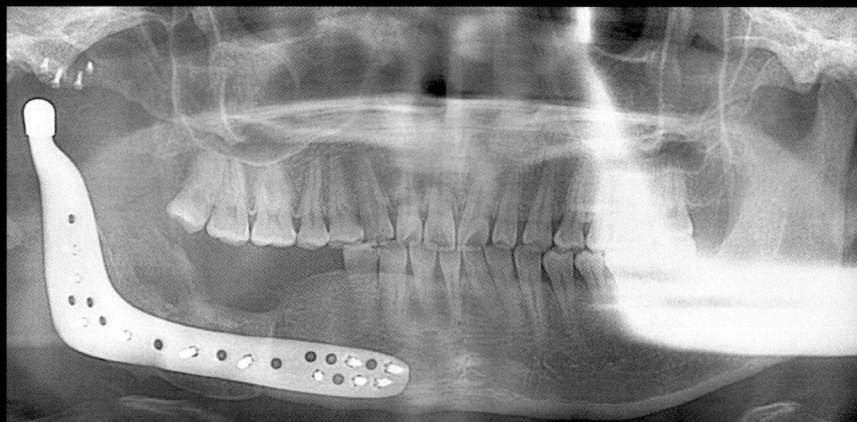

图19-4　髂骨移植术后12个月复诊，曲面断层片示移植骨已经完全与自体骨融合在一起，但骨高度显著不足。

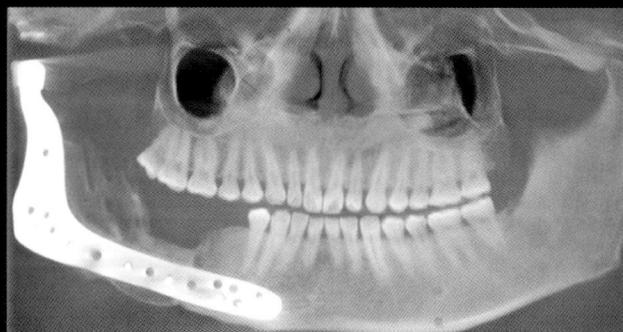

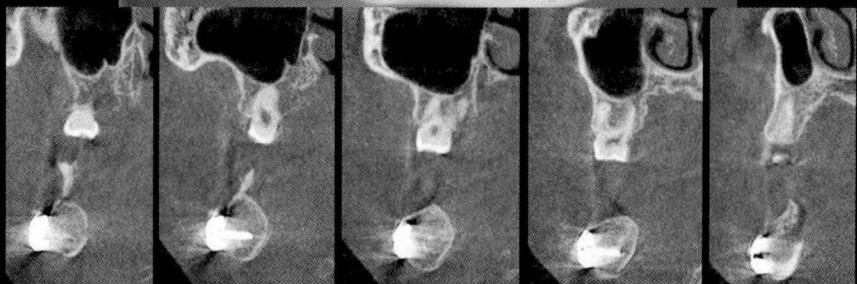

图19-5　髂骨移植术后12个月复诊，CBCT示右下颌植骨区牙槽骨高度及宽度明显不足，45位点牙槽骨宽度不足，46、47位点牙槽骨高度严重不足，仅剩余基骨部分。

诊断

（1）右下颌后牙区牙槽骨严重垂直型缺损。

（2）骨缺损区附着龈不足。

治疗方案

本案例属于下颌骨后牙区严重垂直型骨缺损案例（>5mm）。治疗方案：①基于帐篷钉技术行骨缺损区水平向及垂直向骨增量；②单纯利用Bio-Oss骨粉+Bio-Gide可吸收生物膜（Geistlich）完成骨修复与再生；③完成种植体植入后进行前庭沟加深术/附着龈增宽术；④最终用螺丝固位方式完成种

植修复体戴入；整个治疗周期需要16个月。与患者充分沟通后，患者完全同意该治疗方案。

治疗过程

（1）口内见右下颌骨缺牙区软组织愈合良好，骨高度及宽度不足，牙槽嵴低平，附着龈宽度不足，约2mm（图19-6）。

（2）局麻下，于45-47区做嵴顶正中切口，在44近中做垂直附加切口，翻全厚瓣（图19-7）。

（3）充分暴露牙槽骨，牙槽骨高度缺损达9～10mm（图19-8）。

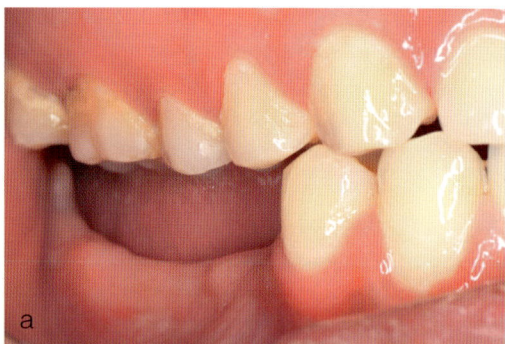

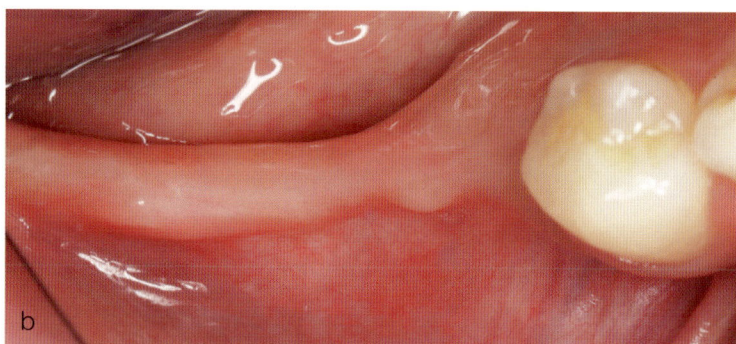

图19-6　口内检查，45、46及47位点牙槽骨高度与宽度不足（a），附着龈宽度不足，存留2mm左右（b）。

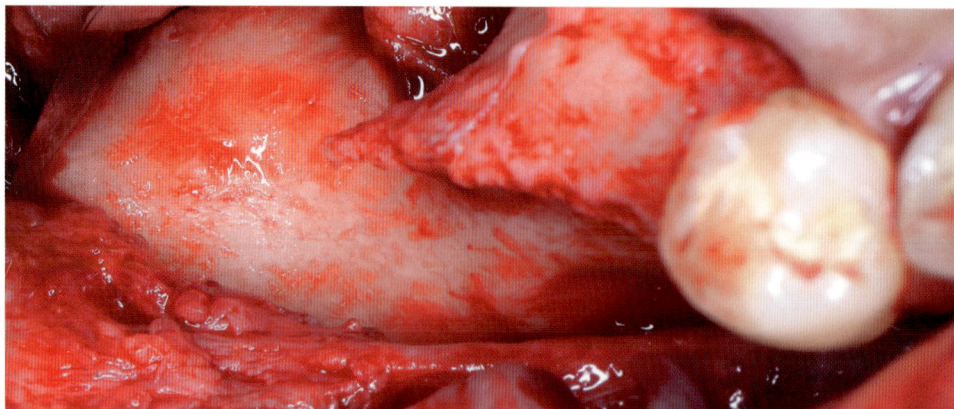

图19-7　局麻下，于45-47区牙槽嵴顶做正中切口，翻全厚瓣，见牙槽嵴高度明显不足，存留基骨部分。

（4）用去软组织钻把植骨区软组织去除干净后在需要植骨区制备滋养孔（图19-9）。

（5）在植骨区植入2枚帐篷钉（钉帽φ6mm×12mm），帐篷钉顶端与两侧正常牙槽嵴高度在同一水平线上，牙槽骨上帐篷钉高度约10mm（图19-10）。

（6）把Bio-Gide可吸收生物膜（Geistlich，

30mm×40mm）放在颊侧，并用3枚膜钉固位，形成袋状结构（图19-11a），舌侧充分减张，减张高度>15mm（图19-11b）。

（7）将Bio-Oss骨粉（Geistlich，1.5g）放入器皿中，用生理盐水混合（图19-12a），然后将Bio-Oss骨粉植入骨缺损区，并包裹帐篷钉（图19-12b）。

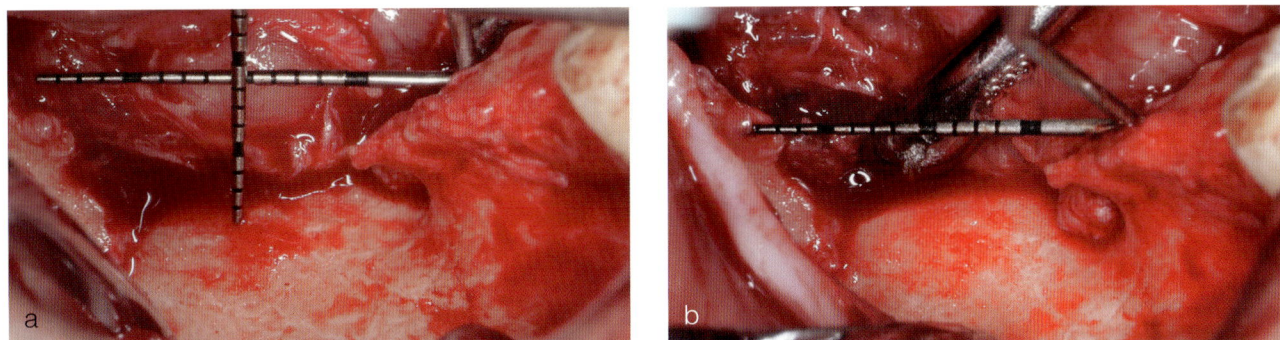

图19-8　牙周探针测量，右下颌后牙缺牙区牙槽骨高度缺损最高处约为9.5mm（a），近远中范围约17mm（b）。

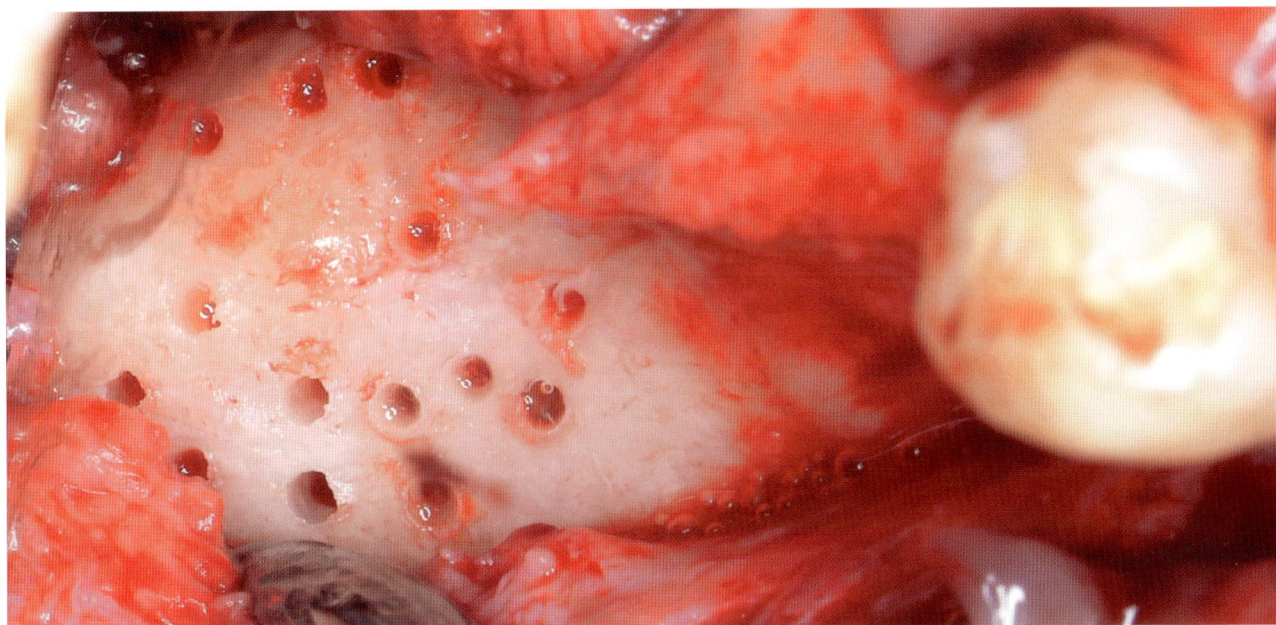

图19-9　植骨区清除干净后，用滋养孔钻在骨面上制备滋养孔。

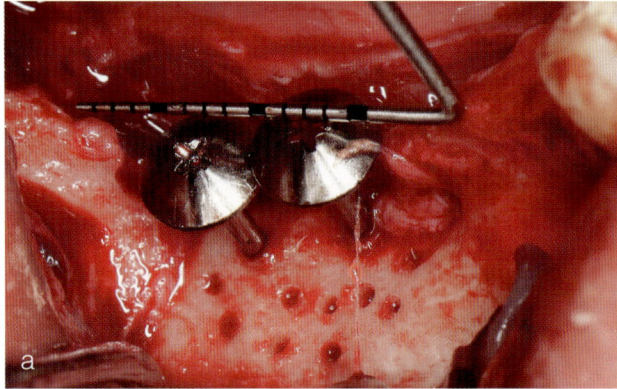

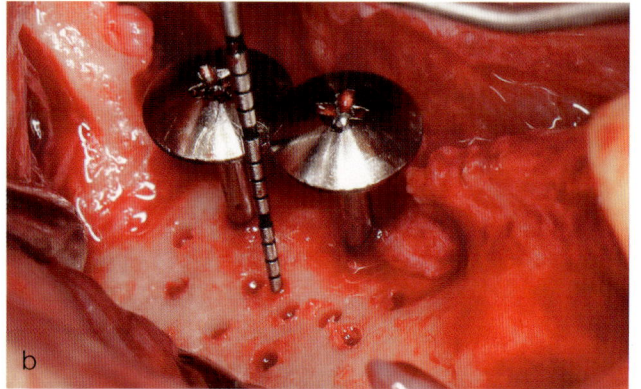

图19-10　在植骨区植入2枚帐篷钉（钉帽φ6mm×12mm），帐篷钉高度与近远中牙槽嵴顶平齐（a），高度约10mm（b）。

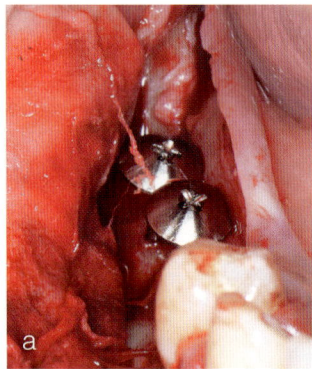

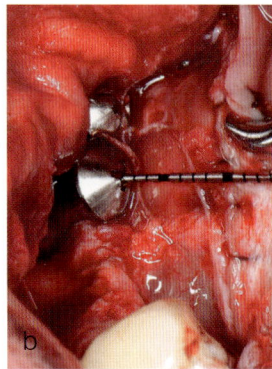

图19-11　用3枚膜钉固位Bio-Gide可吸收生物膜（Geistlich，30mm×40mm）（a），舌侧充分减张，减张高度＞15mm（b）。

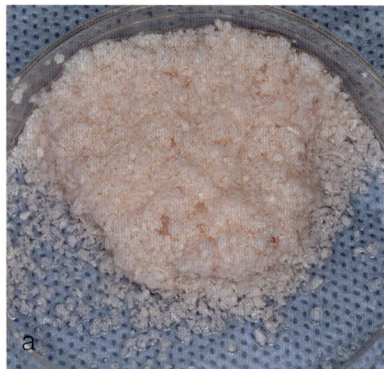

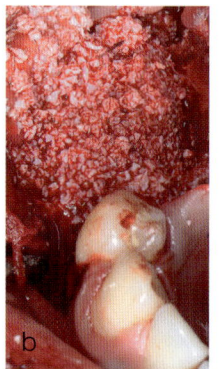

图19-12　将Bio-Oss骨粉（Geistlich，1.5g）与生理盐水混合（a），然后把Bio-Oss骨粉植入骨缺损区，且包裹帐篷钉（b）。

（8）然后将Bio-Gide可吸收生物膜从颊侧完全包裹骨粉，生物膜的另一端塞入舌侧黏骨膜下。牙槽嵴高度增加约15mm（图19-13a），宽度增加约10mm（图19-13b）。

（9）充分减张后，用4-0可吸收线严密缝合创口（间断+水平褥式缝合）（图19-14）。

（10）帐篷钉植骨术后2周复诊，拆线，45位点创口未完全愈合（图19-15a），其他愈合良好，

用4-0可吸收线再次加压缝合（图19-15b）。

（11）帐篷钉植骨术后2周复诊，曲面断层片示45、46及47位点牙槽骨高度明显改善，基本与44远中牙槽骨高度一致（图19-16）；CBCT示骨高度和宽度均显著增加，帐篷钉上方有骨粉覆盖（图19-17）。

（12）帐篷钉植骨术后3周复诊，45位点创口完全愈合（图19-18）。

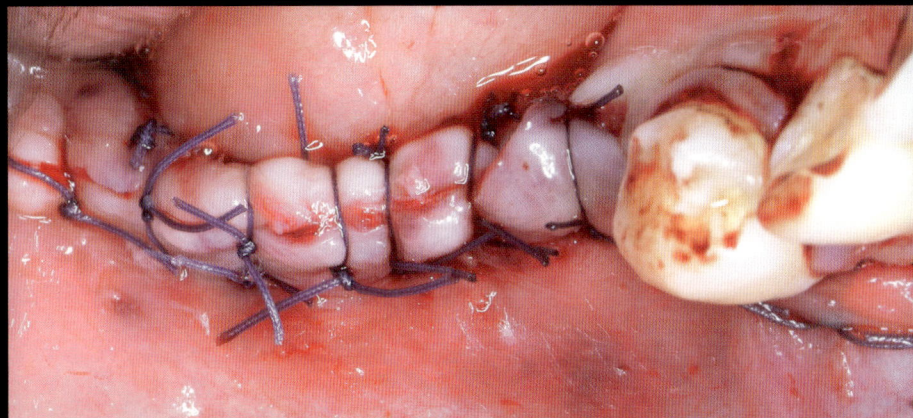

图 19-13　植骨完成后把 Bio-Gide 可吸收生物膜（Geistlich，30mm×40mm）完全包裹骨粉，生物膜的另一端塞入舌侧黏骨膜下（a，植骨高度约为15mm；b，植骨宽度约为10mm）。

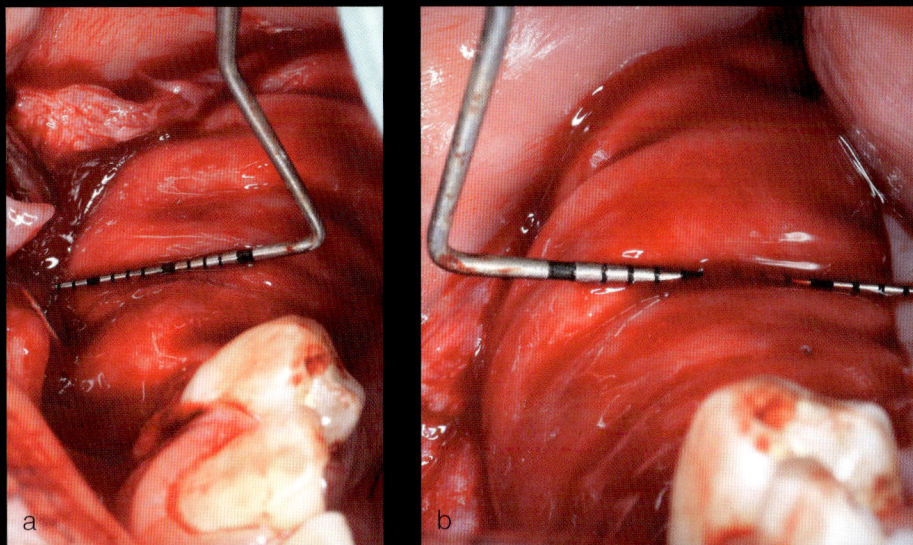

图 19-14　充分减张后，用 4-0可吸收线严密间断+水平褥式缝合创口。

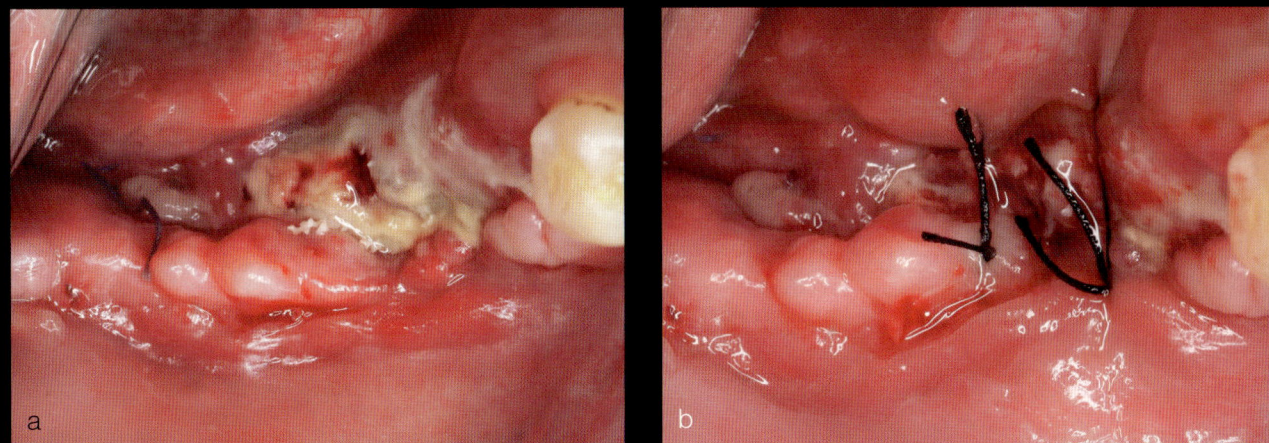

图19-15　帐篷钉植骨术后2周复诊，拆线，45位点创口愈合不良（a），再次加压二次缝合（b）。

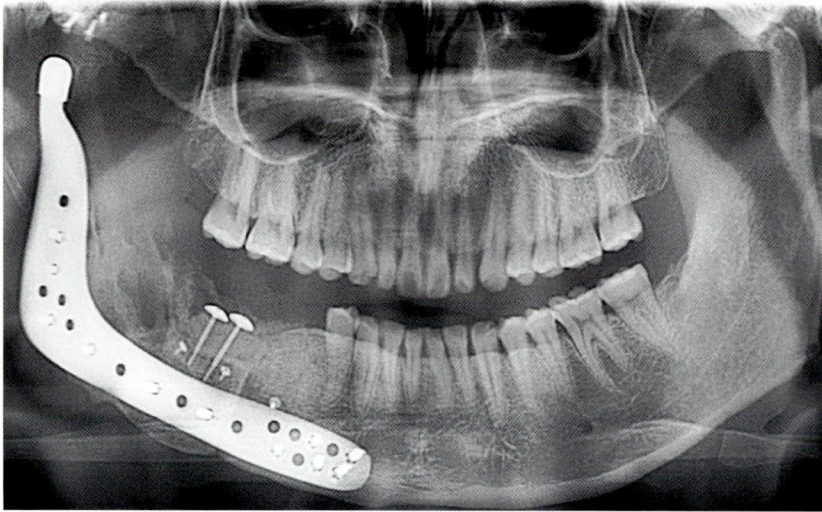

图19-16 帐篷钉植骨术后2周复诊，曲面断层片示45、46及47位点牙槽骨高度明显改善，基本与44远中牙槽骨高度一致。

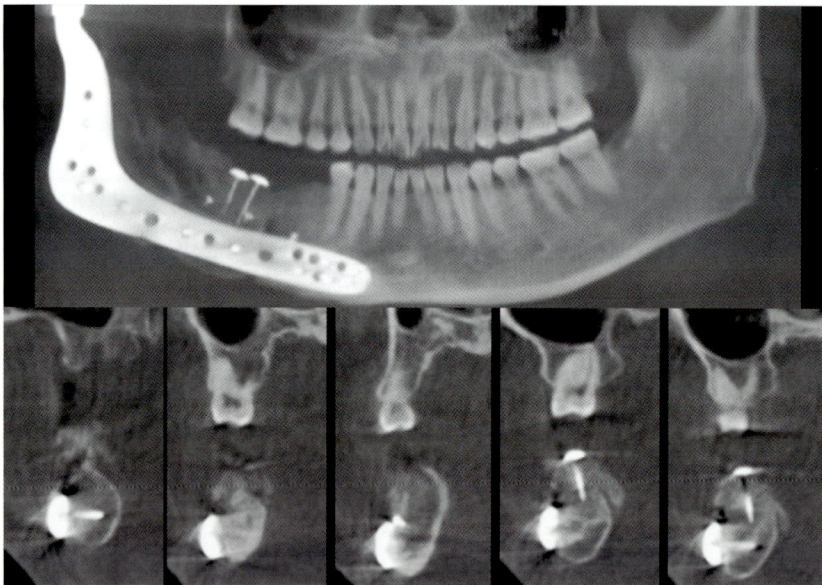

图19-17 帐篷钉植骨术后2周复诊，CBCT示缺骨区已被骨粉完全充填，牙槽骨高度及宽度均显著增加。

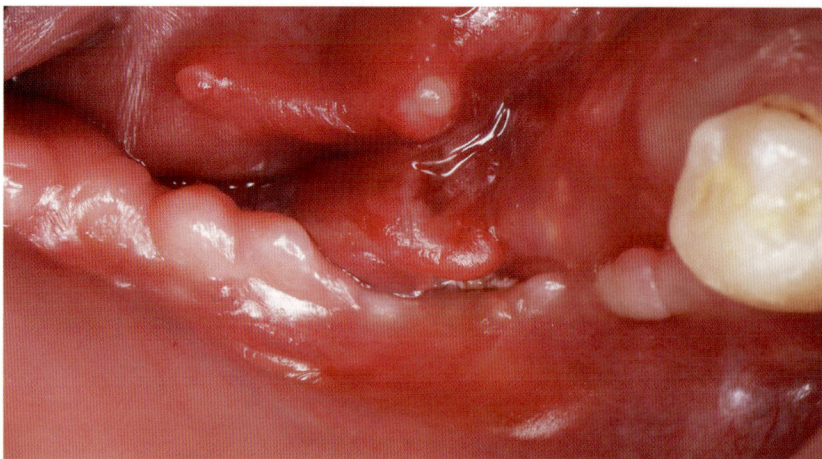

图19-18 帐篷钉植骨术后3周复诊，术区创口完全愈合。

（13）帐篷钉植骨术后8个月复诊，帐篷钉有暴露，但周围软组织无感染（图19-19）。

（14）帐篷钉植骨术后8个月复诊，曲面断层片示帐篷钉下方新骨形成显著，为高亮度致密区

（图19-20）；CBCT示缺骨区新骨形成，新骨位于帐篷钉钉帽下方，骨高度增加>8mm，宽度增加>5mm（图19-21）。

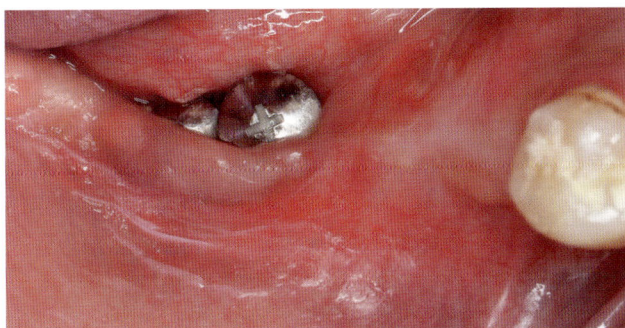

图19-19　帐篷钉植骨术后8个月复诊，帐篷钉发生钉帽暴露，但软组织无炎症。

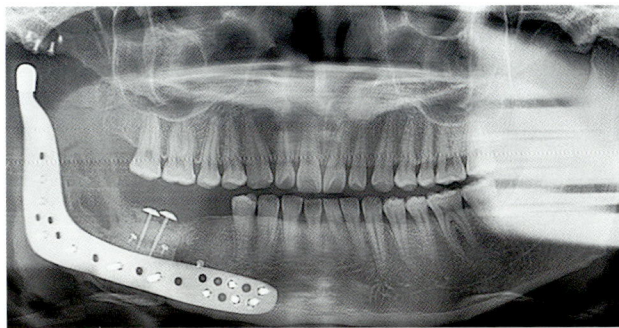

图19-20　帐篷钉植骨术后8个月复诊，曲面断层片示新骨形成良好，呈现高密度影像。

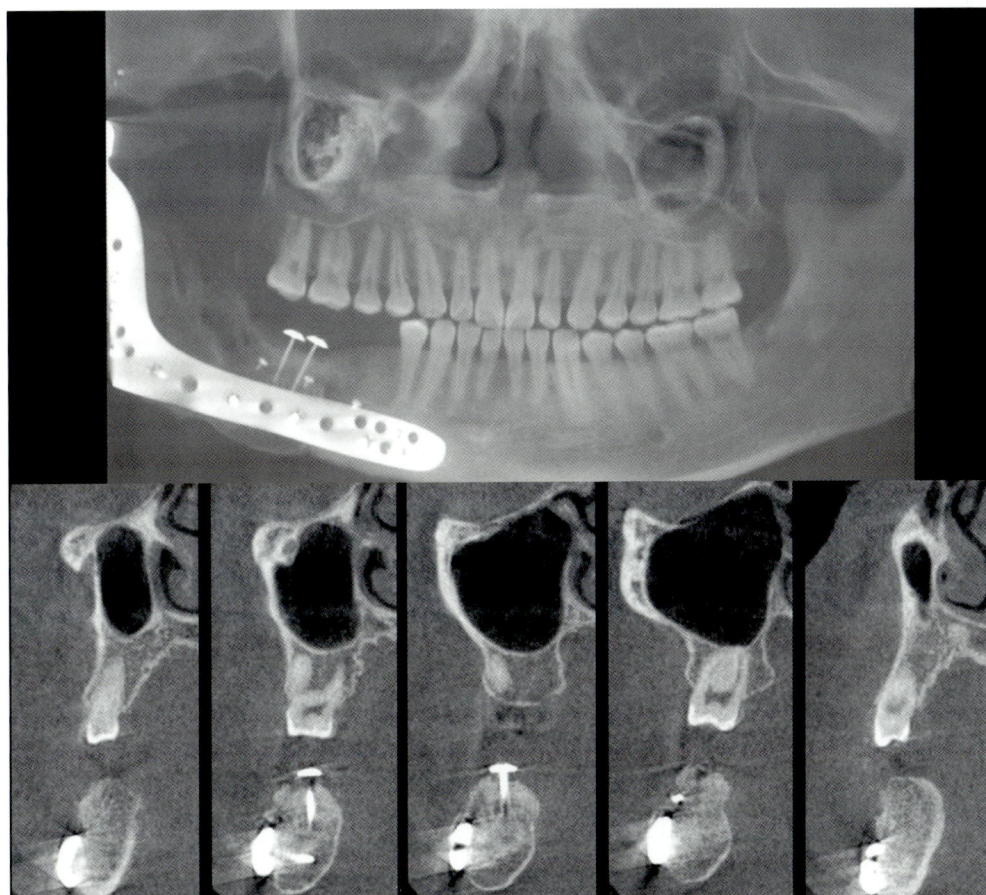

图19-21　帐篷钉植骨术后8个月复诊，CBCT示缺骨区新骨形成，位于帐篷钉钉帽下方，缺骨区牙槽骨高度及宽度显著增加。

（15）基于CBCT数据，设计种植体植入的种植外科导板（上海慧丰牙科技术有限公司）（图19-22~图19-25）。

（16）局麻下，于植骨区的牙槽嵴顶做正中切口，取出帐篷钉，可见牙槽骨高度、宽度较植骨前明显改善（图19-26）。

（17）利用术前制备的牙支持式种植外科导板（上海慧丰牙科技术有限公司），进行种植窝预备，然后植入3颗NobelActive种植体，每颗种植体的初期稳定性均＞35Ncm（图19-27和图19-28）。

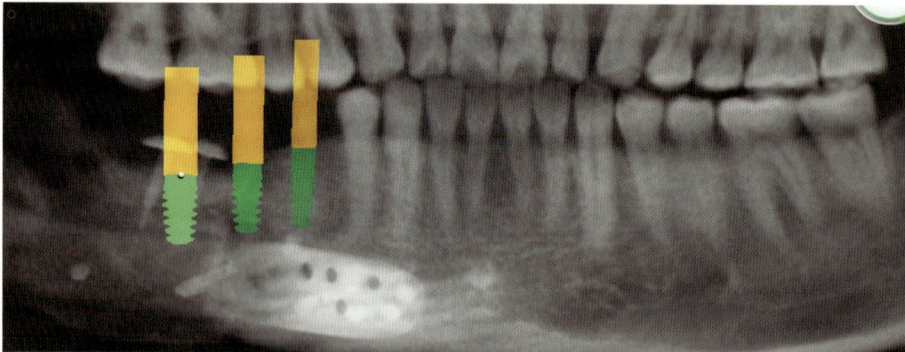

牙位	47	46	45
种植系统	NobelActive		
直径（mm）	4.3	4.3	3.5
长度（mm）	10	10	11.5

图19-22　基于CBCT数据，设计种植外科导板（上海慧丰牙科技术有限公司），设计3颗种植体，分别为φ4.3mm×10mm、φ4.3mm×10mm、φ3.5mm×11.5mm（Nobel Active）。

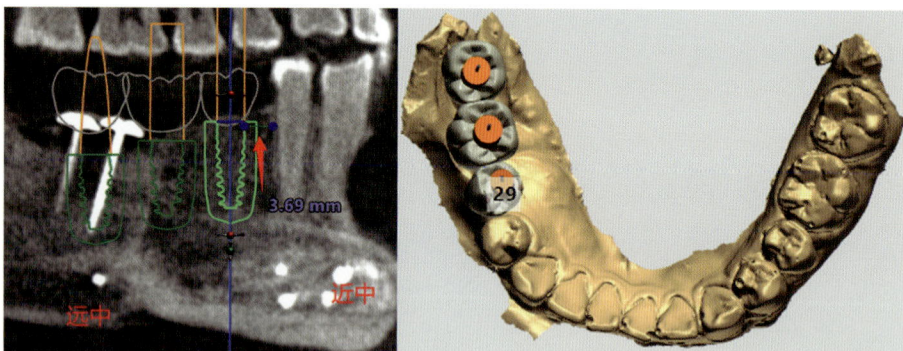

图19-23　每颗种植体的穿出位置均在修复体𬌗面正中位。

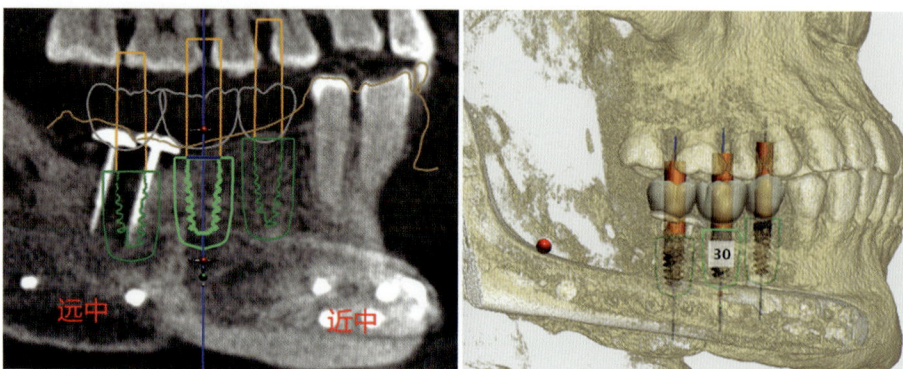

图19-24　45位点的种植体距离颏孔＞5mm。

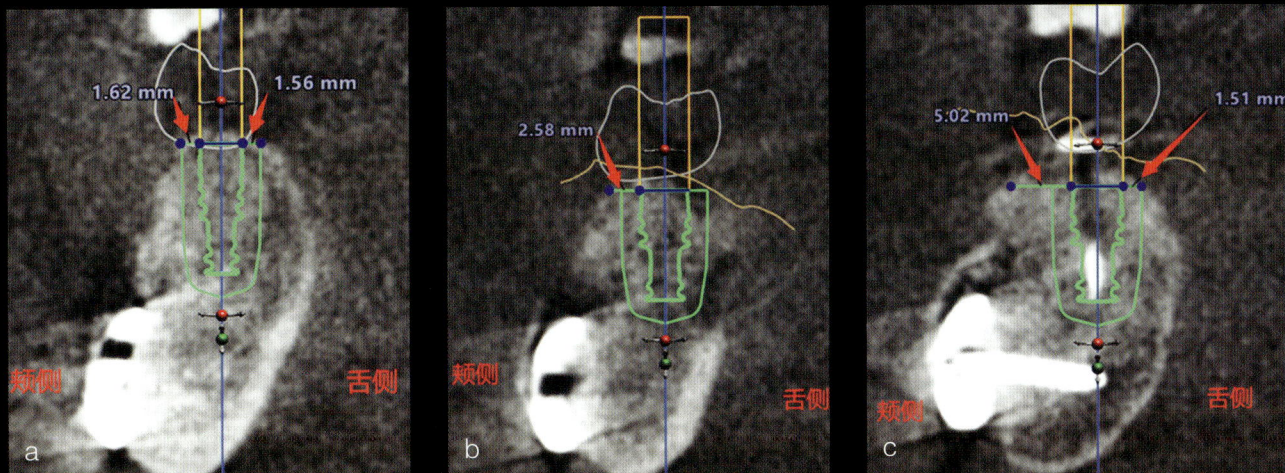

图19-25　45、46及47位点种植体颊侧骨厚度均>2mm（a~c）。

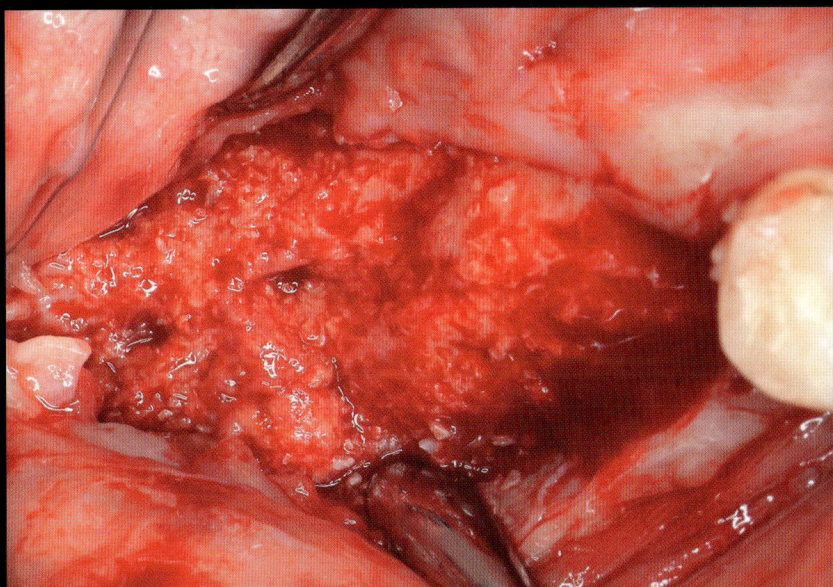

图19-26　局麻下，于牙槽嵴顶做正中切口，取出帐篷钉，翻全厚瓣，可见牙槽骨高度、宽度较植骨前显著改善。

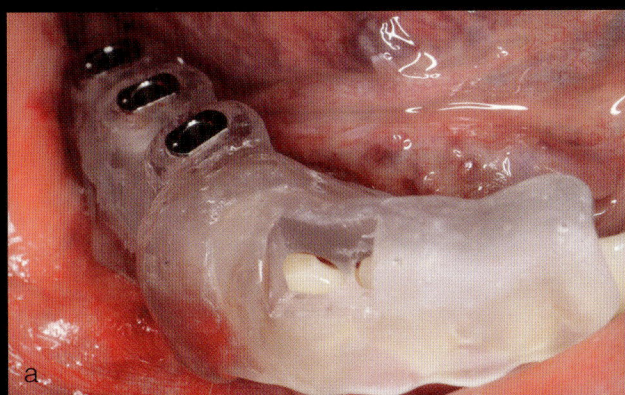

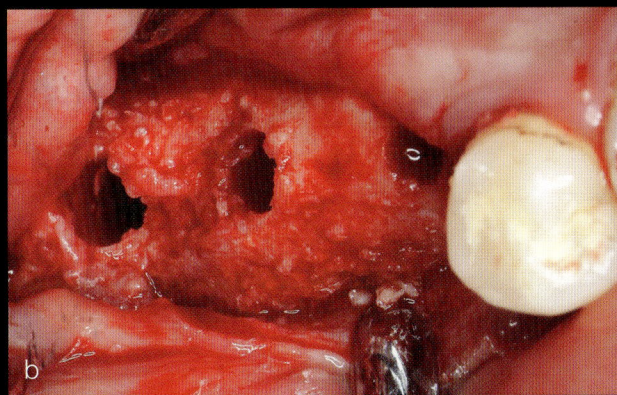

图19-27　利用术前制备的牙支持式种植外科导板（上海慧丰牙科技术有限公司）行种植术（a，固位牙支持式导板；b，制备种植窝）。

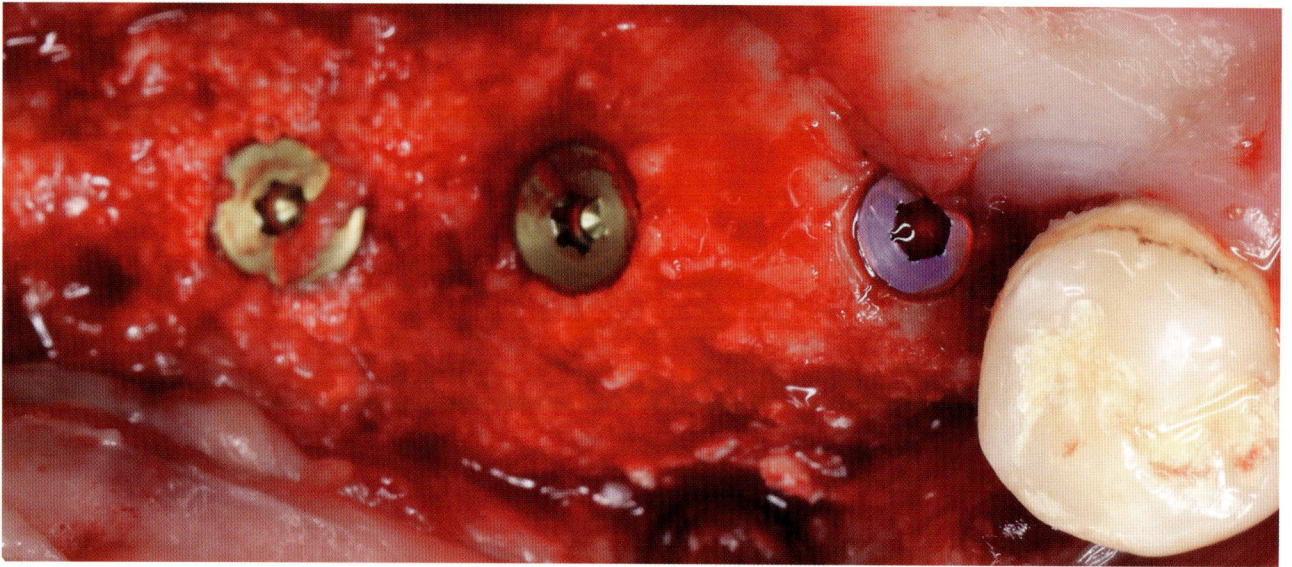

图19-28　植入3颗种植体（NobelActive，2颗φ4.3mm×10mm；1颗φ3.5mm×11.5mm）。

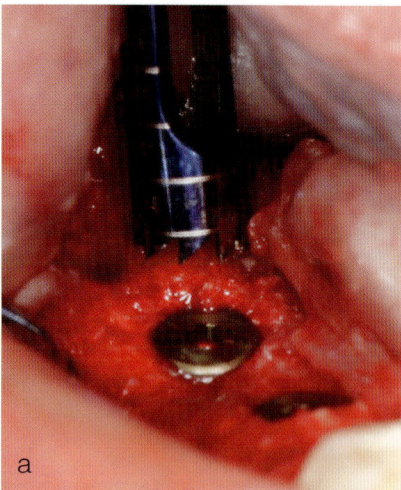

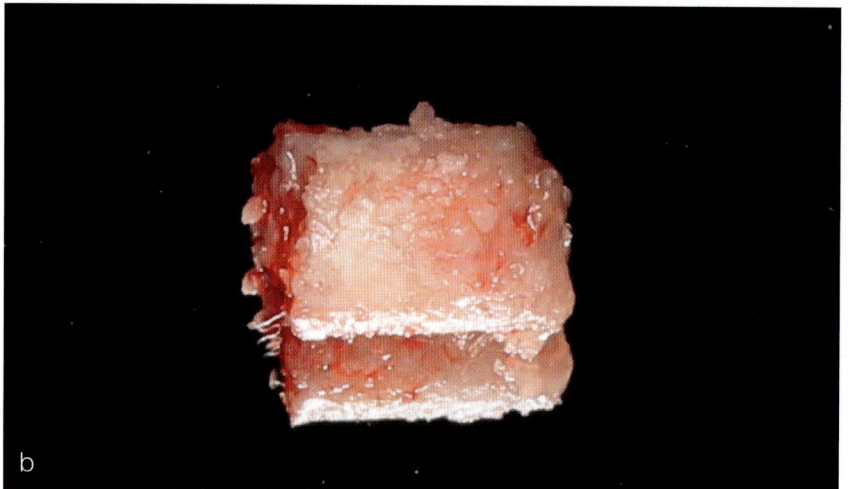

图19-29　用取骨环钻取骨柱（a），取出完整的柱状骨块以备组织切片，观察新骨形成情况（b）。

（18）用取骨环钻在植骨区远中取新骨进行组织学分析（图19-29）。

（19）最后用4-0可吸收线严密缝合创口（图19-30）。

（20）种植体植入后4个月复诊，曲面断层片示45、46及47位点种植体骨结合良好（图19-31）；CBCT示种植体颊侧牙槽骨厚度＞2mm（图19-32）。

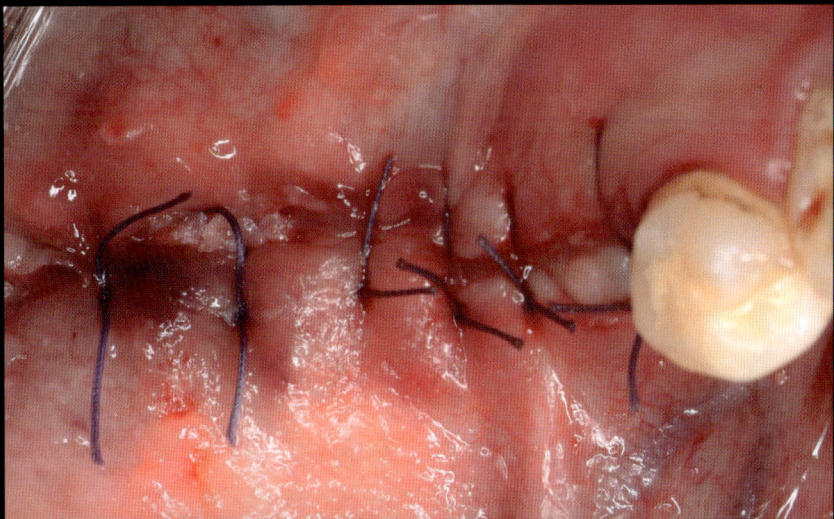

图19-30　用4-0可吸收线严密缝合创口。

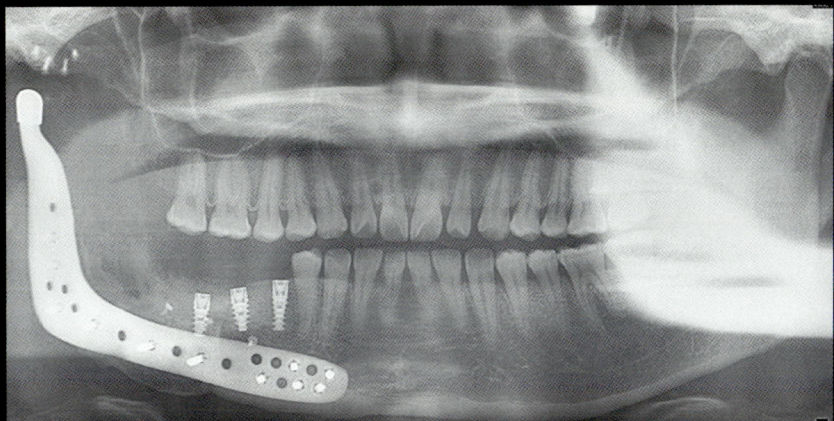

图19-31　种植体植入后4个月复诊，曲面断层片示3颗种植体位置良好。

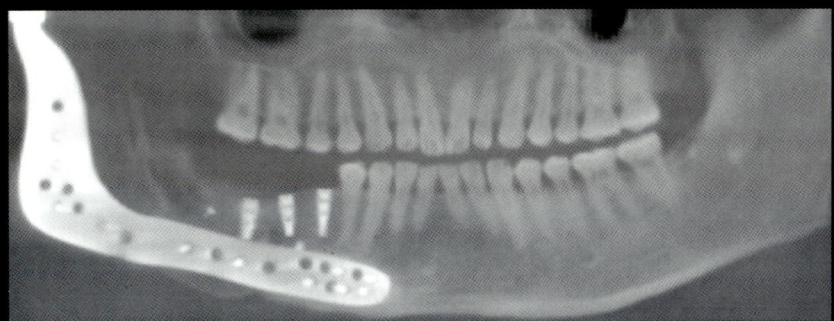

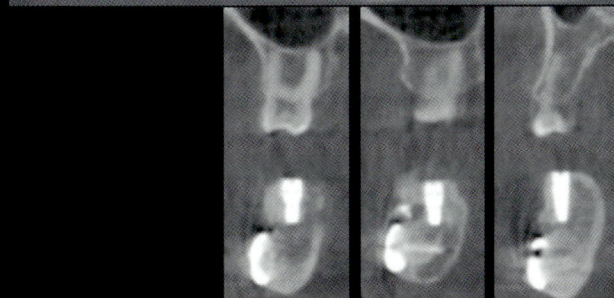

图19-32　种植体植入后4个月复诊，CBCT示45、46及47位点种植体位置良好，种植体颊侧骨厚度均＞2mm。

（21）种植体植入后4个月复诊，局麻下，二期手术更换高愈合基台；3周后复诊，创口愈合良好，但附着龈宽度不足（1~2mm）（图19-33）。

（22）局麻下，用脱细胞异体真皮进行前庭沟加深术/附着龈增宽术。利用12号弯刀片在附着龈处把黏膜从下方骨膜剥离开，剥离至44前庭沟水平，用5-0可吸收线把游离端黏膜缝合至前庭沟预成深度，然后取脱细胞异体真皮（桀亚莱福，1cm×3cm）植入创面区，用5-0可吸收线固定，最后戴入预成的前庭沟保持器（图19-34~图19-37）。

（23）前庭沟加深术/附着龈增宽术后2周复诊，拆线，口内创口愈合良好（图19-38a）；术后8周，新的前庭沟形成，附着龈显著增宽（图19-38b）。

（24）前庭沟加深术/附着龈增宽术后8周复诊，种植体水平取模，制作最终修复体，3周后用螺丝固位方式戴入全瓷修复体，咬合关系良好（图19-39和图19-40）。

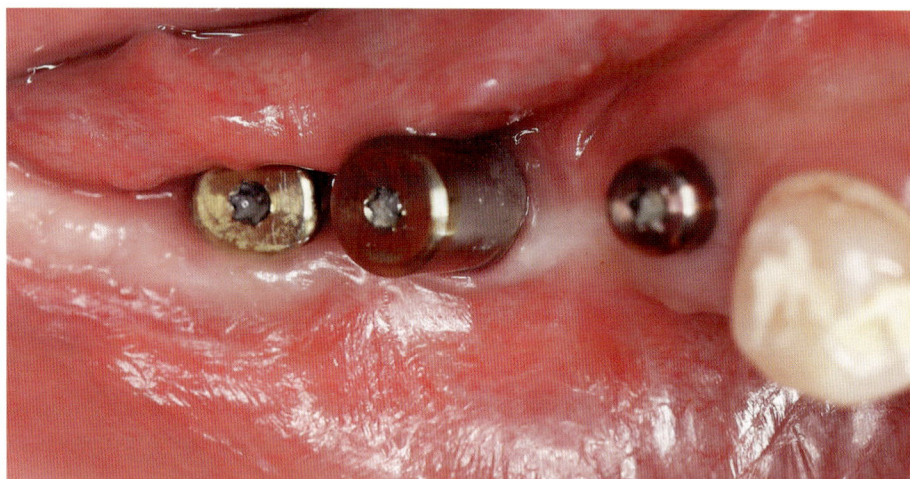

图19-33　种植体植入后4个月复诊，局麻下，二期手术更换高愈合基台，附着龈宽度1~2mm。

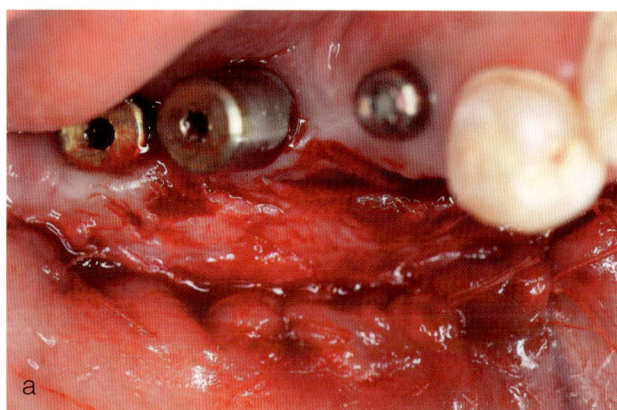

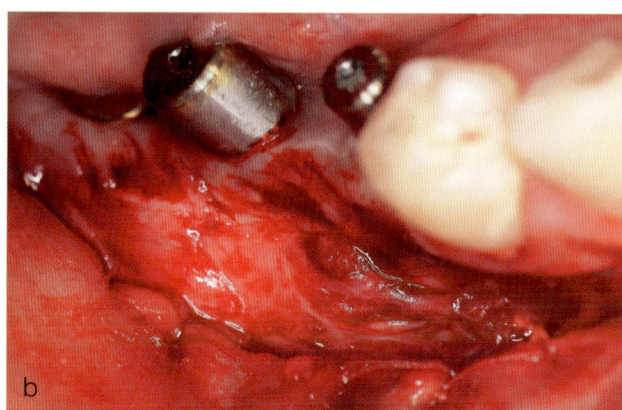

图19-34　局麻下，45、46及47位点颊侧黏膜分离（保留骨膜），分离至前庭沟正常深度后用5-0可吸收线把游离端黏膜固定在前庭沟预成深度（a）；充分暴露创面（b）。

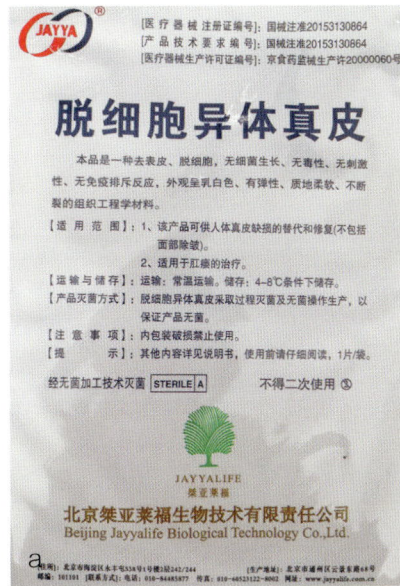

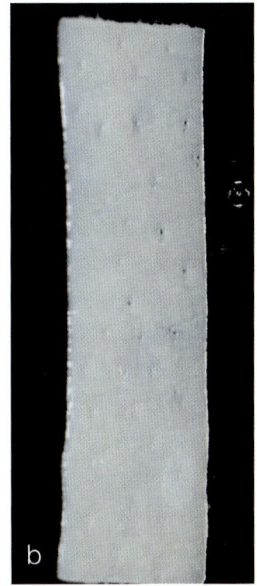

图19-35　应用脱细胞异体真皮进行创口的覆盖（a），大小为1cm×3cm（b）。

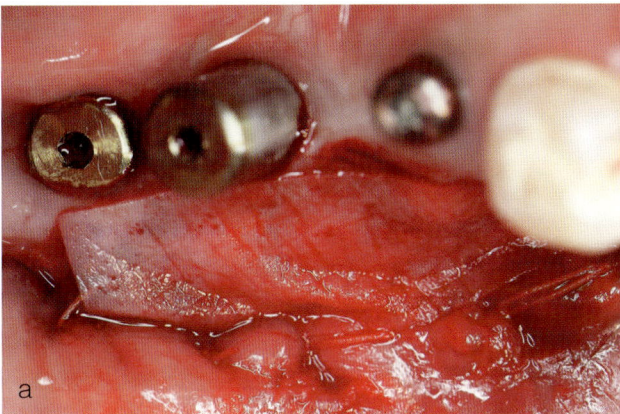

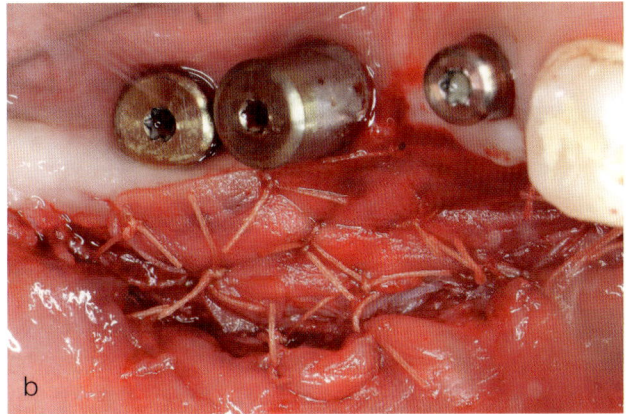

图19-36　把脱细胞异体真皮植入创面（a），用5-0可吸收线对脱细胞异体真皮进行固位（b）。

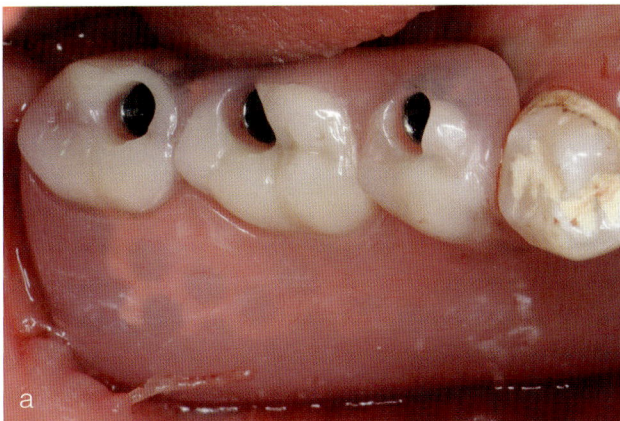

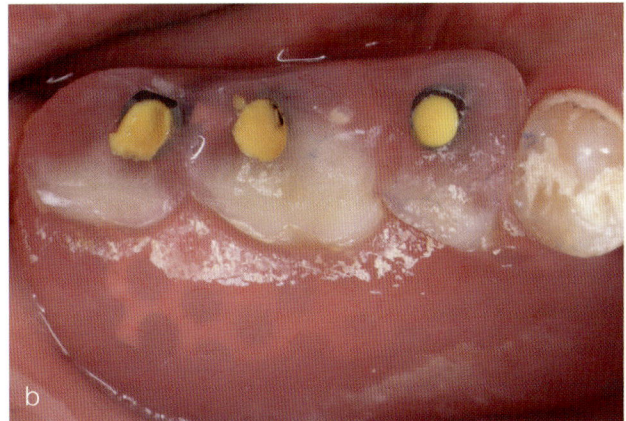

图19-37　用螺丝固位方式戴入预成的前庭沟保持器（a），用轻体对螺丝孔进行暂封（b）。

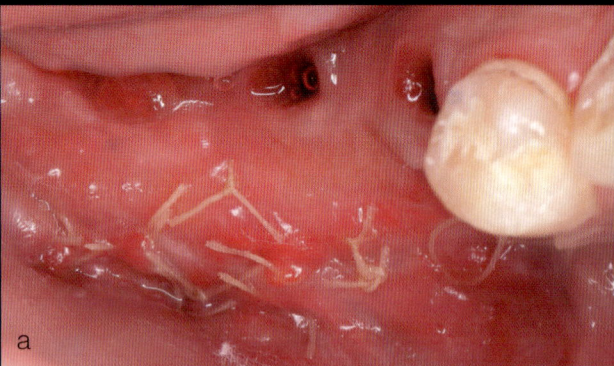

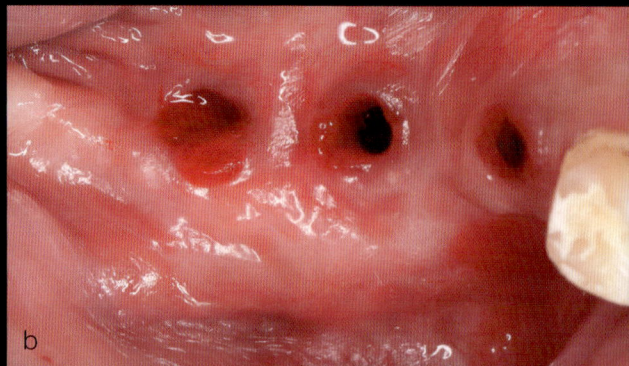

图19-38　前庭沟加深术/附着龈增宽术后2周复诊，取出临时修复体，可见附着龈恢复佳，形成附着龈3~4mm（a）；术后8周口内观前庭沟形态良好，附着龈宽度佳（b）。

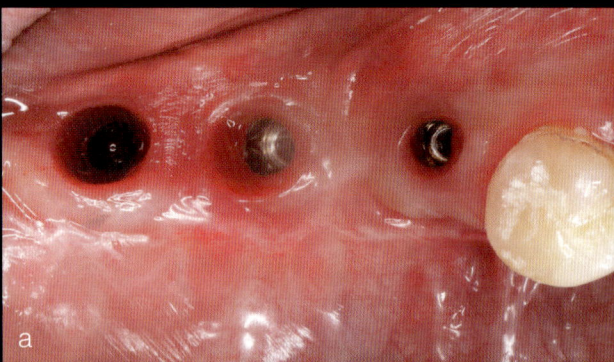

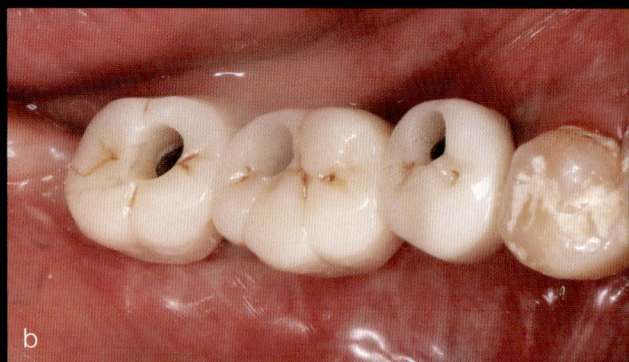

图19-39　前庭沟加深术/附着龈增宽术后8周复诊，种植体水平取模（a），制作最终修复体，3周后用螺丝固位方式戴入全瓷修复体（b）。

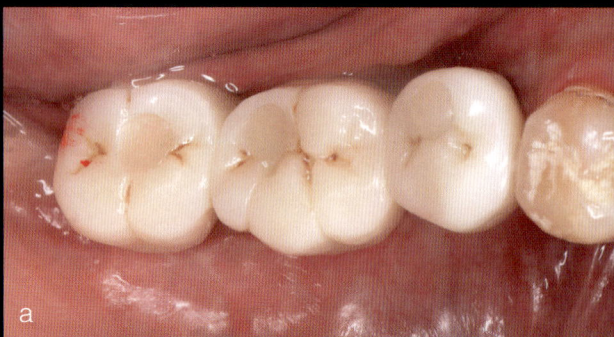

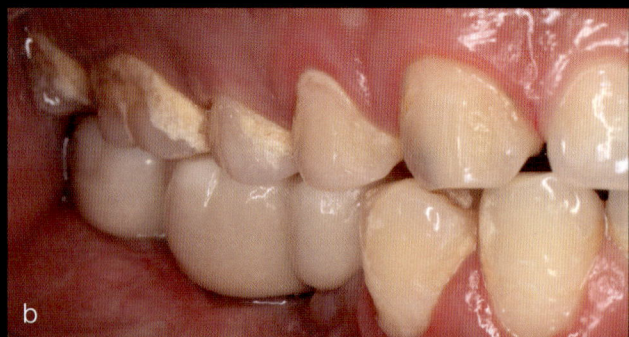

图19-40　修复体戴入后，用光固化复合树脂封闭螺丝孔（a），咬合关系良好（b）。

（25）戴入最终修复体后，曲面断层片示修复体就位良好，根尖片示种植体颈部骨高度正常（图19-41）。

（26）戴入最终修复体后18个月复诊，口内检查示修复体周围软组织无异常变化（炎症或增生），曲面断层片、根尖片及CBCT示植骨区牙槽骨高度及宽度无显著变化，种植体周围牙槽骨稳定，无明显吸收（图19-42～图19-44）。

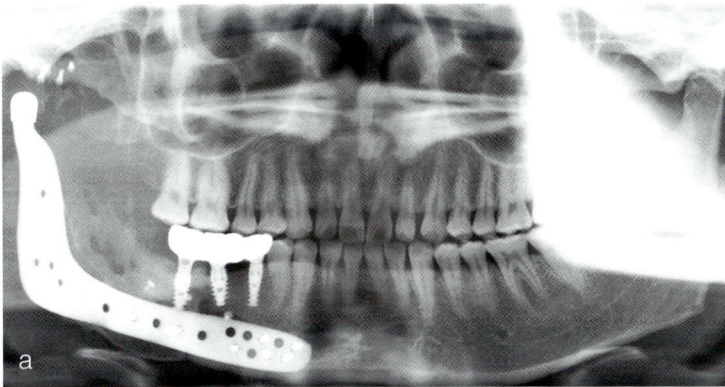

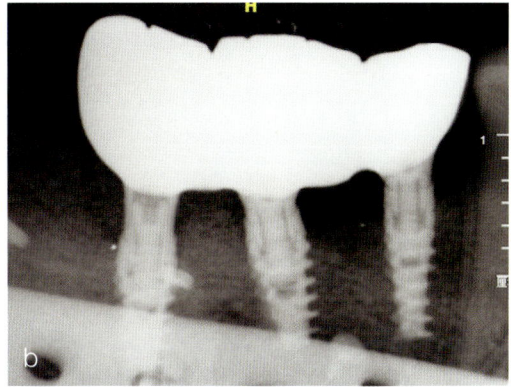

图19-41　戴入最终修复体后，曲面断层片示修复体就位良好（a），根尖片示种植体周围牙槽骨高度位置正常（b）。

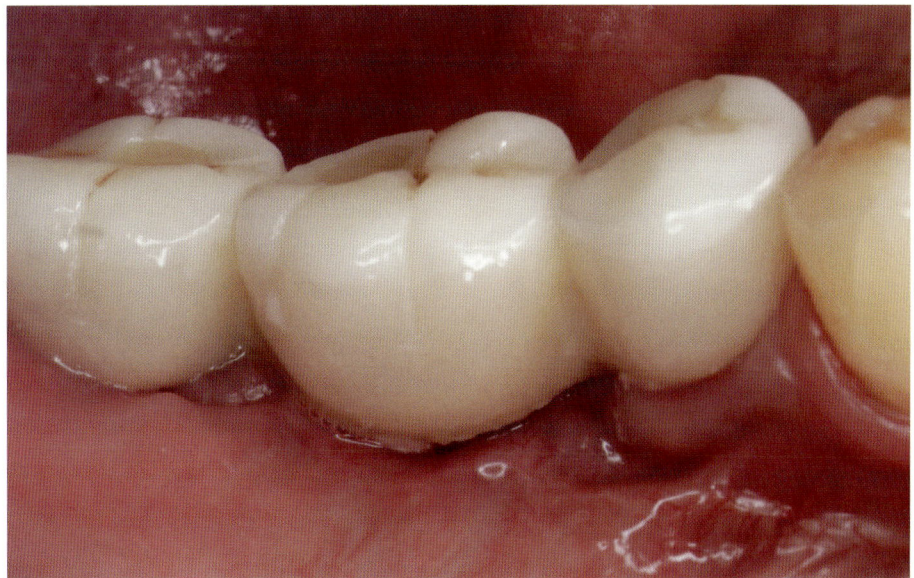

图19-42　戴入最终修复体后18个月复诊，口内见种植修复体周围软组织稳定。

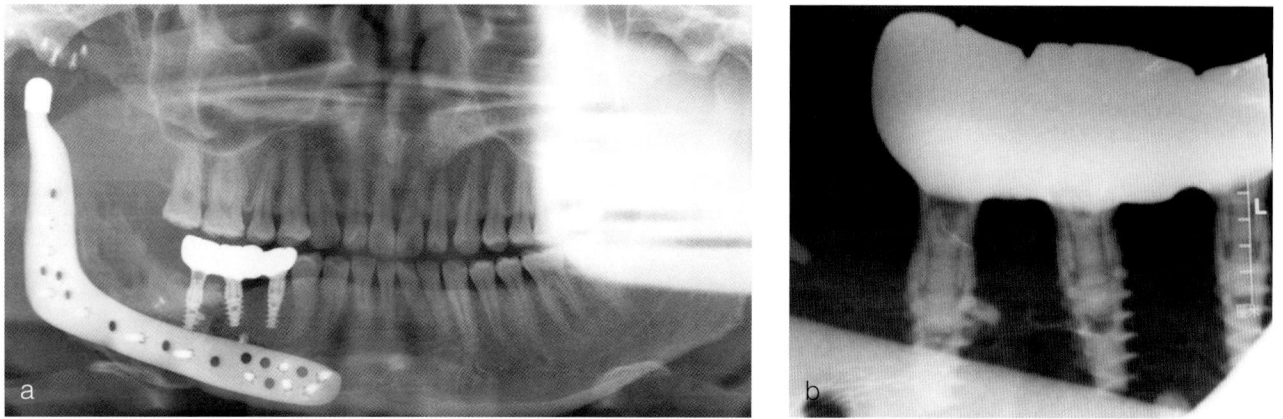

图19-43　戴入最终修复体后18个月复诊，曲面断层片（a）及根尖片（b）示植骨区牙槽骨高度、种植体颈部周围牙槽骨高度稳定（近远中），无明显吸收。

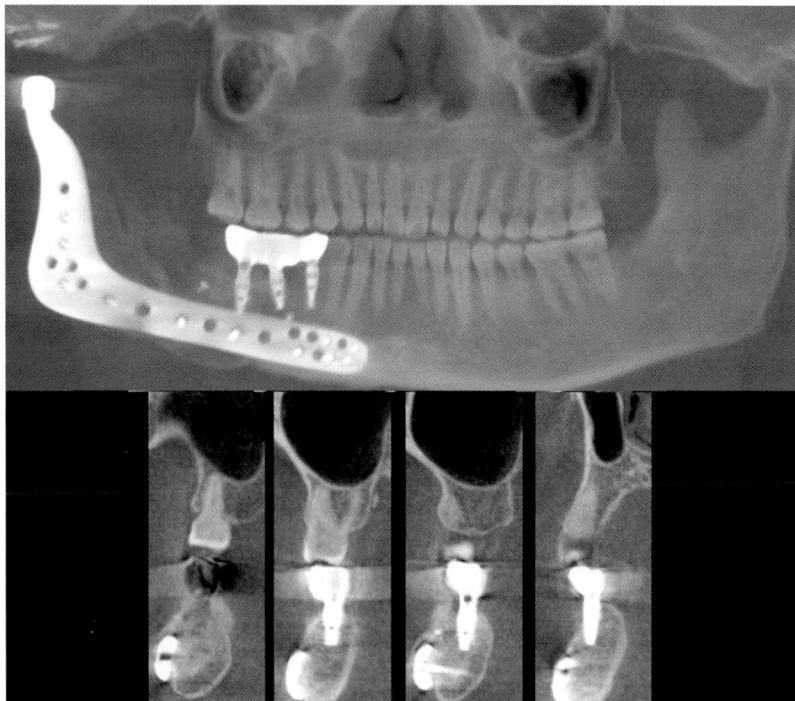

图19-44　戴入最终修复体后18个月复诊，CBCT示植骨区3颗种植体颊侧牙槽骨厚度稳定，无显著吸收。

案例点评

　　本案例治疗过程关键步骤模式图如图19-45所示。

　　下颌后牙区垂直向骨量不足的种植修复一直是国际口腔种植学界的难题和研究热点[1]。特别是局部大面积牙槽骨垂直型骨缺损的修复重建是临床医生面临的一大挑战[2]。其原因是垂直向骨增量无骨壁支撑，缺乏稳定性、术后创口易开裂及可预期性不确定等[3]。目前临床中主要通过牵张成骨、Onlay块状骨移植、同种异体骨增量及钛网/聚四氟乙烯膜+GBR技术完成牙槽骨缺损的骨修复与再生[4-5]。运用GBR技术进行水平向/垂直向骨修复与再生是目前临床常用的治疗方案，然而单纯使用GBR技术+可吸收屏障膜进行垂直型骨缺损修复重建时会存在空间维持力不足、无法固位植骨材料及术后植骨区塌陷等风险[6,8]。其在水平型骨缺损修复效果尚可，但在垂直型骨缺损修复的案例中则通常建议使用形态稳定的钛膜、钛网或者钛支架增强型聚四氟乙烯膜等材料[7-8]，以便增强稳定性，创造骨再生的空间。上述辅助支撑固位材料的使用会造成术区黏膜开裂、植入材料暴露等并发症的发生，最终导致骨增量的失败。本案例采用自体髂骨移植，然后选择基于帐篷钉技术的GBR骨增量方案，最终获得了较理想的骨增量效果[9-10]。

相较于其他骨增量方案，本案例选择的治疗方案的优点：

（1）右下颌骨部分+关节髁突切除后先期行自体髂骨移植，骨成功修复，待1年左右软硬组织稳定后，再选择二期骨增量，一期骨增量为后续的骨修复与再生奠定了坚实的基础。

（2）二期选择帐篷钉技术+GBR技术骨增量具有诸多优点：①单独用Bio-Oss骨粉完成垂直型骨缺损的骨增量；②如果植骨术后发生帐篷钉暴露也不会感染，无须拆除（帐篷钉稳固）而导致最终造成植骨的失败，后期仍然可以完成种植修复；③由于帐篷钉的临床使用是临床试验课题，会免除大部分费用，这样可以为患者节省治疗成本；④相较其他骨增量方法，本治疗方案临床操作时间短，提升了患者治疗的舒适度。

（3）针对植骨成功后前庭沟变浅、附着龈不足的问题，本案例选择脱细胞异体真皮进行前庭沟加深术/附着龈增宽术。经临床验证，配合带有稳定效果的基托压迫塑形，获得了较理想效果，重建了缺损区的附着龈，对种植体的长期健康稳定有重要的作用。这样避免了腭部软组织移植术，减少了患者第二创口，节省了临床操作时间，减轻了治疗成本。

难点与不足之处：

本案例作为下颌骨良性肿瘤切除术同期游离髂骨移植修复重建患者，一期髂骨自体移植后很难达到理想的种植修复条件，因此重建修复后的缺牙区

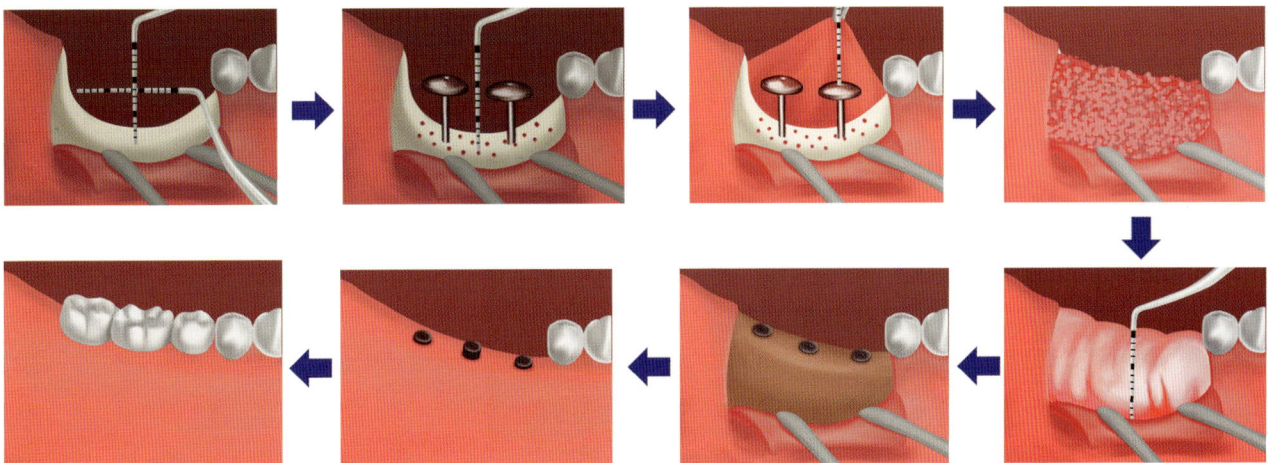

图19-45　本案例治疗过程关键步骤模式图。

水平向和垂直向骨缺损均较明显，同时伴有软组织量不足。因垂直向骨高度提升量较大，易发生术后创口开裂、植骨材料暴露的问题。本案例术后8个月，口内见帐篷钉钉帽部分暴露，可能与以下因素有关：①减张不充分；②局部软组织附着龈不足，黏膜薄；③患者术区食物咀嚼、摩擦及压迫等。但具体原因有待进一步观察研究。这也为我们今后在类似案例的治疗工作中提出了更高要求。

（浦益萍，赵正宜，邹多宏）

参考文献

[1] Buser D, Dula K, Belser U, et al. Localized ridge augmentation using guided bone regeneration. 1. Surgical procedure in the maxilla[J]. Int J Periodontics Restorative Dent, 1993, 13(1):29–45.

[2] Chiapasco M, Casentini P, Zaniboni M. Bone augmentation procedures in implant dentistry[J]. Int J Oral Maxillofac Implants, 2009, 24(Suppl):237–259.

[3] Zhao K, Wang F, Huang W, et al. Comparison of dental implant performance following vertical alveolar bone augmentation with alveolar distraction osteogenesis or autogenous onlay bone grafts: A retrospective cohort study[J]. J Oral Maxillofac Surg, 2017, 75(10):2099–2114.

[4] Aloy-Prosper A, Penarrocha-Oltra D, Penarrocha-Diago MA, et al. The outcome of intraoral onlay block bone grafts on alveolar ridge augmentations: A systematic review[J]. Med Oral Patol Oral Cir Bucal, 2015, 20(2):e251–e258.

[5] 施少杰, 丁锋, 宋应亮, 等. GBR技术引导颌骨再生的研究进展[J]. 口腔医学, 2019, 39(3):261–265.

[6] 袁京, 李德华. 牙槽突扩张联合GBR植骨术同期种植的临床回顾研究[J]. 实用口腔医学杂志, 2014, 30(3):379–383.

[7] Urban IA, Lozada JL, Jovanovic SA, et al. Vertical ridge augmentation with titanium reinforced, dense PTFE membranes and a combination of particulated autogenous bone and anorganic bovine bone derived mineral:A prospective case series in 19 patients[J]. Int J Oral Maxillofac Implants, 2014, 29(1):185–193.

[8] Funato A, Ishikawa T, Kitajima H, et al. A novel combined surgical approach to vertical alveolar ridge augmentation with titanium mesh, resorbable membrane and rhPDGFBB: A retrospective consecutive case series[J]. Int J Periodontics Restorative Dent, 2013, 33(4):437–445.

[9] Deeb GR, Tran D, Carrico CK, et al. How effective is the tent screw pole technique compared to other forms of horizontal ridge augmentation?[J]. J Oral Maxillofac Surg, 2017, 75(10):2093–2098.

[10] Chasioti E, Chiang TF, Drew HJ. Maintaining space in localized ridge augmentation using guided bone regeneration with tenting screw technology[J]. Quintessence Int, 2013, 44(10):763–771.

第 20 章

下颌严重垂直型骨缺损的修复重建（多牙位）

RECONSTRUCTION OF THE SEVERE VERTICAL BONE
DEFECT IN MANDIBLE (MULTIPLE TEETH)

案例简介

患者：女，39岁，江苏常州人。

主诉：下颌前牙及左侧后牙缺失，要求种植修复。

现病史：患者2014年因下颌骨成釉细胞瘤在外院行成釉细胞瘤切除术+髂骨植骨术，术后创口暴露，移植髂骨感染，导致植骨失败。至今未进行治疗，现因美观及饮食困难，希望行种植修复，来我科就诊。

既往史：否认全身系统性疾病史，否认药物过敏史，无吸烟及嗜酒史。

口腔检查：面部基本对称，双侧TMJ区无压痛，无弹响，开口度三横指；42-36缺失；37殆面银汞充填，舌侧牙体缺损至龈下2mm，Ⅱ度松动；

38近中阻生，牙龈无红肿；46根管治疗后烤瓷冠修复，48近中水平阻生。

影像学检查：CBCT三维重建示下颌骨骨缺损范围大，42-36牙槽嵴低平，骨高度严重不足；牙槽嵴最低点与正常邻牙牙槽嵴水平相差近12.7mm，颏孔位置接近牙槽嵴顶；近远中骨缺损间距接近10cm（图20-1）。

诊断

（1）42-36缺失。

（2）下颌骨严重垂直型骨缺损（>5mm）。

（3）37残冠，38及48水平阻生。

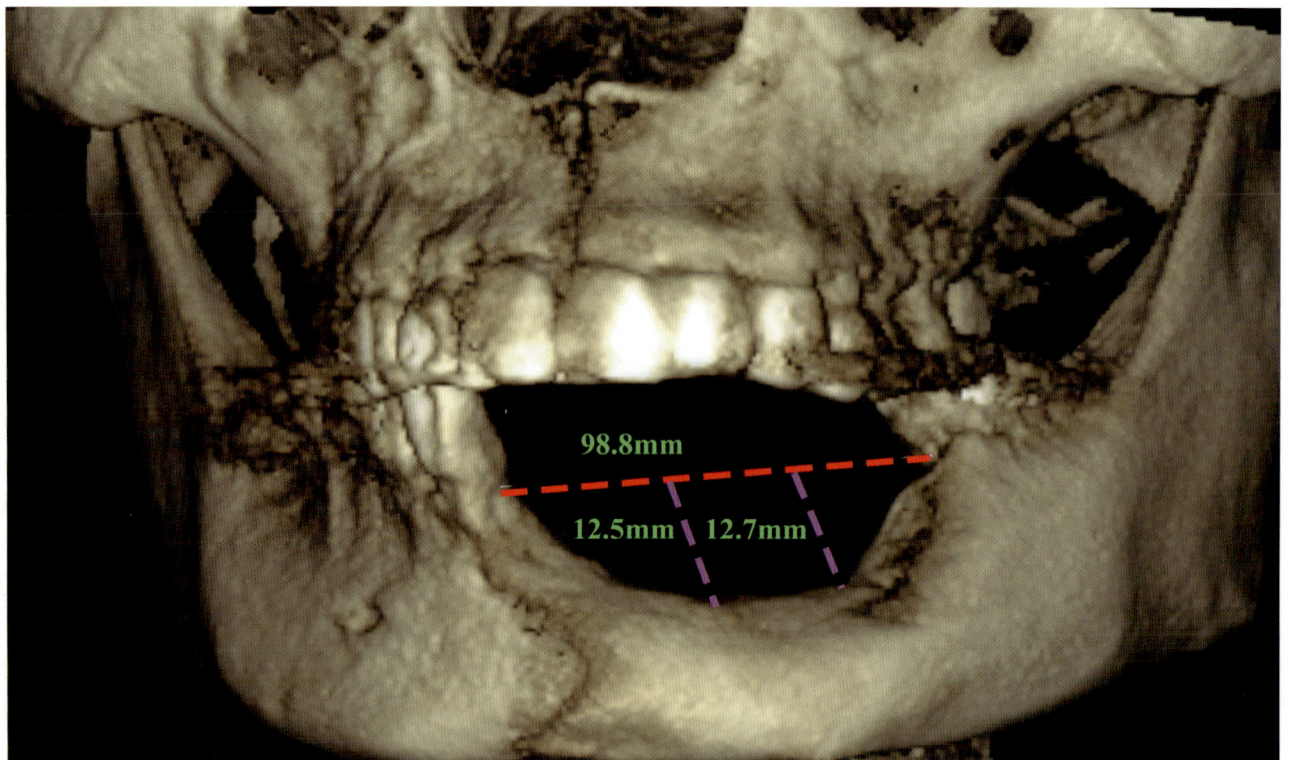

图20-1 CBCT三维重建示患者下颌前牙及左下颌前磨牙区牙槽骨高度严重不足（>10mm）。

治疗方案

本案例属于下颌前牙区及后牙区严重垂直型骨缺损案例。基于病史及临床检查，与患者充分沟通后，制订的治疗方案：①牙周序列治疗；②拔除残冠37、阻生齿38；③牵张成骨完成下颌前牙区垂直向骨增量；④牵张成骨完成后，后牙区行帐篷钉技术+GBR技术植骨完成后牙区垂直向骨增量；⑤在骨增量完成后，进行种植体植入；⑥种植成功后行附着龈增宽术及前庭沟加深术；⑦软组织修复完成后，最终完成修复体的戴入。由于前期经历过自体骨移植（自体髂骨移植）失败，所以患者不愿意再进行自体骨植骨方案。基于此，我们制订了上述骨增量方案：牵张成骨+帐篷钉技术+GBR技术（单纯应用Bio-Oss骨粉）完成骨增量。

治疗过程

（1）2017年9月行下颌骨前牙区牵张成骨手术。术前可见口内牙槽嵴低平，前庭沟变浅（图20-2a）。全麻下，下颌前牙区（43-34）唇/颊侧翻瓣（图20-2b）。翻起全厚瓣后，将牵张器放置在唇侧骨面，钛钉固定牵张器，以牵张器为基准，用微型锯截骨，确定牵张骨块范围（图20-3a），然后取出牵张器，用超声骨刀把需要牵张的骨块完全截断（图20-3b）。游离骨块，但确保舌侧黏骨膜完整性；最后按原先固定位置把牵张器再次固定在颌骨及游离骨块上（图20-4a），唇侧黏骨膜减张后严密缝合（图20-4b）。

（2）牵张成骨术完成后进行牵张成骨，

0.5mm～1mm/d，术后1个月复诊，创口已经愈合，无感染，曲面断层片示牵张高度达到预期高度，但牵张区未有新骨形成（图20-5）。术后3个月复诊，曲面断层片及CBCT三维重建示牵张区骨块达到与右侧牙槽嵴一致水平，骨块已经开始与左右牙槽骨融合，但牵张区新骨未完成（图20-6）；CBCT示牵张区游离骨块与基骨之间开始有新骨长入（图20-7）。术后7个月复诊，曲面断层片及CBCT三维重建示牵张区有大量新骨形成（图20-8）；CBCT示牵张区的间隙已经被新骨完全充填（图20-9）。术后12个月复诊，曲面断层片及CBCT三维重建示牵张区新骨密度显著增高（图20-10）；CBCT示

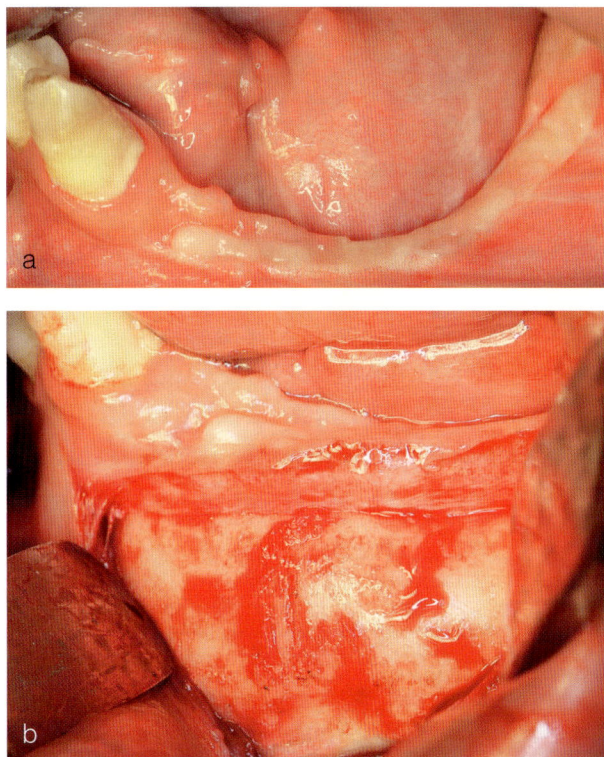

图20-2　口内检查，下颌牙缺失区牙槽嵴低平，前庭沟变浅（a）；全麻下，下颌前牙区唇/颊侧梯形切口，翻瓣（b）。

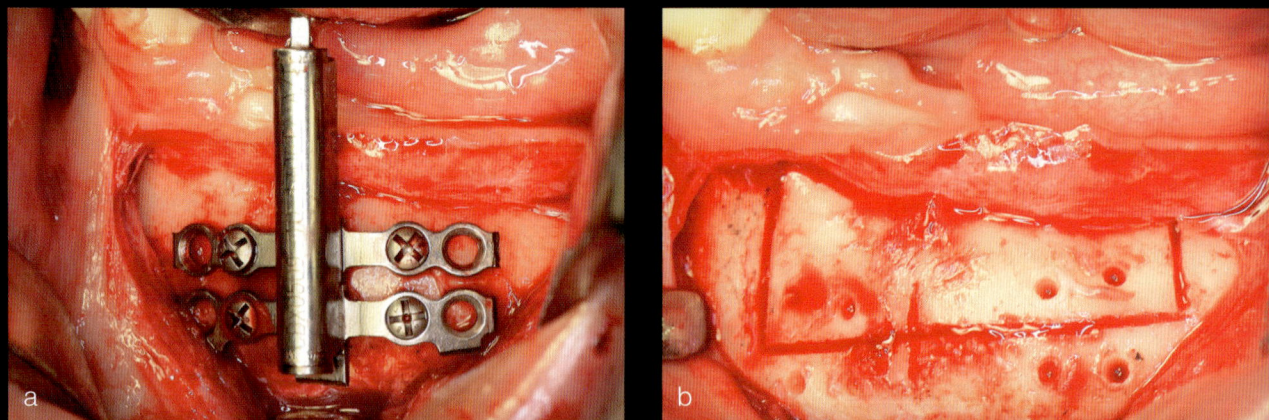

图20-3　钛钉固定牵张器后，用微型锯确定牵张骨块范围（a）；取出牵张器，用超声骨刀把骨块截断（保留舌侧骨膜）（b）。

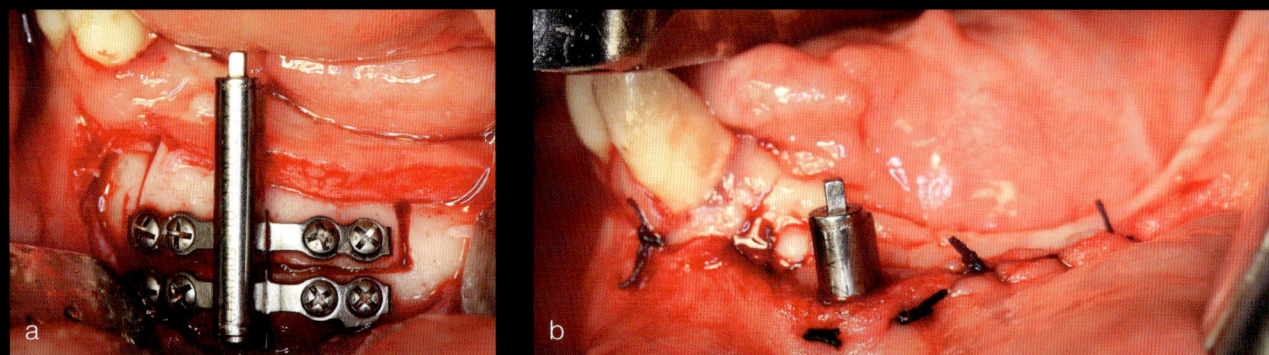

图20-4　放置牵张器，游离骨块固定于牵张器上端（a）；减张后严密缝合创口，暴露牵张器加力装置（b）。

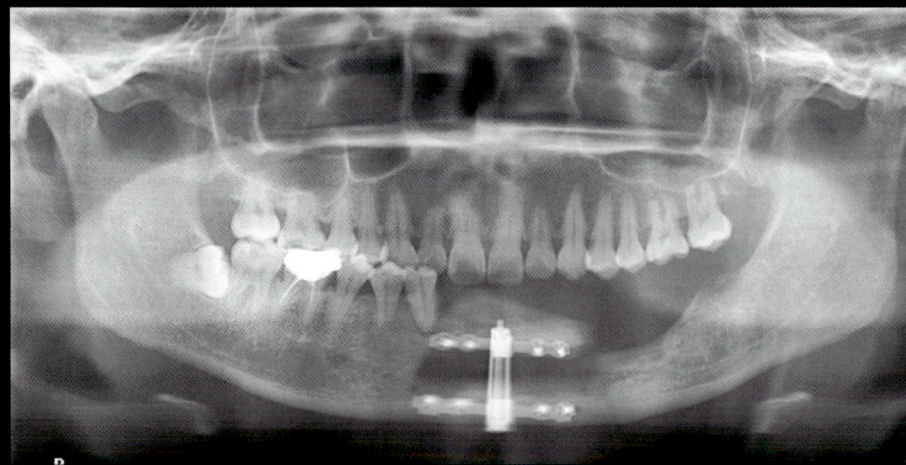

图20-5　放置牵张器术后1个月复诊，曲面断层片示牙槽骨被牵张到预期高度。

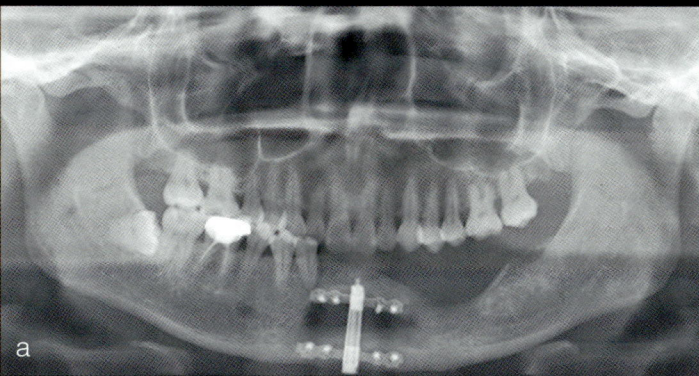

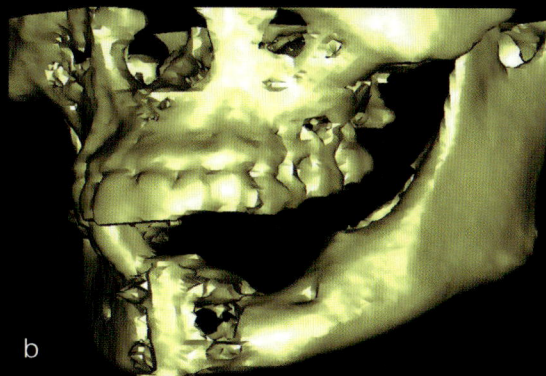

图20-6 牵张成骨术后3个月复诊，曲面断层片示牵张骨块达到与右侧牙槽嵴一致水平，骨块已经开始与左右牙槽骨融合（a）；CBCT三维重建示牵张区新骨未完成（b）。

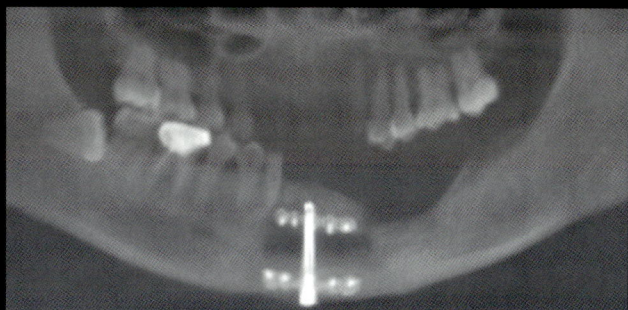

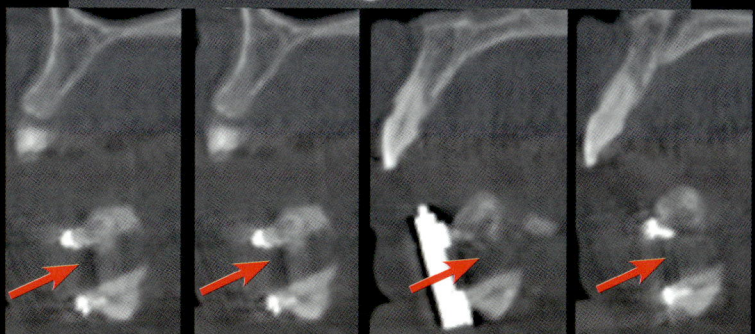

图20-7 牵张成骨术后3个月复诊，CBCT示牵张区的游离骨块与基骨之间开始有新骨长入（红色箭头所示）。

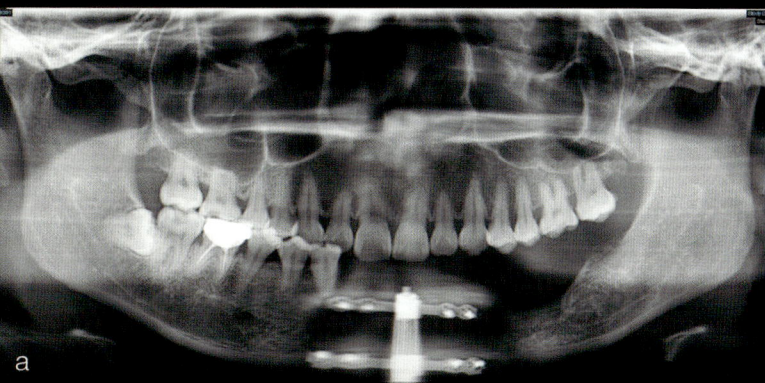

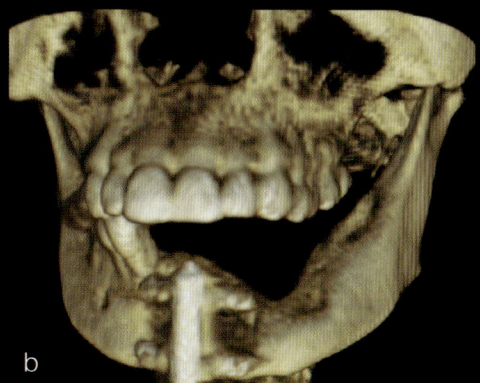

图20-8 牵张成骨术后7个月复诊，曲面断层片（a）及CBCT三维重建（b）示牵张区有大量新骨形成。

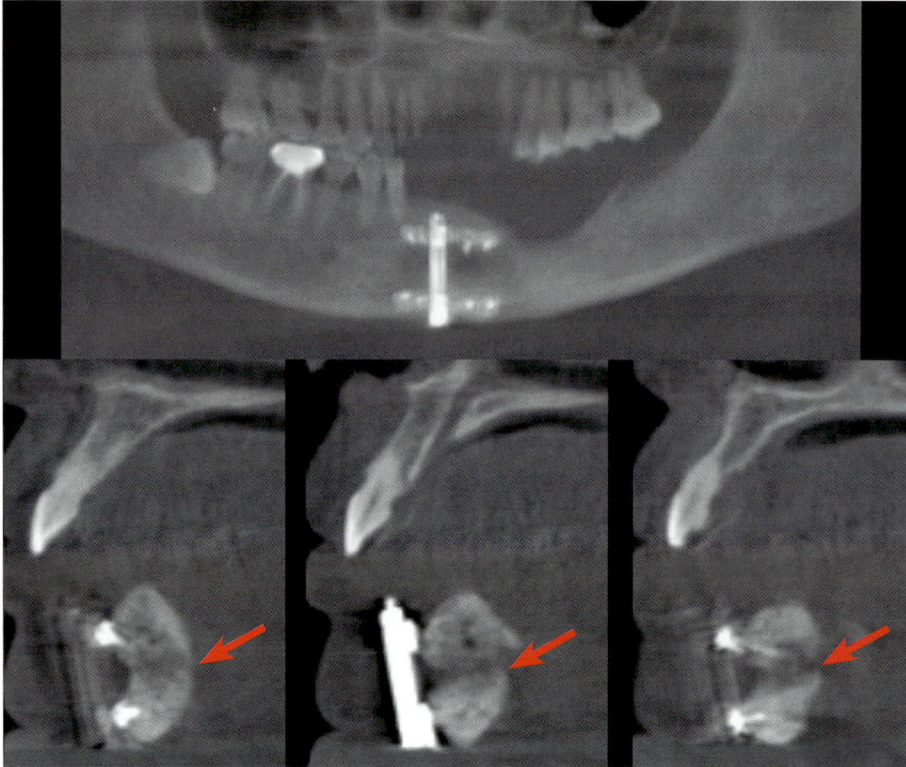

图20-9　牵张成骨术后7个月复诊，CBCT示牵张区的间隙已经被新骨完全充填（红色箭头所示）。

牵张区新骨骨密度与周围骨密度接近一致，但仍留有细小的骨缝隙（图20-11），垂直向骨增量高度>10mm。术后15个月复诊，曲面断层片及CBCT三维重建示牵张区新骨密度和周围骨质一致（图20-12）；CBCT示牵张区新骨骨密度与周围骨密度完全一致，骨缝隙几乎消失（图20-13）。

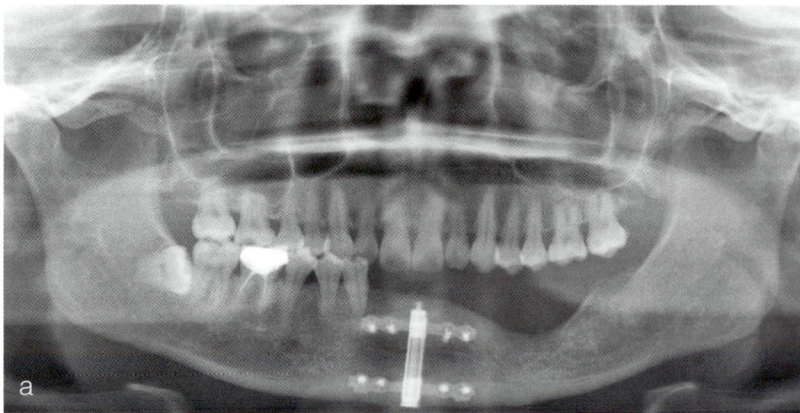

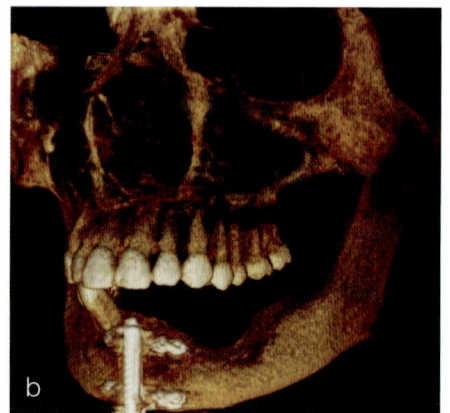

图20-10　牵张成骨术后12个月复诊，曲面断层片（a）及CBCT三维重建（b）示牵张区新骨密度显著增高，游离骨块已经与左右牙槽骨完全融合成一体。

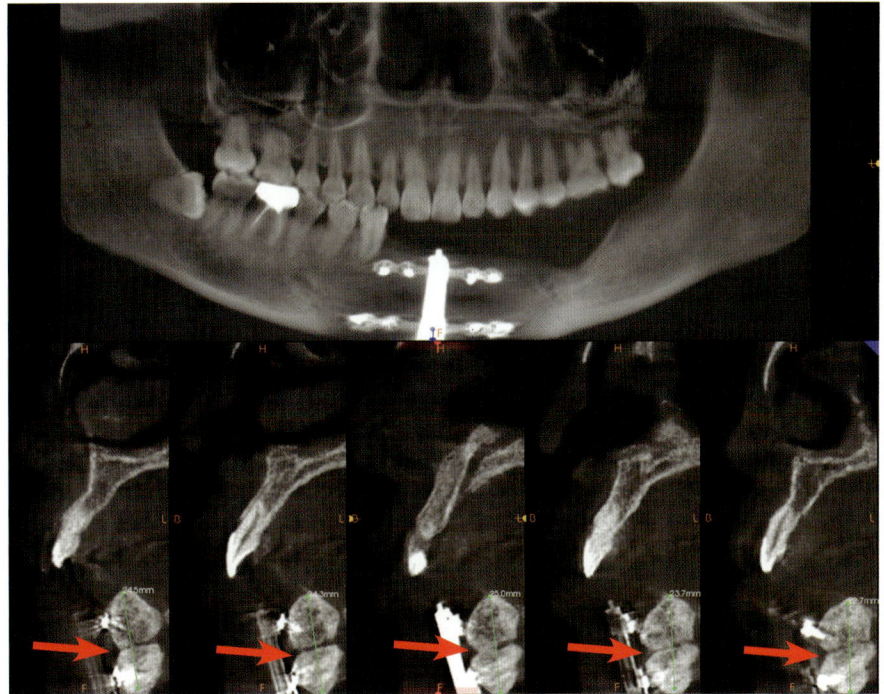

图20-11　牵张成骨术后12个月复诊，CBCT示牵张区新骨骨密度与周围骨密度接近一致，但仍留有细小的骨缝隙（红色箭头所示）。

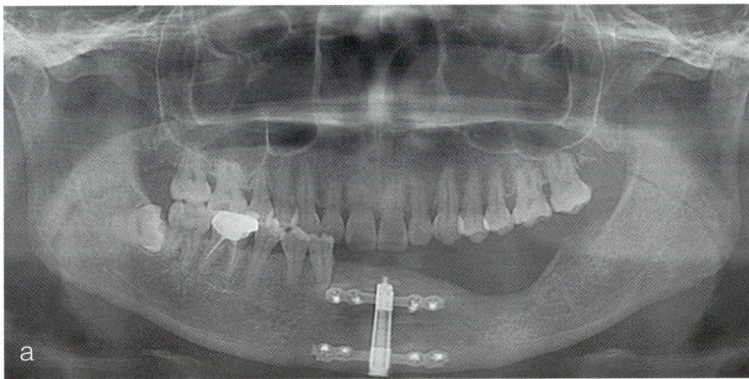

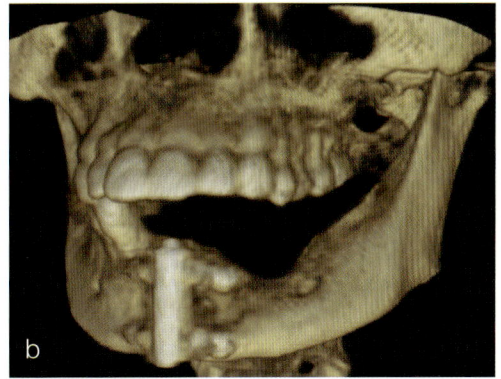

图20-12　牵张成骨术后15个月复诊，曲面断层片（a）及CBCT三维重建（b）示牵张区新骨密度和周围骨质一致。

（3）牵张成骨术后15个月复诊，口内见牵张器体部无暴露，牵张器头部周围黏膜有轻微增生和红肿（图20-14a）；局麻下，下颌前牙区翻半厚瓣，充分暴露牵张器（图20-14b）。取出牵张器及钛钉（图20-15a），左侧下颌骨后牙区同期翻全厚瓣，暴露牙槽嵴骨面，可见明显垂直型骨缺损（图20-15b）。在34-36垂直向分别植入3枚帐篷钉（钉帽φ6mm×10mm）（图20-16），帐篷钉高出缺牙区牙槽骨表面7~9mm，34位点约8mm（图20-17a），35位点约9mm（图20-17b），36位点约7mm（图20-17c）。选择Bio-Gide可吸收生物膜（Geistlich，30mm×40mm）作为屏障膜，用膜钉把生物膜一端固定在颊侧骨面上，形成袋状结构（图20-18）。抽取患者约18mL自体血

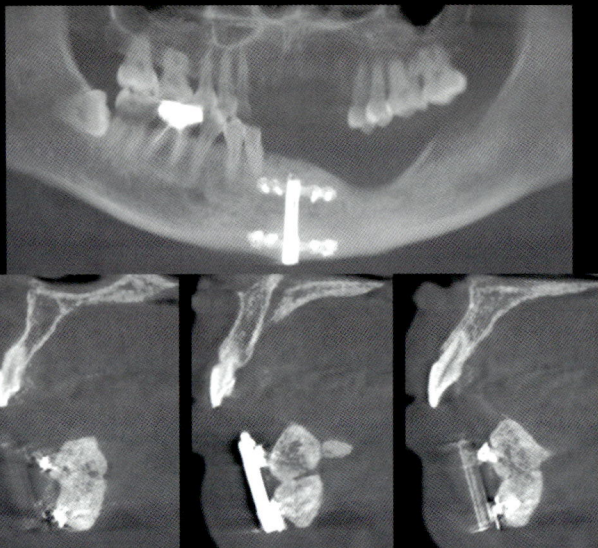

图20-13　牵张成骨术后15个月复诊，CBCT示牵张区新骨骨密度与周围骨密度完全一致，骨缝隙几乎消失。

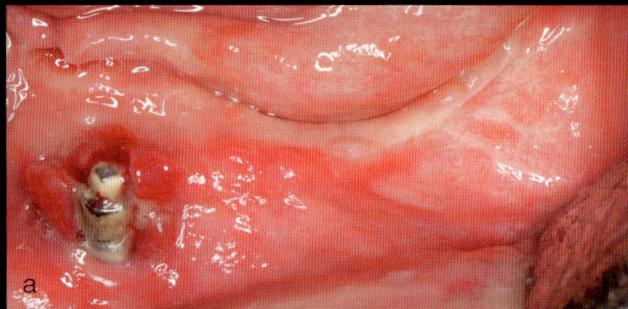

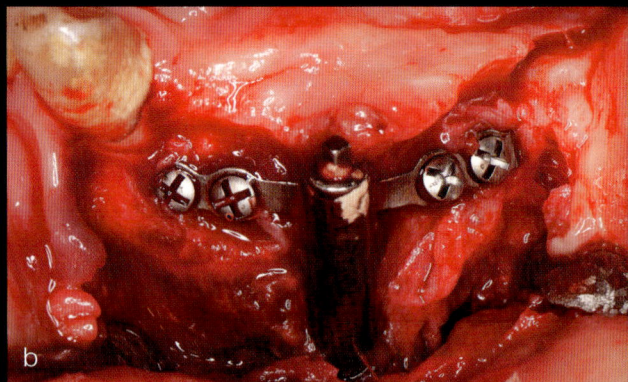

图20-14　牵张成骨术后15个月复诊，口内见牵张器加力装置周围有少量增生及炎症（a）；局麻下，切开口腔黏膜，暴露牵张器（b）。

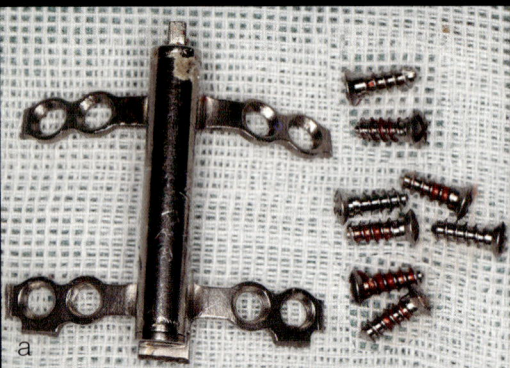

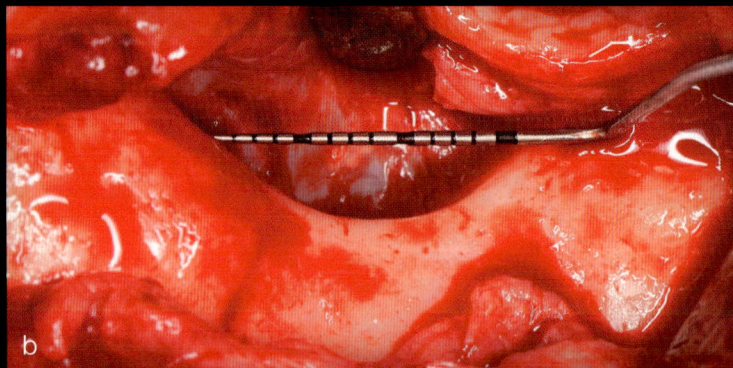

图20-15　用专用工具取出牵张器及钛钉（a）；远中翻瓣，暴露骨缺损区，在34、35、36位点呈现垂直型骨缺损（b）。

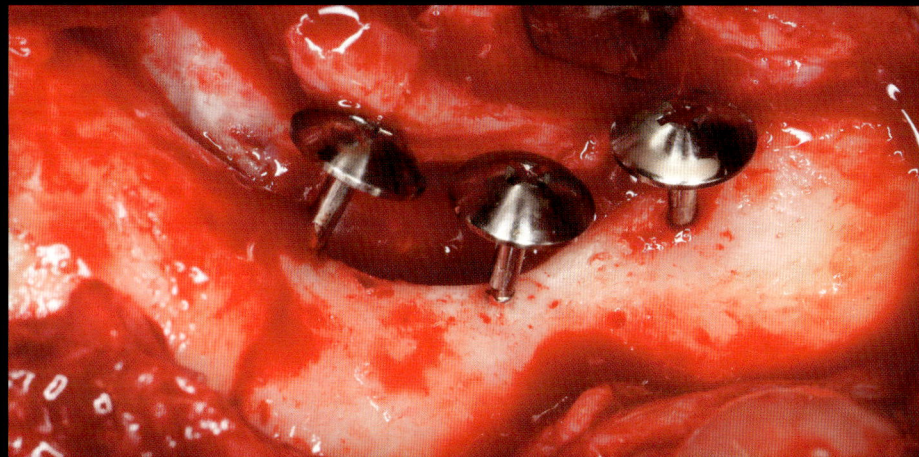

图20-16　在34-36垂直向分别植入3枚帐篷钉（钉帽φ6mm×10mm）。

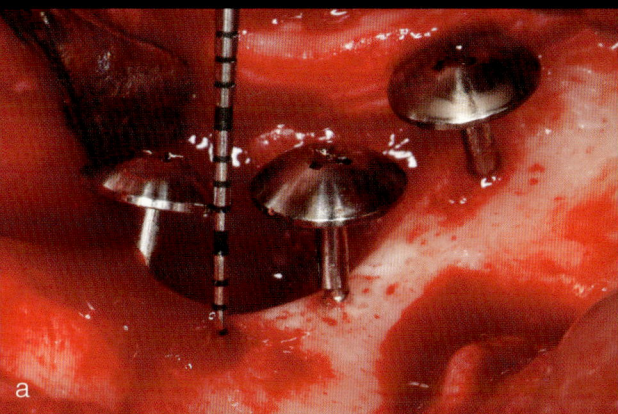

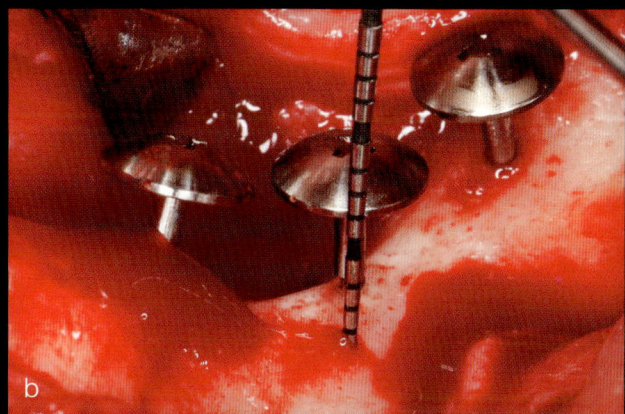

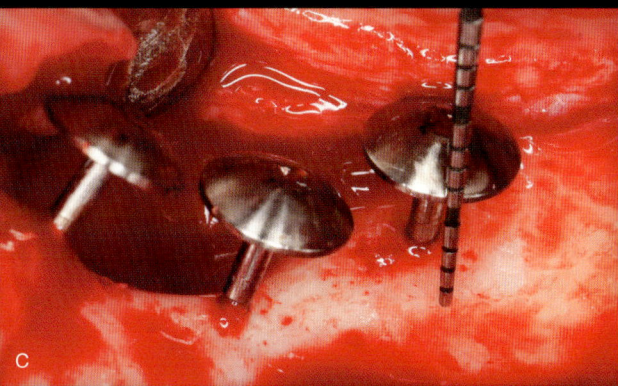

图20-17　帐篷钉高出缺牙区牙槽骨表面7~9mm，34位点约8mm（a），35位点约9mm（b），36位点约7mm（c）。

液，机器离心后得到浓缩生长因子（CGF）（图20-19a），将CGF剪碎后和2.0g颗粒状小牛骨粉（Geistlich，Bio-Oss，0.5g×4瓶）混合，备用（图20-19b）。用滋养孔钻制备滋养孔后将混合的骨粉植入骨缺损区（图20-20）。将生物膜完全包裹植骨区骨粉，膜的游离端塞入舌侧黏骨膜下（图20-21）。唇/颊侧和舌侧黏骨膜充分减张后，用4-0可吸收线严密缝合创口（图20-22a）。

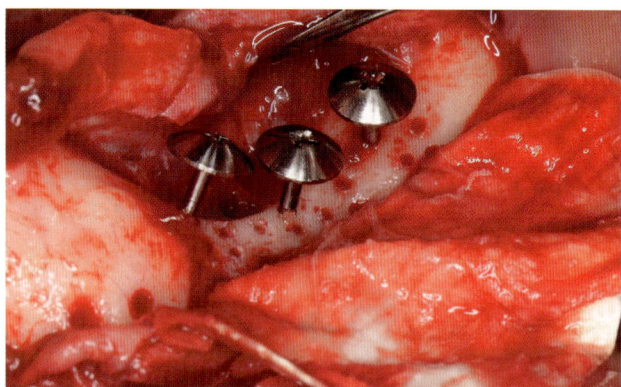

图20-18　在植骨区用滋养孔钻制备滋养孔；然后将Bio-Gide可吸收生物膜（Geistlich，30mm×40mm）一端用膜钉把其固定在颊侧骨面上，形成袋状结构。

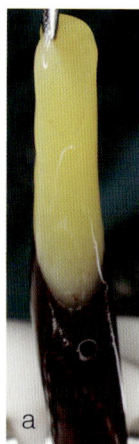

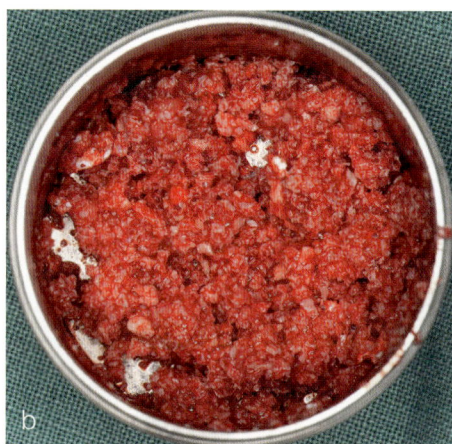

图20-19　抽取患者血液制备浓缩生长因子（CGF）（a）；将CGF剪碎后和2.0g颗粒状小牛骨粉（Geistlich，Bio-Oss，0.5g×4瓶）混合（b）。

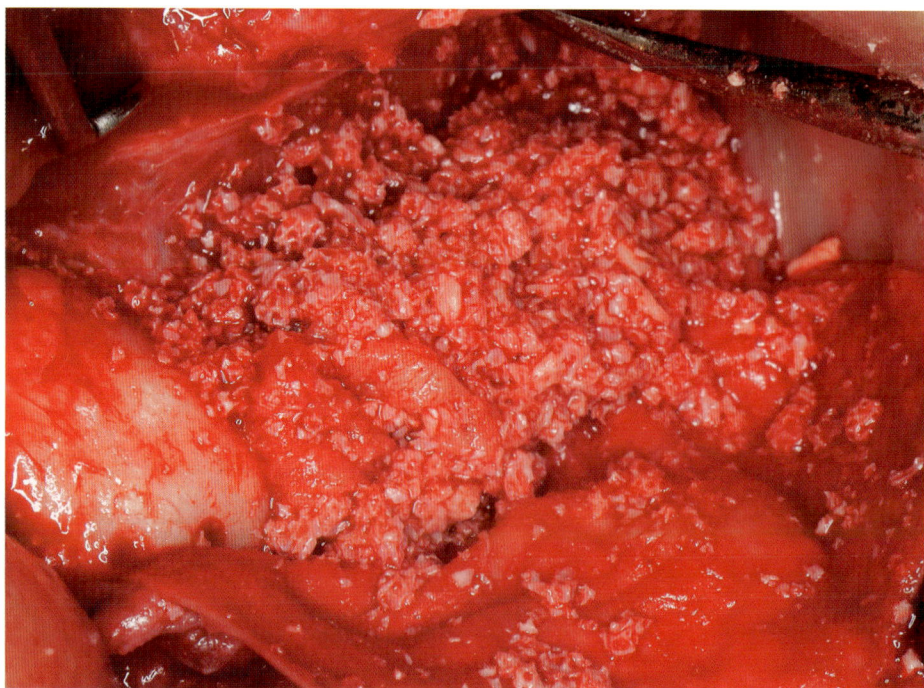

图20-20　将混合的骨粉植入骨缺损区。

图20-21　将生物膜完全包裹植骨区骨粉，膜的游离端塞入舌侧黏骨膜下。

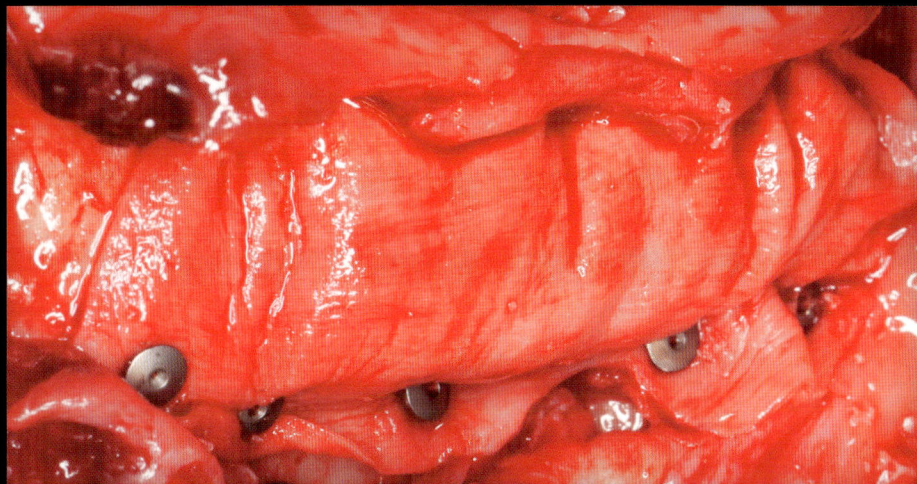

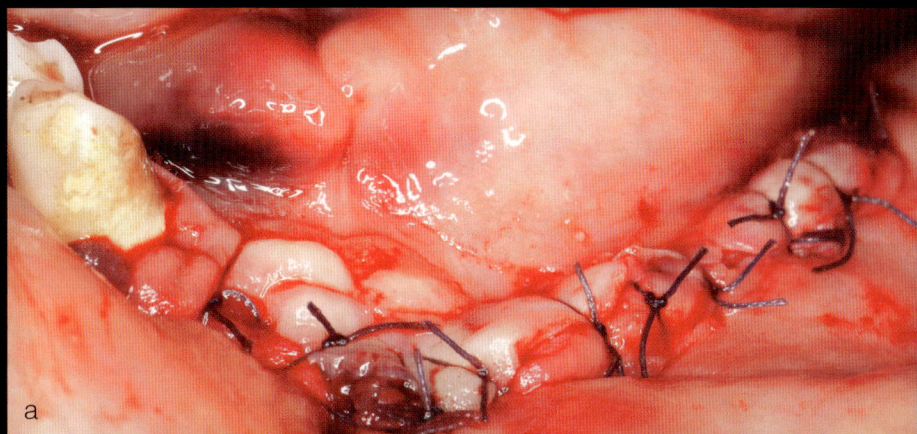

图20-22　唇/颊侧和舌侧黏骨膜充分减张后，用4-0可吸收线严密缝合创口（a）；术后2周复诊，口内见缝线在位，创口愈合良好，创口无开裂（b）。

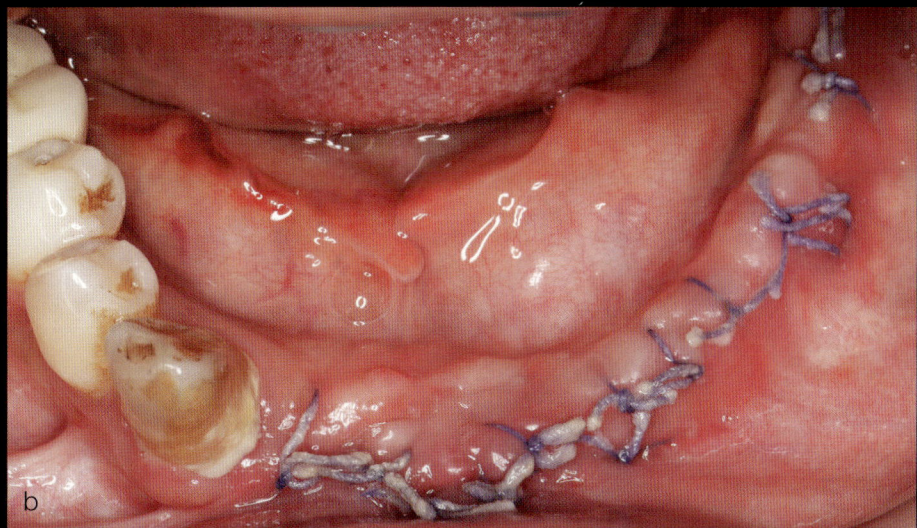

（4）帐篷钉植骨术后2周复诊，口内见缝线在位，创口愈合良好，创口无开裂（图20-22b）。曲面断层片及CBCT三维重建示帐篷钉及膜钉在位，骨粉充填区牙槽骨完整、无缺损（图20-23）；CBCT示牙槽嵴高度和宽度显著改善，帐篷钉距离下颌神经管>2mm（图20-24）。术后6个月复诊，曲面断层片示缺牙区骨粉颗粒感减少，牙槽嵴高度较术后2周稍有下降，骨密度与周围基骨接近（图20-

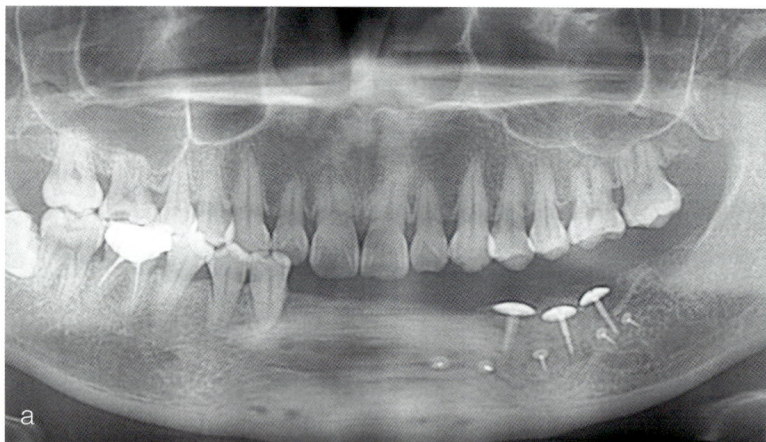

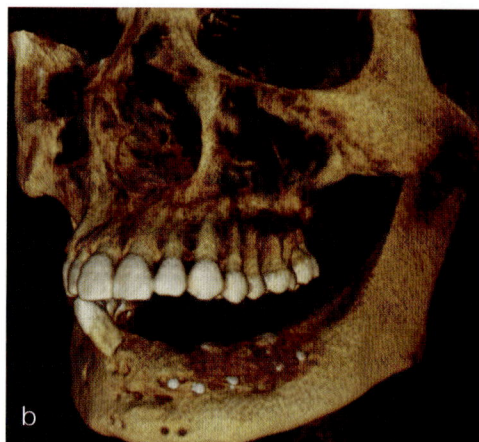

图20-23　帐篷钉植骨术后2周复诊，曲面断层片（a）及CBCT三维重建（b）示帐篷钉及膜钉在位，骨粉充填区牙槽骨完整、无缺损。

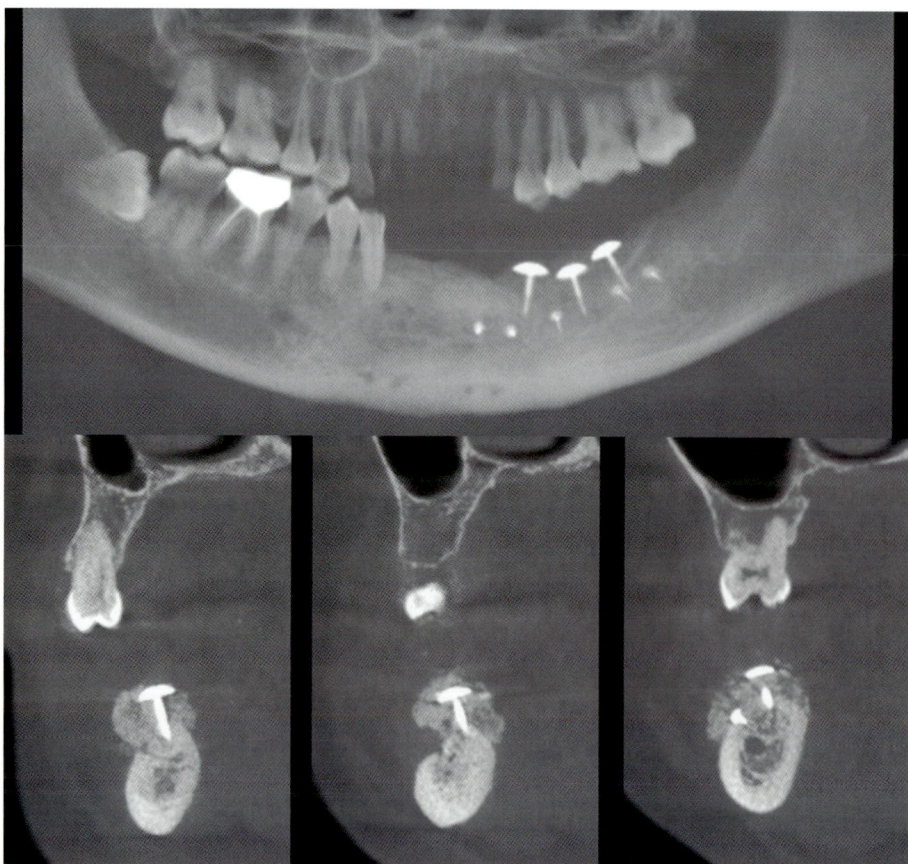

图20-24　帐篷钉植骨术后2周复诊，CBCT示牙槽嵴高度和宽度显著改善，帐篷钉距离下颌神经管>2mm。

25a）；CBCT三维重建示牙槽嵴形态丰满（图20-25b）；CBCT示帐篷钉周围骨粉密度明显增加（图20-26）。术后9个月复诊，曲面断层片示植骨区新骨密度高，牙槽嵴高度没有明显吸收，骨量明显增

加（图20-27a）；CBCT三维重建示牙槽嵴形态丰满（图20-27b）；CBCT示帐篷钉周围骨粉密度与下颌骨皮质骨密度一致，和自体骨没有明显分界线（图20-28）。

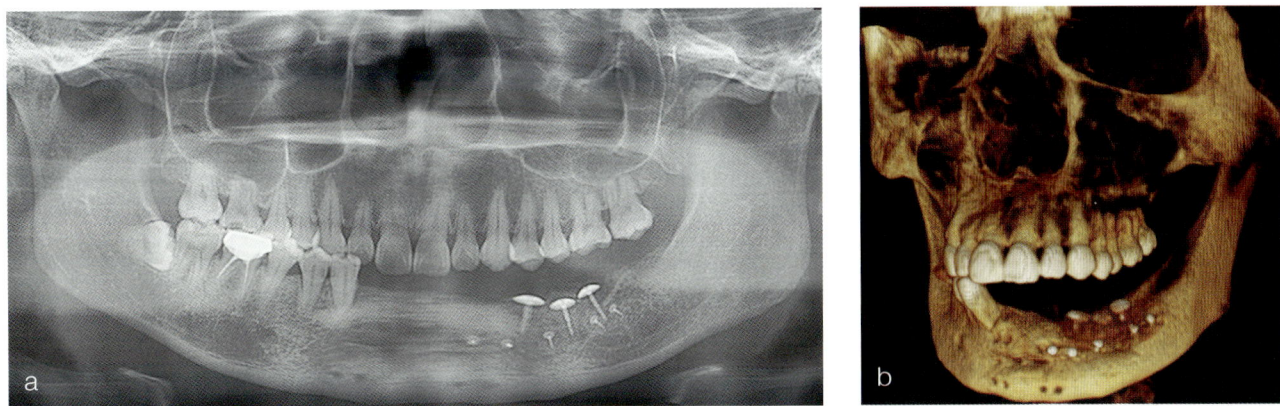

图20-25　帐篷钉植骨术后6个月复诊，曲面断层片示缺牙区骨粉颗粒感减少，牙槽嵴高度较术后2周稍有下降，骨密度与周围基骨接近（a）；CBCT三维重建示牙槽嵴形态丰满（b）。

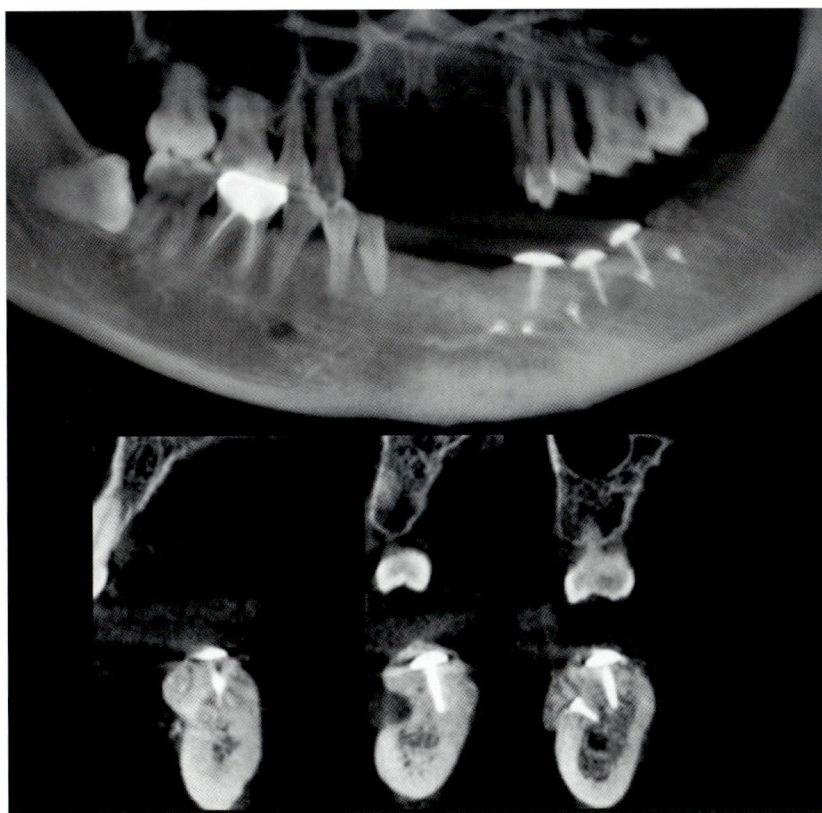

图20-26　帐篷钉植骨术后6个月复诊，CBCT示帐篷钉周围骨粉密度明显增加。

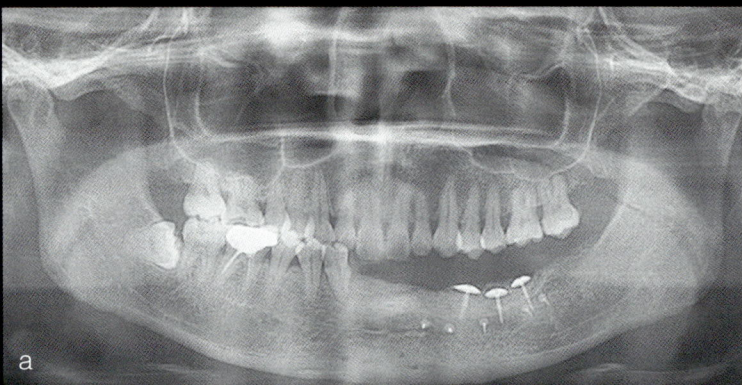

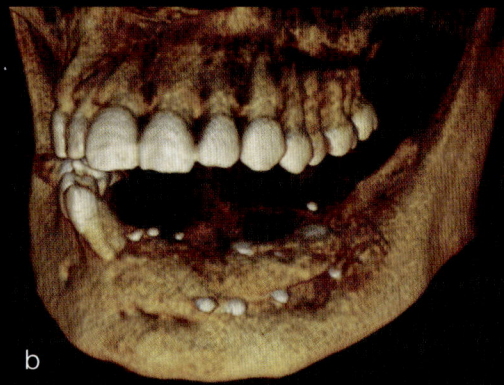

图20-27　帐篷钉植骨术后9个月复诊，曲面断层片示植骨区新骨密度高，牙槽嵴高度没有明显吸收，骨量明显增加（a）；CBCT三维重建示牙槽嵴形态丰满（b）。

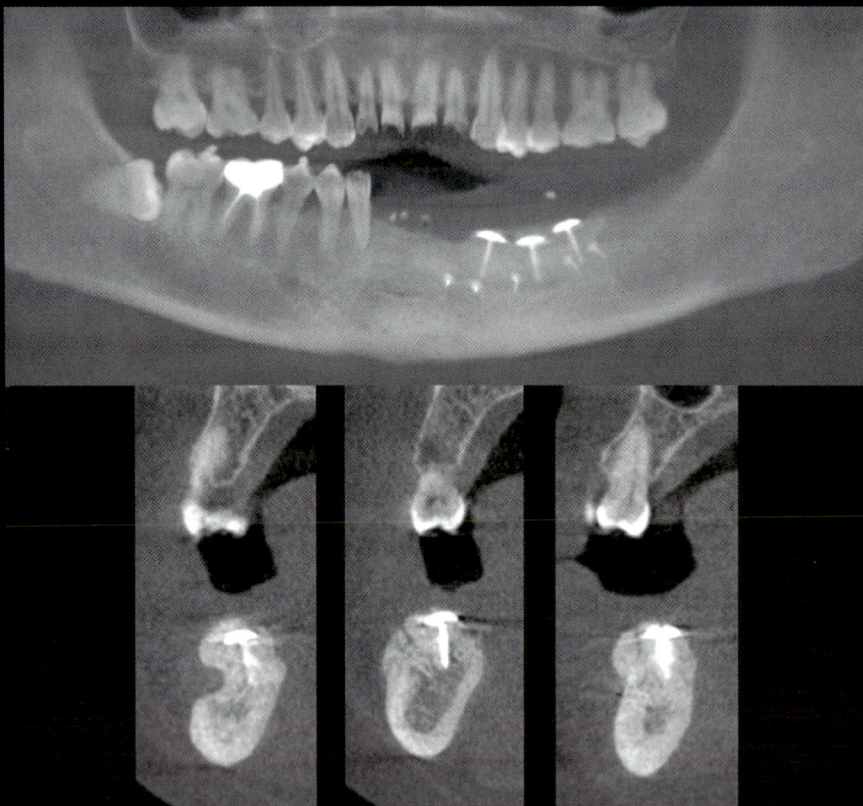

图20-28　帐篷钉植骨术后9个月复诊，CBCT示帐篷钉周围骨粉密度与下颌骨皮质骨密度一致，和自体骨没有明显分界线。

（5）基于CBCT数据及口腔模型，设计种植外科导板（上海慧丰牙科技术有限公司），该导板采用牙支持式+固位钉联合固位方式；计划在41、33、34、36及37位点植入5颗种植体

φ3.5mm×10mm、φ4.3mm×10mm、φ4.3mm×10mm、φ5.0mm×8.5mm）；每颗种植体植入位点以修复为导向，但种植体唇/颊侧骨厚度>2mm（图20-29～图20-35）。

导板定位效果图　　　　　　　种植体位置示意图

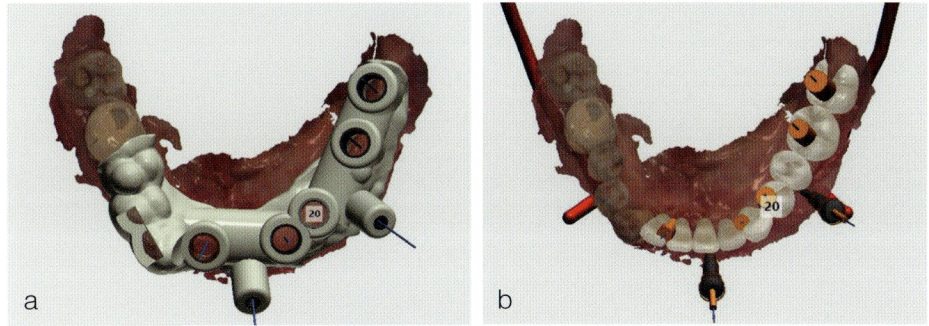

图20-29　基于CBCT数据及口腔模型，设计种植外科导板（上海慧丰牙科技术有限公司）（a，导板定位效果图；b，种植体位置示意图）。

种植体品牌：NobelReplace CC

种植体编号	种植体尺寸	穿出位点	钻孔深度	对应钻头	对应压板（内径）
25	直径3.5mm 长度11.5mm	41	导环上端距种植底部的深度19.52mm	10mm	2.3mm
24	直径3.5mm 长度10mm	33	导环上端距种植底部的深度21.02mm	11.5mm	2.3mm
20	直径4.3mm 长度10mm	34	导环上端距种植底部的深度21.01mm	11.5mm	2.3mm/3.0mm
19	直径4.3mm 长度10mm	36	导环上端距种植底部的深度19.51mm	10mm	2.3mm/3.0mm
18	直径5.0mm 长度8.5mm	37	导环上端距种植底部的深度19.5mm	10mm	2.3mm/3.0mm

a

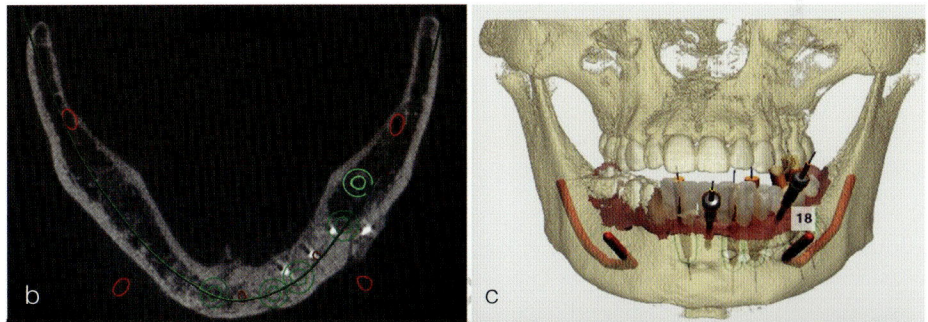

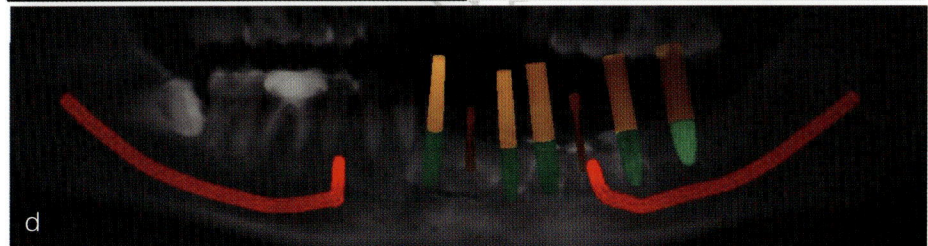

图20-30　拟在缺牙区植入5颗种植体（a）；种植体分布为41、33、34、36、37（b）；导板设计唇/颊侧2枚固位钉（c）；36、37位点种植体距离下颌神经管>2mm（d）。

种植体25参考图

25	直径3.5mm 长度11.5mm	41	导环上端距种植底部的深度19.52mm	10mm	2.3mm

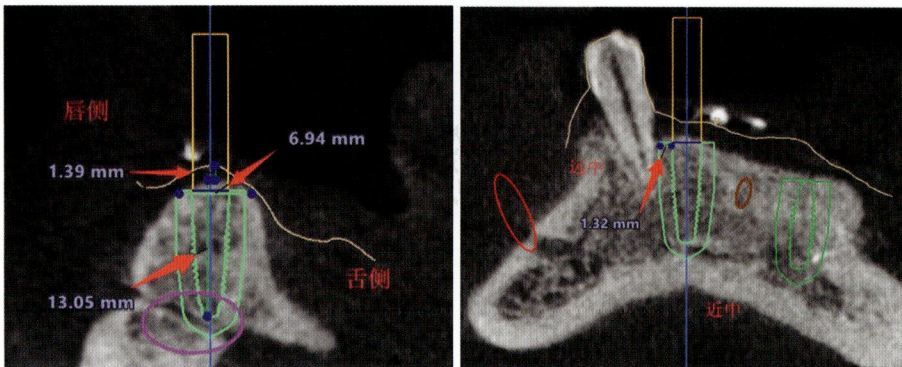

图20-31　41位点植入1颗种植体（NobelReplace CC，φ3.5mm×11.5mm），种植体植入方向以修复为导向，种植体唇侧骨厚度>2mm。

种植体24参考图

24	直径3.5mm 长度10mm	33	导环上端距种植底部的深度21.02mm	11.5mm	2.3mm

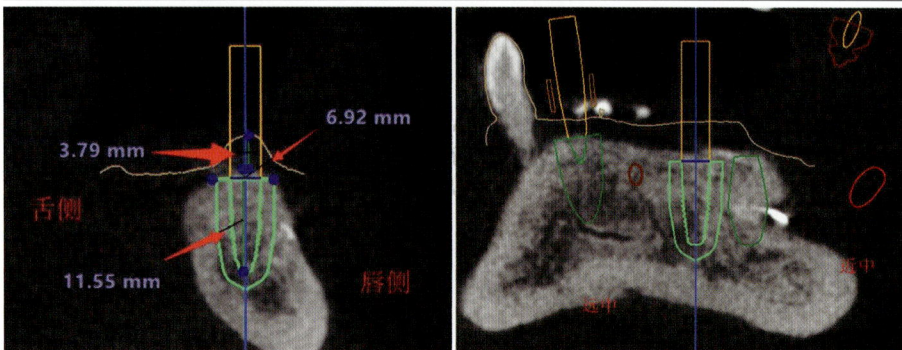

图20-32　33位点植入1颗种植体（NobelReplace CC，φ3.5mm×10mm），种植体植入方向以修复为导向，种植体唇侧骨厚度>2mm。

种植体20参考图

20	直径4.3mm 长度10mm	34	导环上端距种植底部的深度21.01mm	11.5mm	2.3mm/3.0mm

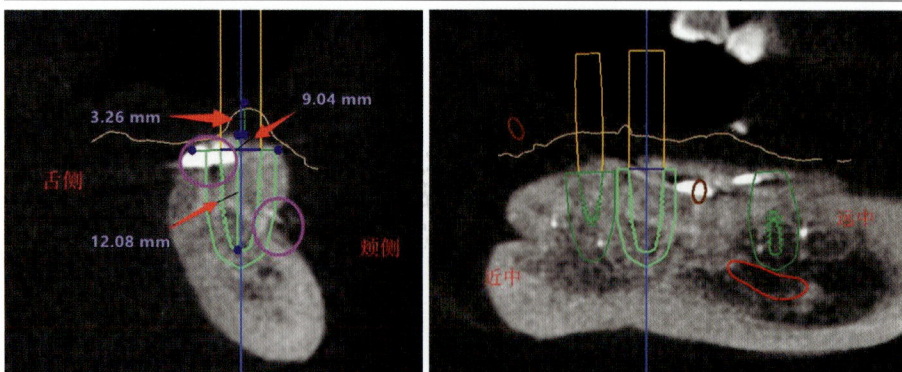

图20-33　34位点植入1颗种植体（NobelReplace CC，φ4.3mm×10mm），种植体植入方向以修复为导向，种植体颊侧骨厚度>2mm。

种植体19参考图

19	直径4.3mm 长度10mm	36	导环上端距种植底部 的深度19.51mm	10mm	2.3mm/3.0mm

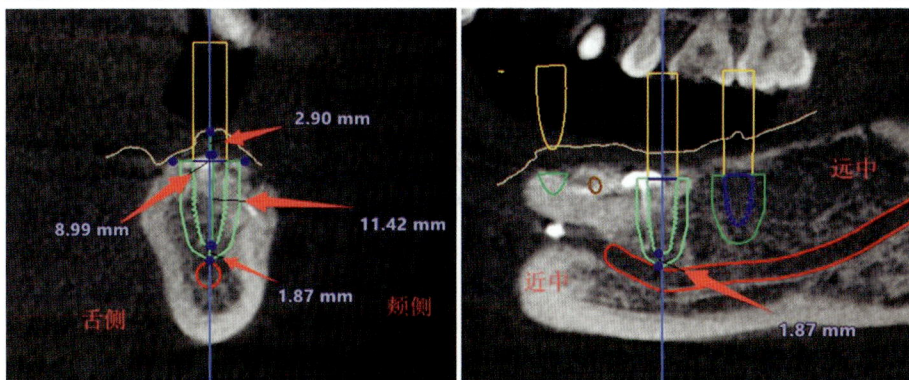

图20-34 36位点植入1颗种植体（NobelReplace CC，φ4.3mm×10mm），种植体植入方向以修复为导向，种植体颊侧骨厚度>2mm。

种植体18参考图

18	直径5.0mm 长度8.5mm	37	导环上端距种植底部 的深度19.5mm	10mm	2.3mm/3.0mm

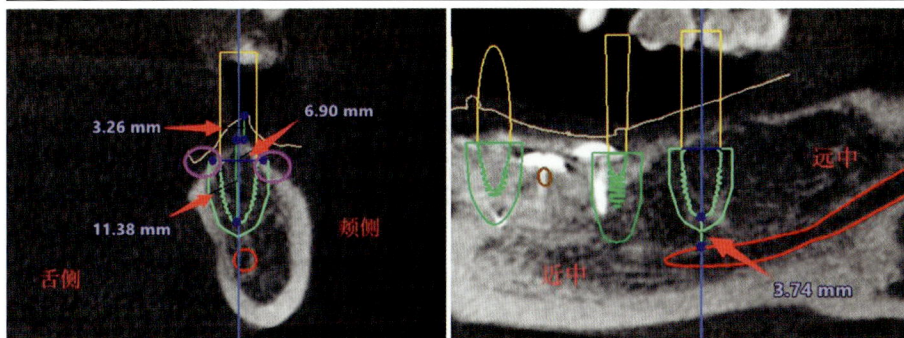

图20-35 37位点植入1颗种植体（NobelReplace CC，φ5.0mm×8.5mm），种植体植入方向以修复为导向，种植体颊侧骨厚度>2mm。

（6）帐篷钉植骨术后9个月复诊，口内见创口完全愈合，前庭沟变浅，部分附着龈宽度不足（图20-36）。局麻下，于牙槽嵴顶做正中切口，翻瓣显露植骨区，见新骨包绕帐篷钉（图20-37a），颊侧膜钉在位，植骨区牙槽嵴形态饱满（图20-37b）。牙周探针测量，植骨区新骨高度增量约9mm

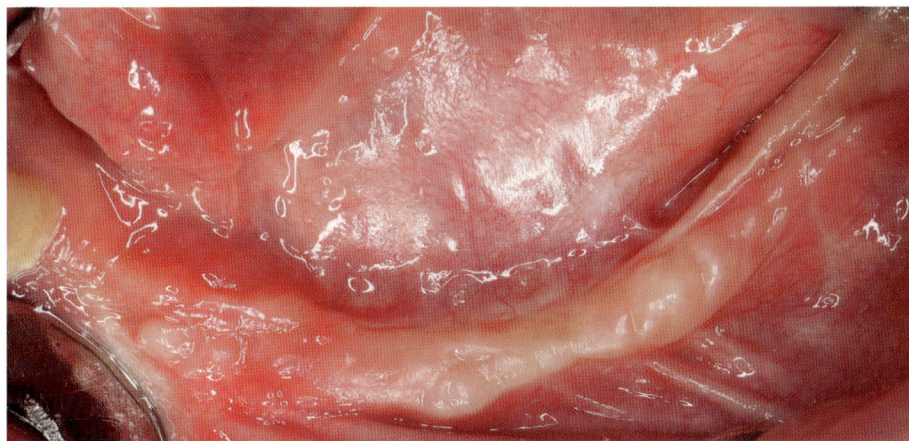

图20-36 帐篷钉植骨术后9个月复诊，口内见创口已经完全愈合，部分附着龈宽度不足（42、41位点），前庭沟变浅。

牙槽骨重度缺损修复重建案例解析

（图20-38a），宽度约10mm（图20-38b）。用专用工具取出帐篷钉及膜钉，戴入、固定种植外科导板（上海慧丰牙科技术有限公司）后，逐级备洞（图20-39a），用持钉器加持种植体后，植入5颗种植体（图20-39b），扭矩约15Ncm，安放封闭螺丝（图20-40）。用取骨环钻取新骨，用以组织切片，分析新骨形成率及材料残留率（图20-

41a），34、37位点种植体颈部颊侧部分螺纹暴露，再次植入Bio-Oss骨粉（Geistlich，0.5g）（图20-41b和图20-42a）；用Bio-Gide可吸收生物膜（Geistlich，30mm×40mm）包裹骨粉（图20-42b）。充分减张后，用4-0可吸收线严密缝合创口（图20-43）。

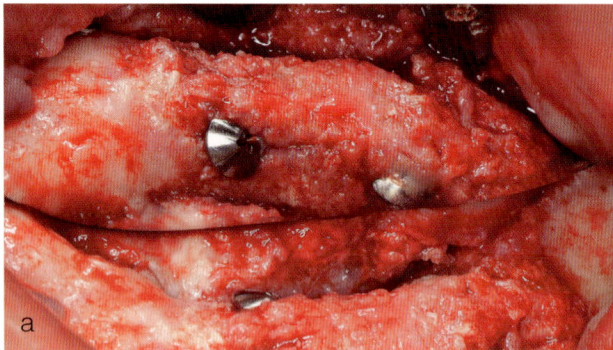

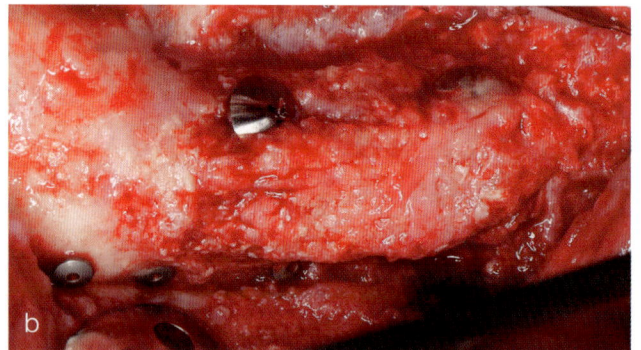

图20-37　局麻下，于牙槽嵴顶做正中切口，翻瓣，充分暴露帐篷钉及膜钉（a，𬌗面观；b，颊面观）。

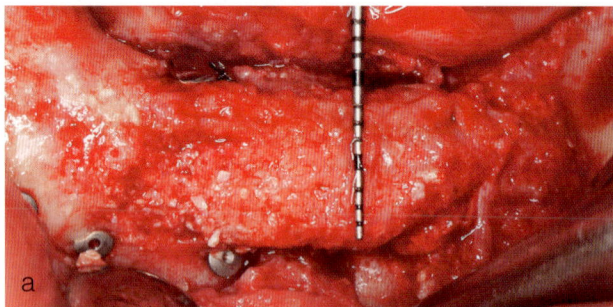

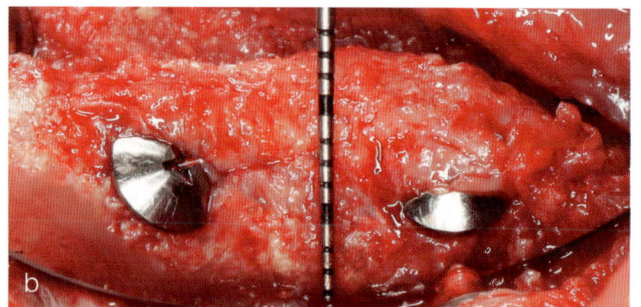

图20-38　牙周探针测量，植骨区新骨高度约9mm（a），宽度约10mm（b）。

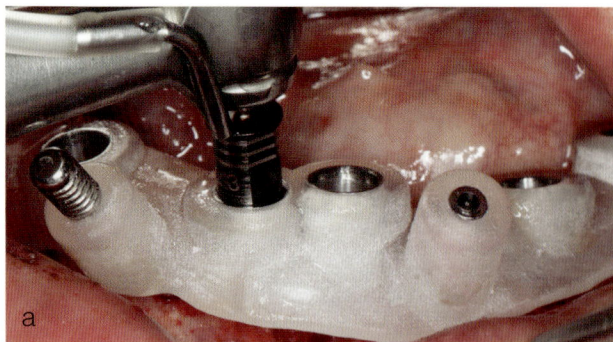

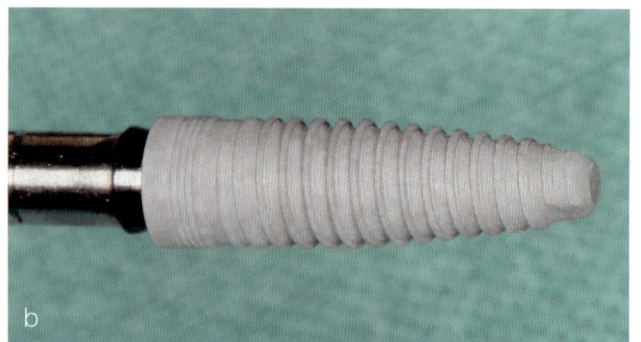

图20-39　取出帐篷钉及膜钉后，戴入种植外科导板（上海慧丰牙科技术有限公司），然后逐级备洞（a）；植入5颗种植体（NobelReplace CC）（b）。

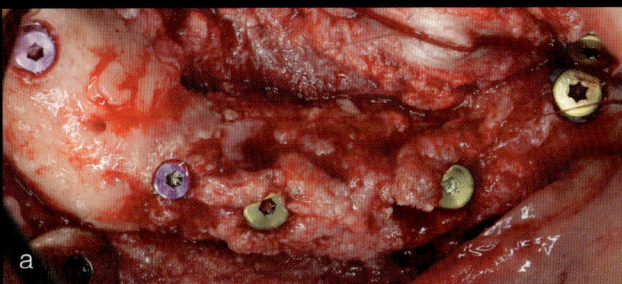

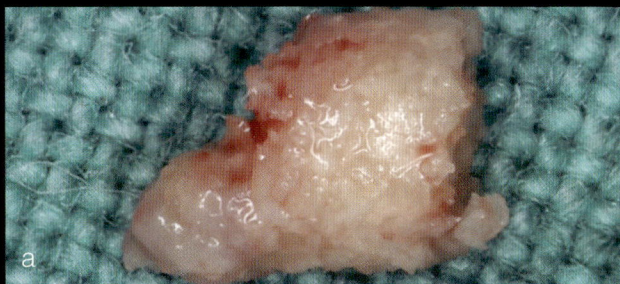

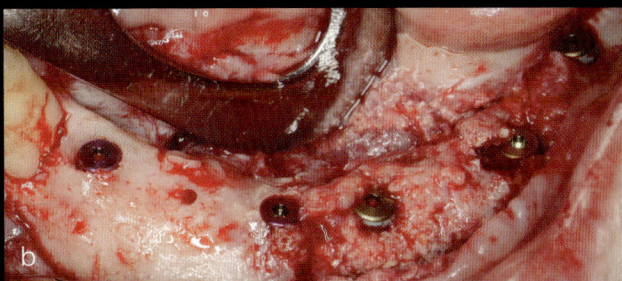

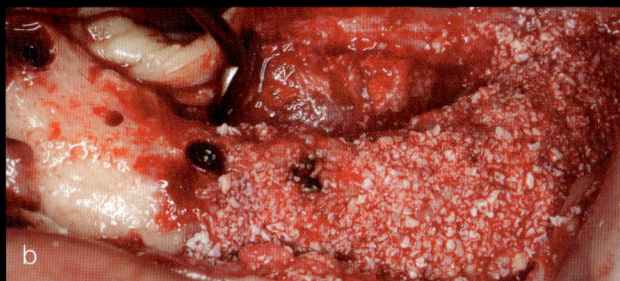

图20-40　种植体植入扭矩约15Ncm，安放封闭螺丝（a，𬌗面观）；34、37位点种植体颈部颊侧部分螺纹暴露（b，颊面观）。

图20-41　用取骨环钻取新骨（a）；在骨缺损处再次充填Bio-Oss骨粉（Geistlich，0.5g）（b）。

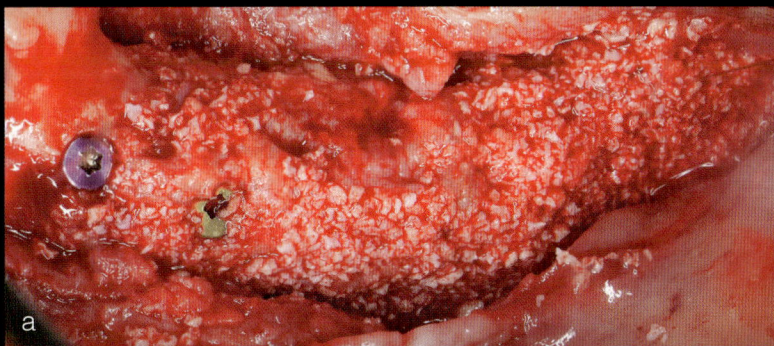

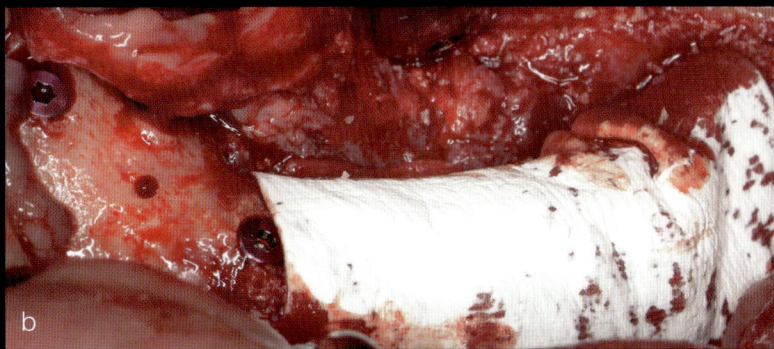

图20-42　植入的骨粉完全覆盖骨缺损区（a）；在骨粉上方覆盖Bio-Gide可吸收生物膜（Geistlich，30mm×40mm）（b）。

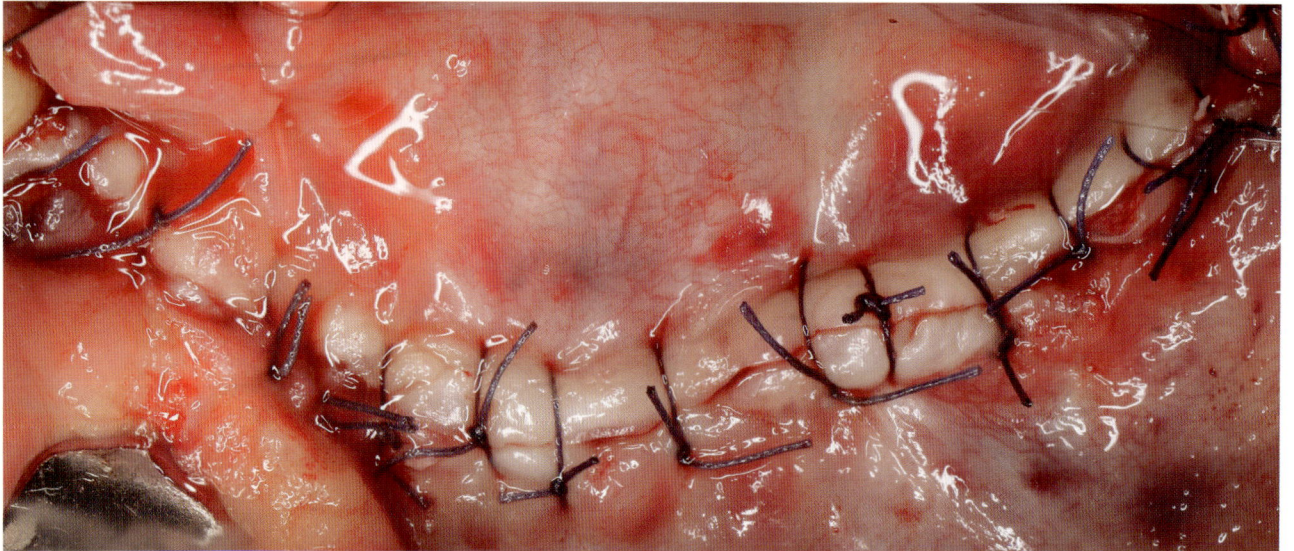

图20-43 充分减张后，用4-0可吸收线严密缝合创口。

（7）种植体植入后2周复诊，口内见缝线在位，无脱落，口腔卫生良好（图20-44a），拆线，创口已愈合（图20-44b）；CBCT示种植体位置佳，种植体唇/颊侧骨厚度>2mm，种植体颈部周围骨量充足（图20-45）。术后6个月复诊，CBCT示种植体已经完成了骨结合，新骨密度与皮质骨接近（图20-46）。

（8）种植体植入后6个月复诊，局麻下，于牙槽嵴顶做正中切口，更换愈合基台；更换愈合基台后4周复诊，口内见创口完全愈合，部分附着龈宽度不足，前庭沟变浅（图20-47）。

（9）前庭沟加深术：局麻下，用11号尖刀片沿附着龈唇/颊侧黏膜剥离（保留骨膜），根向剥离黏膜至前庭沟正常深度（图20-48a，创面深

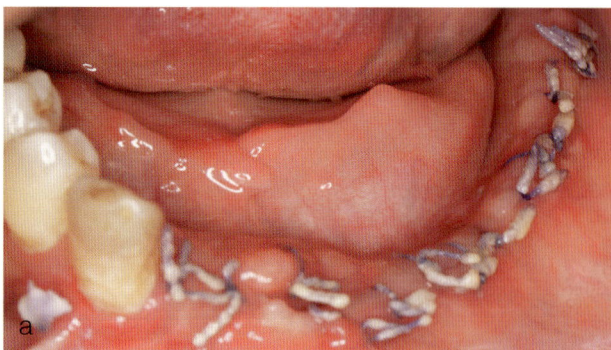

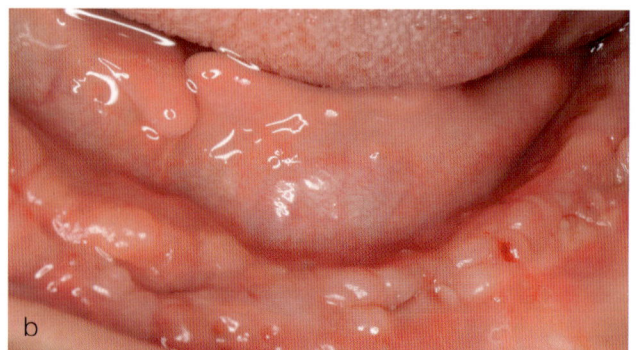

图20-44 种植体植入后2周复诊，口内见缝线在位，无脱落，口腔卫生良好（a）；拆线，创口愈合良好（b）。

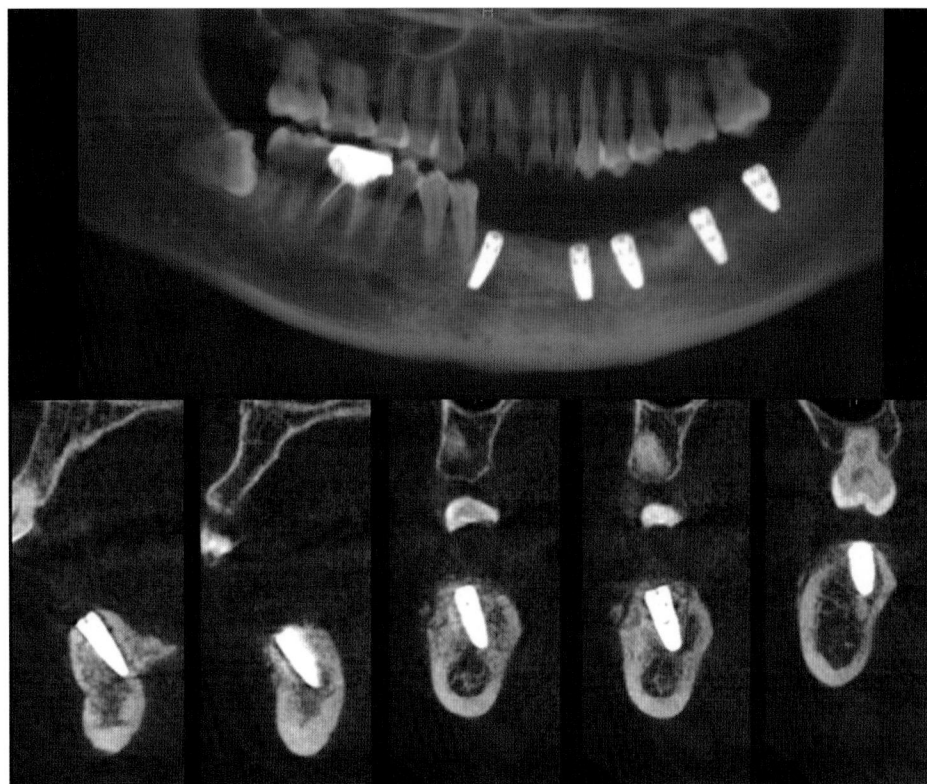

图20-45　种植体植入后2周复诊，CBCT示种植体位置佳，种植体唇/颊侧骨厚度>2mm，种植体颈部周围骨量充足。

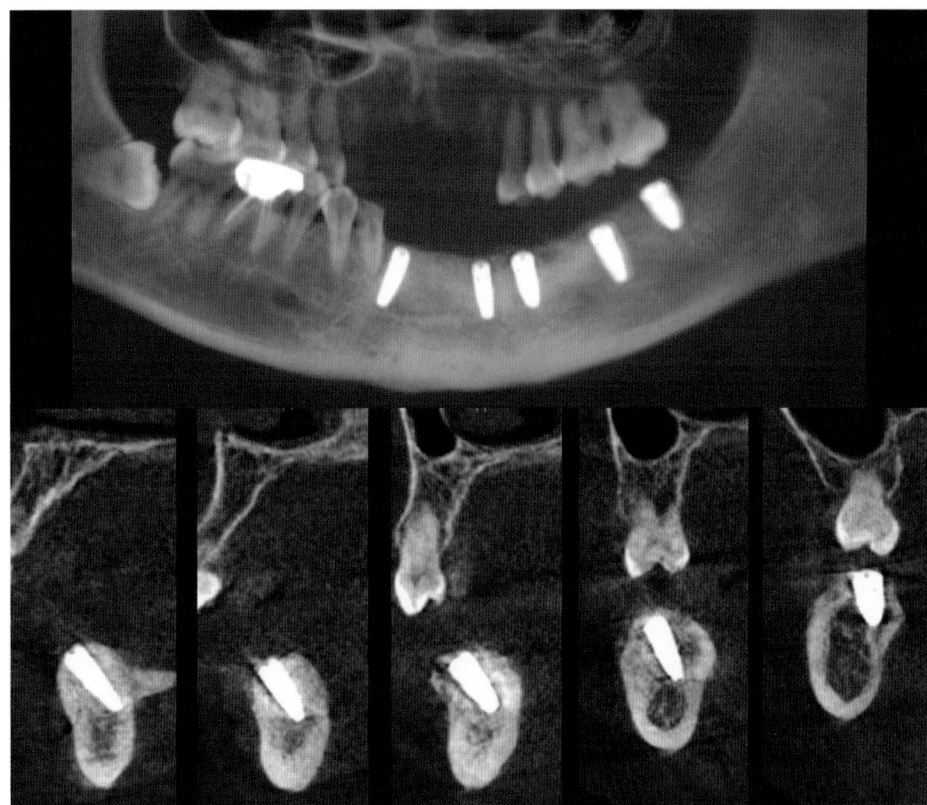

图20-46　种植体植入后6个月复诊，CBCT示种植体已经完成了骨结合，新骨密度与皮质骨接近。

度约11mm）；选择Mucograft可吸收胶原基质（Geistlich，15mm×20mm）作为创面覆盖材料（图20-48b）；将2片Mucograft可吸收胶原基质覆盖在创面上，然后用5-0可吸收线固定（图20-49）。术前制作带基托板的临时修复体作为前庭沟保持器（图20-50a），术后即刻戴入前庭沟保持器（图20-50b），既保护创面又防止前庭沟退缩。

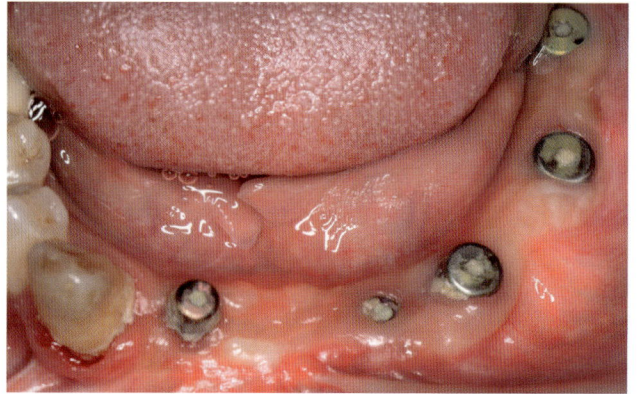

图20-47　局麻下，更换愈合基台，前庭沟变浅，41、33位点附着龈宽度不足。

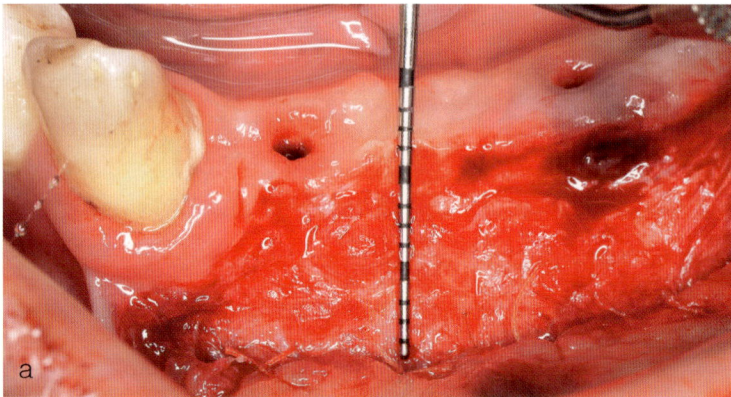

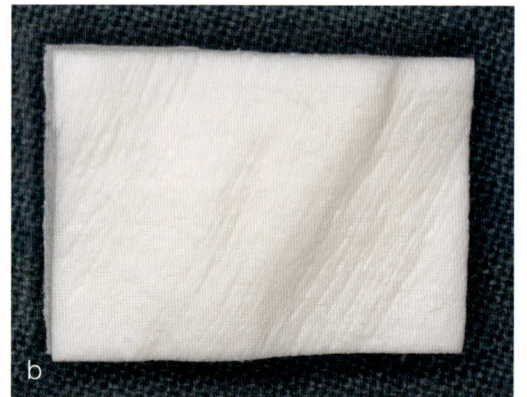

图20-48　前庭沟加深术/附着龈增宽术［a，创面深度约11mm；b，选择Mucograft可吸收胶原基质（Geistlich，15mm×20mm）作为创面覆盖材料］。

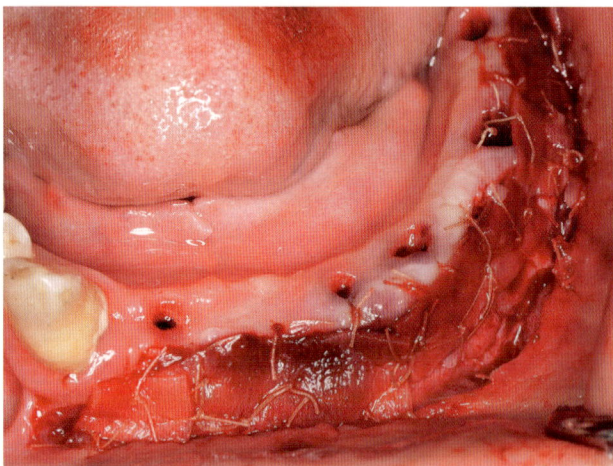

图20-49　把Mucograft可吸收胶原基质覆盖在创面上，然后用5-0可吸收线固定。

（10）前庭沟加深术后2周复诊，取出前庭沟保持器，缝线在位，无脱落；拆线，创口愈合良好（图20-51）。术后2个月复诊，创口完全愈合，前庭沟深度显著增加，附着龈宽度正常（图20-52）。牙周探针测量，附着龈宽度>5mm（图20-53）。常规取模，制作修复体（图20-54a），试戴确认软组织接触良好，咬合关系正常（图20-54b）。由于36、37位点咬合空间不足，制作了金属一体冠（图20-55）；戴入最终修复体（图20-56），调𬌗至咬合关系正常（图20-57）。戴入最

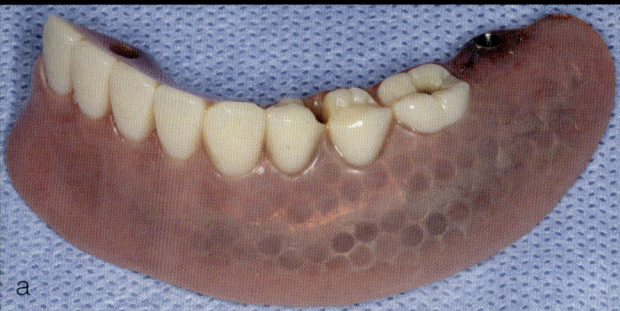

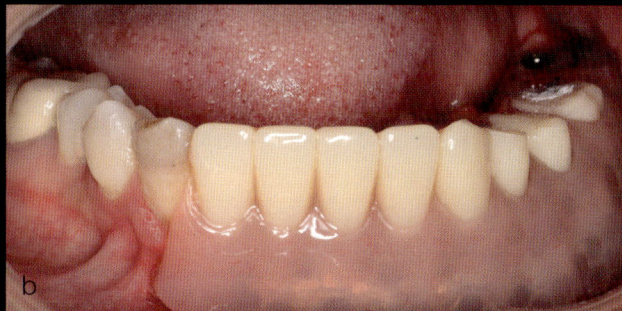

图20-50　已经消毒的前庭沟保持器（a）；立即戴入前庭沟保持器（b）。

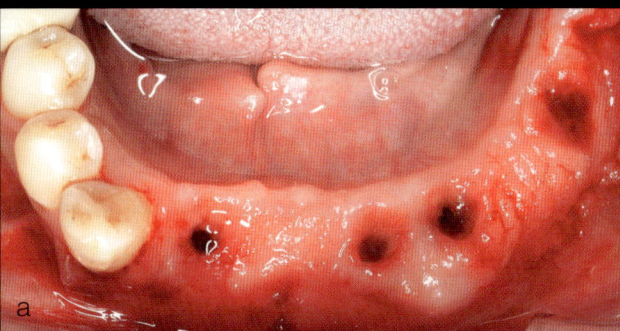

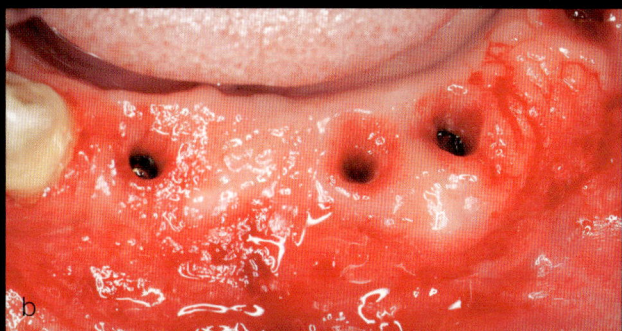

图20-51　前庭沟加深术后2周复诊，取出前庭沟保持器，拆线，创口愈合良好（a，殆面观；b，颊面观）。

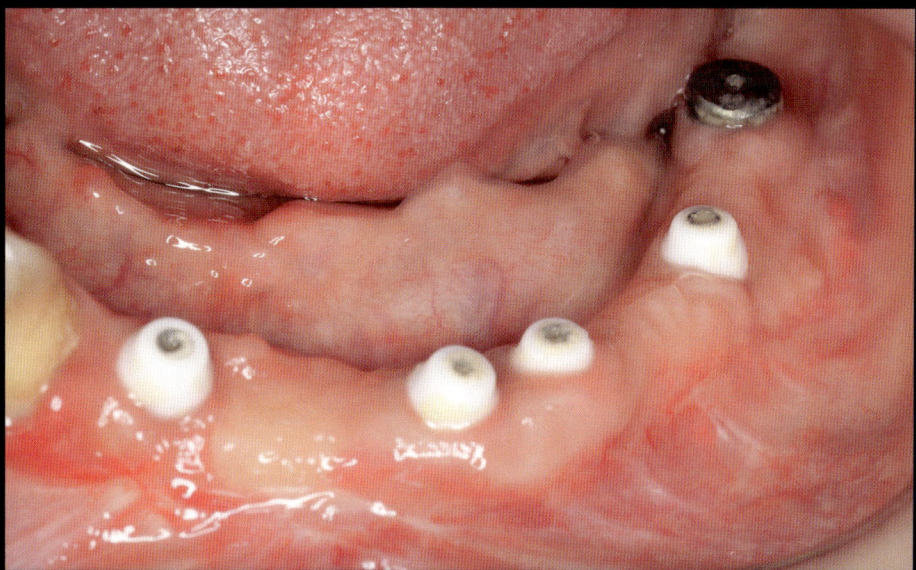

图20-52　前庭沟加深术后2个月复诊，创口完全愈合，前庭沟深度显著增加，附着龈宽度正常。

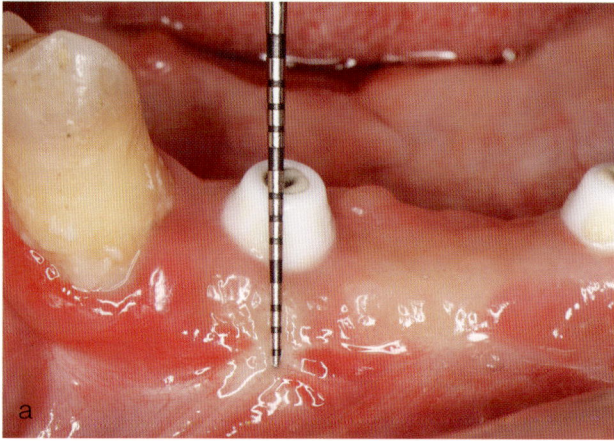

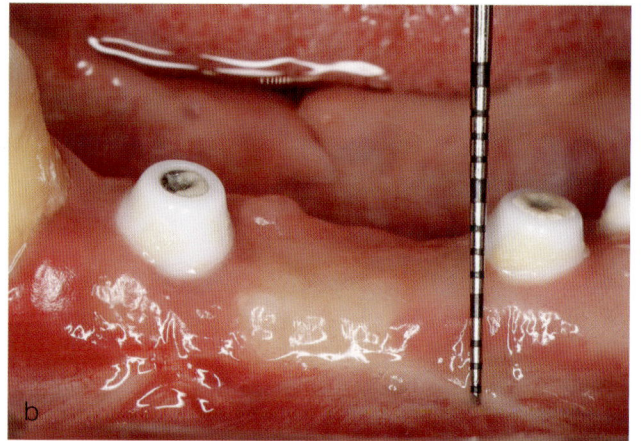

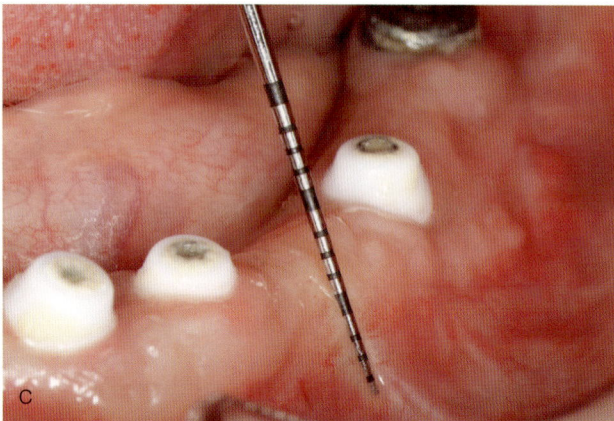

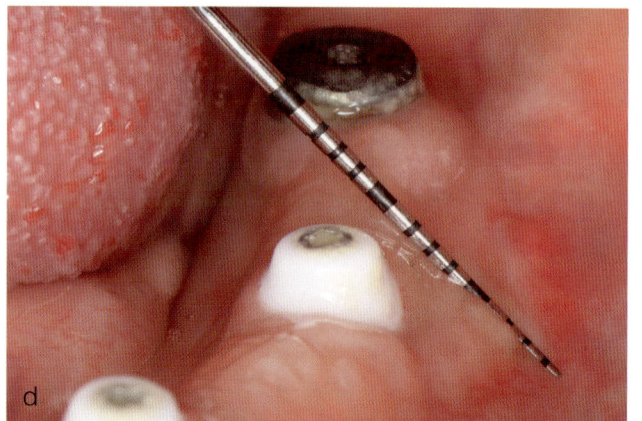

图20-53 牙周探针测量，41位点附着龈宽度约5mm（a）；33位点约6mm（b）；34-36位点之间约7mm（c）；36、37位点之间约9mm（d）。

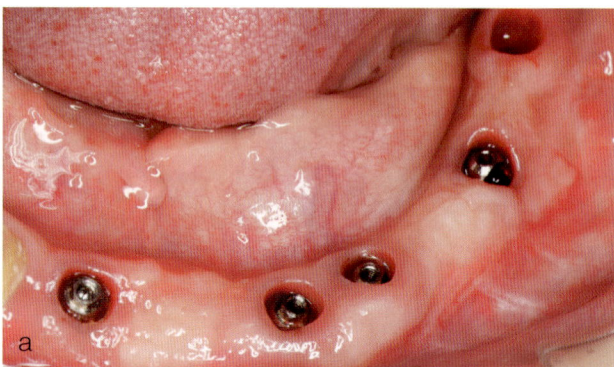

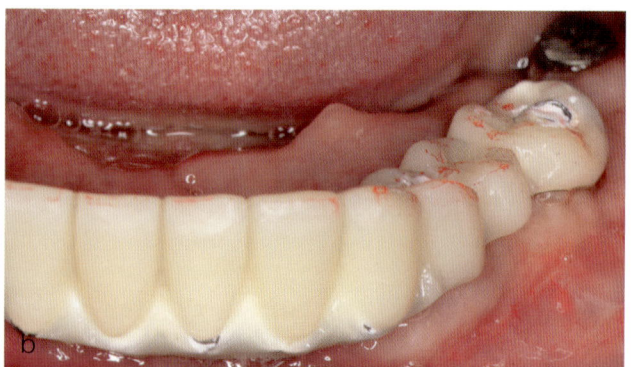

图20-54 常规取模（a）；试戴修复体（b）。

终修复体后拍摄曲面断层片确认修复体已经到位（图20-58）；CBCT示种植体周围骨量充足，种植体唇/颊侧骨厚度>2mm（图20-59）。

（11）戴入最终修复体后1.5年复诊，软硬组织稳定，但患者诉有食物嵌塞及异味。拆下修复体后发现修复体组织面上有食物软垢、菌斑堆积（图20-60），安放白色保护帽（图20-61），重新制作氧化锆修复体（图20-62），戴入口内，调𬌗至咬合关系正常（图20-63）；修复体外观自然、美观（图20-64）；根尖片示种植体颈部周围牙槽骨稳定，无明显吸收（图20-65）；曲面断层片示修复体完全就位（图20-66）。

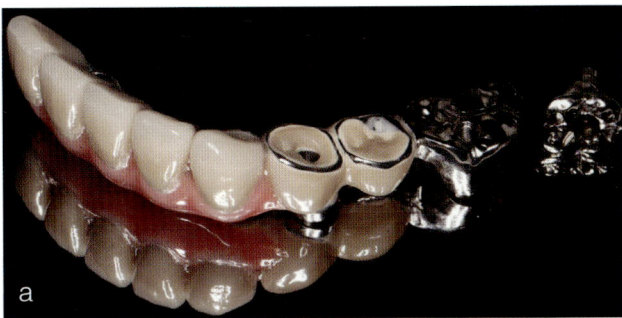

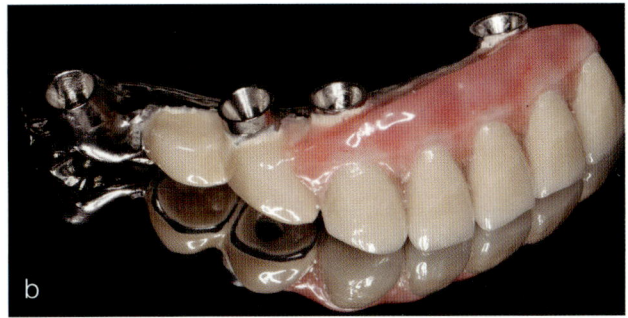

图20-55 制作螺丝固位的最终修复体（a，𬌗面观；b，龈面观）。

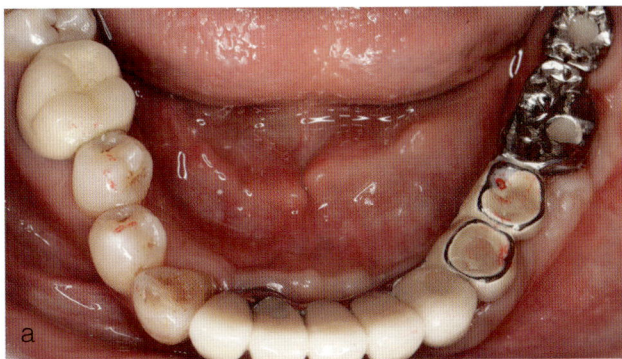

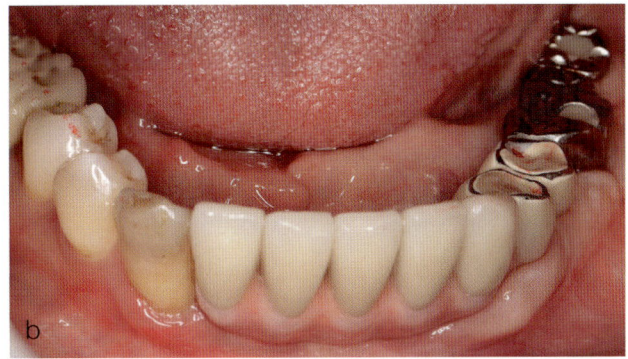

图20-56 戴入最终修复体（a，𬌗面观；b，唇面观）。

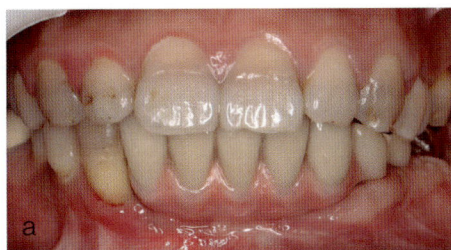

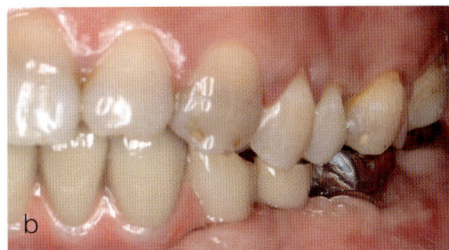

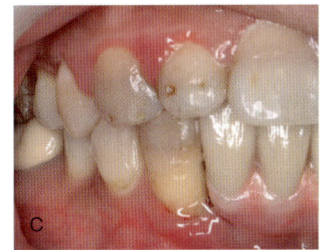

图20-57 调𬌗至咬合关系正常（a，正面观；b，左面观；c，右面观）。

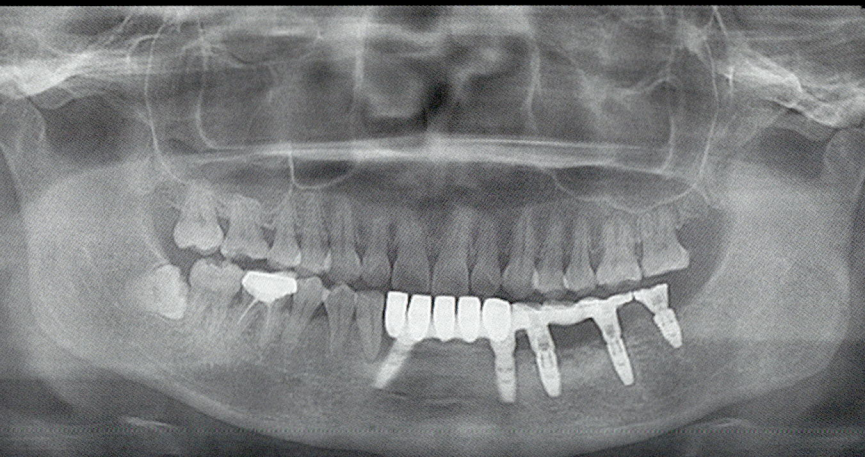

图20-58　戴入最终修复体后曲面断层片示修复体已经完全就位。

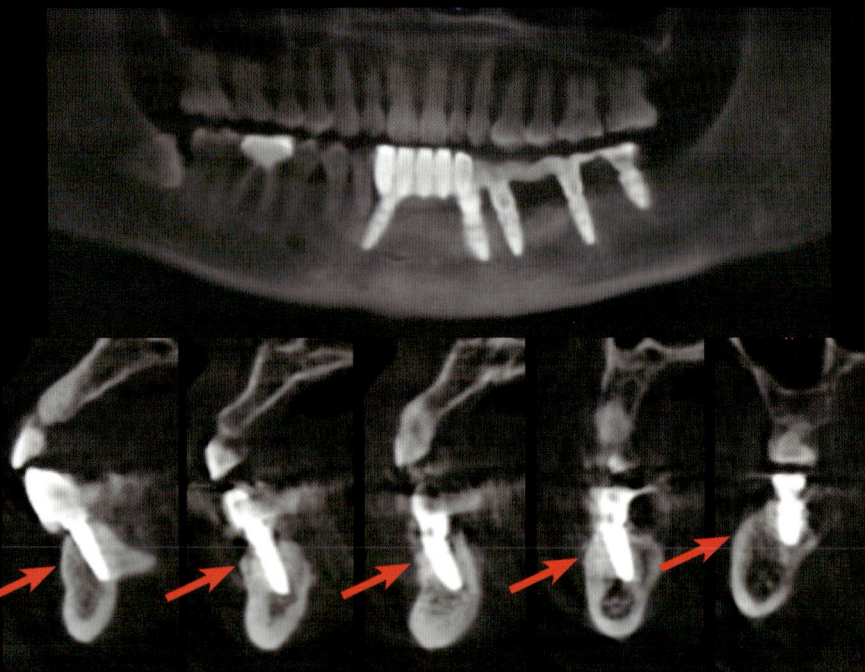

图20-59　戴入最终修复体后CBCT示种植体周围骨量充足，唇/颊侧骨厚度>2mm（红色箭头所示）。

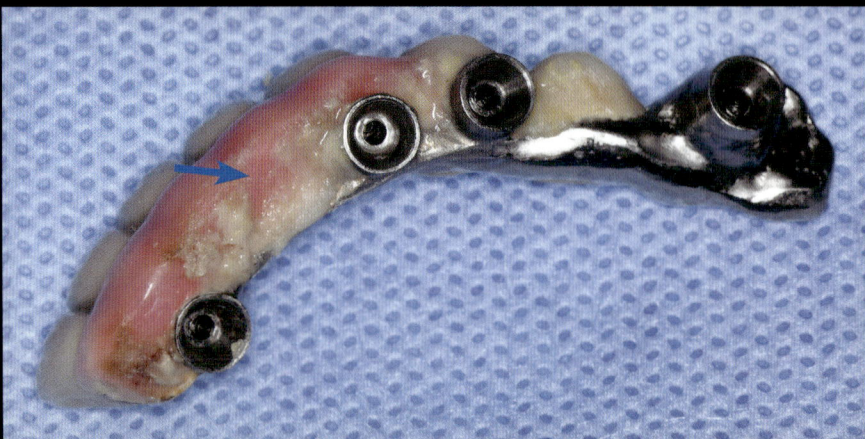

图20-60　戴入最终修复体后1.5年复诊，修复体拆除后发现修复体上有大量食物软垢残留（蓝色箭头所示）。

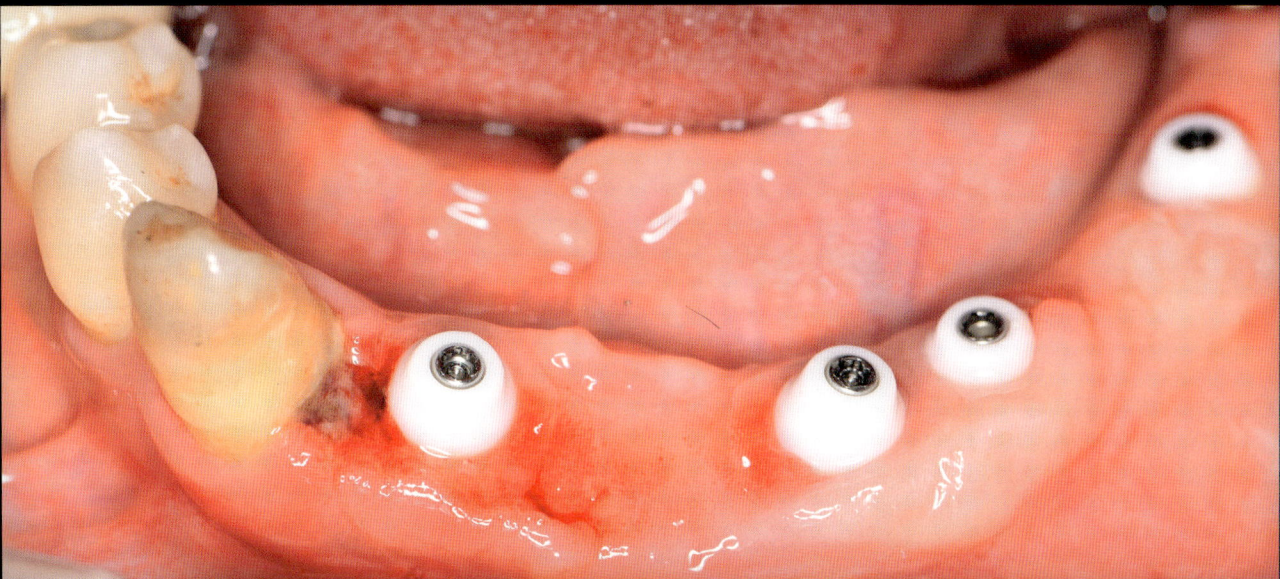

图20-61　戴入最终修复体后1.5年复诊，取出修复体，安放白色保护帽，42位点软组织有少量炎症。

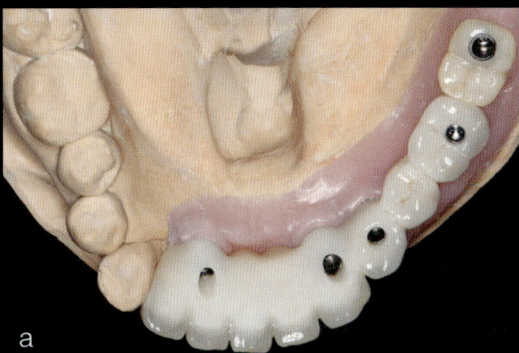

a

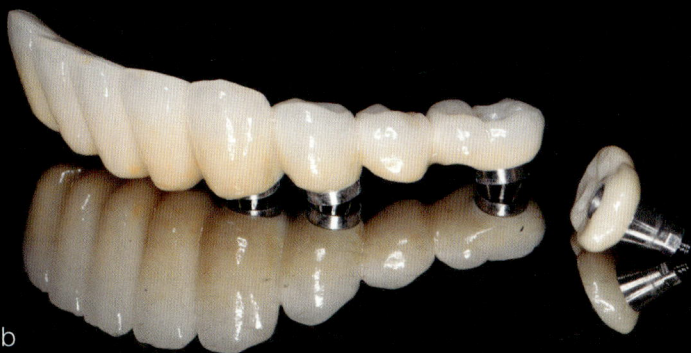

b

图20-62　常规取模，制作氧化锆修复体（a），37单冠，其他联冠（b）。

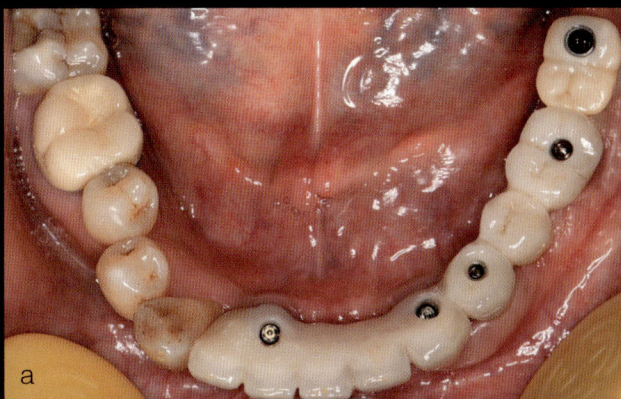

a

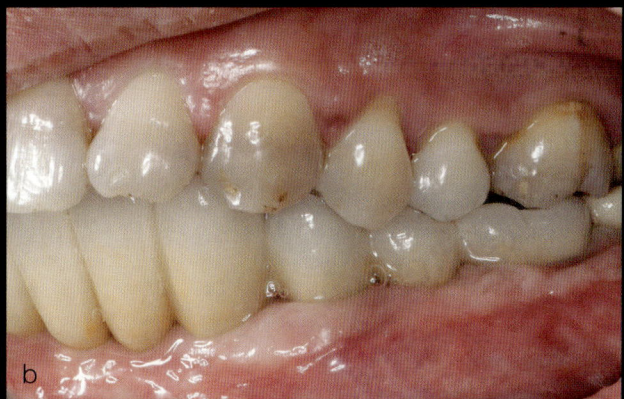

b

图20-63　戴入氧化锆修复体，调𬌗至咬合关系正常（a，𬌗面观；b，侧面观）。

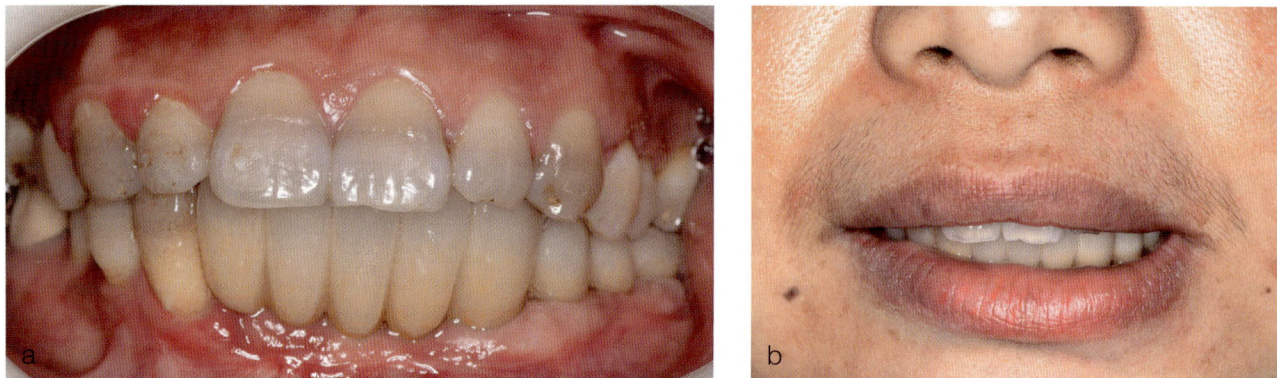

图20-64　修复体自然、美观，患者高度满意（a，正面观；b，面部观）。

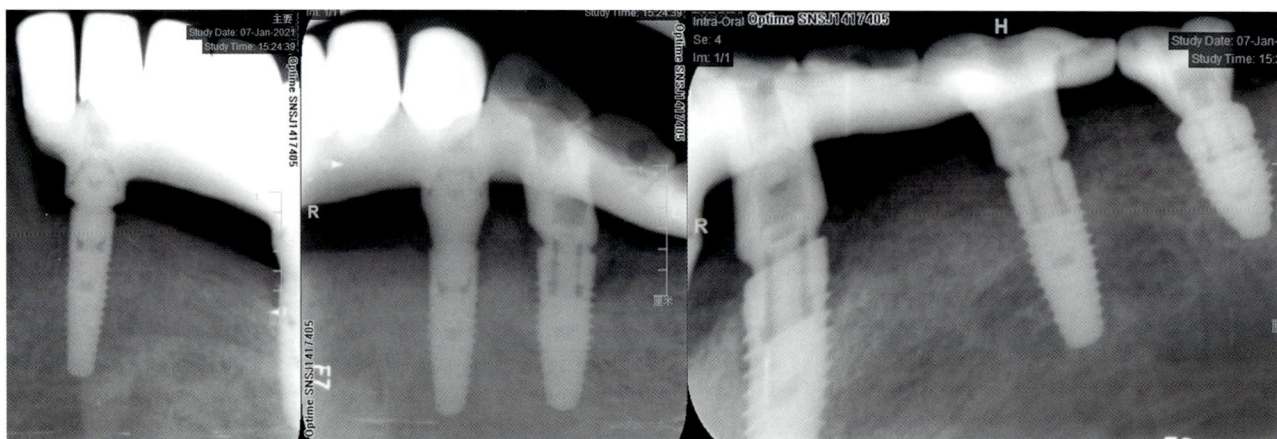

图20-65　戴入修复体后，根尖片示种植体周围牙槽骨稳定。

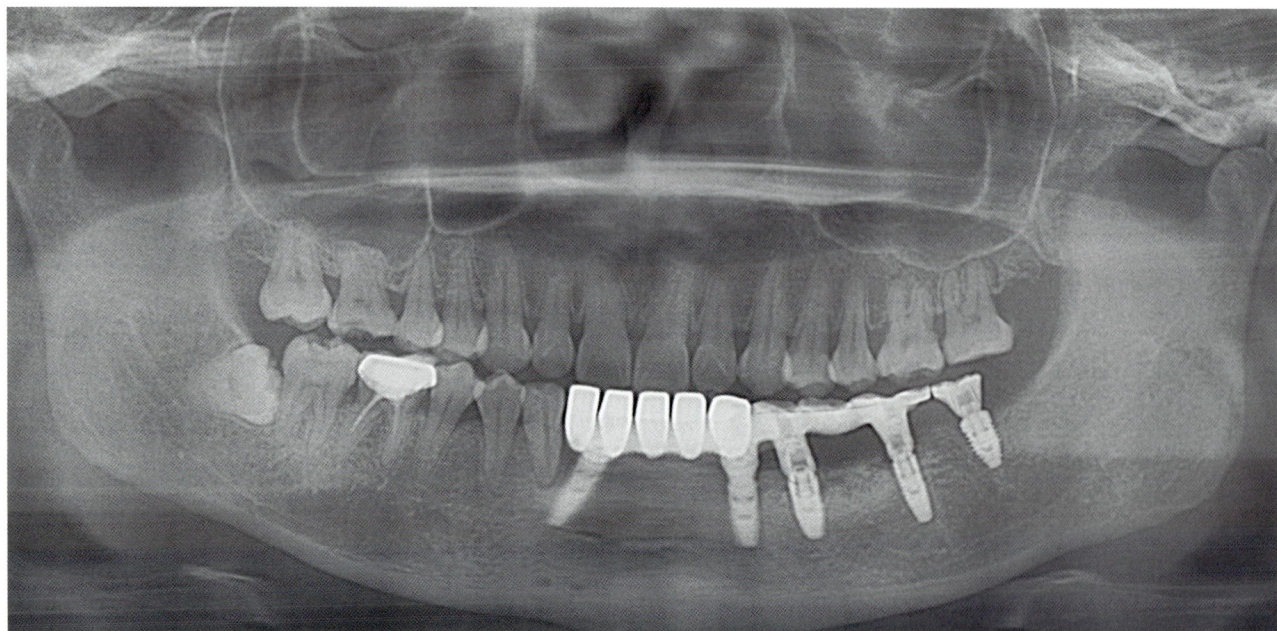

图20-66　戴入修复体后，曲面断层片示修复体完全就位。

案例点评

颌骨肿瘤手术经常会造成牙槽骨的重度缺损，这种缺损往往是水平向和垂直向均有的复合型缺损，同时，这种缺损的范围可能因为颌骨病灶变得很大。如果考虑种植修复，那骨缺损的修复则成了种植医生面临的一个重大难题。当然，也可以考虑采用下牙槽神经移位这类手术[1]，避开神经损伤的同时，获得种植体植入的骨量，但是，这类手术存在手术并发症多、手术敏感性高等缺陷，临床通常不是作为常规治疗手段。因此，为了获得足够的骨高度，就势必进行垂直向骨增量。目前，临床对于重度垂直型牙槽骨缺损常用的治疗方案包括牵张成骨、钛网骨增量及聚四氟乙烯膜等[2-5]。而以往的文献表明为获得稳定的垂直向骨增量效果时，一定需要混合一定比例的自体骨，这就势必需要开辟第二术区，增加了额外的创伤。由于本案例中患者的特殊要求（拒绝自体骨供骨），牵张成骨曾作为首选治疗方案。通过牵张成骨技术可以获得新生的天然骨，不仅可以满足种植需要，同时术后天然骨吸收少，在种植手术时具有极大的优势[6-7]。但由于本案例中，患者的颏孔位置接近牙槽嵴顶，在后牙区若进行截骨会出现骨块过小，贸然进行牵张成骨，不仅无法获得成功，导致牵张成骨失败，而且可能会损伤到下牙槽神经。因此本案例在后牙区放弃牵张成骨技术，仅在下颌前牙区采用牵张成骨技术。而不用自体骨，对后牙区进行垂直向骨增量提出了难点。笔者基于GBR骨增量中"PASS"原则中稳定的原理[8]，结合帐篷钉植骨技术的优势，对后牙区进行了垂直向骨增量，最终获得了良好的治疗效果。

相较于其他骨增量方案，本案例选择的治疗方案的优点：

（1）利用牵张成骨技术进行了垂直向骨增量，其骨增量的程度和效果可预期，通过牵张成骨获得的自体骨为种植创造了良好的条件。

（2）牵张成骨术在获得骨增量的同时软组织也得到相应的增加，为后期种植修复提供了必备条件。

（3）在牵张成骨基础上笔者利用帐篷钉技术及膜钉增强了在后牙区进行垂直向骨增量，获得了较理想效果，这样有效避开了自体骨移植手术。

（4）单纯使用生物材料（Bio-Oss骨粉）进行垂直向骨增量，避免了自体骨的采集，减少了二次创伤。

（5）使用可吸收胶原基质（Mucograft）进行大面积附着龈增宽及前庭沟加深，避免了自体软组织的采集，减少了二次创伤。同时为种植体周围软组织的稳定性创造了条件，也为骨组织的稳定提供了保障。

（6）使用前庭沟保持器，在保护创面的同时，可以防止前庭沟的退缩，同时恢复患者的咬合关系。

不足之处：

（1）本案例中，在治疗过程中，忽视了对颌牙伸长的问题，这导致在长期治疗周期完成后，对颌牙伸长，47修复空间不足，无法进行整体的桥架修复，退而求其次，单冠修复。

（2）帐篷钉植入后，被新骨包埋，为二次取出带来了一定困难，同时在取出帐篷钉后会出现新的骨缺损，导致在种植后需要进行二次GBR手术。

（3）固定膜钉位置较深，在二次取出膜钉时会延长手术时间。

（4）前牙区修复体使用了牙龈瓷给美观带来了弊端，后期重新制作修复体，这样有效提升了美学效果。

整个案例治疗周期长达40个月，属于治疗周期较长的案例，但是达到了理想的修复效果，患者对修复效果表示满意。修复完成的影像学资料表明了种植体周围骨组织的充足和稳定，这也为达到满意的种植修复创造了条件。

（钱文涛，杨广通，邹多宏）

参考文献

[1] 钱文涛, 张瑛, 罗怡, 等. 超声骨刀在下牙槽神经移位同期种植中的应用[J]. 口腔颌面外科杂志, 2014, 24(01):48-51.

[2] Jones LC. Dental Trauma[J]. Oral Maxillofac Surg Clin North Am, 2020, 32:631.

[3] Block MS, Chang A, Crawford C. Mandibular alveolar ridge augmentation in the dog using distraction osteogenesis[J]. J Oral Maxillofac Surg, 1996, 54(3):309-314.

[4] Vermeeren J, Wismeijer D, Waas M. One-step reconstruction of the severely resorbed mandible with onlay bone grafts and endosteal implants[J]. Int J Oral Maxillofac Surg, 1996, 25(2):112-115.

[5] Cucchi A, Vignudelli E, Napolitano A, et al. Evaluation of complication rates and vertical bone gain after guided bone regeneration with non-resorbable membranes versus titanium meshes and resorbable membranes. A randomized clinical trial[J]. Clin Implant Dent Relat Res, 2017, 19(5):821-832.

[6] 林野, 王兴, 李健慧, 等. 牙槽骨垂直牵引成骨种植术的临床研究[J]. 中华口腔医学杂志, 2002, 4: 253-256.

[7] 马晓辉, 谭包生, 刘谊, 等. 牵引成骨修复牙槽骨缺损的临床研究[J]. 北京口腔医学, 2009, 17(5):274-276.

[8] Wang HL, Boyapati L. "PASS" principles for predictable bone regeneration[J]. Implant Dent, 2006, 15(1):8-17.

第 21 章

左下颌后牙区复合型（水平型+垂直型）骨缺损的修复重建（多牙位）

RECONSTRUCTION OF SEVERE HORIZONTAL/VERTICAL BONE DEFECT IN THE POSTERIOR AREA OF THE LEFT MANDIBLE (MULTIPLE TEETH)

案例简介

患者：女，37岁，江苏镇江人。

主诉：左下颌后牙拔除后2年，要求种植修复。

现病史：患者自述2年前因左下颌后牙松动拔除，后行烤瓷联冠修复，现修复体脱落，严重影响咀嚼功能，前来我院就诊。

既往史：否认全身系统性疾病史，否认药物过敏史，无吸烟及嗜酒史。

口腔检查：面部对称，21缺失，35-37缺失；牙槽嵴顶呈刀刃状，高度不足；颊侧黏膜凹陷；牙龈呈薄龈生物型，无红肿；34、38牙体有预备，38残冠，𬌗面有不良充填体，牙体近中倾斜；26牙伸长；46缺失；45-47烤瓷联冠修复体；余牙咬合正常，开口度三横指，开口型正常（图21-1a）。

影像学检查：曲面断层片示左下颌后牙缺牙区牙槽骨的高度降低，38牙周膜增宽，根管内可见高密度影，较稀疏，45-47烤瓷联冠修复体（图21-1b）。

CBCT示左下颌后牙缺牙区牙槽骨高度与宽度均不足（图21-2）。

诊断

（1）35-37缺失。

（2）38残冠。

（3）左下颌后牙区牙槽骨水平型+垂直型骨缺损。

治疗方案

本案例属于后牙区牙缺失伴严重骨缺损的口腔种植修复案例，制订的治疗方案：①选择短种植体进行种植修复；②牙槽骨骨增量，待骨增量成功后延期植入正常长度种植体。治疗方案①的优点是节省治疗时间，减少手术次数（不需要植骨，直接完

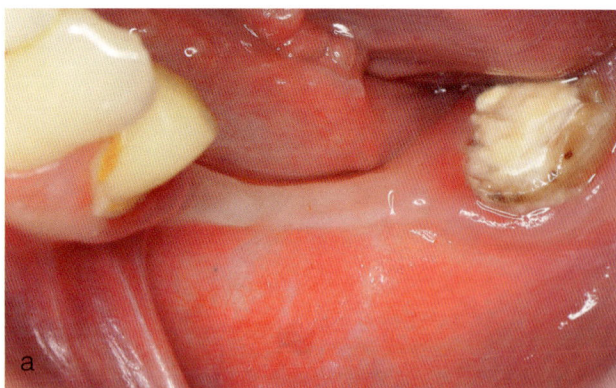

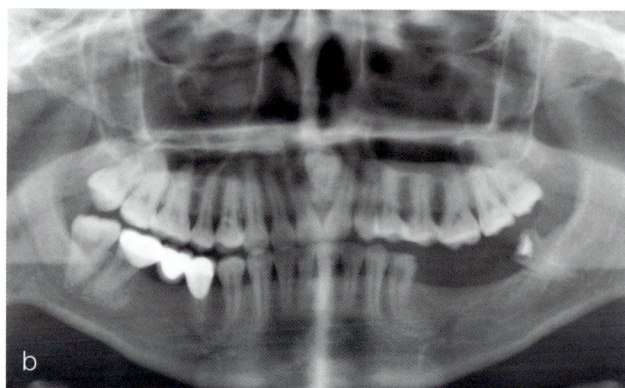

图21-1 口内见35-37牙缺失，34完成了冠预备，38残冠（a）；曲面断层片示21埋伏，46缺失，45-47烤瓷联冠修复，38残冠，35-37缺失，缺牙区牙槽骨高度不足（b）。

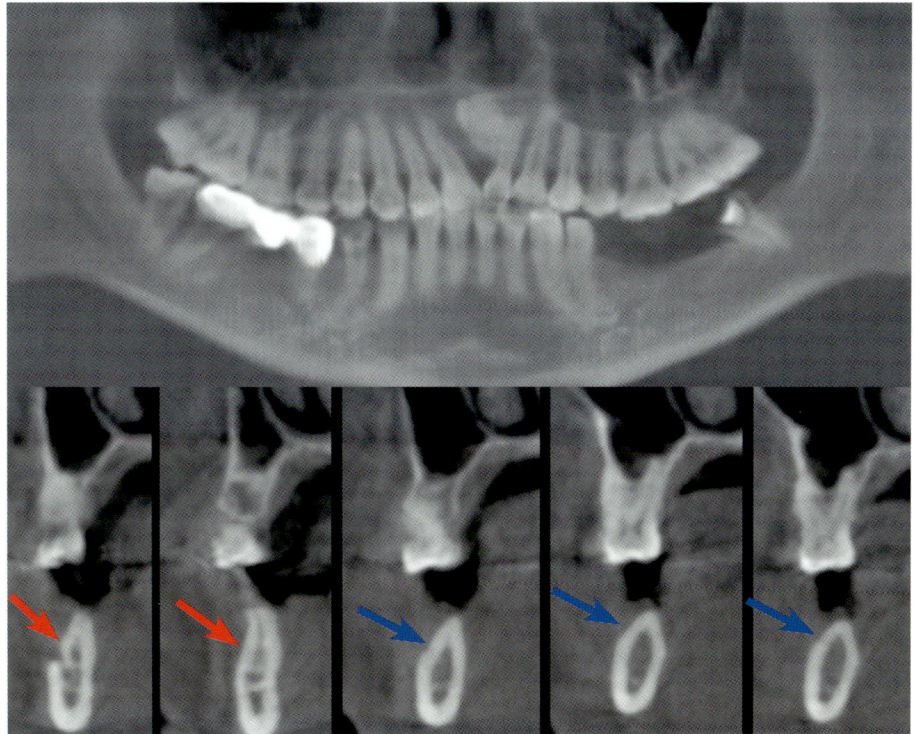

图21-2　CBCT示35位点牙槽骨高度正常，但宽度不足（红色箭头所示）；36-37缺牙区颊侧有明显凹陷，骨宽度缺损，伴高度不足（蓝色箭头所示）。

成种植修复），缺点是磨牙区选择长度<8mm、直径≤3.5mm的种植体存在修复体冠根比例失调、可能远期修复效果不确定的问题[1]；治疗方案②的优点是骨增量成功后，种植修复后长期治疗效果可预期性高，缺点是手术治疗次数多（植骨、种植及软组织增量，分3次治疗），治疗周期较长。经过与患者的充分沟通后，患者选择治疗方案②，其中骨增量应用帐篷钉技术+GBR。

治疗过程

（1）局麻下，于左下颌缺牙区牙槽嵴顶做正中切口，翻黏骨膜瓣，充分暴露下方牙槽骨，见36、37缺牙区牙槽嵴吸收，高度及宽度明显不足（图21-3a）。

（2）在预定植骨区去除软组织，充分暴露牙槽骨，然后用滋养孔钻制备滋养孔（图21-3b）。

（3）垂直向植入4枚帐篷钉（钉帽 φ6mm×10mm）（图21-4a），选择合适Bio-Gide可吸收生物膜（Geistlich，30mm×40mm）作为屏障膜，颊侧用3枚膜钉把Bio-Gide可吸收生物膜一端固定在牙槽骨上，形成袋状结构（图21-4b）。

（4）植入Bio-Oss骨粉（Geistlich，2.0g）（图21-5a），然后将Bio-Gide可吸收生物膜完全包裹骨粉，生物膜的另一端塞入舌侧黏骨膜下（图21-5b），拔除38（图21-5c）。

（5）创口区颊舌侧软组织充分减张，然后用4-0可吸收线严密缝合创口（图21-6a）。植骨术后2周复诊，创口缝线在位，无脱落（图21-6b）；拆线，创口愈合良好（图21-6c）。

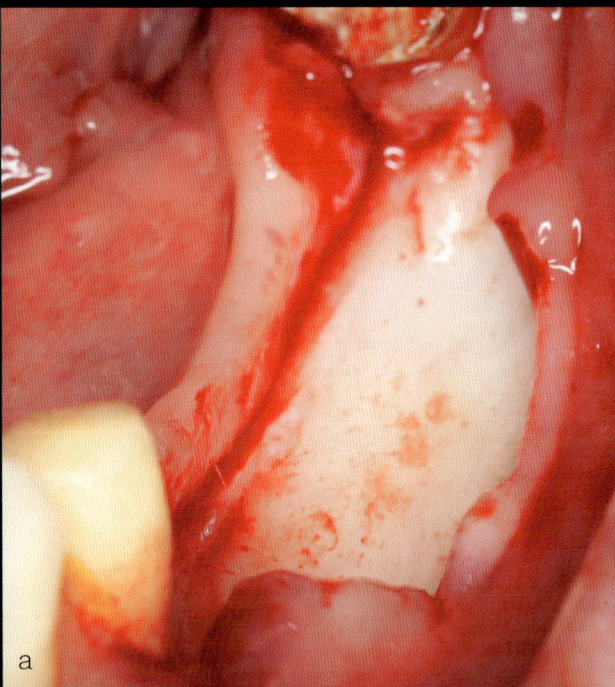

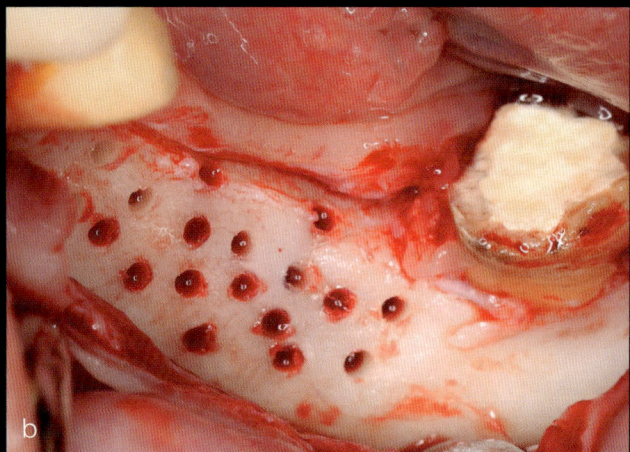

图21-3　局麻下，于牙槽嵴顶做正中切口，翻瓣，充分暴露植骨区（a）；用滋养孔钻在植骨区制备滋养孔（b）。

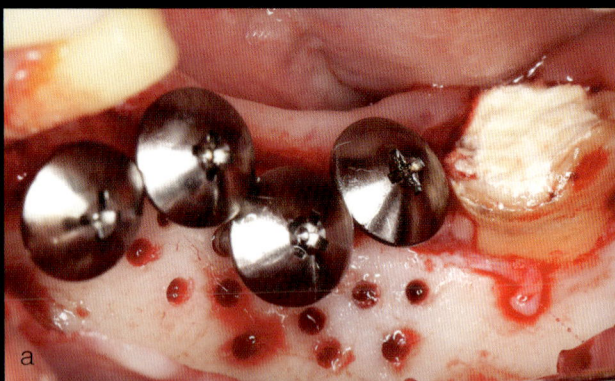

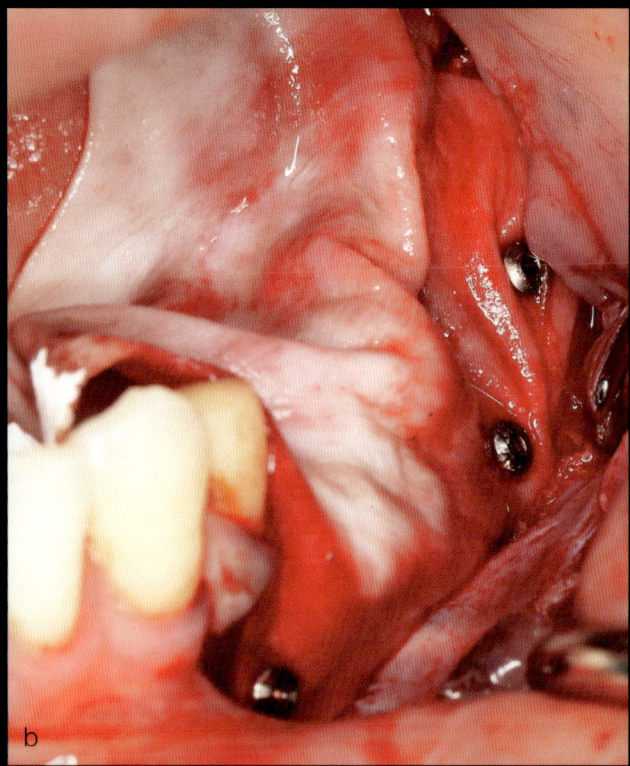

图21-4　在植骨区植入4枚帐篷钉（钉帽φ6mm×10mm）（a）；选择1张30mm×40mm Bio-Gide可吸收生物膜（Geistlich），用3枚膜钉把生物膜一端固定在牙槽骨上（b）。

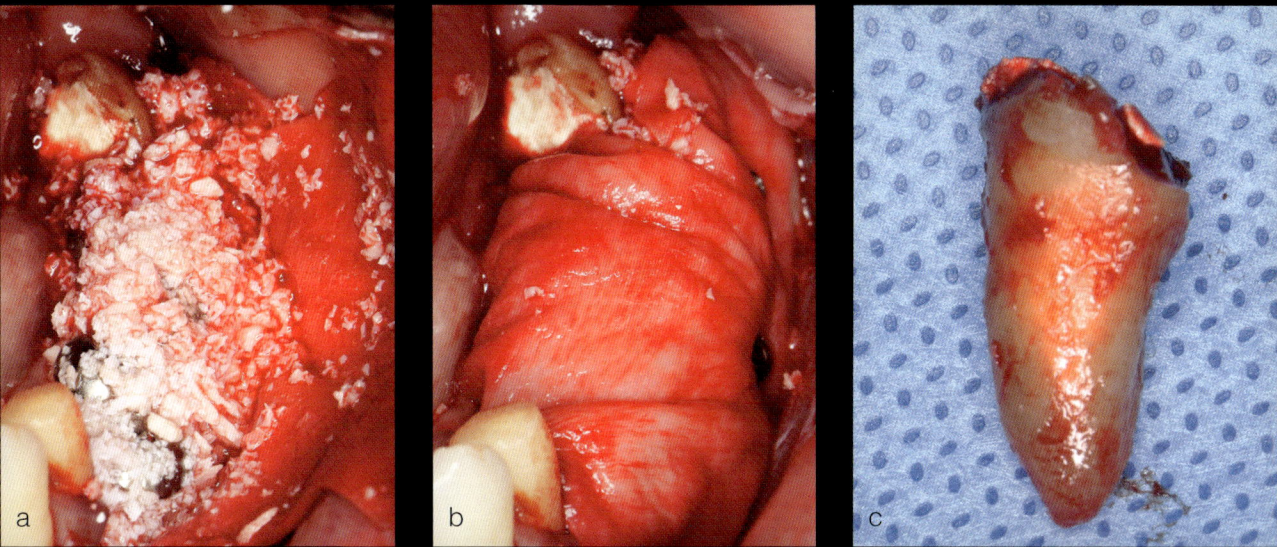

图21-5　在植骨区植入Bio-Oss骨粉（Geistlich，2.0g）（a）；用可吸收生物膜把骨粉完全包裹，然后另一端塞入舌侧黏骨膜下（b）；拔除38（c）。

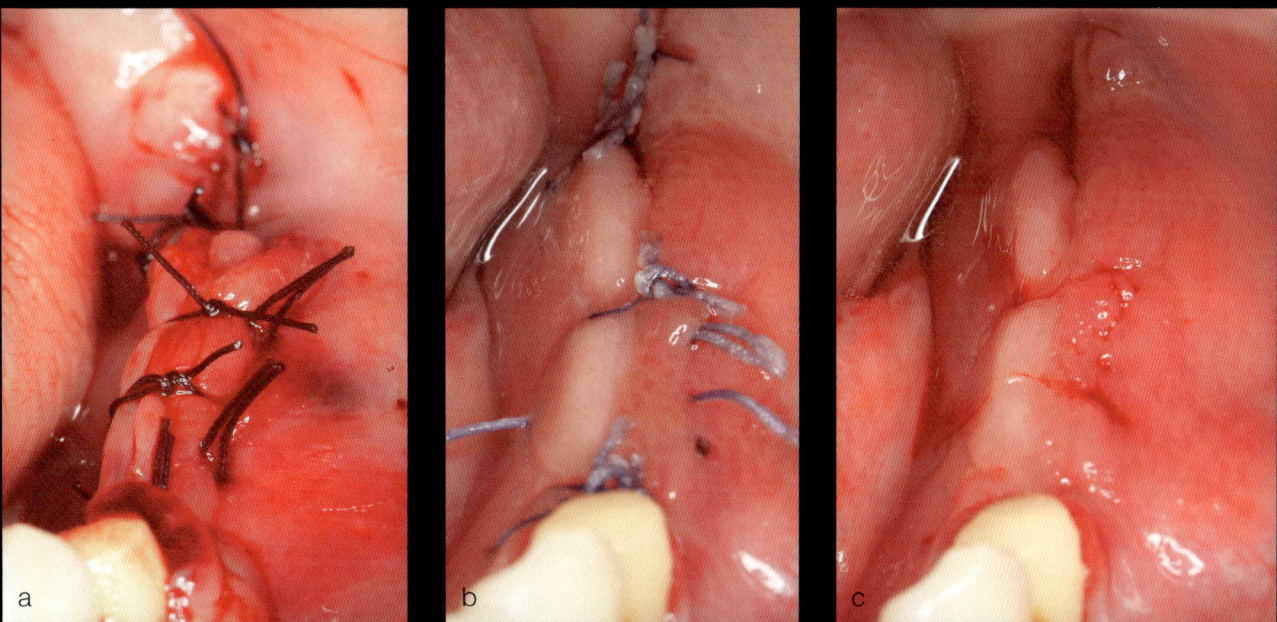

图21-6　颊舌侧软组织充分减张，用4-0可吸收线严密缝合创口（a）；植骨术后2周复诊，口内见缝线在位，创口愈合良好，无开裂（b）；拆线，常规消毒（c）。

（6）植骨术后3个月复诊，曲面断层片示帐篷钉及膜钉在位，帐篷钉下有明显的垂直向新骨增生（图21-7）；CBCT示36、37缺牙区牙槽骨高度及宽度明显改善，在帐篷钉周围有大量新骨形成（图21-8）。

（7）植骨术后8个月复诊，CBCT示35、36、

37缺牙区帐篷钉下有大量新骨形成，新骨密度与基骨影像亮度几乎一致（图21-9）。

（8）基于CBCT数据及口腔模型，利用数字化软件设计、打印种植外科导板（上海慧丰牙科技术有限公司）。

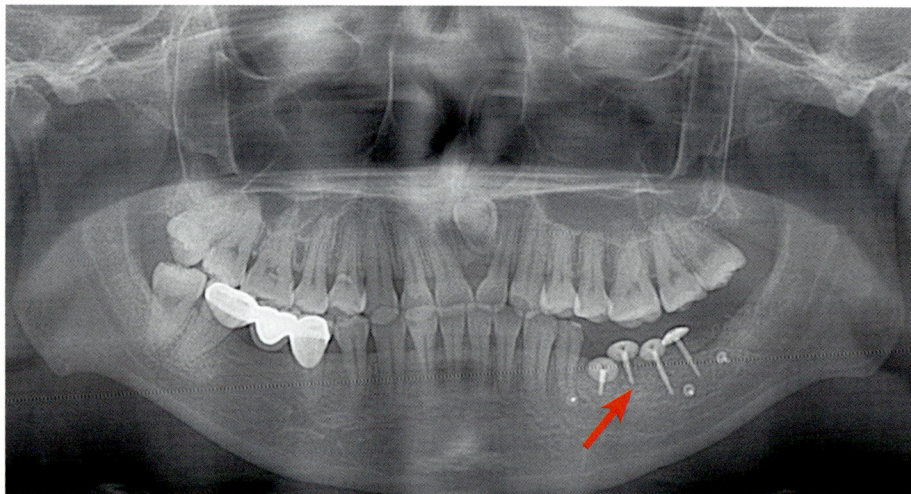

图21-7　植骨术后3个月复诊，曲面断层片示4枚帐篷钉及3枚膜钉在位，帐篷钉钉帽下有明显新骨形成（红色箭头所示）。

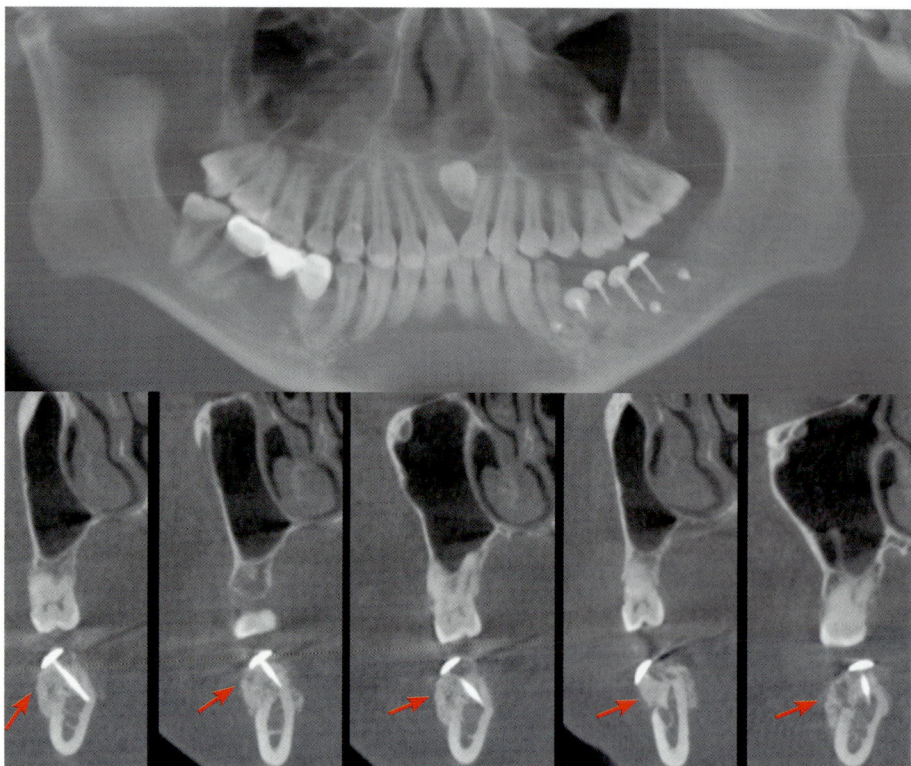

图21-8　植骨术后3个月复诊，CBCT示植骨区有大量骨粉堆积，牙槽骨宽度及高度有明显增加，帐篷钉钉帽下方更明显（红色箭头所示）。

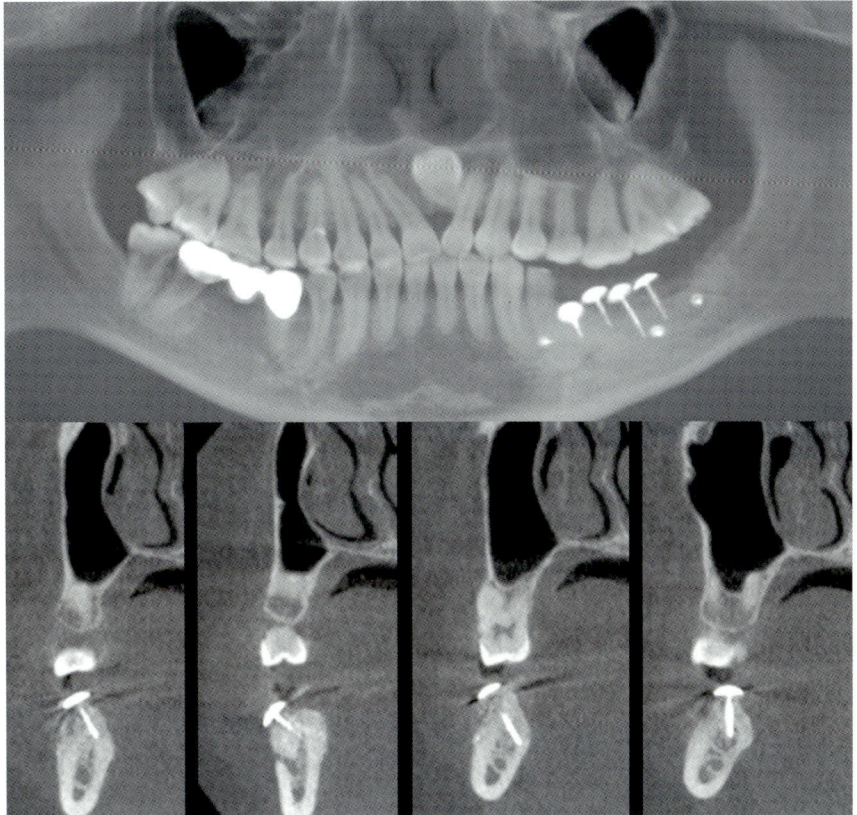

图21-9　植骨术后8个月复诊，CBCT示植入的骨粉有吸收，但帐篷钉钉帽下方有大量新骨形成，新骨密度与基骨相似。

（9）植骨术后8个月复诊，口内见植骨区软组织健康，但附着龈宽度不足，前庭沟变浅（图21-10）。

（10）局麻下，左下颌缺牙区牙槽嵴切开，翻瓣，充分暴露帐篷钉（图21-11）；取出帐篷钉及膜钉（图21-12a），在帐篷钉下方有一层圆形结缔组织（图21-12b）。

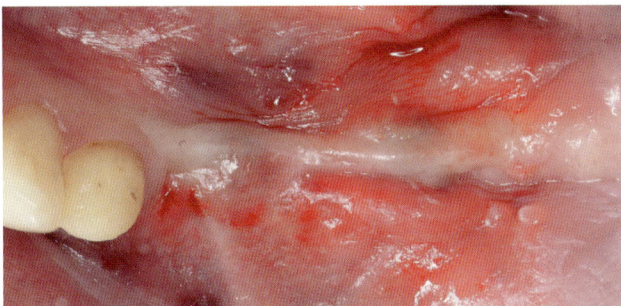

图21-10　植骨术后8个月复诊，口内见软组织愈合良好，但附着龈宽度不足，前庭沟变浅。

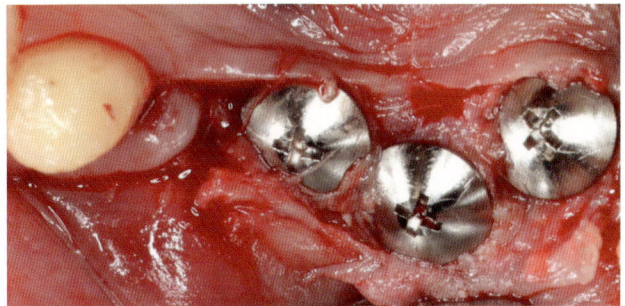

图21-11　局麻下，于牙槽嵴顶做切口，翻瓣，暴露帐篷钉及膜钉。

（11）去除圆形结缔组织后，可见牙槽骨高度、宽度较植骨前明显改善（图21-13）。戴入预成的种植外科导板（牙支持式）（上海慧丰牙科技术有限公司）（图21-14a），按设计方案，逐级预备种植窝洞（图21-14b），制备的3个种植窝洞可以明显看到新骨与基骨的界线（图21-15）。

（12）牙周探针测量，新骨高度3～5mm（图21-16a），植入3颗种植体（NobelReplace CC，φ4.3mm×8.5mm）（图21-16b）。种植体植入后，安放封闭螺丝，种植体颈部的颊侧有部分螺纹暴露（图21-17）。

（13）再次植入Bio-Oss骨粉（Geistlich，0.5g），骨粉覆盖封闭螺丝（图21-18a）；覆盖Bio-Gide可吸收生物膜（Geistlich，25mm×25mm）（图21-18b）。

（14）减张后，用4-0可吸收线严密缝合创口（图21-19）。

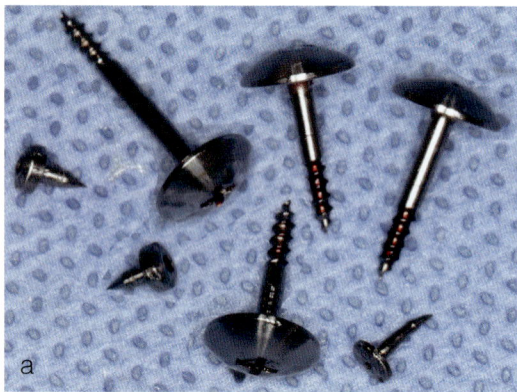

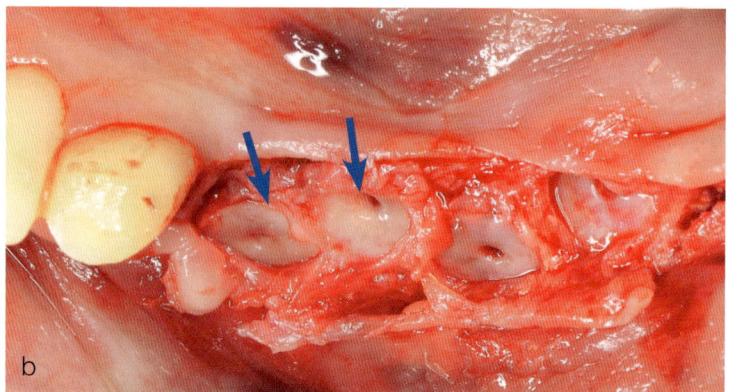

图21-12　用专用工具取出帐篷钉及膜钉（a）；在帐篷钉钉帽下方有一层结缔组织（蓝色箭头所示）（b）。

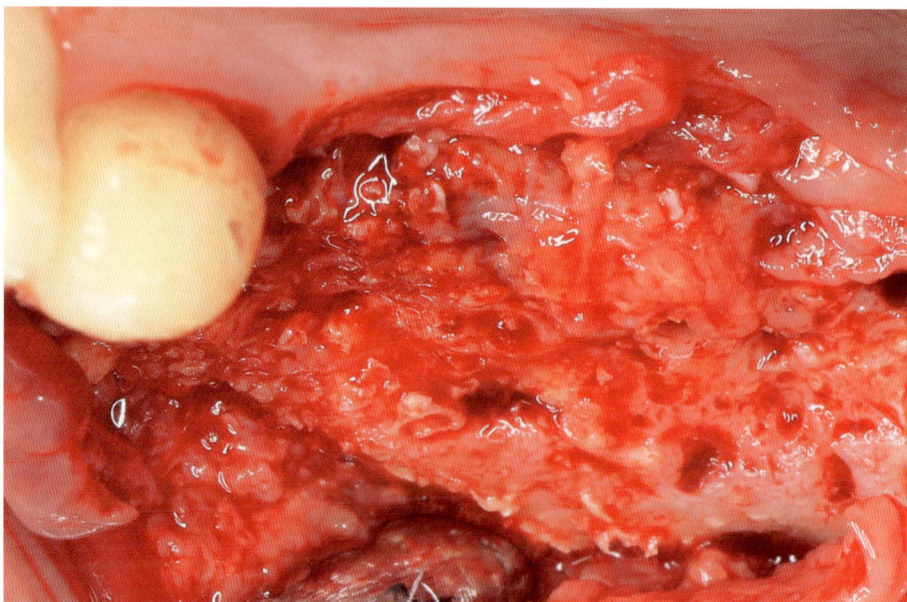

图21-13　去除牙槽嵴顶的结缔组织，暴露新骨，见牙槽嵴宽度显著增加>10mm。

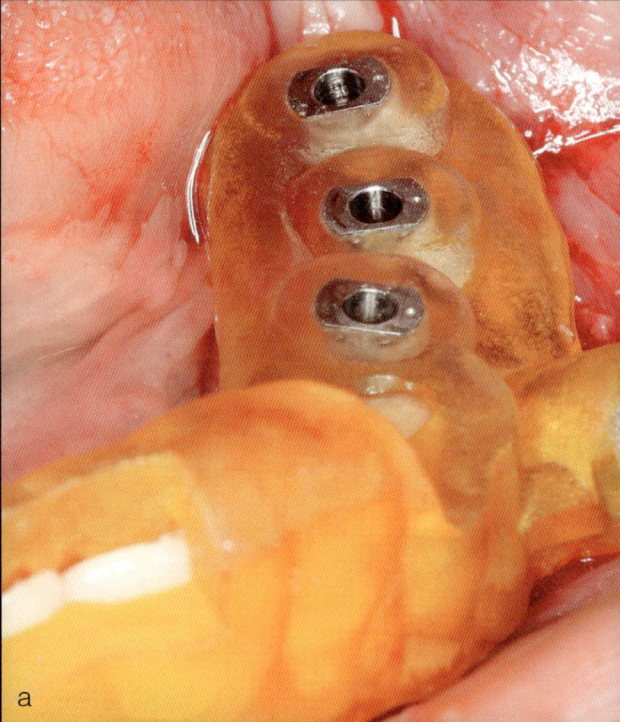

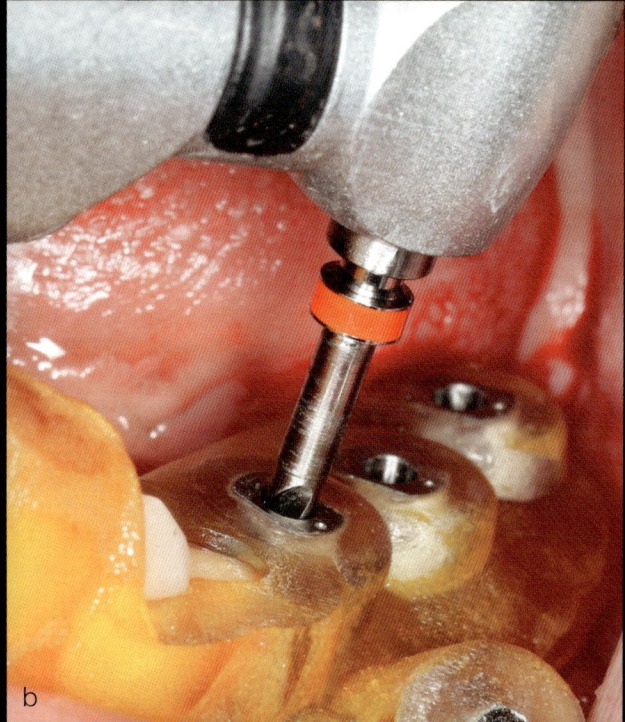

图21-14 戴入预成的种植外科导板（牙支持式）（上海慧丰牙科技术有限公司）（a）；按设计方案备洞（b）。

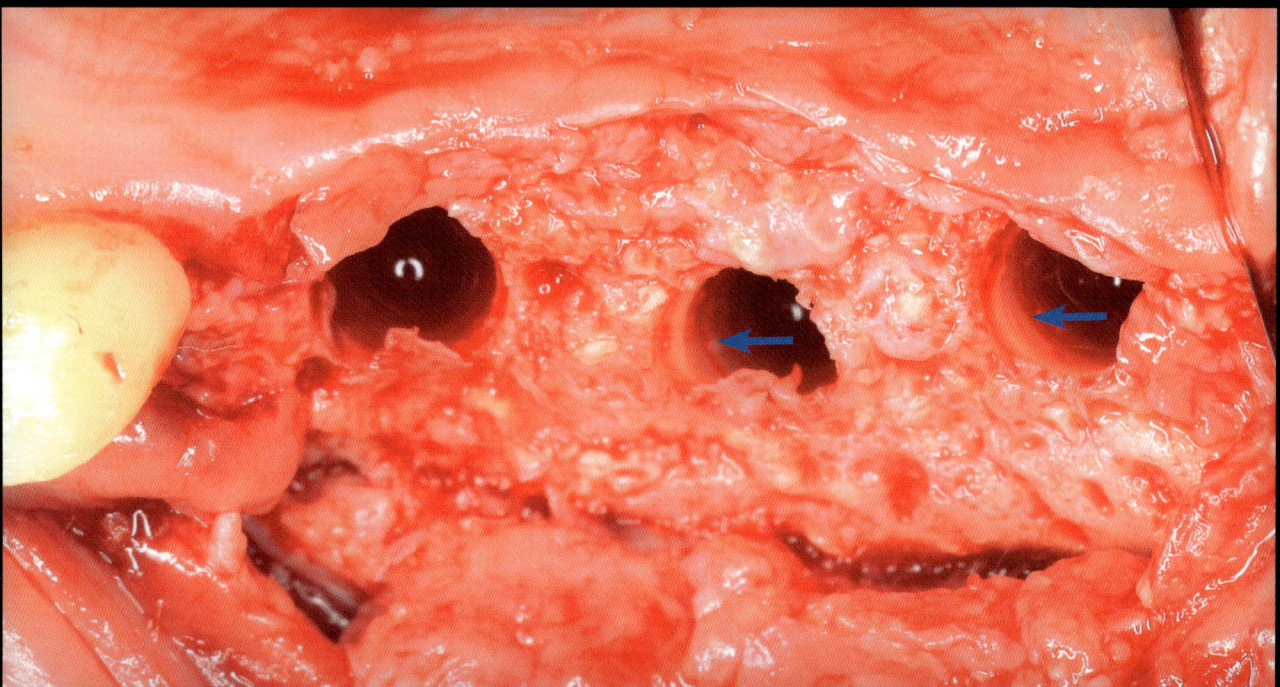

图21-15 逐级备洞，预备的种植窝洞可以明显观察到新骨与基骨的界线（蓝色箭头所示）。

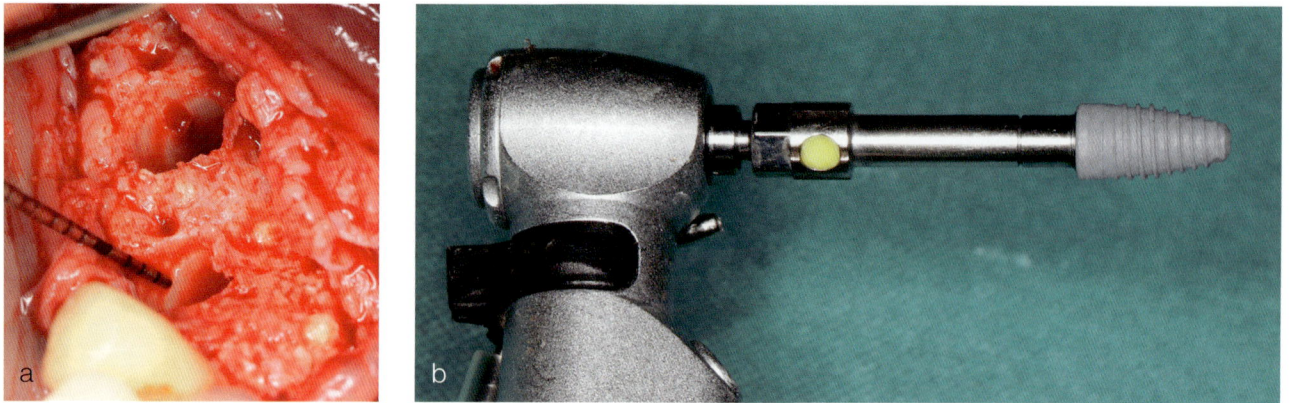

图21-16 种植窝内牙周探针测量，新骨高度3~5mm（a）；植入3颗种植体（NobelReplace CC，φ4.3mm×8.5mm）（b）。

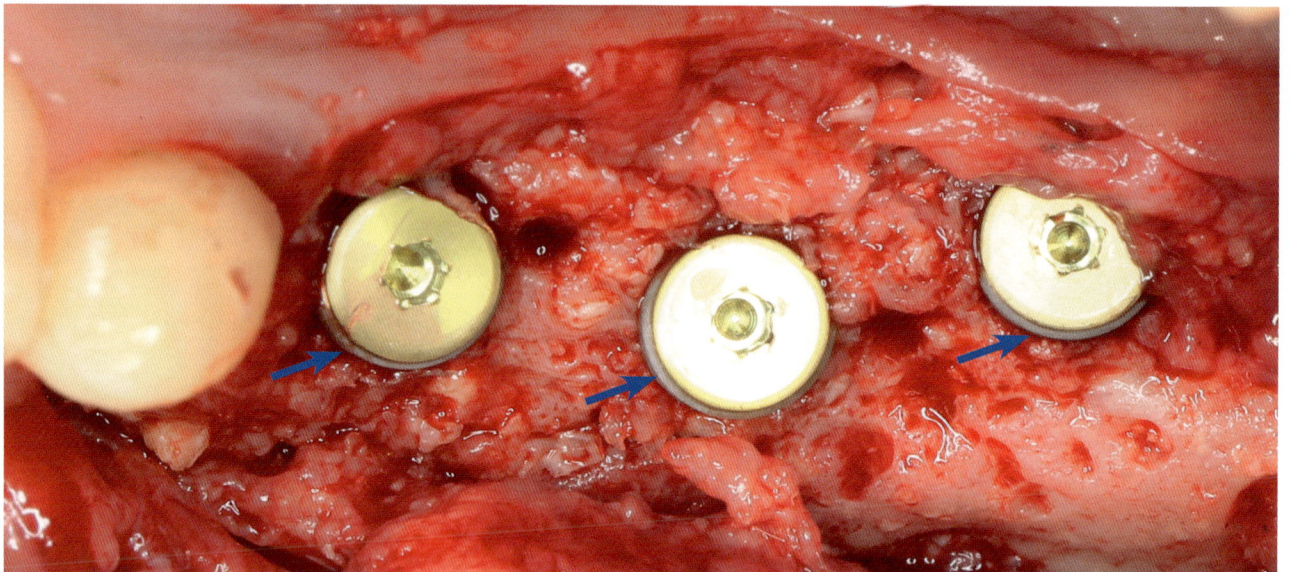

图21-17 种植体植入后，扭力约15N，安放封闭螺丝，种植体颈部颊侧暴露1~2个螺纹（蓝色箭头所示）。

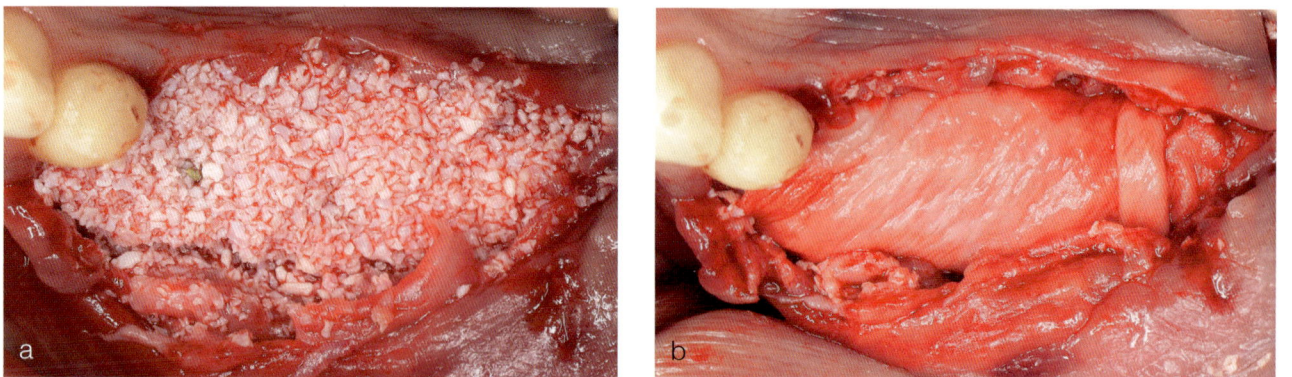

图21-18 再次植入Bio-Oss骨粉（Geistlich，0.5g）（a）；覆盖Bio-Gide可吸收生物膜（Geistlich，25mm×25mm）（b）。

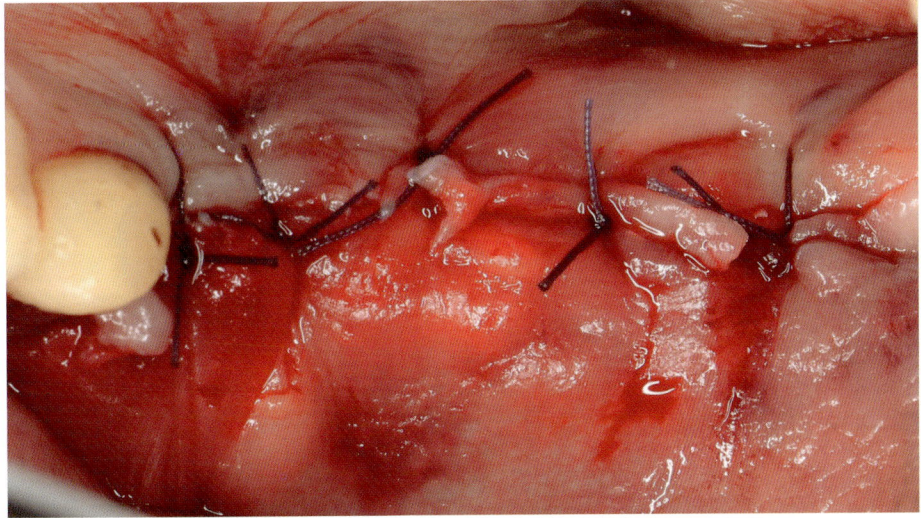

图21-19　减张后，用4-0可吸收线严密缝合创口。

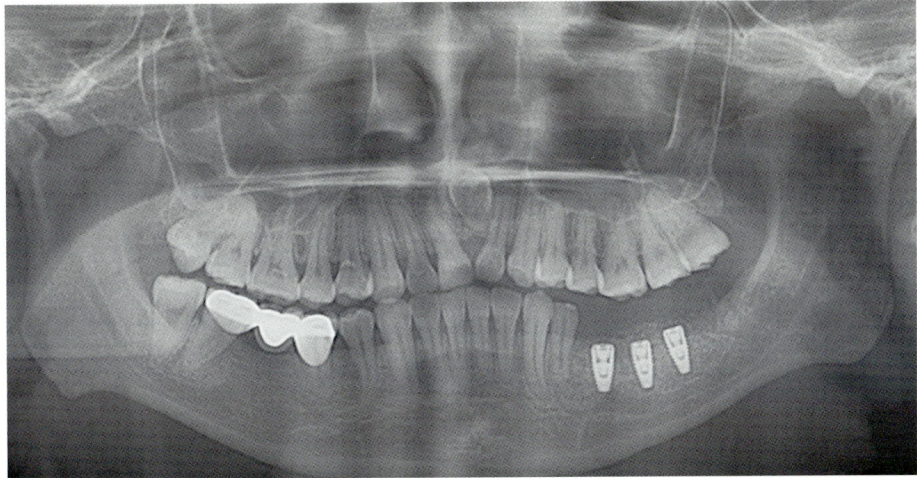

图21-20　种植体植入后2周复诊，曲面断层片示种植体位置佳，平行度良好，种植体颈部被骨粉包绕。

（15）种植体植入后2周复诊，曲面断层片示种植体位置佳，骨粉覆盖封闭螺丝（图21-20）。

（16）种植体植入后4个月复诊，口内见创口完全愈合，口腔卫生良好，但附着龈宽度不足及前庭沟变浅（图21-21）。

（17）局麻下，取出封闭螺丝，更换愈合基台；更换愈合基台后1个月复诊，口内见前庭沟显著变浅（图21-22a），附着龈宽度严重不足（图21-22b）。

（18）局麻下，行前庭沟加深术/附着龈增宽术：用11号尖刀片在愈合基台唇侧，沿附着龈向根方剥离口腔黏膜（保留骨膜）（图21-23a），在前庭沟预成深度，用5-0可吸收线把黏膜游离端固位在骨膜上（图21-23b）。牙周探针测量，创口长度约20mm（图21-24a），深度约10mm（图21-24b）。选择Mucograft可吸收胶原基质

（Geistlich，20mm×30mm）作为创面覆盖材料（图21-25a）。把1片Mucograft可吸收胶原基质放置在创面上（图21-25b），然后用5-0可吸收线把其固定在创面的骨膜上（图21-26）。前庭沟加深约10mm（图21-27）。

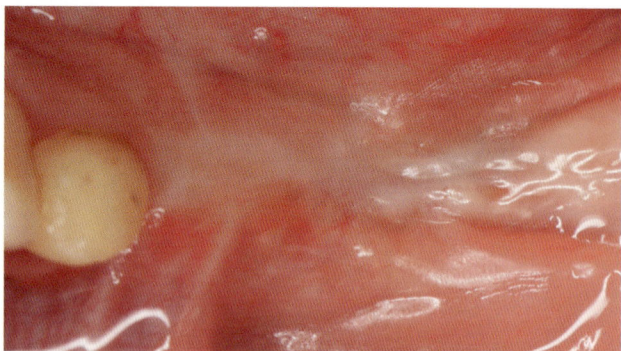

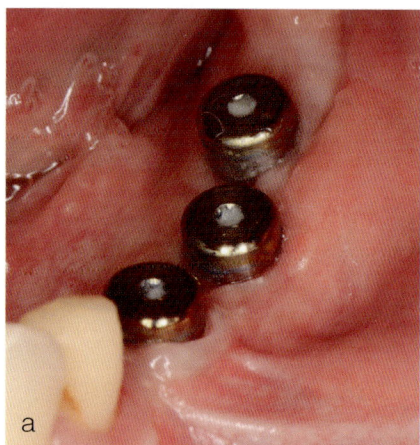

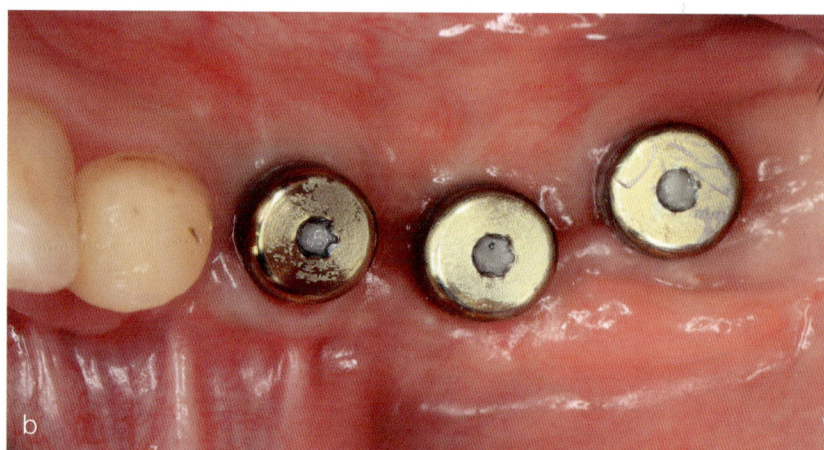

图21-21　种植体植入后4个月复诊，口内见创口完全愈合，前庭沟变浅。

图21-22　局麻下，更换愈合基台，更换愈合基台后1个月复诊，基台周围软组织愈合良好，但前庭沟变浅（a），附着龈窄（b）。

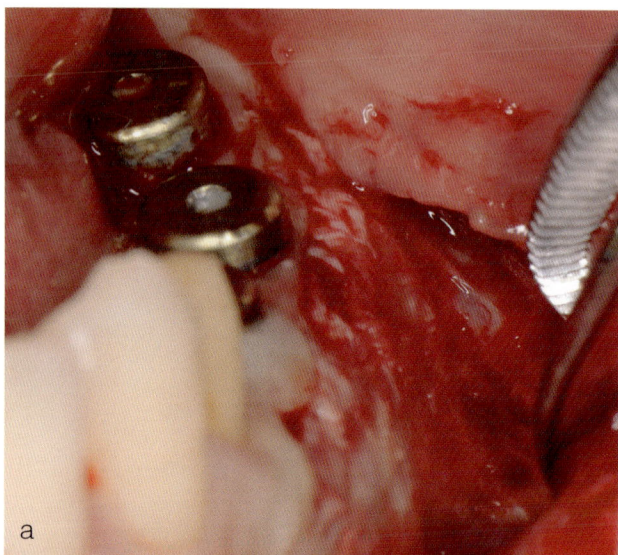

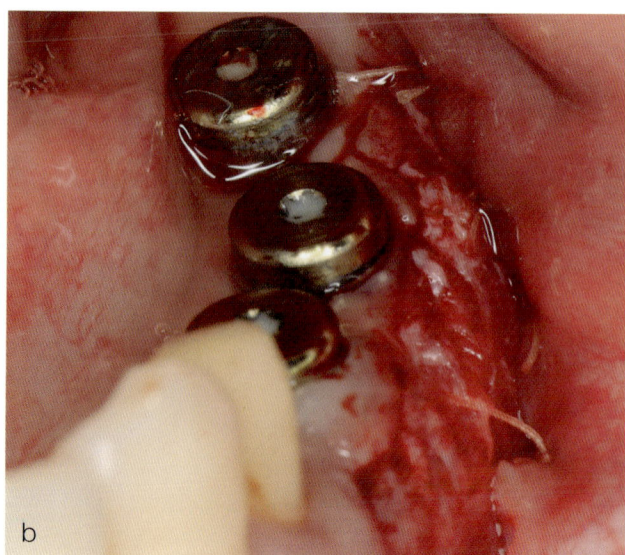

图21-23　局麻下，行前庭沟加深术（a，用11号尖刀片在愈合基台唇侧，沿附着龈，黏膜根向剥离，剥离至前庭沟预成深度；b，用5-0可吸收线把剥离的黏膜游离端固定在前庭沟预成深度）。

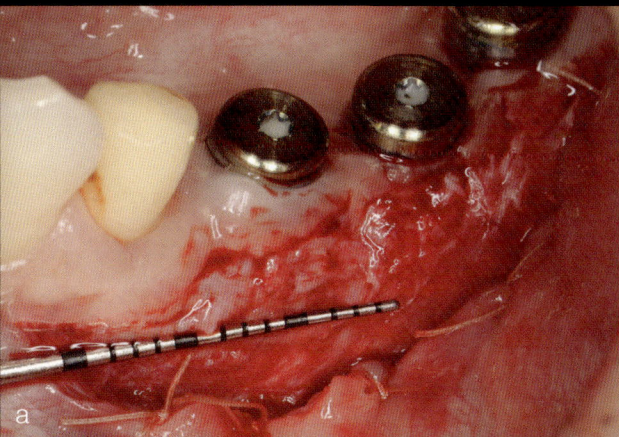

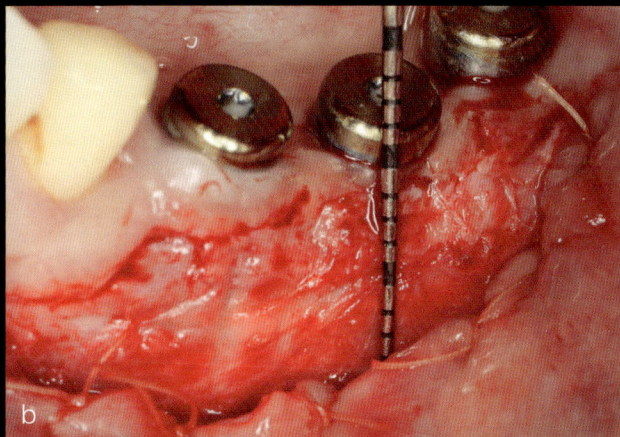

图21-24　牙周探针测量，创口长度约20mm（a），深度约10mm（b）。

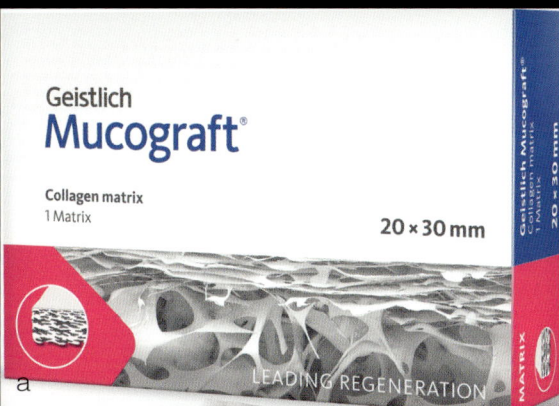

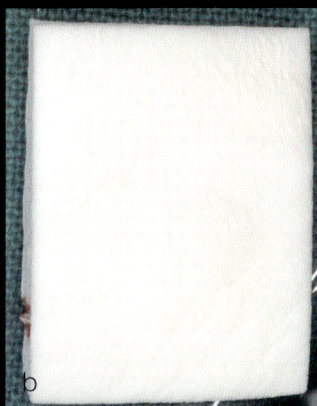

图21-25　选择Mucograft可吸收胶原基质（Geistlich，20mm×30mm）作为创面覆盖材料（a）；胶原基质分为光滑面和粗糙面（b）。

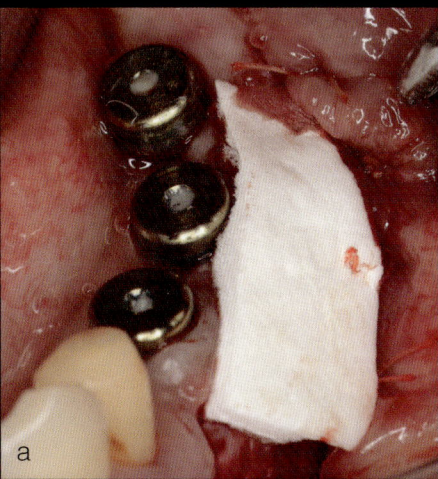

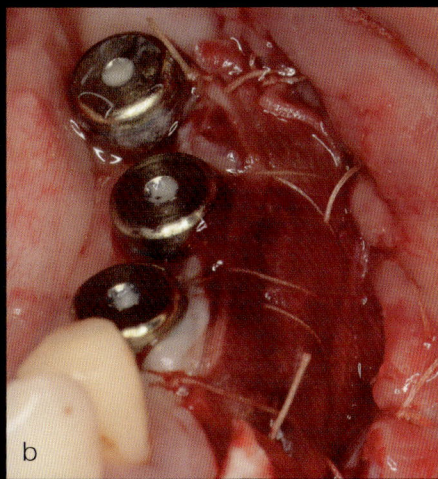

图21-26　根据创面形状，修整胶原基质，把其放置在创面上（a）；用5-0可吸收线固定（b）。

（19）根据前庭沟加深术手术部位特点，术前取模，制作前庭沟保持器（采用种植体支持式螺丝固位方式）（图21-28）。

（20）口内戴入前庭沟保持器（图21-29a），观察咬合关系正常后，用暂封材料封闭保持器的螺丝孔（图21-29b）。

（21）前庭沟加深术后2周复诊，口内见创口区缝线在位、无脱落，创口愈合良好，拆线（图21-30）。

（22）前庭沟加深术后2个月复诊，取出前庭沟保持器，安放愈合基台，创口完全愈合，前庭沟显著加深（图21-31）。牙周探针测量，深度均>5mm（图21-32）。

（23）前庭沟加深术后2个月复诊，种植体水平取模，制作最终修复体，戴入最终螺丝固位的全瓷修复体（图21-33a），调殆至咬合关系正常（图21-33b）。

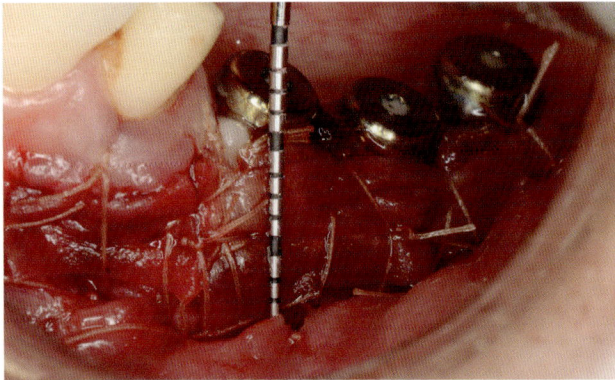

图21-27 前庭沟预成深度约10mm。

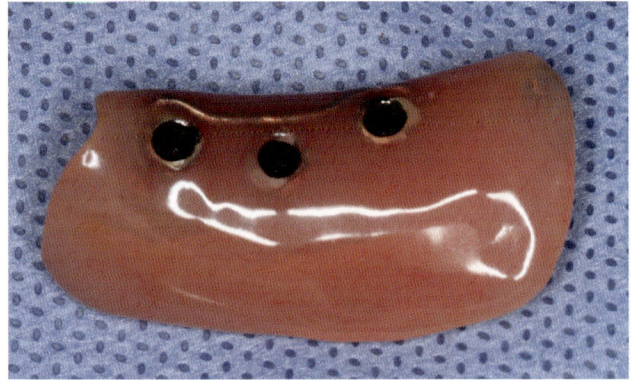

图21-28 术前取模，制作前庭沟保持器。

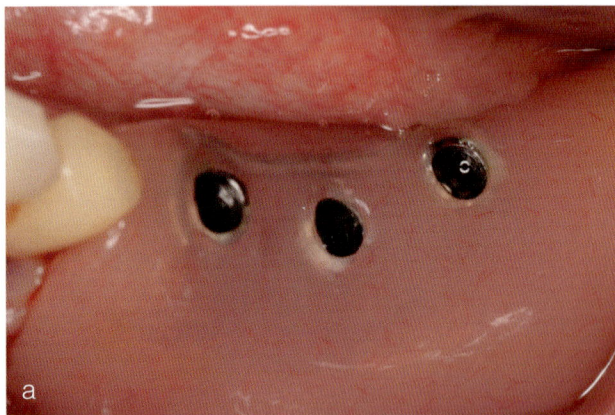

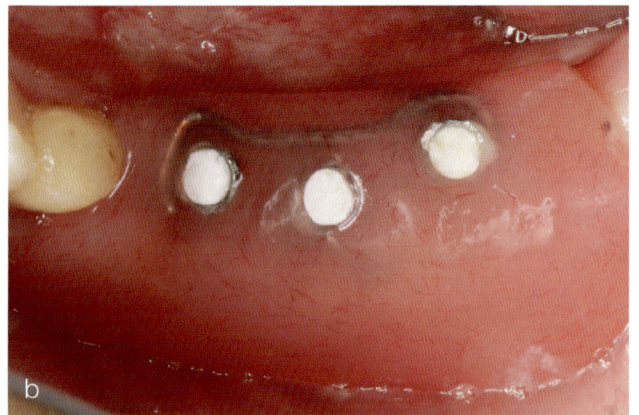

图21-29 把前庭沟保持器用螺丝固位在种植体上（a）；用暂封材料封闭螺丝孔（b）。

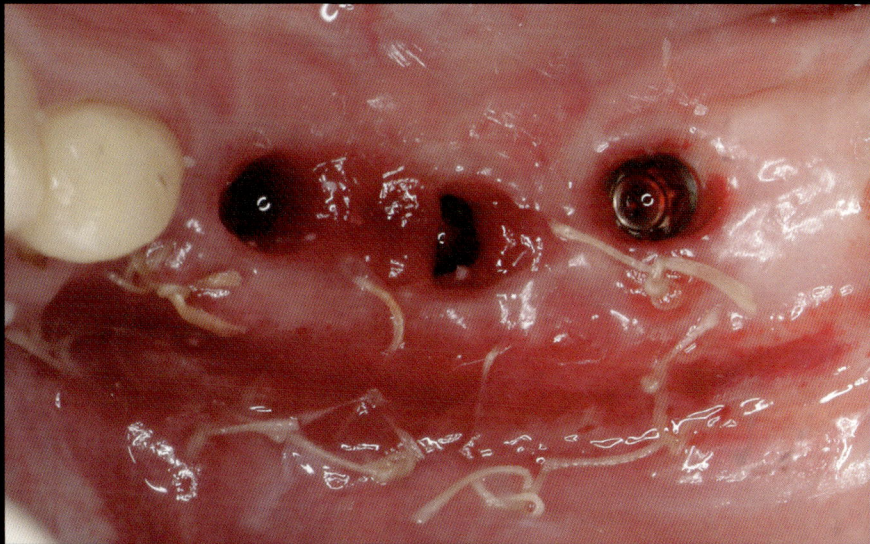

图21-30　前庭沟加深术后2周复诊，缝线在位、无脱落，创口愈合良好。

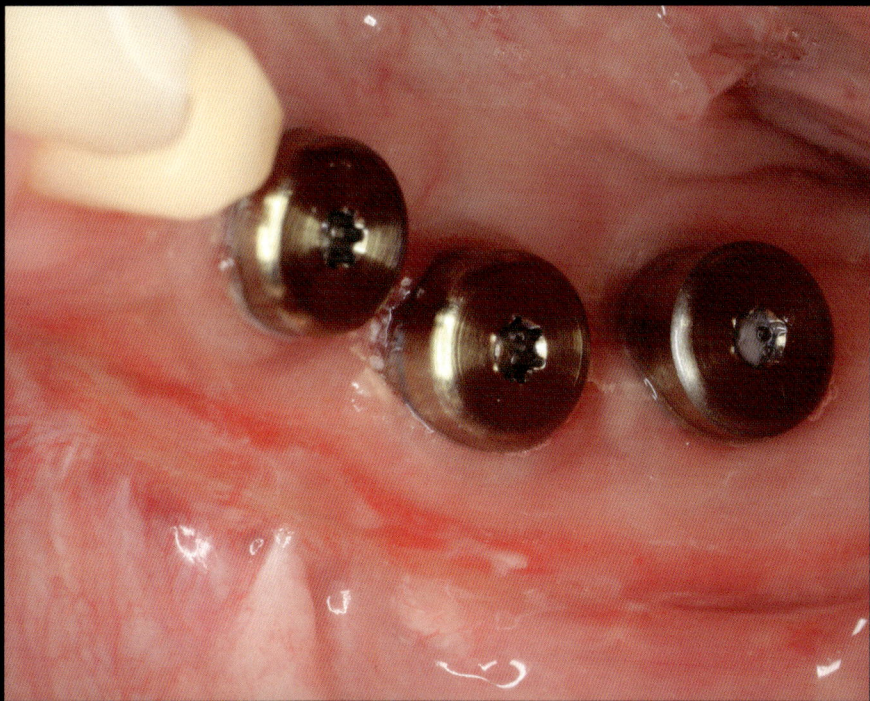

图21-31　前庭沟加深术后2个月复诊，口内见前庭沟明显加深，附着龈宽度也有增加，愈合基台周围软组织健康。

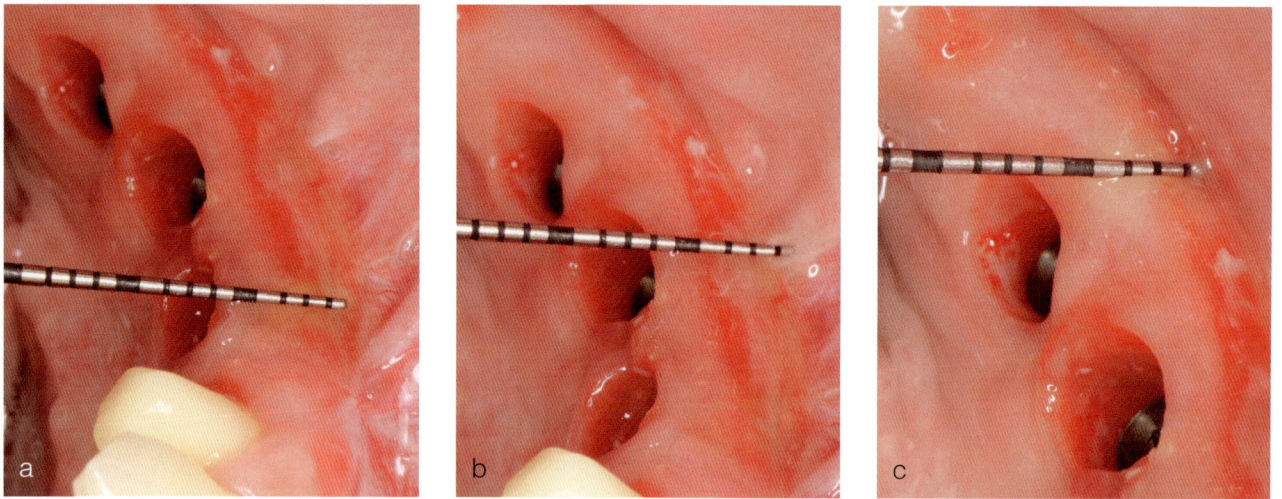

图21-32　前庭沟加深术后2个月复诊，牙周探针测量，前庭沟深度均>5mm（a，35位点；b，36位点；c，37位点）。

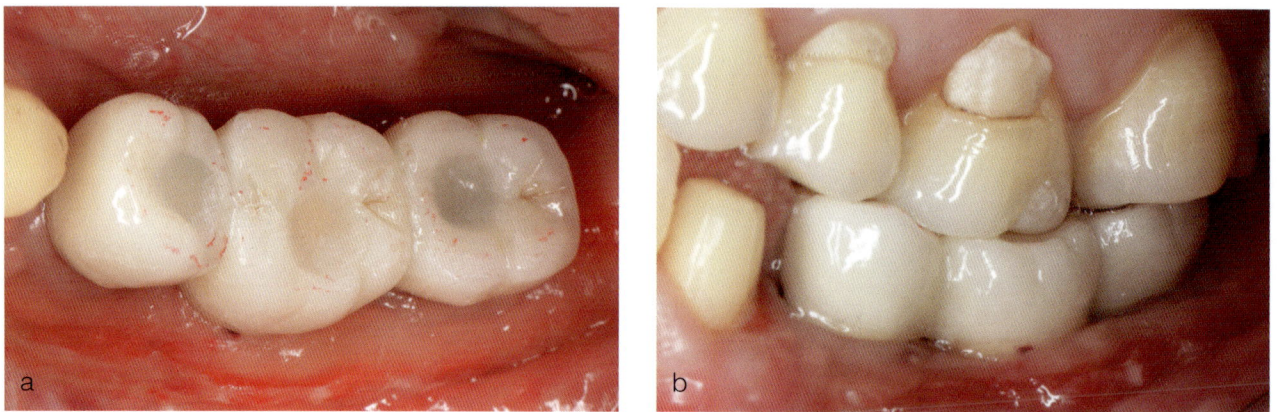

图21-33　前庭沟加深术后2个月复诊，常规取模，制作螺丝固位的全瓷修复体（a）；调𬌗至咬合关系正常（b）。

（24）戴入最终修复体后，拍摄曲面断层片及根尖片确认修复体已就位，种植体周围骨结合良好（图21-34）。

（25）戴入最终修复体后1.5年复诊，口内见修复体完整、无破损，螺丝孔内光固化复合树脂无脱落（图21-35a），咬合关系正常，种植修复体周围软组织有少量退缩（1~2mm），总体稳定（图21-35b）；根尖片及CBCT示植骨区牙槽骨高度、种植体周围牙槽骨高度稳定，无明显吸收，种植体颊侧骨厚度>2mm（图21-36和图21-37）。

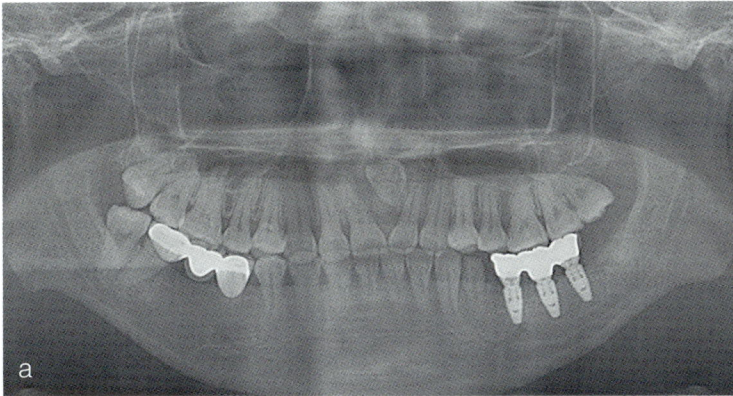

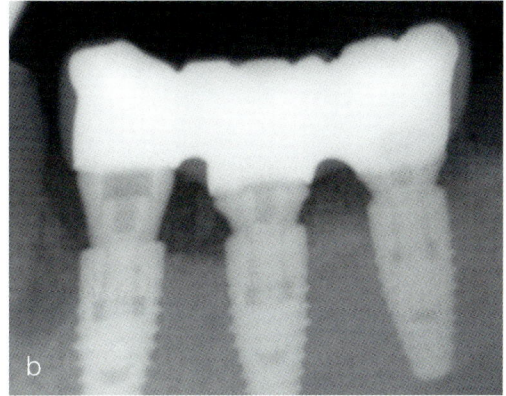

图21-34　戴入最终修复体后，影像学检查，修复体完全就位，种植体周围骨结合良好（a，曲面断层片；b，根尖片）。

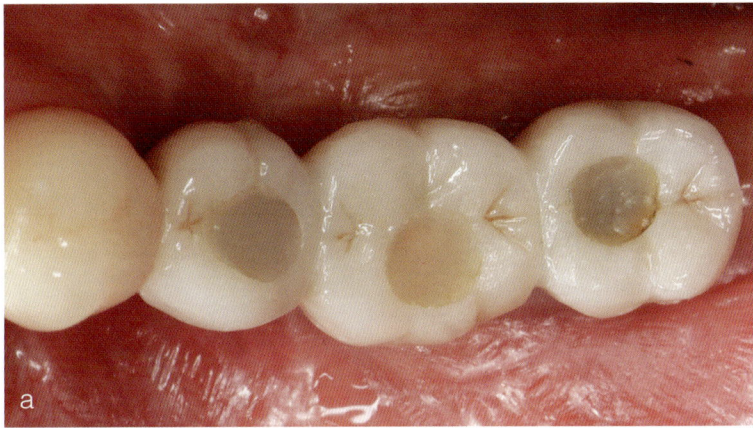

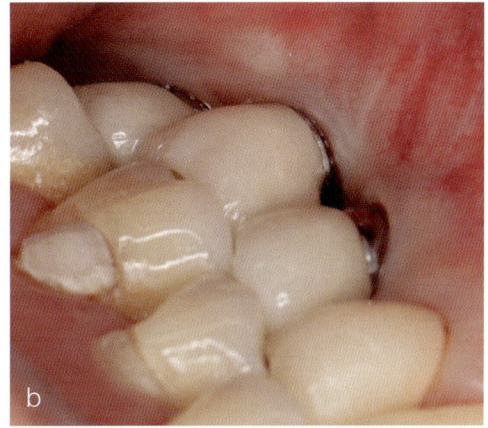

图21-35　戴入最终修复体后1.5年复诊，口内见修复体完整、无缺损，螺丝孔内光固化复合树脂无脱落（a）；咬合关系正常，修复体颈部软组织有退缩，但整体稳定（b）。

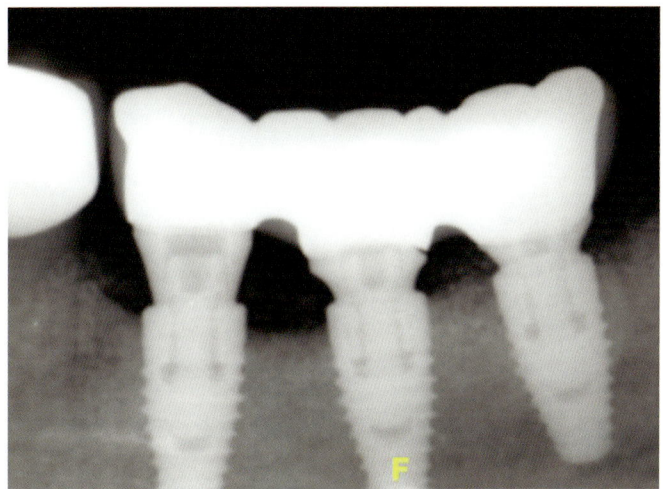

图21-36　戴入最终修复体后1.5年复诊，根尖片示种植体颈部牙槽骨稳定，无明显吸收。

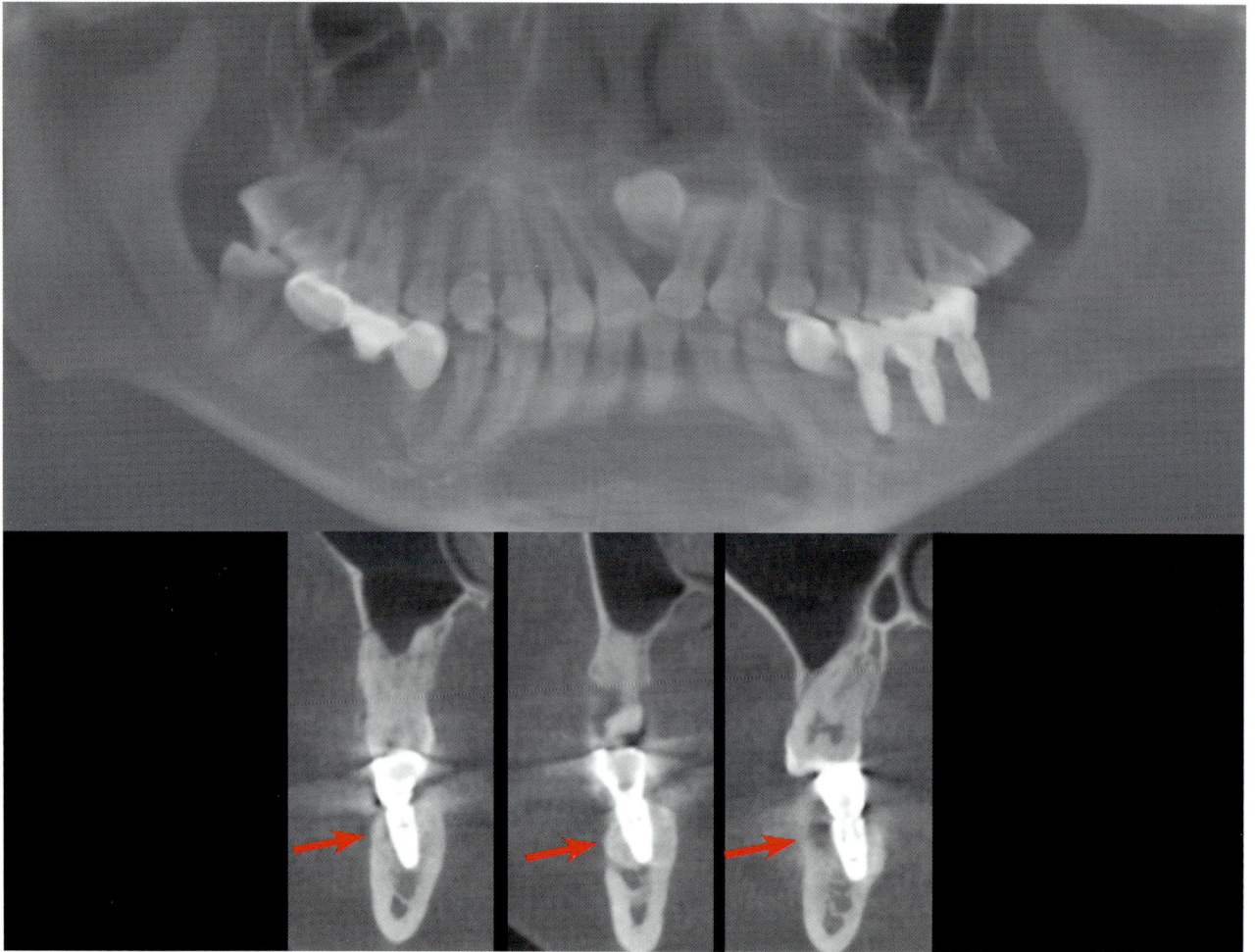

图21-37　戴入最终修复体后1.5年复诊，CBCT示种植体周围骨结合良好，种植体颊侧骨厚度>2mm（红色箭头所示）。

案例点评

牙齿缺失后因无咀嚼刺激，牙槽骨会发生生理性吸收、萎缩及大量骨丧失，这给种植修复带来巨大的挑战[2-3]。当牙槽骨发生严重水平向及垂直向吸收时，使用常规GBR技术进行骨增量效果不佳，主要是因为缺乏稳定性及骨再生空间的维持及骨粉易移位等[4]。长期以来，自体骨移植被认为是解决严重牙槽嵴骨缺损的金标准，但也存在着需开辟第二术区、供区可能发生并发症、受区自体骨吸收等问题[5-7]。成骨空间维持及移植物稳定是牙槽骨骨增量技术的核心要素[8]。临床上除了用钛网、聚四氟乙烯膜、钛钉及骨片支撑植骨材料外，利用帐篷钉技术进行GBR骨增量日益受到学者的关注。帐篷钉技术原理是通过帐篷钉作为"帐篷杆"将骨膜和骨缺损表面支撑起来，并通过填充植骨材料达到修复水平型及垂直型骨缺损的目的。此方法是一种安全有效的牙槽骨缺损修复与再生治疗技术，能对严重萎缩的牙槽骨进行骨修复重建，操作相对简单，既能避免自体骨移植，又能获得良好的骨增量效果，并提高种植体的存活率[9-11]。本案例患者左下颌后牙区因长期缺牙致牙槽骨水平型+垂直型骨缺损。笔者选择了基于帐篷钉技术的GBR骨增量治疗方案，获得了较理想的骨增量效果。

相较于其他骨增量方案，本案例选择的治疗方案的优点：

（1）对于复合型骨缺损，选择单纯的Bio-Oss骨粉进行牙槽骨的修复与再生，避免了自体骨的应用。

（2）利用帐篷钉技术+GBR技术进行骨缺损的修复与重建，简化了手术流程。

（3）采用Mucograft可吸收胶原基质进行前庭沟加深术/附着龈增宽术，取得了较理想效果，避免了腭侧取软组织的手术。

不足之处：

1.5年后复诊，修复体颈部软组织有退缩，但CBCT示种植体周围牙槽骨稳定，颊侧骨厚度>2mm。后期情况有待更长时间的随访观察。

（周琴，夏亮，邹多宏）

参考文献

[1] Blanes RJ, Bernard JP, Blanes ZM, et al. A 10-year prospective study of ITI dental implants placed in the posterior region. II: Influence of the crown-to-implant ratio and different prosthetic treatment modalities on crestal bone loss[J]. Clin Oral Implants Res, 2007,18(6):707-714.

[2] 钟飞, 陈宁. 后牙拔除后牙槽嵴骨形态变化的CBCT分析[J]. 口腔生物医学, 2018, 9(2):91-94.

[3] Shi B, Yan Q, Wu XY. Clinical application and complications of short implants (≤6mm)[J]. J Prev Treat Stomatol Dis, 2020, 28(3):137-145.

[4] Hämmerle CH, Jung RE, Yaman D, et al. Ridge augmentation by applying bioresorbable membranes and deproteinized bovine bone mineral: A report of twelve consecutive cases[J]. Clin Oral Implants Res, 2008, 19(1):19-25.

[5] Sakkas A, Wilde F, Heufelder M, et al. Autogenous bone grafts in oral implantology-is it still a "gold standard"? A consecutive review of 279 patients with 456 clinical procedures[J]. Int J Implant Dent, 2017, 3(1):23-39.

[6] Sakkas A, Schramm A, Karsten W, et al. A clinical study of the outcomes and complications associated with zygomatic buttress block bone graft for limited preimplant augmentation procedures[J]. J Craniomaxillofac Surg, 2016, 44(3): 249-256.

[7] Gultekin BA, Cansiz E, Borahan MO. Clinical and 3-dimensional radiographic evaluation of autogenous iliac block bone grafting and guided bone regeneration in patients with atrophic maxilla[J]. J Oral Maxillofac Surg, 2017, 75(4):709-722.

[8] Xiao T, Zhao Y, Luo E, et al. "Tent-pole" for reconstruction of large alveolar defects: A case report[J]. J Oral Maxillofac Surg, 2016,

74(1):55-67.

[9] Pourdanesh F, Esmaeelinejad M, Aghdashi F. Clinical outcomes of dental implants after use of tenting for bony augmentation: a systematic review[J]. Br J Oral Maxillofac Surg, 2017, 55(10):999-1007.

[10]Deeb GR, Tran D, Carrico CK, et al. How effective is the tent screw pole technique compared to other forms of horizontal ridge augmentation?[J]. J Oral Maxillofac Surg, 2017, 75(10):2093-2098.

[11]Daga D, Mehrotra D, Mohammad S, et al. Tentpole technique for bone regeneration in vertically deficient alveolar ridges: A prospective study[J]. J Oral Biol Craniofac Res, 2018, 8(1):20-24.

第 22 章

下颌后牙区复合型（水平型+垂直型）骨缺损的修复重建（多牙位）

RECONSTRUCTION OF SEVERE HORIZONTAL/
VERTICAL BONE DEFECT IN THE POSTERIOR AREA
OF THE MANDIBLE (MULTIPLE TEETH)

案例简介

患者：女，51岁，上海人。

主诉：双侧下颌后牙区牙缺失，要求种植修复。

现病史：患者于6年前因龋坏拔除45、46、47及37、36因龋坏部分脱落，现只剩牙根；牙缺失后未行修复治疗，整体咀嚼效率低下，严重影响进食、发音及美观，现要求拔除残根并行种植修复。

既往史：否认全身系统性疾病史，否认药物过敏史，无吸烟及嗜酒史。

口腔检查：14、25、37、45、46、47缺失；13-15、21-22、23-26烤瓷联冠，修复体与基牙连接密合，基牙无叩痛、不松动；36、44残根，36龋坏边缘已至龈下2~3mm，44残根已行根管治疗，根管口可见树脂暂封；16、17𬌗面可见银汞充填体，16修复体边缘可探及龋坏，无叩痛、不松动；下颌36、37、46、47位点牙槽嵴萎缩、低平，前牙咬合尚可，后牙区已无咬合接触。36残根，𬌗面龋坏；35无松动及叩痛，𬌗面远中龋坏；左下颌后牙区牙槽嵴高度降低，颊舌侧牙槽骨显著吸收，呈刃状。左侧咬合为反𬌗关系，开口度佳。

影像学检查：曲面断层片示36、45残根，37、46、47缺失，缺牙区牙槽骨低平。

CBCT示双侧下颌后牙缺牙区牙槽骨呈现高度、宽度均不足。

诊断

（1）36、45残根。

（2）37、46、47缺失。

（3）缺牙区牙槽骨水平型+垂直型骨缺损。

治疗方案

基于病史，本案例属于重度骨量不足案例，制订的治疗方案：①拔除36、45残根，术后3个月行活动义齿修复；②拔除残根，同期植骨，待植骨成功后行种植修复。经过与患者充分沟通，她选择治疗方案②；植骨方案应用帐篷钉技术+GBR技术，植入的骨粉混合自体骨（1∶1），骨粉应用Bio-Oss骨粉，自体骨取自术区远中近外斜线处的颊侧骨；先进行左下颌后牙区植骨，待种植修复完成后再进行右下颌后牙区的植骨；左侧为反𬌗关系，最终修复体也为反𬌗关系。

治疗过程

（1）局麻下，于牙槽嵴顶做正中切口，翻全层瓣，拔除36残根，充分暴露植骨术区，显露菲薄的牙槽嵴顶（图22-1和图22-2）。

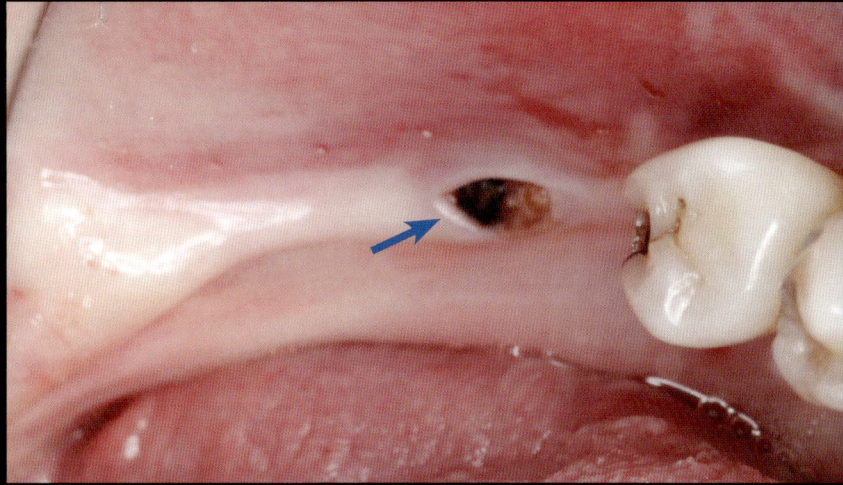

图22-1　36残根（蓝色箭头所示），牙槽嵴低平，呈刃状。

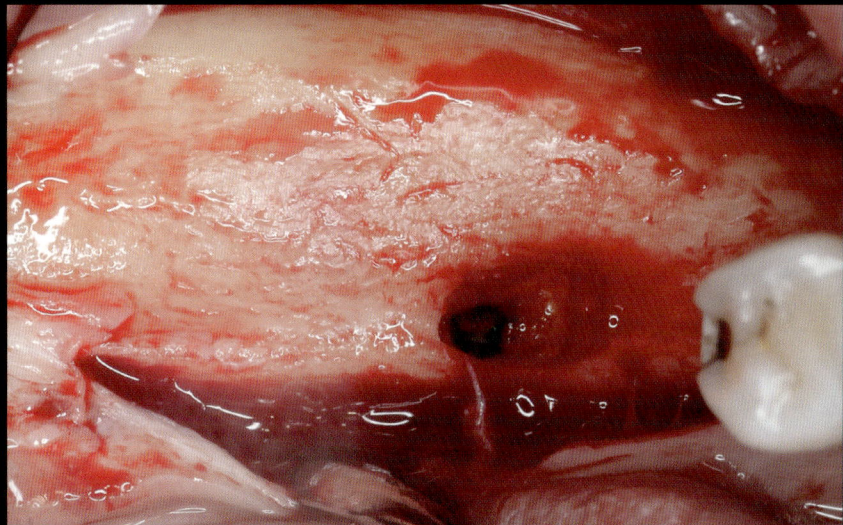

图22-2　局麻下，拔除36残根，于牙槽嵴顶做正中切口+颊侧附加切口，翻全层黏骨膜瓣，充分暴露植骨区。

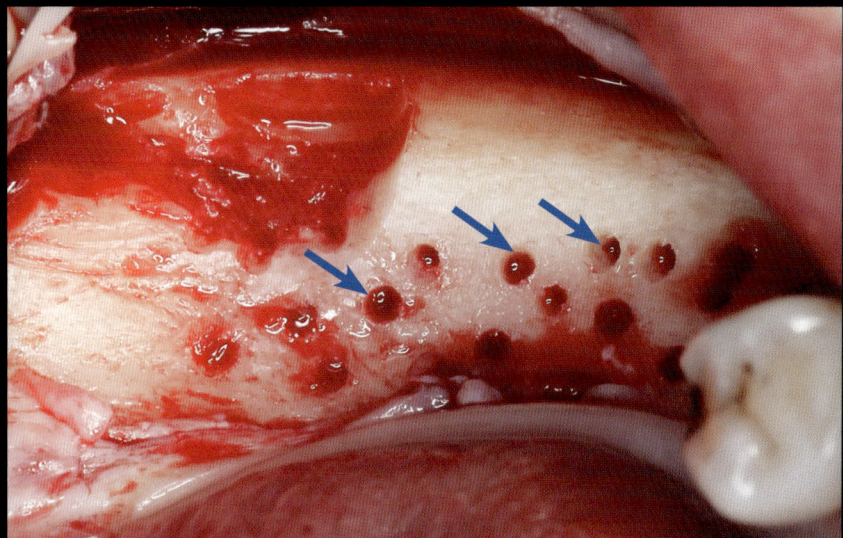

图22-3　去除炎性肉芽组织后，在植骨区用滋养孔钻制备滋养孔，并于远中近外斜线处的颊侧取骨块备用（蓝色箭头所示）。

（2）去除炎性肉芽组织后，在预定植骨区用滋养孔钻制备滋养孔，并在远中近外斜线的颊侧取骨块，制备自体骨，粉碎后与骨粉充分混合（1∶1）（图22-3和图22-4）。

（3）在牙槽嵴顶垂直向植入3枚帐篷钉（钉帽φ6mm×10mm）（图22-5）。

（4）选择大小合适的Bio-Gide可吸收生物膜（Geistlich，30mm×40mm）作为屏障膜，修整后，用膜钉将生物膜一端固定在牙槽骨上，植入Bio-Oss骨粉（Geistlich，2.0g）与自体骨混合物，然后将可吸收生物膜完全包裹骨粉，生物膜的另一端塞入舌侧黏骨膜下（图22-6）。

（5）颊舌侧黏膜充分减张，用4-0可吸收线无张力下严密缝合创口（图22-7），2周后拆线。

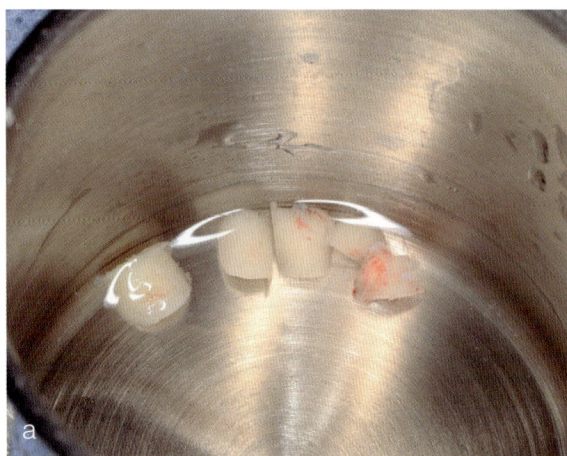

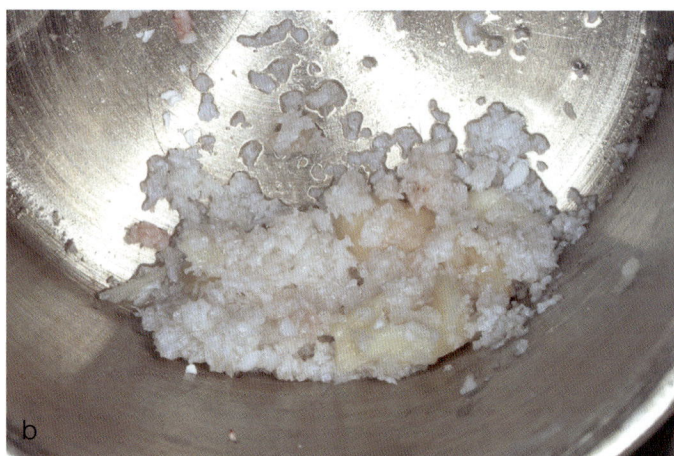

图22-4　将自体骨块收集起来（a）；自体骨块粉碎后与Bio-Oss骨粉（Geistlich，0.5g）按比例充分混合（1∶1）（b）。

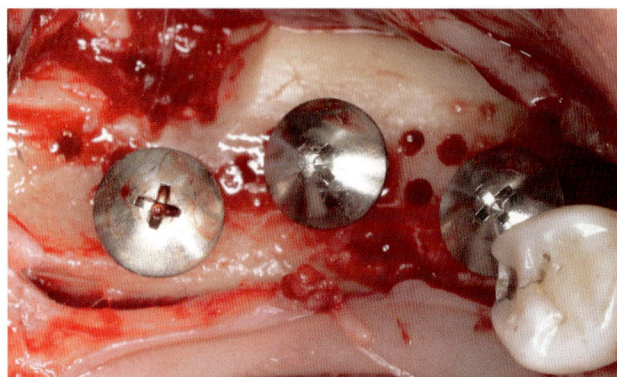

图22-5　在植骨区的牙槽嵴顶附近垂直向植入3枚帐篷钉。

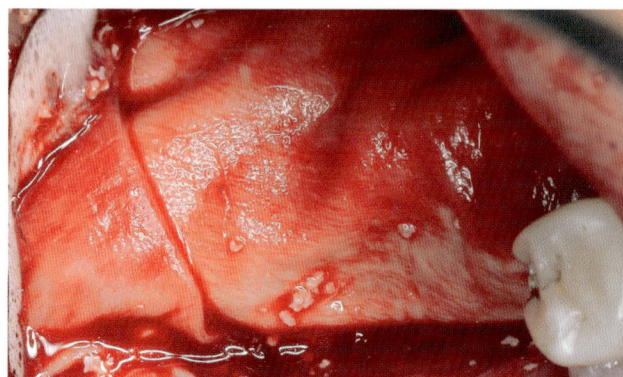

图22-6　将混合骨粉（自体骨与Bio-Oss骨粉）植入骨缺损区；用膜钉将Bio-Gide可吸收生物膜一端固定在牙槽骨上；可吸收生物膜把骨粉包裹，生物膜的另一端塞入舌侧黏骨膜下。

（6）植骨术后3个月复诊，拍摄曲面断层片及CBCT，植骨区帐篷钉及膜钉在位，新骨逐渐形成，与邻牙牙槽嵴顶已经融合，骨高度显著增加，特别是颊侧骨增量明显（图22-8和图22-9）。

（7）植骨术后3年复诊（出国后发生新冠疫情），CBCT示缺牙区牙槽骨颊侧见明显类骨样高密度影，帐篷钉在位，但在36缺牙区的牙槽嵴顶成骨效果不佳（图22-10）。

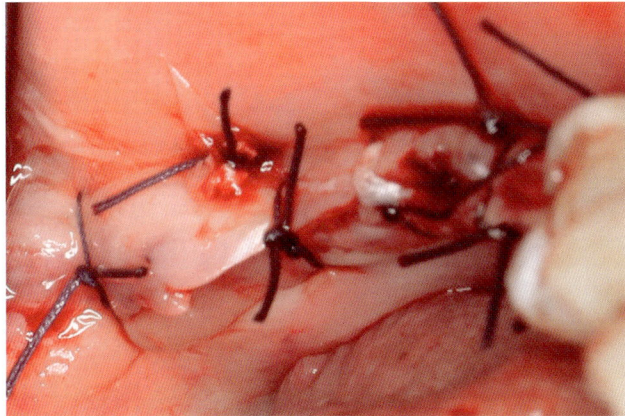

图22-7　颊舌侧黏膜充分减张，用4-0可吸收线无张力下严密缝合创口。

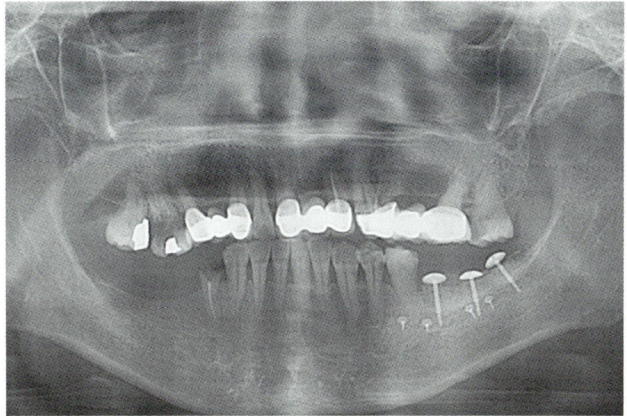

图22-8　植骨术后3个月复诊，曲面断层片示帐篷钉及膜钉在位，骨缺损区的牙槽骨高度显著增加。

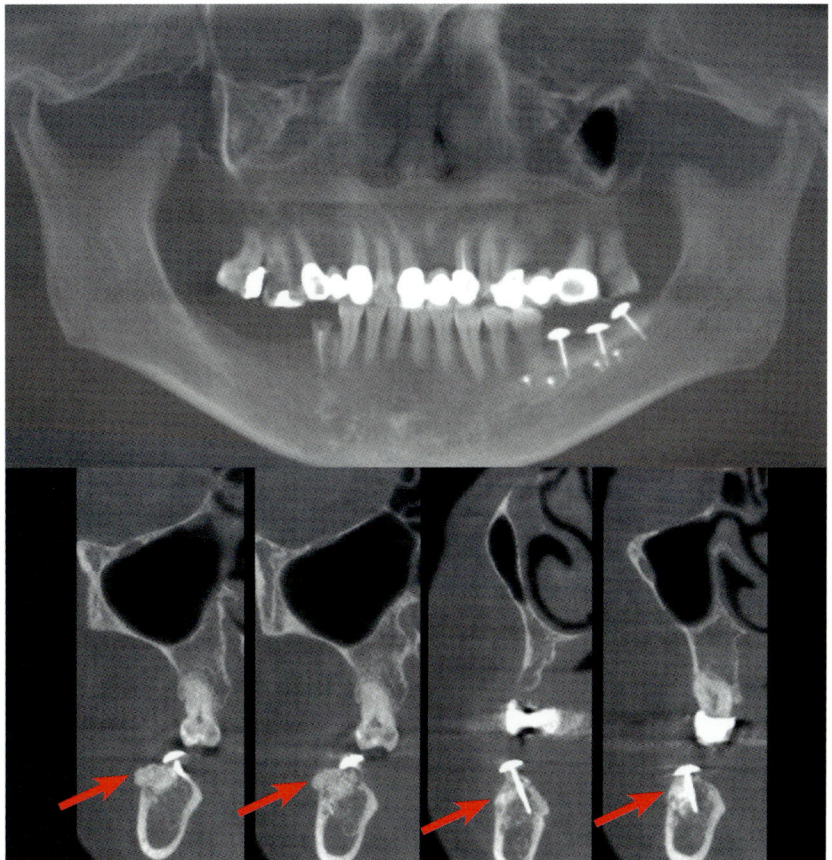

图22-9　植骨术后3个月复诊，CBCT示缺骨区新骨形成良好，帐篷钉周围有新骨形成，颊侧骨增量显著（红色箭头所示）。

（8）植骨术后3年复诊，口内见36位点的帐篷钉完全暴露，远中帐篷钉黏膜下可见，但无炎症，黏膜色、形及质健康（图22-11）。

（9）局麻下，于牙槽嵴顶做正中切口，翻黏骨膜瓣，暴露帐篷钉，取出帐篷钉后见缺牙区有大量

新骨形成，特别在37位点，新骨与周围皮质骨完全融合成一体，轮廓形态与邻近骨组织一致，但36位点由于帐篷钉暴露，成果效果不佳（图22-12和图22-13）。

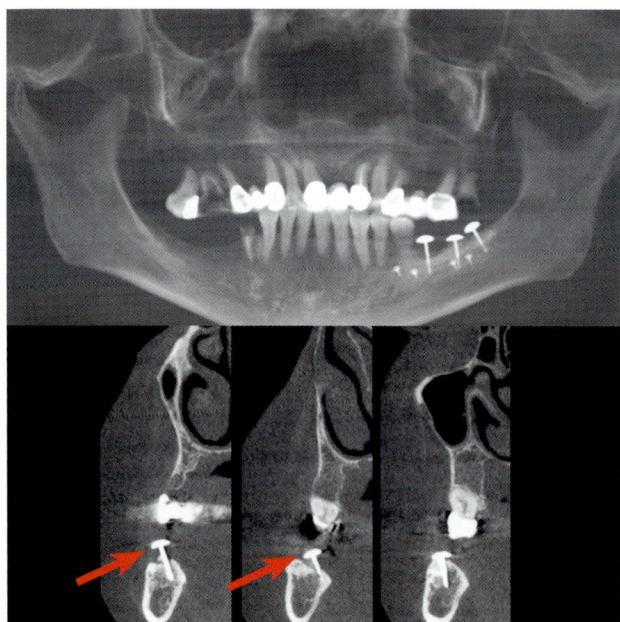

图22-10　植骨术后3年复诊，CBCT示缺骨区新骨形成良好，帐篷钉周围有新骨形成，但36位点骨形成不佳（红色箭头所示）。

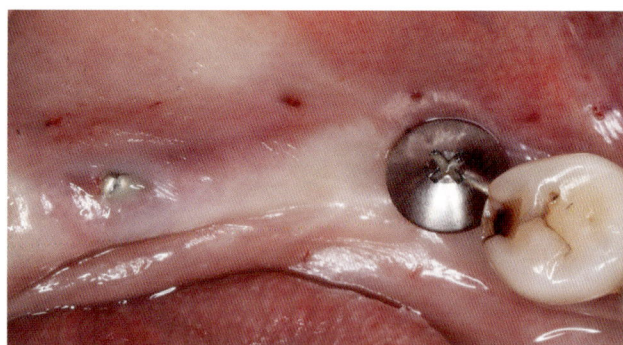

图22-11　植骨术后3年复诊，口内见缺牙区刃状牙槽嵴显著增宽，近中帐篷钉完全暴露，远中帐篷钉隐约可见，但软组织整体愈合良好，无炎症。

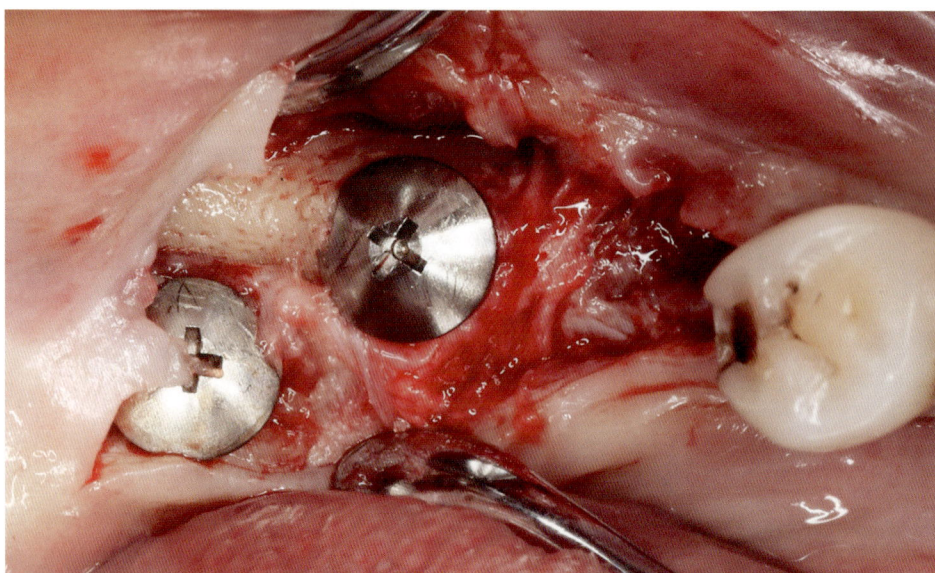

图22-12　局麻下，于牙槽嵴顶做正中切口，充分暴露植骨区帐篷钉。

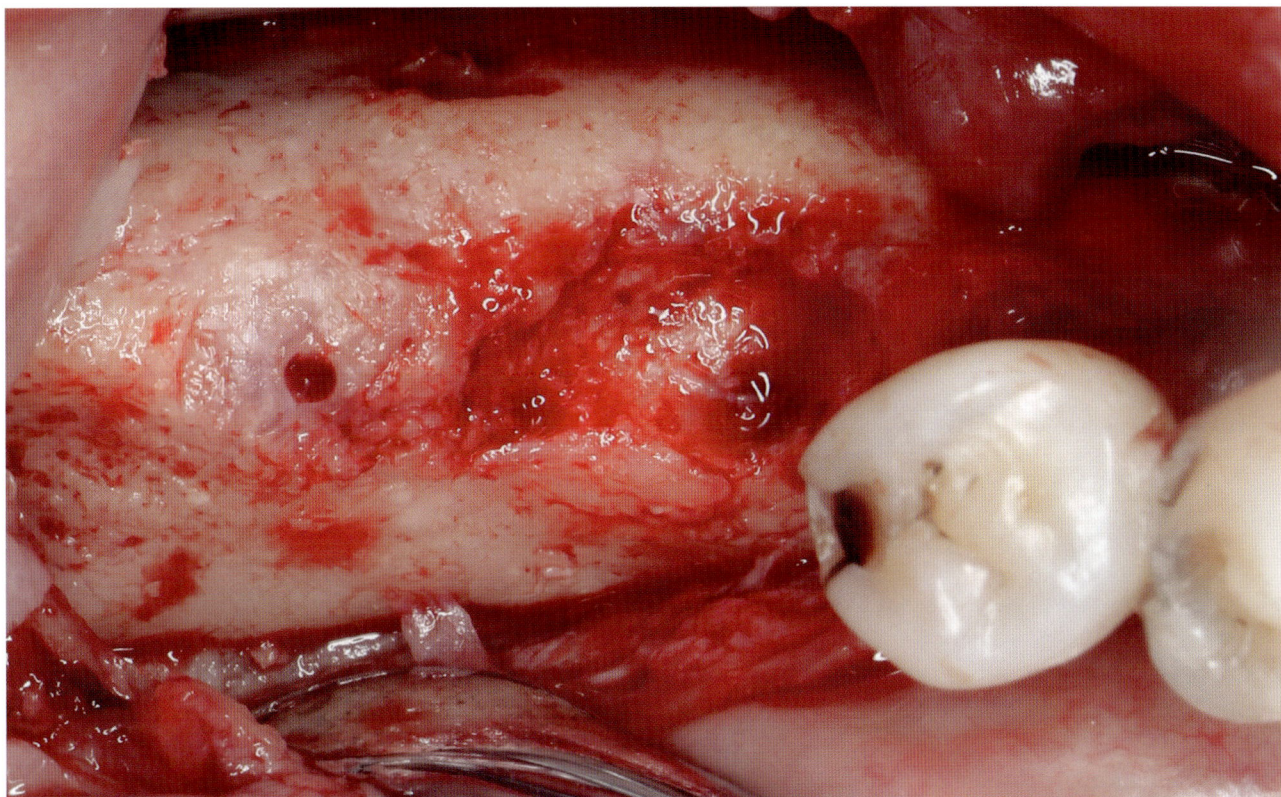

图22-13　用专用工具取出帐篷钉，可见整体成骨效果佳，颊侧取骨区新骨形成良好，膜钉已被完全覆盖。

（10）植入膜钉有2枚完全被新骨覆盖，1枚暴露，1枚膜钉隐约可见（图22-14a），去除部分新骨，暴露膜钉（图22-14b）。取出3枚帐篷钉和4枚膜钉（图22-15）。

（11）以修复为导向确定种植体植入位点，然后进行逐级备洞（图22-16），植入2颗种植体（Straumann，φ4.1mm×8mm、φ4.8mm×10mm）（图22-17a），扭矩约为15Ncm，然后安放封闭螺丝（图22-17b）。

（12）再次植入Bio-Oss骨粉（Geistlich，0.5g），骨粉主要充填在35位点（图22-18）。覆盖Bio-Gide可吸收生物膜（Geistlich，25mm×25mm）（图22-19a）。减张后，用4-0可吸收线严密缝合创口（图22-19b），术后2周拆线。

（13）种植体植入后4个月复诊，见术区愈合良好，曲面断层片示种植体位置佳，种植体表面已经完成骨结合（图22-20）；CBCT示种植体周围骨量充足，颊侧骨厚度>2mm（图22-21）。

（14）局麻下，更换愈合基台，更换愈合基台后1个月复诊，口内见创口完全愈合，前庭沟深度及附着龈宽度正常（图22-22）。

（15）常规取模，制作螺丝固位的全瓷联冠修复体（图22-23）。在正常咬合状态下，由于35与对颌是反𬌗关系，模型上制作修复体时，修复体也做成了反𬌗关系（图22-24）。

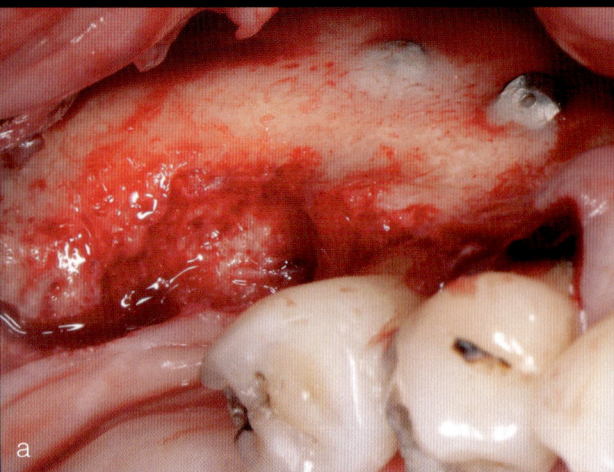

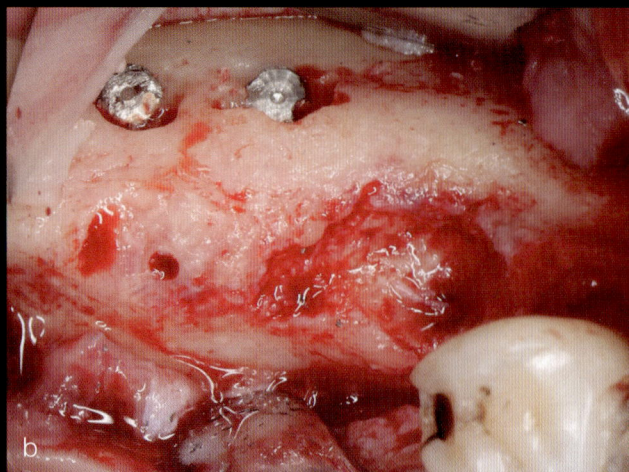

图22-14　暴露颊侧膜钉（a）；小球钻去除覆盖在膜钉上的新骨，显露膜钉并拆除（b）。

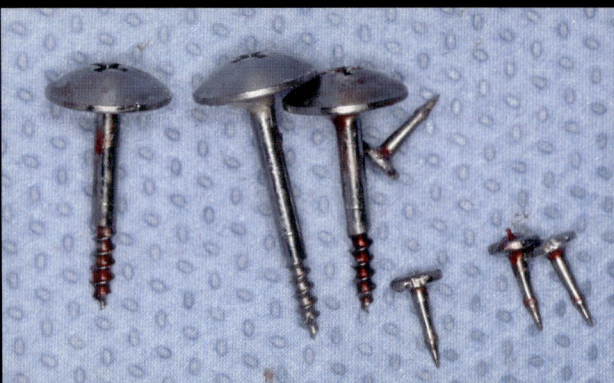

图22-15　取出3枚帐篷钉和4枚膜钉。

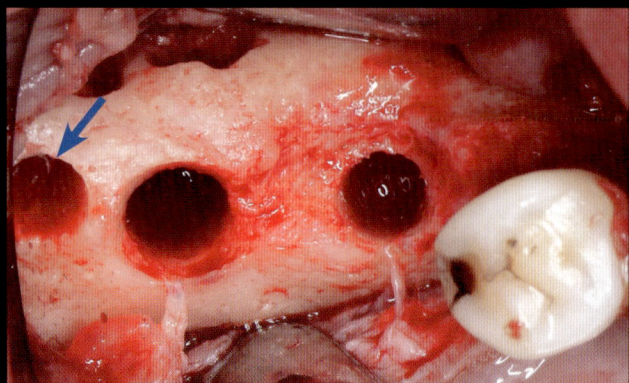

图22-16　以修复为导向的逐级预备种植窝洞，并用取骨环钻在远中取骨（蓝色箭头所示）。

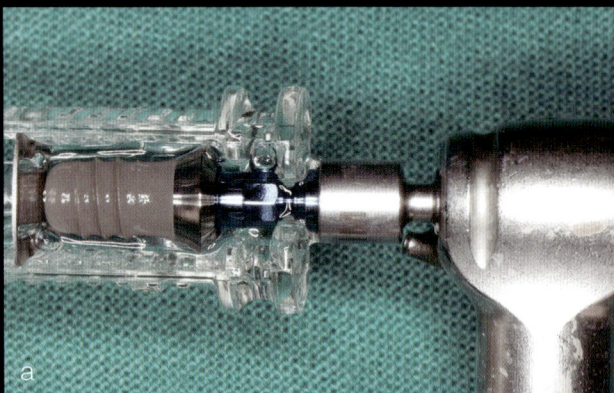

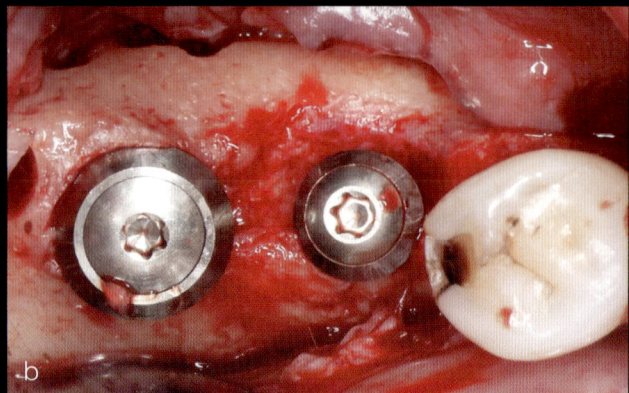

图22-17　取2颗种植体（Straumann，φ4.1mm×8mm、φ4.8mm×10mm）（a）；植入种植体，扭矩约15Ncm，安放封闭螺丝（b）。

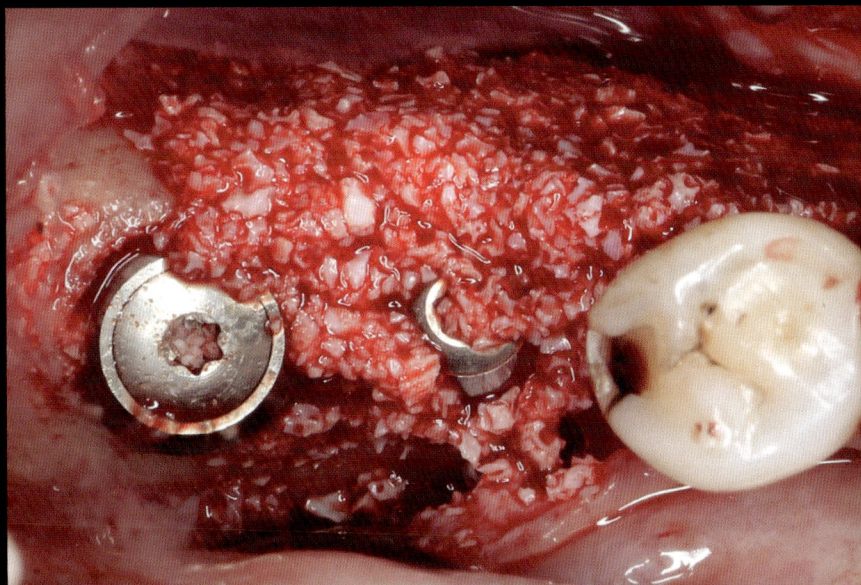

图22-18　再次植入Bio-Oss骨粉（Geistlich，0.5g），骨粉主要充填在35位点。

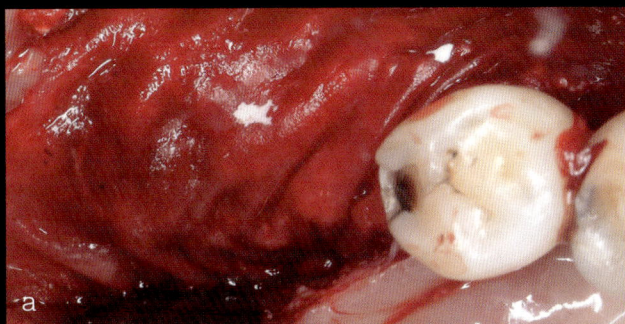

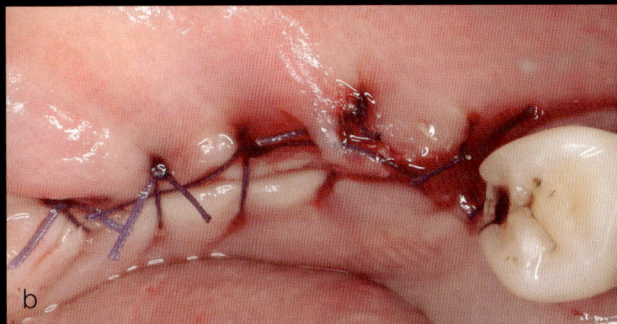

图22-19　覆盖Bio-Gide可吸收生物膜（Geistlich，25mm×25mm）（a）；减张后，用4-0可吸收线严密缝合创口（b）。

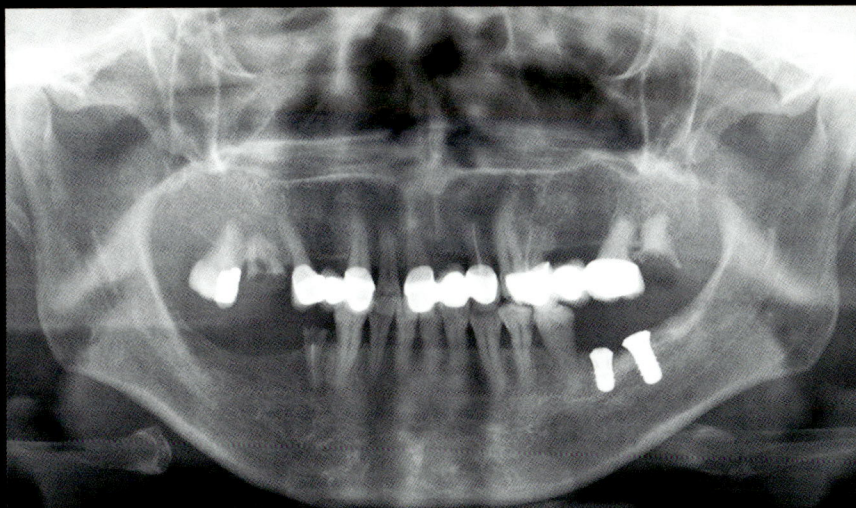

图22-20　种植体植入后4个月复诊，曲面断层片示种植体位置佳，种植体表面骨结合良好。

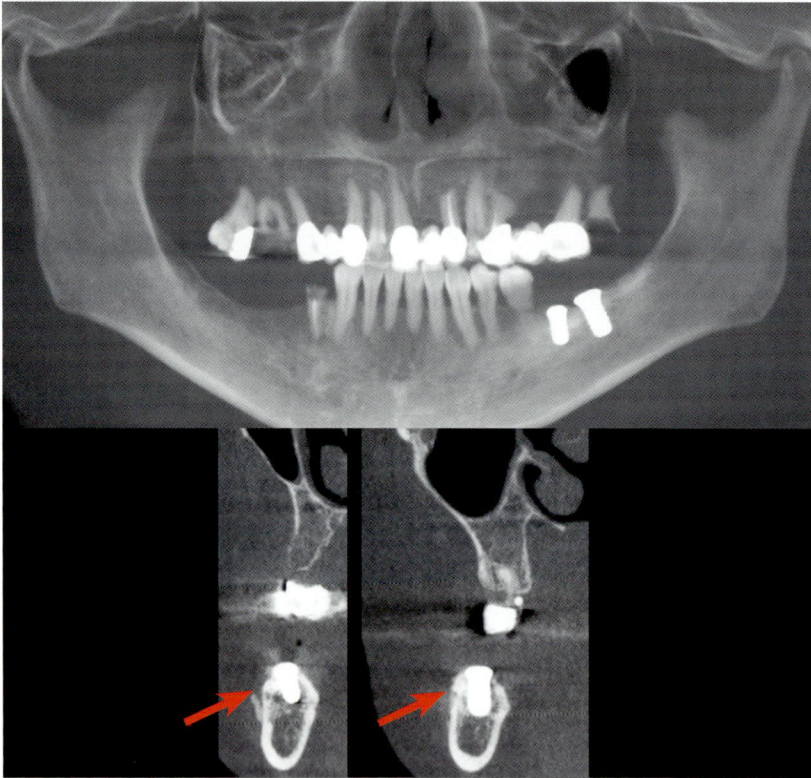

图22-21 种植体植入后4个月复诊，CBCT示种植体周围骨稳定，距离下颌神经管>2mm，种植体颊侧骨厚度>2mm（红色箭头所示）。

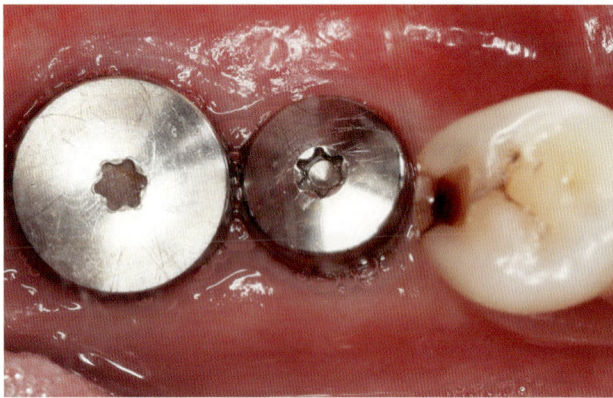

图22-22 种植体植入后4个月复诊，局麻下，更换愈合基台。更换愈合基台后1个月复诊，创口完全愈合，前庭沟深度和附着龈宽度正常。

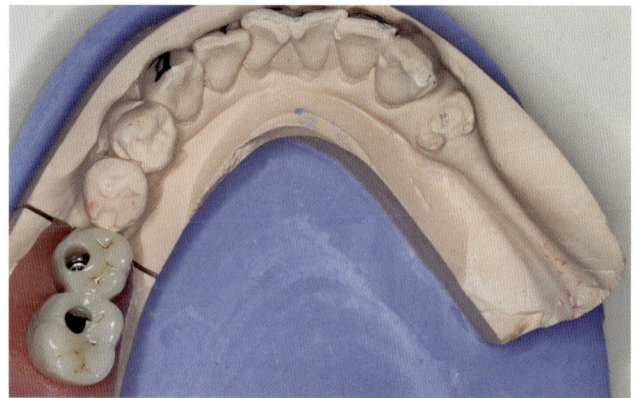

图22-23 常规取模，制作螺丝固位的全瓷联冠修复体。

（16）戴入最终修复体，螺丝固位后，螺丝孔用光固化复合树脂封闭（图22-25a），咬合关系呈反𬌗状，但与35整体协调（图22-25b）。

（17）戴入最终修复体后，曲面断层片示修复体已就位，修复体与邻牙接触点正常（图22-26）；CBCT示种植体周围骨量充足，颊舌侧骨厚度均>2mm（图22-27）。

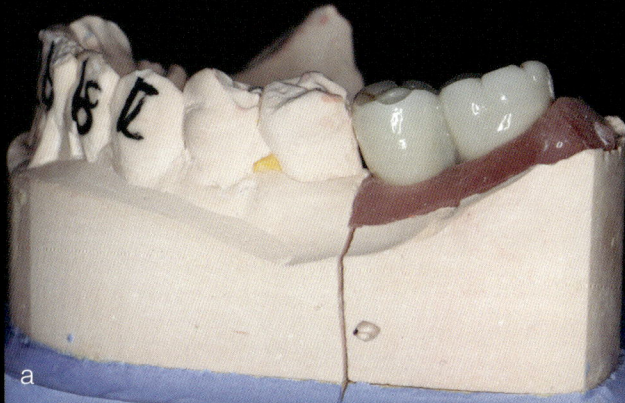

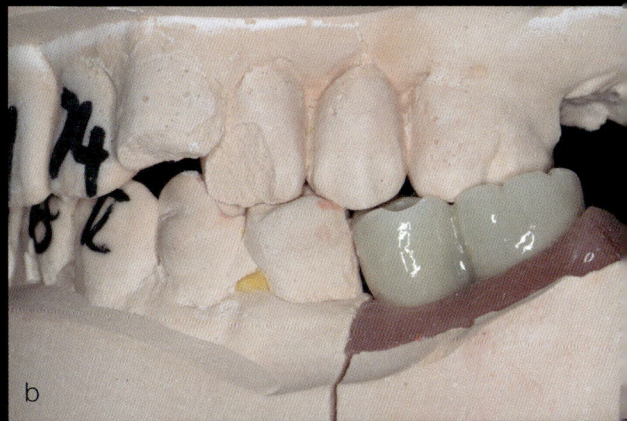

图22-24　全瓷联冠设计为反𬌗关系（a，颊侧观；b，咬合观）。

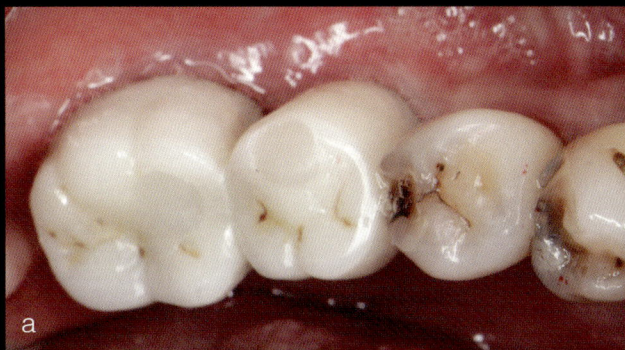

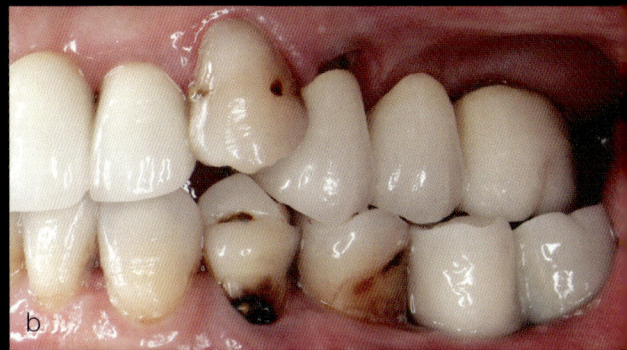

图22-25　戴入最终修复体，𬌗面螺丝孔用光固化复合树脂封闭（a）；邻间隙正常，调𬌗至咬合关系正常（b）。

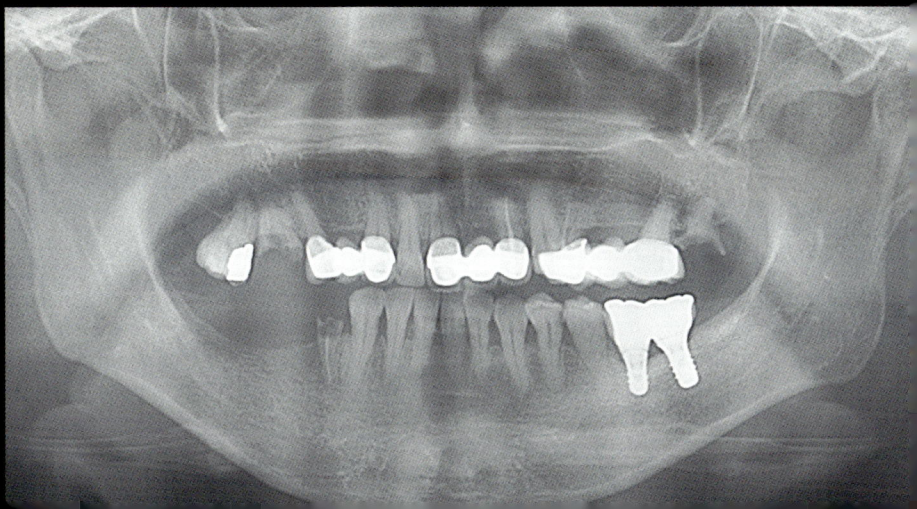

图22-26　戴入最终修复体后，曲面断层片示修复体完全就位，邻接点正常。

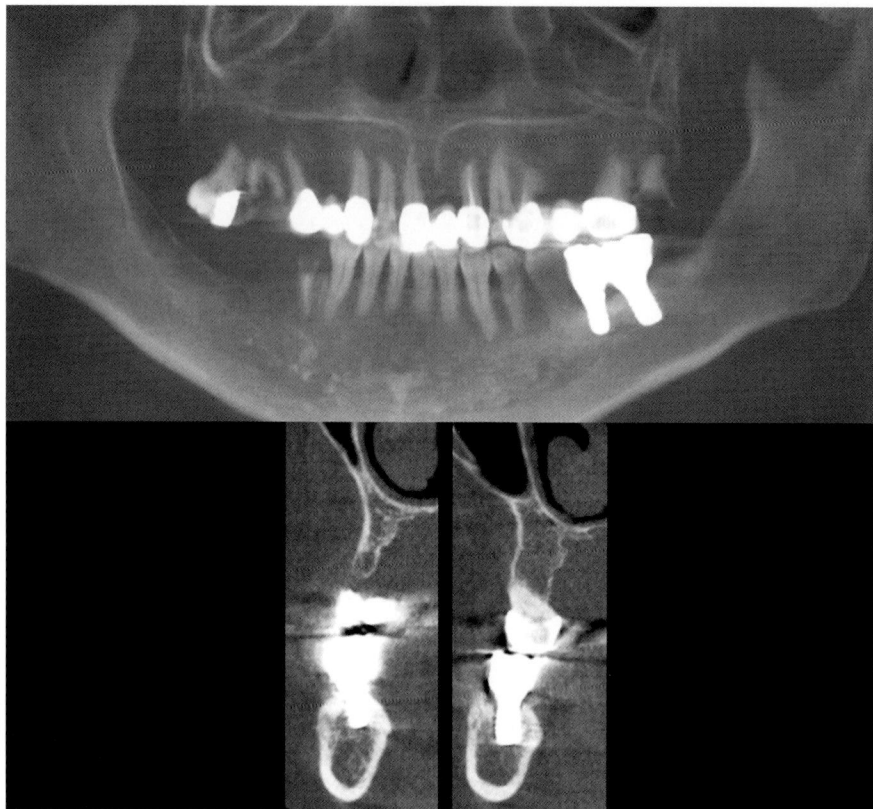

图22-27　戴入最终修复体后，CBCT示种植体颈部骨量充足，颊舌侧骨厚度均>2mm。

案例点评

本案例为下颌后牙区多颗牙连续缺失，由于缺失了牙齿，缺乏咀嚼力及生理性刺激，导致牙槽骨显著吸收，呈刀刃状形态[1-2]，而后牙区是承担咬合力最主要的区域，因此，如何进行该区域的骨增量，以实现下颌种植修复，是本案例最大的挑战。同时，由于患者本身下颌神经管解剖位置注定了无法选择长种植体，因此尽可能地扩增牙槽嵴的水平向宽度是保证初期稳定性和远期使用效果的常规选择。

患者后牙区在水平向、垂直向两个维度均存在骨缺损，高度不足同时牙槽嵴窄，且受限于下颌神经管的解剖，必须要在骨增量上获得最大效果。首先，本次手术设计采用3枚帐篷钉，虽然均为垂直向植入，但是第2颗帐篷钉的位置明显偏颊侧，目的是为了兼顾颊侧骨粉支撑，起到水平向增量的目的；其次，在第一期植骨结束后，35位点帐篷钉骨增量效果不佳，究其原因可能复诊时间过长，帐篷钉早期暴露后骨量逐级丧失的结果。因此，二期手术植入种植体后，再次植入骨粉就是很好的补救措施。二期骨粉植入同时充分地进行切口减张，能够确保种植体周围骨量丰盈，既保证了局部的美观，又为远期疗效提供了保障[3-5]。

本案例有待提升的一点是，由于种植体植入位置的缘故，固位螺丝的开孔位置靠近冠修复体功能窝的位置，增加了封闭树脂断裂、脱落的风险；因此以修复为导向的种植体植入是非常有必要的。同时，结合数字化设计手段，能够精准地将设计方案转变为临床实际操作的种植体植入方式，将神经损伤、骨开窗开裂、冠损坏等问题降到最低，成为一种安全、高效的治疗手段[6-8]。

本案例采用了自体骨和人工骨粉按一定比例

（1:1）混合的方式充填骨缺损区，获得了较理想的效果[9]。但何种比例混合、皮质骨还是松质骨能取得最佳植骨效果，这些问题都需要通过临床前瞻性大样本随机试验来回答，笔者希望与读者共勉，将种植技术推向更精细、更科学的快速发展路径。

（白果，夏亮，邹多宏）

参考文献

[1] Clarot S, Christensen BJ, Chapple AG et al. Prediction of residual alveolar bone height in the posterior maxilla after dental extractions[J]. J Oral Maxillofac Surg, 2021.

[2] Hansson S, Halldin A. Alveolar ridge resorption after tooth extraction: A consequence of a fundamental principle of bone physiology[J]. J Dent Biomechanics, 2012, 3(1):1–8.

[3] Suehiro F, Komabashiri N, Masuzaki T, et al. Efficacy of bone grafting materials in preserving the alveolar ridge in a canine model[J]. J Dent Mater, 2022:2021–2173.

[4] Canellas J, Soares BN, Ritto FG, et al. What grafting materials produce greater alveolar ridge preservation after tooth extraction? A systematic review and network meta-analysis[J]. J Cranio-Maxillofac Surg, 2021, 49(11):1064–1071.

[5] Elangovan S. Dental implants placed in alveolar ridge augmented using guided bone regeneration procedure performed using resorbable collagen membranes and particulate bone grafts using simultaneous or staged approach exhibit a high survival rate[J]. J Evid Based Dent Pract, 2018, 18(2): 173–175.

[6] Schneider D, Sax C, Sancho-Puchades M, et al. Accuracy of computer-assisted, template-guided implant placement compared with conventional implant placement by hand-An in vitro study[J]. Clin Oral Implants Res, 2021, 32(9):1052–1060.

[7] Alevizakos V, Mitov G, Von See C. Implant placement in the aesthetic zone: More efficiency in guided surgery[J]. J Oral Implantology, 2021.

[8] Stapleton BM, Lin WS, Ntounis A, et al. Application of digital diagnostic impression, virtual planning, and computer-guided implant surgery for a CAD/CAM-fabricated, implant-supported fixed dental prosthesis: a clinical report[J]. J Prosth Dent, 2014, 112(3):402–408.

[9] Amaral Valladão CA, Freitas Monteiro M, Joly JC. Guided bone regeneration in staged vertical and horizontal bone augmentation using platelet-rich fibrin associated with bone grafts: a retrospective clinical study[J]. Int J Implant Dent, 2020, 6(1): 72.

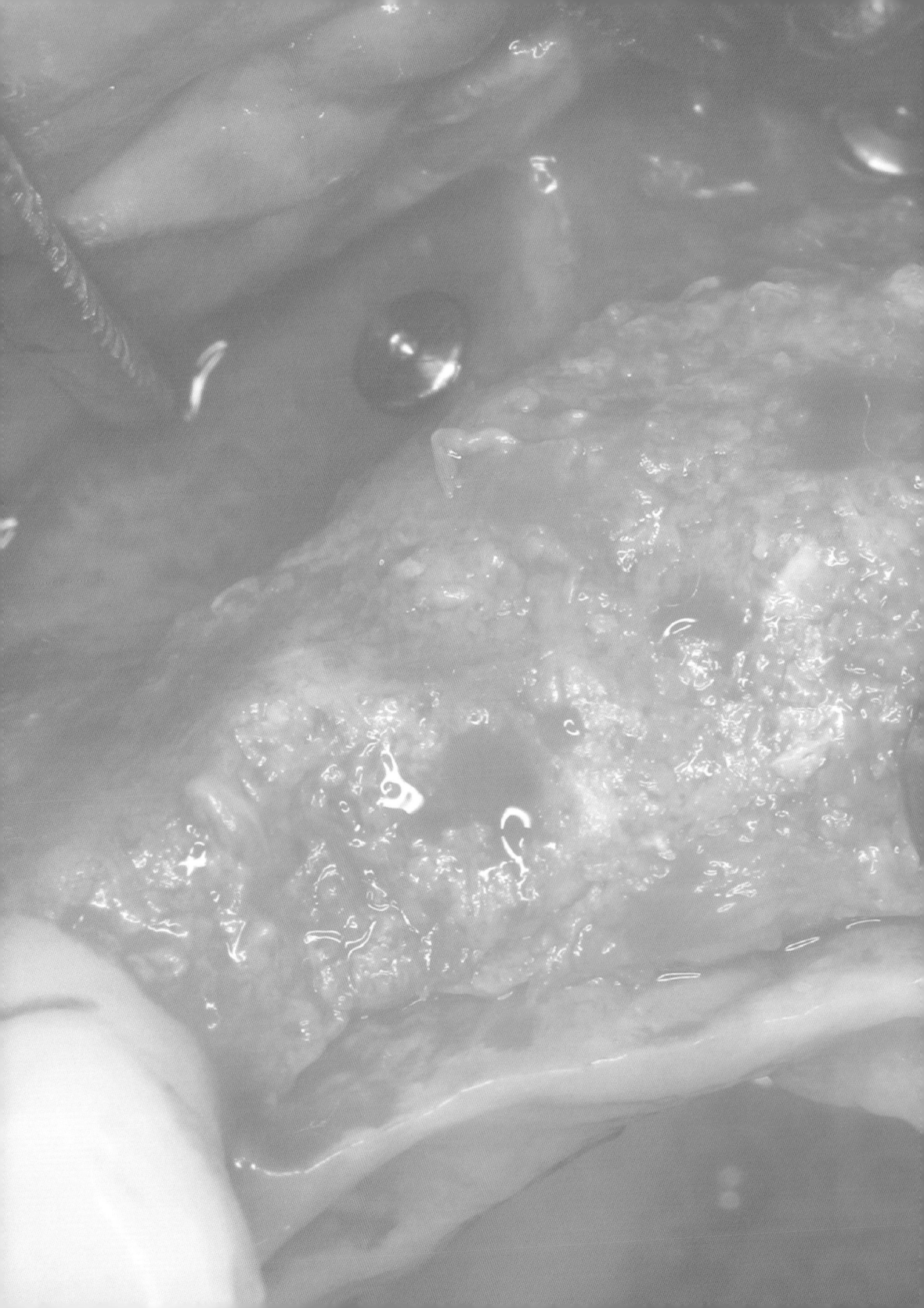

PART **5**

CLINICAL APPLICATION OF
DOMESTIC ALLOGENEIC
BONE BLOCK

第五部分
国产同种异体骨块的临床应用

第 23 章

上颌前牙区复合型（水平型+垂直型）骨缺损的修复重建（多牙位）V

RECONSTRUCTION OF HORIZONTAL/VERTICAL BONE DEFECT IN THE MAXILLARY ANTERIOR REGION (MULTIPLE TEETH) V

案例简介

患者：女，56岁，福建福州人。

主诉：上颌前牙因外伤导致脱落2年，现要求行种植修复。

现病史：患者自述上颌前牙2年前因外伤导致完整脱落，未行任何治疗。现在因严重影响进食、发音及美观，要求行种植修复。

既往史：否认全身系统性疾病史，否认药物过敏史，无吸烟及嗜酒史。

口腔检查：11、21缺失，12与22冠部稍近中倾斜，轻微倒"八"字外形；15、26松动Ⅱ～Ⅲ度，叩诊疼痛，可探及深牙周袋，深度＞5mm，26可探及根分叉，探诊出血；13、12、22、23、31、41松动Ⅰ～Ⅱ度，无叩痛；全口牙龈未见明显充血、红肿；牙龈生物型为中厚龈生物型，咬合关系正常，开口度三横指（图23-1）。

影像学检查：CBCT示11、21缺失，牙槽骨明显吸收，牙槽骨高度显著不足，为4～5mm；全口牙槽骨水平向吸收严重，上颌余留牙牙槽骨均已至根尖1/3～2/3（图23-2）。

诊断

（1）11、21缺失。

（2）上颌前牙区牙槽骨水平型+垂直型骨缺损。

（3）余留牙齿慢性牙周病。

治疗方案

本案例属于美学区种植修复，美学风险因素评估见表23-1[1]。

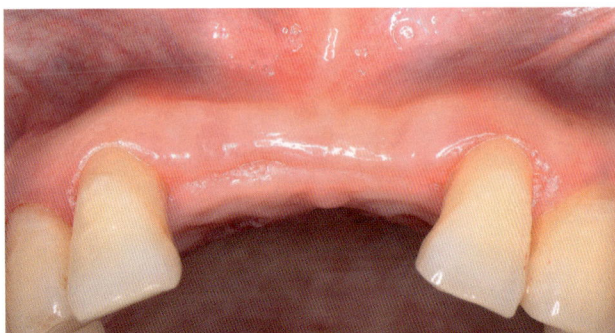

图23-1 临床检查患者上颌中切牙缺失，牙槽嵴吸收明显，水平向、垂直向高度均不足。

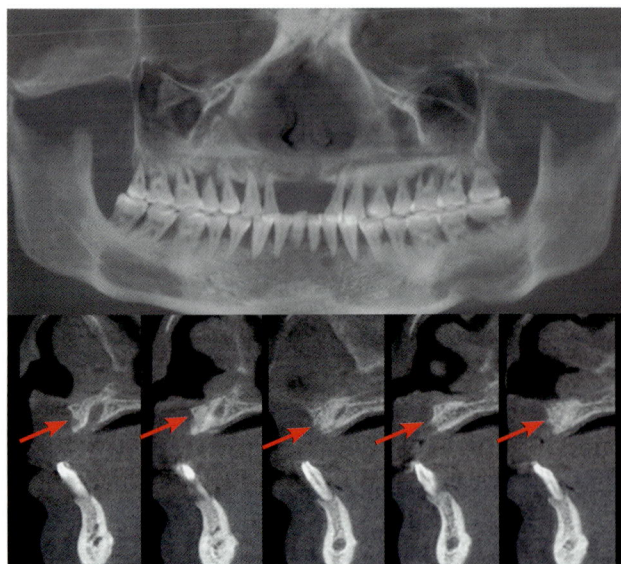

图23-2 术前CBCT示缺牙区牙槽嵴高度不足，唇侧有明显凹陷（红色箭头所示）。

表23-1　美学风险因素评估

美学风险因素	风险水平		
	低	中	高
健康状况	健康，免疫功能正常		免疫功能低下
吸烟习惯	不吸烟	少量吸烟（＜10支/天）	大量吸烟（＞10支/天）
患者美学期望值	低	中	高
笑线	低位	中位	高位
牙龈生物型	低弧线、厚龈生物型	中弧线、中厚龈生物型	高弧线、薄龈生物型
牙冠形态	方圆形	卵圆形	尖圆形
位点感染情况	无	慢性	急性
邻面牙槽嵴高度	到接触点＜5mm	到接触点5.5～6.5mm	到接触点＞7mm
邻牙修复状态	无修复体		有修复体
缺牙间隙宽度	单颗牙（＞7mm）	单颗牙（＜7mm）	2颗牙或2颗牙以上
软组织解剖	软组织完整		软组织缺损
牙槽嵴解剖	无骨缺损	水平向骨缺损	垂直向骨缺损

根据表23-1，本案例属于高风险种植案例。

基于病史，与患者充分沟通后拟行的治疗方案：同种异体骨块+帐篷钉技术+GBR技术进行骨缺损区的水平向+垂直向骨增量，植骨成功后行种植修复。

治疗过程

（1）局麻下，于上颌中切牙缺牙区牙槽嵴顶做正中切口，向双侧上颌尖牙做龈沟内延长切口，并在第一前磨牙远中做垂直附加切口，翻全层黏骨膜瓣，充分暴露上颌牙槽骨，缺牙区唇侧牙槽骨局部凹陷明显（图23-3）。牙周探针测量，牙槽嵴顶宽度2～3mm（图23-4），高度降低＞5mm（图23-5）。

（2）选择大小合适的同种异体骨块（联结生物，可诱导冻干脱钙骨，BIO-DBM，5mm×15mm×15mm）作为植骨材料，其具有皮质骨面（图23-6a）和松质骨面（图23-6b）。

（3）修整骨块外形后，利用1枚帐篷钉将骨块固定于牙槽嵴顶上方，骨块偏向唇侧（图23-

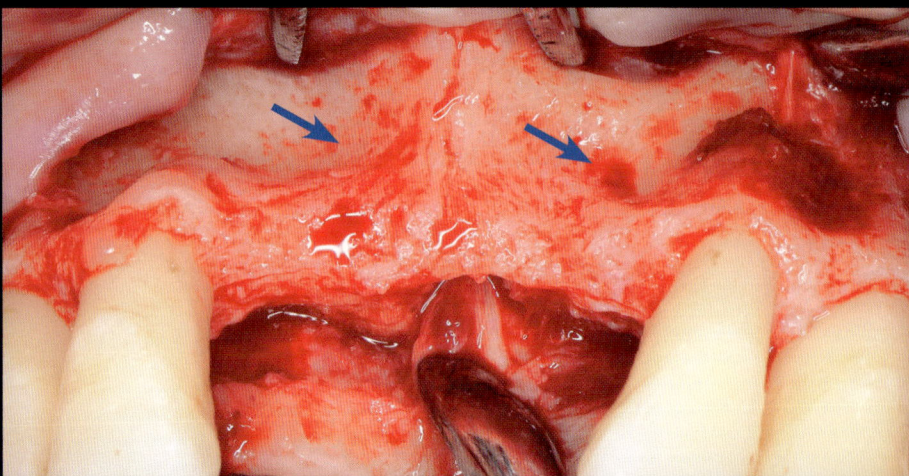

图23-3　局麻下，于牙槽嵴顶做正中切口，全层翻黏骨膜瓣，见缺牙区唇侧有2个骨性凹陷（蓝色箭头所示）。

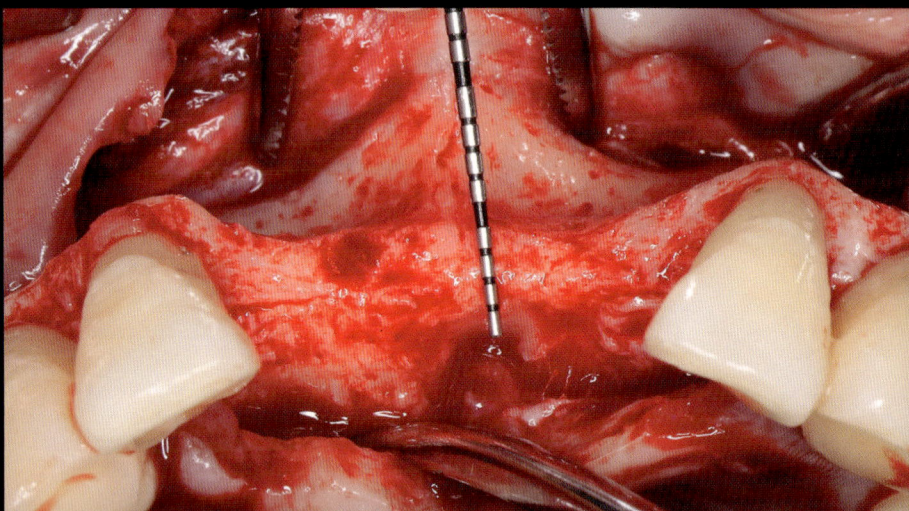

图23-4　牙周探针测量，牙槽嵴顶宽度约3mm。

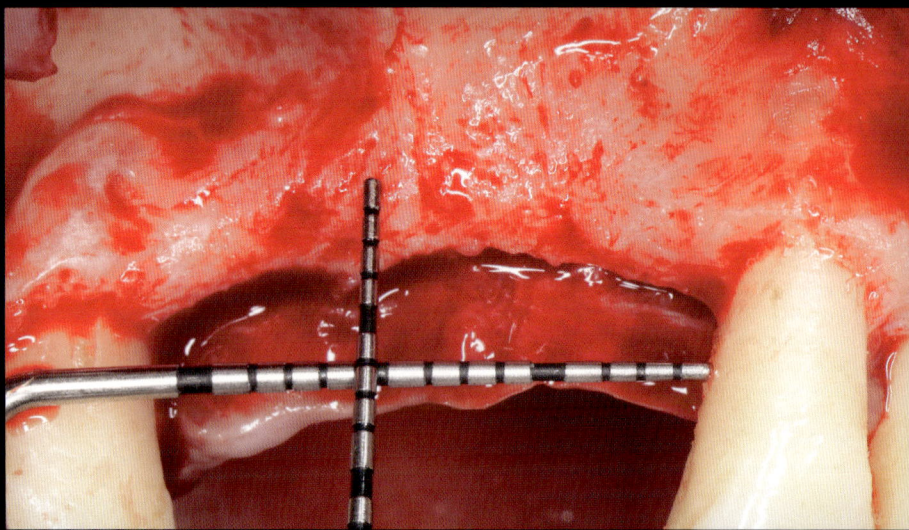

图23-5　牙周探针测量，牙槽骨高度降低5~6mm。

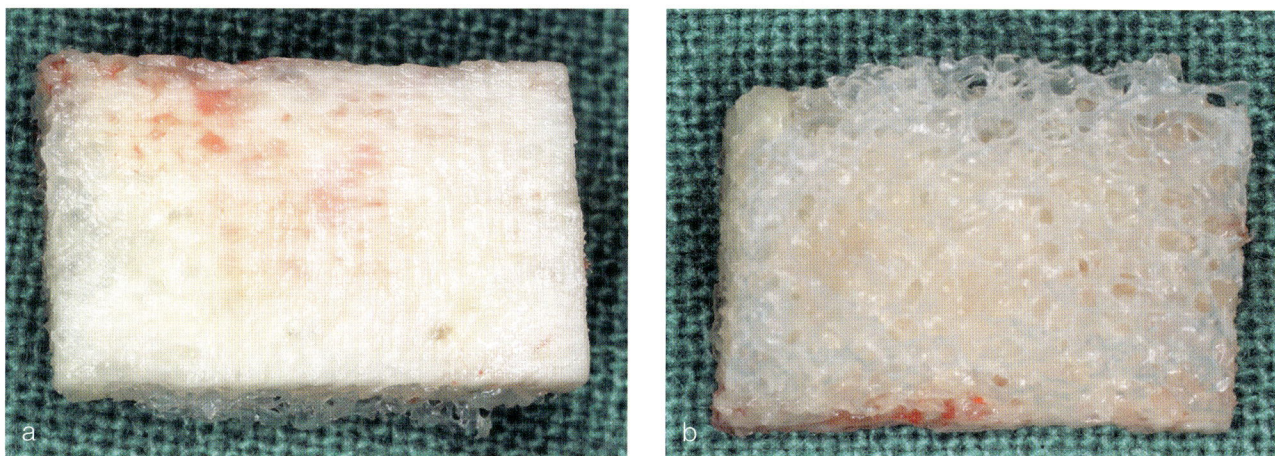

图23-6　选择同种异体骨块（可诱导冻干脱钙骨，BIO-DBM，5mm×15mm×15mm）作为植骨材料（a，皮质骨面；b，松质骨面）。

7a）。皮质骨面朝殆面，松质骨面朝牙槽骨面（图23-7b）。

（4）将Bio-Oss骨粉（Geistlich，1.0g）与生理盐水混合（图23-8），然后将骨粉放置于缺牙区唇侧骨缺损区（图23-9），最后完全覆盖殆面的同种异体骨块和帐篷钉（图23-10）。

（5）选择大小合适的Bio-Gide可吸收生物膜（Geistlich，25mm×25mm）作为屏障膜，修整后覆盖在植骨材料上，完全包裹骨粉，生物膜的两端分别塞入唇侧及腭侧黏骨膜下（图23-11）。

（6）唇侧充分减张，用4-0可吸收线无张力下严密缝合创口（图23-12），2周后拆线。

（7）植骨术后2周复诊，缝线在位，无脱落，创口愈合良好（图23-13），拆除缝线（图23-14）。

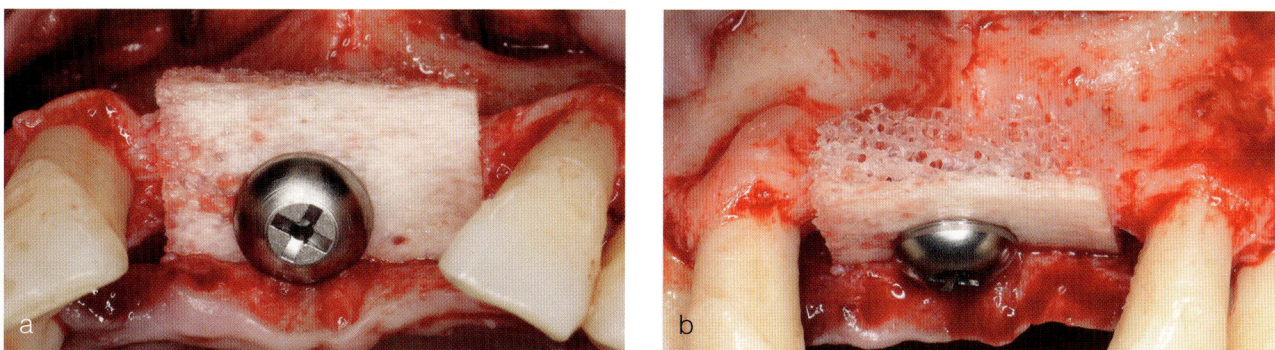

图23-7　利用帐篷钉将同种异体骨块固定于牙槽嵴顶上方，考虑唇侧骨量不足，将骨块偏唇侧固定（a）；骨松质与牙槽嵴顶紧密接触（b）。

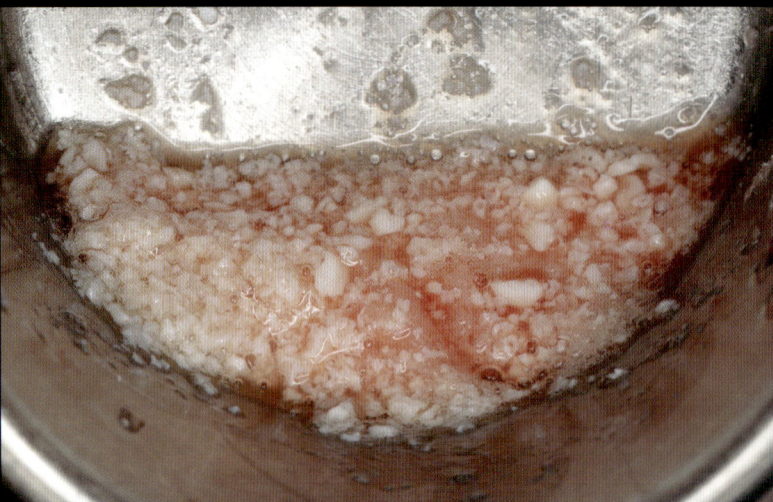

图23-8　将Bio-Oss骨粉（
1.0g）与生理盐水混合。

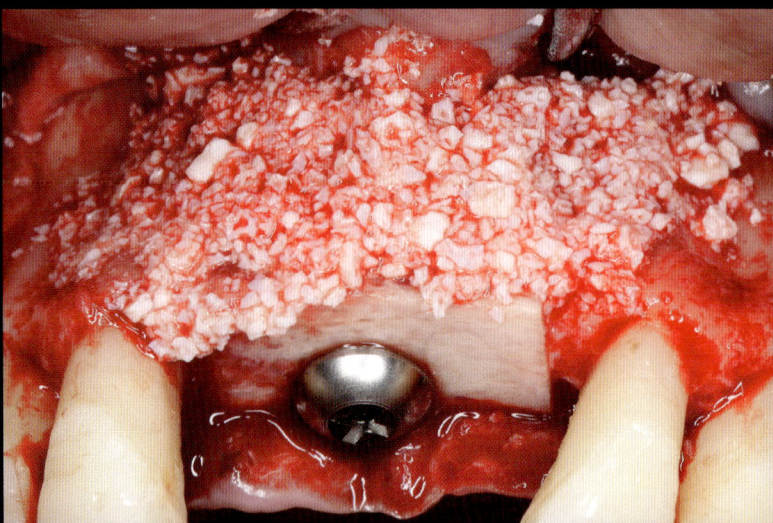

图23-9　将骨粉放置于块状骨

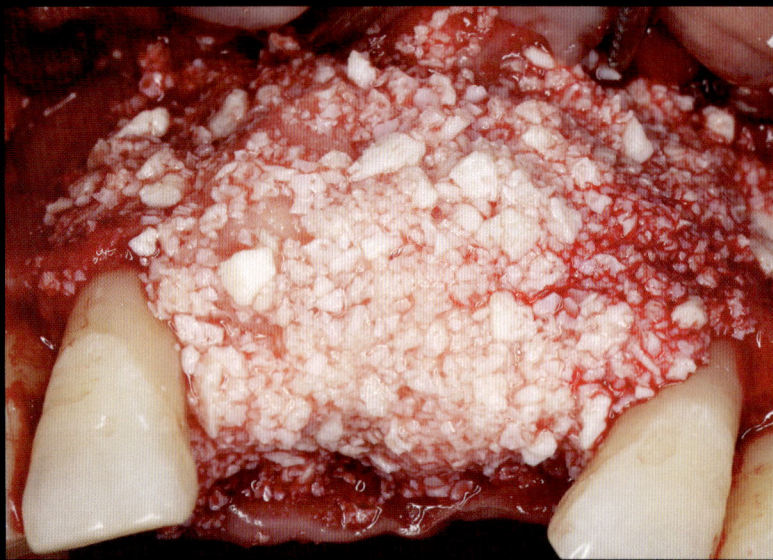

图23-10　用骨粉将同种异体
完全覆盖。

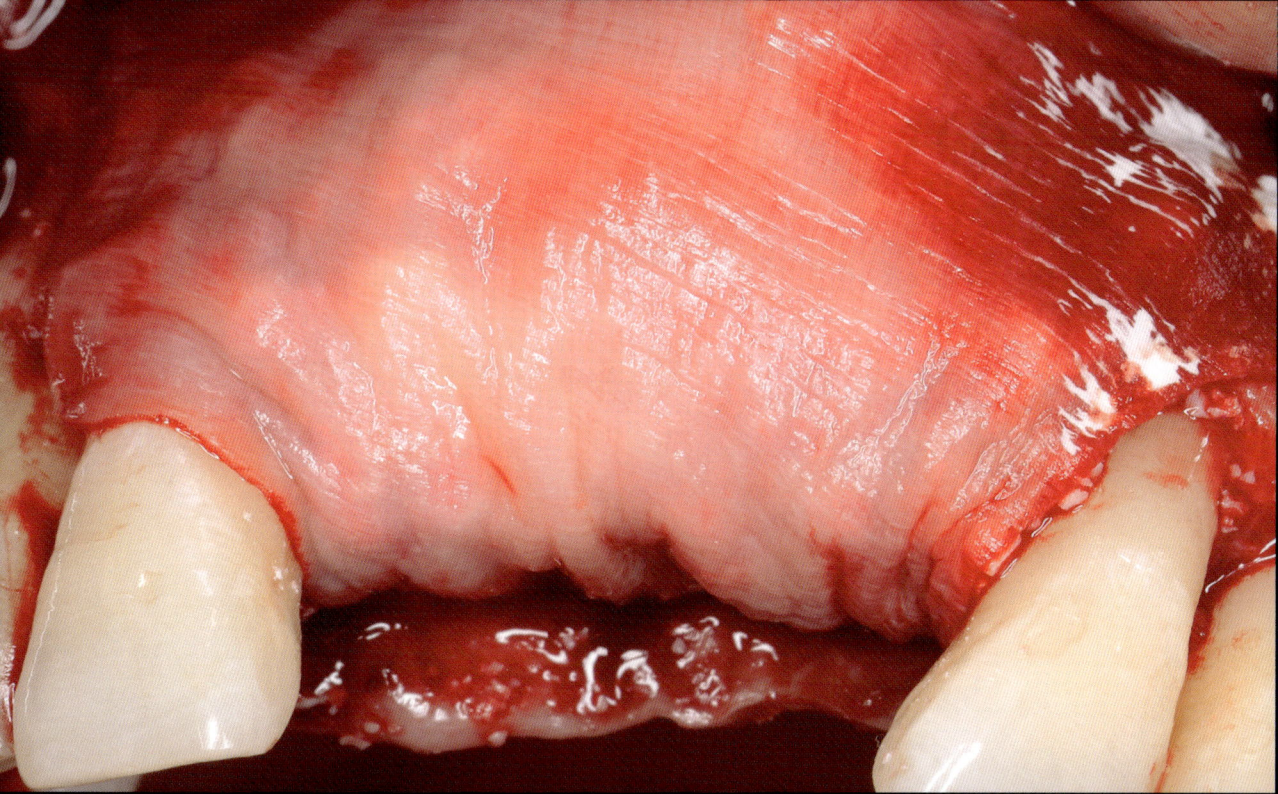

图23-11　将Bio-Gide可吸收生物膜（Geistlich，25mm×25mm）完全包裹骨粉，生物膜的两端分别塞入唇侧及腭侧黏骨膜下。

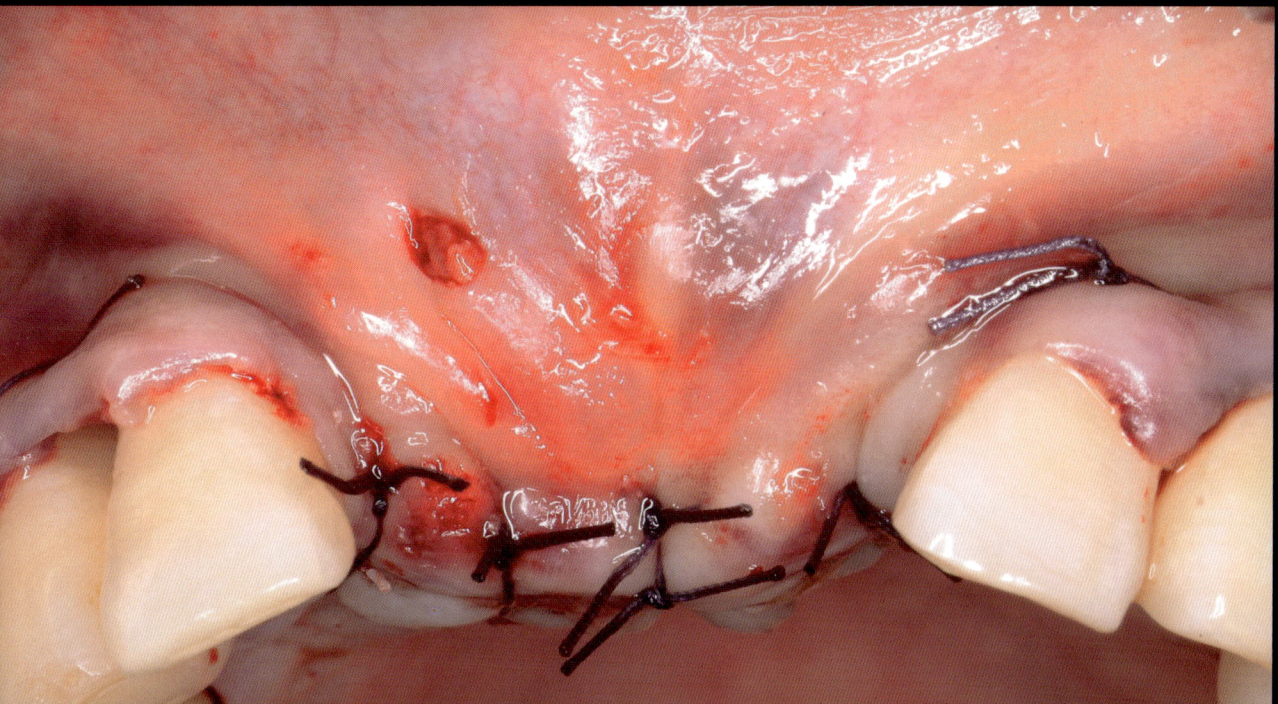

图23-12　唇侧充分减张，用4-0可吸收线无张力下严密缝合创口。

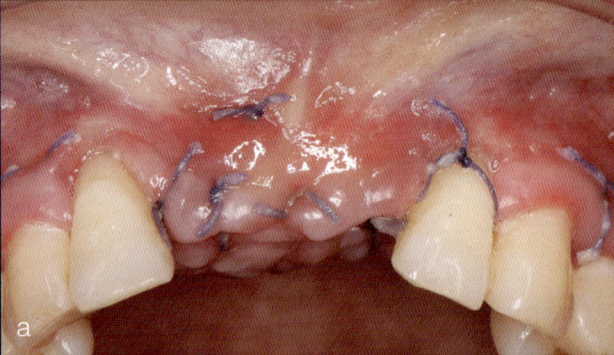

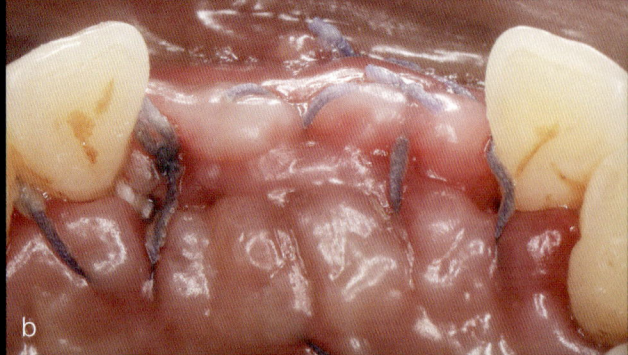

图23-13 植骨术后2周复诊,口内见缝线在位,无脱落,黏膜愈合良好(a,唇面观;b,殆面观)。

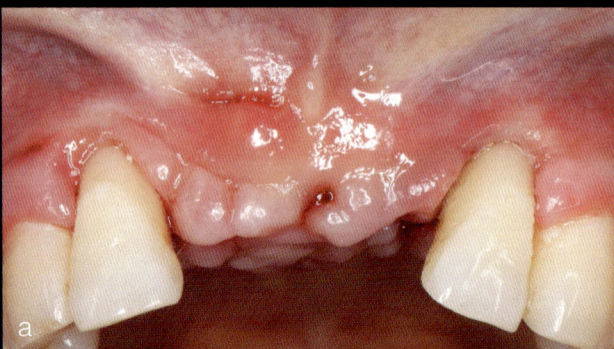

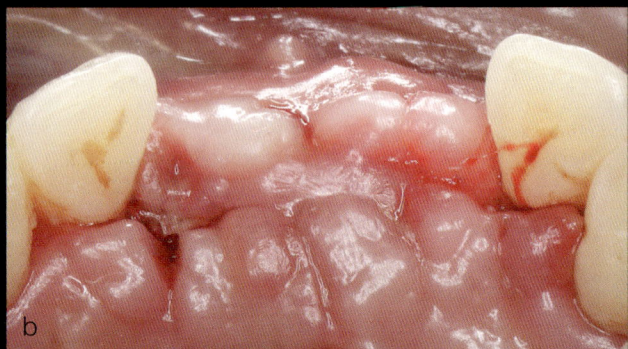

图23-14 拆除缝线后黏膜色、性、质恢复良好,无骨粉暴露(a,唇面观;b,殆面观)。

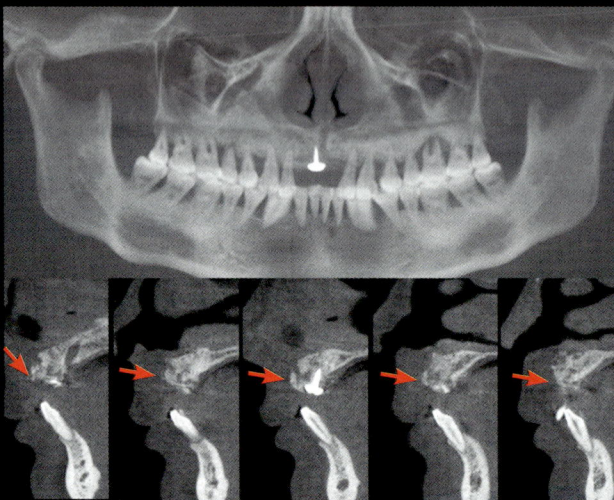

图23-15 植骨术后3个月复诊,CBCT示植骨块在位,唇侧骨厚度显著增加,骨高度也明显改善(红色箭头所示)。

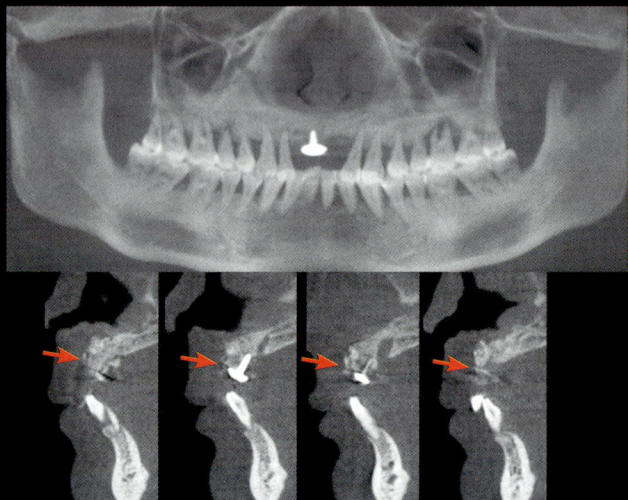

图23-16 植骨术后6个月复诊,CBCT示植骨区密度显著增加,水平向、垂直向骨增量效果明显(红色箭头所示)。

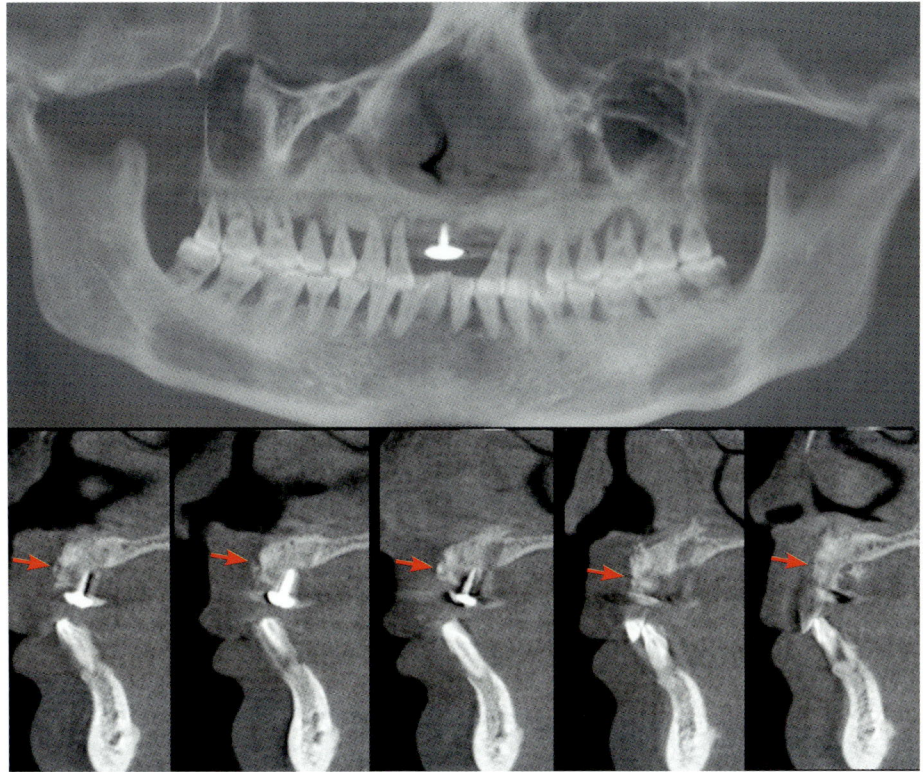

图23-17　植骨术后8个月复诊，CBCT示植骨块少量改建，大量新骨形成，新骨密度与基骨相似，二者已经完全融合（红色箭头所示）。

（8）植骨术后3个月复诊，CBCT示植骨区密度显著增加，水平向、垂直向骨增量效果明显（图23-15）。植骨术后6个月复诊，CBCT示植入的骨块改建吸收，植骨材料密度影像亮度增加，提示有新骨形成，帐篷钉钉帽下方唇侧更显著（图23-16）。植骨术后8个月复诊，CBCT示植骨区骨密度影像亮度增加，新骨与基骨完全融合在一起，骨块不明显（图23-17）。

（9）植骨术后8个月复诊，局麻下，于牙槽嵴顶做正中切口，翻黏骨膜瓣，见双侧上颌中切牙缺牙区牙槽骨骨增量区新骨组织，表面光滑，边缘与牙槽骨完全融合成一体。同种异体骨块变薄，已与骨粉结合在一起，骨缺损区新骨轮廓形态与邻近骨组织较一致，帐篷钉可见。拆除帐篷钉后植入2颗种植体（NobelActive，3.5mm×11.5mm），初期稳定性佳，扭矩>35Ncm，放置愈合基台。

（10）种植体植入后4个月复诊，口内见创口愈合良好，愈合基台在位，龈乳头形态尚可，无明显退缩（图23-18）。取出愈合基台，常规取模（患者不同意调整12、22牙冠，倒"八"字形态无法改变），制作全瓷联冠修复体（图23-19）。

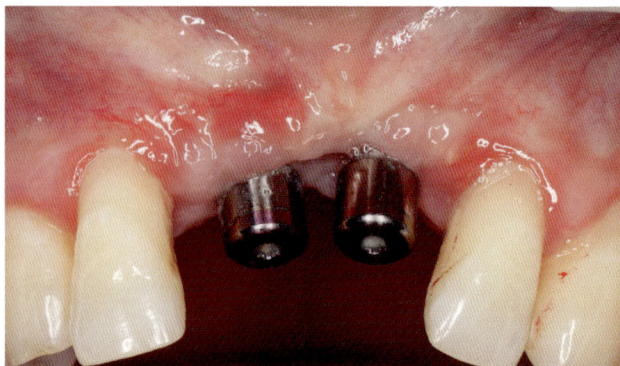

图23-18　种植体植入后4个月复诊，创口完全愈合，附着龈宽度及前庭沟深度正常。

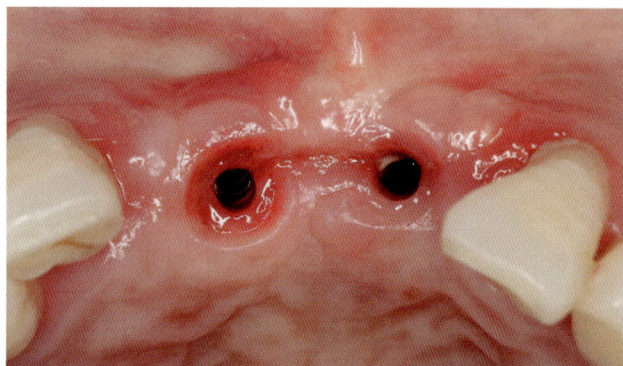

图23-19　取出愈合基台，常规取模，制作全瓷联冠修复体。

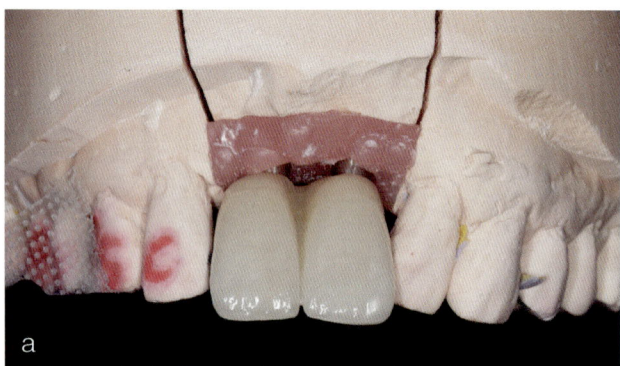

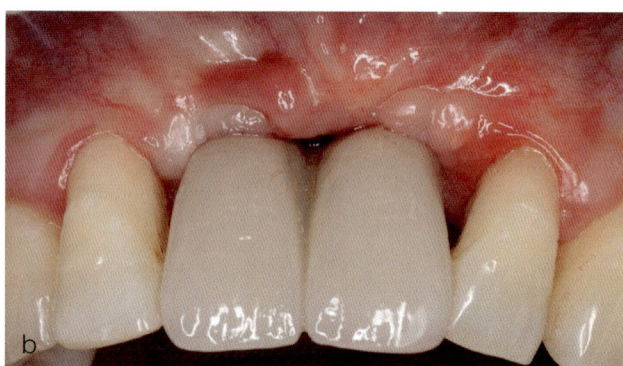

图23-20　制作的全瓷联冠修复体形态佳（a）；戴入口内，整体协调、自然、美观（b）。

（11）修复体形态佳（图23-20a），戴入口内，修复体与自然牙整体协调、自然、美观，调𬌗至咬合关系正常（图23-20b）。

（12）戴入最终修复体后，拍摄曲面断层片及根尖片，确认修复体已就位，修复体与邻牙牙冠接触点正常（图23-21）；CBCT示种植体周围骨结合良好，唇侧骨厚度>2mm（图23-22）。

案例点评

本案例是双侧上颌中切牙缺失伴垂直型骨缺损。相较于单牙缺失，2颗或多颗牙缺失伴骨缺损的骨增量难度大大增加[2-3]。尤其前牙美学区，骨量直接决定了种植体的远期使用寿命和软组织美学效果。因此，如何在该区域实现足量的骨增量，是本案例最大的挑战[4]。

随着同种异体骨块的临床应用日益增加，用其进行水平型或垂直型骨缺损的修复治疗已经获得广大医生的认可[5-8]。本案例采用同种异体骨块进行植骨，具体治疗要点：

（1）选择大小合适的骨块。

（2）骨块要经过细致修整，与软组织接触的面要光滑，不能有任何突起，骨块外形、高度均应匹

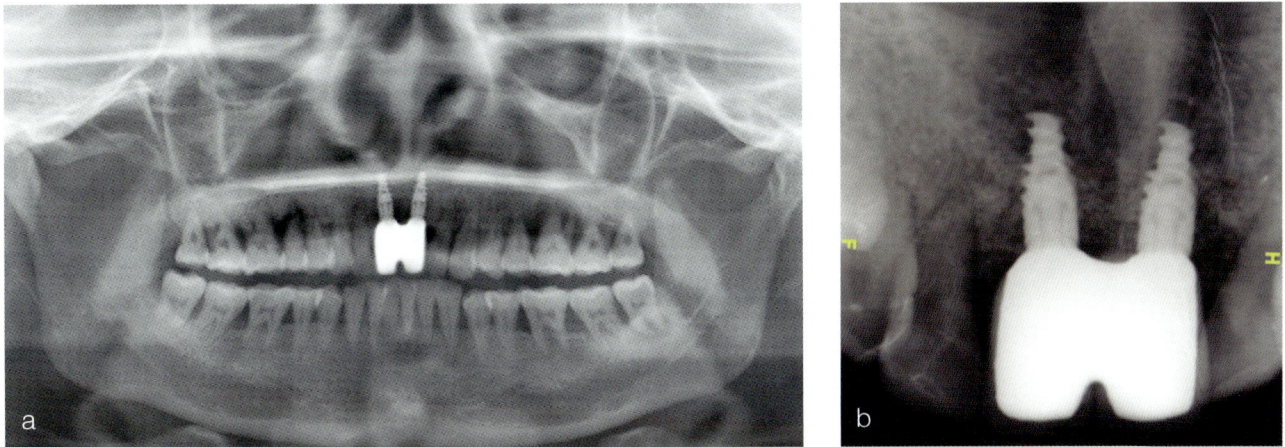

图23-21　戴入最终修复体后，曲面断层片（a）及根尖片（b）示修复体完全就位，修复体与邻牙接触点正常。

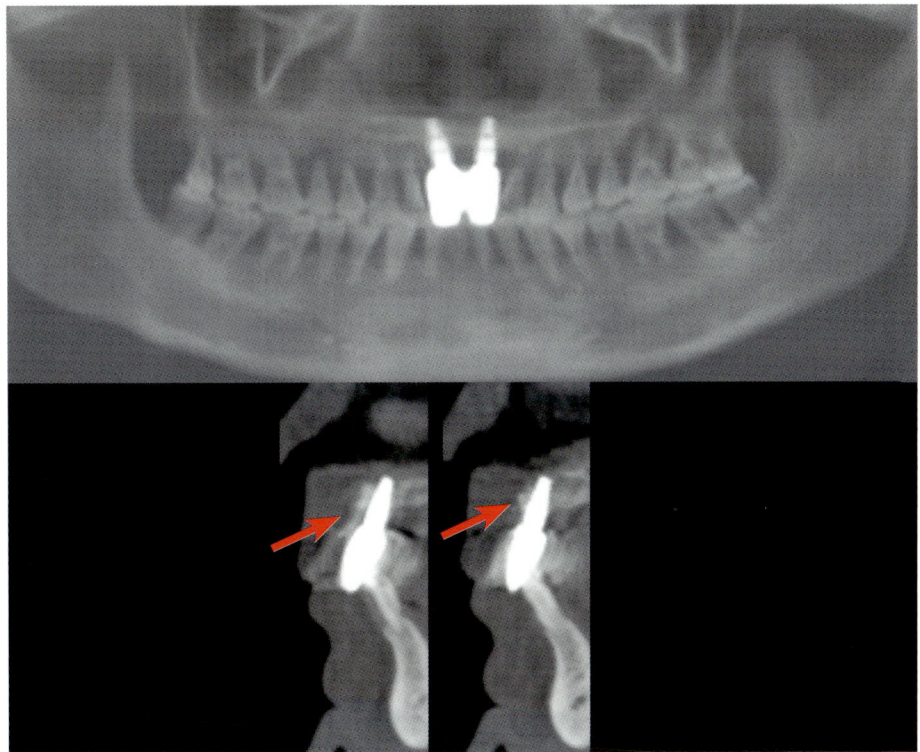

图23-22　戴入最终修复体后，CBCT示种植体周围骨量充足，骨结合良好，种植体唇侧骨厚度>2mm（红色箭头所示）。

配骨缺损区的外形要求。

（3）采用帐篷钉固定，使得骨块能够在骨缺损区充分固位（稳定是成骨的必要条件），1枚帐篷钉即可，避免使用多根钛钉固位。

（4）骨块放置位置满足两点：第一是要仅贴牙槽嵴顶，为垂直向骨增量创造条件，且松质骨面向牙槽骨侧；第二是要适当偏向唇/颊侧，相较腭侧，唇侧是美学种植的重点考量区域，骨块的偏移则为唇侧骨缺损修复提供了支撑条件。

本案例进行生物膜覆盖时没有采用膜钉固位，主要考虑到同种异体骨块可以起到支撑生物膜的作用，能够为骨粉提供稳定的新骨形成空间。

不足之处：

（1）相较单冠修复，11和21联冠修复不利于前牙区美学效果。

（2）12和22自然牙呈现倒"八"字形，在取模时候应该和患者充分沟通，加以修整。

最后，针对前牙种植的美学"黑三角"的存在，主要原因为旁边的自然牙牙周病导致牙槽嵴顶降低，通过骨增量难以实现高于邻牙牙槽嵴顶的骨增量。后期是否可以应用软组织增量实现更完美的效果，笔者将与各位读者一同探索，追求新知，精进技巧。

（白果，牛姗姗，邹多宏）

参考文献

[1] Dawson A, Chen S. 牙种植学的SAC分类[M]. 宿玉成, 译. 沈阳: 辽宁科学技术出版社, 2019.

[2] Van Nimwegen WG, Raghoebar GM, Tymstra N, et al. How to treat two adjacent missing teeth with dental implants. A systematic review on single implant-supported two-unit cantilever FDP's and results of a 5-year prospective comparative study in the aesthetic zone[J]. J Oral Rehabil, 2017, 44(6):461-471.

[3] Roccuzzo A, Jensen SS, Worsaae N, et al. Implant-supported 2-unit cantilevers compared with single crowns on adjacent implants: A comparative retrospective case series[J]. J Prosth Dent, 2020, 123(5):717-723.

[4] Wessels R, Vervaeke S, Seyssens L, et al. A 5-year cohort study on early implant placement with guided bone regeneration or alveolar ridge preservation with connective tissue graft[J]. Clin Implant Dent Relat Res, 2020, 22(6):697-705.

[5] Gorgis R, Qazo L, Bruun NH, et al. Lateral alveolar ridge augmentation with an autogenous bone block graft alone with or without barrier membrane coverage: a systematic review and meta-analysis[J]. J Oral Maxillofac Res, 2021, 12(3).

[6] Bazal-Bonelli S, Sánchez-Labrador L, Cortés-Bretón Brinkmann J, et al. Clinical performance of tooth root blocks for alveolar ridge reconstruction[J]. Int J Oral Maxillofac Surg, 2021.

[7] Mandelli F, Traini T, Ghensi P. Customized-3D zirconia barriers for guided bone regeneration (GBR): Clinical and histological findings from a proof-of-concept case series[J]. J Dent, 2021, 114.

[8] Liu Y, Yu L, Zhang D, et al. Manufacture and preliminary evaluation of acellular tooth roots as allografts for alveolar ridge augmentation[J]. J Biomed Mater Res, 2022, 110(1):122-130.

第 24 章

上颌前牙区水平型骨缺损的修复重建（多牙位）Ⅱ

RECONSTRUCTION OF HORIZONTAL ALVEOLAR BONE DEFECT IN THE MAXILLARY ANTERIOR REGION (MULTIPLE TEETH) Ⅱ

案例简介

患者：男，30岁，上海人。

主诉：上颌前牙区修复体松动1年余，要求拔除后种植修复。

现病史：患者因先天缺失11、12、14、22及24，于2010年利用15、13、21、23及25做基牙，进行烤瓷联冠修复，但由于13、21、23做基牙时磨除较多，均进行了根管治疗。1年前修复体脱落，后经过粘接处理，但3个月反复脱落多次，现伴有食物嵌塞、口腔异味，今来我科就诊，要求拆除联冠，种植修复缺牙区。

既往史：否认全身系统性疾病史，否认药物过敏史，无吸烟及嗜酒史。

口腔检查：上颌15-25烤瓷联冠修复，下颌33-43烤瓷联冠修复；34和44位点为乳牙滞留；基牙与烤瓷联冠连接不紧密，修复体边缘卡探针。上颌前牙区唇侧牙槽骨丰满度欠佳，唇腭向宽度不足；牙龈缘红肿，15、21、25基牙唇/颊侧可探及深牙周袋，探诊出血；12、22前庭沟区域可扪及牙槽骨凹陷。牙龈生物型为中厚龈生物型，咬合关系正常，开口度佳（图24-1）。

影像学检查：曲面断层片示上颌14、12、11、22、24缺失，15-25烤瓷联冠修复，13、15、21、23及25为基牙，且13、21、23已做根管治疗。21根尖可见低密度影，15、25牙根近中牙槽骨垂直向吸收严重，达根尖1/3。下颌31、41缺失，33-43联冠修复（图24-2）。

CBCT示上颌前牙区牙槽骨高度尚可，约15mm，牙槽骨宽度严重不足，最窄处为2~3mm。11根尖有阴影，唇侧骨板已经吸收（图24-3）。

诊断

（1）部分牙齿先天性缺失（14、12、11、22、24、31、41）。

（2）上颌前牙区牙槽骨水平型骨缺损。

（3）13、21慢性根尖周炎。

（4）15、25、34、44位点乳牙滞留。

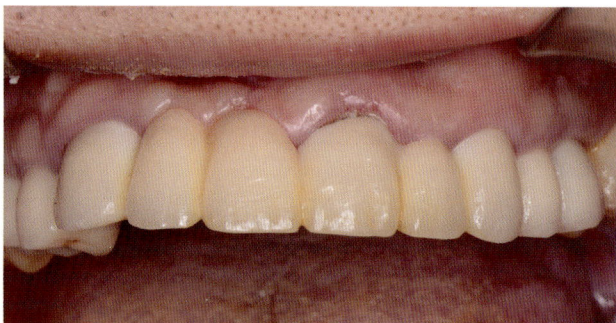

图24-1 15-25烤瓷联冠修复，21唇侧颈部软组织明显退缩，附着龈宽度正常。

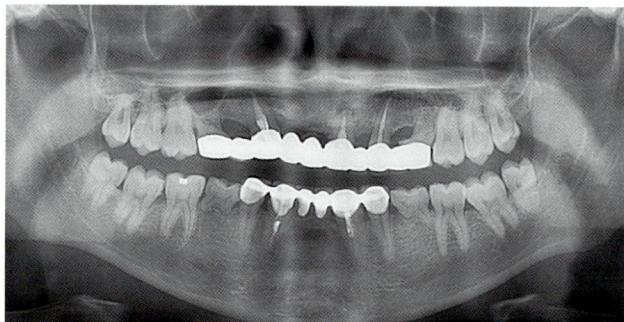

图24-2 曲面断层片示15-25烤瓷联冠修复；13、21、23、32及42完成了根管治疗；15、25、34、44位点乳牙滞留；14、24、31及41缺失。

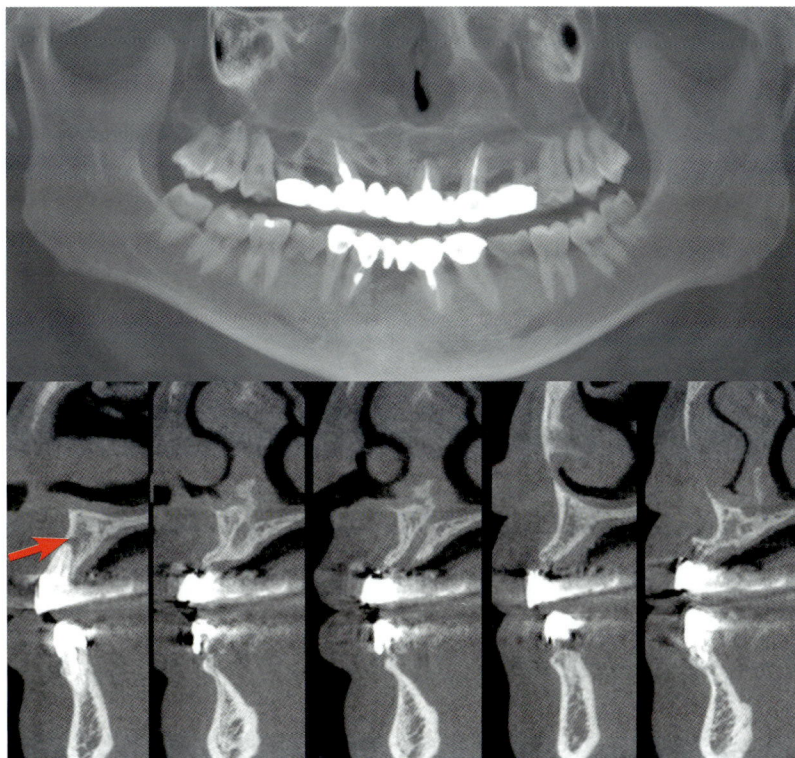

图24-3　CBCT示前牙区牙槽骨较薄（2~3mm），21唇侧骨板吸收，根尖明显阴影（红色箭头所示）。

治疗方案

本案例属于美学区种植修复，美学风险因素评估见表24-1[1]。

根据表24-1，本案例属于中-高风险种植案例。

基于病史、临床检查及影像学资料，与患者充分沟通后，制订的治疗方案：①去除上颌的烤瓷联冠修复体；②拔除15、21、25；③同种异体骨块+帐篷钉技术+GBR技术植骨；④植骨成功后种植修复24、25，12-22种植联冠修复，14、15种植修复，13、23烤瓷冠修复。

治疗过程

（1）去除上颌前牙区的烤瓷联冠修复体，唇面观缺牙区软组织完整（图24-4a），部分黏膜有慢性炎症，颜色变红色（图24-4b）。

（2）局麻下，缺牙区牙槽嵴顶做正中切口，向远中延伸至16和26远中做垂直附加切口，翻黏骨膜瓣，充分暴露下方牙槽骨，见21牙根唇侧牙槽骨吸收，根尖呈囊性缺损（图24-5）。

（3）拔除21、15、25，用专用软组织去除钻把炎性肉芽组织清除干净，用滋养孔钻在植骨区制备滋养孔（图24-6）。24、25位点植入2颗种植体（NobelActive，φ3.5mm×10mm），扭矩<15Ncm，安放封闭螺丝。

表24-1 美学风险因素评估

美学风险因素	风险水平		
	低	中	高
健康状况	健康，免疫功能正常		免疫功能低下
吸烟习惯	不吸烟	少量吸烟（<10支/天）	大量吸烟（>10支/天）
患者美学期望值	低	中	高
笑线	低位	中位	高位
牙龈生物型	低弧线、厚龈生物型	中弧线、中厚龈生物型	高弧线、薄龈生物型
牙冠形态	方圆形	卵圆形	尖圆形
位点感染情况	无	慢性	急性
邻面牙槽嵴高度	到接触点<5mm	到接触点5.5~6.5mm	到接触点>7mm
邻牙修复状态	无修复体		有修复体
缺牙间隙宽度	单颗牙（>7mm）	单颗牙（<7mm）	2颗牙或2颗牙以上
软组织解剖	软组织完整		软组织缺损
牙槽嵴解剖	无骨缺损	水平向骨缺损	垂直向骨缺损

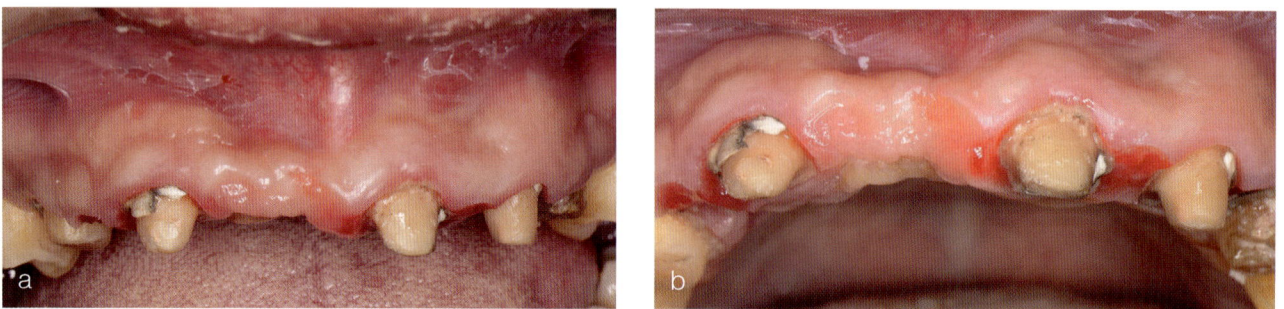

图24-4 取出烤瓷联冠后，口内见唇侧凹陷明显，附着龈宽度及前庭沟深度正常，部分黏膜有红肿（a，唇面观；b，殆面观）。

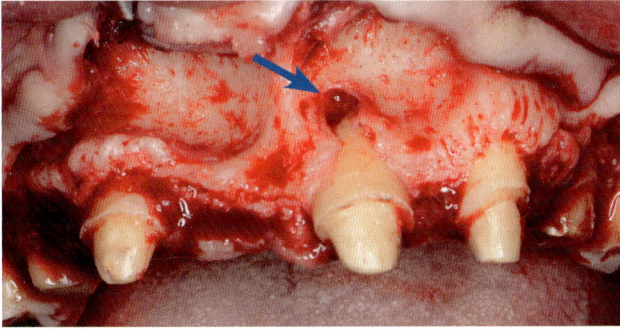

图24-5　局麻下，牙槽嵴顶做正中切口，翻全层瓣，充分暴露骨缺损区；21松动Ⅱ～Ⅲ度，唇侧骨板吸收，根尖有洞形缺损（蓝色箭头所示）。

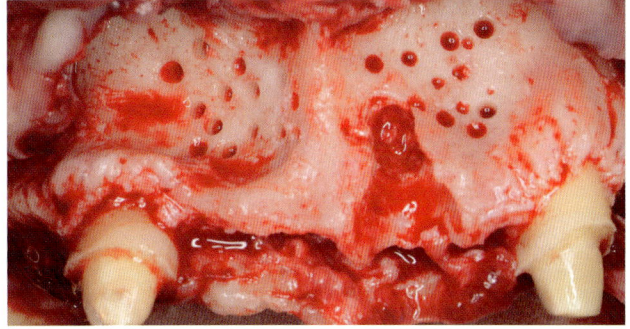

图24-6　拔除21、15、25，用滋养孔钻在植骨区制备滋养孔。

（4）选择同种异体骨块（联结生物，可诱导冻干脱钙骨，BIO-DBM，5mm×15mm×15mm）作为植骨材料，其具有皮质骨面（图24-7a）和松质骨面（图24-7b）。

（5）骨块修整后，用2枚帐篷钉（钉帽φ6mm×8mm）（图24-8a），将骨块固定在唇侧洞形骨缺损区（图24-8b）。牙周探针测量，牙槽嵴顶宽度显著增加（图24-9）。

（6）用Bio-Oss骨粉（Geistlich，0.75g）充填骨缝及洞形缺损，覆盖骨块及帐篷钉（图24-10）。

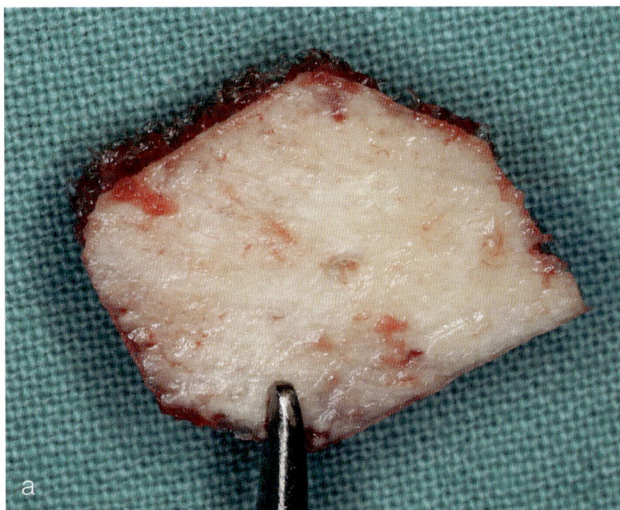

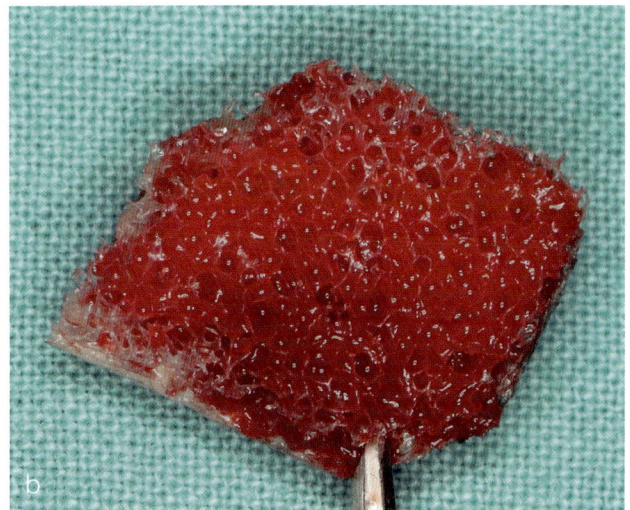

图24-7　选择同种异体骨块（联结生物，可诱导冻干脱钙骨，BIO-DBM，5mm×15mm×15mm）作为植骨材料，修整后备用（a，皮质骨面；b，松质骨面）。

（7）选择大小合适的Bio-Gide可吸收生物膜（Geistlich，30mm×40mm）作为屏障膜，修整后，将生物膜完全包裹骨粉，生物膜的两端分别塞入唇侧和腭侧黏骨膜下（图24-11）。

（8）唇侧充分减张，用4-0可吸收线严密缝合创口（图24-12a）；2周后复诊，拆线（图24-12b）。

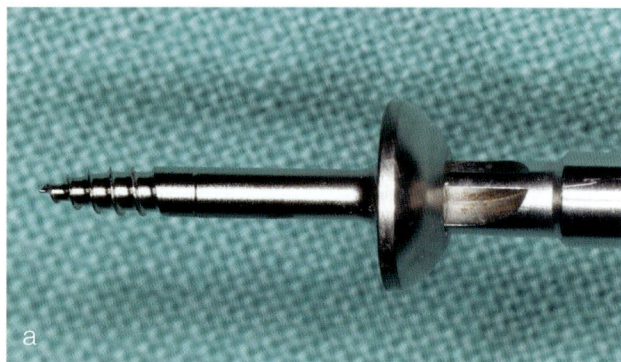

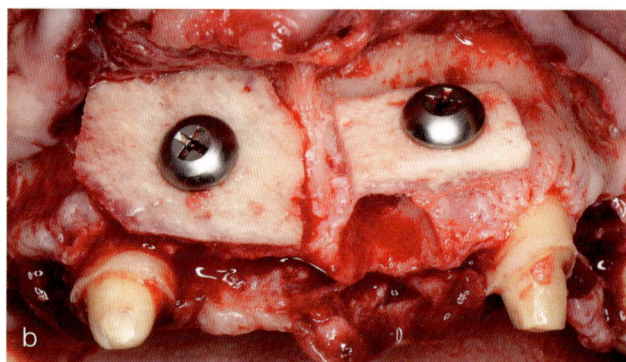

图24-8　选择2枚帐篷钉（钉帽φ6mm×8mm）（a），固位修整好的同种异体骨块（b）。

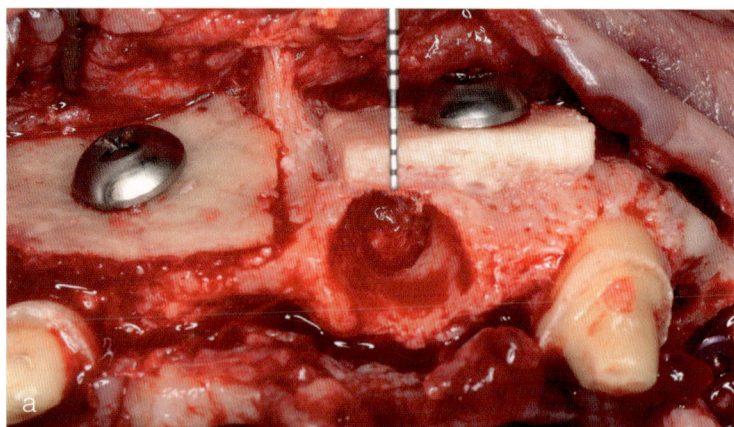

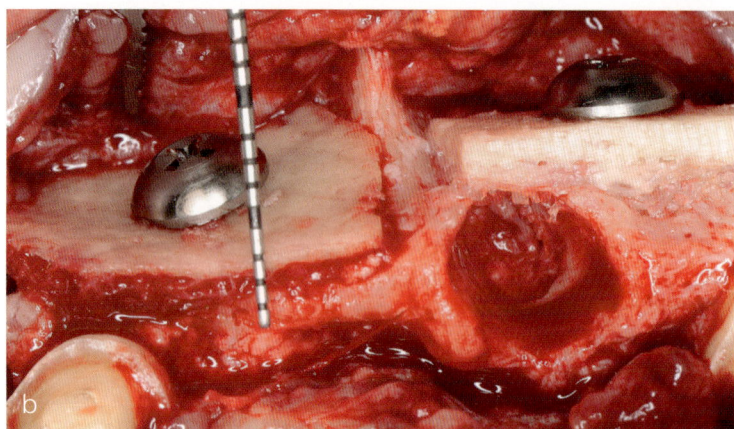

图24-9　植入同种异体骨块后，牙周探针测量，牙槽嵴顶宽度获得了显著改善（a，21位点；b，11位点）。

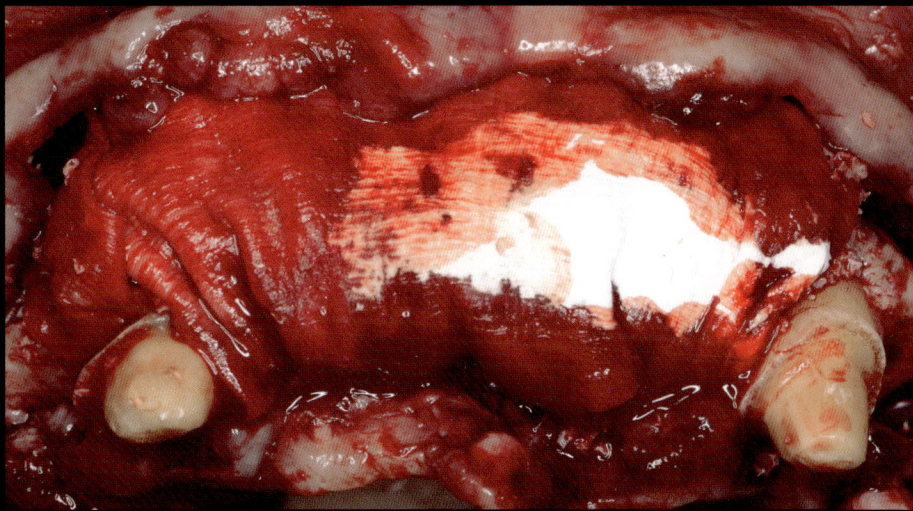

图24-10 植入Bio-Oss骨粉（Geistlich，0.75g），骨粉充填拔牙窝及骨缺损区，且完全覆盖帐篷钉。

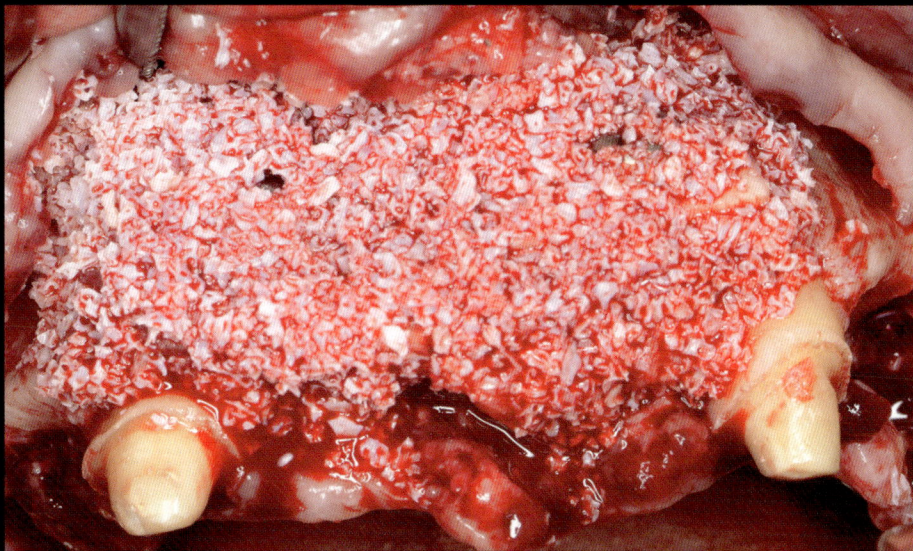

图24-11 用Bio-Gide可吸收生物膜（Geistlich，30mm×40mm）覆盖骨粉，生物膜的上下两端分别塞入唇侧和腭侧黏骨膜下。

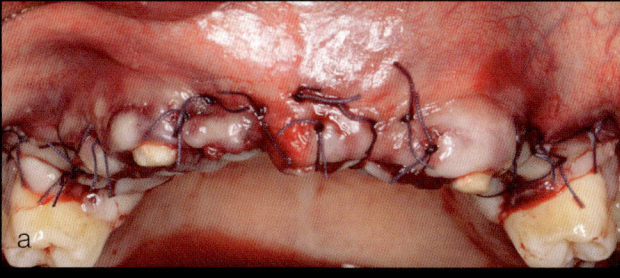

a

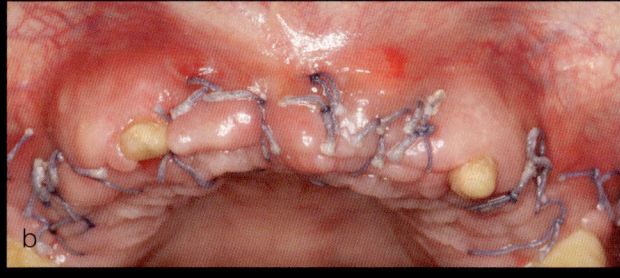

b

图24-12 唇侧充分减张，用4-0可吸收线严密缝合创口（a）；2周后复诊，缝线在位，无脱落，创口愈合良好

（9）植骨术后2周复诊，CBCT示缺骨区被同种异体骨块和Bio-Oss骨粉充填，帐篷钉在位，且帐篷钉钉帽被骨粉包绕（图24-13）。术后3个月复诊，CBCT示帐篷钉钉帽上方骨粉吸收，帐篷钉下方有新骨形成，新骨密度与基骨接近（图24-14）。植骨术后8个月复诊，CBCT示24、25已经戴入修复体，骨缺损区的新骨已经完全与牙槽骨融合在一起，13根尖有阴影（图24-15）。

（10）植骨术后8个月复诊，口内见创口愈合良好，附着龈宽度正常，但唇侧黏膜下可见帐篷钉钉帽突起（图24-16）。局麻下，于牙槽嵴顶做正中切口，翻全层黏骨膜瓣，充分暴露帐篷钉，同种

异体骨块部分吸收，部分骨块与黏膜粘连（图24-17）。

（11）取出帐篷钉，拔除13，植入4颗种植体（NobelActive，ϕ 3.5mm×11.5mm），扭矩>35Ncm，放置愈合基台（图24-18）。

（12）再次植入Bio-Oss骨粉（Geistlich，0.75g），骨粉充填拔牙窝及部分骨增量不佳区（图24-19）。

（13）用Bio-Gide可吸收生物膜（Geistlich，30mm×40mm）作为屏障膜，覆盖骨粉，生物膜上下两端分别塞入唇侧和腭侧黏骨膜下（图24-20）。

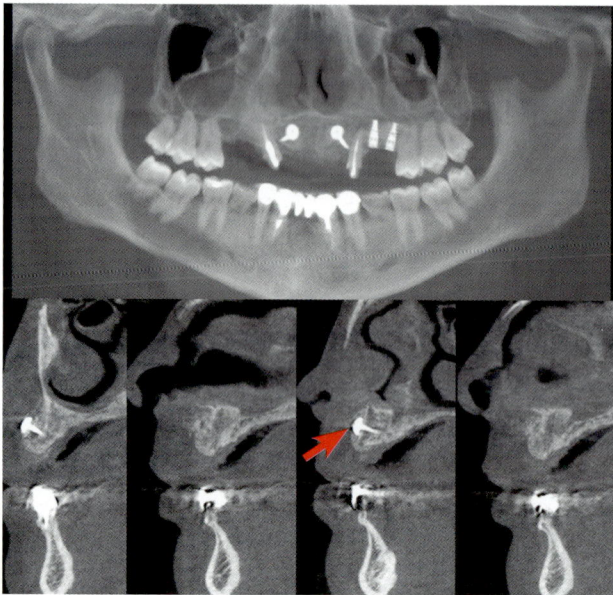

图24-13 植骨术后2周复诊，CBCT示缺骨区被同种异体骨块及Bio-Oss骨粉充填，骨粉包绕帐篷钉钉帽（红色箭头所示），牙槽骨高度及宽度显著改善。

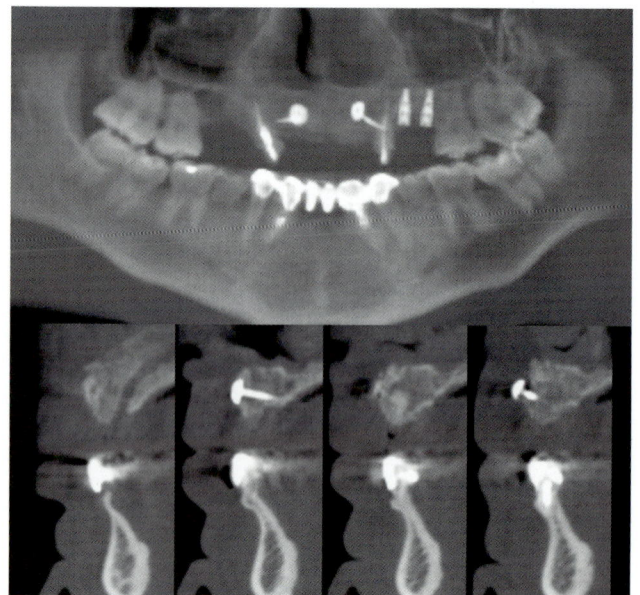

图24-14 植骨术后3个月复诊，CBCT示缺骨区密度增加，有部分吸收。

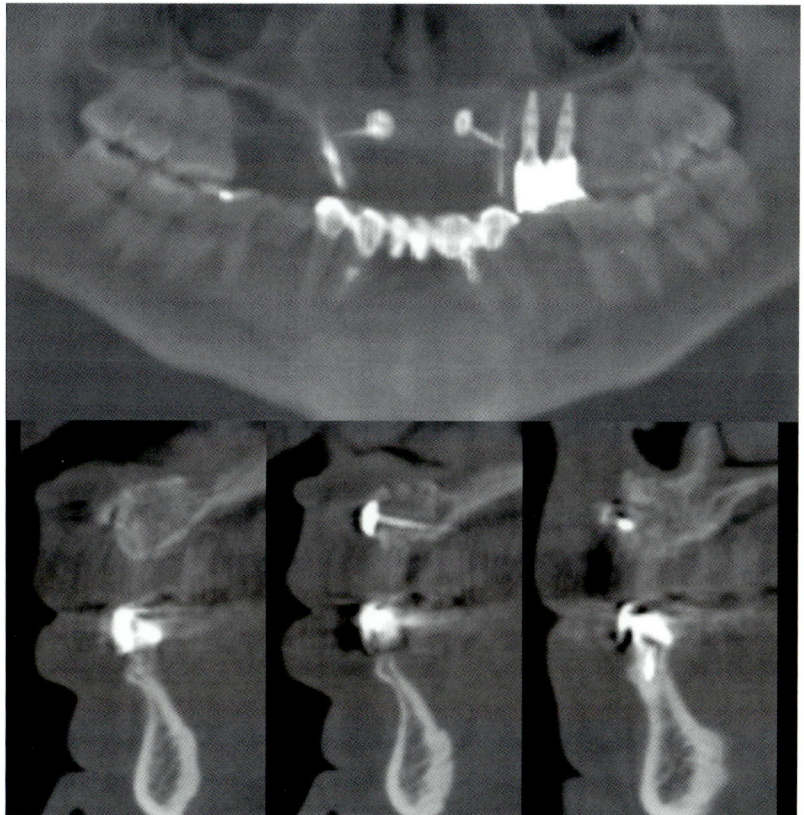

图24-15　植骨术后8个月复诊，CBCT示植骨区有大量新骨形成，新骨密度与基骨相似，牙槽骨宽度及高度显著改善。

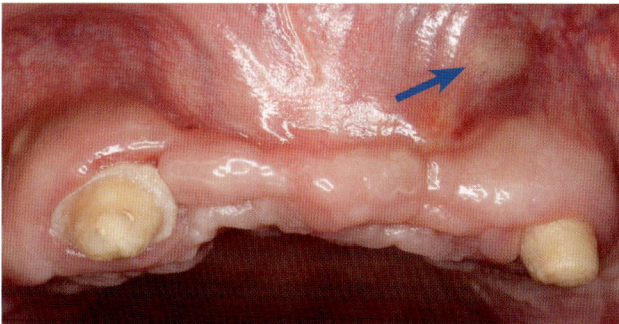

图24-16　植骨术后8个月复诊，口内见创口愈合良好，附着龈宽度正常，但唇侧黏膜可见帐篷钉钉帽突起（蓝色箭头所示）；13松动Ⅱ～Ⅲ度。

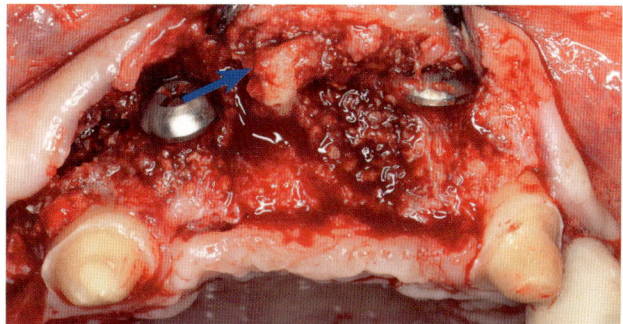

图24-17　局麻下，于牙槽嵴顶做正中切口，翻全层黏骨膜瓣，充分暴露帐篷钉；同种异体骨块部分吸收，部分骨块与黏膜粘连一起（蓝色箭头所示）；可见部分骨粉颗粒。

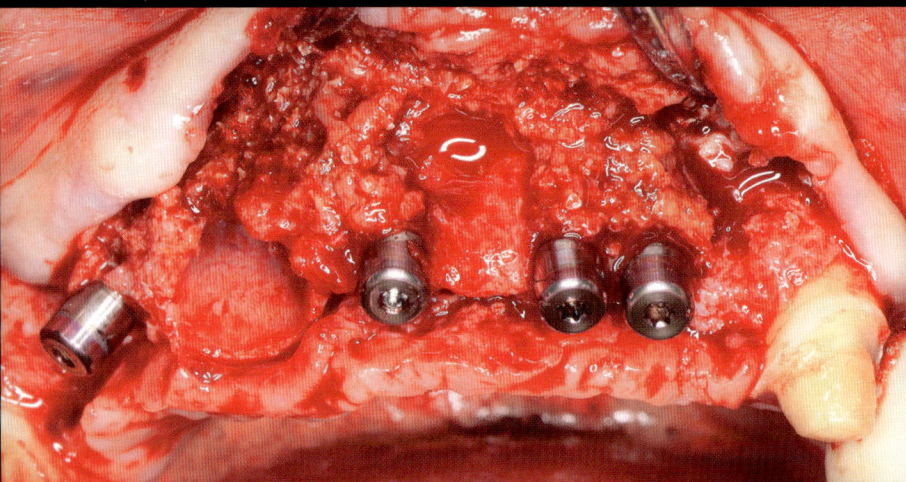

图24-18 拔除13；植入4
颗种植体（NobelActive，
φ3.5mm×11.5mm），扭矩>
35Ncm，放置愈合基台。

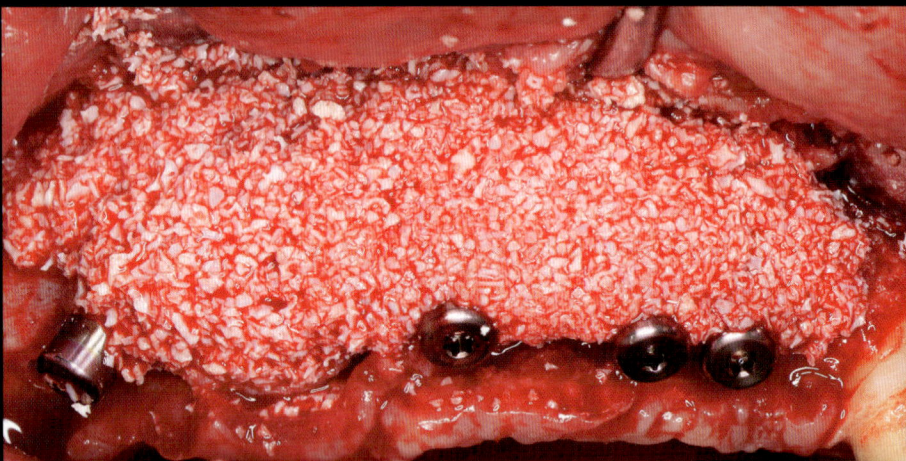

图24-19 再次植入Bio-Oss骨
粉（Geistlich，0.75g），骨粉
充填拔牙窝及骨缺损区。

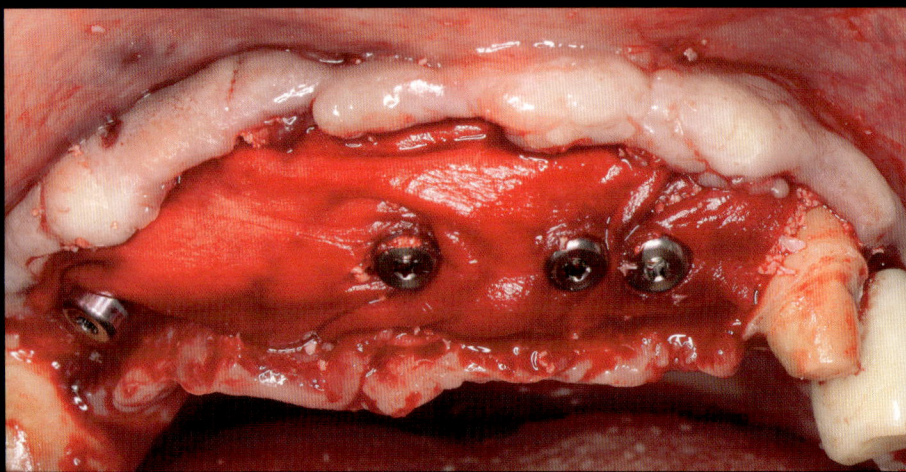

图24-20 用Bio-Gide可
吸收生物膜（Geistlich，
30mm×40mm）覆盖骨粉。

（14）唇侧充分减张后，用4-0可吸收线严密缝合创口（图24-21a）；术后2周复诊，缝线在位，无脱落，创口愈合良好（图24-21b）。

（15）种植体植入后2周复诊，拆线，创面愈合良好，无开裂现象（图24-22）；CBCT示种植体位置佳，唇侧骨厚度>2mm（图24-23）。种植体植入后1个月复诊，CBCT示种植体周围无明显低密度影，植骨区密度增加，唇侧骨厚度>2mm（图24-24）。种植体植入后4个月复诊，CBCT示植入的骨粉已经与新骨完全融合在一起，植骨区骨密度影与基骨相似，唇侧骨厚度>2mm（图24-25）。

（16）种植体植入后4个月复诊，口内见术区愈合良好，愈合基台在位，龈乳头在位，无明显退缩（图24-26）。取出愈合基台，常规取模，制作全瓷联冠修复体（图24-27）。

（17）为了取出方便及避免粘接剂滞留，选择螺丝固位方式，垂直向的牙龈缺损选择了部分牙龈瓷覆盖在修复体颈部，以中切牙为界，分为两段式联冠修复体（图24-28）。

（18）戴入最终修复体，𬌗面及唇面的螺丝孔选择颜色接近的光固化复合树脂封闭，患者中切牙之间有自然缝隙，达到患者美观需求（图24-29）。

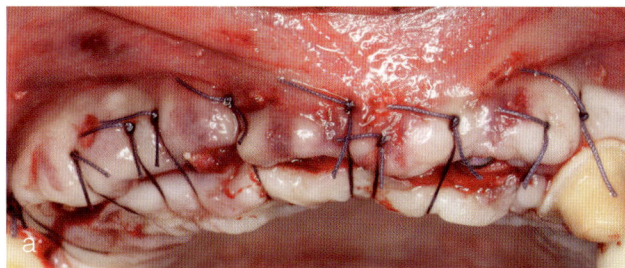

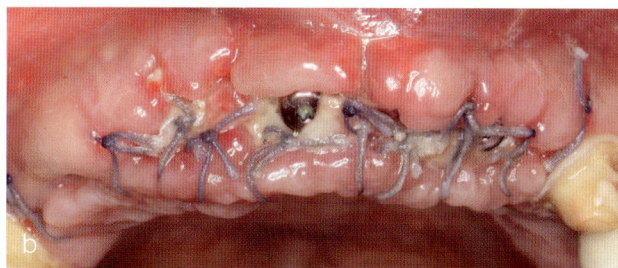

图24-21　唇侧充分减张后，用4-0可吸收线严密缝合创口（a）；术后2周复诊，缝线在位，无脱落，创口愈合良好（b）。

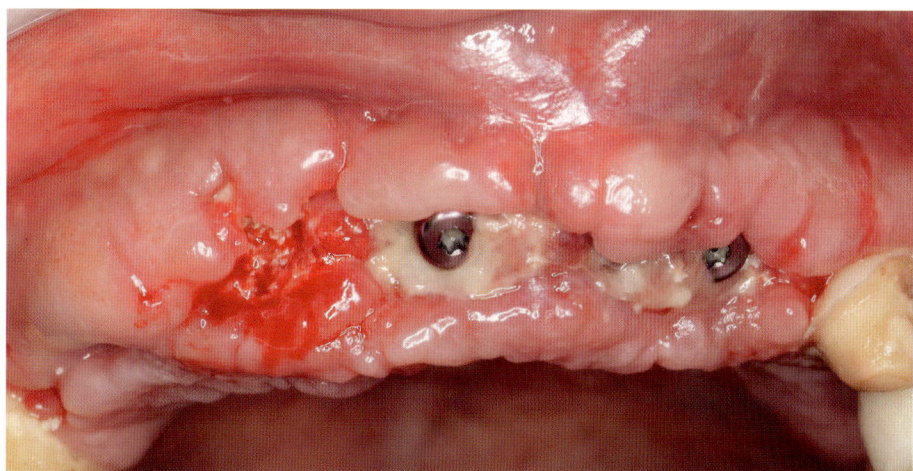

图24-22　种植体植入后2周复诊，拆线，创口愈合良好。

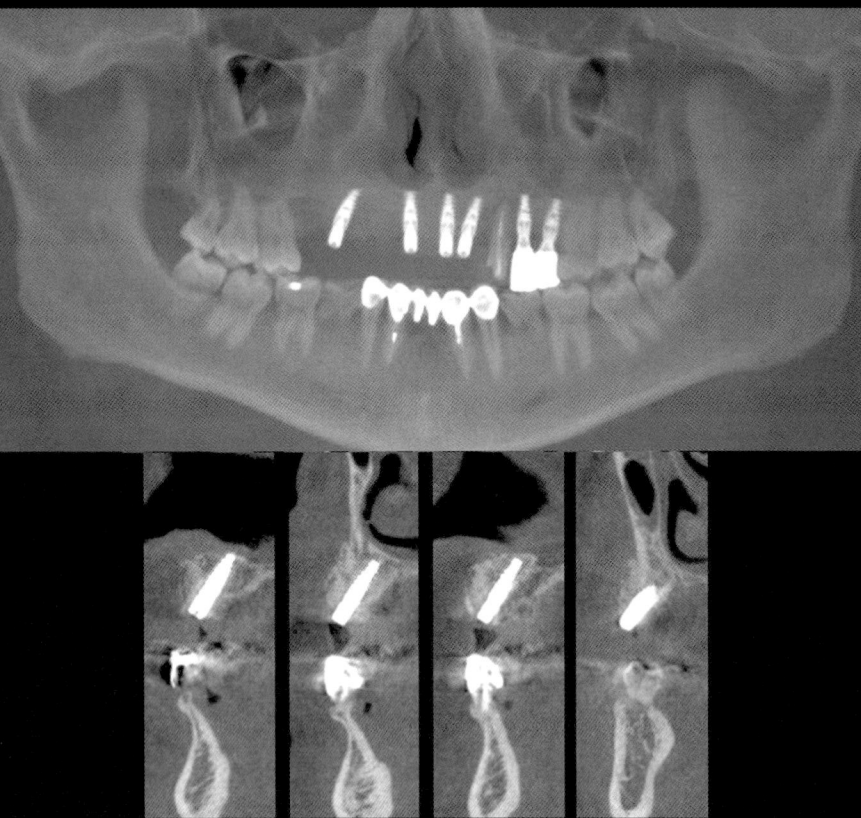

图24-23 种植体植入后2周复诊，CBCT示种植体周围骨量充足，唇侧骨厚度>2mm。

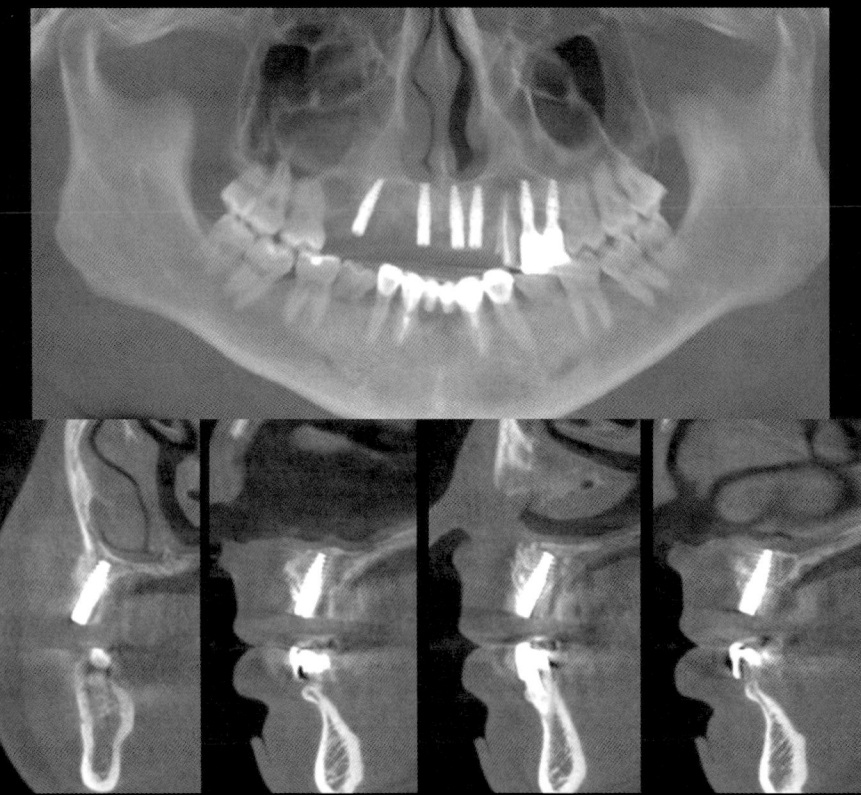

图24-24 种植体植入后1个月复诊，CBCT示种植体唇侧植骨区骨粉密度影增强，唇侧骨厚度>2mm。

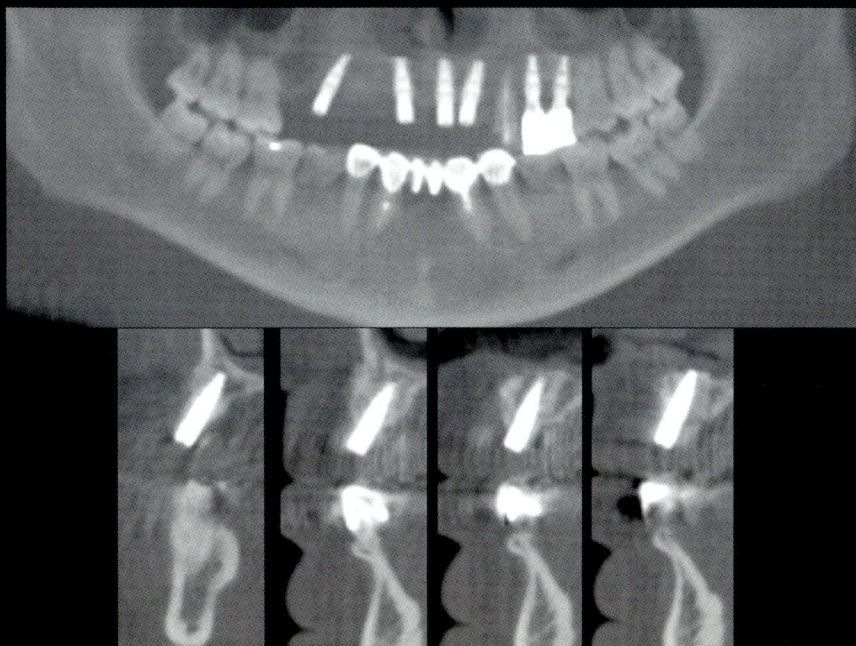

图 24-25　种植体植入后 4 个月复诊，CBCT 示植入的骨粉与新骨完全融合在一起，新骨密度与基骨相似，种植体周围完成骨结合，唇侧骨厚度 >2mm。

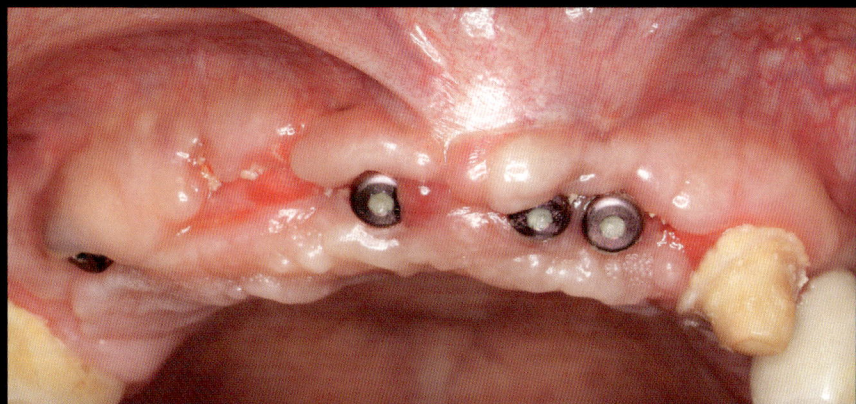

图 24-26　种植体植入后 4 个月复诊，口内见创口愈合良好；附着龈宽度正常，前庭沟深度变浅，但不影响最终修复和清洁；4 个愈合基台暴露于口腔。

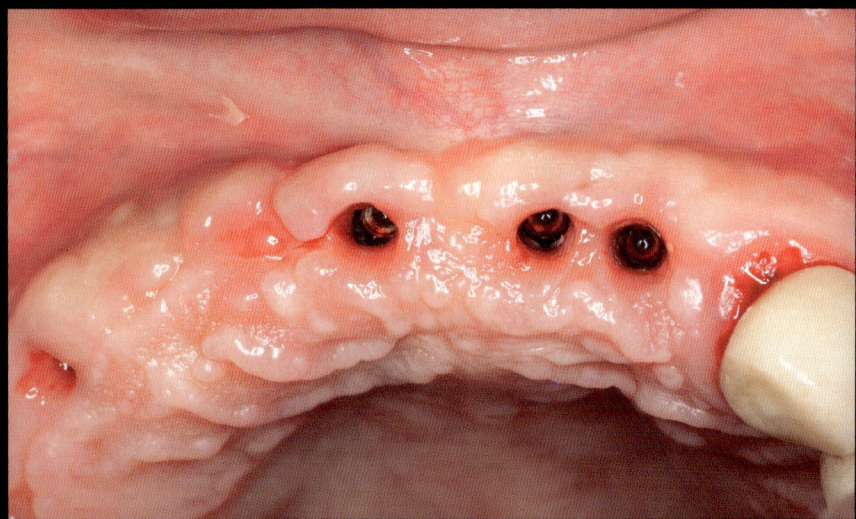

图 24-27　取出愈合基台，制作全瓷联冠修复体。

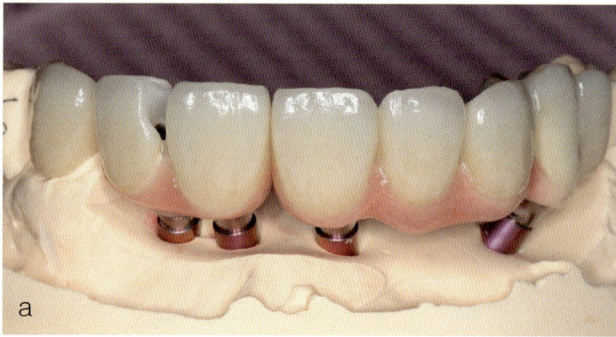

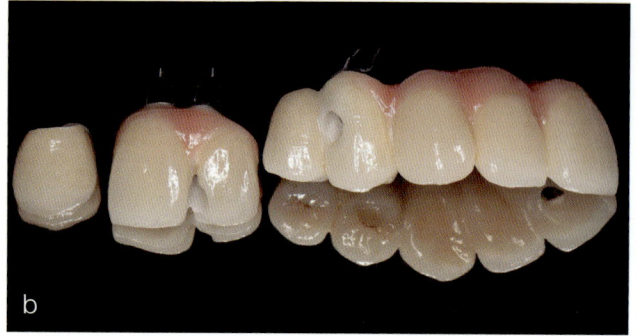

图24-28　制作螺丝固位的两段全瓷联冠修复体，修复体颈部涂有部分牙龈瓷，有的螺丝孔开在𬌗面及唇面（a，修复体在模型上；b，修复体唇𬌗面观）。

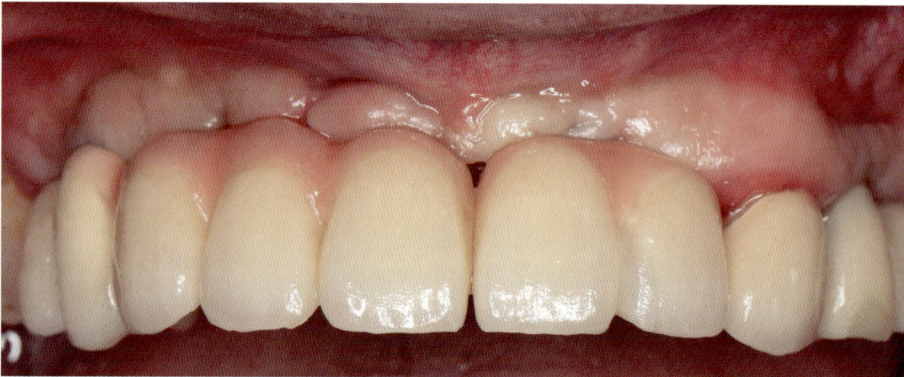

图24-29　戴入最终修复体，修复体形态自然、整体协调，患者满意度高。

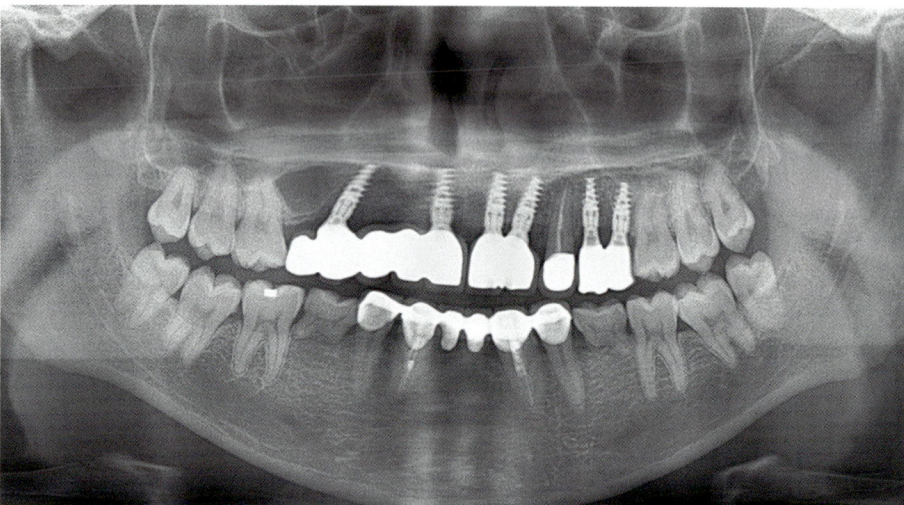

图24-30　戴入最终修复体后，曲面断层片示修复体已经就位，修复体与邻牙牙冠接触正常。

（19）戴入最终修复体后，拍摄曲面断层片及根尖片，修复体就位良好，修复体与邻牙牙冠接触正常（图24-30和图24-31）；CBCT示种植体周围

骨结合良好，骨量充足，唇侧骨厚度>2mm（图24-32）。

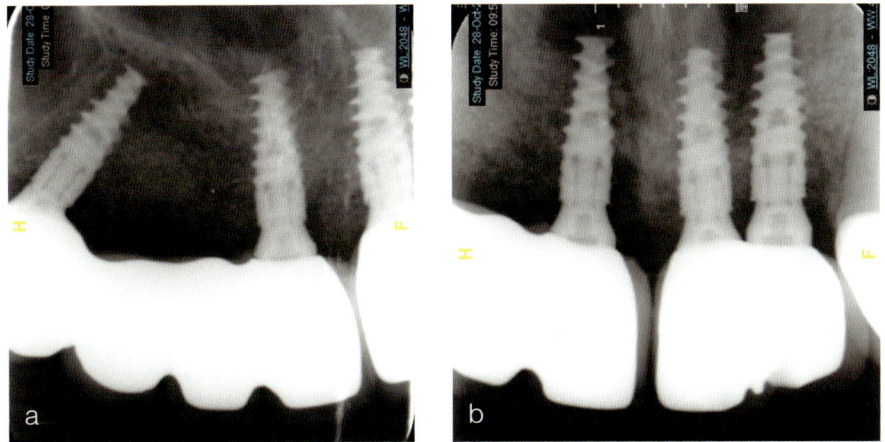

图24-31　戴入最终修复体后，根尖片示种植体颈部骨高度均高于种植体颈部肩台1~2mm（a、b）。

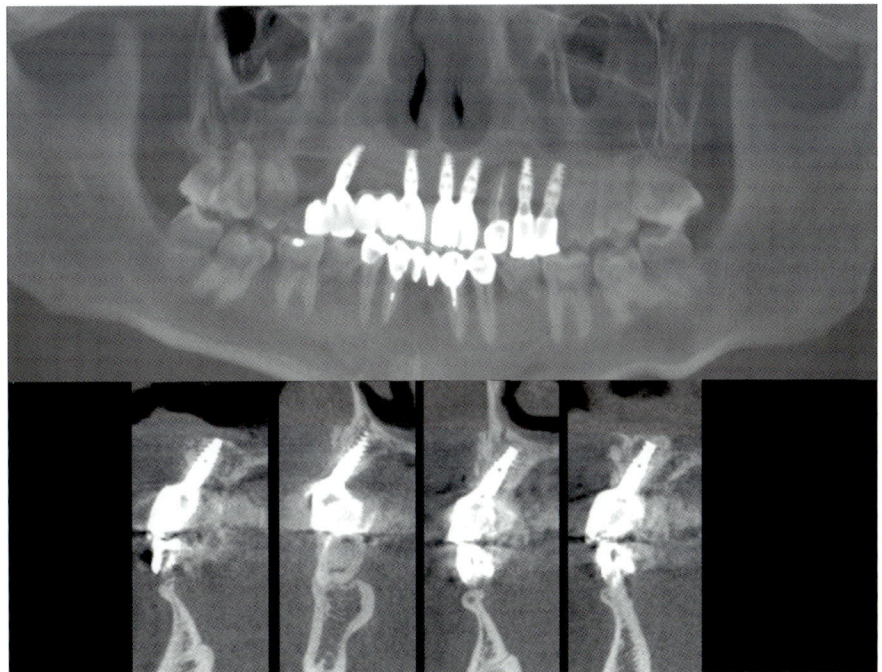

图24-32　戴入最终修复体后，CBCT示种植体周围完成了骨结合，种植体唇侧骨厚度>2mm。

案例点评

本案例为上颌前牙多颗牙连续缺失，根据前牙美学风险评估，为高风险案例，根据骨缺损形态，需先行骨增量，延期种植体植入。通过同种异体骨移植+GBR技术，恢复了缺牙区牙槽骨，为种植体植入提供骨量支持，最终获得了较好的美学效果和功能恢复。

恒牙先天缺失的发生率为0.15%～16.2%[2]，牙齿先天缺失常常伴随牙槽骨水平向和垂直向骨量不足，影响种植体植入[3]。研究表明，先天缺牙位点种植体10年存留率约为89.2%，低于非先天缺牙位点的种植体存留率。更重要的是，种植体存留率的下降与缺牙位点需要骨增量密切相关[4]。这可能是由于先天缺牙患者牙槽骨极为菲薄、骨增量难度较大、局部骨质再生条件差等所致。研究表明，侧切牙先天缺失后，缺牙位点牙槽骨唇舌向厚度要显著低于侧切牙拔除位点的牙槽骨厚度，并且随着缺牙间隙近远中距离的增加，牙槽骨厚度逐渐降低[5]。

同种异体骨块的存活依赖于坚定的固定、与受植区骨组织紧密的贴合以及良好的血供支持。但是骨块的尖锐边缘和不规则形状很难与受植区骨组织轮廓形态完全匹配，影响骨块的存活和新骨的长入[6]。本案例中骨缺损区呈现为显著的凹陷形态，而使用的同种异体骨块为长方体，表面平整，很难与受植区骨质轮廓相适应。同期植入颗粒状的骨替代材料无法完全避免同种异体骨块和基骨之间间隙的存在，这可能是导致本案例骨增量效果欠缺的一个因素。先天牙缺失患者骨增量可预期性不确定，也是本案例骨增量效果不完美的一大重要因素。另外，由于13根部有阴影，同时希望14与11联冠修复，因此在种植体植入手术时把13拔除，同期植骨。

相较于其他骨增量方案，本案例选择的治疗方案的优点：

（1）使用同种异体块状骨联合GBR技术进行骨增量，增加了植骨材料的骨传导和骨诱导特性，有效恢复了缺失的牙槽骨，为种植体植入提供了充足的骨支持。

（2）避免了自体骨的应用，减少了二次创伤。

（3）常规固定骨块应用的是钛钉，本案例选择帐篷钉固定骨块，其除了可以稳定固定骨块外，还具有阻挡软组织压力的作用。

（4）倾斜种植体的应用，避免了右上颌窦区植骨手术，利用分段修复提供了前牙美学效果。

不足之处：

（1）一期骨增量效果不充分。

（2）牙龈瓷弥补了临床牙冠过长的问题，但仍然影响了前牙美观性。

（3）11和14联冠宽度较大，且14远端有15游离修复体，这可能会影响14远期的稳定性；而11与21分开修复（希望达到美学效果），没有把14、11、21、22联冠修复，右侧桥体2颗种植体5个冠，并螺丝固位，有一定的机械风险。

（周咏，杨广通，张杰，张茂林，邹多宏）

参考文献

[1] Dawson A, Chen S. 牙种植学的SAC分类[M]. 宿玉成, 译. 沈阳: 辽宁科学技术出版社, 2019.

[2] Rakhshan V. Congenitally missing teeth (hypodontia): A review of the literature concerning the etiology, prevalence, risk factors, patterns and treatment[J]. Dent Res J (Isfahan), 2015, 12(1):1–13.

[3] Wang Y, He J, Decker AM, et al. Clinical outcomes of implant therapy in ectodermal dysplasia patients: A systematic review[J]. Int J Oral Maxillofac Surg, 2016, 45(8):1035–1043.

[4] Filius MAP, Cune MS, Koopmans PC, et al. Dental implants with fixed prosthodontics in oligodontia: A retrospective cohort study with a follow-up of up to 25 years[J]. J Prosthet Dent, 2018, 120(4):506–512.

[5] Bertl K, Grotthoff VS, Bertl MH, et al. A wide mesio–distal gap in sites of congenitally missing maxillary lateral incisors is related to a thin alveolar ridge[J]. Clin Oral Implants Res, 2017, 28(9):1038–1045.

[6] Shahmohammadi R, Moeintaghavi A, Radvar M, et al. Clinical and histological evaluation of increase in the residual ridge width using mineralized corticocancellous block allografts: A pilot study[J]. J Dent Res Dent Clin Dent Prospects, 2017, 11(4):229–235.

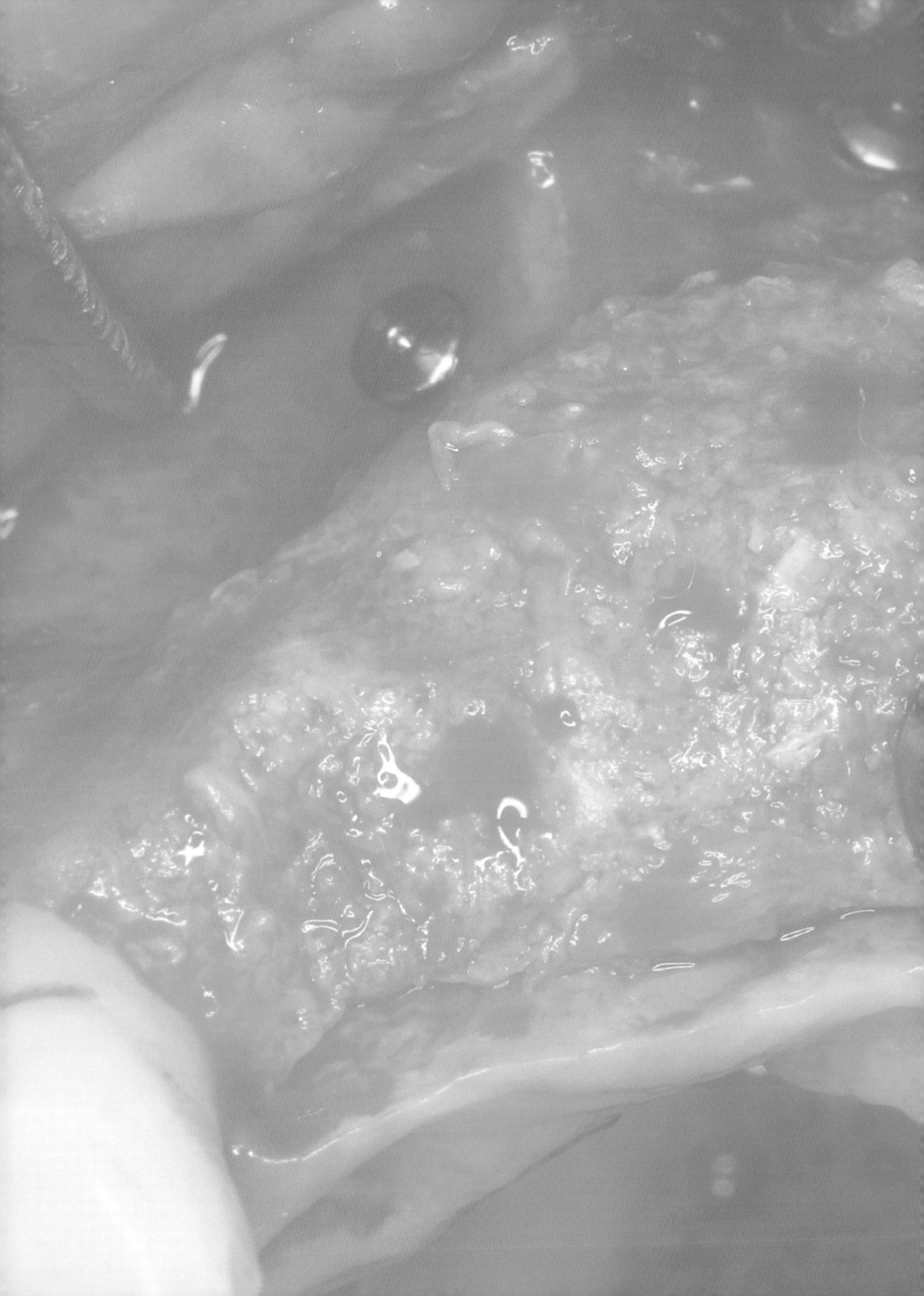

PART 6

SUMMARY AND PROSPECT

第六部分

总结与展望

第 25 章

总结与展望
SUMMARY AND PROSPECT

第1节　帐篷钉技术的临床适应证与优势

牙齿缺失后，拔牙窝周围牙槽骨常发生不同程度的吸收，此外，炎症、发育性疾病、创伤以及肿瘤等因素也常可造成牙槽骨的严重缺损，为种植修复带来巨大挑战，因此如何有效重建牙槽骨，以满足种植体植入的需要，一直是口腔种植领域的一项重大课题[1-3]。引导骨再生（guide bone regeneration，GBR）技术已成为临床广泛使用的牙槽骨重建方法，通过利用屏障膜隔绝成纤维细胞自周围结缔组织进入骨缺损区，为具有骨再生潜能的组织细胞提供相对稳定的成骨环境以及生长空间，从而最大限度发挥骨组织再生能力[4-5]。膜下空间的维持对GBR的成骨效果至关重要，动物实验表明屏障膜的早期塌陷可以显著降低GBR手术的成骨量，因此维持有效而稳定的成骨空间是决定GBR手术成骨效果的关键一环，特别是在骨缺损范围较大的情况下[6-7]。

对于牙槽骨严重缺损的患者，单纯的GBR技术往往难以获得足够的骨量，需结合钛网、钛膜以及膨胀聚四氟乙烯膜等维持膜下空间状态，以对抗上方的软组织压力[8]。然而，文献表明上述材料的应用可能增加术后软组织开裂风险，造成早期膜暴露，进而引发感染，最终导致GBR手术的失败[9]。为改善上述问题，Marx等[6]于2002年提出了"帐篷式植骨"的概念，即利用不同的支撑物将膜支撑远离骨缺损表面，并通过骨移植材料达到水平向或垂直向骨增量的目的。目前帐篷式植骨主要包括帐篷钉技术、自体皮质骨帐篷技术以及种植体帐篷支撑技术，其中帐篷钉技术因技术敏感度低、适应证广及术后并发症低等从中脱颖而出，受到越来越多的口腔医生和广大患者的认可[10]。

帐篷钉技术的主要原理是，通过向缺牙部位植入不同形态的帐篷钉，从而将屏障膜与软组织支撑远离骨缺损区，有效保证膜下空间的稳定[11]。帐篷钉的形态可随种植部位、用途以及设计的不同而改变，但大体可分为帽部、体部以及螺纹部：

（1）帽部：多为宽大的穹顶状，其顶部常开有十字状盲孔以方便植入操作以及利于配钉放置，其作用为支撑软组织与屏障膜，防止其塌陷，维持膜下区域成骨环境的稳定，同时宽大光滑的帽部有利于分摊帽钉对组织的压力，减少术后软组织开裂的风险。通过与配钉的结合，帽部还可固定屏障膜，减少其移动，从而稳定血凝块，促进创面的愈合。

（2）体部：为帽部与螺纹部的连接部分，其长度取决于骨增量区的高度。

（3）螺纹部：主要为自攻螺纹，有利于帐篷钉的植入。

帐篷钉技术临床适应证广，可广泛应用于短跨度牙槽骨（2～4个牙位）的水平向及垂直向骨增量以及拔牙窝位点保存[11]。前牙区的水平向骨增量是帐篷钉技术最常用的临床适应证。在前牙区水平型骨缺损的GBR手术中，即使减张缝合口腔黏膜，依然可以在水平向对骨移植材料产生压缩力，进而使屏障膜塌陷，导致水平向骨增量降低，因此往往难以获得足够的骨量[12-13]。GBR手术同时植入帐篷钉可以显著减少对骨移植材料水平向的压缩力，从而减少水平向骨增量的损失。一项回顾性研究发现，常规GBR术后6个月时，距离牙槽骨顶点1mm与3mm处的水平向骨增量显著减少，这将显著减少种植手术后种植体肩部剩余骨量，影响种植体的远期效果，而同期植入帐篷钉可以减少距离牙槽骨顶点1mm与3mm处的水平向骨增量损失[14]。Deeb等[10]利用帐篷钉技术结合单纯人工骨移植物成功修复患者前牙区水平型骨缺损，获得了足够的骨量。此外，Caldwell等[15]发现在应用帐篷钉技术的情况下，向骨移植材料中添加自体骨颗粒未能发现明显的临床获益。以上研究说明，应用帐篷钉技术可以获得良好的骨增量效果，并且可以减少自体骨使用。

帐篷钉技术也可用于牙槽骨垂直向骨增量，虽然其骨增量大小往往小于自体皮质骨帐篷技术与种植体帐篷支撑技术，但由于其创伤远远小于后者，并且手术操作简单、术后并发症率低，因此目前临床多应用于短跨度中等大小（4～7mm）的垂直型牙槽骨缺损。此外，对于较大的（＞7mm）垂直型骨缺损，帐篷钉技术也有较好的修复效果。Le等[16]评估了帐篷钉技术在15名牙槽骨高度缺损＞7mm患者中的骨增量效果，获得了平均9.7mm的垂直向骨增量，并且最终所有种植体均获得了良好的骨结合，尽管4名患者因缺损跨度过大，导致术后软组织开裂，但仍可通过二期手术获得良好的垂直向骨增量效果。此外，在上颌后牙区的骨增量手术中，上颌窦底内提升与外提升是临床广泛使用的方法，这种方法虽然可以增加鼻窦内骨高度，但无法重建正常的牙弓间距离，可能导致种植体临床牙冠过长/冠根比大，严重影响种植义齿修复的美学效果与远期效果[17-18]。

帐篷钉技术还可用于牙槽嵴位点保存（alveolar ridge preservation，ARP）。拔牙后，由于炎症、血液供给不足以及失用性萎缩等原因，拔牙区的牙槽骨会发生一定程度的吸收[19]。一项系统性综述显示，在拔牙后的6个月中，拔牙位点的牙槽骨在水平向吸收约3.8mm，垂直向吸收约1.24mm[20]。牙槽骨位点保存是在牙拔除后，利用骨移植材料填充牙槽窝与骨缺损区，减少拔牙引起的牙槽骨吸收。帐篷钉具有极佳的空间维持能力，结合位点保存技术，可以在显著减少牙槽骨吸收的同时，恢复存在严重骨吸收牙槽窝的牙槽骨水平向与垂直向骨量[11]。Reddy等[8]在3名患者中利用帐篷钉成功恢复了存在严重骨吸收的牙槽窝的牙槽骨水平向与垂直向骨量，并将骨吸收量降到最低。

综上所述，帐篷钉技术具有较为广泛的临床适应证，有着确切的骨增量效果，骨移植材料的吸收较少。并有研究表明帐篷钉技术的使用，可减少自体骨的使用，避免开辟第二术区，显著减少患者术后并发症的发生。此外，相较于其他的骨增量技术，帐篷钉植骨操作较为简单，骨增量失败的概率更低。

第2节　帐篷钉技术的不足及如何改进

帐篷钉技术具有诸多优点，但其目前仍存在一定的应用限制，本文根据已有文献对帐篷钉的缺点进行叙述，并给出可能的改良途径，具体叙述如下：

（1）目前的帐篷钉仍多为钛金属制品，在初期植入后仍需二期取出，增加了患者的痛苦以及手术费用。因此可吸收类型的帐篷钉是帐篷钉发展的重点之一，但应注意的是可吸收材料的降解时间应与新骨形成的时间相匹配，若降解速度过快，帐篷钉过早吸收则无法有效维持膜下成骨空间的稳定；若降解速度过慢则相较钛金属帐篷钉没有任何意义。此外，钉体本身能够承担机械负载以避免在手术植入过程中折断或滑丝。

（2）对于长跨度的牙槽骨缺陷，帐篷钉技术仍有相对较大的术后暴露的风险，目前学界对于该情况出现的原因尚无定论，笔者认为，在长跨度牙槽骨缺陷时，多个帐篷钉的联合使用可能导致植骨区黏膜受力不均、帐篷钉钉帽部所对应的黏膜位点存在应力集中的情况，在创口愈合的过程中如遇外力作用或长期反复的摩擦，则可能出现软组织开裂、帐篷钉暴露的情况。在合适方向上适当增大帐篷钉的帽部，以分散帐篷钉对黏膜的应力作用，或许可以减少软组织开裂情况的发生。必须引起重视的是，当骨吸收区为凹陷性、帐篷钉的植入垂直方向位置不一致时，应保证其帽部在垂直方向上的一致性，避免出现高点导致黏膜应力集中。黏膜的减张缝合也可在一定程度上减少术后软组织开裂的发生。此外，术前设计也尤为重要，帐篷钉的设计也应"个性化"，通过术前CBCT检查获得患者牙槽骨数据、确定植骨区的形态，并在系统中重建理想的牙槽骨恢复形态，根据重建形态合理定制帐篷钉钉帽部以减少黏膜应力集中的情况。

（3）帐篷钉植骨术与二期种植手术之间需要6~8个月的间隔期以利植骨区新骨形成，考虑手术准备时间、后续的修复时间以及可能需要二次植骨等情况，需要至少1年时间才能恢复患者缺牙区咀嚼功能，因此如何加快植骨区新骨生成以及改建是长期困扰口腔种植领域的重要课题。目前部分研究认为，向骨移植材料中添加PRF、CGF等富生长因子血液衍生物可以有效提高骨缺损愈合的速度与效果。此外，皮质骨穿孔也可以加快新骨的生成与改建：一方面，由于区域加速现象（regional acceleratory phenomenon），骨组织在创伤后细胞的代谢加速，愈合速度加快[21]；另一方面，皮质骨穿孔提供了骨髓腔内细胞与骨移植材料之间的交流通道，加速了骨缺损区的血运重建以及新骨的形成[7]。干细胞的加入也可以增强骨移植材料的成骨能力以及重建速度，目前已有间充质干细胞、牙髓干细胞、脂肪衍生多能干细胞等应用于骨缺损的修复[22-23]。

总之，任何一项技术都有自己的特色及不足，帐篷钉技术也不例外，术者根据自己的情况（外科基础、把控能力、偏好及技术平台等）选择自己最能够把控的骨增量技术至关重要。在应用一项骨增量技术时要充分了解其优点及不足，根据临床情况选择最佳的植骨方式，希望最终到达理想的骨增量效果，为种植修复提供坚实基础。

（吴靖，邹多宏）

参考文献

[1] Tan WL, Wong TL, Wong MC, et al. A systematic review of post - extractional alveolar hard and soft tissue dimensional changes in humans[J]. Clin Oral Implants Res, 2012, 23(Suppl 5):1–21.

[2] Daga D, Mehrotra D, Mohammad S, et al. Tentpole technique for bone regeneration in vertically deficient alveolar ridges: A review[J]. J Oral Biol Craniofac Res, 2015, 5(2):92–97.

[3] César Neto JB, Cavalcanti MC, Sapata VM, et al. The positive effect of tenting screws for primary horizontal guided bone regeneration: A retrospective study based on cone–beam computed tomography data[J]. Clin Oral Implants Res, 2020, 31(9):846–855.

[4] Elgali I, Omar O, Dahlin C, et al. Guided bone regeneration: materials and biological mechanisms revisited[J]. Eur J Oral Sci, 2017, 125(5):315–337.

[5] Retzepi M, Donos N. Guided bone regeneration: Biological principle and therapeutic applications[J]. 2010, 21(6):567–576.

[6] Marx RE, Shellenberger T, Wimsatt J, et al. Severely resorbed mandible: predictable reconstruction with soft tissue matrix expansion (tent pole) grafts[J]. 2002, 60(8):878–888.

[7] Wang HL, Boyapati L. "PASS" principles for predictable bone regeneration[J]. Implant Dent, 2006, 15(1):8–17.

[8] Reddy TS, Shah NR, Roca AL, et al. Space maintenance using tenting screws in atrophic extraction sockets[J]. J Oral Implantol, 2016, 42(4):353–357.

[9] Louis PJ, Gutta R, Said–Al–Naief N, et al. Reconstruction of the maxilla and mandible with particulate bone graft and titanium mesh for implant placement[J]. J Oral Maxillofac Surg, 2008, 66(2):235–245.

[10] Deeb GR, Tran D, Carrico CK, et al. How effective is the tent screw pole technique compared to other forms of horizontal ridge augmentation?[J]. J Oral Maxillofac Surg, 2017, 75(10):2093–2098.

[11] 赵永强, 蒋练. 帐篷式骨增量技术在口腔种植中的应用研究进展[J]. 口腔疾病防治, 2020, 28(12): 811–816.

[12] Strietzel FP, Khongkhunthian P, Khattiya R, et al. Healing pattern of bone defects covered by different membrane types—A histologic study in the porcine mandible[J]. J Biomed Mater Res Part B, 2006, 78B(1):35–46.

[13] Friedmann A, Strietzel FP, Maretzki B, et al. Histological assessment of augmented jaw bone utilizing a new collagen barrier membrane compared to a standard barrier membrane to protect a granular bone substitute material[J]. Clin Oral Implants Res, 2002, 13(6):587–594.

[14] Mir-Mari J, Wui H, Jung RE, et al. Influence of blinded wound closure on the volume stability of different GBR materials: An in vitro cone-beam computed tomographic examination[J]. Clin Oral Implants Res, 2016, 27(2):258-265.

[15] Caldwell GR, Mills MP, Finlayson R, et al. Lateral alveolar ridge augmentation using tenting screws, acellular dermal matrix, and freeze-dried bone allograft alone or with particulate autogenous bone[J]. Int J Periodontics Restorative Dent, 2015, 35(1):75-83.

[16] Le B, Rohrer MD, Prassad HS. Screw "tent-pole" grafting technique for reconstruction of large vertical alveolar ridge defects using human mineralized allograft for implant site preparation[J]. J Oral Maxillofac Surg, 2010, 68(2):428-435.

[17] Rocchietta I, Fontana F, Simion M. Clinical outcomes of vertical bone augmentation to enable dental implant placement: a systematic review[J]. J Clin Periodontol, 2008, 35(s8):203-215.

[18] Moro A, De Angelis P, Pelo S, et al. Alveolar ridge augmentation with maxillary sinus elevation and split crest: Comparison of 2 surgical procedures[J]. Med, 2018, 97(24):e11029.

[19] Kalsi AS, Kalsi JS, Bassi S. Alveolar ridge preservation: why, when and how[J]. J British Dent, 2019, 227(4):264-274.

[20] Tan WL, Wong TL, Wong MC, et al. A systematic review of post-extractional alveolar hard and soft tissue dimensional changes in humans[J]. Clin Oral Implants Res, 2012, 23(Suppl 5):1-21.

[21] Verna C. Regional acceleratory phenomenon[J]. Front Oral Biol, 2016, 18:28-35.

[22] Lee SW, Padmanabhan P, Ray P, et al. Stem cell-mediated accelerated bone healing observed with in vivo molecular and small animal imaging technologies in a model of skeletal injury[J]. J Orthopaedic Res, 2009, 27(3):295-302.

[23] Walmsley GG, Ransom RC, Zielins ER, et al. Stem cells in bone regeneration[J]. Stem Cell Rev Rep, 2016, 12(5):524-529.

ACKNOWLEDGEMENTS

致谢

一、感谢上海交通大学医学院附属第九人民医院创客基金项目的资助

在上海交通大学医学院附属第九人民医院（以下简称：九院）2018年创客基金项目《基于新型帐篷钉及Sausage技术对严重牙槽骨缺损患者行垂直向骨增量的临床试验研究》的支持下，本书中的案例均属于临床课题研究内容，每个手术患者均签署临床研究知情同意书，所有帐篷钉及膜钉均免费提供患者使用。在此特别感谢九院领导层能够支持成立此类项目基金，该基金项目主要以孵育临床探索性创新能够转化应用回临床，从而提升医疗水平为目的而设立的创新研究类课题。本基金就像一个孵化器，经过2~3年的培育孵化，九院涌现出一批可转化的创新成果，这也是九院在成果转化方面位居上海乃至全国医院排名前列的原因之一。本研究团队在此创客基金项目的培育下也完成了系列成果转化，再次感谢医院领导的英明决策。本项目立项通知书如下：

关于上海交通大学医学院附属第九人民医院
2018 年创客基金项目立项通知

为推动我院科技创新工作，促进科研成果的转化和应用，提升医学发明能力，医院特设立科技创新基金（"创客基金"），主要用于院内医务和科研人员对新技术、新工艺、新药、新器械的研发和试制，以便培育创新度较高的科研成果进行产业化。优先考虑有良好前期合作基础，有临床应用潜力的项目。

经前期组织申报、形式初审、专家项目评审等，我院有 11 个项目通过专家评审（清单见附件），决定予以立项资助。

上海交通大学医学院附属第九人民医院
学科规划处
2018 年 8 月 29 日

附件：上海交通大学医学院附属第九人民医院 2018 年创客基金项目立项清单

序号	项目编号	项目名称	项目负责人	科室	经费（万元）
1	CK2018001	个体化排齐牙列正牙器	潘晓岗	口腔正畸科	10
2	CK2018002	一种用于拔除下颌阻生第三磨牙牙胚专用器械的研制	徐光宙	口腔外科	10
3	CK2018003	基于多模图像融合的颅颌面软组织手术导航系统研发及样机制作	张诗雷	口腔颅颌面科	10
4	CK2018004	耳内镜手术机器人末梢的研发	贾欢	耳鼻咽喉科	10
5	CK2018005	基于形态学插值法的新型图像分割技术	史俊宇	口腔种植科	10
6	CK2018006	牙种植牵引器（DID）结构及表面性能的优化与研发	刘剑楠	口腔颌面头颈肿瘤科	8
7	CK2018007	脱细胞脱钙牙材料在牙槽骨缺损修复的初步研究	徐伟峰	口腔外科	8
8	CK2018008	基于新型帐篷钉及Sausage 技术对严重牙槽骨缺损患者行垂直骨增量的临床试验研究	邹多宏	口腔外科	8
9	CK2018009	无损伤经皮肾镜扩张通道鞘治疗肾结石的前瞻性研究	王一惟	泌尿外科	8
10	CK2018010	双向导管交换鞘在血管介入治疗中的应用	陆信武	血管外科	8
11	CK2018011	3D 打印个体化胫骨高位截骨导板的临床应用研究	严孟宁	骨科	8

二、感谢上海交通大学医学院附属第九人民医院口腔外科领导对本研究的支持

本项研究离不开科室的大力支持。九院口腔外科对临床研究高度重视，给予科室临床研究提供全方位支持，在患者手术排班、病房管理及住院安排上设立绿色通道，为本项目的顺利高效完成提供了必要保障。再次衷心感谢杨驰教授（上海交通大学口腔医学院副院长、口腔外科学术带头人）及俞创奇教授（口腔外科党支部书记、执行副主任）的大力支持和帮助。

三、感谢上海交通大学医学院附属第九人民医院口腔外科门诊及手术室护理团队的支持和帮助

本项课题研究《基于新型帐篷钉及Sausage技术对严重牙槽骨缺损患者行垂直向骨增量的临床试验研究》，属于临床试验项目，在临床上需要大量资料准备、手术材料报备、患者充分沟通、手术记录及术中、术后临床照片的拍摄、研究随访、研究质量控制等一系列工作。每次都会拖班完成手术和种植修复体的佩戴，严重影响与我一起搭班护理人员的正常工作和生活安排。但她们在手术室护士长恽白及门诊护士长张琴二位领导的关心和嘱托下，勤勤恳恳、任劳任怨、无私地帮助我们团队保质、保量地完成本课题的研究，为本书的顺利完成奠定了坚实的基础。在此，衷心感谢你们的付出，我代表本课题组及本书编委再次向你们说声："谢谢，没有你们无私的帮助，我们不可能完成本书的编写。"

四、感谢进修生团队的辛勤劳动和全心付出（见下表）

姓名	单位	进修学习时间
戴丽君	明光市海云口腔门诊部	2019.07—2020.01
潘愉	常熟拜博口腔	2018.07—2019.07
张志诚	蚌埠市经开区凤昌口腔诊所	2019.09—2020.09
马小磊	南京美奥口腔门诊部	2019.09—2020.09
李扬	扬州贝恩口腔医院	2019.02—2020.02
范胤	宜兴市肿瘤医院	2019.04—2019.10
邹荣华	黄岩爱贝口腔医院	2020.12—2021.12
丁鹏飞	商丘市第四人民医院	2020.09—2021.09
赵向阳	大连市西岗区康贝佳口腔诊所	2020.09—2021.09
牛姗姗	深圳市龙华区人民医院	2021.04—2022.04
李杰	上海晶齐口腔门诊部	2021.07—2022.01
杨广通	上海爱彼齐口腔	2021.08—2022.08
何旭	上海雪松口腔	2021.11—2022.05
陶玉飞	合肥市口腔医院	2021.10—2022.04
赵彬彬	宁波口腔医院	2021.10—2022.10
杨丹	福建省漳州市冠成口腔门诊	2022.03—2022.08
唐元	杭州杭数口腔门诊部	2022.03—2022.08
张靖涵	吉林省四平市康美口腔	2022.02—2022.08